Praxis der gastroenterologischen Endoskopie

2. Auflage

Praxis der gastroenterologischen Endoskopie

Atlas und Lehrbuch

Fred E. Silverstein, Guido N. J. Tytgat

2., völlig neubearbeitete Auflage
1181 Abbildungen

1999
Georg Thieme Verlag
Stuttgart · New York

Fred E. Silverstein, M. D.
Professor of Medicine
Director of Gastrointestinal Endoscopic Training Program
University of Washington Hospitals
Seattle, Washington

Guido N. J. Tytgat, M. D., Ph. D.
Professor of Medicine and Gastroenterology
Chief, Division of Gastroenterology-Hepatology
Academic Medical Center
University of Amsterdam
Amsterdam, The Netherlands

Umschlaggestaltung: Renate Stockinger, Stuttgart

Die Deutsche Bibliothek – CIP-Einheitsaufnahme

Silverstein, Fred E.:
Praxis der gastroenterologischen Endoskopie : Atlas und Lehrbuch / Fred E. Silverstein ; Guido N. J. Tytgat. – 2., völlig neubearb. Aufl. – Stuttgart ; New York : Thieme, 1999
Einheitssacht.: Gastrointestinal endoscopy <dt.>

Titel der Originalausgabe:
Gastrointestinal Endoscopy
Third Edition

1. deutsche Auflage 1994

Wichtiger Hinweis: Wie jede Wissenschaft ist die Medizin ständigen Entwicklungen unterworfen. Forschung und klinische Erfahrung erweitern unsere Erkenntnisse, insbesondere was Behandlung und medikamentöse Therapie anbelangt. Soweit in diesem Werk eine Dosierung oder eine Applikation erwähnt wird, darf der Leser zwar darauf vertrauen, daß Autoren, Herausgeber und Verlag große Sorgfalt darauf verwandt haben, daß diese Angabe **dem Wissensstand bei Fertigstellung des Werkes** entspricht.
Für Angaben über Dosierungsanweisungen und Applikationsformen kann vom Verlag jedoch keine Gewähr übernommen werden. **Jeder Benutzer ist angehalten,** durch sorgfältige Prüfung der Beipackzettel der verwendeten Präparate und gegebenenfalls nach Konsultation eines Spezialisten festzustellen, ob die dort gegebene Empfehlung für Dosierungen oder die Beachtung von Kontraindikationen gegenüber der Angabe in diesem Buch abweicht. Eine solche Prüfung ist besonders wichtig bei selten verwendeten Präparaten oder solchen, die neu auf den Markt gebracht worden sind. **Jede Dosierung oder Applikation erfolgt auf eigene Gefahr des Benutzers.** Autoren und Verlag appellieren an jeden Benutzer, ihm etwa auffallende Ungenauigkeiten dem Verlag mitzuteilen.

Rüdigerstraße 14, D-70469 Stuttgart
Unsere Homepage: http://www.thieme.de

Printed in Spain by Grafos SA, Barcelona;
Texteindruck bei Officin Andersen Nexö Leipzig, D-04442 Zwenkau
Satz: primustype Robert Hurler GmbH,
D-73274 Notzingen, System Textline

ISBN 3-13-133002-3

1 2 3 4 5 6

Vorwort

Die Endoskopie ist eines der aufregendsten und am stärksten expandierenden Gebiete der klinischen Medizin. Sie ermöglicht exakte Diagnosen und wird immer häufiger auch in der Behandlung von Erkrankungen des Verdauungstraktes eingesetzt, da sie im Vergleich zu vielen anderen therapeutischen Maßnahmen sicherer und weniger invasiv ist. Außerdem trägt sie zur Kostendämpfung bei, da sie auch ambulant durchgeführt werden kann.

Die Erfolge in der Endoskopie führen automatisch zu der Frage, wie diese Technik zu erlernen ist und wie die Endoskopiebilder, insbesondere bei noch relativ unerforschten Krankheitsbildern, zu interpretieren sind. Wir wissen, daß die praktische Durchführung der Endoskopie nur den Anfang darstellt; die exakte Interpretation der Bilder ist mindestens ebenso wichtig und setzt Aufnahmen höchster Qualität voraus.

Dieser Atlas der gastrointestinalen Endoskopie ist das Ergebnis der Zusammenarbeit mehrerer Mitarbeiter. Unser Ziel war, eine gut gegliederte Folge endoskopischer Aufnahmen anzubieten, die die Normalbefunde und die Krankheitsbilder des Gastrointestinaltrakts dokumentieren.

Die Technik der endoskopischen Photographie ist nicht einfach. Tausende von Aufnahmen sind zu Vortrags- und Dokumentationszwecken angefertigt worden, die leider meist jedoch von schlechter Qualität waren. Hervorstechende Merkmale dieses Atlas sind die vorzügliche Bildqualität sowie die breite klinische und endoskopische Erfahrung der Autoren. Dr. Tytgat hat die endoskopische Aufnahmetechnik zu einer Kunst entwickelt, die sich auf sein Wissen und Können, das umfangreiche Patientenkollektiv und die große Bandbreite gastroenterologischer Krankheitsbilder gründet. Auf diese Weise ist eine bemerkenswerte Serie von Aufnahmen entstanden. Die Mehrheit der Abbildungen in diesem Atlas stammt aus Dr. Tytgats Sammlung. Die entscheidenden diagnostischen Merkmale wurden darüber hinaus anhand sorgfältig beschrifteter Zeichnungen und Schemata erläutert.

Die vorliegende zweite Auflage enthält zahlreiche Verbesserungen. Für einige auch in der ersten Auflage besprochene Erkrankungen wurden zusätzliche und bessere Bilder eingefügt. Außerdem wurden Aufnahmen zu den in der ersten Auflage nicht behandelten Erkrankungen hinzugenommen. AIDS-assoziierte Erkrankungen des Gastrointestinaltrakts wurden wegen ihrer zunehmenden klinischen Relevanz besonders hervorgehoben. Der Abschnitt über die Früherkennung von Tumoren wurde erweitert, da die Früherkennung wegen der Möglichkeit effektiver endoskopischer oder chirurgischer Resektion von entscheidender Bedeutung ist.

In dieser zweiten Auflage stellte sich die herausfordernde Frage, die Abbildungen im Atlas weiterhin hauptsächlich auf die Endoskopie zu beziehen oder zusätzlich neue Abbildungen anderer Gebiete zu verwenden. Auch wenn wir geneigt waren, mehr Aufnahmen aus Bereichen wie ERCP, Computertomographie oder Histologie etc. zu zeigen, möchten wir das Hauptaugenmerk doch weiterhin auf der Endoskopie belassen. Für jedes der anderen bildgebenden Verfahren existiert jeweils eine ganze Reihe charakteristischer Abbildungen, so daß man diesen speziellen Gebieten nicht gerecht wird, wenn man nur eine kleine Auswahl ihrer Abbildungen darstellen kann. Deshalb wird dem Leser spezielle Literatur empfohlen, wenn es um Details dieser Spezialgebiete geht. Dennoch haben wir weiterhin einige sonographische und histologische Aufnahmen sowie Röntgenbilder der ERCP übernommen.

Qualitativ hochwertige Abbildungen aus Videofilmen stellen einen neuen Aspekt für die Endoskopie dar. Die meisten der hier verwendeten Bilder entstanden über ein Endoskop mit Fiberoptik, da sie aus Dr. Tytgats großer Sammlung stammen. Allerdings stehen auch viele sehr gute Abbildungen aus Videofilmen in Stand und Bewegung zur Verfügung. Die in diesem Atlas dargestellten fiberoptischen Aufnahmen sind bei der Interpretation von Video-Bildern gleichermaßen gut zu verwenden.

Dr. med. *Fred E. Silverstein*
Dr. med. Dr. phil. *Guido N.J. Tytgat*

Danksagung

All den vielen Beteiligten, die an der Fertigstellung dieses Atlas mitgewirkt haben, möchten wir unseren Dank aussprechen.

Dr. Tytgat dankt seinen Kollegen am „Academic Medical Center“ wie auch seinen ehemaligen Assistenzärzten, die ihm Patienten mit ungewöhnlichen Erkrankungen überwiesen haben, insbesondere Drs. Kees Huibregtse, Joep Bartelsman, Lisbeth Mathus-Vliegen, Lok Tio, Paul Fockens, Eric Rauws, Willem Dekker, Max Schrijver und den Mitarbeitern am „Department of Medical Photography“. Dr. Tytgat möchte ferner dem Direktorium des „Academic Medical Center“ für seine Unterstützung und Anerkennung danken.

Dr. Silverstein bedankt sich bei Mary Hill für ihre Mitarbeit bei der Bearbeitung des Textes und der Erstellung der Dia-Serie wie auch bei seinen Kollegen für ihre kritischen Kommentare und für so manchen ungewöhnlichen Fall. Den Doktoren David Saunders, Charles Pope, Charles Rohrmann, Rodger Haggitt, Cyrus Rubin, Michael Kimmey, Lok Tio, George MacDonald und Brian Reid gilt sein besonderer Dank. Auch seinen Kollegen bei Frazier & Company – Alan D. Frazier, Charles H. Blanchard, Jon N. Gilbert, Robert Kupor und Nader J. Naini – ist Dr. Silverstein für ihre Geduld und Unterstützung während der Vorbereitung der Neuauflage zu Dank verpflichtet.

Dr Douglas Levine, außerordentlicher Professor an der „University of Washington, Division of Gastrointestinal Endoscopy“, hat uns sowohl in der Vorauflage als auch bei dieser Neuauflage durch seine zahlreichen klinischen Hinweise und kritischen Kommentare unterstützt.

Schließlich möchten wir auch Ellie Silverstein und Christiane Tytgat danken, die uns bei diesem Projekt immer zur Seite standen. Unsere Familien haben uns angespornt, kritisch kommentiert und uns die Zeit geschenkt, diesen Atlas fertigzustellen.

Inhaltsverzeichnis

F.E.S.:

Für
Ellie, Curt, Mark, Laura und Christopher

G.N.J.T.:

Für
Christiane, Kristien, Lieve, Stefaan und Johan

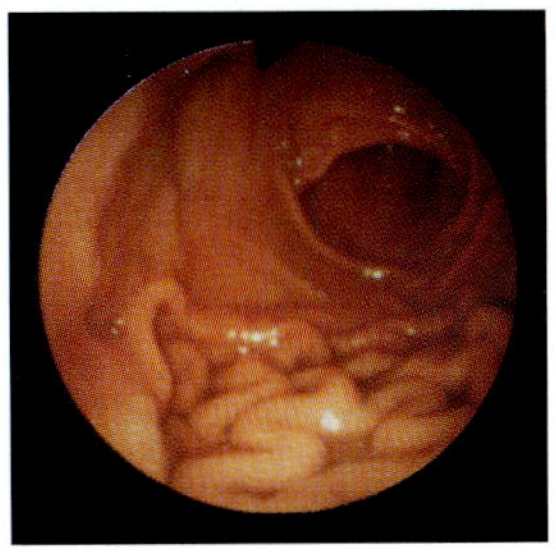

1

Der normale Gastrointestinaltrakt

Die Kenntnis der endoskopischen Normalbilder ist eine Voraussetzung dafür, abnorme Befunde zu erkennen. Aus diesem Grund behandeln wir in diesem ersten Kapitel die endoskopische Untersuchung des normalen Gastrointestinal-(GI-)Trakts. Unser Schwerpunkt liegt auf der Beschreibung der für die endoskopische Untersuchung relevanten anatomischen Gegebenheiten. Zusätzlich illustriert eine kleine Zahl endosonographischer Bilder die Struktur des normalen GI-Trakts, anhand derer der Leser die Ultraschallbefunde bei Darmerkrankungen interpretieren kann, die in den nachfolgenden Kapiteln behandelt werden. Detaillierte Erläuterungen zur Endoskopietechnik können hier nicht gegeben werden – dafür gibt es andere Publikationen –, es werden jedoch ausgewählte technische Aspekte diskutiert. Wir beginnen mit einer Einführung in den endoskopischen Ultraschall und seiner Anwendung im GI-Trakt.

Endosonographie (EUS)

Fiber- und Videoendoskope können zwar die Mukosa, nicht jedoch die darunterliegenden Strukturen darstellen; aus diesem Grund sind Aussagen über Wanddicke und -dehnbarkeit subjektiv. Diese Einschränkung hat ein immer stärker werdendes Interesse an der Ergänzung der Endoskopie durch den Ultraschall geweckt. Die Kombination der beiden Techniken ermöglicht dem Endoskopiker, das bessere Auflösungsvermögen des Hochfrequenzultraschalls trotz seiner relativ limitierten Eindringtiefe zu nutzen. Diese beeinträchtigt die Sonographiebilder nicht, da das Endoskop den Ultraschall-Transducer direkt oder dicht an die interessierende Stelle bringt. Die gesteigerte Auflösung bei solch hohen Frequenzen (7,5–20 MHz) erbringt exzellente Bilder der GI-Wand und der benachbarten Strukturen.

Außerdem ermöglicht die Endoskopie den Einsatz der Ultraschalltechnik in Regionen wie der Ösophaguswand, die normalerweise wegen störender Luft und Knochen dem perkutanen Ultraschall nicht zugänglich sind. Die mit Ultraschall erzielte Bildgebung ist von solch hoher Qualität, daß die einzelnen Schichten der Darmwand – Mukosa, Submukosa, Muscularis propria und subseröses Fett – dargestellt werden. Oft werden sogar beide Schichten der Muscularis propria – die innere zirkuläre und die äußere längsverlaufende –, durch das Bindegewebe in der Umgebung des Plexus myentericus getrennt, sichtbar.

Die Sonographie kann sowohl in der Diagnostik wie in der Therapie eine wichtige Rolle spielen. Neuere Studien belegen, daß, verglichen mit der herkömmlichen Computertomographie, die Endosonographie eine präzisere diagnostische Methode zum TNM-Staging vor allem der T-Kategorie von Ösophagus- oder Magenkarzinomen darstellt. Das T des TNM-Staging beschreibt die Infiltrationstiefe des Tumors, N den Nachweis von Lymphknotenmetastasen und M das Vorhandensein von Fernmetastasen. Die T(-umor)-Ausdehnung ist für die Beurteilung der Resezierbarkeit eines GI-Tumors von entscheidender Bedeutung.

Weitere diagnostische Anwendungen der GI-Endosonographie ist z. B. die Beurteilung prominenter Magenfalten, wenn es gilt zu entscheiden, ob es sich dabei um hypertrophierte Mukosa, einen diffus infiltrierenden Prozeß wie das Adenokarzinom vom Linitis-plastica-Typ oder ein diffus infiltrierendes Lymphom handelt, sowie Gefäßabnormitäten wie z. B. Magenvarizen. Außerdem ist die Endosonographie bei der Plazierung von Geräten zur Biopsie und Aspirationszytologie von submukös gelegenen Läsionen von Nutzen. Dies ist rein endoskopisch nicht möglich, da dadurch nur die Mukosaveränderungen an der Oberfläche der Läsionen beschrieben werden können.

Der Ultraschall liefert außerdem einen wertvollen Beitrag zur effizienten Durchführung der therapeutischen Endoskopie. So kann sie z. B. die Infiltrationstiefe einer Läsion bestimmen – eine wertvolle Hilfe bei der Entscheidung zwischen endoskopischer oder chirurgischer Entfernung eines Tumors: Sonographisch können kritische, möglicherweise zu schweren Komplikationen führende Strukturen in unmittelbarer Umgebung des zu behandelnden Areals sichtbar gemacht werden. Die EUS kann z. B. ein großes Blutgefäß in der Umgebung eines nicht resezierbaren Ösophaguskarzinoms darstellen, wofür eine palliative Laser-Photokoagulation geplant ist oder auch ein ausgedehntes Gefäß im Stiel eines großen Polypen.

Darüber hinaus kann die EUS Therapiefolgen aufzeigen, so z. B. die allmähliche Verkleinerung und das Verschwinden eines chemo- und strahlentherapierten Magenlymphoms. Schließlich werden bald eventuell therapeutische Instrumente, z. B. innere Drainagen bei Pankreaspseudozysten und Mikrowellen-Antennen zur Tumorbehandlung, mittels EUS plaziert.

Die Zukunft wird wahrscheinlich weitere Anwendungsmöglichkeiten der EUS erschließen. Akustische Doppler und Farbdoppler zur Gewinnung von Informationen über die Vaskularisation einer Läsion können mit dem Ultraschallbildsystem gekoppelt werden, wodurch die diagnostische Aussagekraft gesteigert und die Kenntnisse der Endoskopiker über die (Patho-)Physiologie erweitert werden können.

Für den Ultraschall gibt es bereits die dreidimensionale Darstellung, wodurch sich eine neue Methode zur Untersuchung eines Gebietes und Beurteilung pathologischer Strukturen bieten könnte. Zudem könnten sonographisch zu verwendende Kontrastmittel den endosonographischen Ultraschall in seiner Information erweitern.

■ Grundlagen des Ultraschalls

Der Begriff „Ultraschall“ (US) beschreibt Schallwellen, deren Frequenzen über dem Hörbereich des Menschen (15 kHz) liegen. Ultraschall wird erzeugt, indem ein „Transducer“ einem elektrischen Wechselfeld ausgesetzt wird. Der Transducer besteht aus einem Material, das vibriert, wenn elektrischer Strom hindurchfließt. Die meisten Transducer werden aus Keramik hergestellt; allerdings weisen einige Plastiktransducer dieselben piezoelektrischen Eigenschaften auf. Der Transducer sendet zunächst den Ultraschall aus und empfängt dann die an den Gewebs- (interfaces) und Organschichtgrenzen reflektierten Ultraschallwellen. Elektrischer Strom entsteht, wenn die reflektierte Schallwelle den Transducer erreicht. Anhand der Ultraschallgeschwindigkeit im Gewebe und durch den zeitlichen Verlauf des Stromes, der durch das reflektierte Signal entsteht, kann dann der Abstand des Transducers von der reflektierenden Oberfläche bestimmt werden.

Der Kontakt des US-Transducers zum Zielorgan muß über ein geeignetes Medium geschehen. Im diagnostischen Frequenzbereich ist Luft kein gutes Leitungsmedium; daher sind Mukus, Wasser oder Gewebe notwendig. Indem man den Ultraschallschallkopf bewegt und die reflektierten Wellen empfängt, entsteht ein zweidimensionales Bild des Zielgewebes. Das US-Bild gibt die Entfernung zwischen den reflektierten Oberflächen wieder. Die Amplitude der reflektierten Schallwellen wird durch die akustische Impedanz des Gewebes, die Impedanzdifferenz zwischen zwei benachbarten Gewebsarten und die Gewebsattenuierung bestimmt. Man berechnet die Impedanz, indem man die Gewebsdichte mit der Ultraschallgeschwindikgeit multipliziert. Folglich nimmt die Impedanz mit der Gewebsdichte, mit der Geschwindigkeit oder mit beiden zu. Die Schalldämpfung (Attenuation) ist die Abnahme der akustischen Schallintensität der Welle, während sie das Gewebe durchläuft – d. h. dickere Gewebsanteile mindern den Schall stärker als dünnere Gewebsanteile desselben Organs.

■ Endoskopische Anwendung des Ultraschalls

Im GI-Bereich werden gewöhnlich drei Typen endosonographischer Geräte benutzt: Echoendoskope mit seitlich oder an der Spitze festeingebauten Schallköpfen; endoskopisch geführte Sonden, die durch den Biopsiekanal eines Endoskops eingebracht werden; und (Echo-) Endosonden, die ohne endoskopische Führung verwendet werden.

Echoendoskope

Folgende Echoendoskope sind bisher entwickelt worden: Das erste und am meisten verwendete enthält einen rotierenden Scanner in der Endoskopspitze (Abb. 1.**1**). Dieses mechanische Sektor-Echoendoskop entwickelt ein Sektorbild von 360 Grad mit exzellenter Auflösung der Darmwand und der umliegenden Strukturen. Die ersten mechanischen Sektorendoskope waren alle mit einer Seit- oder Tangentialoptik ausgestattet. Vor kurzem wurde jedoch ein Echoendoskop mit Geradeausoptik zur Kolonuntersuchung entwickelt. Die neuesten Prototypen enthalten auch einen Biopsiekanal, so daß eine durch Ultraschall geführte Nadel in das submuköse Zielgewebe vorgeschoben werden kann.

Beim zweiten Gerätetyp ist an der Spitze eines Endoskops mit Geradeausoptik ein linearer Transducer angebracht (Abb. 1.**2** zeigt eine Methode der Befestigung). Dieses Gerät erbringt ein rektilineares akustisches Blickfeld.

Ein dritter Gerätetyp hat einen curvilinearen Transducer auf der Endoskopspitze. Dieser und der lineare Typ haben den Vorteil, daß bei der Aspirationszytologie der Verlauf der Nadel auf dem Ultraschallbild während des Einstichs verfolgt werden kann.

Endoskopisch geführte Ultraschallsonden

Zu diesen für die GI-Endoskopie entwickelten Sonden zählen die Linear- und die Rotations-Sonde (Abb. 1.**3**). Beide passen aufgrund ihres kleinen Kalibers in den Biopsiekanal eines Koloskops oder Gastroskops. Die Sondenspitze ist während der Endoskopie sichtbar. Die Linear-Sonde wurde so konstruiert, daß die Sondenspitze durch Rotation genau orthodiagonal zur Zieloberfläche orientiert werden kann. Die mit diesem Hochfrequenzsystem entwickelten Bilder sind zwar in Breite und Tiefe etwas limitiert, aber gestochen scharf. Sie entstehen, indem der über dem zu untersuchenden Gewebe befindliche Transducer in die Endoskopspitze hineingeschoben und herausgezogen wird.

Die Rotationssonde ist wie das mechanische Sektor-Echoendoskop mit einem in die Sondenspitze eingebauten Rotations-Sektorscanner ausgestattet. Um das Bild zu erzeugen, wird die Rotation mit einem Chiffrierer verfolgt. Bei einem Gerätetyp wird zur Bildentwicklung die Sonde entweder hineingeschoben und herausgezogen oder die Spitze selbst wird rotiert. Manche Hochfrequenzsonden haben zur Optimierung des akutischen Fensters einen mit Flüssigkeit gefüllten Ballon über dem Transducer eingebaut.

(Echo-) Endosonden

Andere Ultraschallsonden werden ohne jegliche endoskopische Führung eingeführt. Eine ihrer wichtigsten Anwendungsbereiche ist die Transösophageal-Echokardiographie (TEE), bei der durch die Ösophaguswand hindurch ein Bild vom Herzen entworfen wird. Diese Technik findet zunehmend Anwendung in der echokardiographischen Untersuchung des Patienten im Operationssaal, auf der Intensivstation und in der kardiologisch-diagnostischen Abteilung. Transrektal eingeführte Sonden ermöglichen die sonographische Untersuchung der Rektumwand und der umgebenden Strukturen.

Die Sonographie gewinnt in der klinischen Gastroenterologie und Endoskopie zunehmend an Bedeutung; im Hinblick auf eine effektivere Diagnostik und Therapie kann sie die Technologie der Zukunft darstellen. Dieser Atlas bietet dem Leser einführende Hinweise zur Verwendung der Sonographie zur Untersuchung des Verdauungstrakts. In der Bibliographie dieses Kapitels sind einige ausgewählte Literaturreferenzen zur vertiefenden Lektüre aufgeführt.

Der normale Oro- und Hypopharynx

Die Untersuchung des GI-Trakts beginnt mit dem Oropharynx. In den meisten Fällen kann das Fiberendoskop leicht vom Mund in den Hypopharynx vorgeschoben werden. Die Inspektion von Mund und Rachen einschließlich der Rachenhinterwand erfolgt eher mit dem Auge als mit dem Endoskop. Vor Beginn der Endoskopie sollte man sich vergewissern, daß die Zähne in gutem Zustand sind, Zahnbrücken entfernt und lockere Zähne vor dem Ausbrechen geschützt worden sind, um eine Aspiration zu verhindern. Außerdem sollten Mund und Pharynx unmittelbar vor der Endoskopie nach auffälligen abnormalen Veränderungen wie Tumoren, Narben, operationsbedingten Deformitäten, Schleimhautentzündungen und Infektionen untersucht werden. Dies ist besonders wichtig bei Patienten mit Kopf- und Halstumoren oder vor Maßnahmen wie der perkutanen endoskopischen Gastrostomie, die eine ausreichende Passage für die PEG-Sonde voraussetzt.

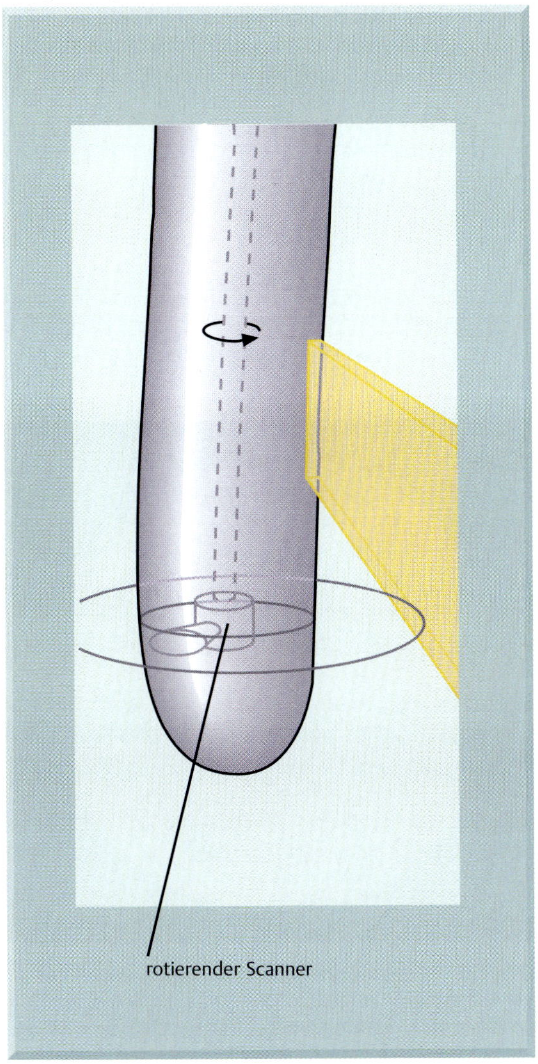

Abb. 1.1 Mechanisches Sektor-Echoendoskop.

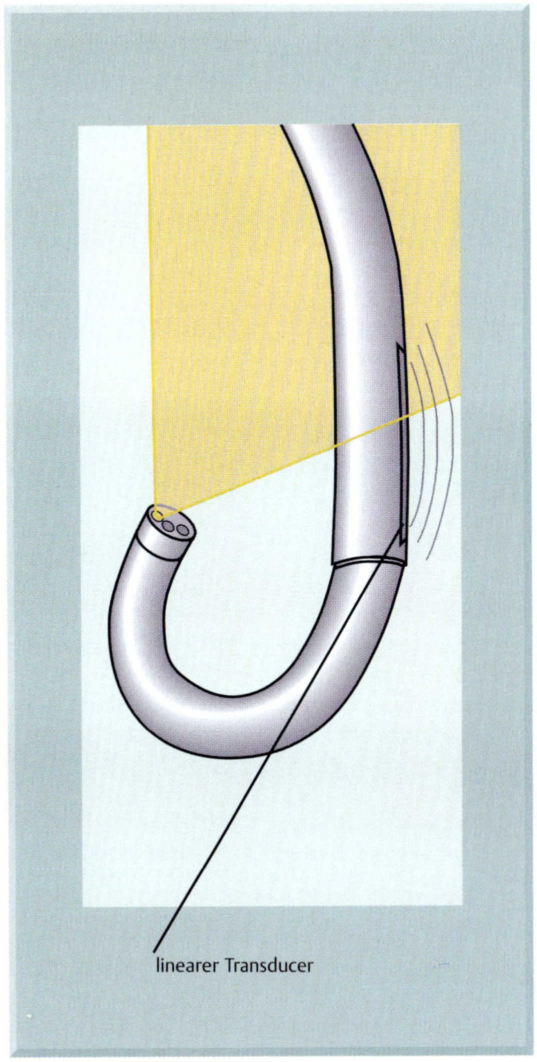

Abb. 1.2 Echoendoskop mit linearem Transducer (Beispiel für einen Gerätetyp).

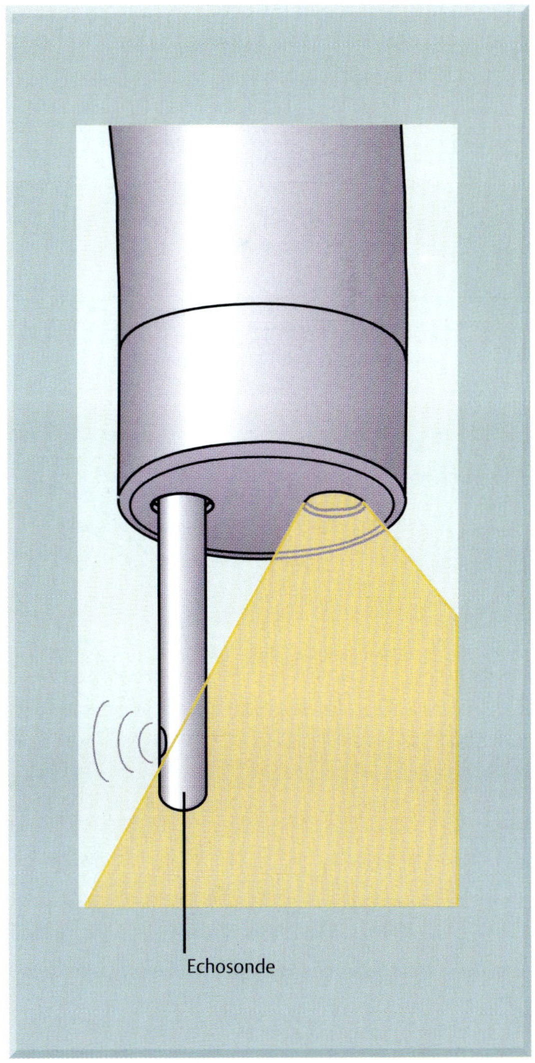

Abb. 1.3 Endoskopisch geführte Echosonde; erhältlich sind rotierende und „Push-pull"-Sonden.

Anatomie

Die anatomischen Verhältnisse des Hypopharynx können entweder zu Beginn oder am Ende der endoskopischen Untersuchung inspiziert werden. Zum Hypopharynx gehören folgende Strukturen (Abb. 1.**4**):

- der Zungengrund, der an der Epiglottis endet,
- die Valleculae (Räume lateral der Epiglottis),
- der Larynx mit Stimmbändern und Arytänoidknorpeln, dicht unter der Epiglottis,
- die Sinus piriformes an beiden Seiten des Larynx,
- der M. cricopharyngeus hinter dem Larynx, etwa 20 cm von den Schneidezähnen entfernt.

Endoskopische Technik

Die Endoskopspitze wird behutsam vom Mund bis etwa 18 cm von den Schneidezähnen entfernt in den Hypopharynx vorgeschoben, wo sich der obere Ösophagussphinkter und der M. cricopharyngeus befinden. (In der nachfolgenden Beschreibung der Endoskopie des oberen GI-Trakts werden alle Entfernungen von den Schneidezähnen ab gemessen.) Der M. cricopharyngeus bleibt im Ruhezustand geschlossen, öffnet sich jedoch während des Schluckakts (Abb. 1.**5** und 1.**6**). Daher fordern wir den Patienten zum Schlucken auf, wenn die Gerätspitze die Entfernung von 18–20 cm erreicht hat, und schieben das Endoskop vorsichtig in den Ösophagus.

Es gibt mehrere Techniken zur Passage des Endoskops. Man kann die Gerätspitze entweder unter Direktsicht bis zum M. cricopharyngeus und nach dessen Erschlaffung an ihm vorbeiführen, oder sie mit leichtem Druck blind vorschieben. Viele erfahrene Endoskopiker ziehen die Intubation unter Sicht der blinden Intubation vor. Einige Untersucher legen ihre Finger in den Mund des Patienten, damit das Instrument in der Mitte des Oropharynx verbleibt. Zum Schutz der Finger wird ein Beißring zwischen die Vorderzähne des Patienten geschoben. Andere Endoskopiker winkeln die Gerätspitze ab und sind so in der Lage, das Instrument ohne Zuhilfenahme ihrer Finger einzuführen. Unabhängig von der Technik können sich bei der Passage der Instrumentenspitze am M. cricopharyngeus vorbei in den Ösophagus Schwierigkeiten ergeben. Zu den möglichen Obstruktionen zählen ein Dorn im Halswirbelbereich, Tumoren, operationsbedingte anatomische Veränderungen und abnorme neurologische Funktionen. Die Untersuchung sollte immer abgebrochen werden, wenn Schwierigkeiten bei der Intubation, Schmerzen oder Blutungen auftreten oder ein abnormes Areal im Hypopharynx ertastet oder gesehen wird. In solchen Fällen sollte das Areal anschließend von einem Hals-Nasen-Ohren-Arzt oder Radiologen untersucht werden.

Es kann, wenn auch selten, vorkommen, daß die Endoskopspitze während des Versuchs, den Hypopharynx zu intubieren, versehentlich in die Trachea gelangt. Anzeichen dafür sind, daß der Patient unruhig wird oder zu husten versucht und der Trachealknorpel oder die Trachealbifurkation im Blickfeld auftaucht (Abb. 1.**7**). Gerät das Endoskop zwischen die Stimmbänder, kann es zu einer ernsthaften Verlegung der Atemwege kommen. In einem solchen Fall sollte das Endoskop unverzüglich zurückgezogen werden.

Der normale Ösophagus

Anatomie

Der Ösophagus, ein tubuläres Organ, beginnt an der schlitzförmigen Öffnung des M. cricopharyngeus (20 cm) und endet am gastroösophagealen Übergang im Bereich des Hiatus diaphragmaticus (bei etwa 40 cm). Der Hiatus läßt sich endoskopisch auf zweierlei Weise lokalisieren: Entweder man läßt den Patienten schnüffeln, wodurch die Lage des Zwerchfells akzentuiert wird, oder

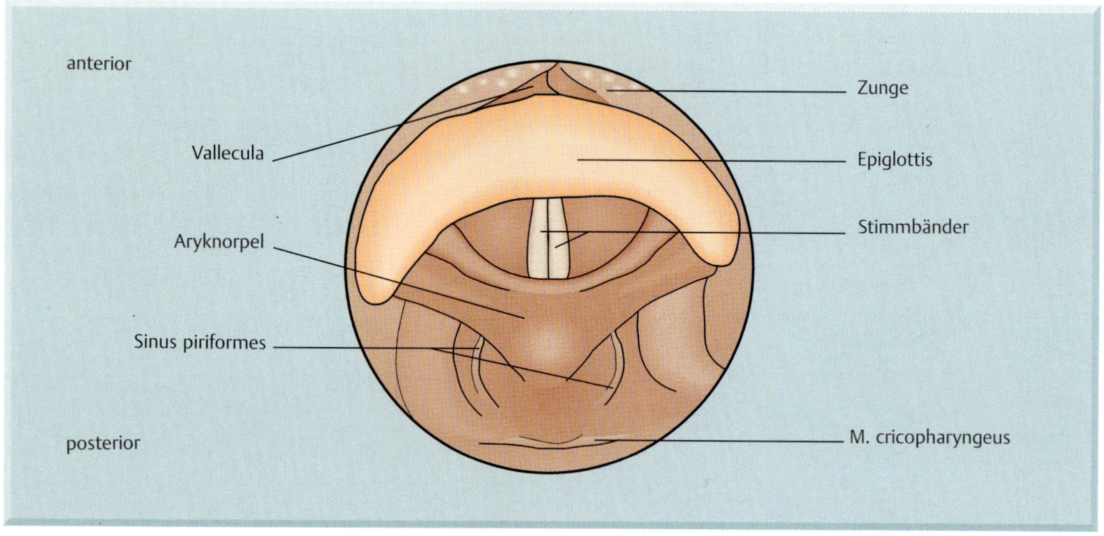

Abb. 1.**4** Anatomie des Hypopharynx (von oben gesehen).

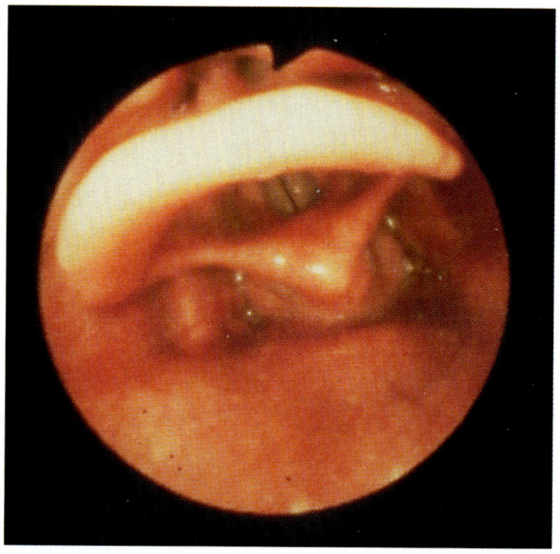

Abb. 1.**5** Endoskopisches Bild des Hypopharynx mit gut erkennbarer Epiglottis, den Sinus piriformes und geschlossenen Stimmbändern. Der geschlossene M. cricopharyngeus kann nicht dargestellt werden, aber ist unten und dorsal im Blickfeld lokalisiert.

man beobachtet die Zwerchfellimpression an der Ösophaguswand während der normalen Atmung. Die Feststellung der Zwerchfellhöhe ist wichtig zur Diagnosestellung einer Hiatushernie, zur Klärung der Frage, ob bei einem möglichen Barrett-Ösophagus eine Hiatushernie vorhanden ist und ob das Ösophagussegment über der Hernie mit Mukosa vom Magentyp ausgekleidet ist.

Der Durchmesser des Ösophagus beträgt 1,5–2,0 cm. Die Wandmuskulatur ist im oberen Drittel vom quergestreiften, in den unteren zwei Dritteln vom glatten Typ. Die gesamte Ösophaguswand ist mit weißlichem oder graurosafarbenem Plattenepithel ausgekleidet (Abb. 1.**8**). Diese Auskleidung erstreckt sich bis an oder sogar bis unterhalb des Zwerchfellhiatus, wo sie auf die lachsfarbene Magenmukosa trifft. Die auffällig undulierende oder gezackte Linie an

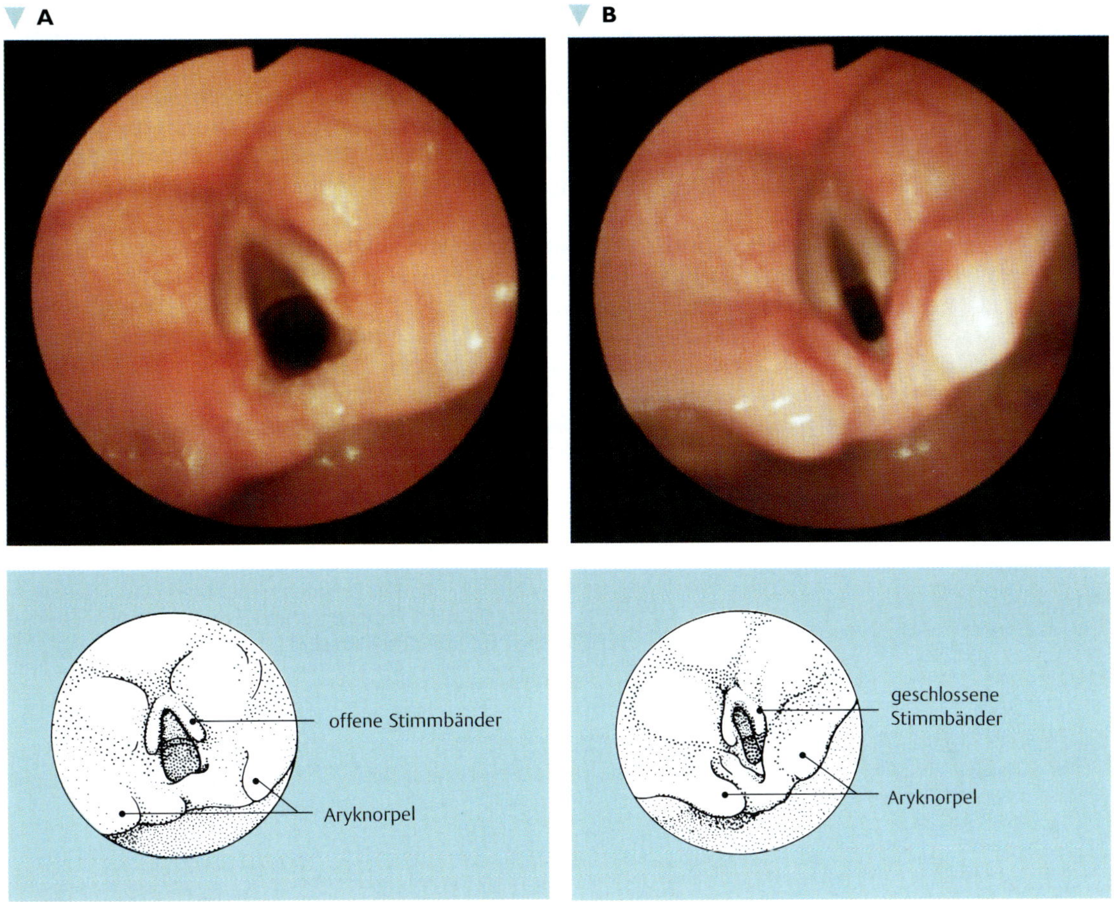

Abb. 1.**6** (**A**) Nahaufnahme des Larynx. Offene Stimmbänder. Die Aryknorpel sind sichtbar. (**B**) Halb geschlossene Stimmbänder.

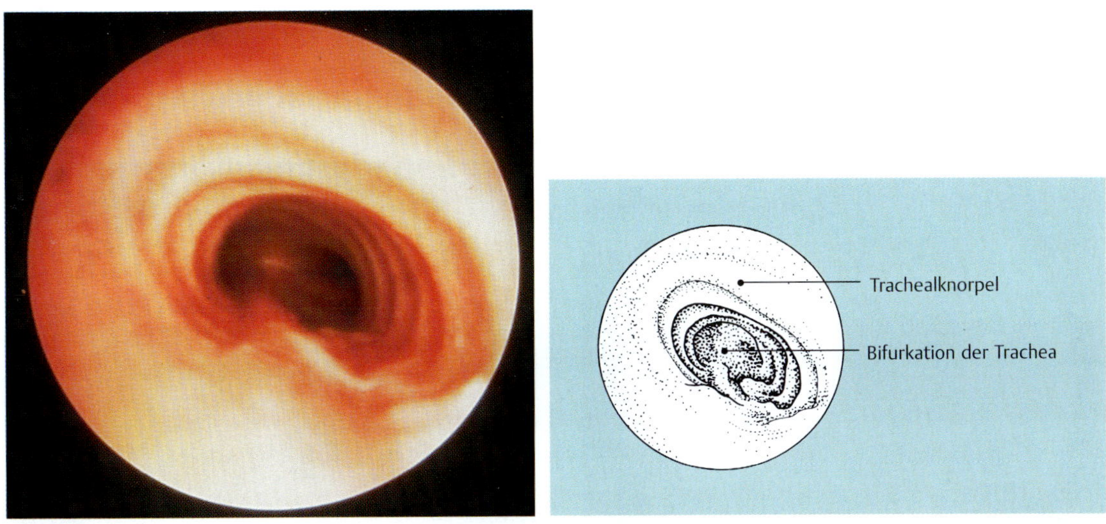

Abb. 1.**7** Bei der Endoskopie gewonnener bronchoskopischer Blick auf Trachealringe und Bifurkation im Hintergrund. Zeigen sich solche Verhältnisse während der Endoskopie des oberen Gastrointestinaltrakts, sollte das Endoskop unverzüglich retrahiert werden, um die Luftwege nicht zu blockieren. (Mit freundlicher Genehmigung von Dr. Mark Richardson.)

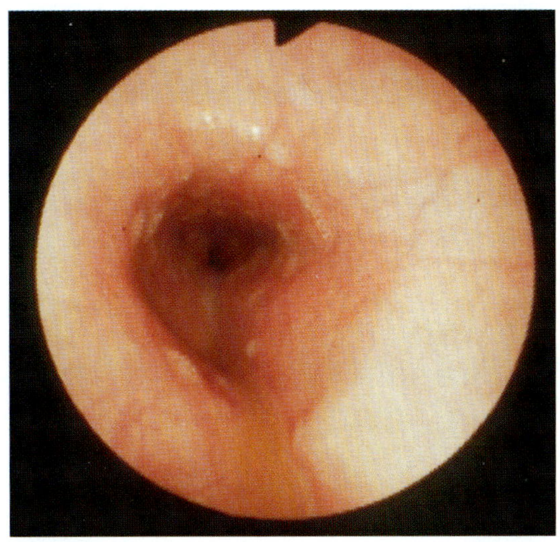

Abb. 1.**8** Normale, graurosafarbene Ösophagusmukosa; Blick auf normale, schmale, submuköse Blutgefäße und etwas Schleim.

diesem Übergang wird Ora serrata oder Z-Linie genannt (Abb. 1.**9**). Auch der normale Übergang kann unregelmäßig erscheinen (Abb. 1.**10**). Aufgrund der Luftinsufflation kann sich diese Linie allerdings während der Endoskopie glätten.

Das Ösophaguslumen ist in der Regel leer. Die längsverlaufenden Mukosafalten sind nachgiebig und werden bei der Lumenerweiterung flach. Diese Falten sind von den wulstigen bläulichen Ösophagusvarizen gut zu unterscheiden. Meist bilden vier oder fünf Längsfalten am gastroösophagealen Übergang eine symmetrische rosettenförmige Struktur. Dieser Übergang ist normalerweise geschlossen, läßt sich aber durch sanfte Luftinsufflation leicht öffnen. Bei der Passage durch diesen Übergang in den Magen spürt man keinen nennenswerten Widerstand. Hin und wieder, besonders beim Würgen oder kurz vor dem Erbrechen (Abb. 1.**11**), sind zusätzlich zu den Längsfalten querverlaufende Kammlinien zu erkennen.

Die Längsfalten verschmälern sich allmählich über einen 2–3 cm langen Abschnitt des distalen Ösophagus und enden in der Ora serrata. Der Übergang von Platten- zu Zylinderepithel befindet sich meist am distalen Ende des unteren Ösophagussphinkters (UÖS) – d. h. 0,5 cm unterhalb des Zwerchfellhiatus; er kann jedoch bei Luftinsufflation und bei atmungsbedingten Variationen auch 1 cm oberhalb des Hiatus beobachtet werden. Die Magenfalten ziehen von unten nach oben und enden unterhalb der Grenze zwischen Platten- und Zylinderepithel.

Die submukösen Blutgefäße des Ösophagus erscheinen endoskopisch klein und zart. Im distalen Ösophagus können feine, gerade und parallel verlaufende Blutgefäße beobachtet werden; sie entsprechen der „Palisaden"-Zone und sind nur auf der ösophagealen Seite der Ora serrata erkennbar (Abb. 1.**8**, 1.**12** und 1.**14**).

Glykogenreiche, nodulogranuläre Veränderungen im Plattenepithel des Ösophagus bei älteren Patienten sind ein Indiz für die glykogenreiche Akanthose (Abb. 1.**13**). Klinisch haben diese Veränderungen keine Relevanz. Sie werden auch im distalen Ösophagus angetroffen (Abb. 1.**14**).

Die Ösophagusmotilität kann endoskopisch nur schwer erfaßt werden. Gelegentlich sind besonders tertiäre Kontraktionen erkennbar. Genauso fällt endoskopisch die fehlende Motilität bei einigen Erkrankungen auf, die die Ösophagusmuskulatur betreffen (z. B. eine fehlende Peristaltik der Speiseröhre bei Sklerodermiepatienten).

Zur Verengung des Ösophaguslumens kann es unter gesunden oder pathologischen Bedingungen kommen. Dazu gehören intraösophageale Strukturen, z. B. Ringe, „Segel" (siehe Kap. 2), Tumoren und Strikturen, sowie extraösophageale Strukturen, z. B. normale oder abnorme, dem Ösophagus nahegelegene Blutgefäße, Mediastinaltumoren usw.. Die Läsionen innerhalb des Ösophagus werden in den folgenden Kapiteln über die Pathologie des Ösophagus beschrieben.

Die Bedeutung der Kompression von außen wird deutlich, wenn man die zentrale Lage des Ösophagus im Thorax bedenkt: Unmittelbar hinter dem Herzen, zwischen den Lungenflügeln und in enger Nachbarschaft zu Wirbelsäule, V. cava inferior und Aorta. Am oberen Ende ist er am M. cricopharyngeus, am unteren am Zwerchfell befestigt. Sowohl normale (Abb. 1.**15**) als auch pathologische (Abb. 1.**16**) Strukturen können den Ösophagus beeinträchtigen und sind endoskopisch feststellbar. Zu den normalen Strukturen gehö-

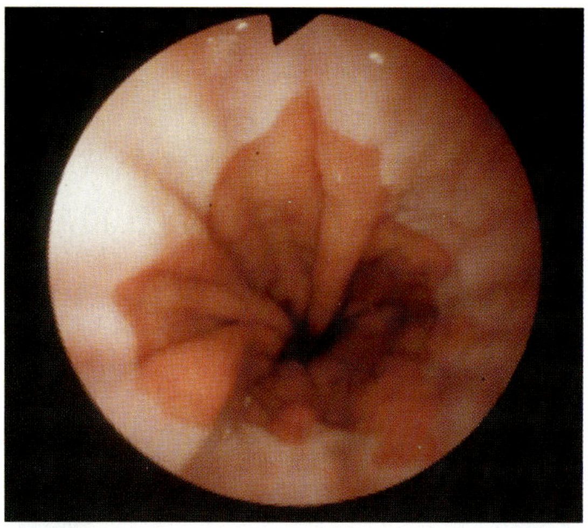

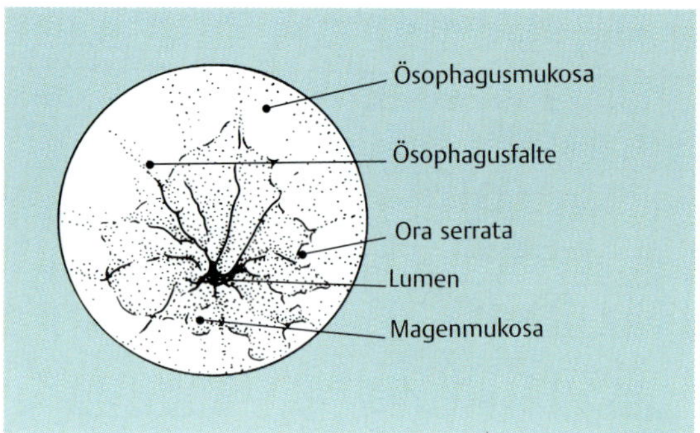

Abb. 1.**9** Platten-Zylinderepithel-Übergang, Normalbild. Blick auf Ösophagusfalten, die von Ösophagusvarizen zu unterscheiden sind.

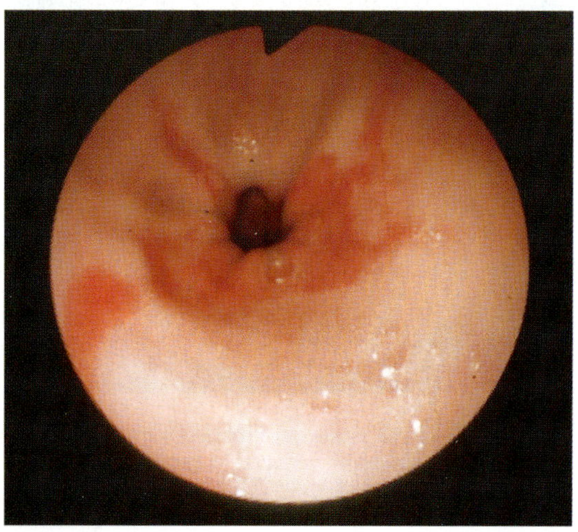

Abb. 1.**10** Platten-Zylinderepithel-Übergang, Normalbild, unregelmäßige Epithelgrenze.

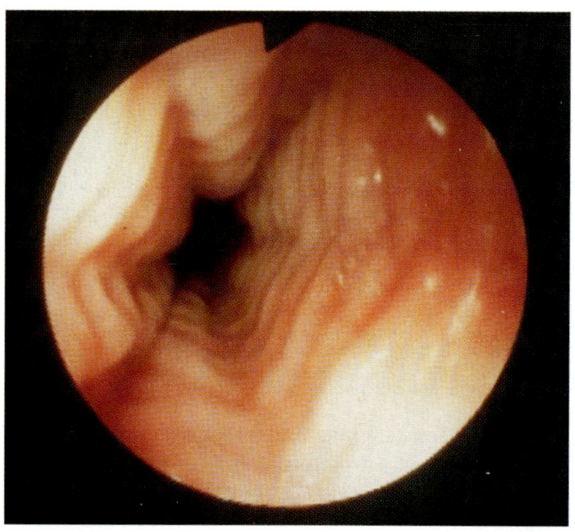

Abb. 1.**11** Querfalten im Ösophagus, Aufnahme beim Würgen.

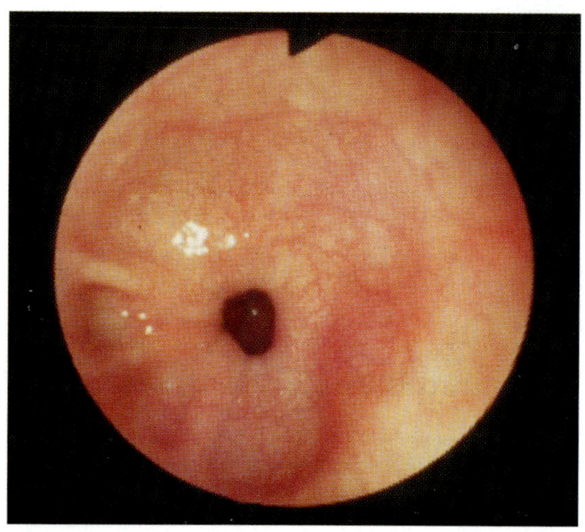

Abb. 1.**12** Distale Ösophagusmukosa mit zarter Gefäßzeichnung, Normalbild.

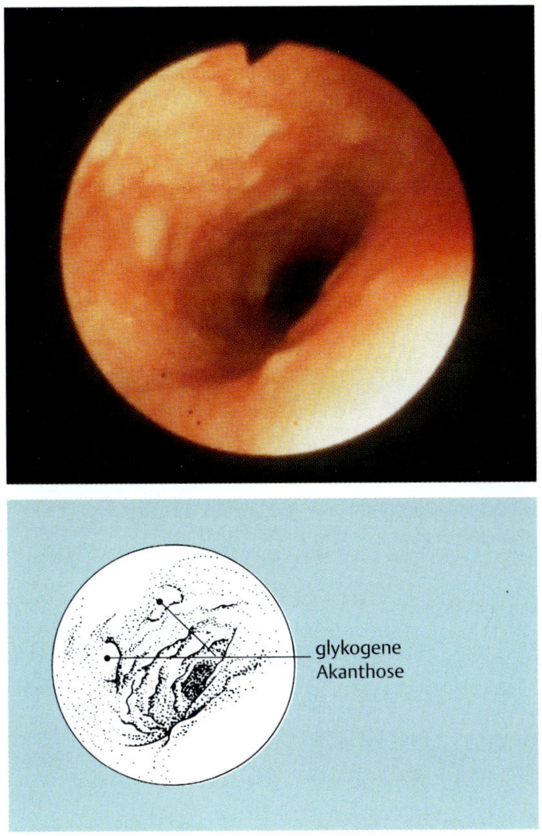

Abb. 1.**13** Glykogene Akanthose im Ösophagus.

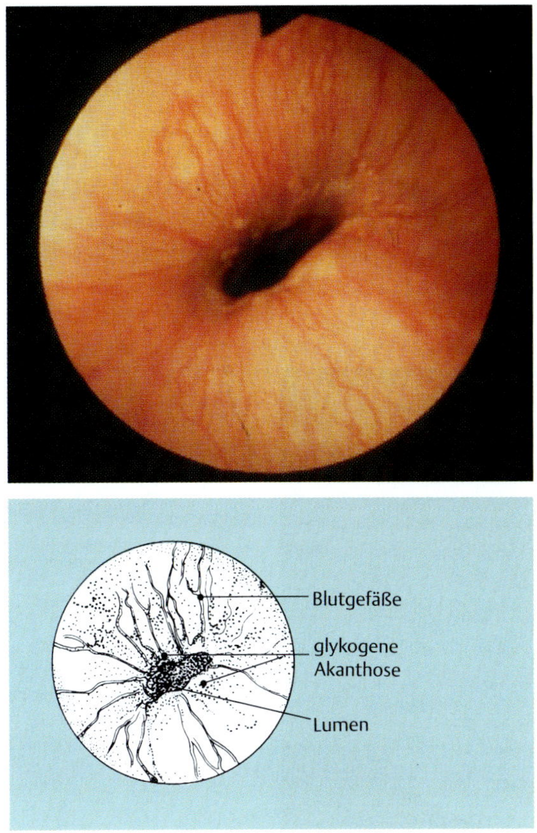

Abb. 1.**14** Distaler Ösophagus mit glykogener Akanthose der Mukosa und normalen Blutgefäßen.

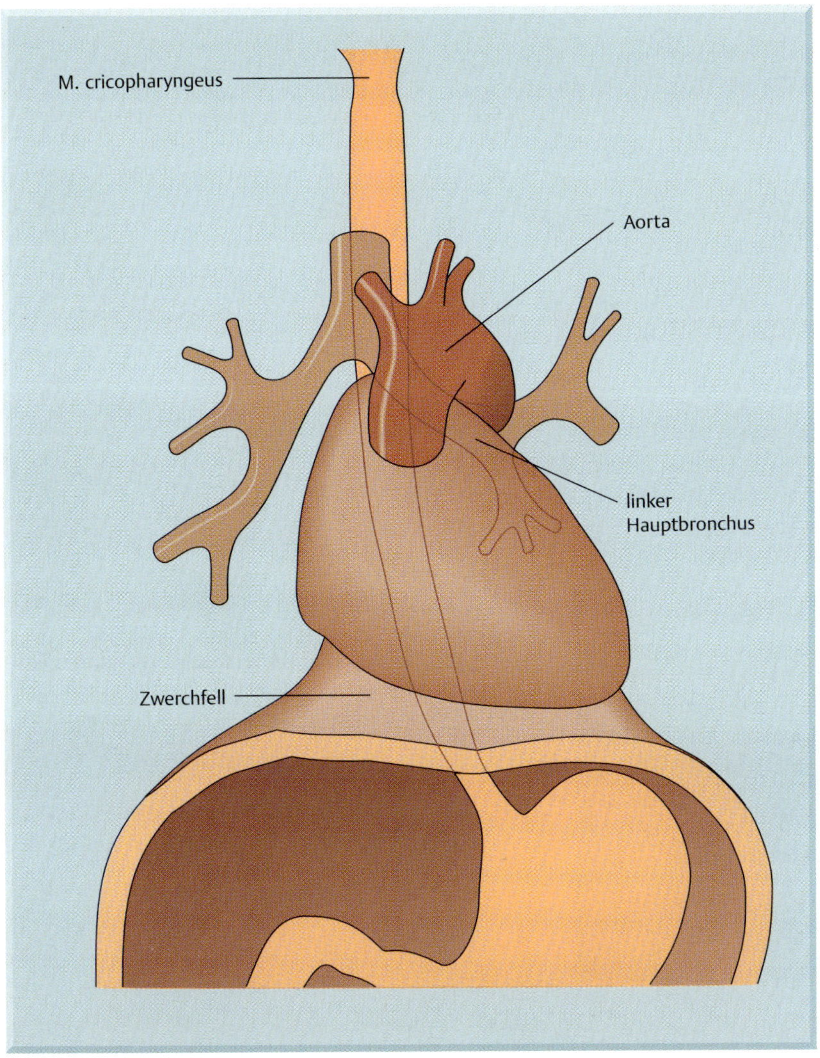

Abb. 1.**15** Ösophagusengen, physiologisch.

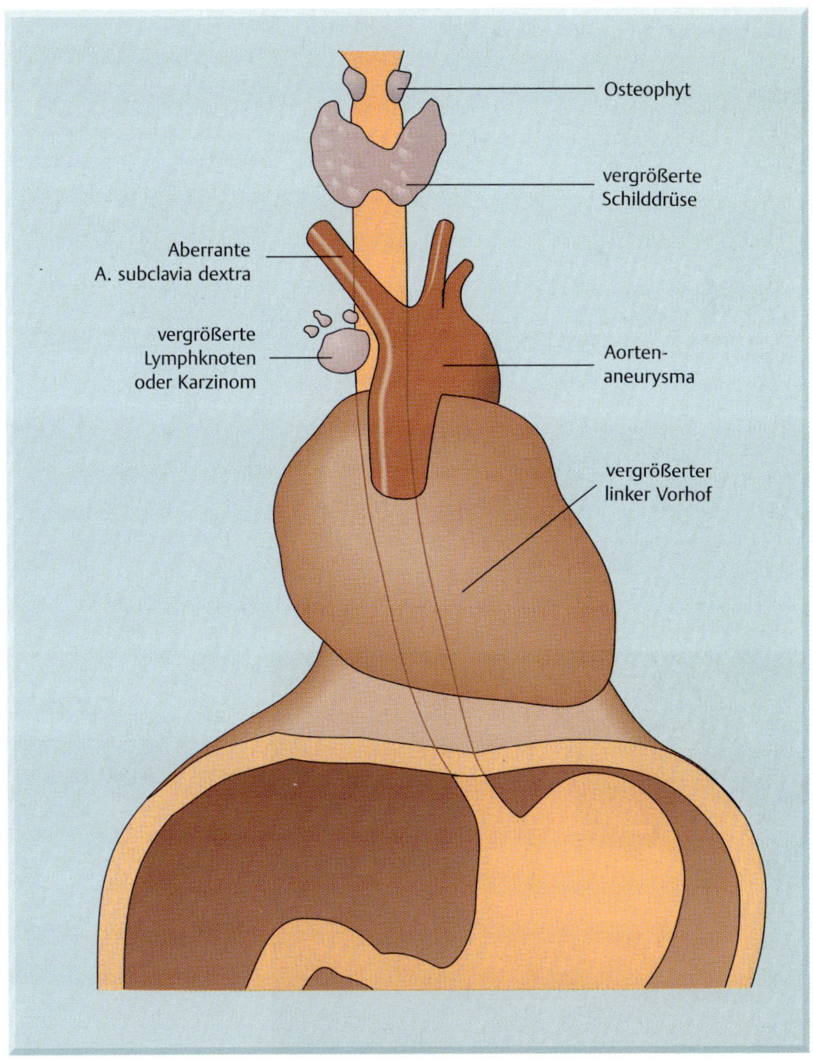

Abb. 1.**16** Ösophagusengen, pathologisch.

ren die Aorta (25–30 cm von der Zahnreihe) und der linke Hauptbronchus – etwas distal der Aorta (Abb. 1.**17**). Beide Strukturen rufen eine glatte Impression der Ösophaguswand hervor.

Zu den pathologischen Strukturen gehören Osteophyten der Halswirbelsäule, eine vergrößerte Schilddrüse oder erweiterte Aorta, ein dilatierter linker Vorhof, Bronchialkarzinome, Lymphknoten und abnorme Blutgefäße. Eine anomal aus der absteigenden Aorta entspringende rechte A. subclavia kann den Ösophagus dorsal kreuzen und ihn ventralwärts gegen die Trachea drücken, was Schluckbeschwerden hervorrufen kann. Dieser Zustand wird Dysphagia lusoria genannt. In all diesen Fällen weist die Ösophaguswand eine Impression auf, die Mukosa erscheint jedoch unauffällig.

Der Ösophagus endet an der Ora serrata und am unteren Ösophagussphinkter (UÖS). Anatomisch ist der UÖS durch eine leichte Verdickung der glatten Muskelschicht der Ösophaguswand gekennzeichnet. Im Ruhezustand bleibt der UÖS verschlossen und gewährleistet, daß der Mageninhalt nicht in den Ösophagus zurückfließt.

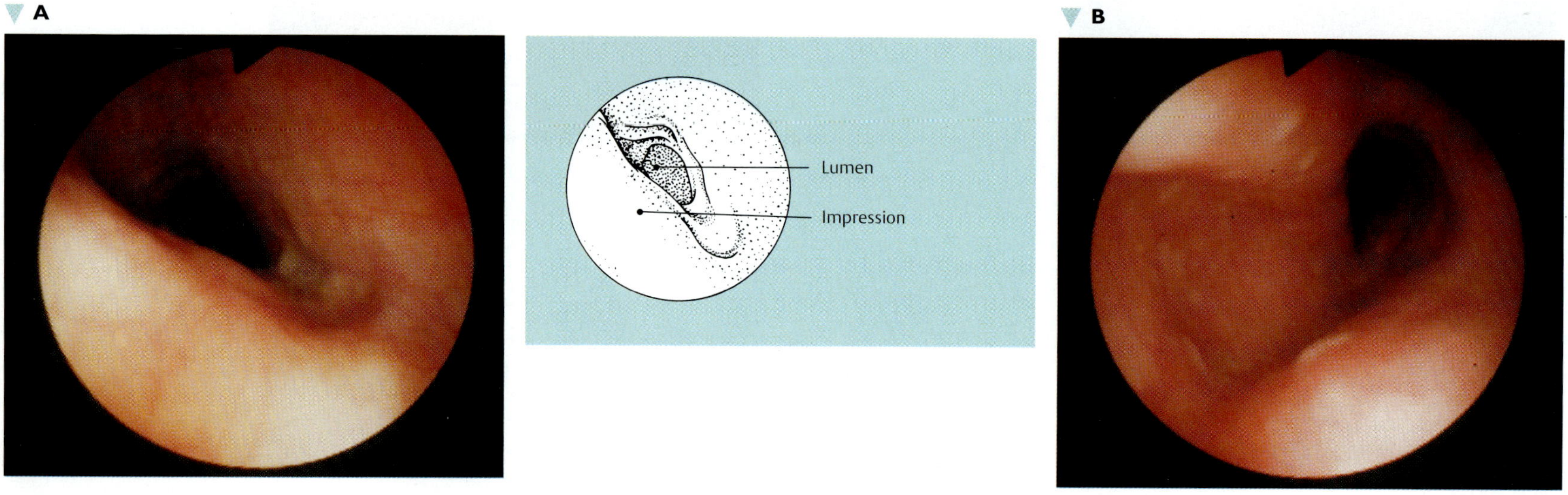

Abb. 1.**17** (**A** und **B**). Zwei Patienten mit Ösophagusimpression durch die benachbarte Aorta und den linken Hauptbronchus. Normale Mukosa.

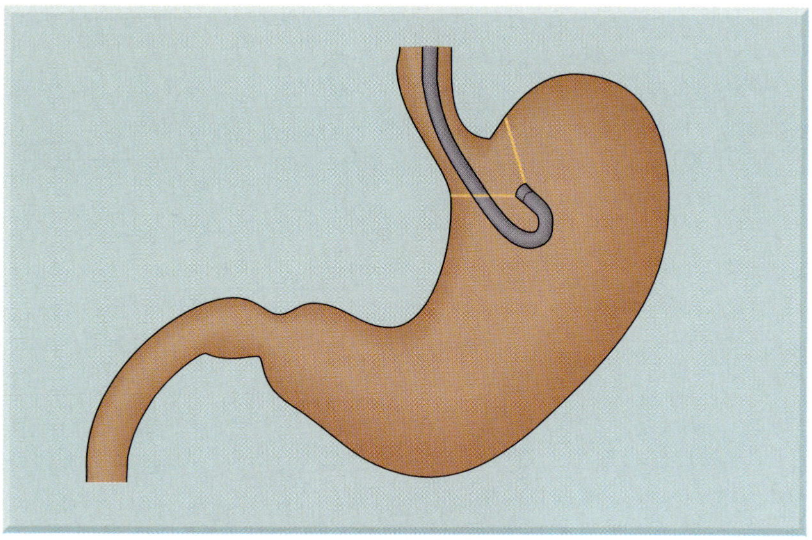

Abb. 1.**18** Inversion der Endoskopspitze zur Inspektion von Kardia, Fundus und kleiner Kurvatur.

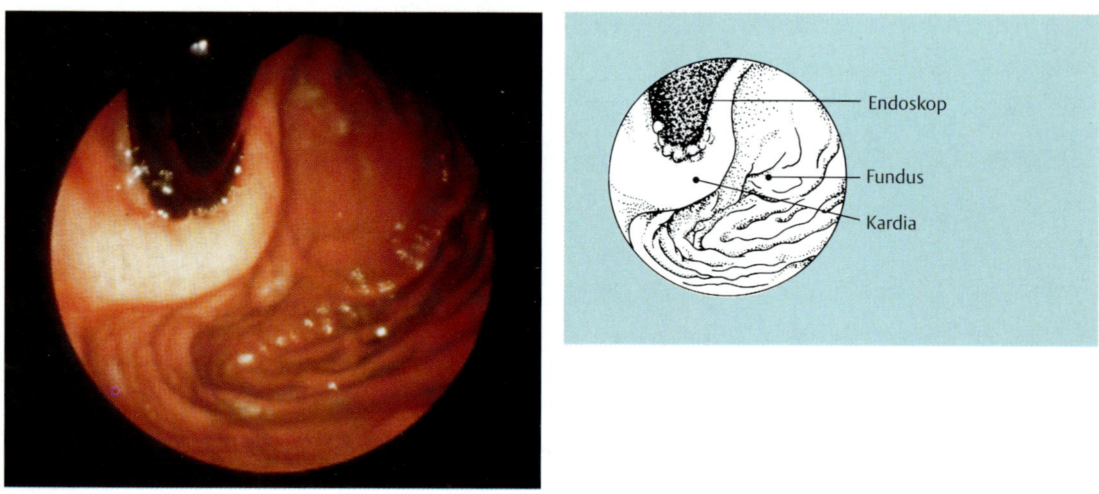

Abb. 1.**19** Normale Kardia bei Inversionsendoskopie. Das Kardiagewebe umschließt eng das Endoskop. Fundus partiell sichtbar.

Endoskopische Technik und Untersuchung

Das Endoskop wird unter Sicht vom Ösophagus in den Magen vorgeschoben. Bei Benutzung eines Geräts mit Geradeausoptik sollte das Lumen während des Vorschiebens konstant unter Sicht gehalten werden; blindes Vorschieben ist nicht empfehlenswert. Dieser Untersuchungsabschnitt verlangt häufig eine Abwinkelung der Gerätspitze nach links und ventral, um dem Übergang vom Ösophagus in den Magen folgen zu können. In der Regel kann dem Lumen leicht bis in den Magen gefolgt werden. Der Magenabschnitt direkt unterhalb der Ösophagogastralgrenze ist die Kardia. Sie sollte während der Endoskopie des Ösophagus sorgfältig inspiziert werden, da sie während des Einführens des Instruments in den Magen nur teilweise inspiziert werden kann. Zu einer vollständigen und genauen Kardiaspiegelung muß die Spitze des im Magen befindlichen Endoskops invertiert werden. Dadurch kommt die um das Endoskop liegende Kardiaschleimhaut ins Blickfeld (Abb. 1.**18** und 1.**19**). Diese Technik stellt die einzig verläßliche Methode zur Inspektion von Ulzera, Mukosaeinrissen und Tumoren im Kardiabereich dar. Liegt eine Hiatushernie vor, befindet sich im Blickfeld des invertierten Endoskops eine erweiterte, nicht schlußfähige Kardia; zudem sieht man einen leeren Raum um das aus dem Ösophagus eintretende Gerät.

Die Inversion ermöglicht außerdem eine genaue Untersuchung des Magenfundus und der kleinen Kurvatur durch Vorwärts- und Rückwärtsbewegungen bei gleichzeitiger Rotation (Torquierung) nach rechts und links. Wird die Endoskopie ohne Inversion durchgeführt, besteht die Gefahr, eine signifikante Zahl von Läsionen in diesen Bereichen des Magens zu übersehen. Wegen der Gefahr der Einklemmung sollte das invertierte Gerät nicht in eine Hiatushernie oder in den distalen Ösophagus hinaufgezogen werden. Im distalen Teil des Magens sollte das Gerät immer zuerst begradigt werden.

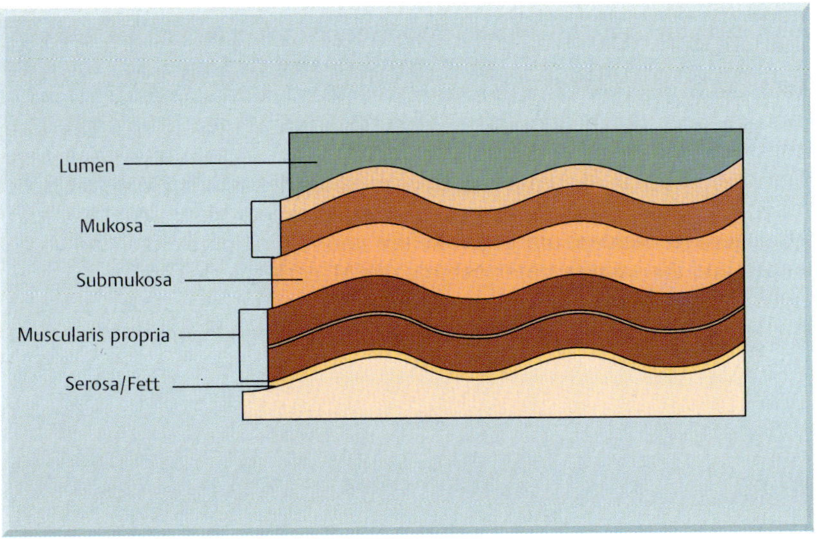

Abb. 1.**20** Wandarchitektur im GI-Trakt. Die zwei Schichten der Muscularis propria sind durch Bindegewebe getrennt. Die genaue Konfiguration variiert in verschiedenen Darmabschnitten.

Endosonographie des normalen Ösophagus

Sonographisch weist die Ösophaguswand – wie der übrige Intestinaltrakt – fünf typische Schichten auf (Abb. 1.**20**): Die Mukosagrenzfläche erscheint weiß (echoreich); die tieferliegende Mukosa echoarm; die Submukosa echoreich; die Muscularis propria echoarm; und das periösophageale Fett echoreich (Abb. 1.**21** und 1.**22**).

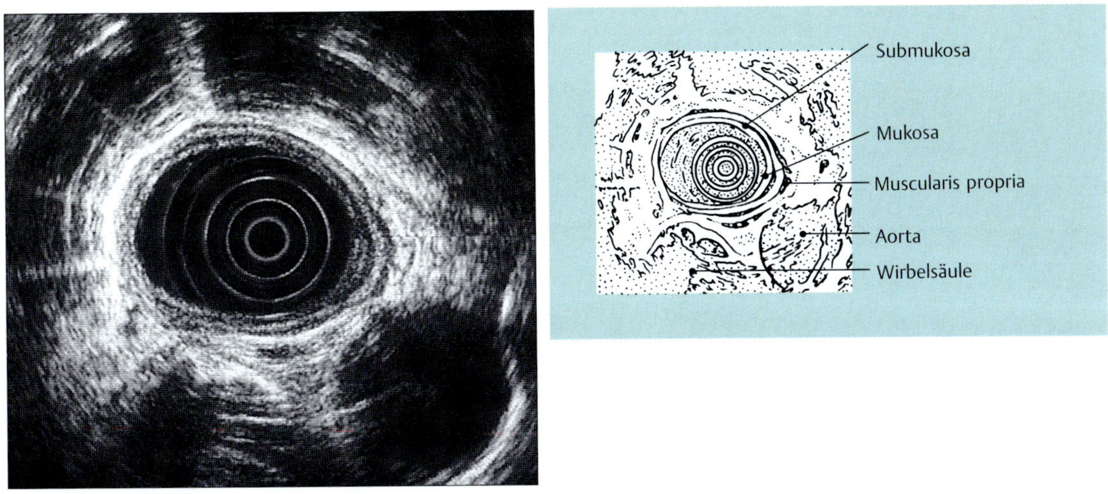

Abb. 1.**21** Ultraschallendoskopie. Normalbild der Aorta und sämtlicher dünner Schichten der Ösophaguswand. Endoskop und Ballon in der Bildmitte. (Mit freundlicher Genehmigung von Dr. T. L. Tio.)

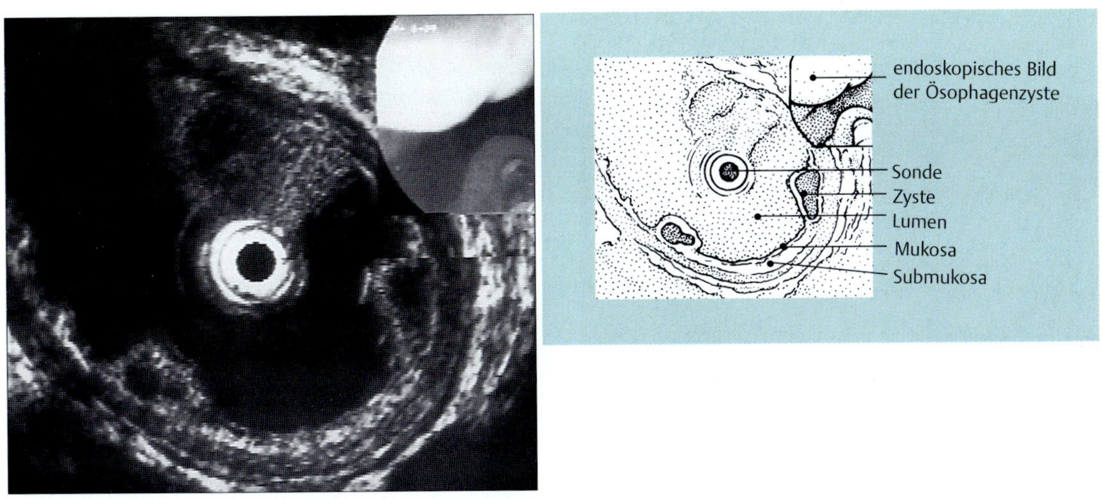

Abb. 1.**22** Ultraschalldarstellung der Ösophaguswand mit rotierender Sonde, die durch den Biopsiekanal des Video-Endoskops eingeführt wurde. Das endoskpische Bild ist in der rechten oberen Ecke eingefügt. Normale Ösophaguswand und einige submuköse Zysten. (Mit freundlicher Genehmigung von Dr. Mitsahiko Kubo.)

Der normale Magen

Anatomie

Anatomisch läßt sich der Magen in folgende Abschnitte unterteilen (Abb. 1.**23**): Fundus (Abb. 1.**24**), Kardia (Abb. 1.**19**), Korpus (Abb. 1.**25**) und Antrum (Abb. 1.**27**). Es gibt eine kleine und eine große Kurvatur. Endoskopisch markiert der Angulus (die Inzisur) an der kleinen Kurvatur den Eintritt ins Antrum. Diese anatomische Trennung entspricht nicht der histologischen oder physiologischen Grenze zwischen Korpus und Antrum, die durch die Ausdehnung der Antrum- und Korpusmukosa bestimmt wird. Die Antrummukosa kann sich entlang der kleinen Kurvatur bis wenige Zentimeter unterhalb der Kardia erstrecken. Diese Trennungslinie liegt höher als der Angulus, dem anatomischen Beginn des Antrums. Für den Endoskopiker ist die Mukosagrenze insofern von Bedeutung, als an der Grenze zwischen Antrum und Fundus häufig gutartige Magenulzera entstehen. Da diese Grenze besonders bei älteren Patienten recht weit proximal an der kleinen Kurvatur zu finden ist, werden gerade in diesem Areal oft Magenulzera angetroffen. Aus diesem Grund muß die kleine Kurvatur sorgfältig und sowohl unter direkter als auch in Inversion inspiziert werden.

Endoskopische Technik und Untersuchung

Der normale Magen kann unterschiedliche Formen aufweisen, manche sind lang und vertikal angeordnet, andere quer. Für den Endoskopiker sind die meisten dieser Formen nicht von Bedeutung, da die Untersuchungstechnik gleich bleibt.

Zur Endoskopie wird die Gerätspitze durch den distalen Ösophagus und durch die Kardia in den oberen Teil des Magenfundus vorgeschoben. Zu diesem Zeitpunkt ist für die Inspektion der Magenwand eine leichte Luftinsufflation notwendig. Zunächst wird der Sekretsee betrachtet und auf die Menge sowie auf Blut, Galle und Nahrungsreste hin untersucht (Abb. 1.**28**). Die endoskopische Inspektion kann durch kurz vor der Endoskopie eingenommene Antazida oder durch Bariumbrei beeinträchtigt werden (Abb. 1.**29**). Nahrungsreste können auf eine Entleerungsstörung des Magens hinweisen. Gelegentlich findet man hier einen aus Speiseresten oder anderen Materialien bestehenden Bezoar. Nach der Inspektion des Sekretsees sollte soviel wie möglich abgesaugt werden, um gegen Reflux und Aspiration weitgehend vorzubeugen und die weitere Untersuchung des Magens zu erleichtern.

Die Magenschleimhaut wird zunächst nur kurz auf Farbe, Oberflächenbeschaffenheit, Blutgefäße und Faltendicke geprüft. Die vollständige Magenspie-

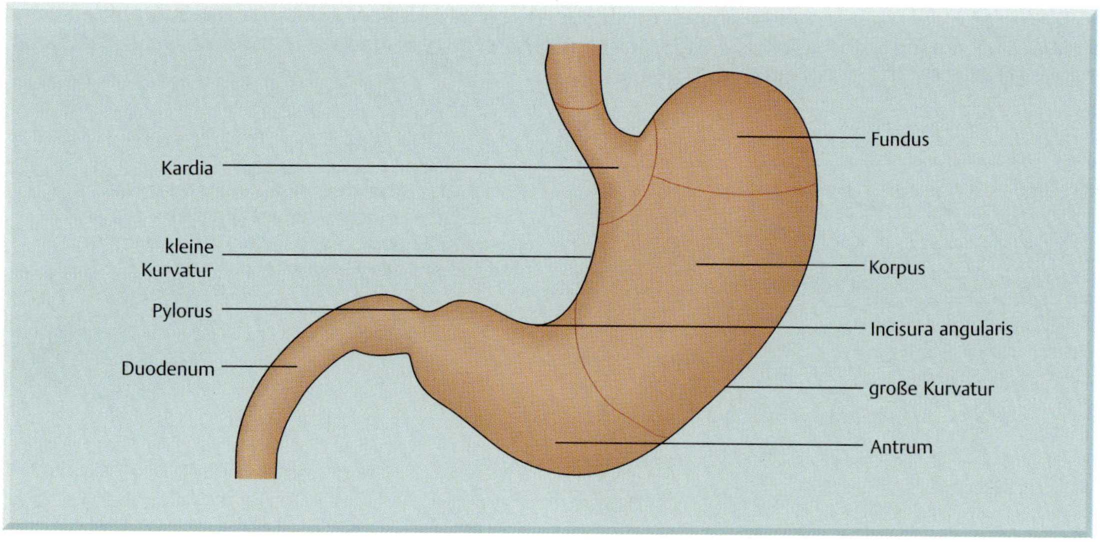

Abb. 1.**23** Die Anatomie des Magens.

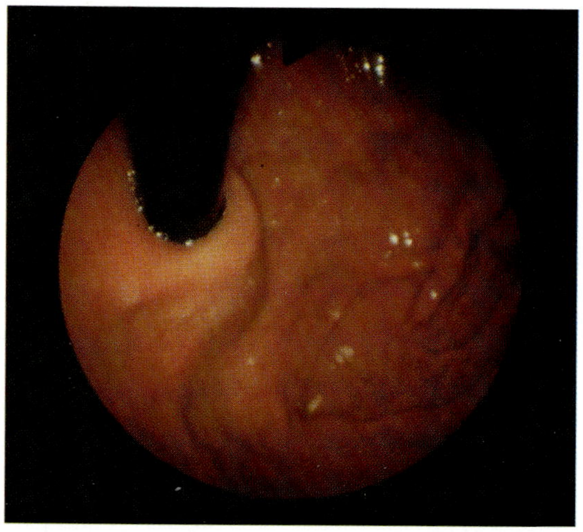

Abb. 1.**24** Magenfundus und -kardia, Normalbild in Inversion.

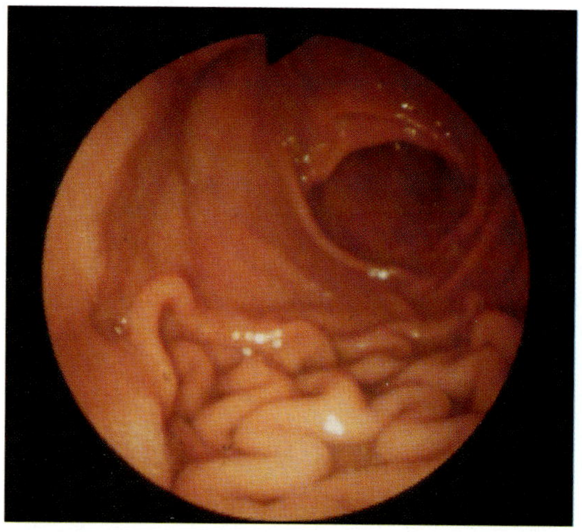

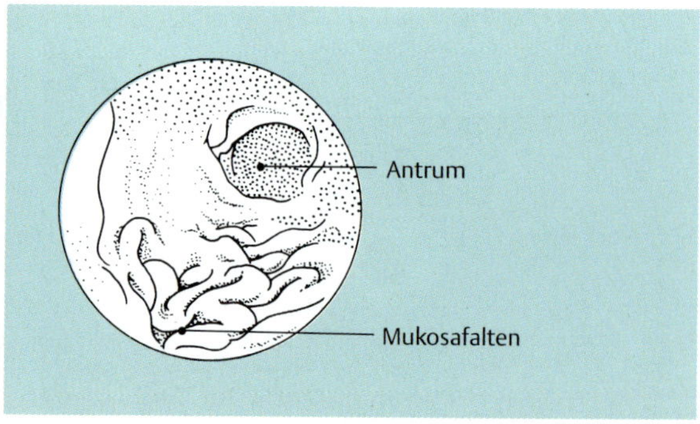

Abb. 1.**25** Magenfalten, Normalbild bei Geradeausoptik. Die Falten sind im Korpus, aber nicht im distalen Antrum vorhanden.

gelung folgt erst nach der Intubation und Spiegelung des Duodenums. Eine Ausnahme von dieser Regel liegt dann vor, wenn während der Erstuntersuchung eine Abnormität festgestellt wird; in einem solchen Fall wird diese und ihre Umgebung sofort und sehr sorgfältig inspiziert.

Auf diese Weise weiß der Endoskopiker, daß z. B. ein Erythem oder eine Blutung schon vor der Untersuchung vorhanden war und nicht erst während der Duodenoskopie durch das Vorschieben des Instruments entstanden ist.

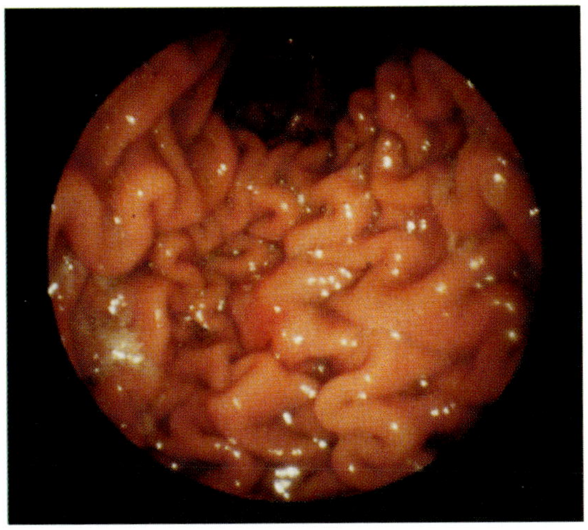

Abb. 1.**26** Magenschleimhaut, Normalbild, feucht und glänzend, mit normalem Faltenrelief. Die weißen Flecken stellen von der Mukosa reflektiertes Licht dar.

Obwohl anzunehmen wäre, daß das Gebiet knapp unterhalb der Kardia leicht zu spiegeln ist, ist dem oft nicht so. So kann z. B. mit einem Endoskop mit Geradeausoptik ein im oberen Teil der kleinen Kurvatur liegendes großes Ulkus übersehen werden. Dies gilt auch für andere Läsionen, wie z. B. Lazerationen (Risse) und Tumoren. Es ist daher wichtig, diese Areale in Inversion zu betrachten (Abb. 1.**19** und 1.**24**).

Während der ersten Entwicklungsphase der Fiberendoskope erforderte die Spiegelung der Kardia und des Fundus in Inversion komplizierte Manöver. Dies ist jetzt nicht mehr der Fall. Die heutigen flexiblen Fiber- oder Videoendoskope können mechanisch um 180 Grad gedreht werden. Tatsächlich ist bei den meisten der modernen Geräte eine Drehung um 210 Grad möglich, was eine einfache Inversion zur Inspektion von Kardia und Fundus gestattet. Mit einiger Erfahrung läßt sich dieses Manöver ganz leicht durchführen und ermöglicht die vollständige Spiegelung der kleinen Kurvatur, der Kardia und des Fundus.

Die Magenmukosa ist gewöhnlich einheitlich lachsfarben (Abb. 1.**26**). Bei genauer Begutachtung lassen sich die Areae gastricae erkennen, deren makroskopisches Muster der glandulären Architektur entspricht (Abb. 1.**30**). Bei atrophischer Gastritis ist dieses Muster unregelmäßig und gelegentlich ganz aufgehoben, während es bei Hypersekretion des Magens und bei Duodenalulzera akzentuiert ist. Blutgefäße sind in der Regel durch die Mukosa hindurch nicht sichtbar. Die Schleimhautfalten (Rugae) beginnen im oberen Korpus – nahe dem Ösophaguseingang – und verlaufen in Längsrichtung bis zum Antrum. Diese Falten sind gelegentlich auch im Fundus nachweisbar, verlaufen dort jedoch meist nicht in Längsrichtung. Sie sind meist weich und elastisch und glätten sich in den meisten Fällen während einer mäßigen Dehnung des Magens fast vollständig.

Das Antrum ist gewöhnlich glatt und faltenfrei; eine präpylorische semizirkuläre Falte kann jedoch vorhanden sein (Abb. 1.**27**). Die Magenperistaltik beginnt in der Korpusmitte und setzt sich distalwärts bis ins Antrum fort. Die Kontraktionswellen bewegen sich mit einer Frequenz von drei pro Minute bis zum Magenausgang oder zum Pylorus, wo sie enden (Abb. 1.**31**). Der Pylorus

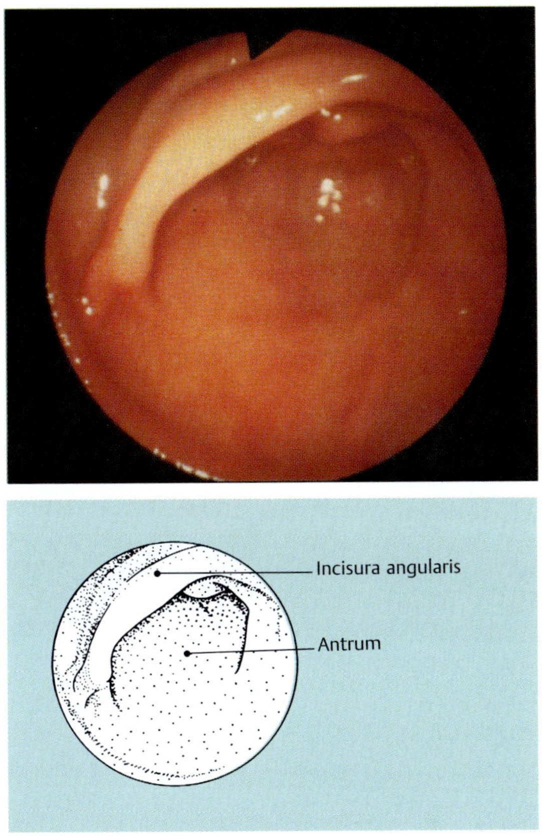

Abb. 1.**27** Antrum und Angulus, Normalbild. Der unter dem Angulus (Inzisur) befindliche Pylorus ist nicht sichtbar. Keine Mukosafalten.

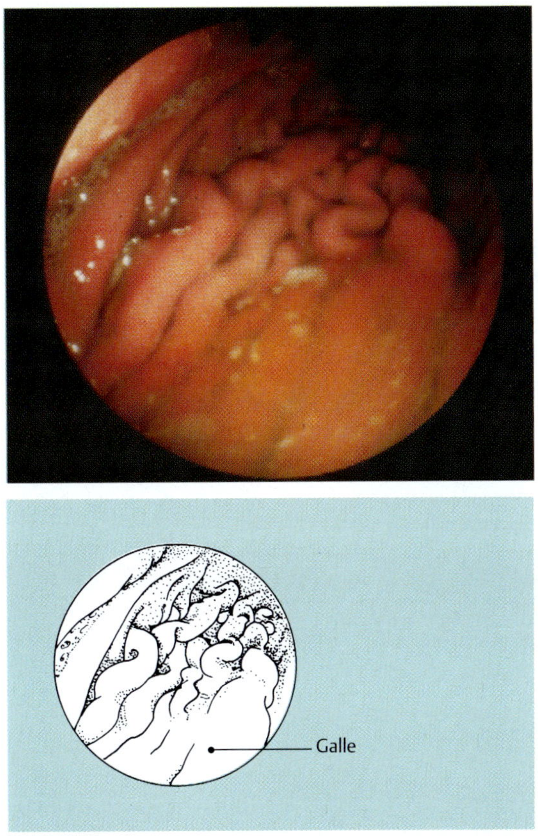

Abb. 1.**28** Magen, Normalbild, mit Galle im Sekretsee.

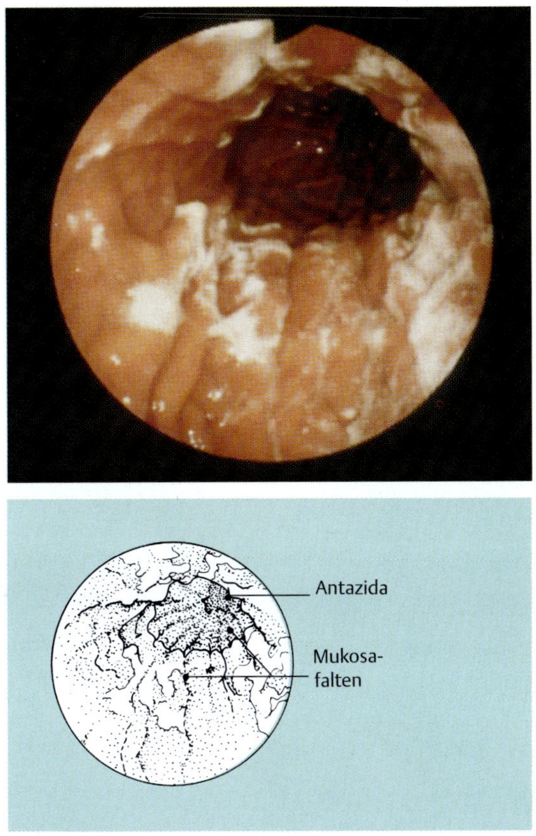

Abb. 1.**29** Magen, Normalbild. Versehentlich kurz vor der Endoskopie eingenommene Antazida in der Korpusmitte.

bleibt zumeist offen, aber verschließt sich bei der Ankunft einer Kontraktionswelle (Abb. 1.**32**). Dieser Rhythmus gewährleistet wahrscheinlich eine gute Durchmischung der Nahrung und die Beförderung des flüssigen Inhalts ins Duodenum, während der Magen die festen Speisereste verflüssigt. Während der Untersuchung sollte man eine Kontraktionswelle vom Korpus bis zum Antrum beobachten: Dadurch lassen sich asymmetrische, steife oder schlecht bewegliche Areale abgrenzen, die dann sorgfältig nach Hinweisen auf einen abnormen Befund inspiziert werden sollten. So kann beispielsweise ein Ulkus oder Tumor, besonders aber ein infiltrierendes Karzinom, das von einer relativ normalen Schleimhaut überzogen sein kann, während einer Kontraktionswelle als abnormes Areal erscheinen.

Einige Organe in der Umgebung des Magens können die Magenwand von außen imprimieren: Die Milz verursacht am häufigsten eine Impression im posterioren Anteil der großen Kurvatur. Zu den pathologischen Veränderungen, die eine Impression von außen hervorrufen können, zählen u. a. ein Aneurysma der Milzarterie sowie Pankreaspseudozysten.

Bei Untersuchungen mit Geradeausoptik ist die Magenform in der Regel gut erkennbar. Dies gilt jedoch nicht für Untersuchungen mit Seitoptik, da mit dieser die Orientierung im proximalen Magen und das Erkennen von Antrum und Pylorus schwierig werden kann. Dieses Problem entsteht auch leicht während einer endoskopischen retrograden Cholangiopankreatikographie (ERCP), bei der ein Endoskop mit Seitoptik durch den Ösophagus und den Ma-

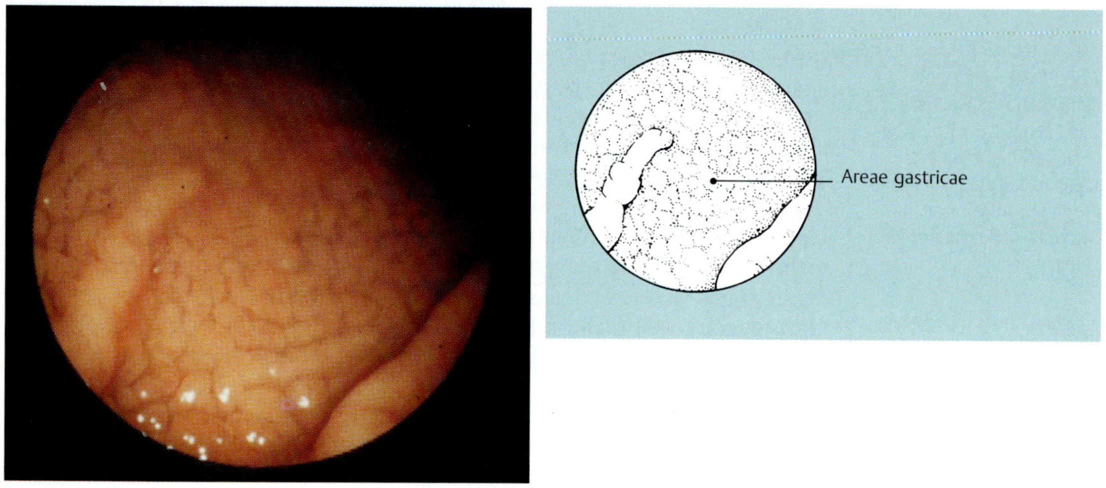

Abb. 1.**30** Areae gastricae, Normalbild. Die Foveolae gastricae (Magengrübchen) münden in diesen Feldern.

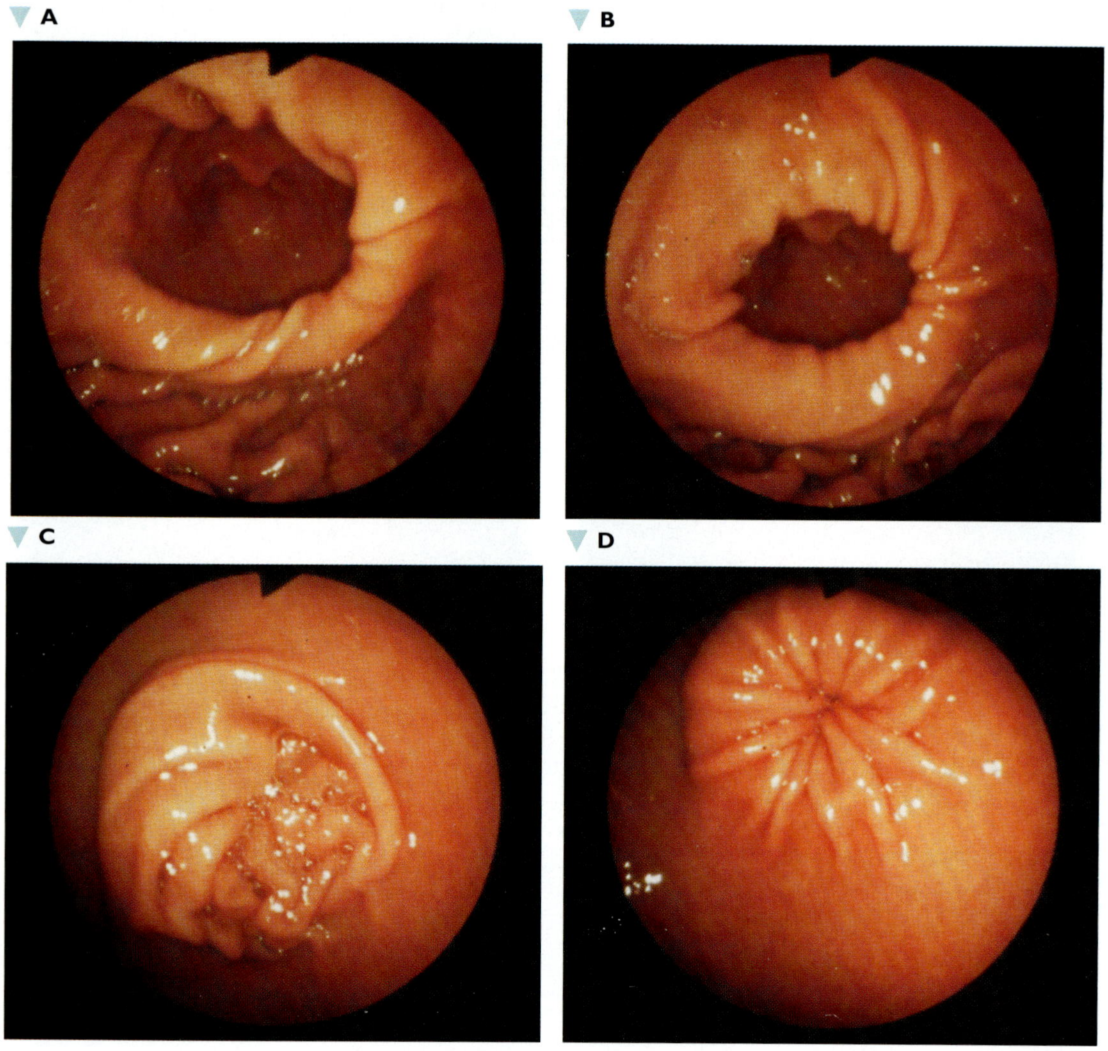

Abb. 1.**31** Magenperistaltik. (**A**-**D**): Die Serienaufnahmen demonstrieren den normalen Verlauf einer Kontraktionswelle vom Antrum zum Pylorus. Potentielle Areale mit reduzierter Kontraktibilität könnten bei genauer Beobachtung identifiziert und weiter untersucht werden. (**D**) Ende der Kontraktionswelle im Pylorus.

gen in das Duodenum geführt wird, um die Papilla Vateri zu identifizieren und zu kanülieren. Die Gefahr eines Orientierungsverlusts ist besonders beim Kaskadenmagen mit seiner unmittelbar unter der Kardia gelegenen Fundustasche gegeben. Gerät die Endoskopspitze in diese Tasche, kann der Untersucher den weiteren Weg in den Korpus, das Antrum und den Pylorus kaum lokalisieren. Außerdem kann sich die Endoskopspitze in der Tasche weiterdrehen, so daß eine Stellung wie bei der Inversion entsteht, durch die die Anatomie verwirrend erscheint (Abb. 1.**33**).

Der Kaskadenmagen ist nicht nur ein häufiges Problem für die Seit-, sondern gelegentlich auch für die Geradeausoptik. Extreme Abwinkelungen können das Endoskop beschädigen und durch eine verwirrende Topographie kann es zu schwerwiegenden Folgen – wie einer Magenperforation – kommen, besonders wenn exzessive Kraft angewendet wird. Man kann dieses Problem lösen, indem man das Gerät bis knapp unter den gastroösophagealen Übergang retrahiert und anschließend den Blick nach links richtet. Dabei zeigt sich häufig als Orientierungshilfe ein Mukosakamm, der die Fundustasche vom restlichen Magen trennt (Abb. 1.**34**). Eine anschließende Drehung nach links läßt dann das Endoskop leicht in Korpus und Antrum gleiten.

Der Angulus ist eine gute Orientierungshilfe zur Lokalisation der kleinen Kurvatur und des Pylorus. Der Pylorus befindet sich einige Zentimeter distal des Angulus. Seine Lokalisation ist in der Regel unproblematisch. Schwierigkeiten können jedoch gelegentlich mit einer Seitoptik entstehen oder, unabhängig von der Art des Endoskops, wenn das Gebiet aufgrund eines aktuell vorhandenen oder narbig abgeheilten peptischen Ulkus oder chirurgischer Eingriffe deformiert ist.

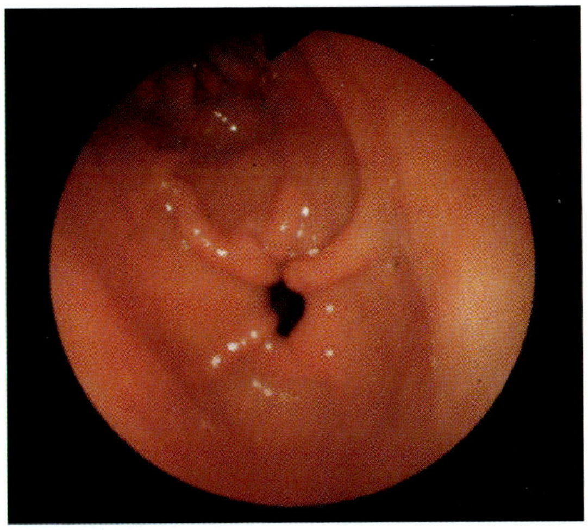

Abb. 1.**32** Pylorus, offen, Normalbild.

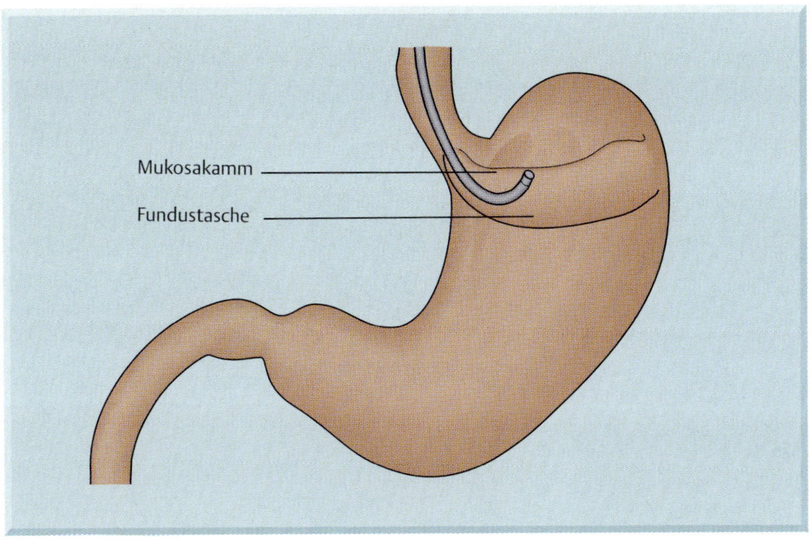

Abb. 1.**33** „Kaskaden"-Magen. Darstellung der Probleme bei der Endoskopie.

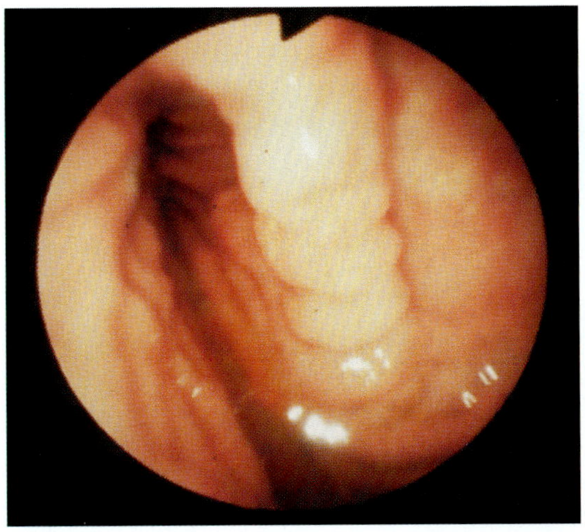

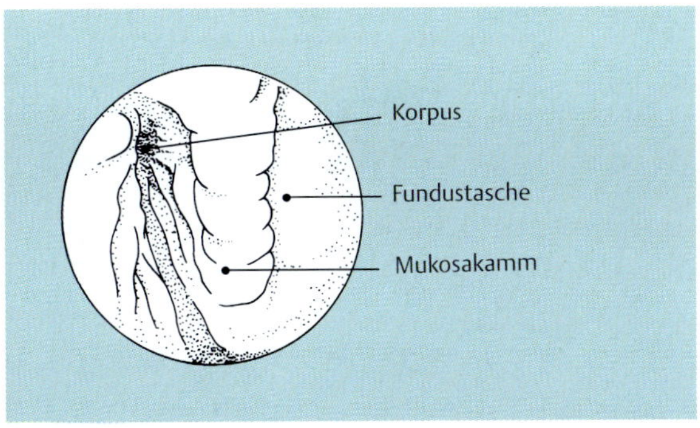

Abb. 1.**34** „Kaskaden"-Magen mit in die Irre führender Fundustasche, rechts im Bild. Im Zentrum der Mukosakamm, der die Fundustasche vom Korpus trennt.

Endosonographie des normalen Magens

Die Endosonographie des Magens gestattet die Untersuchung der Magenwand sowie benachbarter Strukturen wie Lymphknoten, Blutgefäße, Pankreas und Leber. Bei korrekter Orientierung des Transducers sind alle fünf Schichten der normalen Magenwand deutlich erkennbar (Abb. 1.**35**).

Das normale Duodenum

Anatomie

Mit dem 25–30 cm langen Duodenum beginnt der Dünndarm; es besteht aus vier Segmenten (Abb. 1.**36**). Das erste Segment, der Bulbus duodeni, ist etwa 4–5 cm lang, beginnt am Pylorus und verläuft nach rechts und dorsal. Der Bulbus liegt intra-, alle anderen Segmente liegen retroperitoneal. Das 7–8 cm lange zweite Duodenalsegment, die Pars descendens, verläuft kaudalwärts. Das etwa 10 cm lange dritte Segment, die Pars inferior, verläuft zunächst horizontal (Pars horizontalis) nach links und überquert die Aorta abdominalis und die V. cava inferior und die Wirbelsäule. Das 4–5 cm lange vierte Segment, die Pars ascendens, verläuft nach links und proximal und geht am Treitz-Band (Flexura duodenojejunalis) in das Jejunum über.

Die Bulbusmukosa ist gewöhnlich faltenfrei. Die übrigen Duodenalabschnitte weisen die charakteristischen Kerckring-Falten auf. Die Schleimhautzotten ähneln jenen des Jejunums und Ileums. Die Hälfte bis zu zwei Drittel des Duodenums sind durch die vorwiegend submukös gelegenen Brunner-Drüsen charakterisiert.

Die 3–6 cm distal der Bulbusspitze an der medialen Wand der Pars descendens gelegene Papilla duodeni major (Vateri) stellt bei den meisten Patienten die Hauptmündung für den Ductus choledochus und den Ductus pancreaticus major (Wirsungii) dar. Die zusätzliche Papilla duodeni minor (Santorini) ist meist 2–4 cm proximal der Papilla Vateri an der medialen Wand lokalisiert. Kenntnisse der anatomischen Verhältnisse der Umgebung der Papille sind wichtig, um diese mit einem Endoskop mit Seitoptik lokalisieren und kanülieren zu können. Die Papilla Vateri ist häufig am distalen Rand einer Schleimhautvorwölbung der Medialwand lokalisiert. Diese Wölbung entsteht durch den in der Duodenalwand gelegenen Abschnitt des Ductus choledochus. Distal der Papille verläuft eine charakteristische Längsfalte, die Plica duodeni longitudinalis. Überdies können einige von proximal in die Papille konvergierende Falten vorkommen. Zur Identifikation der Papilla Vateri sollte sich der Endoskopiker auf ein Areal am distalen Ende der oben erwähnten Schleimhautvorwölbung und auf das proximale Ende der Plica duodeni longitudinalis konzentrieren. Barium-Kontrastuntersuchungen und besonders die hypotone Duodenographie mit Luftkontrast lassen diese anatomischen Verhältnisse besonders gut sichtbar werden (Abb. 1.**37** und 1.**38**).

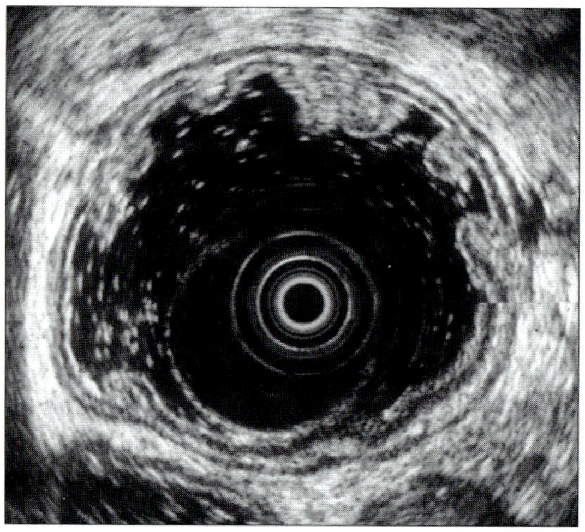

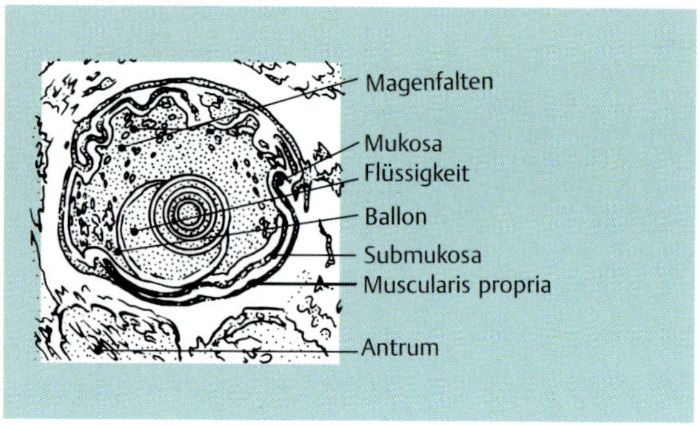

Abb. 1.**35** Endosonographie des Magens, Normalbild. Magen mit Flüssigkeit gefüllt. In der Bildmitte erkennt man das Echoendoskop mit einem Ballon über der Gerätspitze. Normale Schichten der Magenwand. (Mit freundlicher Genehmigung von Dr. T. L. Tio.)

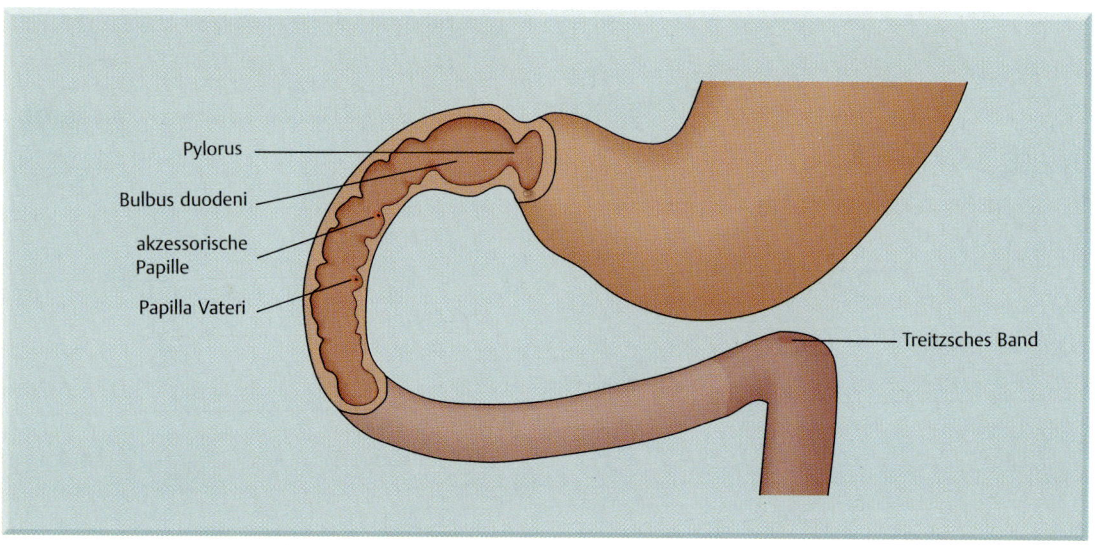

Abb. 1.**36** Anatomie des Duodenums.

Endoskopische Technik

Nachdem der Pylorus erreicht ist, wird die Endoskopspitze in den Bulbus duodeni vorgeschoben. Diese Passage gelingt zumeist ohne Schwierigkeiten; gelegentlich muß sie jedoch wiederholt versucht werden. In solchen Fällen ist es oft hilfreich, den Pylorus zu berühren, das Endoskop zurückzuziehen und ihn erneut anzustoßen, um die Passage in den Bulbus zu ermöglichen. Es sollte niemals forciert vorgeschoben werden, da eine Verlegung des Lumens vorliegen kann und exzessive Kraftanwendung zu Einrissen oder zur Perforation führen könnte. Beim vertikal gelagerten oder J-förmigen Magen muß der Untersucher zunächst eine lange, an der großen Kurvatur entlang verlaufende Schlaufe bilden, bevor die Instrumentenspitze den Pylorus erreicht und in den Bulbus vorgeschoben werden kann.

Gelegentlich wird der Bulbus zuerst durch die auf der Höhe des Pylorus gelegene Endoskopspitze inspiziert; dieses Verfahren wird transpylorischer Blick genannt. Diese Technik ist besonders nützlich, wenn die Pyloruspassage erschwert ist oder die Endoskopspitze nach Erreichen des Bulbus plötzlich in den zweiten Duodenalabschnitt (Pars descendens) hindurchrutscht. Dieses Problem kommt vor allem beim J-förmigen Magen vor, weil die Gerätspitze nach der Passage des Pylorus durch den Druck der Endoskopschleife in der großen Kurvatur über den Bulbus duodeni hinausgeschoben wird, was eine sorgfältige Bulbusuntersuchung erschwert. Das umgekehrte Problem entsteht bei der Retraktion des Geräts zur Untersuchung des Bulbus. Zuerst wird die Schleife an der großen Kurvatur gelöst. Ist das Gerät wieder begradigt, bewegt sich die Gerätspitze zurück durch den Bulbus und ist dann sehr rasch wieder im Magen. Dies verhindert wiederum die sorgfältige Bulbusinspektion. So kann es vorkommen, daß trotz mehrmaligen Vor- und Zurückschiebens eine adäquate Bulbusinspektion nicht erfolgen kann. Um dies zu vermeiden, sollte man am Pylorus stehenbleiben, den Bulbus transpylorisch betrachten und erst dann das Gerät sehr langsam in den Bulbus vorschieben. Ähnliches gilt, wenn sich die Instrumentenspitze in der Pars descendens befindet. Die Gerätspitze sollte sehr langsam in den Bulbus zurückgezogen werden, was eine ausgiebige Untersuchung dieses Gebiets ermöglicht.

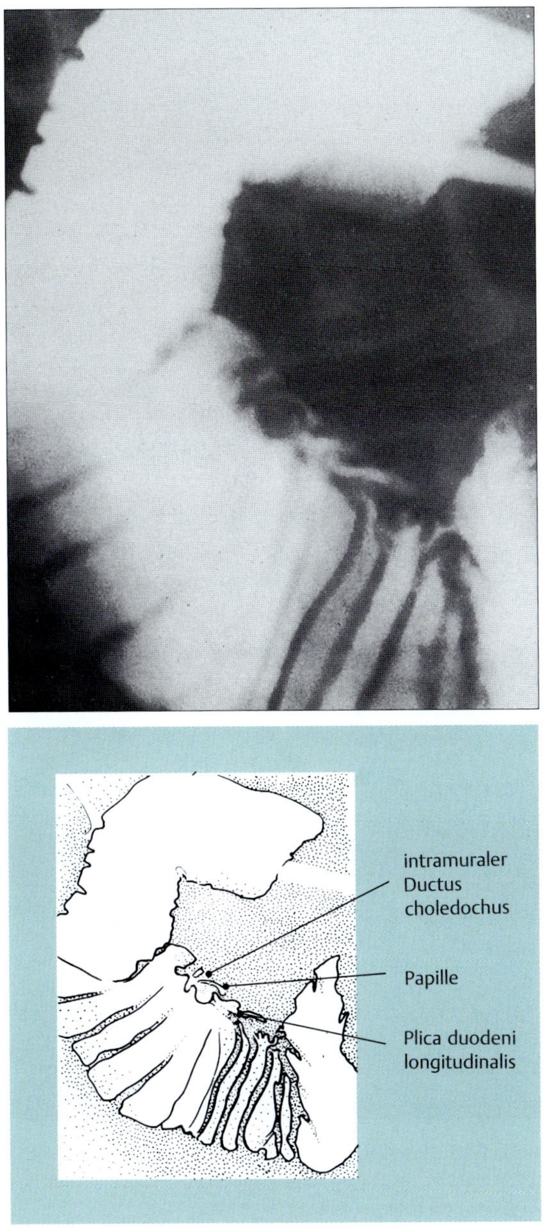

Abb. 1.**37** Duodenum; hypotone Duodenographie, Normalbild, Papilla Vateri am medialen Rand der Pars descendens. Unmittelbar unter der Papille lassen sich der intramural verlaufende Ductus choledochus, die Plica duodeni longitudinalis und dichtliegende Mukosafalten nachweisen. (Mit freundlicher Genehmigung von Dr. Charles Rohrmann.)

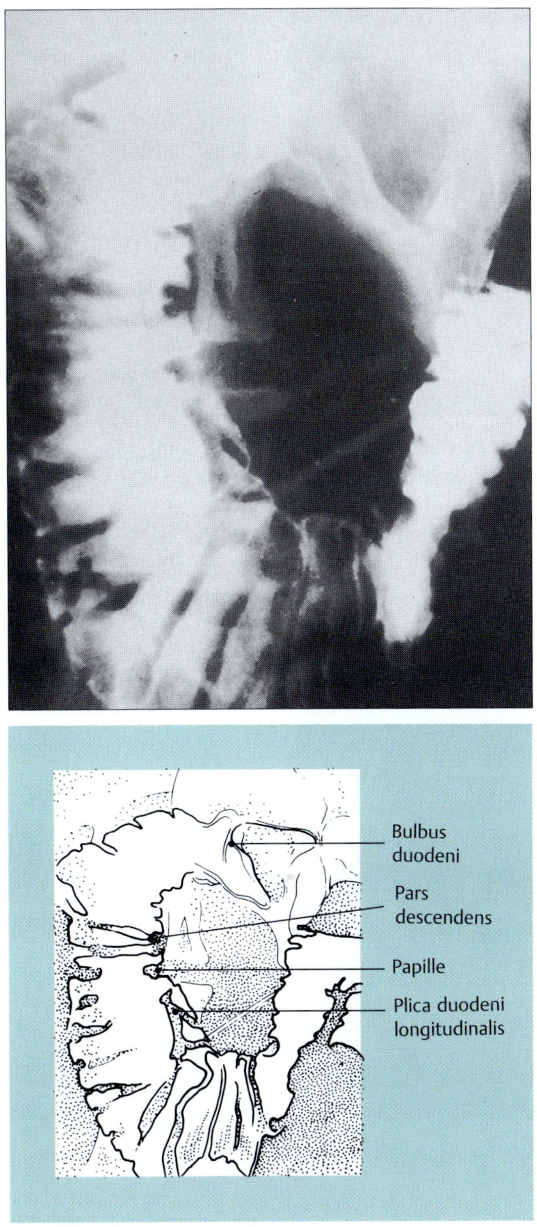

Abb. 1.**38** Duodenum, Bariumkontrastdarstellung, Normalbild mit leicht erkennbarer Papilla Vateri und Längsfalte. Diese Strukturen, dargestellt durch Röntgenuntersuchung des oberen Gastrointestinaltrakts (MDP), erleichtern dem Endoskopiker die Lokalisierung der Papille. (Mit freundlicher Genehmigung von Dr. Charles Rohrmann.)

■ Endoskopische Untersuchung

Meist kann fast die gesamte Oberfläche des Bulbus mit einem kleinkalibrigen Fiberendoskop inspiziert werden. Am schwierigsten ist der distal des Pylorus gelegene Rezessus zu untersuchen. Obwohl Magen und Bulbus einen ähnlichen Farbton haben, imponiert die Bulbusmukosa vergleichsweise retikuliert (Abb. 1.**39**). Es gibt, wenn überhaupt, nur wenige Falten (Abb. 1.**40**). Die häufig vorhandene Galle (Abb. 1.**41**) kann durch ihren Schaum die Untersuchung beeinträchtigen. Detergenzien wie Simethicon lösen die Schaumblasen umgehend auf und ermöglichen eine ausgezeichnete Schleimhautinspektion. Auch eine aktive Peristaltik kann die Endoskopie erschweren. Spasmolytika wie Buscopan® führen zu einer raschen Hypotonie der duodenalen Muskulatur und erleichtern die Inspektion von Bulbus und Pars descendens duodeni.

Ein rot retikuliertes Mukosaareal bedarf sorgfältiger Untersuchung, da es einen Hinweis auf ein in der Nachbarschaft lokalisiertes Duodenalulkus darstellen kann, welches ansonsten unentdeckt bliebe. Massive, dicke Mukosafalten und ulkusbedingte Narben können den Ulkusnachweis besonders erschweren. Blutgefäße sind weder im Bulbus noch in der Pars descendens sichtbar. Neben Ulzera und Erosionen können auch Anastomosen (z. B. Choledochoduodenostomie) festgestellt werden. Die Öffnung kann mittels eines Endoskops mit Geradeausoptik untersucht und – wenn notwendig – zur Kontrastdarstellung des Ductus choledochus kanüliert werden.

Bei Routineuntersuchungen wird anschließend das Endoskop durch die Bulbusspitze und das obere Duodenalknie in die Pars descendens eingeführt. Dieser Duodenalabschnitt liegt dorsal und retroperitoneal, weshalb eine Gerätdrehung nach rechts und unten erforderlich ist. Dies ist in der Regel unter direkter Sicht möglich, wobei das Lumen ständig im Blickfeld bleibt. Gelegentlich ist es angezeigt, die Instrumentenspitze nach rechts und unten zu drehen, ohne gleichzeitig das Gerät vorzuschieben, um festzustellen, ob man blind in den absteigenden Schenkel eintreten kann. Auf diese Weise kann die Endoskopspitze behutsam in die Pars descendens vorgeschoben werden. Sobald sie intubiert ist, kann bei klarer Lumensicht die Wandung gespiegelt und die Untersuchung fortgesetzt werden.

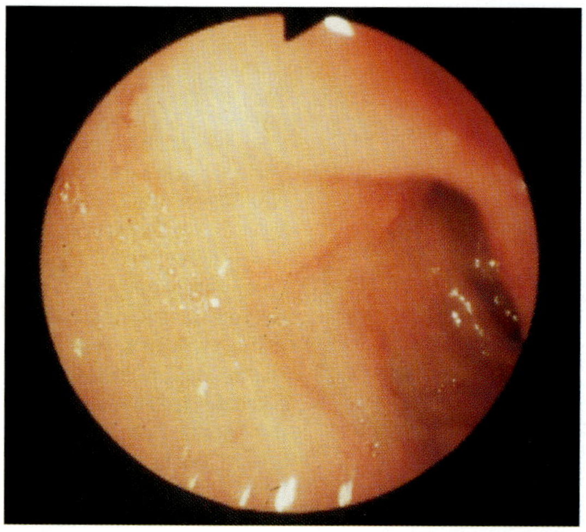

Abb. 1.**39** Bulbus duodeni, Normalbild mit leicht retikulierter Mukosa. Keine sichtbaren Blutgefäße; die Bulbusspitze und Übergang in die Pars descendens rechts im Bild.

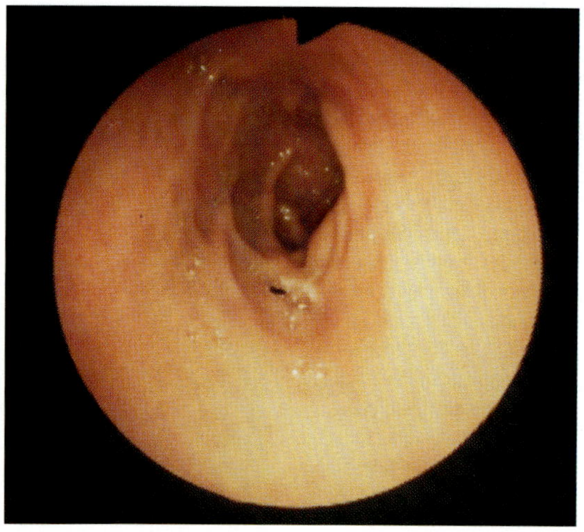

Abb. 1.**40** Bulbus duodeni mit Kerckring-Falten im Hintergrund hinter der Bulbusspitze, Normalbild.

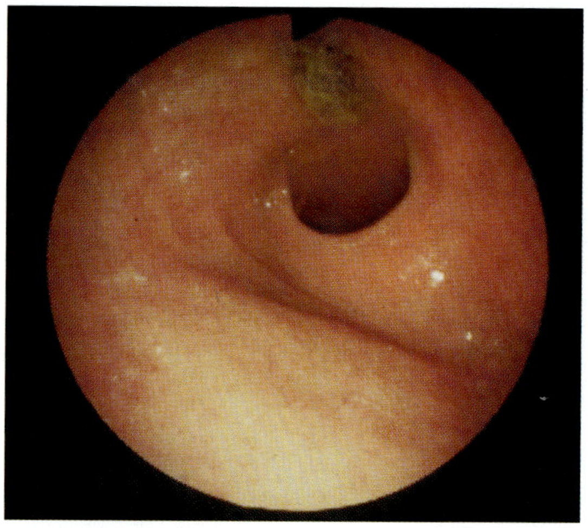

Abb. 1.**41** Apex bulbi duodeni, Normalbild, mit nachweisbarer Galle.

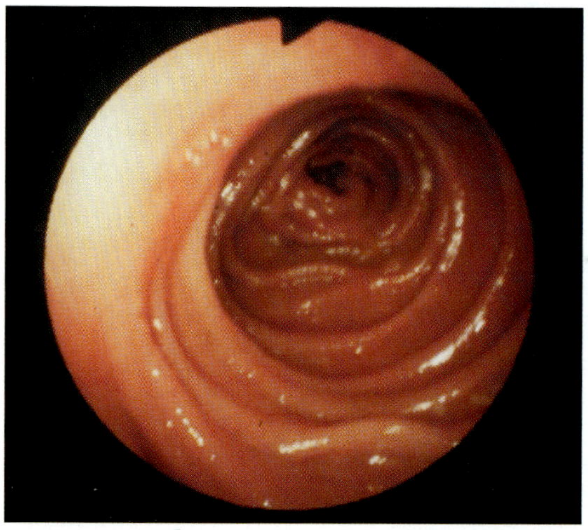

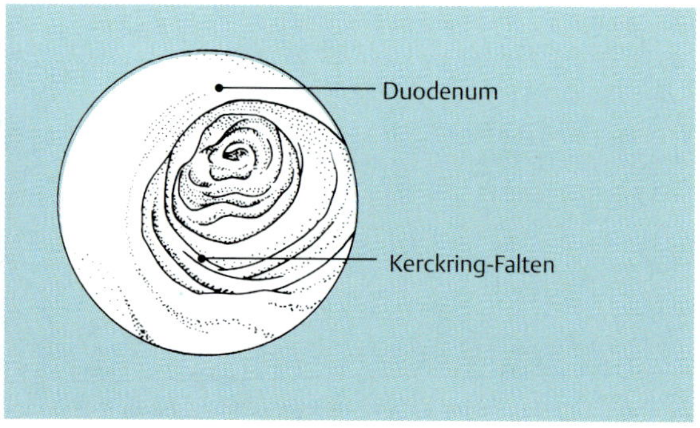

Abb. 1.**42** Pars descendens duodeni, Normalbild; gut dargestellte Kerckring-Falten.

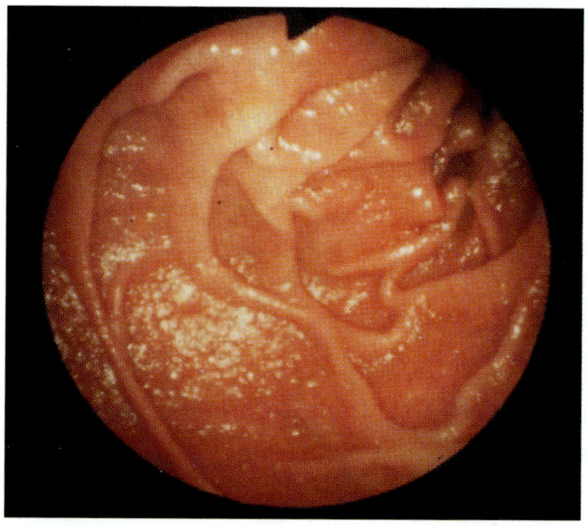

Abb. 1.**43** Pars descendens duodeni, Normalbild, mit retikulierter, samtiger Schleimhautoberfläche. Einige längsverlaufende Falten.

Die Pars descendens duodeni ist gekennzeichnet durch die quer zum Lumen verlaufenden Kerckring-Falten (Abb. 1.**42**). Das Verlaufsmuster dieser Falten variiert sehr; so können längsverlaufende Falten die Querfalten verbinden (Abb. 1.**43**). Die Mukosaoberfläche ist glatt, Blutgefäße sind nicht sichtbar. Die Duodenalzotten können mit Hilfe der Vergrößerungs-Fiberoptik sichtbar gemacht werden. Galle ist oft vorhanden und kann die Lokalisierung der Papilla Vateri erleichtern.

Die Spiegelung der Pars descendens wird in der Regel zur Inspektion der Papilla Vateri oder zum Nachweis eines bei gastraler Hyperazidität vorkommenden postbulbären Ulkus vorgenommen. Andere Indikationen sind entzündliche Erkrankungen (Morbus Crohn) im Bereich des postapikalen Duodenums; Teleangiektasien, die zu gastrointestinalen Blutungen führen können, oder die Beurteilung von Tumoren, die durch Barium-Kontrastmitteluntersuchung dargestellt wurden. Die meist kurze Untersuchung des postbulbären Duodenums ist Teil der Routineendoskopie des oberen GI-Trakts. Bei einer Duodenoskopie können außerdem Mukosabiopsien für die Diagnose von Infektionen (z. B. durch Zytomegalievirus bei immungeschwächten Patienten) oder gluten-sensitiver Enteropathie vorgenommen werden.

Die Lokalisierung und Inspektion der Papilla Vateri ist mit der Geradeausoptik nicht so leicht wie mit der Seitoptik. Mit dem Endoskop mit Geradeausoptik imponiert der intramurale Teil des Ductus choledochus als ein in das Lumen vorgewölbter Mukosawulst. Außerdem erkennt man die Duodenalpapille, die ebenfalls in das Lumen hineinragt (Abb. 1.**44**), sowie die vertikal unterhalb der Papilla verlaufende Plica longitudinalis. Mit einer Geradeausoptik gelingt die Kanülierung der Papille zumeist nicht. Gelegentlich ist die Papilla duodeni minor erkennbar (Abb. 1.**44**). Diese kegelförmige Struktur ist oft wenige Zentimeter oberhalb der Papilla major auf der medialen Wandseite lokalisiert und ist im Vergleich zu dieser kleiner, weniger rot und in der Regel nicht retikuliert.

Die Papilla Vateri kann prominent bis relativ flach erscheinen. Sie ist typischerweise rot retikuliert und hebt sich somit von der blasseren Nachbarmukosa deutlich ab (Abb. 1.**45**). Manchmal ist gelbe oder goldfarbene Galle in der Papillenmündung oder in ihrer Umgebung sichtbar, besonders nach Passage der Peristaltikwelle durch das Duodenum und den proximalen Dünndarm..

Während des langsamen Zurückziehens des Geräts erfolgt die Untersuchung des absteigenden Duodenalschenkels, der Bulbusspitze, des Bulbus, des Pylorus und des Magens. Zu diesem Zeitpunkt wird in der Regel auch die ausführliche Magenuntersuchung vorgenommen. Nach der vollständigen Magenspiegelung – inklusive Inversion – wird die Luft langsam abgesaugt, um dem Patienten Erleichterung zu verschaffen. Dann wird das Gerät in den Ösophagus zurückgezogen und die beim Einführen des Endoskops festgestellten Befunde werden noch einmal überprüft. Zieht man die Instrumentenspitze langsam über den M. cricopharyngeus zurück, können Hypopharynx und Stimmbänder inspiziert werden. Während der Patient phoniert, können Aussehen und Funktion der Stimmbänder geprüft werden. Danach zieht man das Gerät aus dem Mund und beendet damit die endoskopische Untersuchung.

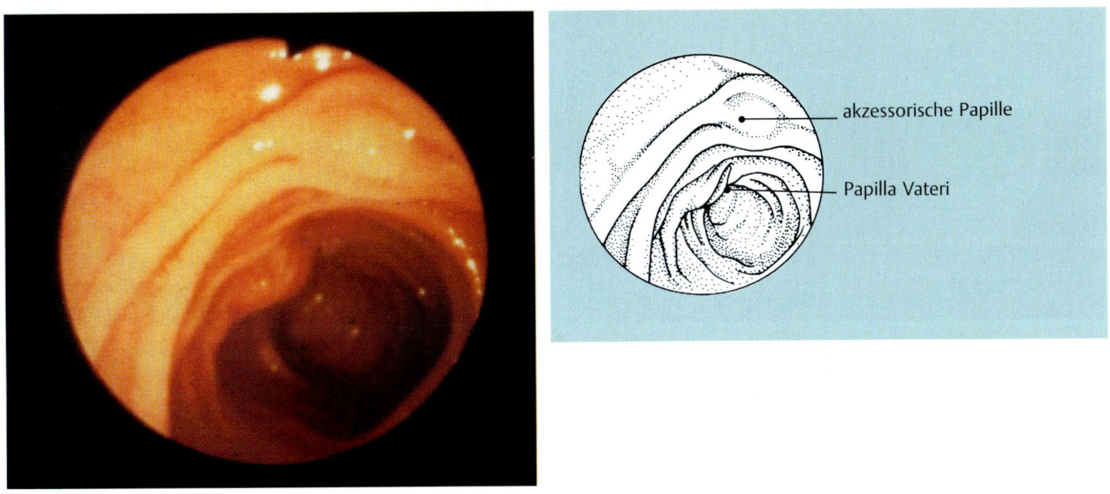

Abb. 1.**44** Pars descendens duodeni. Papilla Vateri im Hintergrund, die kleinere, akzessorische Papille proximal davon.

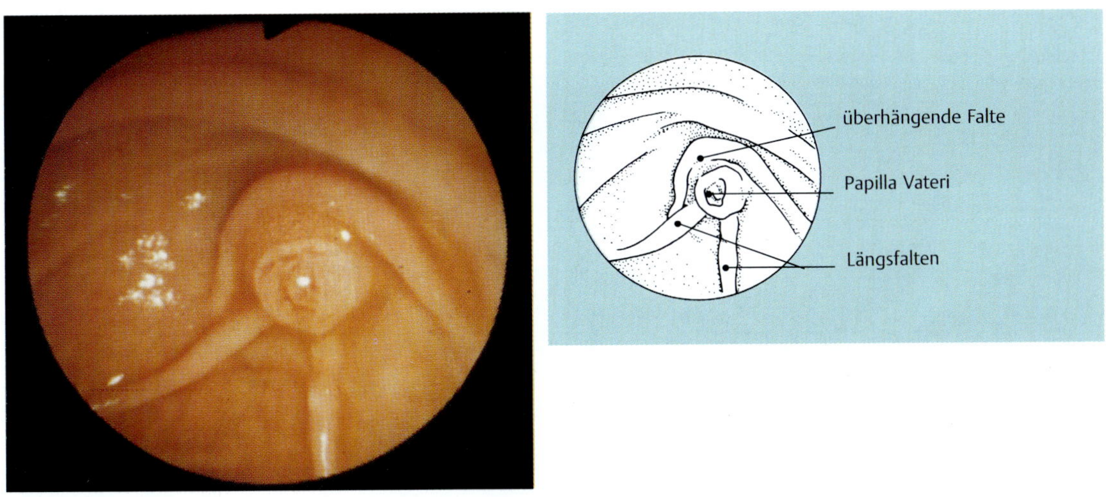

Abb. 1.**45** Papilla Vateri mit charakteristischer roter und retikulierter Oberfläche, Normalbild. Zwei Längsfalten distal der Papille.

Das terminale Ileum

Anatomie

Das terminale Ileum schließt den Dünndarm ab und geht an der Ileozäkal-(Bauhin-)Klappe in das Kolon über. Befindet sich die Koloskopspitze im Zäkum, kann sie in das terminale Ileum eingeführt und ein kurzer Abschnitt gespiegelt werden. Dieser letzte Ileumabschnitt ist nicht so beweglich wie das restliche Ileum, weil er mit dem meist festsitzenden Zäkum verbunden ist. Die für Duodenum und Jejunum charakteristischen Querfalten fehlen im terminalen Ileum; wohingegen Peyer-Plaques (Folliculi lymphatici aggregati) gesehen werden können.

Endoskopische Technik

Die Gerätspitze wird zumeist in Inversion in das Zäkum, dem proximalsten Teil des Kolons, vorgeschoben. Dabei läßt sich häufig die Bauhin-Klappe identifizieren.

Die Spiegelung des terminalen Ileums kann Schwierigkeiten bereiten und ist als Teil der Routinekoloskopie selten indiziert. Sie ist jedoch angezeigt bei Erkrankungen wie den chronisch-entzündlichen Darmerkrankungen, selbst wenn die Klappenpassage wegen Verengung gelegentlich unterbleiben muß. Dazu wird in der Regel die Koloskopspitze knapp hinter die proximale Lippe der Ileozäkalklappe geführt und dann, oft medial und dorsal, in die Klappe geschoben. Die Klappenlippe wird dabei angehoben, so daß die Gerätspitze ins terminale Ileum gelangen kann (Abb. 1.**46**). Gelegentlich kann man das Koloskop in dieser eingehakten Position behutsam zurückziehen, wodurch die Gerätspitze geringfügig ins Ileum vorrutscht. Auf diese Weise wird es möglich, das Koloskop weiter vorzuschieben und das terminale Ileum zu intubieren. Zur optimalen Ileum-Intubation kann der Patient auf der linken oder rechten Seite oder auf dem Rücken liegen. Es ist nur selten möglich, die Ileozäkalklappe in Bauchlage des Patienten zu passieren.

Endoskopisch zeigt sich der Eintritt in das terminale Ileum anhand des Zottenreliefs. Eine Biopsie bestätigt gelegentlich den Nachweis zottenhaltiger Mukosa im terminalen Ileum (Abb. 1.**47**). Die ganze Untersuchung sollte sehr vorsichtig, mit möglichst geringer Kraftanwendung und unter intermittierendem Absaugen von Luft durchgeführt werden, um das Gerät ins Ileum vorschieben zu können.

Endoskopische Untersuchung

Die Endoskopie des terminalen Ileums ist differentialdiagnostisch wertvoll bei radiologisch festgestellten Abnormitäten im Ileum und bei Verdacht auf

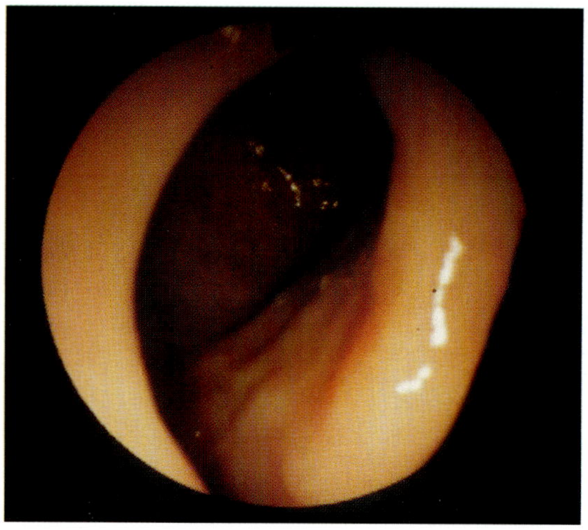

Abb. 1.**46** Ileozäkalklappe, Normalbild. Die geöffneten Klappenlippen erlauben die Passage der Endoskopspitze in das terminale Ileum.

A B

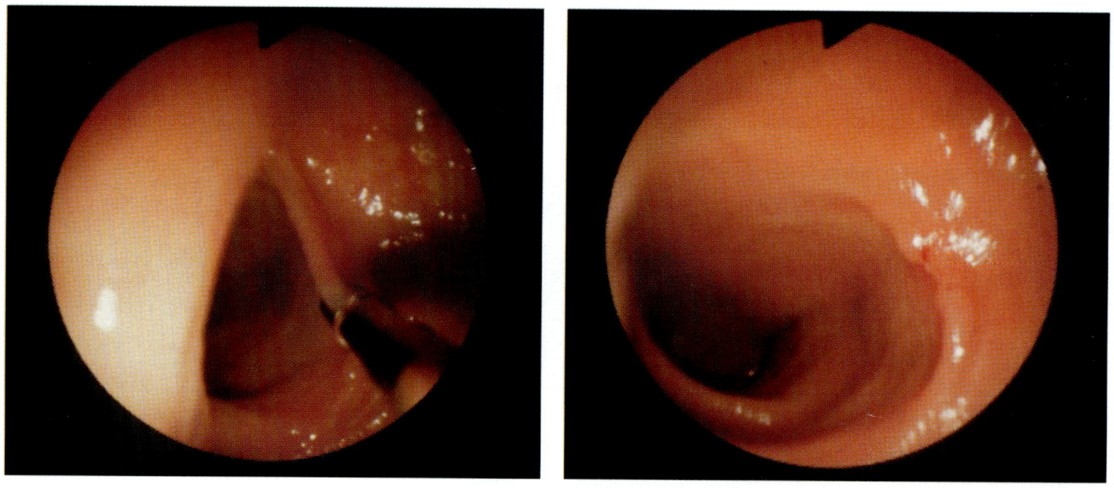

Abb. 1.**47** Terminales Ileum. (**A**) Biopsiezange bei der Gewebsentnahme. (**B**) Minimale Blutung an der Biopsiestelle.

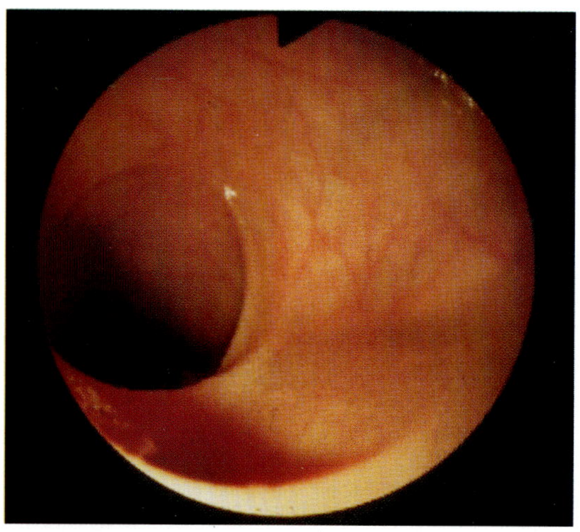

Abb. 1.**48** Terminales Ileum, Normalbild, nach Luftinsufflation. Feines Gefäßmuster. Unauffällige Falten. Mukosa weniger glänzend als im Kolon.

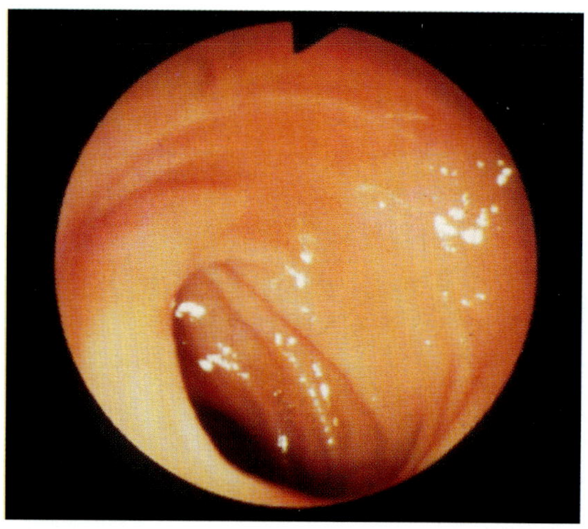

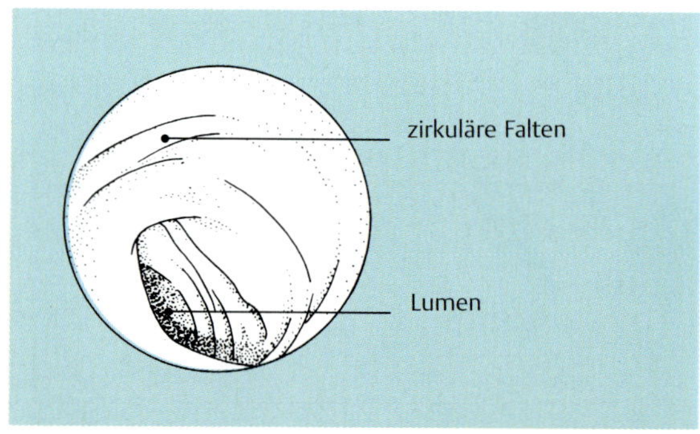

Abb. 1.**49** Terminales Ileum, Normalbild, geringere Luftinsufflation als in Abb. 1. 1.**48**, nicht so hohe Falten wie im Duodenum. Das Lumen kollabiert leicht nach dem Absaugen der Luft.

Morbus Crohn. Die Schleimhaut ist normalerweise glatt, die Blutgefäße sind, besonders nach Luftinsufflation, gut sichtbar (Abb. 1.**48**). Die Kerckring-Falten im Ileum sind im Gegensatz zum Duodenum und Jejunum weniger ausgeprägt (Abb. 1.**49**; vergleiche mit Abb. 1.**42** und 1.**43**). Die Mukosa glänzt hier nicht so stark wie im Kolon und ist zottiger und wirkt stumpfer als im Duodenum (Abb. 1.**50**). Häufig ist eine rege (kontraktile) Peristaltik zu beobachten. Verglichen mit dem Kolon kollabieren die Ileumwände schneller; das Lumen ist enger als das im Colon ascendens und Zäkum. All diese Merkmale dienen als Hinweis dafür, daß sich die Gerätspitze in der Tat im terminalen Ileum befindet.

Gelegentlich beobachtet man von normaler Mukosa überzogene, bis zu mehrere Millimeter große Lymphknötchen, die nodulär erscheinen. Auch die aktive Peristaltik hilft bei der Differenzierung von terminalem Ileum und Kolon. Mukosaveränderungen des Ileums können auf das Vorliegen eines Morbus Crohn oder anderer entzündlicher Darmerkrankungen wie Tuberkulose oder Yersiniose hinweisen.

Das normale Kolon

Anatomie

Das Kolon, ein tubuläres Organ, beginnt am Zäkum im rechten unteren Quadranten und endet am Rektum (Abb. 1.**51**). Es ist im Zäkum und Colon ascendens am geräumigsten und wird zum Rektum hin allmählich enger. Man unterteilt das Kolon in folgende Abschnitte: Zäkum, Colon ascendens (vom Zäkum bis zur rechten Flexur), Transversum (von der rechten Flexur im rechten Oberbauch bis zur linken Flexur im linken Oberbauch), Colon descendens (von der linken Flexur bis in den linken Unterbauch), Sigma (vom linken Unterbauch bis zum Rektosigmoidübergang) und Rektum, das sich bis zum Anus erstreckt.

Die innere zirkuläre (Ring-) Muskelschicht findet sich im gesamten Kolon. Der äußere längsverlaufende Muskel trennt sich in drei Muskelbündel, die Taeniae coli. Diese Muskelbündel beginnen an der Basis der Appendix und verlaufen im gesamten Kolon entlang bis zum Rektum, wo sie in die Muscularis propria übergehen. Die drei Tänien lassen das Kolonlumen endoskopisch dreieckig erscheinen; eine Form, die im Colon ascendens und transversum besonders markant ist. Die Haustren sind von Mukosafalten getrennte Ausbuchtungen der Kolonwand. Der endoskopische Aspekt des Colon descendens ist oft tubulär.

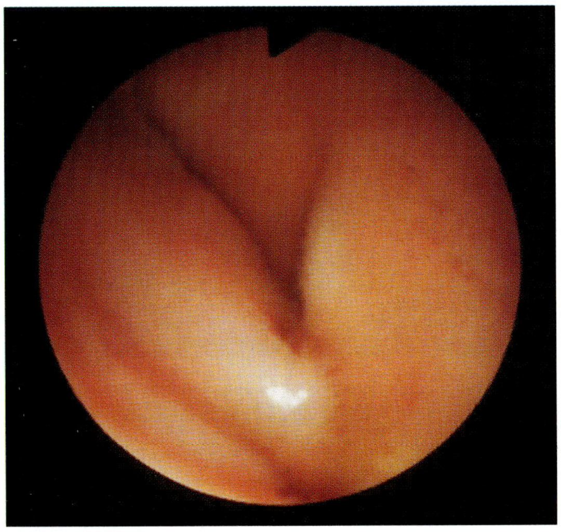

Abb. 1.**50** Terminales Ileum, Normalbild. Samtige Oberfläche, bedingt durch Mukosazotten.

Endoskopische Technik

Zunächst wird die Perianalgegend des Patienten untersucht und eine digitale Rektumuntersuchung durchgeführt. Danach wird das Endoskop ins Rektum eingebracht. Zuvor ist eine Darmreinigung sowie -vorbereitung angezeigt. Während für die Endoskopie des oberen Gastrointestinaltrakts 8–12stündiges Fasten ausreichend ist, setzt die Koloskopie ein ganzes Vorbereitungsprogramm voraus. Dafür bieten sich zwei Methoden an. Nach der ersten Methode nimmt der Patient 1–2 Tage nur klare Flüssigkeiten zu sich und führt durch orale Gaben von Magnesiumzitrat und durch Einläufe am Tag der Untersuchung ab. Die zweite, an Popularität zunehmende Methode, besteht aus einer Darmspülung mit nichtresorbierbaren Elektrolytlösungen am Abend vor oder am Tag der Untersuchung selbst. Diese Lösungen werden per os oder mittels nasogastraler Sonde verabreicht. Manche Untersucher ziehen eine Kombination beider Methoden vor. Sorgfältig durchgeführt, kann jede für sich oder eine Kombination dieser Vorbereitungsmethoden die Leerung des Darms von fäkalem Material und von den potentiell explosiven Wasserstoff- und Methangasen bewirken.

Fast alle erfahrenen Endoskopiker praktizieren ähnliche Koloskopietechniken. Um eine Darmüberdehnung zu vermeiden, wird so wenig Luft wie möglich insuffliert. Das Endoskop wird nur mit geringem Druck gehandhabt, um der schmerzhaften Überdehnung der Kolonwand oder des Mesenteriums, einer vagalen Reaktion oder einer Perforation vorzubeugen. Das Lumen wird fortwährend unter Sicht gehalten; nur ein möglichst geringer Teil der Untersuchung sollte blind durchgeführt werden. Mehrfaches Vorschieben und Zurückziehen bewirkt, daß das Kolon auf dem Koloskop ziehharmonikaähnlich aufgereiht und damit das Koloskop weitgehend frei von Darmschleifen bewegt werden kann. In schwierigen Fällen greift man auf besondere Manöver zurück, z. B. auf die Alphaschlinge im Sigma, um den scharf abgewinkelten Sigmoid-Deszendensübergang zu passieren. Für diese Technik benötigt man jedoch Erfahrung und eine Röntgendurchleuchtung.

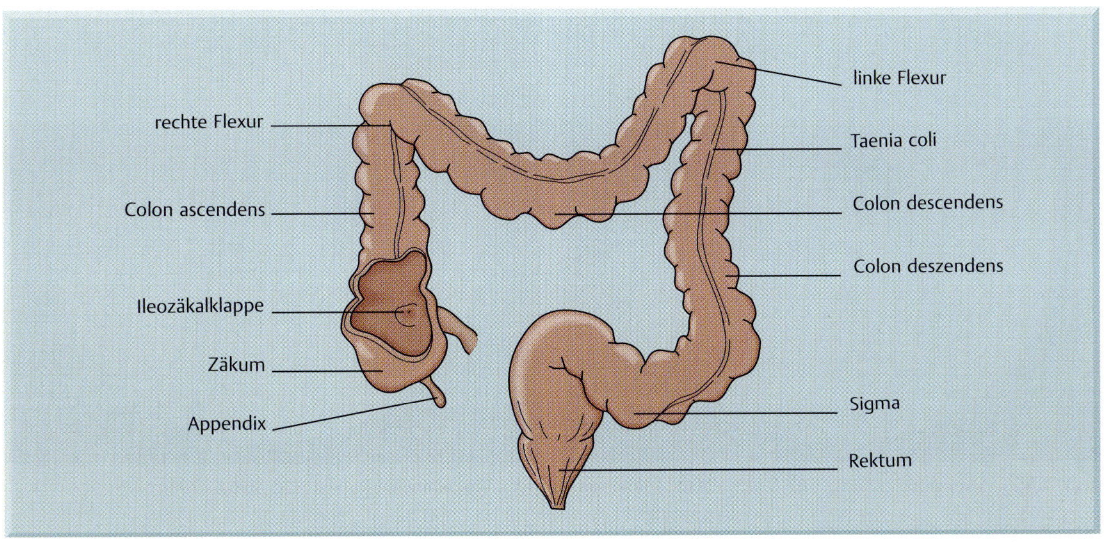

Abb. 1.**51** Anatomie des Kolons.

Das Koloskop wird unter Sicht bis an das Zäkum herangeführt. Während des langsamen Zurückziehens aus dem Zäkum wird die Mukosa detailliert untersucht. Die Steuerung der Gerätspitze und damit die Untersuchung selbst wird wesentlich erleichtert, wenn Schleifenbildungen des Endoskops vermieden werden. Dies gilt besonders, wenn therapeutische Prozeduren wie Polypektomien anstehen, da mehrfache, große Koloskop-Schleifen die Kontrolle über die Gerätspitze erschweren können.

Kenntnisse über die Anatomie des Kolons sind aus verschiedenen Gründen wichtig: erstens zur Lokalisation der Koloskopspitze und einer eventuellen Abnormität; zweitens zur Klärung, ob eine beobachtete Struktur normal oder anomal ist; und drittens zur Prüfung, ob das Zäkum erreicht und damit die gesamte Kolonmukosa inspiziert wurde. Der letztgenannte Punkt ist entscheidend, denn bei den allermeisten Indikationen zur Koloskopie sollte das Kolon in seiner Gesamtlänge untersucht werden. Dies gilt z. B. bei rektaler Blutung zur Feststellung der Blutungsquelle. Auch bei Vorliegen eines Polypen im Colon descendens sollten weiter proximal gelegene Darmabschnitte zur Identifikation eines weiteren Polypen oder Tumors gespiegelt werden. Es gibt jedoch Umstände, unter denen eine totale Koloskopie nicht durchführbar ist, z. B. wenn Divertikel, Strukturabnormitäten oder operationsbedingte Vernarbungen die sichere Passage des Koloskops verhindern.

Es ist wichtig zu wissen, ob sich die Koloskopspitze im Zäkum befindet oder in einer schwer passierbaren Windung oder Flexur steckengeblieben ist. Dabei können einige Anhaltspunkte hilfreich sein: Liegt sie in der Zäkalregion, leuchtet die Lichtquelle in der Instrumentenspitze durch die Haut im rechten Unterbauch des Patienten hindurch. Dies läßt sich am besten überprüfen, wenn der Patient nicht sehr fettleibig und die Raumbeleuchtung gedämpft ist. Dabei ist jedoch zu berücksichtigen, daß in seltenen Fällen ähnliches auch beobachtet werden kann, wenn die Instrumentenspitze im Sigma oder Colon transversum liegt – besonders wenn eine mehrfache Transversumschleife vorliegt. Mit Videoendoskopen ist die Feststellung der Position anhand der Transillumination noch schwieriger. In fraglichen Fällen kann die Position der Spitze mittels einer Durchleuchtung bestätigt werden. Die beste Methode zur Gewährleistung einer vollständigen Untersuchung ist die Identifikation der anatomischen Merkmale des Zäkums (Ileozäkalklappe, Appendixöffnung, usw.).

Endoskopische Untersuchung

Das erste typische Merkmal des Zäkums ist die Appendixmündung, eine schlitz- oder halbmondförmige Öffnung neben der Konvergenzstelle der drei

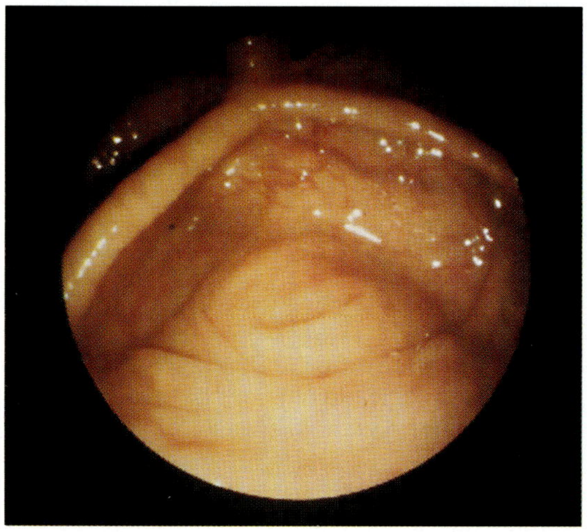
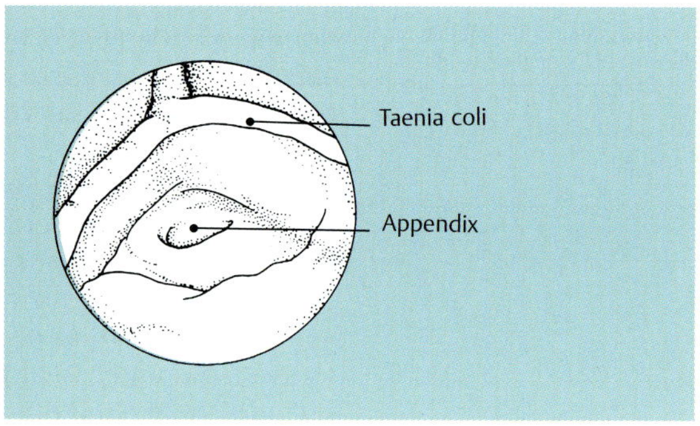

Abb. 1.**52** Appendix, Normalbild, halbmondförmige Öffnung am Zäkumgrund.

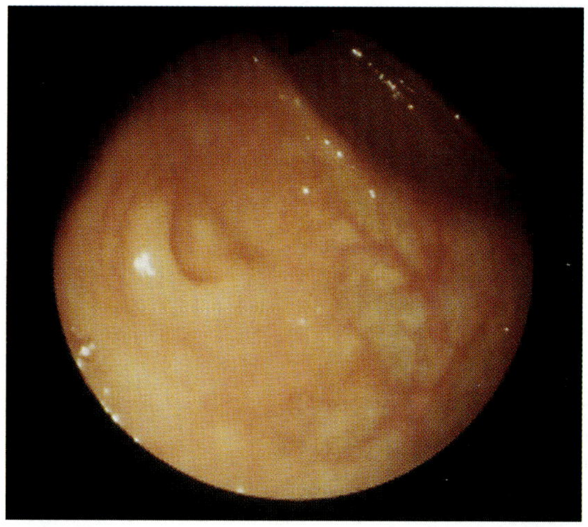

Abb. 1.**53** Appendix, Normalbild, halbmondförmige Öffnung an der Zäkumwand. Normale Kolongefäße erkennbar.

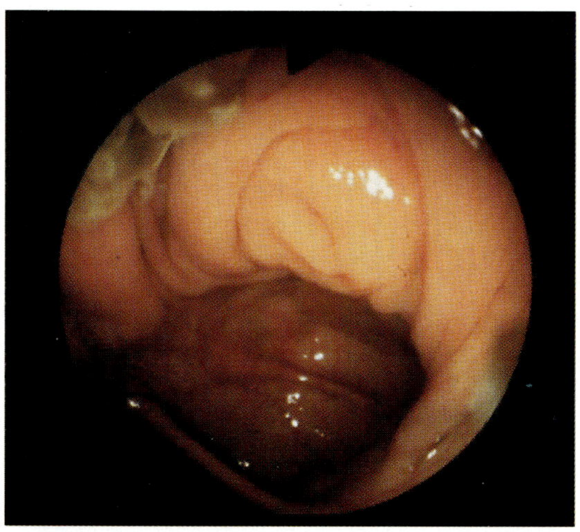

Abb. 1.**54** Appendix, Normalbild, gewölbter Typ, geschlossene Mündung.

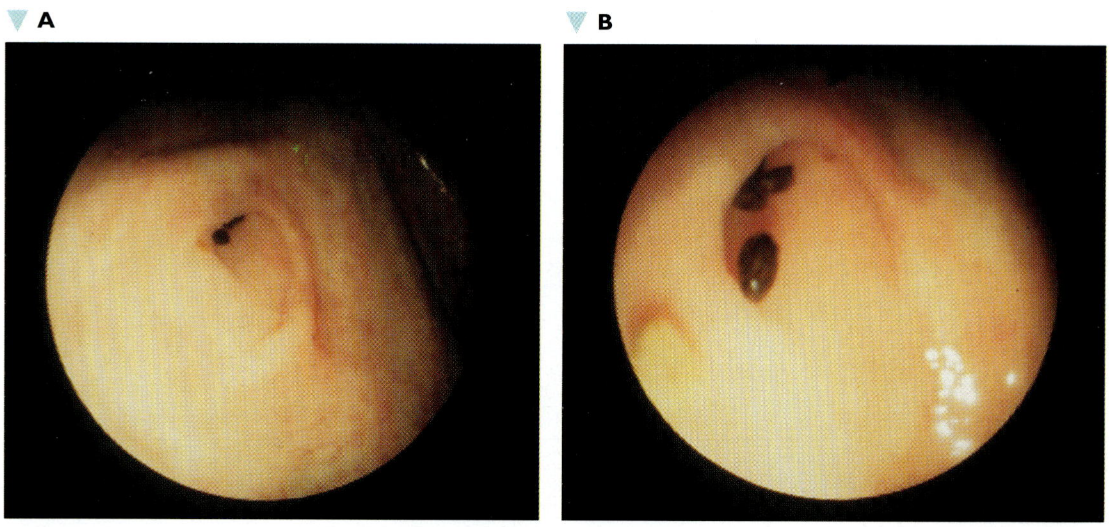

Abb. 1.**55** Appendixöffnung. (**A**) Normalbild, halbmondförmig, mit Samenkörnern. (**B**) Nahaufnahme.

Taeniae coli (Abb. 1.**52** und 1.**53**). Generell hat die Einmündung zwei Formen: flach oder, wenn die Appendixbasis ins Zäkum hineinragt, ausgestülpt (Abb. 1.**54**). Gelegentlich finden sich dort kleine Speisereste, z. B. Samen oder Kerne oder ein Kotstein (Abb. 1.**55** und 1.**56**).

Das Zäkum befindet sich dicht unterhalb der Ileozäkalklappe, weshalb eine radiologische Beurteilung mit Bariumkontrasteinlauf schwierig sein kann. Auch koloskopisch können Polypen und Karzinome unentdeckt bleiben. Daher ist eine sorgfältige Inspektion dieses Areals unabdingbar.

Die Ileozäkalklappe selbst kann einen weiteren Hinweis zur Lage der Koloskopspitze liefern. Es gibt verschiedene Formen der Bauhin-Klappe: eine abgeflachte Kolonfalte (Abb. 1.**57**); eine prominente, lippenförmige Struktur, die in das Lumen hervorragt (Abb. 1.**58**); und ein papillärer Typ mit einer sehr prominenten oder multilobulären Ausstülpung (Abb. 1.**59** bis 1.**61**).

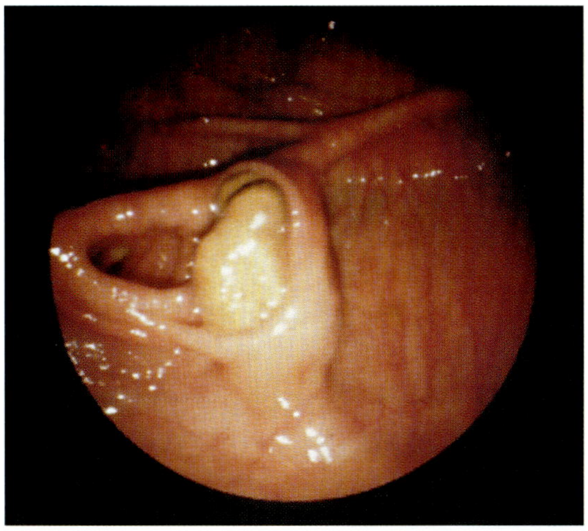

Abb. 1.**56** Appendixöffnung, Normalbild, mit Kotstein. Die Tänien konvergieren zur Öffnung hin.

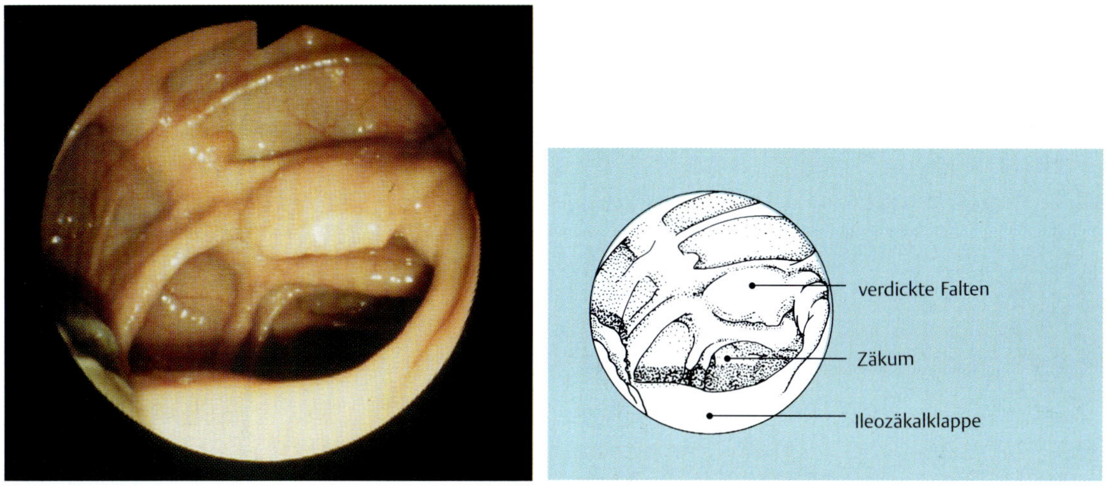

Abb. 1.**57** Ileozäkalklappe, Normalbild. Zäkum im Hintergrund. Dieses Gebiet sollte sorgfältig untersucht werden, da die klappenmarkierende Falte schwer erkennbar ist.

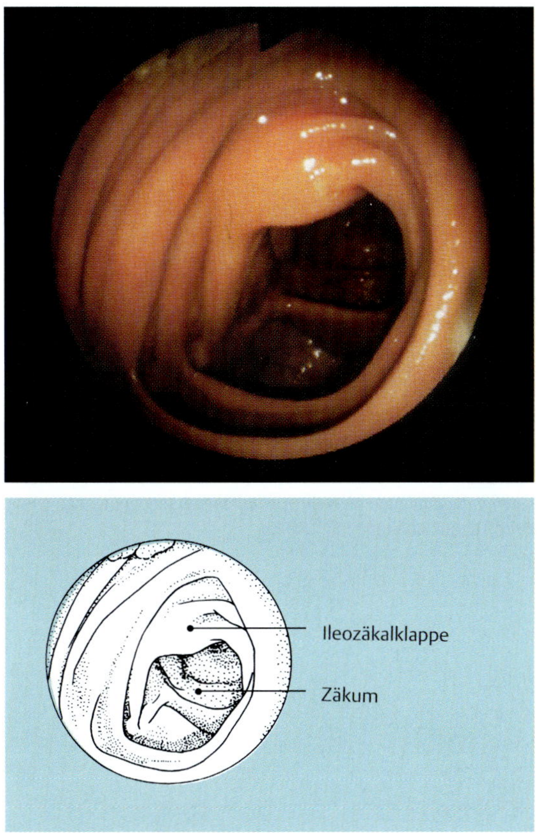

Abb. 1.**58** Ileozäkalklappe, Normalbild (etwas prominenter als in Abb. 1.**57**).

A B

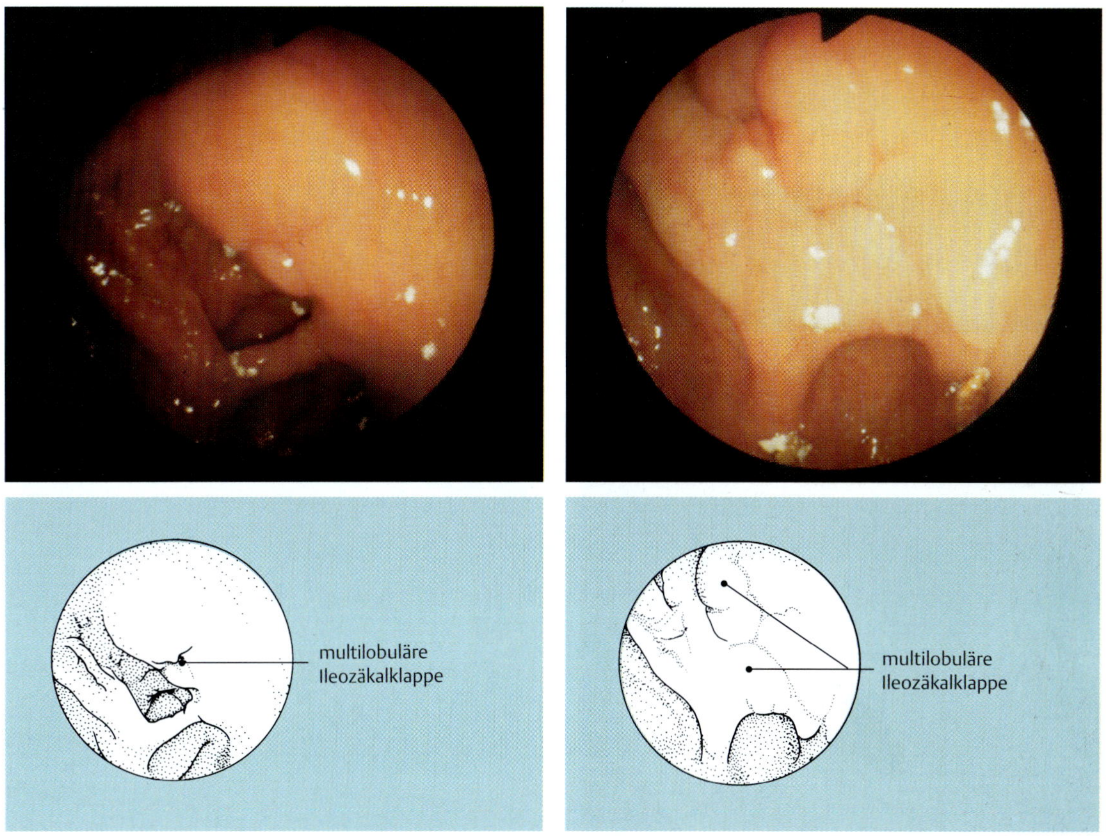

Abb. 1.**59** (**A**) Sehr prominente Ileozäkalklappe, papillärer oder multilobulärer Typ. (**B**) Nahaufnahme. Eine Klappe mit dieser Konfiguration ist schwer intubierbar .

Die Klappe kann ferner lipomatös imponieren (Abb. 1.**62**). Manchmal entleert sich flüssig-grüner Dünndarminhalt (Succus entericus) aus der Klappenöffnung ins Kolon. Gelegentlich dehnt die während der Koloskopie insufflierte Luft eine Dünndarmschlinge und komprimiert so die benachbarte Zäkalwand, die dann der Ileozäkalklappe sehr ähnlich sehen kann (Abb. 1.**63**).

Retrahiert man das Koloskop aus dem Zäkum, so gelangt man in das Colon ascendens, das das typische Bild des Kolons bietet. Die Mukosa ist flach, die Gefäßzeichnung zart und klar abzugrenzen (Abb. 1.**64**). Da die arteriellen und venösen Äste eng nebeneinander verlaufen, imponieren sie wie „Eisenbahnschienen" (Abb. 1.**65**). Gelegentlich sind bläuliche submukosale Venen sicht-

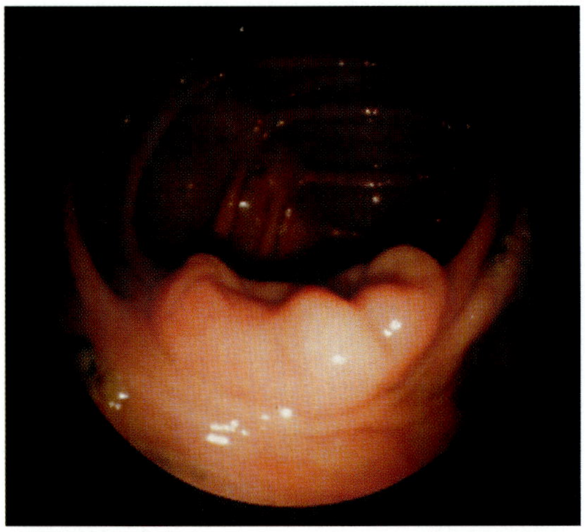

Abb. 1.**60** Ileozäkalklappe, papillärer (prominenter) Typ, Normalbild.

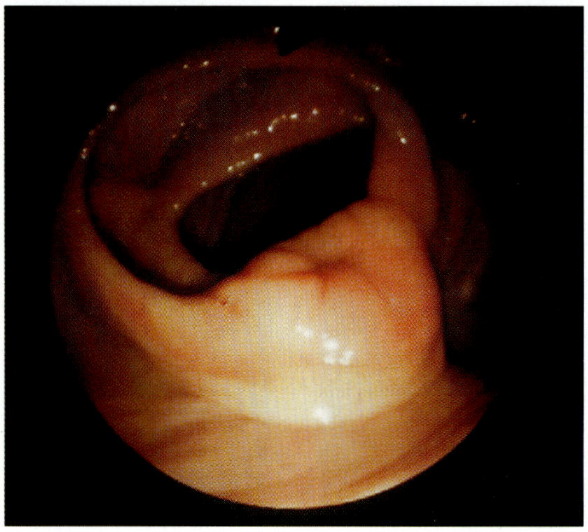

Abb. 1.**61** Ileozäkalklappe, papillärer Typ, Normalbild.

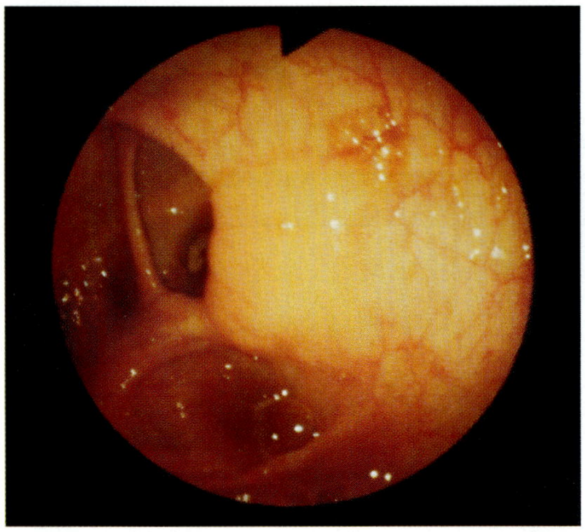

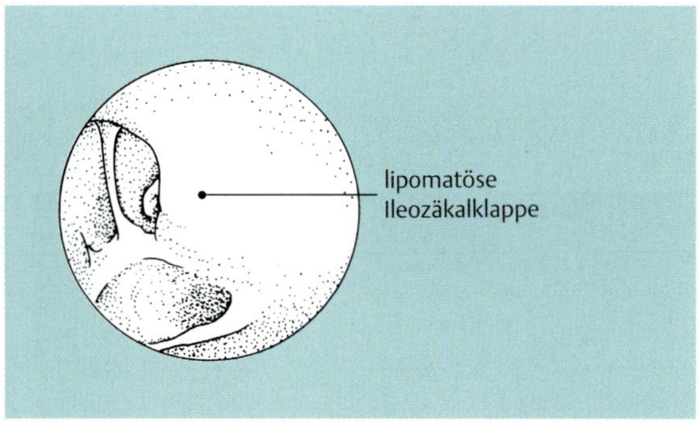

Abb. 1.**62** Ileozäkalklappe, Normalbild, mit leicht vermehrter Fetteinlagerung (lipomatöse Klappentransformation).

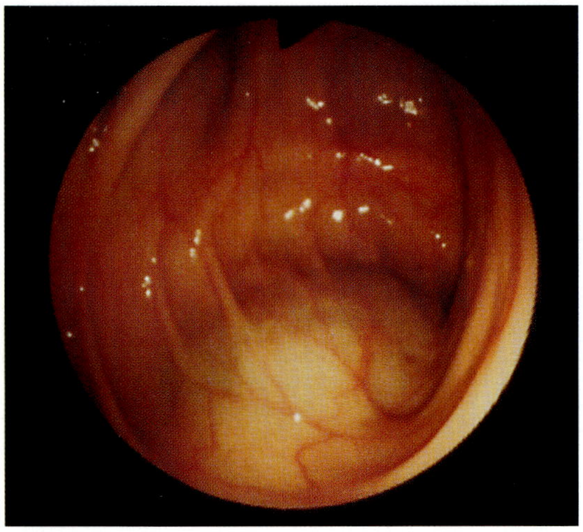

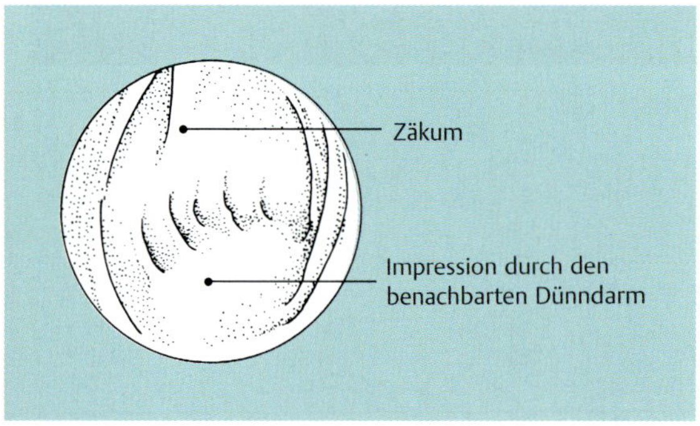

Abb. 1.**63** Zäkumimpression, bedingt durch die benachbarte luftgefüllte Dünndarmschlinge. Das Bild kann mit der Ileozäkalklappe verwechselt werden; es gibt jedoch keine Öffnung.

bar (Abb. 1.**66**). Durch die Impression der Tänien entstehen Ausbuchtungen oder Haustren. Jede Kolonfalte sollte gründlich inspiziert werden, um eventuell vorhandene kleine Polypen oder ein Karzinom zu entdecken. Das weit offene Lumen im Zäkum und Aszendens ist eindeutig geräumiger als das im terminalen Ileum, Transversum, Deszendens oder im Sigma. Das Lumen im Aszendens und Transversum hat, bedingt durch die drei Tänien, ein charakteristisch dreieckiges Lumen. Die Mukosafalten im Zäkum und Aszendens sind dicker als die im Transversum (Abb. 1.**67**). Aufgrund des Succus entericus ist der Inhalt des rechten Kolons, d. h. Zäkum und Aszendens, meist anders – dunkelgrüner – gefärbt als im restlichen Kolon. Dies gilt allerdings nicht, wenn eine saline Lavage erfolgte.

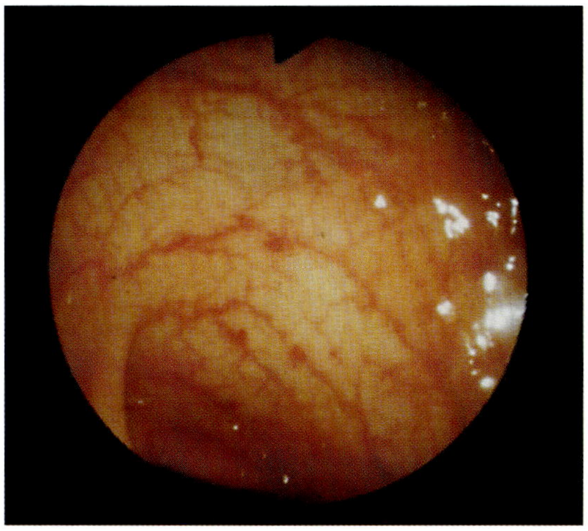

Abb. 1.**64** Gefäßzeichnung der Kolonmukosa, Normalbild.

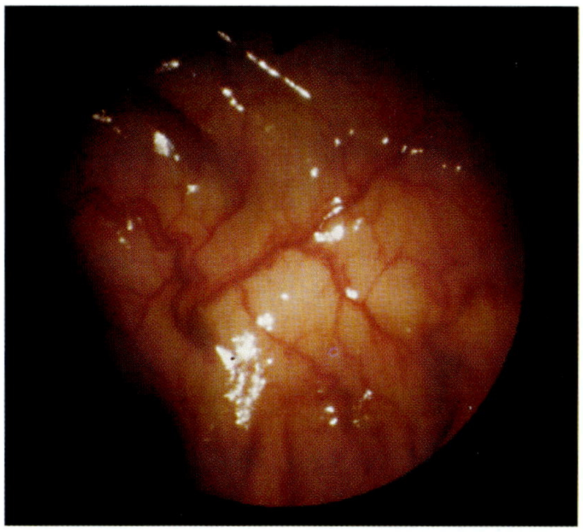

Abb. 1.**65** Gefäßmuster der Kolonmukosa, Normalbild. Parallel zu jeder Arterie verläuft eine Vene.

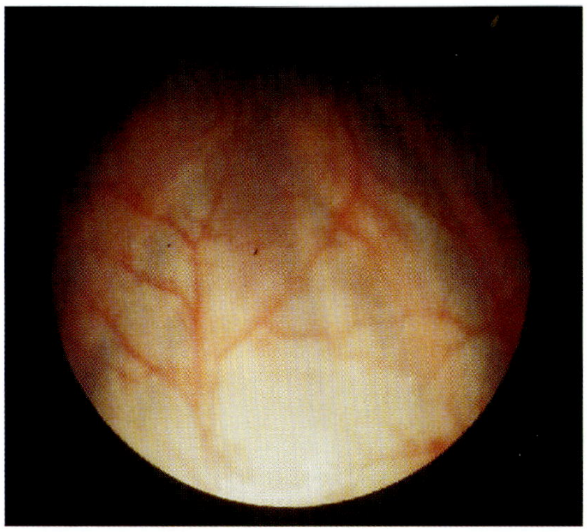

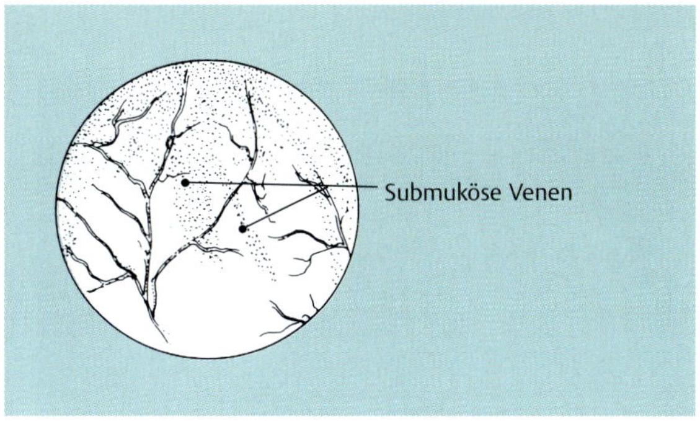

Abb. 1.**66** Submuköse Venen, Kolon, Normalbild.

A

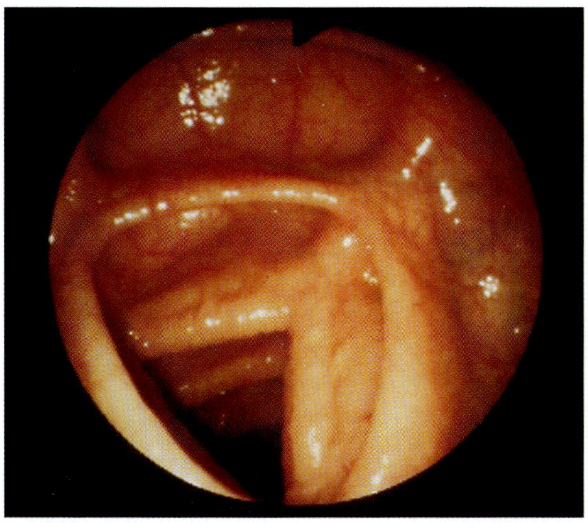

Abb. 1.**67** (**A** und **B**) Mukosafalten, Colon ascendens, Normalbild. Aszendensfalten sind etwas dicker als Transversumfalten. Dreieckige Faltenkonfiguration; normales Gefäßmuster.

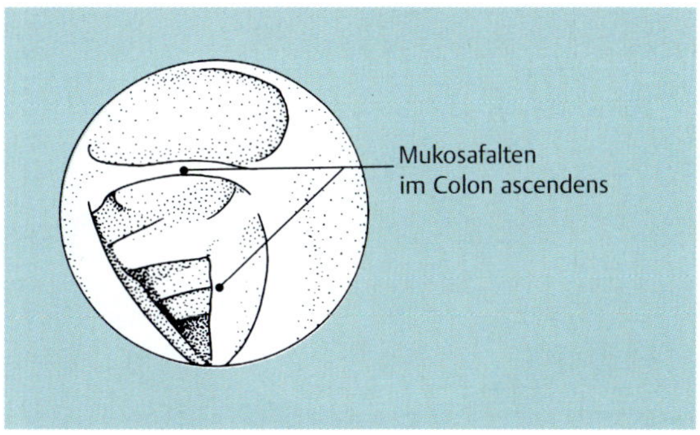

B

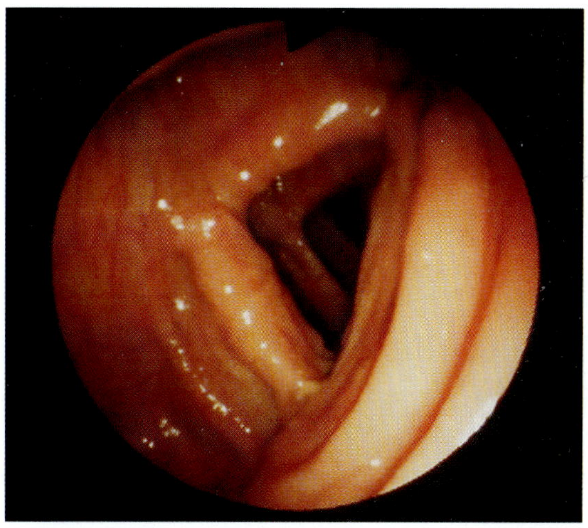

Kontraktionen des Kolons sind zu beobachten. Bei Patienten mit muskulären Dickdarmwänden begegnet man einer Reihe von kontrahierten Haustren mit intraluminalen Öffnungen, die während der Passage des Geräts proximal des Zäkums intubiert werden müssen. Während der Kolonintubation können die Haustralfalten behutsam passiert werden, wenn man das Lumen im Zentrum des Blickfeldes behält. Jedes dieser Areale sollte dann bei der Retraktion sorgfältig inspiziert werden (Abb. 1.**68**). Nur in seltenen Fällen ist die Gabe von Spasmolytika, z. B. Buscopan®, nötig. Die Gerätspitze sollte diese Areale mehrmals passieren und der Endoskopiker die Rückseite jeder dieser Falten inspizieren, so daß alle schlecht einsehbaren Areale untersucht und keine Läsionen übersehen werden.

Die rechte Flexur wird manchmal aufgrund ihrer bläulichen Färbung erkannt, die durch die benachbarte Leber und/oder Gallenblase bedingt ist. Das typischerweise triangulär konfigurierte Transversum mit seinen feinen Mukosafalten (Abb. 1.**69**) bewegt sich häufig deutlich mit der Atmung. Wie im restlichen Dickdarm ist die Mukosa flach, die Gefäßzeichnung zart. Die linke Flexur ist endoskopisch schwierig zu erkennen, nämlich nur als Abknickung zwischen dem dreieckigen Transversum und dem zirkulär-tubulären Deszendens. Die Milz wird durch die Kolonwand als bläuliche Verfärbung an der linken Flexur lokalisiert (Abb. 1.**70**).

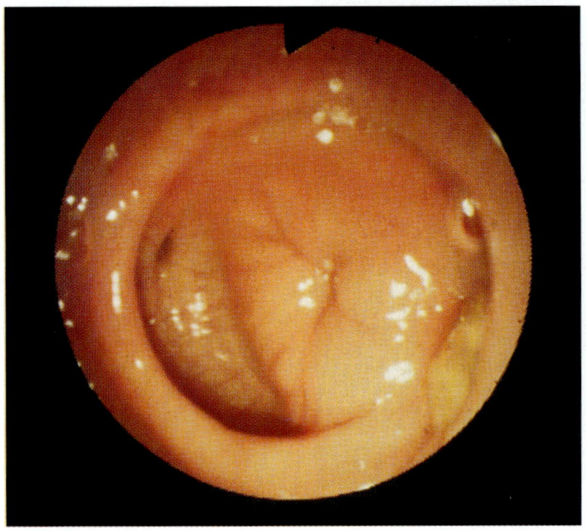

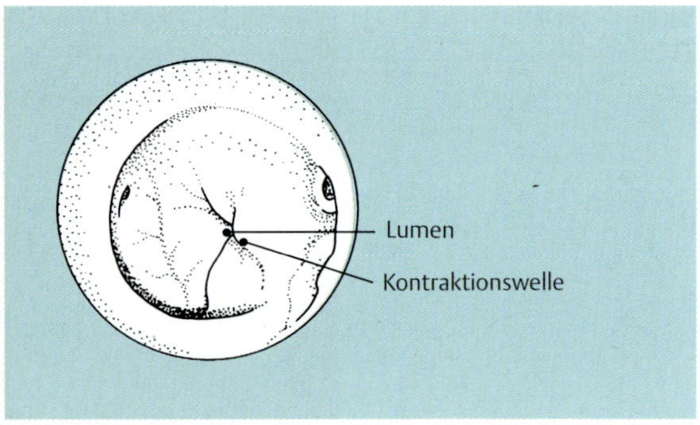

Abb. 1.**68** Kolon mit Kontraktionswelle, Normalbild. Nach kurzer Zeit wird sich die Mündung öffnen und die Intubation ermöglichen. Das Kolonsegment hinter der Mündung kann wie ein blind endender Schlauch erscheinen, der sehr sorgfältig inspiziert werden muß.

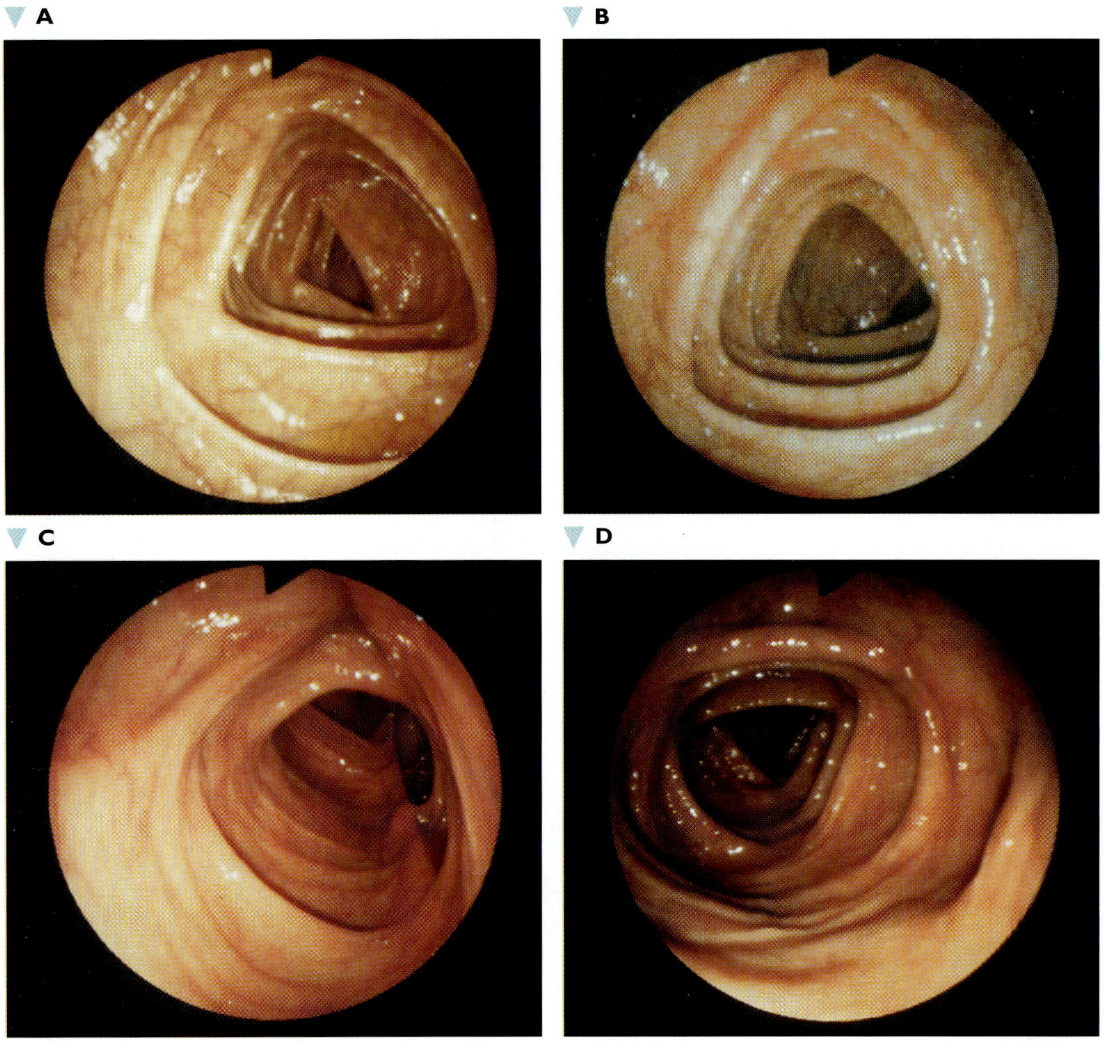

Abb. 1.**69** (**A**-**D**) Colon transversum, Normalbild, dreieckiges Lumen, bedingt durch die drei Taeniae coli.

Das Deszendens hat weniger ausgeprägte Haustren und ist nicht so dreieckig (Abb. **1.71**). Das Koloskop wird im Deszendens nach unten gezogen, am Deszendens-Sigmoid-Übergang vorbeigeführt und ins Sigma retrahiert. Der Deszendens-Sigmoid-Übergang ist wie die rechte und linke Kolonflexur durch eine scharfe Abwinkelung mit potentiell blinder Stelle gekennzeichnet. Diese Areale sollten sehr sorgfältig gespiegelt werden, damit keine Läsionen unentdeckt bleiben. Das Sigma hat oft ein zirkuläres Lumen und eine sehr variable Länge (Abb. **1.72**). Die Untersuchungstechnik sollte beim Zurückziehen des Geräts die Inspektion der gesamten Mukosa erlauben. Begegnet man einer scharfen Abwinkelung oder einer Falte, sollte das Koloskop noch einmal über das Areal hinweg vorgeschoben werden, um das Segment ausreichend inspizieren zu können.

Der Rektosigmoidübergang liegt 16–18 cm proximal vom Anus. Auch hier besteht eine Darmabknickung, die sorgfältig betrachtet werden muß, um keine Läsion zu übersehen.

Das Rektum

Das Koloskop ist wieder im Rektum angelangt. Das Rektumlumen ist weiter als das im Sigma, Deszendens und Transversum. Die leicht erkennbaren Blutgefäße sind prominenter als die im restlichen Dickdarm (Abb. **1.73**). Die Mukosa ist flach und glänzend.

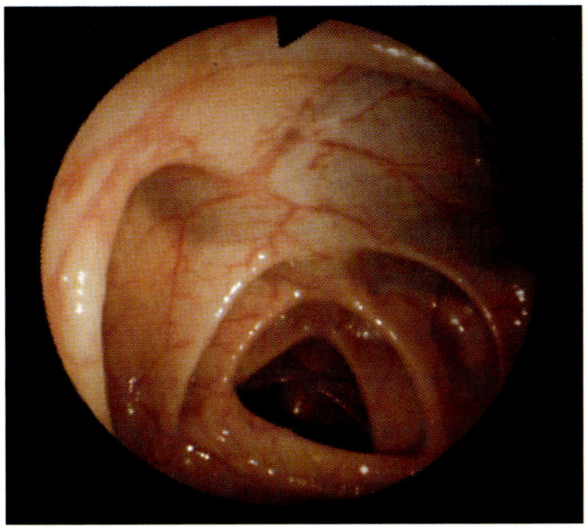

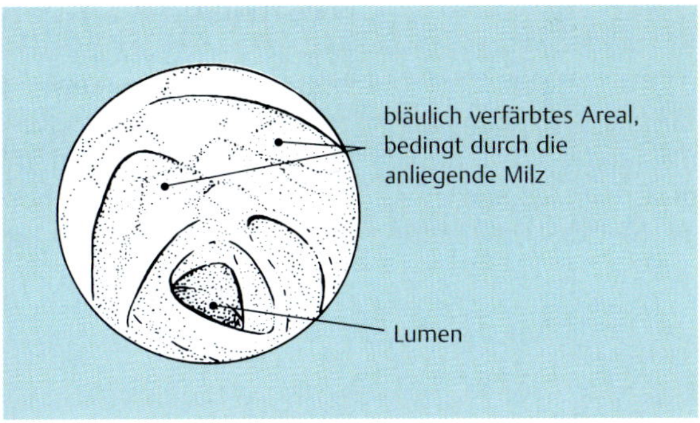

Abb. 1.**70** Linke Flexur mit bläulicher Verfärbung durch die dahinterliegende Milz, Normalbild.

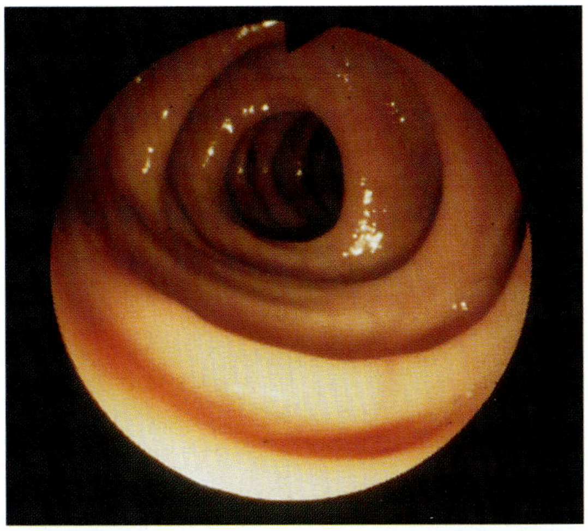

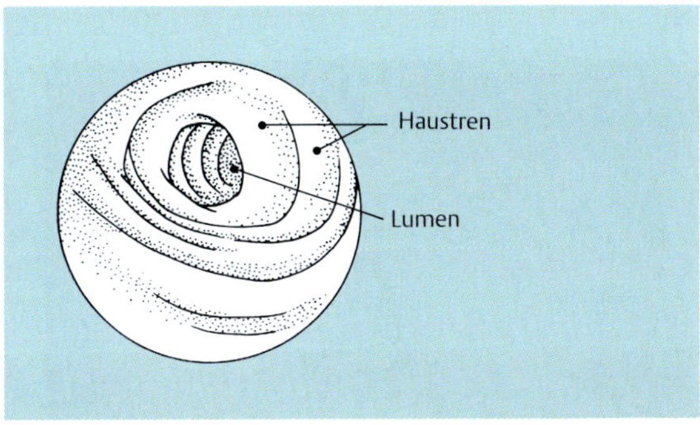

Abb. 1.**71** Colon descendens, Normalbild. Verglichen mit dem Transversum weniger prominente Haustren, verstärkt tubuläres und weniger dreieckiges Lumen.

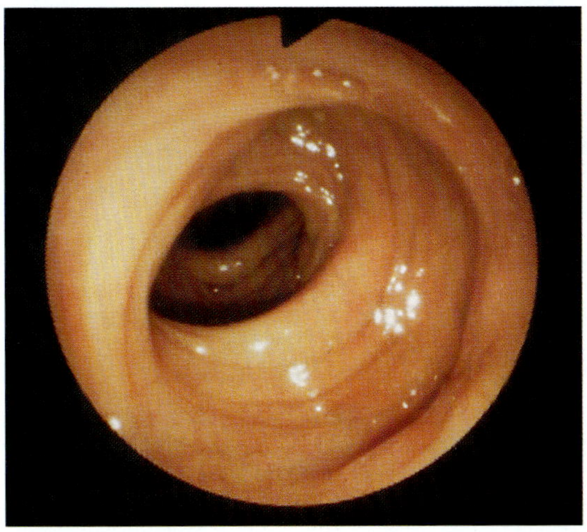

Abb. 1.**72** Colon sigmoideum, Normalbild, mit tubulärem oder zirkulärem Lumen und einigen Windungen.

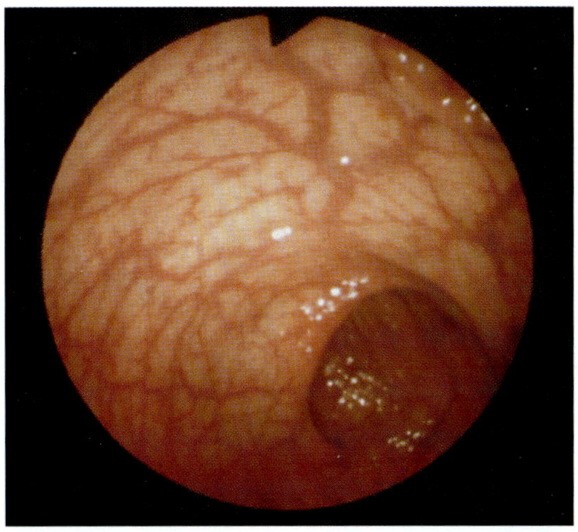

Abb. 1.**73** Rektum, prominente Venen, Normalbild.

Im Rektum gibt es drei Querfalten (Abb. 1.**74**). Der Endoskopiker sollte zur kompletten Spiegelung die Rückseite jeder dieser Querfalten untersuchen, um keine Läsion zu übersehen. Bei vielen Patienten bietet sich die Möglichkeit, die Gerätspitze durch Schaftrotation (Torquierung) im Rektum zu invertieren, um rückblickend die distale, das Endoskop eng umschließende Rektumschleimhaut während der Passage durch den Analkanal zu inspizieren (Abb. 1.**75**). Mittels dieser Technik entdeckt man Läsionen, die mit der Geradeausoptik verborgen bleiben können, z. B. innere Hämorrhoiden, Kondylomata und Tumoren. Nach der Inversion wird die Instrumentenspitze begradigt und die Luft vorsichtig aus dem Kolon abgesaugt, was zur Erleichterung des Patienten beiträgt. Während das Koloskop aus dem Anus herausgezogen wird, kann der Analkanal direkt angesehen werden, obwohl ein Proktoskop besser dazu geeignet ist.

■ Endosonographie des normalen Rektums

Eine ins Rektum eingeführte Ultraschallsonde ermöglicht die Bildgebung der Wandschichten des Rektums und unmittelbar umgebender Strukturen (Abb. 1.**76** und 1.**77**). Dafür können alle drei Instrumente verwendet werden – die (Echo-) Endosonde, die endoskopisch geführte Sonde oder das Echoendoskop.

Perianale Untersuchung

Die Spiegelung von Rektum und Kolon ist nur dann vollständig, wenn auch die Perianalgegend inspiziert, der Analkanal digital untersucht und ein Streßtest vorgenommen wird. Die perianale Inspektion und die Digitaluntersuchung werden gewöhnlich vor der Koloskopie durchgeführt. Typische, bei der Inspektion der perianalen Gegend erhobene Befunde für den Morbus Crohn sind bläuliche Verfärbung oder laterale Leistenbildung. Manchmal beobachtet man Fistelöffnungen oder Fissuren. Die vor der Koloskopie vorgenommene Digitaluntersuchung deckt tiefsitzende Rektumtumoren sowie druckempfindliche Stellen auf; die letzteren weisen auf eine Fissur oder einen Abszeß hin.

Technische Überlegungen

Inhalt dieses Abschnitts sind einige generelle Überlegungen zur Endoskopie des Verdauungstrakts. Vor Beginn der Endoskopie muß die Funktionstüchtigkeit des Endoskops überprüft werden. Andernfalls kann die endoskopische Untersuchung schwer beeinträchtigt werden, nur wenige oder keine Informationen liefern oder Risiken und Komplikationen für den Patienten verursa-

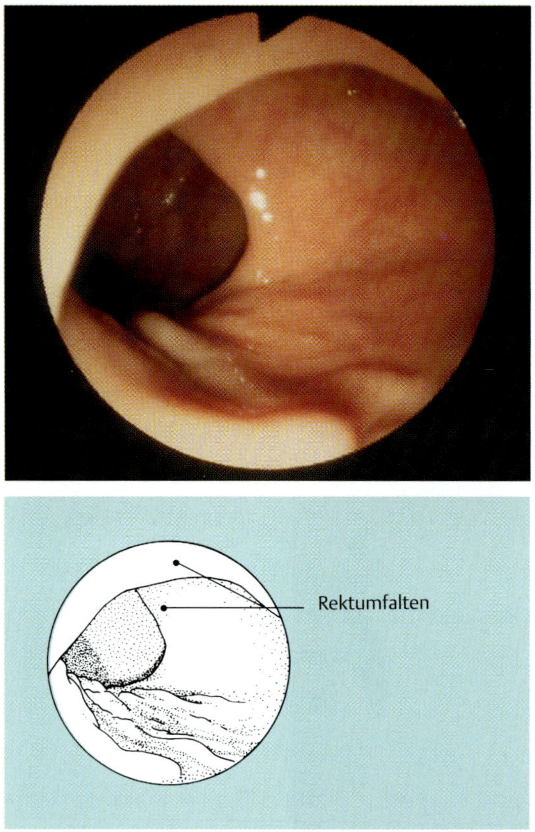

Abb. 1.**74** Rektum, gedehnt nach Luftinsufflation, mit zwei der drei Querfalten.

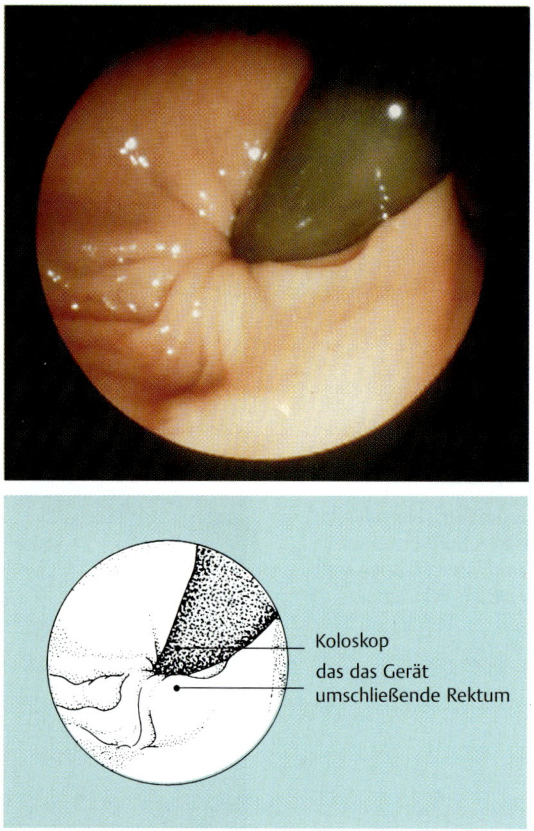

Abb. 1.**75** Rektum dicht oberhalb des Analkanals: In Inversion können innerhalb des Analkanals Läsionen entdeckt werden, die sonst leicht übersehen werden.

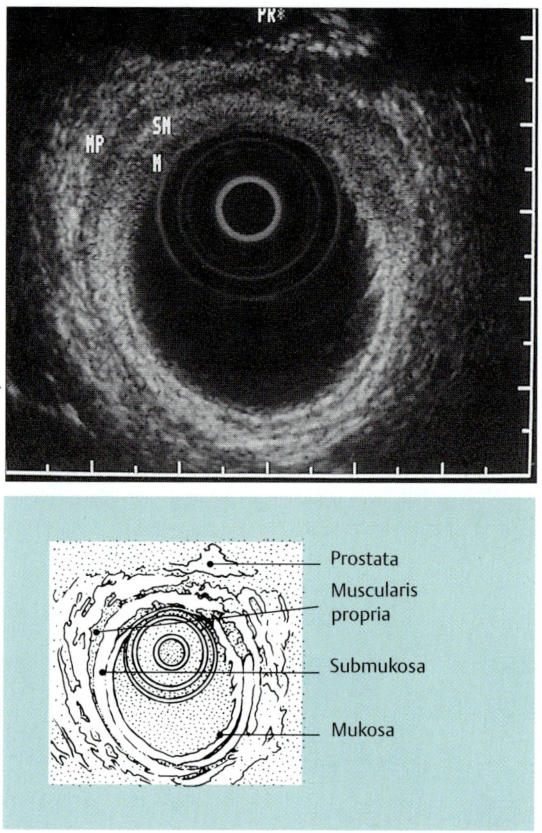

Abb. 1.**76** Rektumwand bei Endosonographie, Normalbild. Rektumwandschichten und benachbarte Prostata (mit freundlicher Genehmigung von Dr. T. L. Tio).

chen. Zur Spiegelung der Hohlorgane ist eine vorsichtige Luftinsufflation notwendig. Funktioniert das Spülsystem der Endoskoplinse nicht, so wird die Sicht durch Blut oder Schleim teilweise eingeschränkt, wodurch die Untersuchung wesentlich beeinträchtigt wird. Im Falle eines verlegten Absaugkanals können Sekrete und übermäßig insufflierte Luft nicht entfernt werden, was ebenfalls die Inspektion beeinträchtigt und die Unannehmlichkeit für den Patienten erhöht. Auch die Funktionstüchtigkeit der Abwinkelungsteile des Instrumentes sollten überprüft werden, so daß die Inversion zur Spiegelung der Kardia, der kleinen Kurvatur und des Fundus gesichert ist. Schließlich muß natürlich auch die Geräteoptik optimal funktionieren. Liegt irgend eines dieser Probleme vor, sollte das Gerät nicht benutzt werden, solange der Fehler nicht behoben worden ist.

Zum Einsatz des Absaugkanals sind einige weitere Punkte erwähnenswert. Wie erwähnt ist er sehr hilfreich, um die Überdehnung eines Organs zu ver-

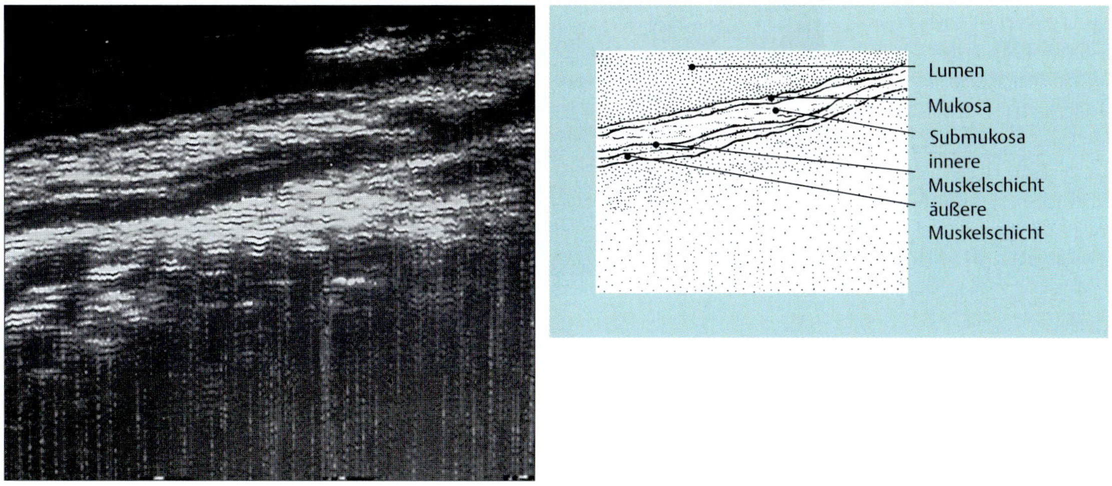

Abb. 1.**77** Rektum-Endosonographie, Normalbild. Flüssigkeit trennt die Rektumwand vom an der Sondenspitze befestigten Transducer. Die Sonde wurde durch den Biopsiekanal des Koloskops eingeführt. Zu sehen sind Mukosa, Submukosa, Muscularis propria und perirektales Fett. Die innere zirkuläre und die äußere längsverlaufende Schicht der Muscularis propria werden durch den Plexus myentericus voneinander getrennt. (Mit freundlicher Genehmigung von Dr. Michael Kimmey.)

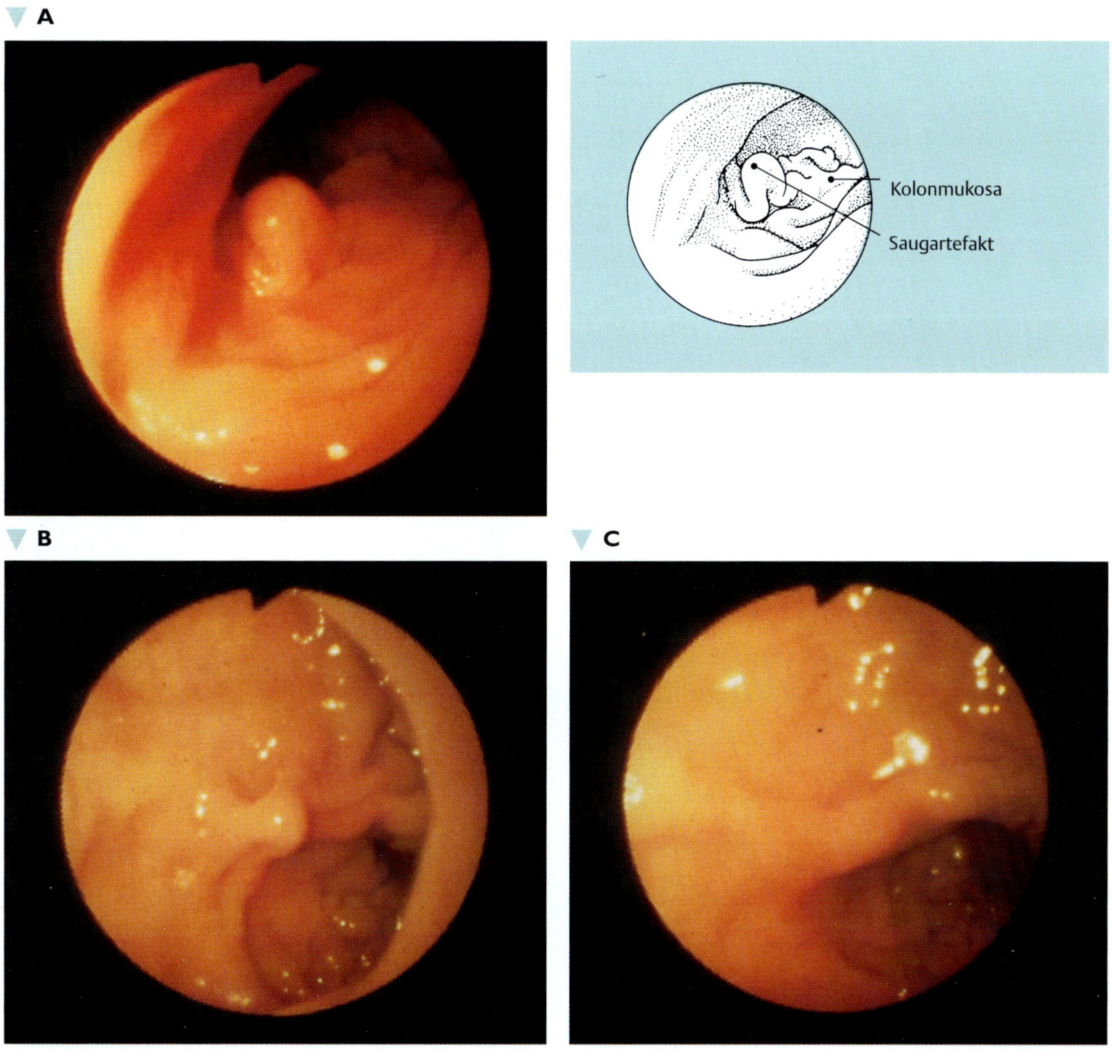

Abb. 1.**78** (**A**) Iatrogener „Polyp“ im Kolon. Der „Polyp“ entstand durch Ansaugen der Kolonmukosa in den Biopsiekanal eines Koloskops. (**B**) Einige Sekunden nach Verringerung der Saugkraft beginnt der „Polyp“ zu verschwinden. (**C**) Nach 1–2 Minuten ist der „Polyp“ völlig verschwunden.

hindern, was die Unannehmlichkeit für den Patienten reduziert. Zudem können Sekret und Blut abgesaugt werden, die möglicherweise eine Läsion überdecken. Ferner können durch den Absaugkanal Instrumente eingeführt werden, die bei diagnostischen Eingriffen (z. B. eine Biopsie oder Aspirationszytologie) oder therapeutischen Eingriffen (z. B. Polypektomie, Lasertherapie und Elektrokoagulation sowie Beseitigung von Fremdkörpern) benötigt werden.

Die Entfernung eines Kotstücks ist nicht einfach, wenn es schon an die Instrumentenspitze herangesaugt wurde; unter Umständen muß dann das Endoskop herausgezogen, gesäubert und wieder eingeführt werden, was für den Patienten und für den Endoskopiker unangenehm ist.

Ein weiteres Problem entsteht durch das Ansaugen von Mukosa in den Biopsiekanal. Hinweise dafür sind eine semilunare Rötung im Blickfeld, ein Ausfallen der Absaugfunktion und eine geringere Beweglichkeit der Gerätspitze. Wird das Problem rechtzeitig erkannt, kann die Gerätspitze von der Mukosa entfernt oder der Absaugkanal vorübergehend ausgeschaltet und der Zimmerluft ausgesetzt werden, wodurch sich die Mukosa vom Endoskop löst.

Bleibt das Problem unerkannt und verweilt das Mukosastück im Kanal, kann sich ein Pseudo- oder iatrogener Polyp bilden. Der Polyp verschwindet allmählich, wenn das Problem rechtzeitig erkannt wurde (Abb. 1.**78**). Wenn nicht, kann der Polyp rot und „adenomatös" erscheinen und eine kleine Blutung verursachen (Abb. 1.**79**). Dieses iatrogene Problem verwirrt und verlangsamt die endoskopische Untersuchung, weshalb sich der Endoskopiker dieses Problems bewußt sein und es vermeiden sollte, indem er konsequent jedes an die Gerätspitze angesaugte Mukosastück sofort losläßt. Dies sind wichtige Überlegungen zur erfolgreichen Durchführung einer möglichst kompletten, sorgfältigen, sicheren, schnellen und aufschlußreichen Endoskopie.

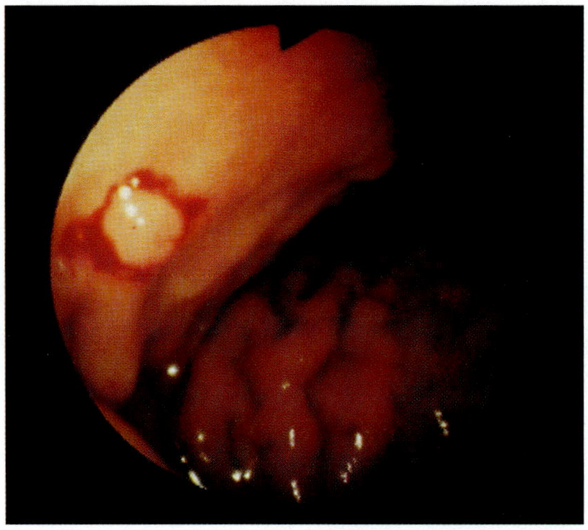

Abb. 1.**79** Saugartefakt und Mukosablutung im Magen. Eine während der Gastroskopie entstandene Mukosablutung kann bei der Untersuchung eines Patienten mit Gastrointestinalblutung irreführend sein.

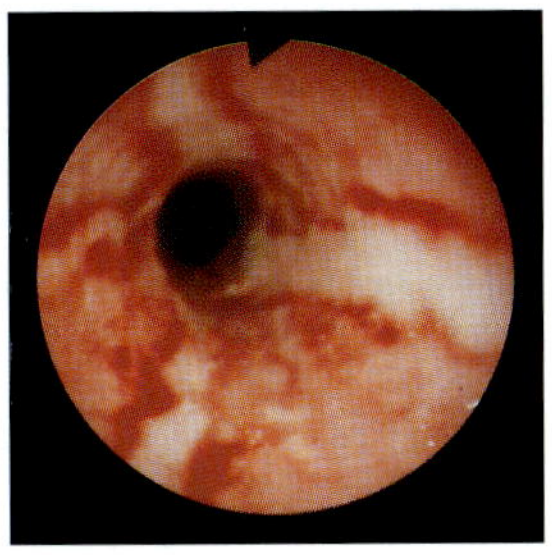

2

Ösophagus I: Divertikel, Hiatushernien, stenosierende Mukosaveränderungen, Refluxösophagitis und Barrett-Ösophagus

Dies ist das erste von drei Kapiteln über die Erkrankungen des Ösophagus. In diesem Kapitel werden wir Strukturanomalien wie Divertikel, Hiatushernien, stenosierende Veränderungen („Segel" und Ringe), die Refluxkrankheit und refluxassoziierte Komplikationen sowie den Barrett-Ösophagus behandeln.

Divertikel

Ösophagusdivertikel können symptomatisch oder asymptomatisch sein. Bei der Diagnose oder Therapie spielt die Endoskopie keine primäre Rolle; dennoch sind sie aufgrund der mit ihnen verbundenen Komplikationen für den Endoskopiker von Bedeutung. So kann es beispielsweise bei der Intubation des Ösophagus mit einem Endoskop mit Geradeaus- oder Seitoptik zur Verletzung oder Perforation eines zuvor nicht erkannten Divertikels kommen. Die Perforation eines Divertikels im oberen Ösophagus während der routinemäßigen Einführung eines Endoskops mit Geradeausoptik ist nicht auszuschließen, weil die Passage des Endoskops durch den oberen Sphinkter und den oberen Teil des Ösophagus häufig blind vorgenommen wird. Die routinemäßige Einführung eines Seitblickendoskops kann an jeder Stelle des Ösophagus eine Divertikelperforation verursachen, weil es schwierig, wenn nicht sogar unmög-

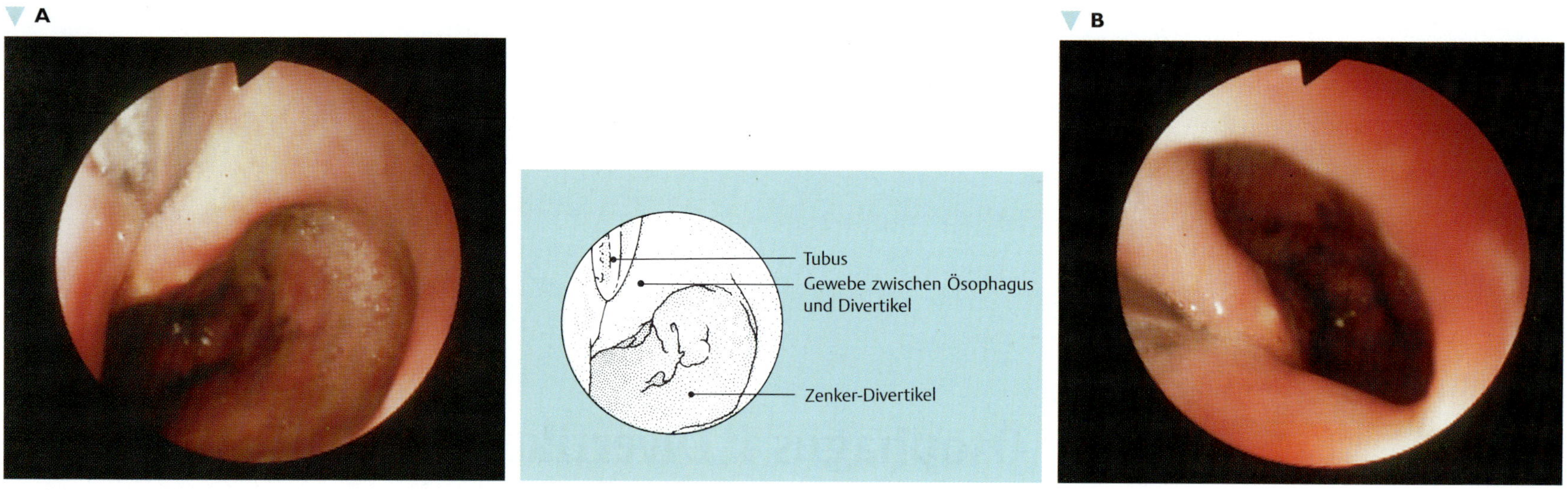

Abb. 2.1 (**A** und **B**) Zenker-Divertikel in zwei Ansichten. In den Ösophagus wurde ein Tubus gelegt; schwierig zu erkennende Divertikelöffnung.

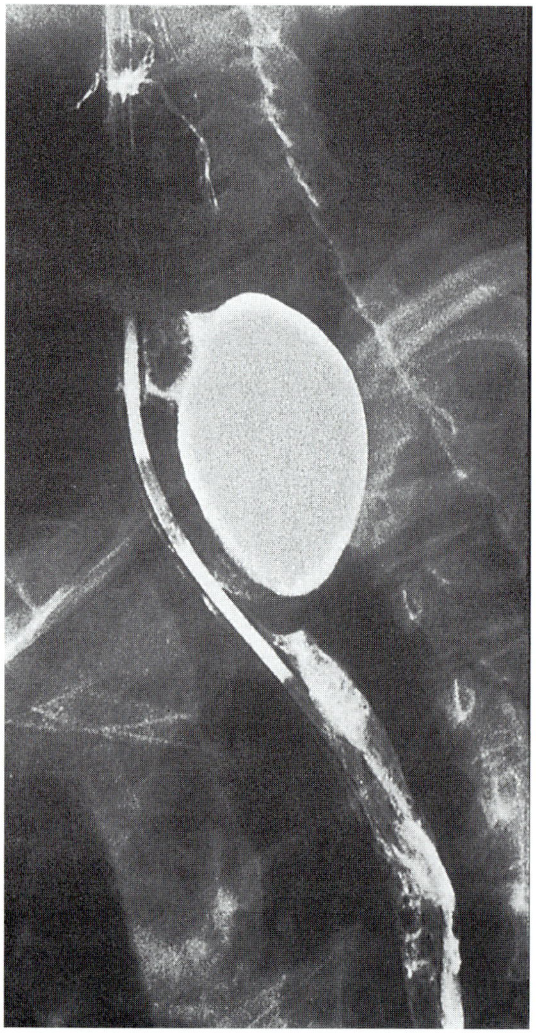

Abb. 2.2 Großes Zenker-Divertikel in einer Röntgenkontrastdarstellung. Ein röntgendichter Tubus im Ösophagus passiert das Divertikel.

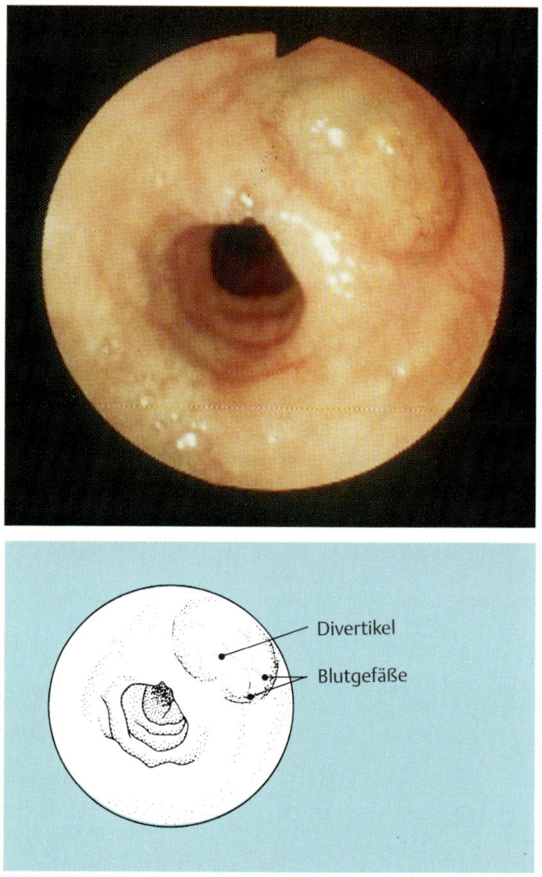

Abb. 2.3 Mittleres (thorakales) Ösophagusdivertikel mit kleinen Blutgefäßen im Divertikelgrund.

lich ist, das Ösophaguslumen zu inspizieren, während das Endoskop vorgeschoben wird. Deshalb sollte der Endoskopiker im Falle einer problematischen Passage die Untersuchung abbrechen, das Endoskop zurückziehen und feststellen, ob eine organische Obstruktion oder ein proximales Divertikel vorliegt (Abb. 2.**1** und 2.**2**). Das kann mit anhand einer Röntgenkontrastdarstellung des Ösophagus geklärt werden. Alternativ bietet sich die Passage eines kleinkalibrigen Endoskops mit Geradeausoptik durch den Hypopharynx und weiter durch den oberen Sphinkter unter konstanter Sichtkontrolle des Ösophaguslumens an. Zur Beurteilung der Hypopharynxregion und des proximalen Anteils des oberen Ösophagus können zusätzliche Untersuchungen durch einen Radiologen oder Hals-Nasen-Ohren-Arzt notwendig sein.

Man unterscheidet 3 Formen von Divertikeln:

(1) Das Divertikel entleert sich nach unten und mehr oder weniger parallel zum Ösophaguslumen in den Ösophagus;

(2) das Divertikel weicht in einem Winkel von 90 Grad vom Ösophagus ab (Abb. 2.**3**); und

(3) das Divertikel hängt herunter, d. h. es verläuft in die Richtung des Magens (Abb. 2.**4**).

Herunterhängende Divertikel verursachen die meisten Probleme, da Speisen und/oder GI-Instrumente leicht in das Divertikel statt in das Lumen des Ösophagus gleiten (Abb. 2.**5**).

Die genannten drei Formen treten in allen drei Lokalisationen der Ösophagusdivertikel auf: Im oberen Ösophagus (Zenker-Divertikel), mittleren Ösophagus, und unteren (epiphrenisches Divertikel) Ösophagus (knapp über dem Zwerchfell). Im folgenden wird jede dieser Anomalien im einzelnen besprochen.

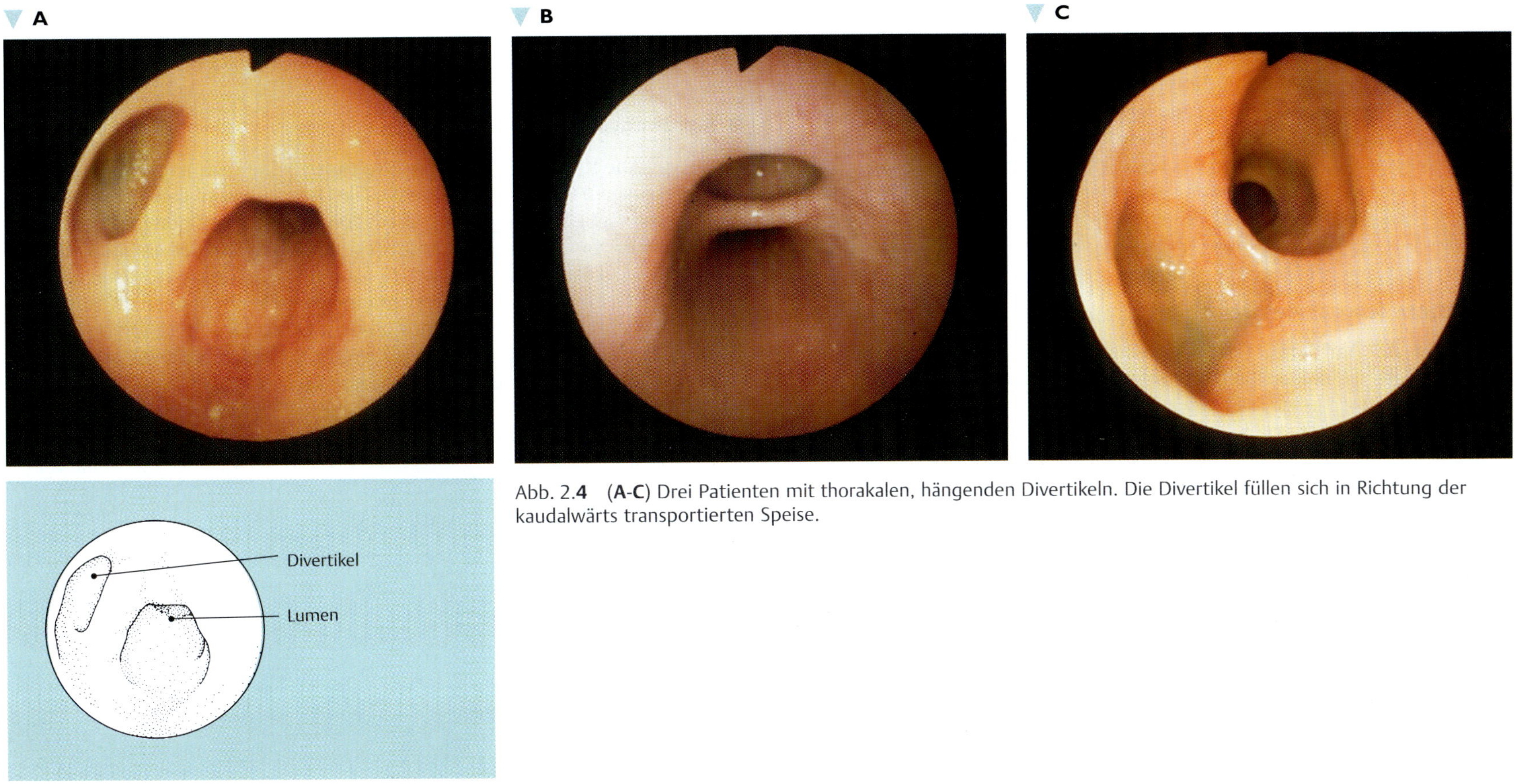

Abb. 2.**4** (**A-C**) Drei Patienten mit thorakalen, hängenden Divertikeln. Die Divertikel füllen sich in Richtung der kaudalwärts transportierten Speise.

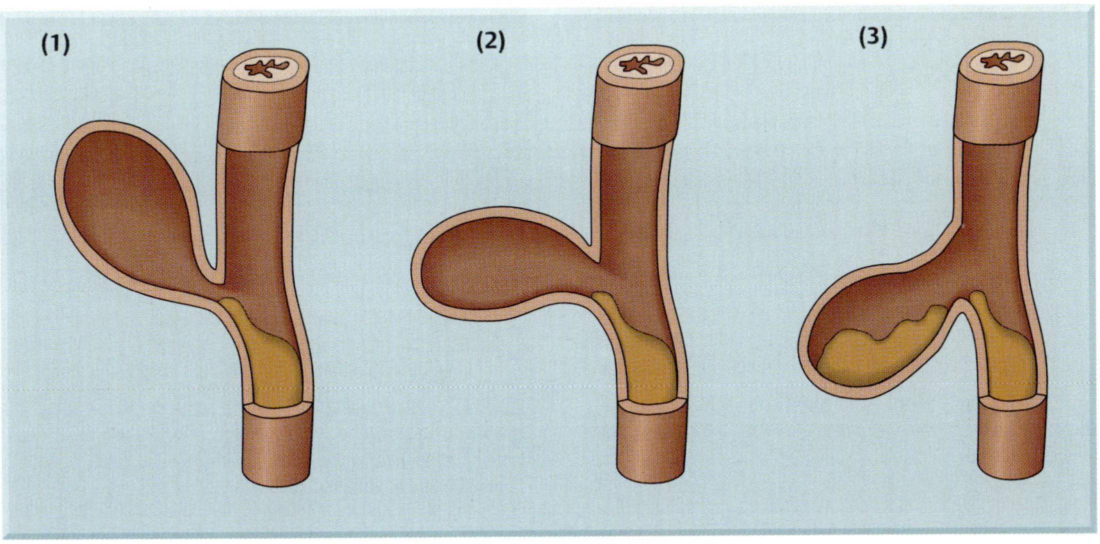

Abb. 2.**5** Lagedarstellung der Ösophagusdivertikel: (1) Das Divertikel entleert sich kaudalwärts parallel zum Ösophaguslumen; (2) das Divertikel füllt sich in einem Winkel von 90° zur Längsachse des Ösophagus; (3) das hängende Divertikel füllt sich in gleicher Richtung wie die durch den Ösophagus nach unten fließenden Speisen. Die Abbildung verdeutlicht, wie leicht Speisen oder Instrumente ins Lumen eines hängenden Divertikels geraten können.

Zenker-Divertikel (Zervikales Divertikel)

Das typische Zenker-Divertikel stellt eine knapp oberhalb oder auf der Höhe des oberen Sphinkters lokalisierte Ausbuchtung des Ösophagus dar (Abb. 2.**1** und 2.**2**). Es betrifft in der Regel Erwachsene. Seine Ätiologie ist unbekannt; zu den möglichen Ursachen zählen motorische Störungen mit einhergehender unzureichend koordinierter Kontraktion des M. cricopharyngeus. Das Initialsymptom ist meist eine Dysphagie, die sich mit der Zeit verstärken kann. Bei großen Divertikeln können Symptome in Zusammenhang mit Flüssigkeitsretention beobachtet werden, wie beispielsweise plötzliche Regurgitation mit Würgen und Aspiration. Manchmal sind am Nacken gurgelnde Laute zu auskultieren.

Die Diagnose wird in der Regel durch das Ösophagogramm gestellt (Abb. 2.**2**). Trotzdem kann ein Zenker-Divertikel leicht übersehen werden, wenn das Gebiet um den M. cricopharyngeus nicht sorgfältig genug inspiziert wird. Bei Verdacht auf ein Zenker-Divertikel muß die Endoskopie mit äußerster Vorsicht und Behutsamkeit durchgeführt werden, da die Divertikelöffnung meist schwer einzusehen ist, das Endoskop mit Geradeausoptik beim Einschieben leicht versehentlich in das Divertikel gleiten und weiteres Vorschieben zu einer Perforation führen kann. Um dies zu vermeiden, sollte in solchen Fällen das Gerät soweit zurückgezogen werden, bis das Ösophaguslumen in Sicht kommt; danach ist das Endoskop unter dauernder Sichtkontrolle vorzuschieben. Alternativ kann das Endoskop über einen Führungsdraht eingebracht werden, der zuvor durch das Lumen eines Führungstubus im Magen plaziert wird. Nach Entfernung des Führungstubus bleibt der Draht am Platz zurück.

Mittlere (thorakale) Divertikel

Divertikel des mittleren Ösophagus sind in der Regel asymptomatisch; ihre Ätiologie ist unklar. Sie treten gewöhnlich einzeln, gelegentlich auch multipel, auf und sind häufig von Motilitätsstörungen des Ösophagus begleitet.

Epiphrenische Divertikel

Epiphrenische Divertikel treten multipel oder einzeln auf und sind oft von einer Ösophagitis mit einer Striktur oder Ulzeration begleitet (Abb. 2.**6**). Sie sind häufiger symptomatisch als Divertikel des mittleren Ösophagus; Motilitätsstörungen wie diffuse Ösophagusspasmen und Achalasie werden oft beobachtet. Die Diagnose wird in der Regel radiologisch oder endoskopisch gestellt. Ein epiphrenisches Divertikel kann sogar unter Sichtkontrolle Schwierigkeiten bei der Einführung des Endoskops in den Magen verursachen. Da die Öffnung in den ösophagogastrischen Übergang neben der weiten Divertikelöffnung sehr eng erscheinen kann, kann es leicht zur Einführung des Endoskops in das Divertikel statt in den Magen kommen. In solchen Fällen besteht Perforationsgefahr, besonders bei hängenden Divertikeln. Gelegentlich werden auch Pseudodivertikel im distalen Ösophagus beobachtet, die Ausstülpungen der Ösophaguswand entsprechen, die sich zwischen Strängen bilden (Abb. 2.**7**).

Intramurale Divertikulose

Dieses seltene Krankheitsbild zeigt multiple kleine Ösophagusdivertikel. Die Patienten klagen über eine Dysphagie. Die Diagnose wird gewöhnlich anhand einer Ösophagographie gestellt, die zahlreiche Ausstülpungen mit einem Durchmesser von 1–2 mm oder Unregelmäßigkeiten der Ösophaguswand zeigt. Hierbei soll es sich um dilatierte submuköse Ösophagusdrüsen handeln. Endoskopisch erscheint die Mukosa granulär und leicht verletzlich, mit winzigen, aber sichtbaren Divertikelmündungen (Abb. 2.**8**). Diese Divertikel sind häufig mit einer Candida-Ösophagitis, einschließlich des mukokutanen Typs, sowie mit Motilitätsstörungen assoziiert (Abb. 2.**9**).

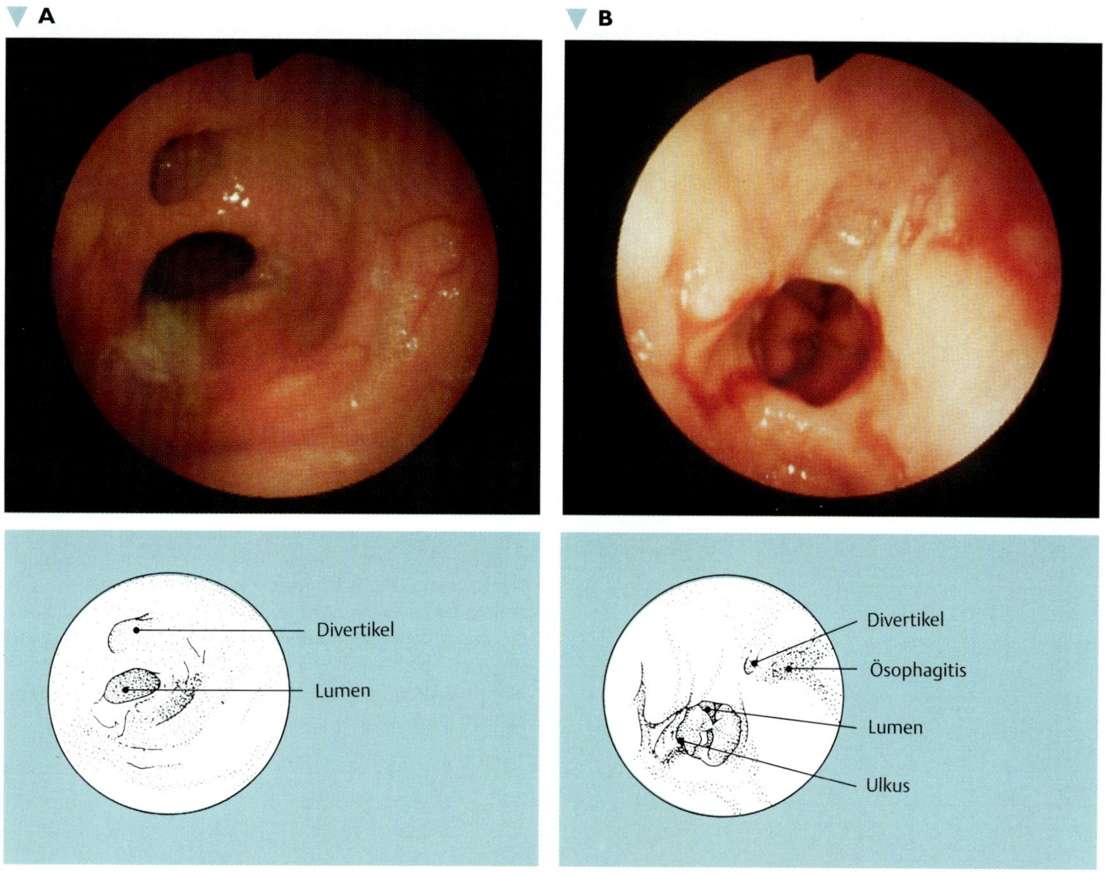

Abb. 2.6 (**A**) Epiphrenisches Divertikel bei einem Patienten mit Motilitätsstörung. Nach pneumatischer Ösophagusdilatation wurde der UÖS inkompetent; Reflux und ein refluxassoziiertes Ulkus wurden sichtbar. (**B**) In der Nahaufnahme ist das Ulkus erkennbar, aber das Divertikel weniger gut sichtbar.

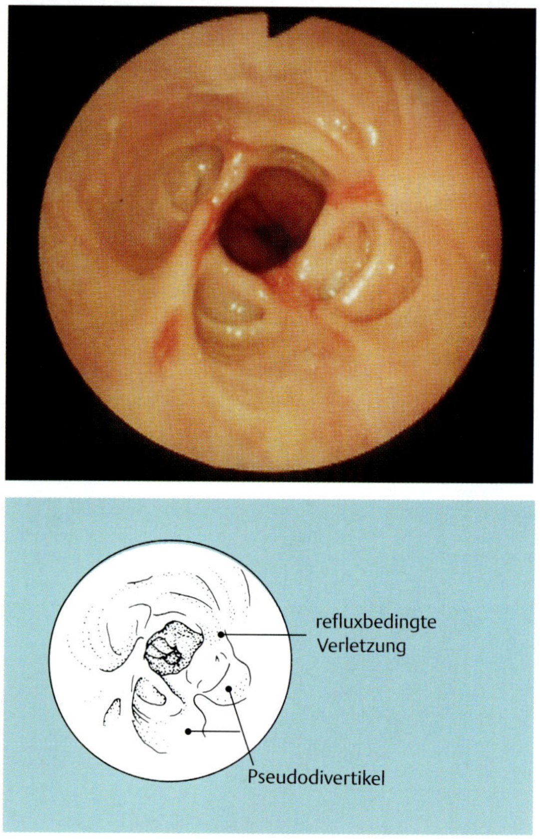

Abb. 2.7 Strangbildungen im distalen Ösophagus, die die Bildung von Pseudodivertikeln verursachen. Zu sehen ist eine minimale, refluxbedingte Verletzung mit roten Streifen auf den Falten.

Hiatushernie

Man unterscheidet zwei Typen: den axialen und den paraösophagealen Typ. Beide werden im folgenden beschrieben und diskutiert.

■ Axiale Hiatushernie

Klinisch kommt die axiale Hiatusgleithernie häufiger vor. Im Zusammenhang mit ihrer Diagnose sind zwei Aspekte zu klären: erstens eine kleine Hiatushernie als solche zu erkennen und zweitens zu klären, ob ein Zusammenhang zwischen der axialen Hiatushernie und dem symptomatischen gastroösophagealen Reflux besteht.

Radiologisch wird eine axiale Hiatushernie durch den Nachweis von Bariumbrei im Magen oberhalb des Zwerchfells diagnostiziert (Abb. 2.**10**). Endoskopisch muß der Übergang von Platten- zu Zylinderepithel und die Höhe des Zwerchfellhiatus erkannt werden. Manche Untersucher diagnostizieren eine axiale Hiatushernie, wenn die Übergangszone bei ruhiger Atmung und ohne starke Lufteinblasung mehr als 2-3 cm oberhalb der Zwerchfellimpression lo-

A

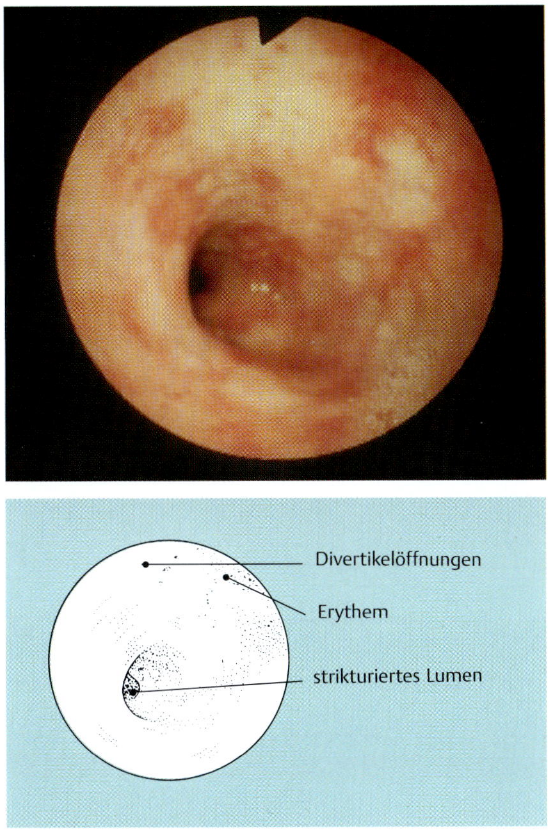

B

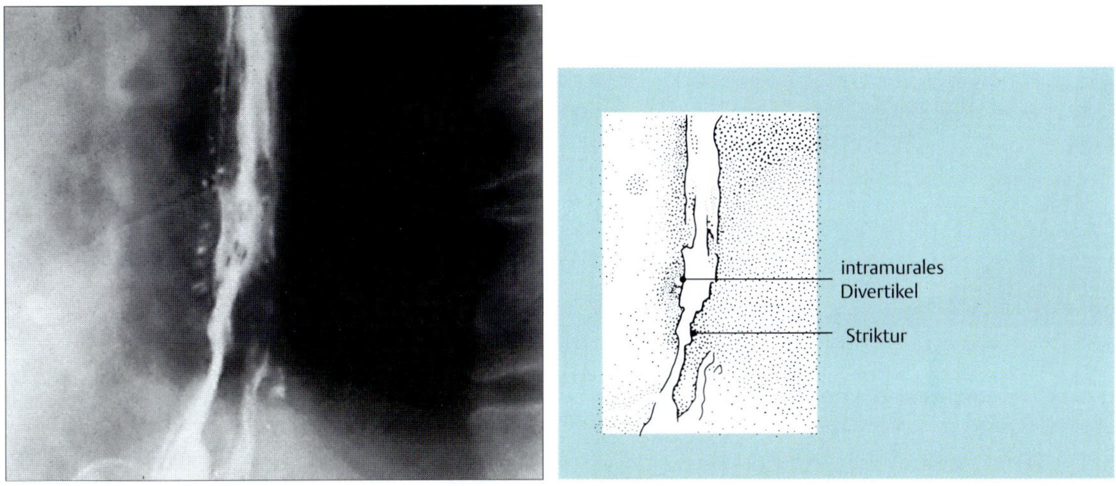

Abb. 2.**8** (**A**) Intramurale Divertikulose. Blasse, verletzliche und granuläre Mukosa mit kleinen Öffnungen von Divertikeln und Aussackungen. (**B**) Die Röntgenkontrastdarstellung bestätigt die Diagnose.

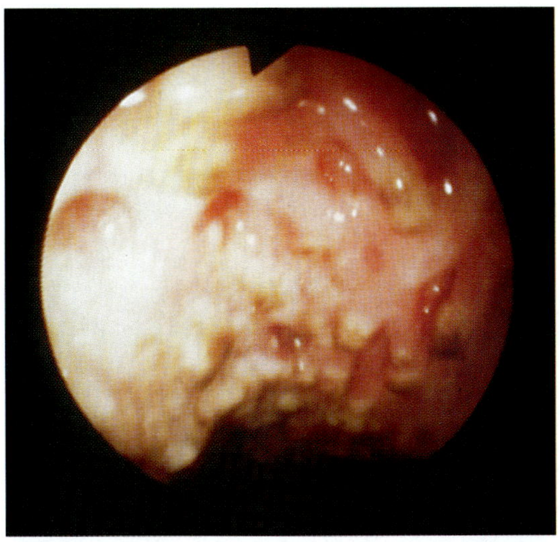

Abb. 2.**9** Intramurale Divertikulose. Irreguläre Mukosa mit multiplen kleinen Divertikeln oder Aussackungen. Das weiße Exsudat weist auf die begleitende Candidiasis hin.

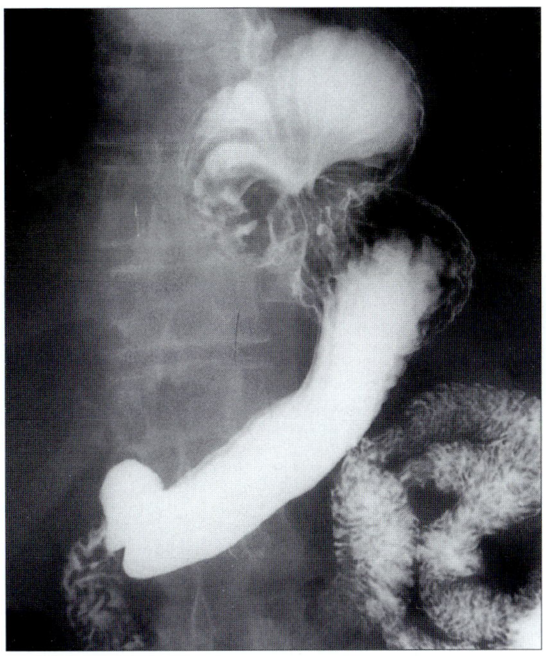

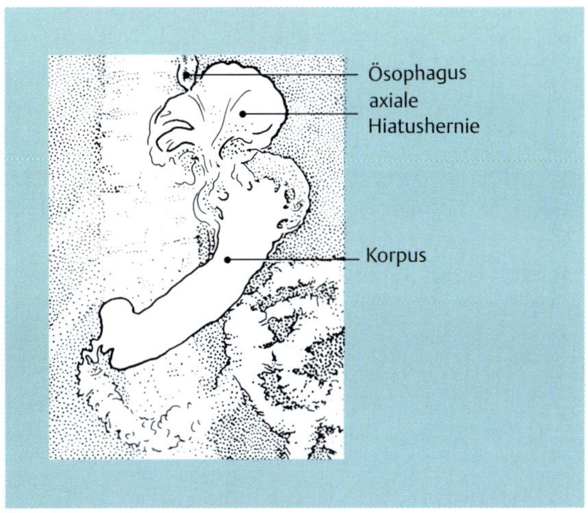

Abb. 2.**10** Große axiale Hiatushernie in der Röntgenkontrastdarstellung. Hernierung des proximalen Magens durch den Hiatus oesophageus in den Thorax. (Mit freundlicher Genehmigung von Dr. Charles Rohrmann.)

kalisiert wird. Oft erscheint die Hernie wie eine Tasche genau unterhalb des Mukosaübergangs über dem Zwerchfell. Der Übergang von Platten- zu Zylinderepithel ist gelegentlich weit gedehnt, was das Einsehen des Herniensacks ermöglicht (Abb. 2.**11** und 2.**12**).

Zur Inspektion der Kardia wird das Endoskop in den Magen vorgeschoben und invertiert. Normalerweise liegt das Kardiagewebe dem Endoskop eng an; bei einer axialen Hiatushernie ist bei der Passage durch die Kardia ein leerer Raum um das Instrument zu sehen (Abb. 2.**13**). In der Hernie können kleine

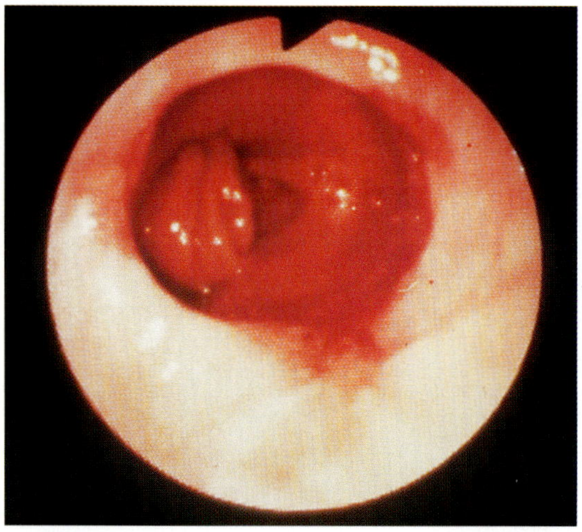

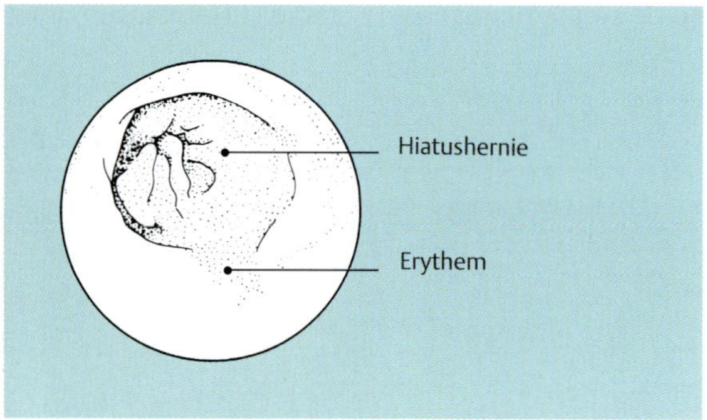

Abb. 2.**11** Axiale Hiatushernie, direkt unterhalb des Übergangs von Platten- zu Zylinderepithel. Minimales Erythem im Randbereich des Übergangs. Im Herniensack ist Magenmukosa sichtbar. (Mit freundlicher Genehmigung von Dr. Eric Harder.)

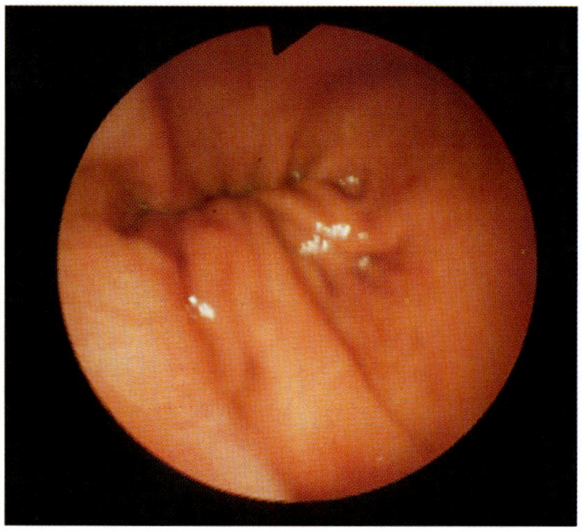

Abb. 2.**12** Sicht auf eine Hiatushernie; die Endoskopspitze befindet sich genau unterhalb der Grenze zwischen Platten- und Zylinderepithel.

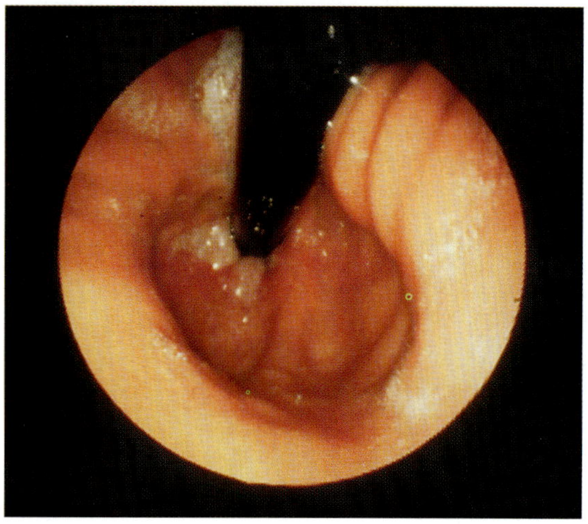

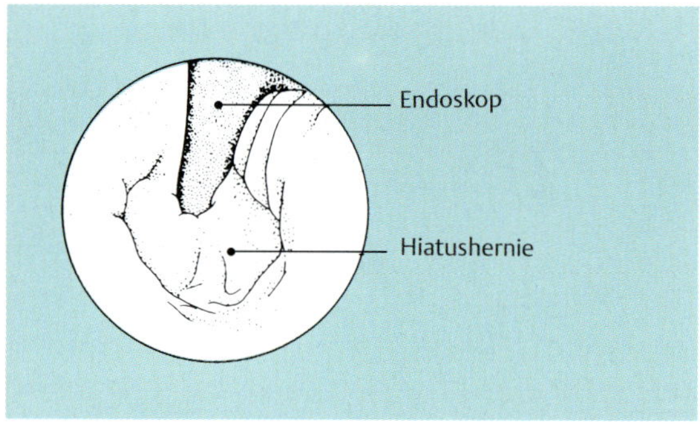

Abb. 2.**13** Axiale Hiatushernie im Blick eines Endoskops in Inversion. Das Kardiagewebe schmiegt sich nicht eng an das Endoskop an, was den Blick auf die Hernie ermöglicht.

A

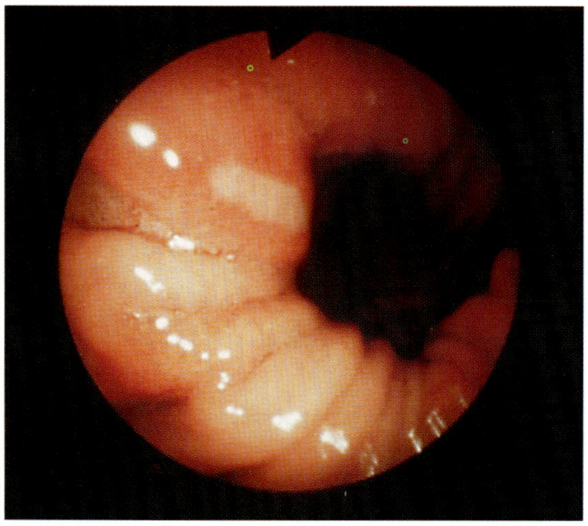

B

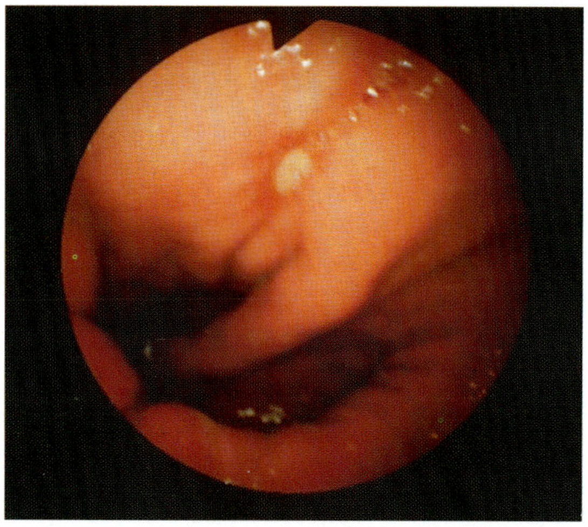

Abb. 2.**14** (**A** und **B**) Zwei kleine, flache, „reitende" Ulzera, wie sie in Hiatushernien zu finden sind, bei verschiedenen Patienten.

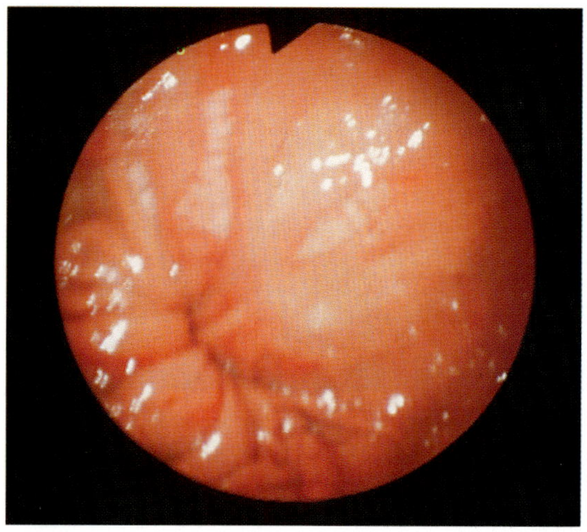

Abb. 2.**15** Multiple, „reitende" Ulzera in einer Hiatushernie.

Ulzera beobachtet werden. Diese werden „reitende" Ulzera genannt, wenn sie im Magengewebe auftreten, das die Hiatushernie vom restlichen Magen trennt (Abb. 2.**14**). Die Ulzera können multipel sein und bluten (Abb. 2.**15**).

Eine Hiatushernie ist oft mit Symptomen eines gastroösophagealen Refluxes assoziiert. Ein Reflux kann auch ohne Hernie und eine Hernie kann ohne Reflux vorkommen; häufig treten sie jedoch gemeinsam auf.

Paraösophageale Hiatushernien

Die weitaus seltener als die axiale Hiatushernie auftretende paraösophageale Hernie kann ein erhebliches klinisches Problem darstellen. Hierbei ist ein Teil des Magens in den Brustraum prolabiert und liegt neben dem Ösophagus. Der Ösophagus muß sich nicht notwendigerweise in den am meisten kranial gelegenen Rand der Hernie entleeren. Zu den Symptomen zählen postprandiales thorakales Völlegefühl, Dysphagie, Blutungen und Thoraxschmerzen; gastroösophagealer Reflux liegt in der Regel nicht vor. Zu den beobachteten Komplikationen paraösophagealer Hernien gehören Obstruktion, Ulzeration und Strangulation mit Infarkt. Die Diagnose wird in der Regel radiologisch gestellt (Abb. 2.**16**). Die Endoskopie ist nicht unproblematisch, da sich das Endoskop im Herniensack verfangen und die Lokalisierung des Hauptteils des Magenlumens Schwierigkeiten bereiten kann. Endoskopisch lassen sich aber Ulzera in der Hernie entdecken, die potentielle Blutungsquellen darstellen.

Stenosierende Mukosaveränderungen („Segel" und Ringe)

Diese Gebilde sind trotz ihres seltenen Auftretens im Ösophagus von Bedeutung, weil sie therapiebedürftige Symptome hervorrufen und während der Endoskopie Schwierigkeiten verursachen können.

„Segel"

„Segel" sind dünne, membranartige Gebilde, die Mukosa und Submukosa, jedoch keine Muskelschicht enthalten (Abb. 2.**17** und 2.**18**). Sie können einzeln oder multipel im gesamten Ösophagus vorkommen. Bei Reduktion des Öso-

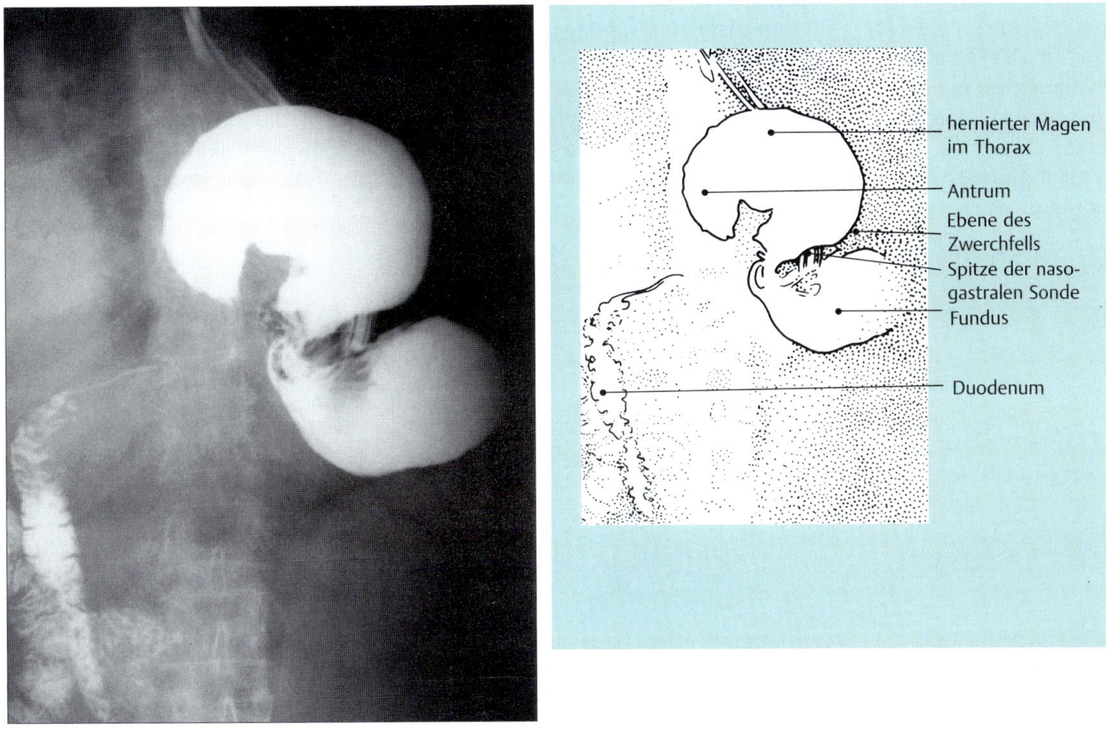

Abb. 2.**16** Große paraösophageale Hernie in der Röntgenkontrastdarstellung. Die Spitze der nasogastralen Sonde befindet sich in der Kardia, der Magenfundus unterhalb des Zwerchfells. Magenkorpus und -antrum bilden die Hernie im Thoraxraum. (Mit freundlicher Genehmigung von Dr. Charles Rohrmann.)

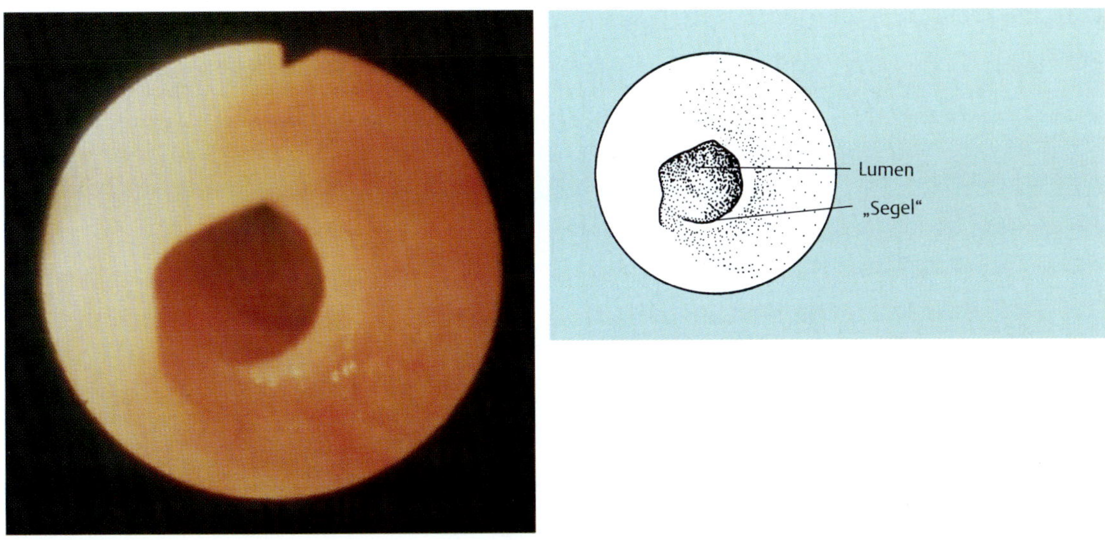

Abb. 2.**17** Dünnes Ösophagussegel, halbmondförmig. (Mit freundlicher Genehmigung von „Group Health Hospital".)

phagusdurchmessers durch ein „Segel“ auf weniger als 12 mm kann eine Dysphagie auftreten. Die Ätiologie ist unbekannt; sie können jedoch bei der chronischen Graft-versus-host-Disease auftreten.

Segel werden als Zufallsbefund bei der Ösophagographie oder während der Endoskopie entdeckt (Abb. 2.**19**). Radiologisch ist ein dünnes Segel in der Regel im gedehnten Ösophagus zu erkennen. Zur Feststellung einer Obstruktion wird gewöhnlich mit dem Barium ein wasserlöslicher Bolus, beispielsweise ein Marshmallow, geschluckt. Endoskopisch ist ein Segel in der Regel durch vorsichtige Dehnung des Ösophagus durch Luftinsufflation zu sehen (Abb. 2.**17**). Trotzdem kann ein dünnes Segel gelegentlich schwer auszumachen sein, was vor allem dann passiert, wenn sich das Endoskop in einem Segel verfängt, das sich nicht im Blickfeld befindet (Abb. 2.**20**). Durch Vorschieben des Gerätes kann es zu einer unbeabsichtigten Ruptur des Segels kommen (Abb. 2.**21**). Dadurch wird das Problem manchmal gelöst, denn bei der Therapie dieser Segel werden sie durch eine Erweiterung des Ösophagus mit einem Ösophagusdilatator oder einem Endoskop durchtrennt.

Das Plummer-Vinson-Syndrom ist eine seltene Erkrankung, bei der sich ein Segel in den proximalen 4 oder 5 cm des Ösophagus bildet (Abb. 2.**22**). Das Syndrom kann mit Dysphagie, Aspiration und Eisenmangelanämie assoziiert sein; es ist mit einem erhöhten Vorkommen des Hypopharynxkarzinoms vergesellschaftet. Das Segel liegt häufig exzentrisch. Bei Lokalisation im oberen Ösophagus direkt unterhalb des M. cricopharyngeus sind solche Segel endoskopisch schwer erkennbar und können bei der Passage am M. cricopharyngeus vorbei in den oberen Ösophagus zerrissen werden. Patienten mit einem Plummer-Vinson-Syndrom bedürfen einer Eisentherapie und müssen regelmäßig auf ein Pharynxkarzinom hin untersucht werden.

Segel im mittleren und distalen Ösophagus können asymptomatisch sein oder mit einer Dysphagie einhergehen; eine Assoziation mit einem Reflux besteht in der Regel nicht. Die Diagnose wird anhand sorgfältiger Röntgenaufnahmen oder der Endoskopie gestellt. Endoskopisch erscheinen diese „Segel“ wie proximale Ösophagussegel. Die Mehrzahl der Therapeuten bevorzugt die routinemäßige Erweiterung; andere benutzen bei der Behandlung entweder endoskopische Biopsiezangen zur Biopsie des Segelrands oder nehmen elektrochirurgisch eine radiale Inzision der Struktur vor.

Ringe im Ösophagus

Ösophagusringe sind am häufigsten im distalen Ösophagus lokalisiert und meist dicker als Segel. Man unterscheidet im Ösophagus den oberen und den unteren Ring. Der obere Ring findet sich im distalen Ösophagus am proximalen Rand des unteren Ösophagussphinkters (UÖS), 2–3 cm oberhalb der Grenze zwischen Platten- und Zylinderepithel; er ist mit Plattenepithel bedeckt. Diese Verengung ist nur sehr selten symptomatisch.

Der untere oder Schatzki-Ring ist häufiger als der obere Ring. Er ist auf der Höhe der Grenze zwischen Platten- und Zylinderepithel lokalisiert und weist Plattenepithel auf der oberen und Zylinderepithel auf der unteren Seite auf (Abb. 2.**23**). Er ist gewöhnlich 2–3 mm dick, selten dicker, und in der Regel symmetrisch. Endoskopisch ist er nur festzustellen, wenn der UÖS im Brustraum oberhalb des Zwerchfellhiatus lokalisiert ist. Hierzu wird vorsichtig Luft in den distalen Ösophagus eingeblasen, wodurch sich der UÖS nach oben in den Brustraum bewegt. Der untere Ring kann auch sichtbar werden, wenn der Patient schnüffelt. Er ist gewöhnlich bei Vorliegen einer Hiatushernie festzustellen, da die Hernie den UÖS über das Zwerchfell verlagert. Er ist also eine dynamische Struktur, die aufgrund einer Vielzahl von Faktoren ihre Konfiguration ändert. Dysphagie wird bei einem Lumendurchmesser im Ringbereich von weniger als 12 oder 13 mm beobachtet.

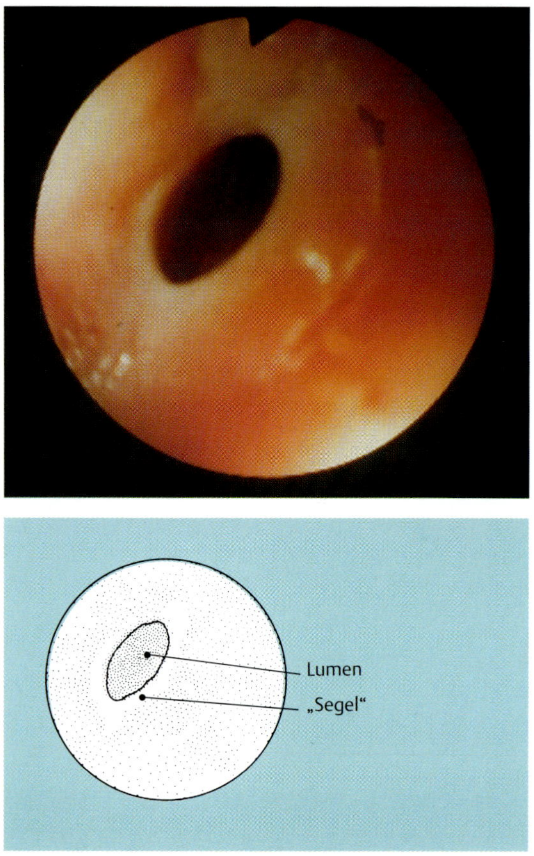

Abb. 2.**18** „Segel“ im proximalen Ösophagus.

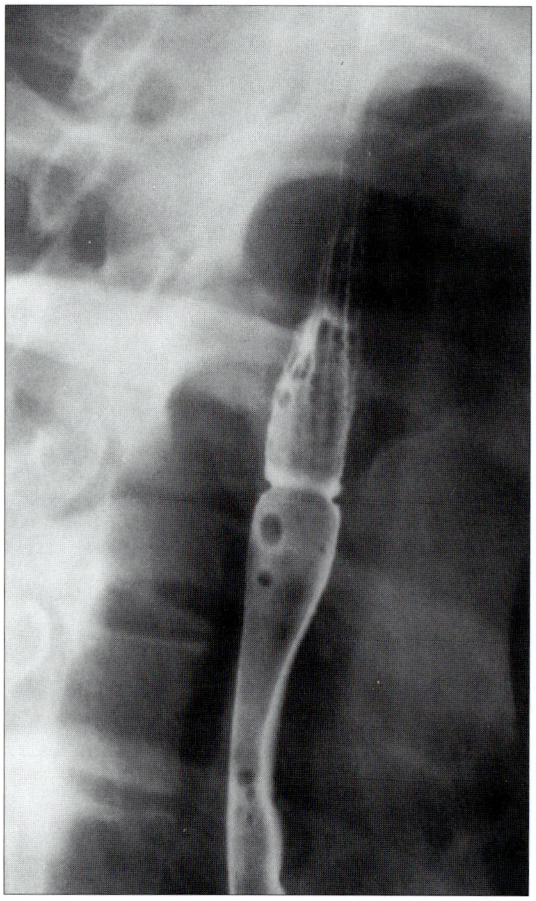

Abb. 2.**19** Dünnes „Segel“ im proximalen Ösophagusdrittel in einer Doppelkontrastdarstellung. Die Patientin klagte über Dysphagie. (Mit freundlicher Genehmigung von Dr. Charles Rohrmann.)

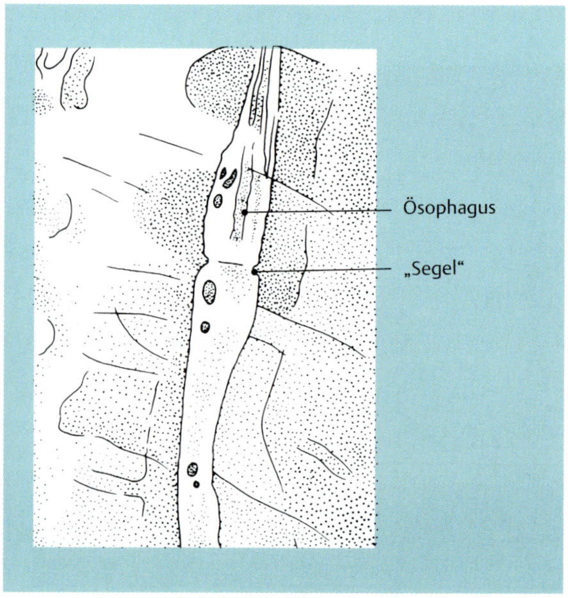

Die Assoziation von Ringen mit einer Refluxösophagitis ist selten. Der untere Ring tritt weder nach einer Nissen-Fundoplikatio auf, weil der UÖS intraabdominell gelegen ist (unterhalb des Zwerchfells), noch bei einem Barrett-Ösophagus, bei dem die Grenze zwischen Platten- und Zylinderepithel nach proximal verlagert ist.

Das häufigste Symptom ist eine Dysphagie, wobei es sich um eine Dysphagie besonderer Art handelt: Oft klagt der Patient über intermittierende Dysphagie, die mit dem ersten Schluck fester Speisen auftritt, aber weder beim zweiten Bissen noch im Laufe der restlichen Mahlzeit. Diese Symptome können jahrelang immer wieder auftreten, weshalb ihre Differenzierung von

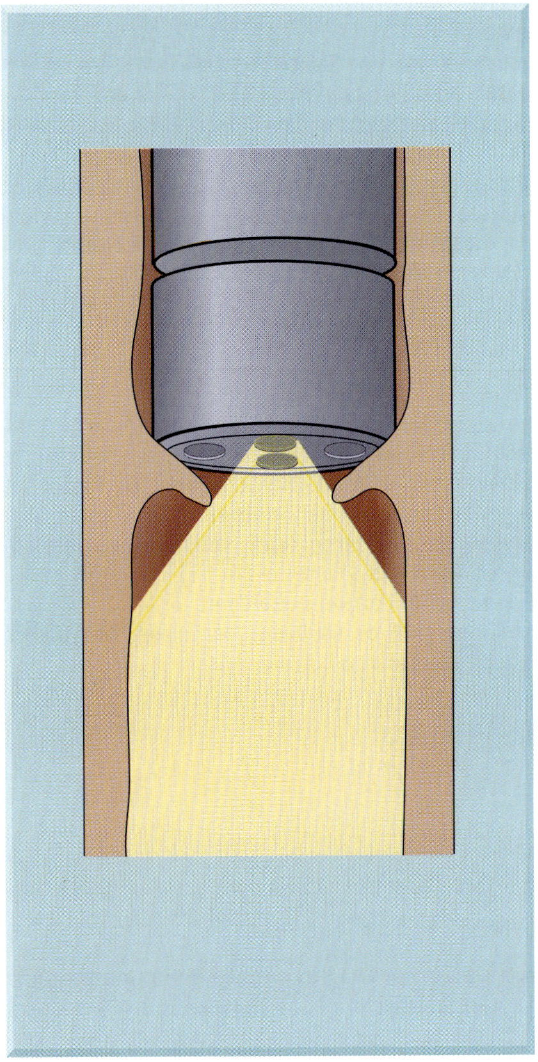

Abb. 2.**20** Die Zeichnung verdeutlicht, wie ein Segel die Passage des Endoskops verhindert, aber unsichtbar bleibt. Weiteres Vorschieben des Geräts kann das Segel sprengen.

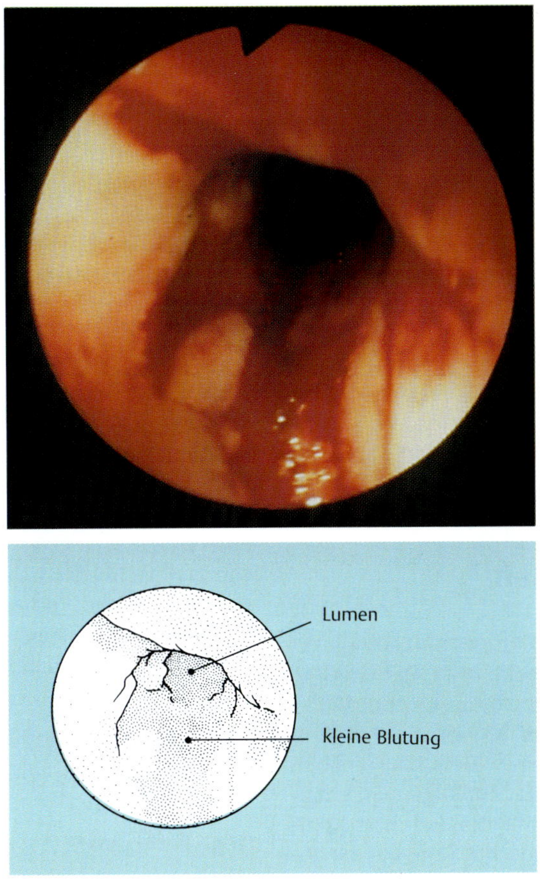

Abb. 2.**21** Rupturiertes Segel nach Verwendung eines Savary-Dilatators; leichte Blutung.

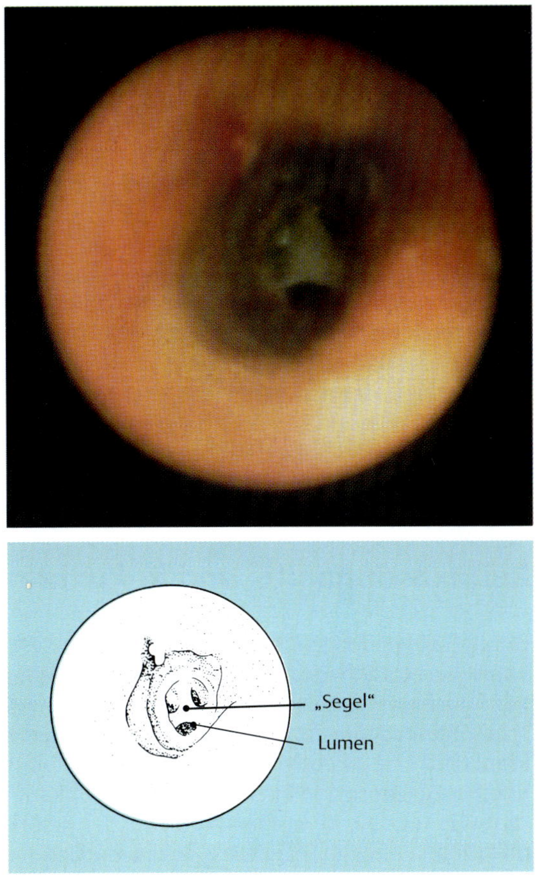

Abb. 2.**22** Segel im proximalen Ösophagus eines Patienten mit Plummer-Vinson-Syndrom; kompliziertes Segel mit einem Lumen auf jeder Seite. (Mit freundlicher Genehmigung von Dr. George McDonald.)

A **B**

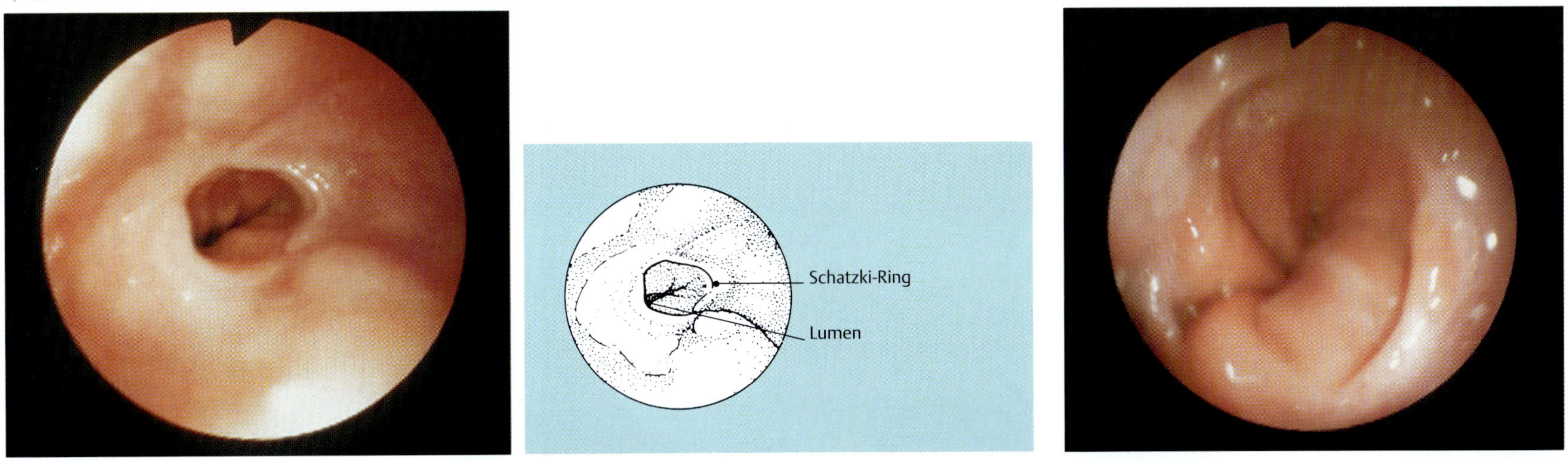

Abb. 2.**23** (**A** und **B**) Beginnender, inkompletter Schatzki-Ring.

Symptomen einer refluxassoziierten peptischen Striktur oder anderer obstruktiver Läsionen, wie z. B. einem Karzinom, entscheidend ist.

Die Diagnose eines Rings kann radiologisch oder endoskopisch gestellt werden. Wie im Fall des Segels ist es wichtig, den Patienten während der Barium-Kontrastaufnahme zum Nachweis einer Obstruktion einen wasserlöslichen Bolus schlucken zu lassen. Endoskopisch läßt sich ein Ring durch vorsichtige Dehnung des distalen Ösophagus durch Luftinsufflation feststellen. Ringbildungen sind in der Regel symmetrischer als Segel. Wichtig ist die Unterscheidung eines Rings von einer kurzen, refluxbedingten peptischen Striktur. Ringe weisen in der Regel nicht die refluxassoziierten Mukosaveränderungen – Erythem, Erosion, Ulzeration und Blutung – auf. Außerdem läßt sich das Endoskop meist mit leichtem Druck durch einen Ring hindurchschieben, während eine enge fibröse peptische Striktur die Passage nicht zuläßt. Bei Ringen wie bei Strikturen sollten Verletzungen der Ösophaguswand während der Passage sorgfältig vermieden werden.

Speisereste, die sich über einem Ring angesammelt haben, müssen manchmal endoskopisch entfernt werden. Manchmal wird nach der Entfernung von festsitzenden Speiseresten ein Ring sichtbar, wenn auch gelegentlich das endoskopische Bild nicht zur Diagnose ausreicht. Oft kann die Diagnose bei einer entsprechenden Anamnese erst später durch sorgfältige radiologische Untersuchungen oder eine erneute Endoskopie gestellt werden. Gelegentlich werden proximal des Rings Narben als Folge der intermittierenden Speiseansammlung beobachtet (Abb. 2.**24**).

Refluxösophagitis und Refluxkrankheit

Der Reflux von Mageninhalt in den Ösophagus ist ein häufiges und komplexes klinisches Krankheitsbild, das noch nicht vollständig geklärt ist. Der Großteil der Informationen über die Refluxösophagitis erfolgt nicht durch endoskopische Untersuchungen. Die Endoskopie stellt jedoch bei der schweren Refluxkrankheit eine wichtige Methode zur Beurteilung der Schleimhautschäden und zur Diagnose und Therapie ihrer Komplikationen dar. Im folgenden erläutern wir kurz die klinischen Probleme der Refluxösophagitis und ihrer Komplikationen und die Diagnose und konzentrieren uns anschließend auf die endoskopischen Aspekte.

Definition der Erkrankung

Die Definition der Erkrankung ist problematisch. Die meisten Gastroenterologen definieren die Refluxkrankheit als Reflux von Mageninhalt in den Ösophagus mit den dadurch bedingten Symptomen. Bis zu einem gewissen Grad tritt Reflux bei vielen Menschen auf. Ist er jedoch häufig, langanhaltend und verletzt die Ösophaguswand, so können sich Symptome entwickeln. Reflux tritt oft in Kombination mit einer Hiatushernie auf.

Patienten mit symptomatischem Reflux klagen gewöhnlich über Sodbrennen, ein retrosternal aufsteigendes Brennen und saures Aufstoßen, das vor allem nach dem Essen oder in Ruhe im Liegen auftritt. Andere typische Symptome sind Dysphagie (die mit der Refluxösophagitis und/oder einer refluxbedingten Striktur in Zusammenhang stehen kann) und Odynophagie (Schmerzen beim Schlucken). Die Regurgitation von Flüssigkeit in den Oropharynx, besonders in der Nacht, kann mit Laryngospasmus, Husten oder Würgen vergesellschaftet sein.

Der Reflux ist unter Erwachsenen häufig: Ein Drittel bis die Hälfte der erwachsenen Bevölkerung leidet schätzungsweise unter intermittierendem Sodbrennen, ungefähr 10% täglich. Unter Schwangeren ist die Häufigkeit noch größer. Mechanische und haltungsbedingte Faktoren (Vornüberbeugen, Übergewicht) können die Symptome verstärken; ebenso wie gewisse Speisen (Fette, Zitrussäfte, Alkohol) und Rauchen. Die Ätiologie des Refluxes ist unbekannt; ein wichtiger Faktor ist die plötzliche Erschlaffung oder der totale Ausfall des UÖS, besonders in Zusammenhang mit einer mangelhaften Säure-Clearance.

Diagnose

In der Mehrheit der Fälle wird die Diagnose aufgrund der Anamnese gestellt. Bei der körperlichen Untersuchung finden sich keine pathologischen Befunde, auch weitere Tests sind nicht notwendig; man entwirft einen Therapieplan. Das gilt allerdings nur, wenn der Patient nur über Sodbrennen und nicht über eine Dysphagie klagt. Bei Dysphagie ist immer eine vollständige Untersuchung einschließlich Endoskopie angezeigt. Dasselbe gilt bei schweren, atypischen oder Symptomen, die eine Komplikation nahelegen.

Für die Ösophagusuntersuchung gibt es mehrere Verfahren. Mit diesen Tests soll gewöhnlich festgestellt werden, ob

- Reflux vorliegt,
- die Symptome refluxbedingt sind und
- die Ösophagusschleimhaut geschädigt ist.

Liegt Reflux vor?

Zu den Untersuchungen zur Reflux-Diagnose zählen die Darstellung des Ösophagus mittels Bariumkontrast, die Isotopenszintigraphie, pH-Messungen und die Manometrie.

Die Röntgenkontrastdarstellung ist zur Diagnose eines Reflux nur bedingt aussagekräftig, da bei vielen symptomatischen Patienten ein Reflux, der durch pH-Messungenbestätigt wurde, dennoch radiologisch nicht sichtbar ist. Werden Methoden hinzugezogen, die die Aussagekraft der Röntgenaufnahme erhöhen, wird ein Reflux in 20-30% sonst unauffälliger Patienten beobachtet. Die Röntgenkontrastdarstellung ist jedoch wichtig zur Beurteilung von Refluxkomplikationen wie Strikturen und Ulzerationen.

A

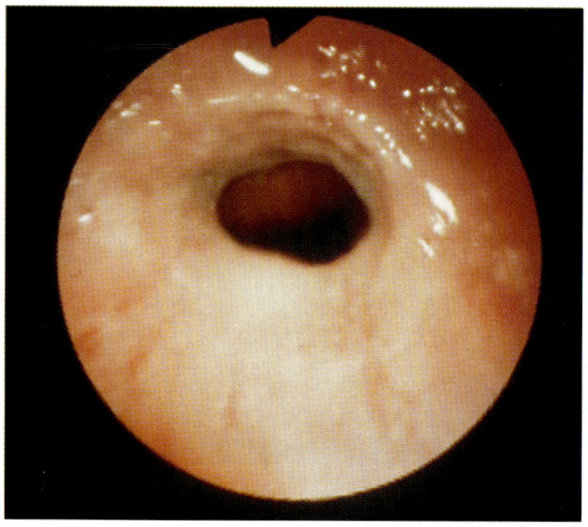

B

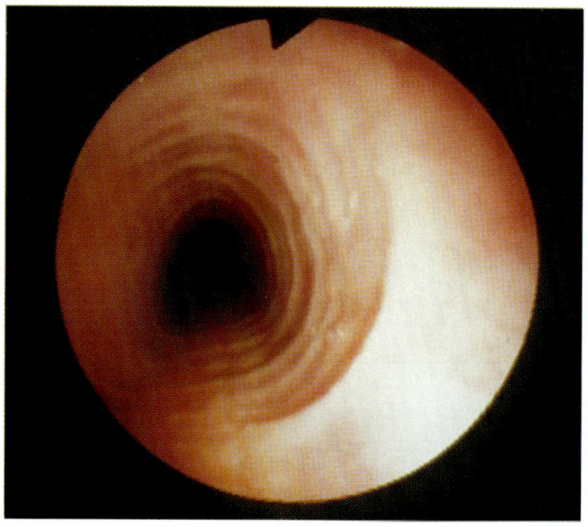

Abb. 2.**24** (**A**) Schatzki-Ring. Die mäßiggradige Verengung führte zur Retention von Speisen. (**B**) Die Vernarbung zeigt sich in Form feiner, linearer Leisten proximal des Rings.

Bei der Radioisotopenszintigraphie müssen Isotope geschluckt werden; mit einer Gammakamera kann dann der Reflux vom Magen in den Ösophagus festgestellt werden.

Als gegenwärtig beste Methode gilt die pH-Bestimmung im Ösophagus. Dazu mißt man in Ruhe oder nach einem Refluxprovokationsmanöver die endogene Magensäure oder die in den Magen instillierte 0,1 N Salzsäure in der Speiseröhre. Langzeit-(24-Stunden-)Untersuchungen mit pH-Monitorüberwachung geben Aufschluß darüber, wie häufig ein Reflux vorkommt, wie lange ein saurer pH-Wert bestehen bleibt und ob die Symptome in Zusammenhang mit dem Reflux auftreten. Diese Parameter können dann auch nach Therapiebeginn verfolgt werden.

Die Manometrie ist zur Bestimmung des Refluxes weniger hilfreich. Sowohl zu niedriger Druck im UÖS als auch die übermäßige Erschlaffung des UÖS können mit Reflux assoziiert sein, aber zur Diagnosesicherung bedarf es weiterer Untersuchungen.

Verursacht der Reflux Symptome?

Besteht keine Klarheit darüber, ob der Reflux für die Symptome verantwortlich ist, sollte man zunächst ein diagnostisches pH-Monitoring über 24 Stunden unter sorgfältiger Überwachung der Symptome durchführen. Niedrige pH-Werte bei gleichzeitig auftretenden Schmerzepisoden deuten stark auf einen Reflux als Ursache hin. Säureperfusions-Tests, wie von Bernstein beschrieben, bei denen zur Auslösung der Symptomatik 0,1 N Salzsäure in den Ösophagus instilliert werden, werden heute nur noch selten durchgeführt. Ob der Reflux die Symptomatik auslöst, wird in der Regel dadurch geklärt, indem untersucht wird, ob die Symptome mit den während der Langzeit-pH-Studien festgestellten Refluxepisoden korrespondieren.

Hat der Reflux die Ösophagusschleimhaut geschädigt?

Zur Beurteilung einer refluxbedingten Schleimhautschädigung stehen drei Methoden zur Auswahl: Endoskopie, Biopsie und Röntgenkontrastdarstellung. Dicke Ösophagusfalten sowie vermehrtes Auftreten vergrößerter Falten am gastroösophagealen Übergang („sentinel fold") oder Polypen wurden mit einem Reflux in Zusammenhang gebracht. Eine „sentinel fold" ist eine Magenfalte, die gewöhnlich in der großen Kurvatur lokalisiert ist und direkt unterhalb der Grenze zwischen Platten- und Zylinderepithel endet (Abb. 2.**25**). Am kranialen Rand der Falte findet man gelegentlich eine polypöse Struktur, oft mit einer kleinen zentralen Erosion an der Spitze (Abb. 2.**26**). Diese Falte sollte nicht endoskopisch entfernt werden. Läsionen dieser Art werden in Kapitel 3 ausführlich diskutiert.

Säurerefluxbedingte Abnormitäten können durch Ösophagusbiopsien nachgewiesen werden. Zu diesen Abnormitäten zählt die Verdickung der Basalzellschicht und die Ausdehnung der Blutkapillaren fast bis zur Mukosaoberfläche. Biopsien müssen 2–3 cm oberhalb des UÖS entnommen werden, da das Sphinkterareal histologische Veränderungen aufweisen kann, die denen bei Reflux ähneln – selbst wenn kein Reflux vorliegt. Biopsien sind bei manchen Patienten hilfreich, aber man verläßt sich mehr und mehr auf die pH-Untersuchungen und weniger auf Biopsien.

Eine Kontrastmitteluntersuchung ist am wenigsten geeignet, die genannte Frage zu beantworten. Wie oben erwähnt, sind Röntgenuntersuchungen von Nutzen zur Auswertung refluxbedingter Komplikationen wie Strikturen und Ulzera, jedoch nicht zur Diagnose einer einfachen refluxbedingten Ösophagusschädigung. Sogar mit dem Doppelkontrastverfahren sind oberflächliche Ulzerationen oder Erosionen radiologisch nicht gut sichtbar. In der Tat können endoskopisch ermittelte mittelgradige bis schwere Schleimhautschädigungen radiologisch sogar normal erscheinen oder nur als unspezifische Veränderungen gedeutet werden.

Endoskopisches Bild

Bei 20% der Refluxpatienten kann der Ösophagus endoskopisch völlig normal erscheinen, obwohl Symptome vorliegen und mittels pH-Untersuchungen ein Reflux objektiv diagnostiziert wurde. Bei anderen Patienten können pathologische Veränderungen festgestellt werden. Die Bedeutung minimaler oder fraglicher Mukosaveränderungen im Bereich des Übergangs zwischen Platten- und Zylinderepithel wird kontrovers diskutiert. Viele Untersucher sind der Meinung, daß manche endoskopische Abnormitäten des distalen Ösophagus nicht zuverlässig mit der Refluxösophagitis korreliert sind und deshalb zur Diagnosestellung nicht herangezogen werden sollten. Hierzu zählen ein Erythem, eine diskrete Mukosavulnerabilität sowie ein unscharfer Übergang zwischen Platten- und Zylinderepithel an der Ora serrata, der normalerweise scharf begrenzt ist. Andere Untersucher halten diese Veränderungen für Zeichen einer milden Refluxschädigung.

Refluxbedingte Schleimhautverletzungen beginnen mit geringfügigen Veränderungen und schreiten zu schweren Schädigungen wie Strikturbildung, Blutung, Ulzeration usw. fort. Bei vielen Patienten mit Refluxkrankheit kann auch eine Hiatushernie nachgewiesen werden. Die Refluxösophagitis kann außerdem bei einem akuten Duodenalulkus oder bei einer Magenausgangsstenose auftreten (Abb. 2.**27**). Savary u. Miller unterscheiden vier Stufen zur Quantifizierung der Schleimhautveränderungen bei Refluxösophagitis.

Ösophagitis Grad I: Man beobachtet direkt am und dicht oberhalb des Übergangs zwischen Platten- und Zylinderepithel solitäre oder multiple, nichtkon-

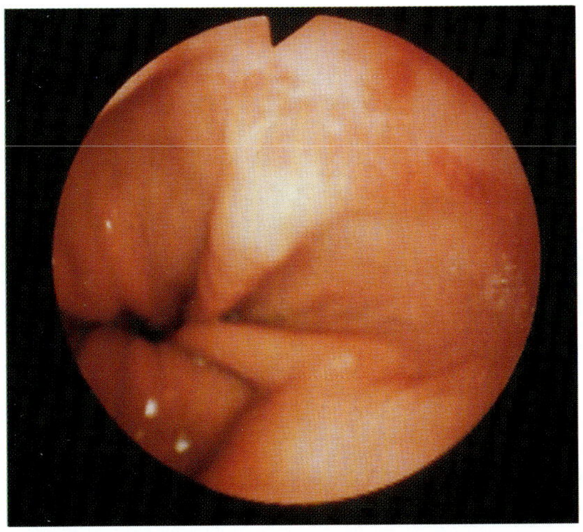

Abb. 2.**25** „Sentinel fold" (Anfangsphase). Erythem im proximalen Bereich, unmittelbar hinter dem Übergang zwischen Platten- und Zylinderepithel. Der Patient stellte sich mit einer Refluxösophagitis vor.

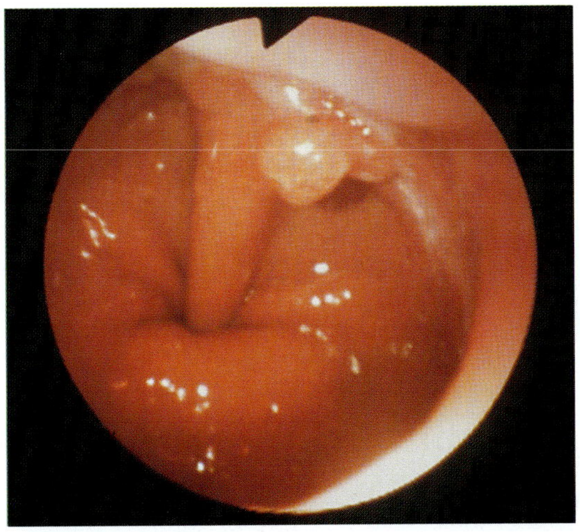

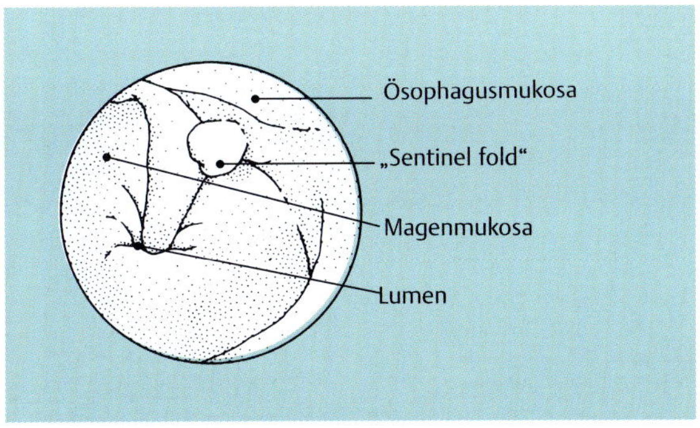

Abb. 2.**26** „Sentinel fold" im proximalen Magen bei einem Patienten mit Refluxsymptomatik. Diese polypöse Falte ist dicht unterhalb der Grenze zwischen Magen und Ösophagus lokalisiert.

fluierende, rote Flecken oder Streifen. Sie sind länglich, triangulär oder oval, treten oft entlang einer Falte auf und können mit weißlichem Exsudat bedeckt sein (Abb. 2.**28** bis 2.**30**).

Ösophagitis Grad II: Mit fortschreitender Schädigung konfluieren die Flecken, aber erfassen nicht die ganze Ösophaguszirkumferenz (Abb. 2.**31** und 2.**33**). Typisch sind fingerartige, erythematöse Areale mit zentralem weißlichem Exsudat, die sich vom gastroösophagealen Übergang (GÖÜ) nach kranial ausdehnen. Die Läsionen können vulnerabel sein und bluten. Bei fehlendem Exsudat wird die Differenzierung gegenüber den Zylinderepithelarealen schwierig. Refluxbedingte Veränderungen betreffen typischerweise den dista-

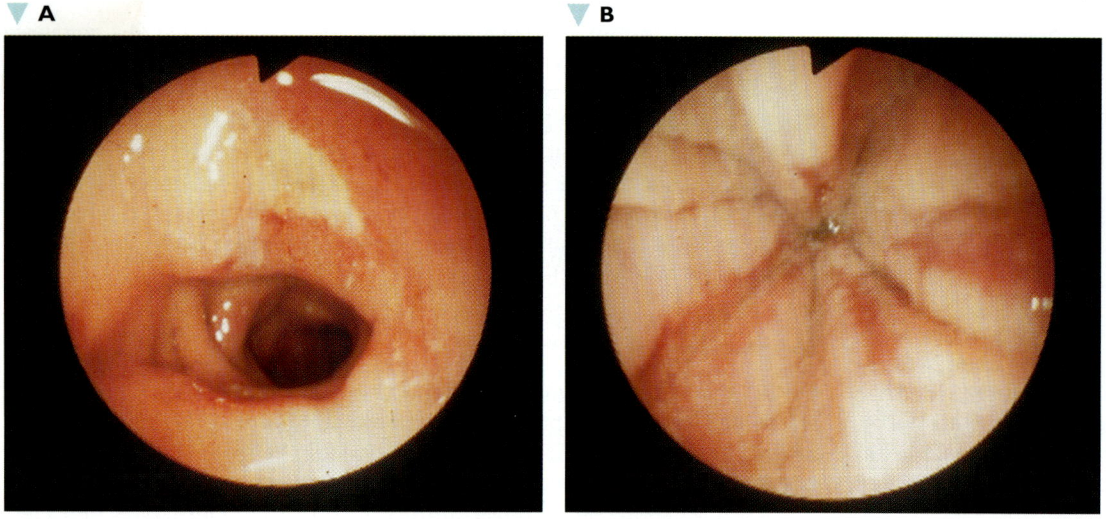

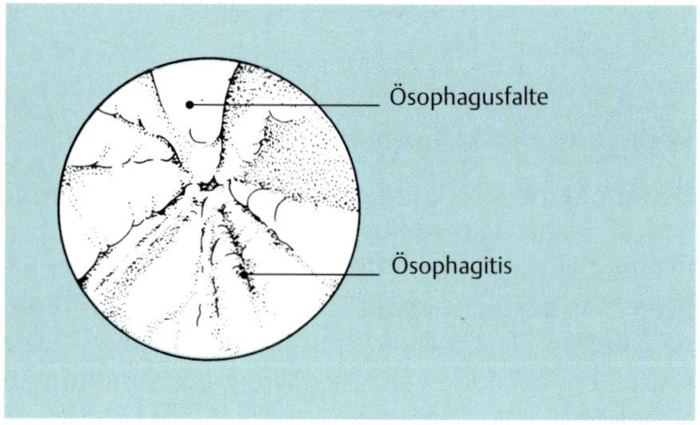

Abb. 2.**27** Bei diesem Patienten fand sich ein Ulkus des Bulbus duodeni (**A**) bei Refluxösophagitis Grad II. (**B**) Dies ist häufig mit einer übermäßigen Säureproduktion assoziiert.

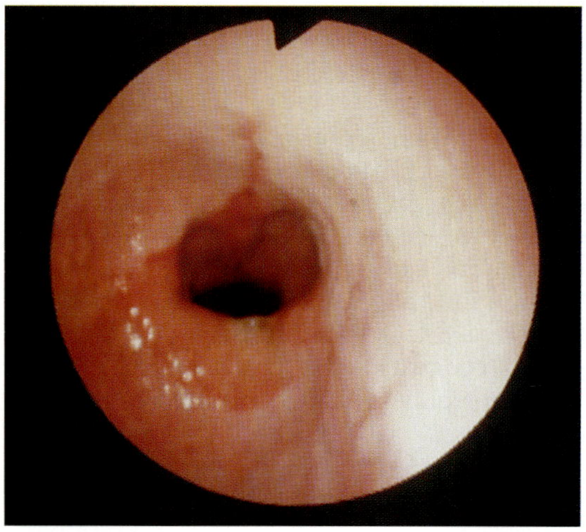

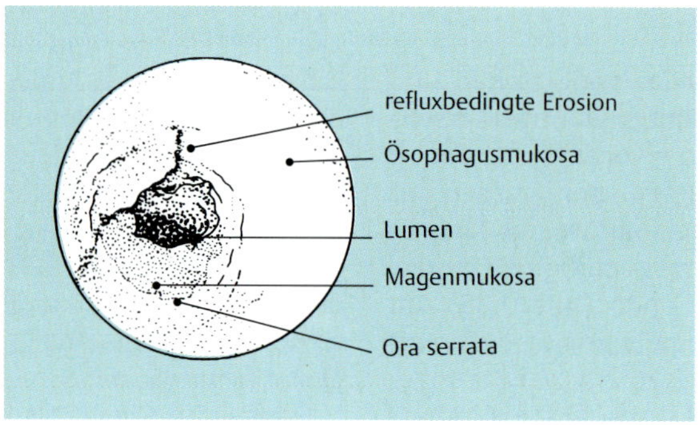

Abb. 2.**28** Refluxösophagitis Grad I bei einem Patienten mit inkompetentem UÖS. Zu sehen ist die Ora serrata und die sich nach kranial ausdehnende, solitäre Erosion.

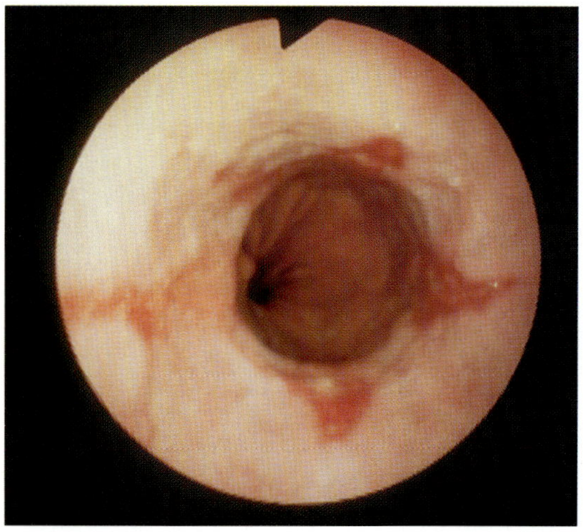

Abb. 2.**29** Refluxösophagitis, Grad I: Der Reflux ist etwas stärker ausgeprägt als in Abb. 2.28. Zu sehen sind einige lineare, nichtkonfluierende rote Streifen mit Ausdehnung in proximaler Richtung.

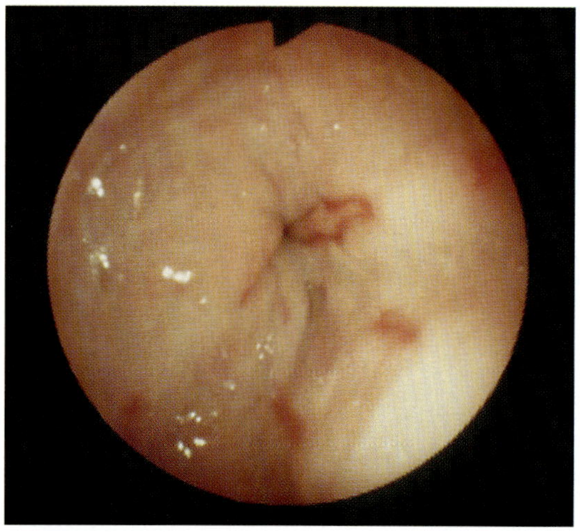

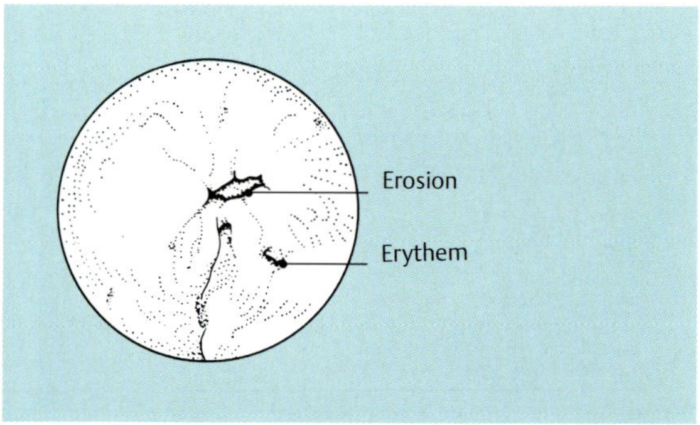

Abb. 2.**30** Refluxösophagitis, Grad I: Eine einzelne Erosion mit rotem Rand und weißem, exsudativem Grund und einige kleine erythematöse Areale.

len Ösophagus am Übergang zwischen Platten- und Zylinderepithel und dehnen sich kranialwärts aus. Ist die Ösophagusmukosa unmittelbar oberhalb des Übergangs zwischen Platten- und Zylinderepithel unauffällig, liegt jedoch eine Entzündung proximal davon vor, sollte man eher an eine Candida- oder Herpes-Ösophagitis oder Medikamentenschädigung als an eine Refluxösophagitis denken.

Ösophagitis Grad III: Der entzündliche Prozeß erfaßt die gesamte Zirkumferenz des Ösophagus; Ödem, Hyperämie, Vulnerabilität und Mukosablutungen sind ausgeprägter als in den Stadien I und II; Strikturen liegen jedoch nicht vor. (Abb. 2.**34** bis 2.**37**).

Ösophagitis Grad IV: Dieser Schweregrad läßt sich in weitere Stufen unterteilen. Bei Grad IVa beobachtet man ein oder mehrere Ulzera, die eventuell mit

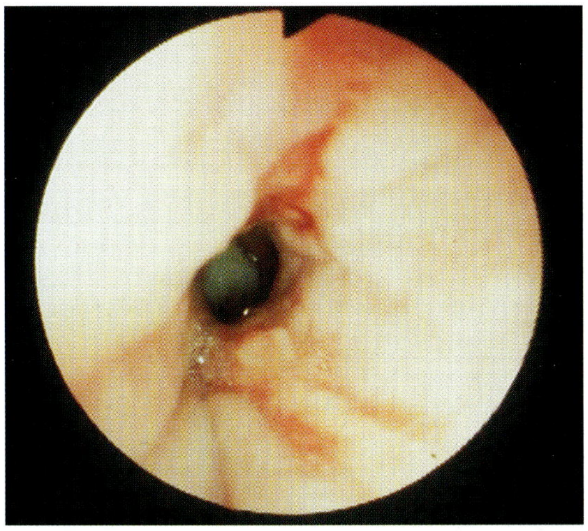

Abb. 2.**31** Refluxösophagitis, Grad II: Konfluierende, erythematöse Areale, die in den Ösophagus hineinreichen.

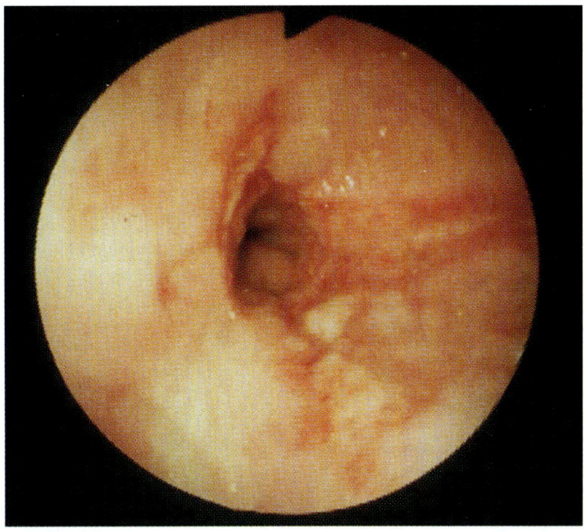

Abb. 2.**32** Refluxösophagitis, Grad II: Diese konfluierenden Erosionen in der Anfangsphase haben einen weißen Grund und werden von erythematöser Mukosa umgeben.

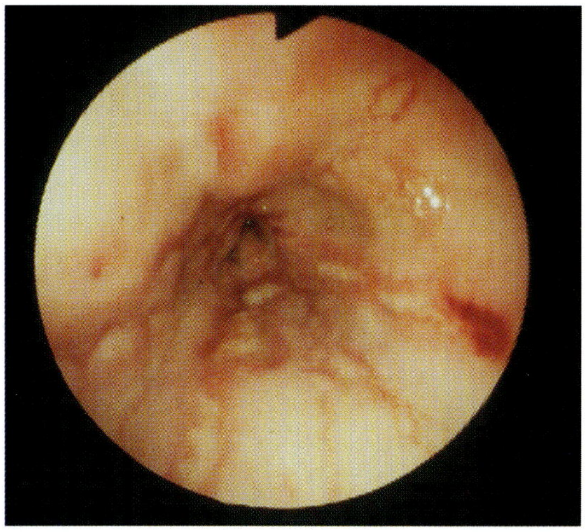

Abb. 2.**33** Refluxösophagitis, Grad II: Die weiß-grundigen Erosionen reichen bis in den Ösophagus; sie konfluieren, umschließen aber nicht die gesamte Zirkumferenz.

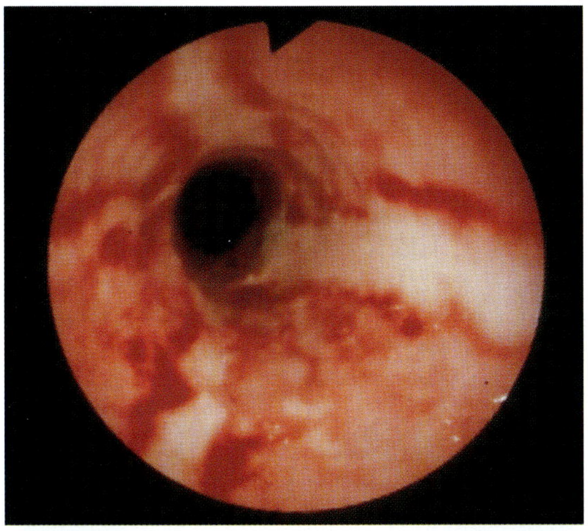

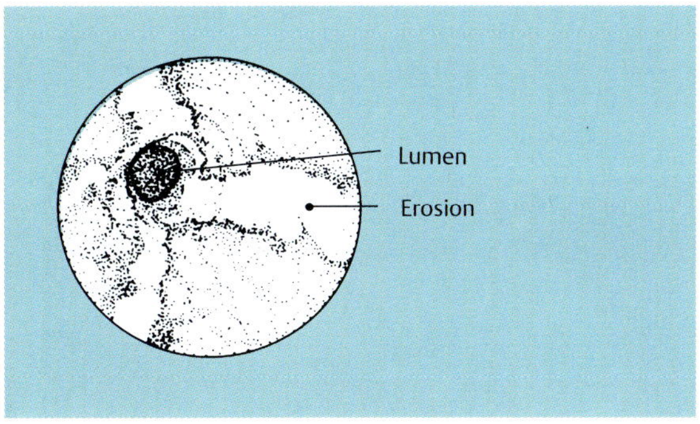

Abb. 2.**34** Schwere Refluxösophagitis, Grad III, bei der die Erosionen die gesamte Zirkumferenz des distalen Ösophagus bedecken. Zu erkennen ist eine geringe Blutung der verletzlichen Mukosa.

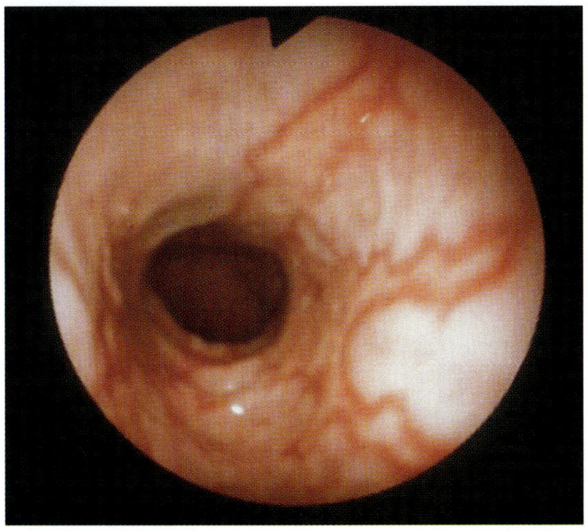

Abb. 2.**35** Refluxösophagitis, Grad III: Konfluierende Erosionen betreffen die gesamte Zirkumferenz des distalen Ösophagus.

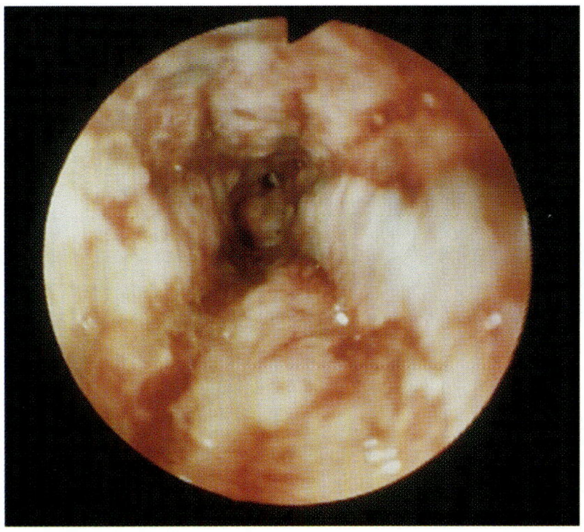

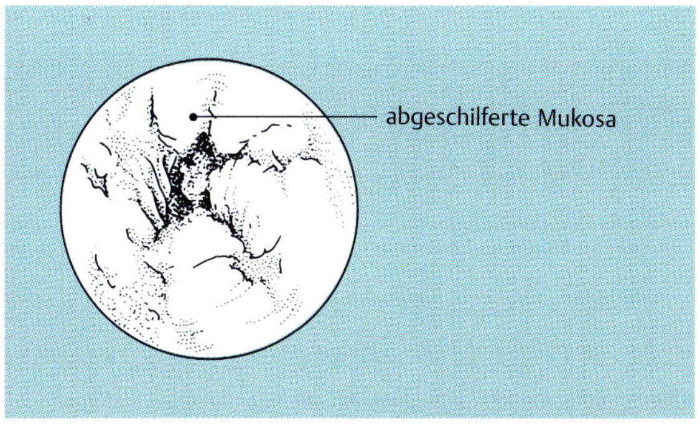

Abb. 2.**36** Refluxösophagitis, Grad III, mit freigelegter, verletzlicher Mukosa.

einer die gesamte Zirkumferenz betreffenden Striktur assoziiert sind. Weiterhin können eine Ösophagusverkürzung oder ein Barrett-Ösophagus vorliegen (Abb. 2.**38** bis 2.**41**). Grad IVb zeigt eine peptische Strikturierung, die von einer Erosion oder Ulzerierung im Strikturbereich begleitet werden kann (Abb. 2.**42**).

Die Ösophagitis kann nach verschiedenen Methoden in Grade eingeteilt werden (Abb. 2.**43**).

Therapie

Die medikamentöse Therapie lindert in der Regel die Refluxsymptomatik. Eine operative Behandlung ist nur in den wenigen Fällen indiziert, in denen eine schwere Refluxerkrankung oder refluxbedingte Komplikationen vorliegen, die auf die medikamentöse Therapie nicht ansprechen. Eine als effektiv

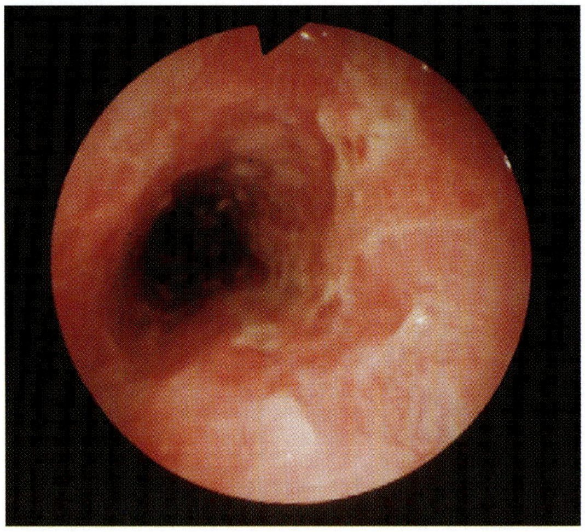

Abb. 2.**37** Refluxösophagitis, Grad III, verursacht durch starkes Erbrechen.

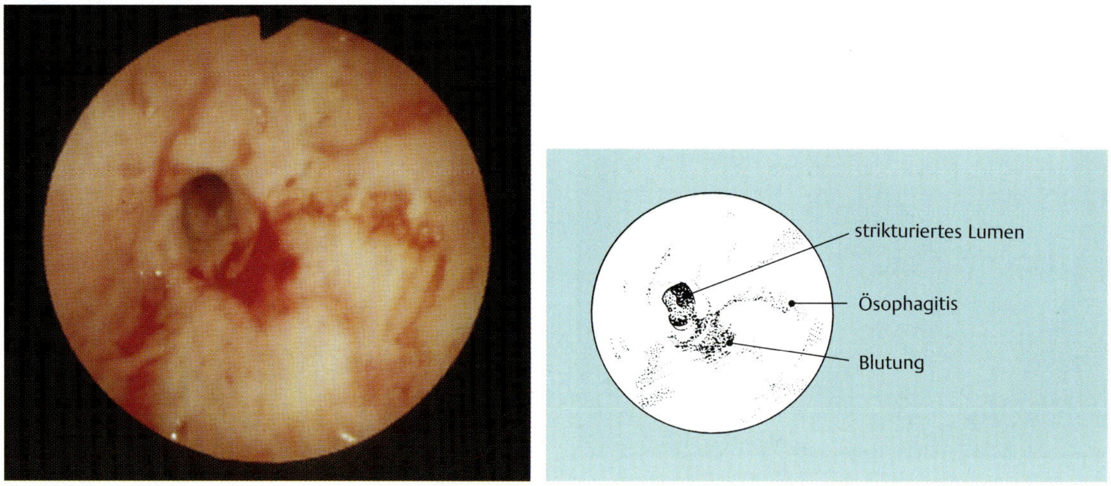

Abb. 2.**38** Refluxösophagitis, Grad IVa: Hier sind eine Striktur und Zeichen der Ösophagitis deutlich zu erkennen, außerdem eine Blutung in einem ulzerierten Bereich genau proximal der Striktur.

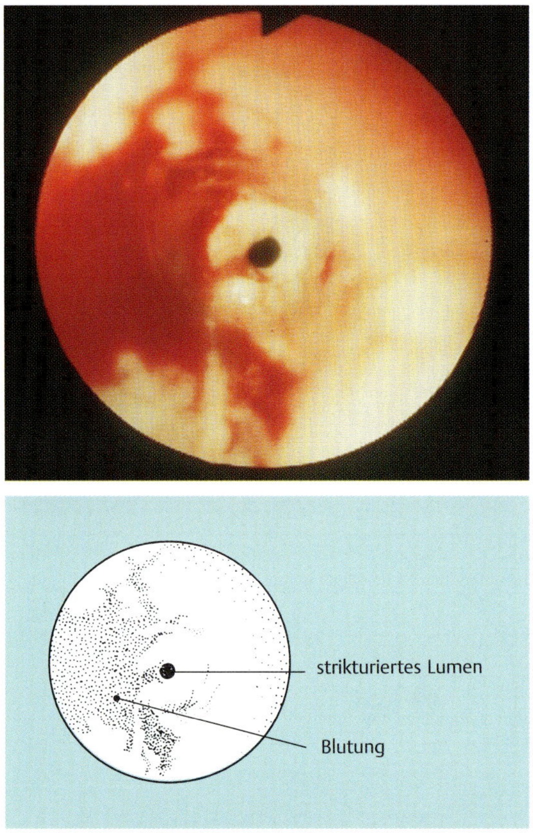

Abb. 2.**39** Bei diesem Patienten mit Zollinger-Ellison-Syndrom findet sich eine Refluxösophagitis, Grad IVa, mit ausgeprägter Striktur und deutlich stenosiertem Ösophaguslumen. Zu sehen ist zudem eine Blutung im Bereich der Ulzeration/Erosion.

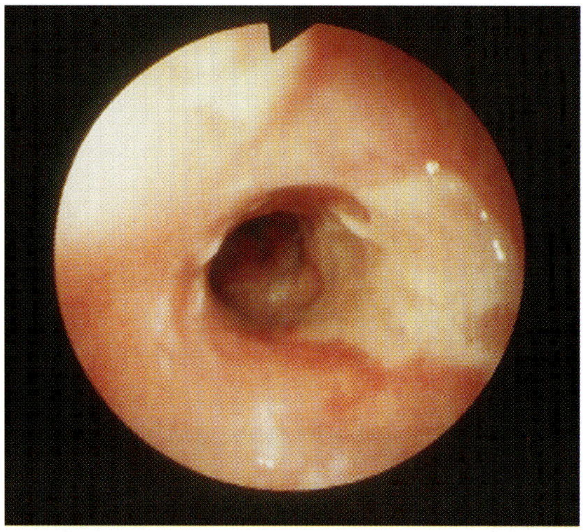

Abb. 2.**40** Refluxösophagitis, Grad IVa, mit einem weiß-grundigen Ulkus, das etwa ein Drittel der Zirkumferenz im distalen Ösophagus erfaßt. Zum Zeitpunkt der Endoskopie war das Ulkus behandelt worden und ist in Abheilung begriffen; daher sind keine auffälligen Entzündungszeichen in der umgebenden Mukosa zu sehen.

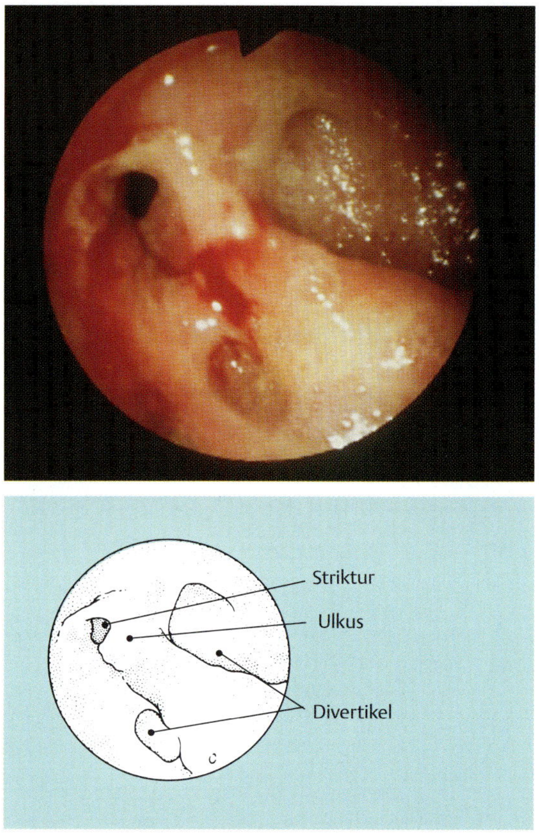

Abb. 2.**41** Refluxösophagitis, Grad IVa: Die derbe Striktur ist mit Ulzeration und Pseudodivertikeln assoziiert.

angesehene Methode ist die Fundoplikatio nach Nissen: Operativ wird der Fundus um den distalen Ösophagus gelegt, um so dem Säurereflux vom Magen in den Ösophagus eine Barriere vorzusetzen. Die Funktion der Fundoplikatio kann endoskopisch an der Heilung der Ösophagitis und der retrograden Inspektion der Kardia überprüft werden. Man kann außerdem beurteilen, ob sich die Kardiamukosa infolge des Eingriffs dicht an das Endoskop anschmiegt (Abb. 2.**44** bis 2.**46**). Im Bereich der Fundoplikatio-Manschette kann es zu einem Ulkus kommen (Abb. 2.**47**).

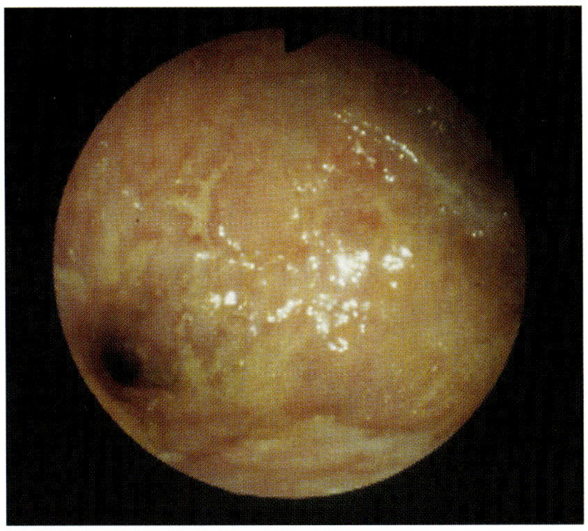

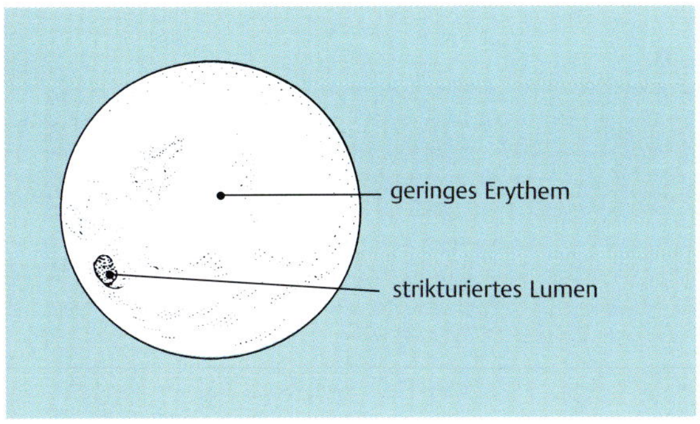

Abb. 2.**42** Refluxösophagitis, Grad IVb, mit refluxassoziierter, benigner Striktur. Die Mukosa ist leicht gerötet und weist stauungsbedingte Entzündungszeichen auf; Ulzera sind nicht zu erkennen.

Gradeinteilung der Refluxösophagitis

Grad 0
Keine nachweisbare, refluxbedingte Schädigung: Scharfe Grenze zwischen Platten- und Zylinderepithel (PZG). Keine Mukosavulnerabilität: Glattes, glänzendes Plattenepithel des distalen Ösophagus.

Grad 1
Geringes, fleckiges oder diffuses Erythem im PZG-Bereich; leicht unscharfe PZG; geringfügige Mukosavulnerabilität; weniger stark glänzendes distales Plattenepithel. Diese Abnormitäten sind umstritten und können nicht mit einer genuinen, refluxbedingten Schädigung gleichgesetzt werden. Es liegt kein deutlicher Bruch der Mukosa vor.

Grad 2
Eine oder mehrere diskrete, kleine Erosionen (rote Streifen oder Flecken) mit oder ohne adhärente, weißliche Exsudation. Solche linearen Erosionen erscheinen meist auf den Falten des Ösophagus. Das beeinträchtigte Plattenepithel-Segment umfaßt weniger als 10% der Mukosa in den distalen 5 cm des Ösophagus oberhalb des Übergangs vom Ösophagus in den Magen.

Grad 3
Konfluierende Erosionen, die nicht die gesamte Zirkumferenz betreffen; sie konfluieren longitudinal oder quer; Exsudate auf den erosiven oder mit Schorf bedeckten Läsionen können zusätzlich auftreten. Insgesamt sind weniger als 50% der distalen 5 cm des Ösophagus befallen.

Grad 4
Erosionen oder exsudative Läsionen, die an der PZG die gesamte Zirkumferenz erfassen; dabei bleibt die Ausdehnung entlang des distalen Ösophagus unberücksichtigt.

Grad 5
Tiefe Ulzeration an irgendeiner Stelle im Ösophagus.

Grad 6
Jede Strikturbildung, die die Passage eines Standard- (> 9 mm) oder eines Kleinkaliber-Endoskops (< 9 mm) verhindert.

Die Ösophagitisgrade 1–6 können mit oder ohne Zylinderepithel-Metaplasie auftreten.

Alle Systeme zur Beurteilung des Schweregrades einer Ösophagitis, einschließlich der beiden hier aufgeführten, haben gravierende Nachteile. Das Los-Angeles-System versucht die Refluxösophagitis in ihrem Ausmaß der Mukosaschädigung so einfach und eindeutig wie möglich zu beschreiben. Dabei werden Begriffe, die nach Interpretation verlangen, ebenso vermieden wie eine Terminologie, die Mutmaßungen über den Krankheitsprozeß beinhaltet. Die Beschreibung der Komplikationen oder minimalen Veränderungen erfolgt getrennt von der Beurteilung des Schweregrades der Ösophagitis.

Das Los-Angeles-System zur Klassifikation der Refluxösophagitis

Grad A Ein oder mehrere Brüche in der Mukosa, von denen keiner länger als 5 mm ist.
Grad B Mindestens ein Mukosabruch ist länger als 5 mm; er erstreckt sich jedoch nicht kontinuierlich über zwei Falten.
Grad C Mindestens ein Mukosabruch erstreckt sich über zwei oder mehrere Falten; er erfaßt jedoch nicht die gesamte Zirkumferenz.
Grad D Die gesamte Zirkumferenz erfassender Mukosabruch.

Abb. 2.**43** Gegenüberstellung von zwei Systemen zur Gradeinteilung der Refluxösophagitis

Eine weitere, heutzutage selten durchgeführte, operative Methode ist das Einsetzen einer Silikon-(Angelchik-)Antireflux-Prothese in den distalen Ösophagus. Ziel ist die Wiederherstellung der Verschlußfähigkeit des gastroösophagealen Übergangs, was endoskopisch überprüft werden kann, indem man die Sondenspitze im Magen invertiert und damit die Kardia sichtbar wird. Das Gewebe mit der Prothese sollte dem Endoskop dann eng anliegen (Abb. 2.**48**). Zu den beobachteten prothesenbedingten Komplikationen zählen die Perforation des Ösophagus sowie des Magens durch die Wanderung der Prothese in den Magen (Abb. 2.**49** und 2.**50**).

A B

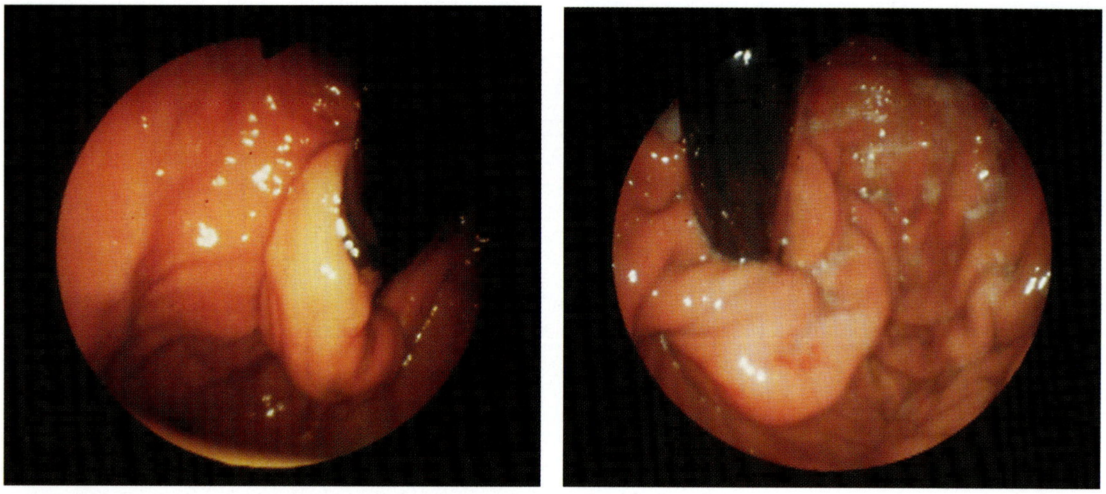

Abb. 2.**44** (**A** und **B**) Zwei Beispiele einer Fundoplikatio nach Nissen zur Refluxtherapie. Zur Beurteilung der Kardia wurde das Endoskop im Magen invertiert. Das Kardiagewebe schmiegt sich eng um das Endoskop – Zeichen einer erfolgreichen Nissen-Fundoplikatio.

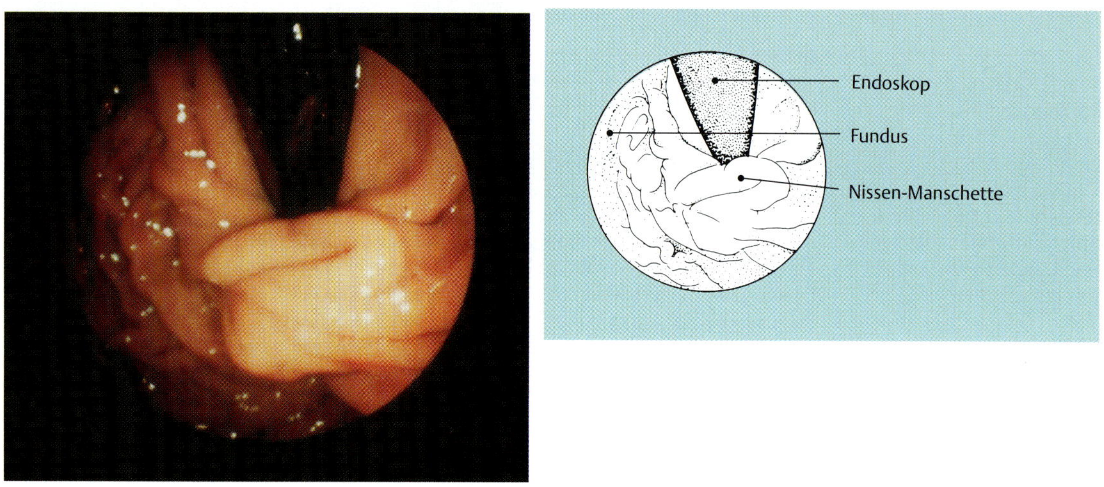

Abb. 2.**45** Refluxtherapie mit einer Fundoplikatio nach Nissen. Die Kardia liegt auch hier eng um das Endoskop. Die Nissen-Manschette war hier jedoch zu eng, so daß der Patient eine Dysphagie entwickelte und Probleme aufgrund von Aufstoßen hatte. Zur Beurteilung der Frage, ob eine Nissen-Manschette zu eng ist, eignet sich die Endoskopie nicht; hier korreliert eher die Symptomatik.

A B

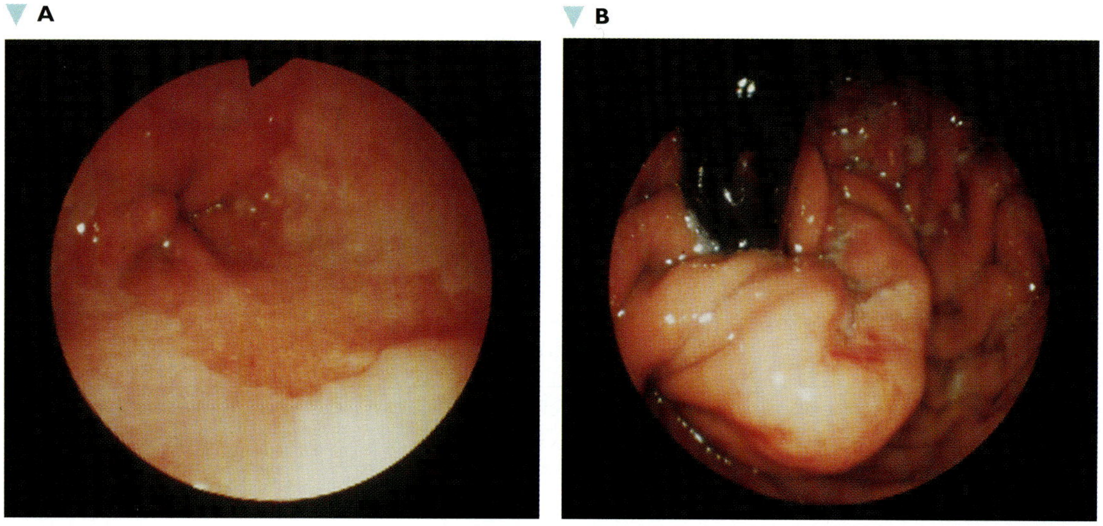

Abb. 2.**46** (**A**) Fundoplikatio nach Nissen zur Therapie einer schweren Refluxösophagitis. Die Ora serrata ist im distalen Ösophagus zu erkennen; geringgradige Ösophagitis in Abheilung. (**B**) Derselbe Ösophagus in Inversion: Das Kardiagewebe liegt dem Endoskop eng an.

Refluxassoziierte Komplikationen

Komplikationen des Refluxes sind Strikturen, Ulzera und der Barrett-Ösophagus.

Strikturen

Strikturen treten bei ca. 15% der Patienten mit Refluxösophagitis auf. Charakteristisch sind eine langdauernde Refluxsymptomatik, Inkompetenz des unteren Ösophagussphinkters und eine verlangsamte Ösophagus-Clearance. Die Patienten klagen gewöhnlich über Dysphagie, die zunächst nur bei festen Speisen, mit fortgesetzter Lumeneinengung aber auch bei flüssigen Speisen besteht. Bei Vorliegen einer Dysphagie ohne sonstige Refluxsymptome sollten differentialdiagnostisch die peptische Striktur und das Ösophaguskarzinom mitberücksichtigt werden, da manche Patienten eine refluxbedingte Striktur mit nur geringen oder gar keinen Refluxsymptomen entwickeln.

Strikturen entstehen durch Ausdehnung einer Entzündung der gesamten Zirkumferenz bis in die Submukosa. Dadurch kommt es zu einer Fibrose und

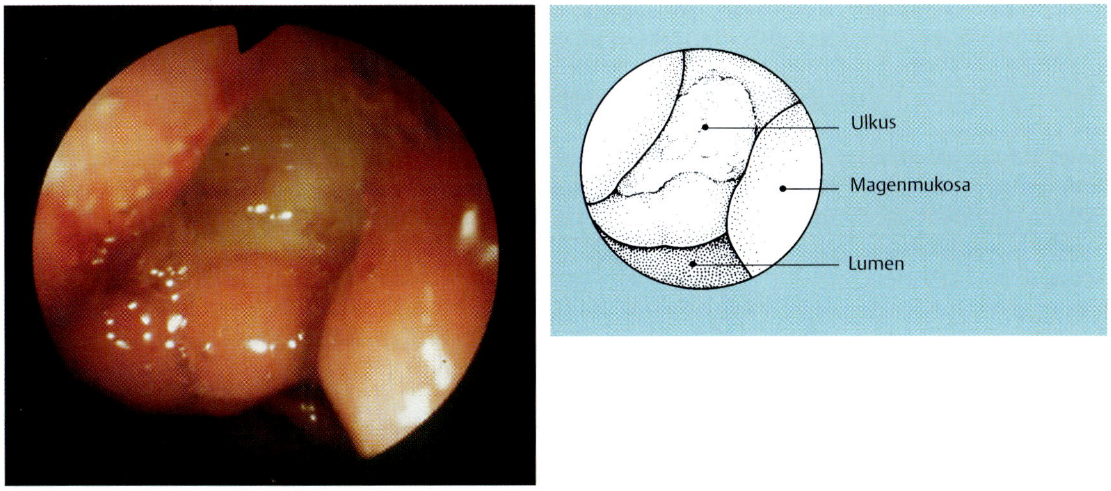

Abb. 2.**47** Ulkus im Bereich der Fundoplikatio.

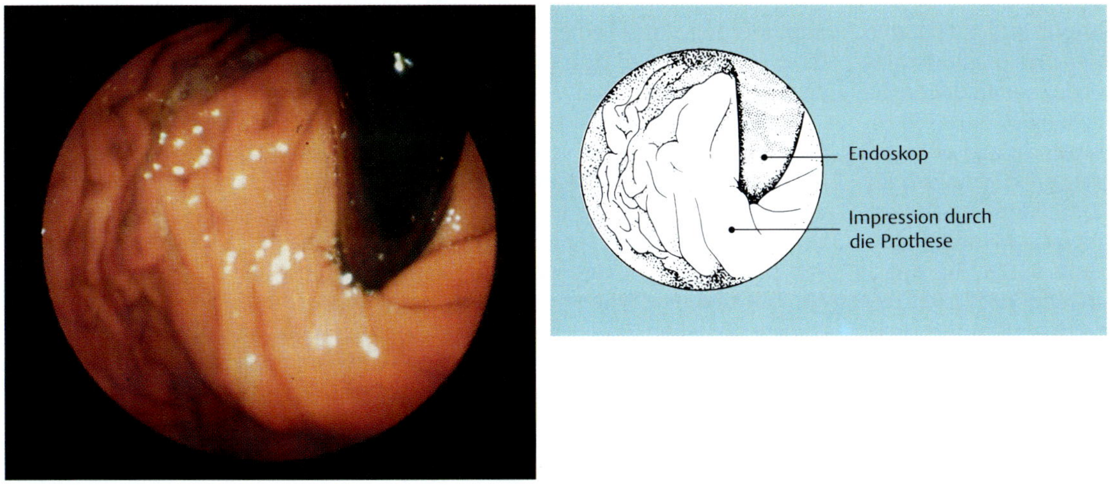

Abb. 2.**48** Refluxtherapie mit einer Antireflux-Prothese nach Angelchik im distalen Ösophagus (in Inversion).

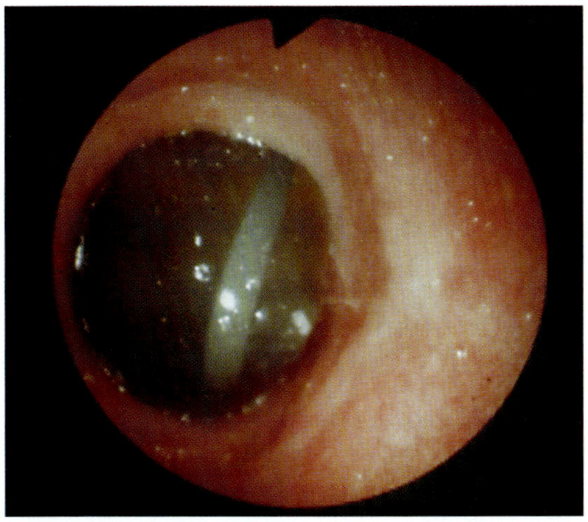

Abb. 2.**49** Antireflux-Prothese nach Angelchik, die zur Ösophagusperforation und -obstruktion führte.

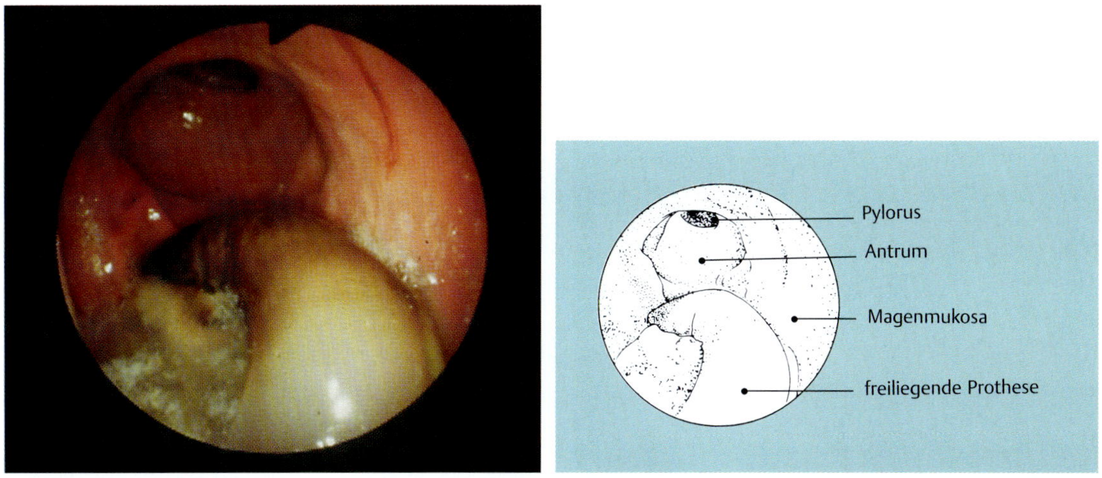

Abb. 2.**50** Komplikation durch eine Antireflux-Prothese nach Angelchik: Die Prothese wanderte in den Magen und liegt frei im Lumen.

der Ausbildung von Narbengewebe, das das Ösophaguslumen verengt und den Ösophagus verkürzt. Bei fehlendem Barrett-Ösophagus treten die Strikturen in der Regel im distalen Ösophagus auf, oft proximal einer Hiatushernie. Liegt jedoch ein Barrett-Ösophagus vor, so wandert die Grenze zwischen Zylinder- und Plattenepithel nach proximal in den Ösophagus, und die Striktur entsteht proximal dieser verlagerten Grenze. Ähnliche proximal gelegene Strikturen werden auch bei exogenen Schäden beobachtet, z. B. ulzerierenden Verletzungen, die durch ätzende Substanzen oder Medikamente verursacht sind.

Die Strikturen sind gewöhnlich kurzstreckig, gelegentlich aber auch 5 bis 10 cm lang, vor allem wenn sie durch eine nasogastrale Sonde entstanden sind. Der Nachweis geschieht meist durch eine Röntgenkontrastdarstellung, wobei die Strikturlänge sorgfältig bestimmt werden muß. Ähnlich wie bei den Ösophagussegeln und -ringen ist zur radiologischen Darstellung der Obstruktion das Schlucken eines Bolus erforderlich.

Das kleinkalibrige Endoskop ist bei der Untersuchung einer Striktur sehr nützlich, da man damit die Striktur in ihrer gesamten Länge passieren und histozytologisches Material gewinnen kann. Darüber hinaus ermöglicht es in Inversion die Inspektion des gastroösophagealen Übergangs unterhalb der Striktur. Die Kombination von Endoskopie mit Biopsie und Bürstenzytologie ermöglicht die Differenzierung zwischen benignen und malignen Strikturen. Zur Gewinnung von histozytologischem Material entlang der gesamten Striktur muß sie gelegentlich dilatiert werden. Anhand des bekannten Gerätedurchmessers können Durchmesser und Länge der Striktur sowie ihre Distanz von den oberen Schneidezähnen bestimmt werden. Endoskopisch imponieren Strikturen primär als halbmondförmige oder die ganze Zirkumferenz erfassende, mit weißlichem Exsudat bedeckte Areale. Unterschiedlich ausgeprägte Refluxveränderungen sowie Erosionen können vorhanden sein. Das Lumen kann ziemlich weit sein (1,2-1,3 cm im Durchmesser), was nur zu minimaler Dysphagie führt, oder sehr eng bis fast vollständig verschlossen sein.

Die Initialtherapie einer refluxbedingten Striktur besteht in der Therapie der zugrundeliegenden Refluxösophagitis. Einige Untersucher plädieren dafür, daß alle Strikturen zunächst mittels Führungsdraht oder einem Ballon dilatiert werden. Andere weiten die Striktur zunächst mit „Bougies" aus Gummi (diese können mit Quecksilber gefüllt sein). Ist die Striktur zu eng oder gewunden, wird unter endoskopischer Sicht ein gefederter Führungsdraht durch die Striktur geführt (Abb. 2.**51**). Die Position der Drahtspitze im Magen kann radiologisch verifiziert werden. Anschließend werden Dilatatoren in unterschiedlicher Größe über den Führungsdraht vorgeschoben. Der Führungsdraht reduziert das Risiko einer Ösophagusperforation. Die kurz nach der Bougierung durchgeführte Endoskopie weist oft eine geringe Blutung nach, die durch die Dehnung der Striktur entsteht. Die Endoskopie unmittelbar nach einer Dilatation bietet wenige Vorteile, es sei denn, man möchte aus dem Strikturbereich Material für histozytologische Untersuchungen gewinnen, wenn dies vor der Dilatation nicht ausreichend möglich war. Die über einen Führungsdraht verwendeten Dilatatoren vom Savary-Gilliard-Typ sind häufig im Einsatz; die Dilatatoren mit Metalloliven-Bougies in langsam zunehmendem Durchmesser seltener.

Die aufblasbaren Ballonkatheter werden entweder über den Führungsdraht oder durch den Instrumentierkanal in die Stenose hineingeschoben und unter direkter Sicht mit Luft gefüllt, um die Striktur zu dilatieren (Abb. 2.**52**).

Ulzera

Ulzera kommen selten im Ösophagus vor. Sie entstehen in der Regel als Folge einer Sklerosierungstherapie bei Ösophagusvarizen, aber auch bei Refluxösophagitis, Barrett-Ösophagus und Infektionen wie Candida- und Herpesösophagitis, sowie bei HIV. Sie sind häufig tief, penetrieren bis zur Muskelschicht (Abb. 2.**53**) und verursachen starke Schmerzen und mäßige bis schwere, obere GI-Blutungen.

Auch Medikamente können Ulzera verursachen (z. B. Tetrazykline), wenn Tabletten ohne Flüssigkeit eingenommen werden und längere Zeit im Ösophaguslumen verweilen. Diese Ulkusursache wird in Kapitel 4 detailliert besprochen.

Der Nachweis der Ösophagusulzera erfolgt in der Regel durch die Röntgenkontrastdarstellung mit Barium (Abb. 2.**53**). Endoskopisch zeigen sich vorwiegend im distalen Ösophagus tiefe, weißgrundige Läsionen. Sie werden gelegentlich von Strikturen, Refluxveränderungen und, selten massiven, Blutungen begleitet.

Barrett- oder Zylinderepithel-Metaplasie

Bei chronischer Refluxösophagitis kann das normale Plattenepithel des distalen Ösophagus durch metaplastisches Zylinderepithel ersetzt werden – eine Veränderung, die bei einer ganzen Reihe von Krankheitsbildern wie Ösophagitis, proximale Ösophagusstrikturen, Ulzera, Dysplasie der Mukosa und Adenokarzinomen beobachtet wird.

Einige Untersucher sind der Meinung, daß eine seltene Form des Barrett-Ösophagus durch den kongenitalen Endobrachyösophagus in Anwesenheit einer Hiatushernie hervorgerufen wird. Die Mehrzahl der Untersucher vertritt jedoch die Ansicht, daß der Barrett-Ösophagus in fast allen Fällen eine erworbene Erkrankung darstellt. Nach heutiger Anschauung führt die chronische Refluxösophagitis zu einer chronisch entzündeten Mukosa, die sich ablöst und allmählich durch Zylinderepithel ersetzt wird. Bei diesem Prozeß wandert die Grenze zwischen Platten- und Zylinderepithel (Ora serrata) kranialwärts und kann sich bei Patienten mit dieser Erkrankung im proximalen Ösophagusdrittel befinden. Die Mukosagrenze kann normal, verwaschen oder charakteristisch refluxbedingt verändert erscheinen; manchmal ist sie unregelmäßig

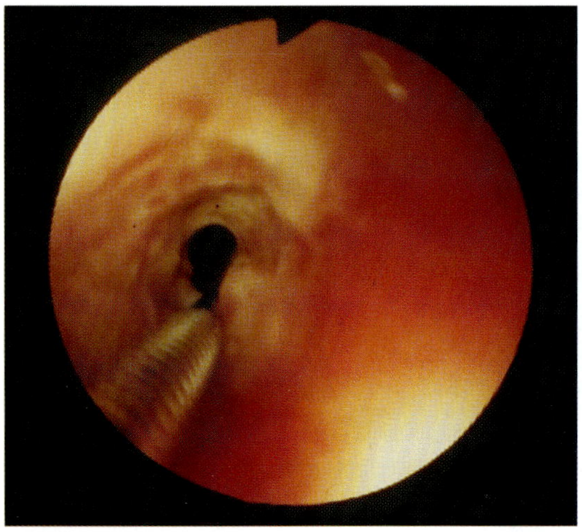

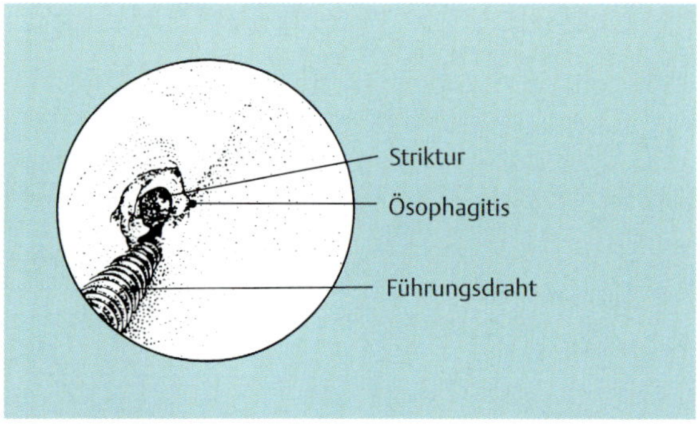

Abb. 2.**51** Refluxbedingte, enge Ösophagusstriktur. Ein endoskopisch eingeführter Führungsdraht erleichtert die Plazierung eines Dilatators und reduziert die Perforationsgefahr während der Dilatation.

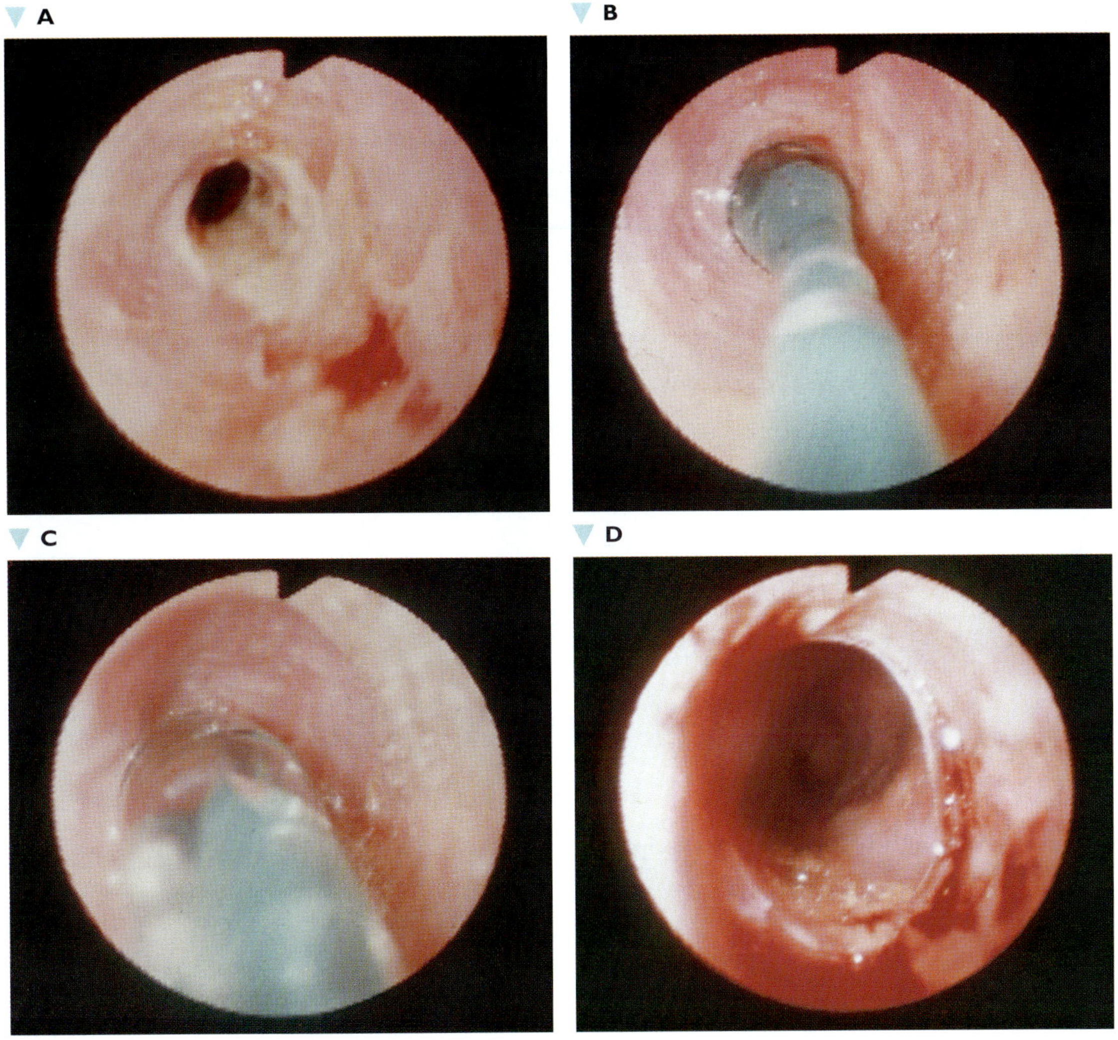

Abb. 2.**52** Enge Ösophagusstriktur bei Refluxösophagitis Grad IVa. (**A**) Dilatation mit Ballonkatheter; der Katheter wurde unter endoskopischer Führung in die Striktur gelegt. (**B**) Aufblasen des Ballons zur Dehnung der Striktur. (**C**) Ein abschließender Blick zeigt das offene Lumen nach der Dilatation. (**D**) Durch die Dilatation wurde eine minimale Blutung ausgelöst. (Mit freundlicher Genehmigung von Dr. Eric Harder.)

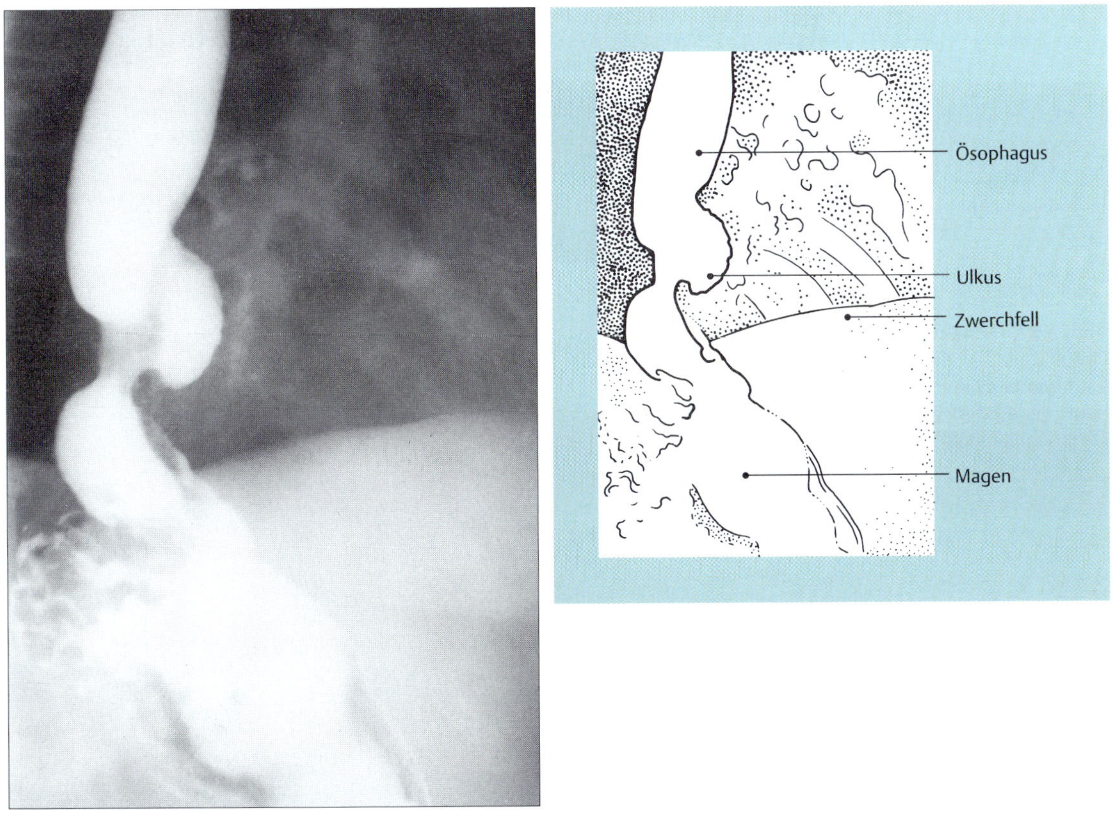

Abb. 2.**53** Großes Ösophagusulkus im distalen Ösophagusdrittel; Röntgenkontrastdarstellung. Das Ulkus dehnt sich bis in das Gewebe dicht am Ösophagus aus. (Mit freundlicher Genehmigung von Dr. Charles Rohrmann.)

mit einem Gemisch aus Platten- und Zylinderepithelinseln (Abb. 2.**54** bis 2.**56**). Das von einer Barrett-Metaplasie befallene Segment ist oft kurz und reicht nur 2–3 cm in den Ösophagus hinauf (Abb. 2.**57**).

Man unterscheidet drei Typen von Zylinderepithel:

(1) Fundustyp, identisch mit der normalen, Beleg- und Hauptzellen enthaltenden Mukosa des Magenfundus,

(2) Kardiatyp, mit pylorokardialen Drüsen und Foveolae gastricae und

(3) einen Typ mit spezialisierter, metaplastischer Mukosa wie beim Barrett-Syndrom oder mit Mukosa vom Intestinal-Typ.

Die verschiedenen Zell- und Gewebetypen können auch mosaikartig vorliegen. Der letztgenannte Mukosatyp ist vermutlich derjenige, von dem aus sich eine Dysplasie oder ein Adenokarzinom entwickeln kann. Die charakteristische Höhenverteilung der drei Zylinderepitheltypen ist wie folgt: Proximal, d. h. dicht unterhalb der kranialwärts verlagerten Ora serrata, liegt spezialisiert-metaplastisches Epithel vor; kaudal davon der Kardiatyp; und am distalsten der Fundustyp. Mukosa vom Kardia- und Fundustyp läßt in den distalen 2–3 cm des Ösophagus lokalisieren. Die pathophysiologische Sequenz ist folgendermaßen zu erklären: Reflux führt zur Entzündung; es folgt die Desqua-

A

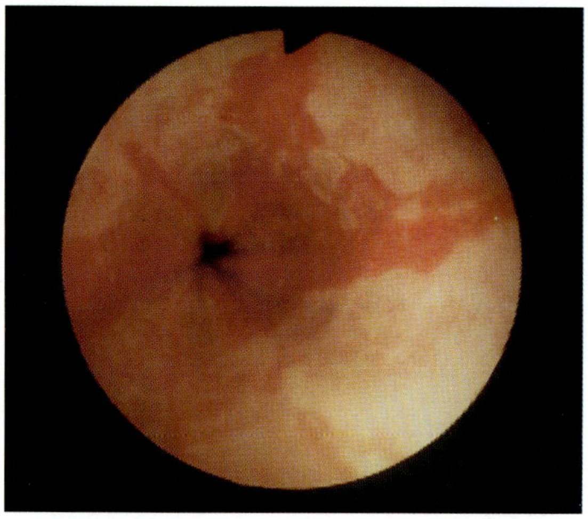

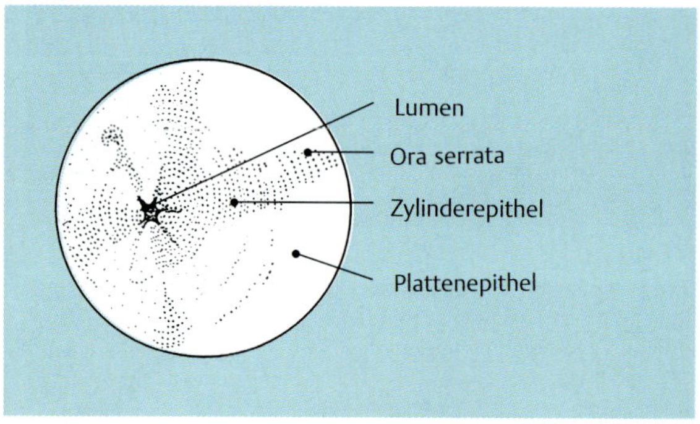

B

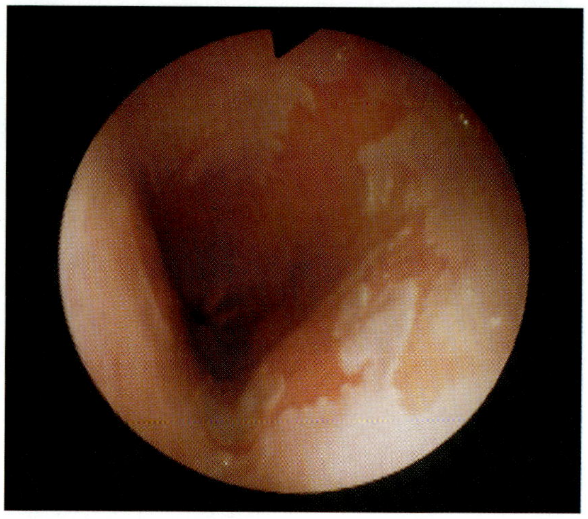

Abb. 2.**54** (**A** und **B**) Barrett-Ösophagus. Die Grenze zwischen Platten- und Zylinderepithel ist nach proximal verschoben; sie ist scharf, aber irregulär und enthält Inseln mit Zylinderepithel.

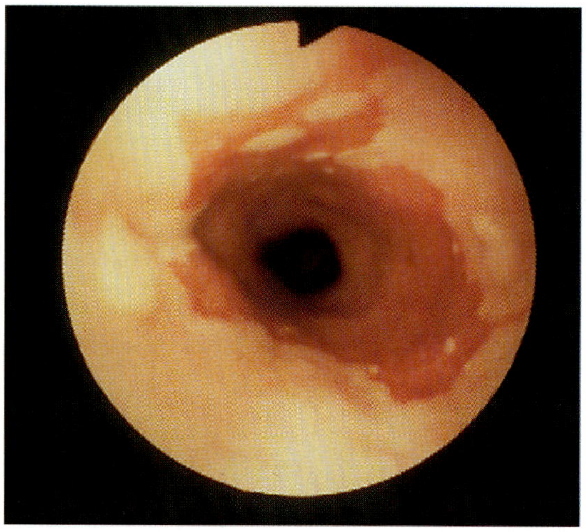

Abb. 2.**55** Barrett-Ösophagus. Leicht irreguläre obere Grenze mit Platten- und Zylinderepithelinseln.

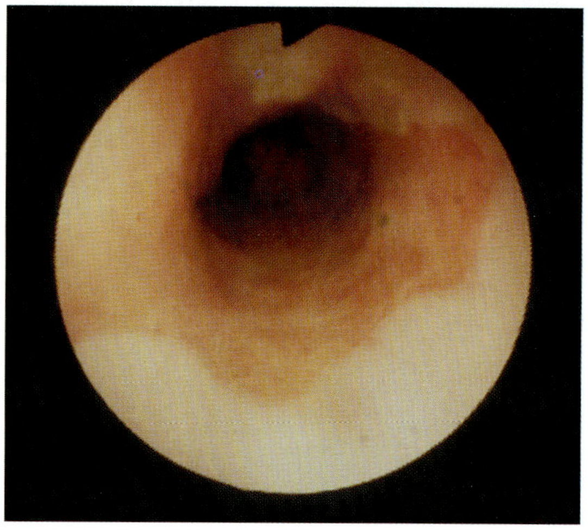

Abb. 2.**56** Barrett-Ösophagus. Die Grenze zwischen Platten- und Zylinderepithel befindet sich 20 cm von den vorderen Schneidezähnen entfernt. Abgesehen von ihrer nach proximal verlagerten Position erscheint die Ora serrata regelmäßig konfiguriert.

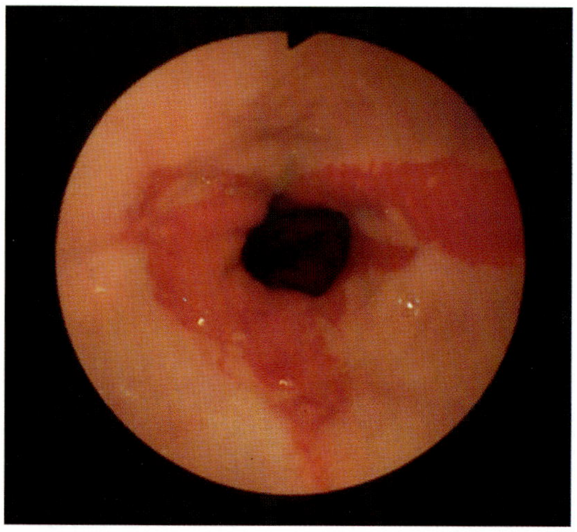

Abb. 2.**57** Scharfbegrenzte Ora serrata im distalen Ösophagus. Die der Magenmukosa ähnelnde Schleimhaut war in Wirklichkeit Barrett-Epithel, das sich in einem „verkürzten Segment" befand und 2–3 cm in den Ösophagus hinein erstreckte.

mation des Plattenepithels, der Ersatz durch metaplastisches Zylinderepithel und schließlich die Dysplasie und die maligne Entartung. Um die vorliegenden Mukosatypen zu identifizieren und die Diagnose eines Barrett-Ösophagus, einer Dysplasie oder eines Frühkarzinoms stellen zu können, ist die histologische Untersuchung von Biopsieproben aus verschiedenen Ösophagusabschnitten erforderlich.

Beim typischen Barrett-Epithel imponieren endoskopisch das proximal gelegene, rosafarbene normale Ösophagusepithel, die Ora serrata im oberen oder mittleren Ösophagusdrittel und das lachsfarbene Segment der Barrett-Metaplasie unterhalb der Ora serrata. Der letztgenannte Mukosatyp breitet sich nach unten aus und vereinigt sich mit der ähnlich erscheinenden Magenmukosa (Abb. 2.**58** bis 2.**60**). Das Barrett-Segment ist faltenlos; submuköse Gefäße sind gelegentlich sichtbar.

Manchmal läßt sich im distalen Ösophagus die ehemalige Lokalisation der Ora serrata ausmachen (Abb. 2.**61** und 2.**62**); sie ist gekennzeichnet durch eine halbmondförmige Gewebeleiste und vertikal verlaufende, unmittelbar distal dieser Leiste endende Magenfalten. Die proximale Grenze der Magenfalten stellt den Übergang vom Magen zum tubulären Ösophagus und somit einen wichtigen Orientierungspunkt dar (Abb. 2.**62**).

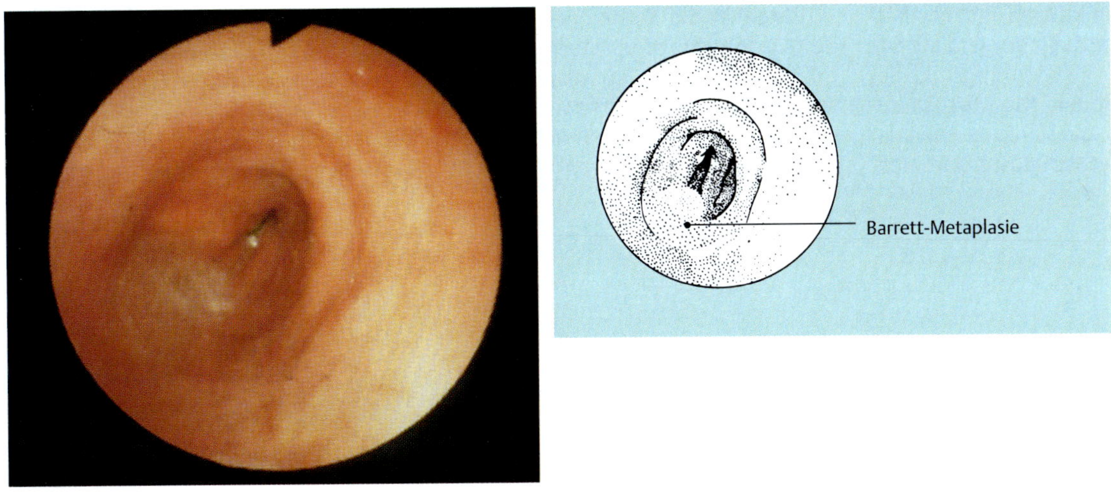

Abb. 2.**58** Barrett-Metaplasie im mittleren Ösophagus, dicht unterhalb der Ora serrata. Die Mukosa erscheint etwas unregelmäßig, es ist endoskopisch jedoch kein Adenom oder Karzinom nachweisbar. Die Gefäße sind nicht gut zu erkennen. Zur Verifizierung des Mukosatyps und zum Ausschluß einer Dysplasie ist eine Biopsie indiziert.

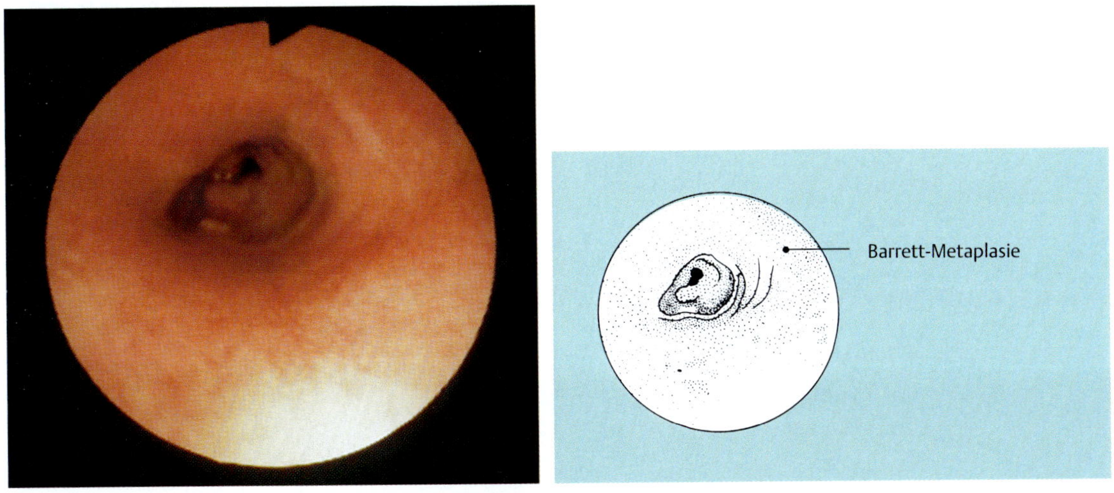

Abb. 2.**59** Barrett-Segment: Feine, erythematöse Mukosa.

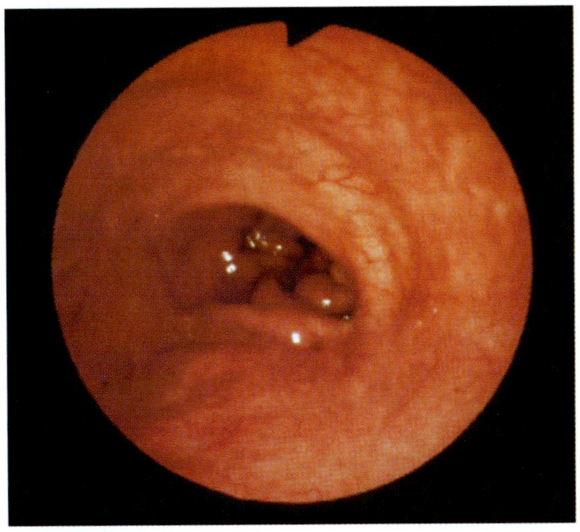

Abb. 2.**60** Barrett-Epithel in typischer Farbe; atypisch sind die sichtbaren Blutgefäße.

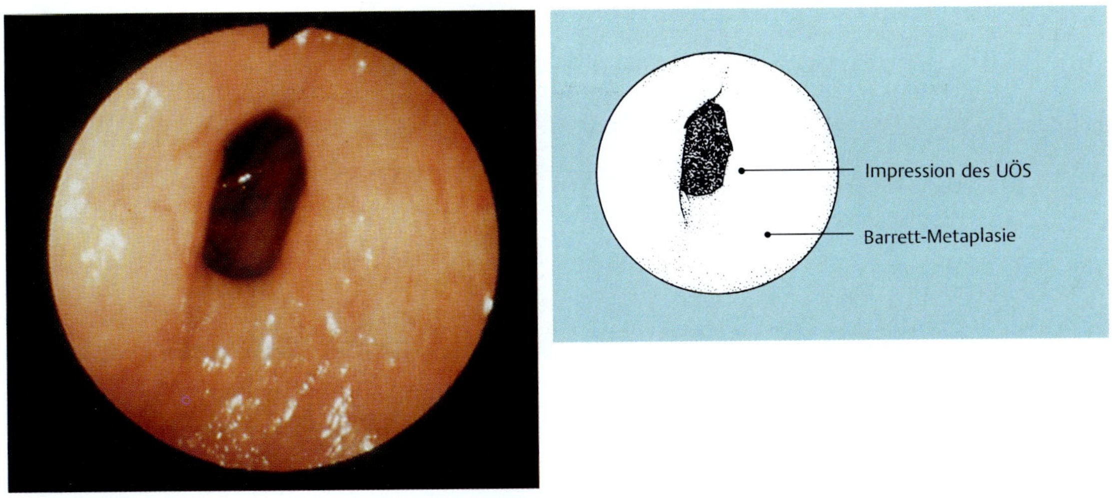

Abb. 2.**61** In diesem Beispiel einer Barrett-Metaplasie ist der Bereich des ehemaligen UÖS zu erkennen. Die physiologische Verengung entspricht nicht einer Striktur, sondern der ehemaligen Lokalisation der Ora serrata, die nun nach proximal verlagert ist.

Unter direkter Sicht oder in Inversion kann man gelegentlich dicht unterhalb dieser Leiste eine Hiatushernie sehen (Abb. 2.**63** und 2.**64**). Der Verdacht auf einen Barrett-Ösophagus sollte entstehen, wenn diese Leiste und die dort endenden Magenfalten erkennbar sind, der Übergang von Platten- zu Zylinderepithel jedoch mehr als 1 cm proximal davon lokalisiert ist. Da ein Adenokarzinom nur im Bereich metaplastischen Zylinderepithels vom Barrett- oder Intestinal-Typ entsteht, versucht man, diese Veränderungen durch Biopsien der auffälligen Mukosa im distalen Ösophagus nachzuweisen. Diese Diagnosestellung ist unabhängig vom Ausmaß der metaplastischen Veränderungen wichtig.

In manchen Fällen kann man weißlich-rosafarbene Plattenepithelinseln inmitten eines sonst uniform lachsfarbenen Barrett-Segments erkennen.

Wie oben erwähnt, sind eine ganze Reihe von Erkrankungen mit der Barrett-Metaplasie assoziiert. Im Plattenepithelbereich oberhalb der Ora serrata kann eine Ösophagitis vorkommen (Abb. 2.**65**), deren Erscheinungsbild der typischen distal lokalisierten Refluxösophagitis stark ähnelt. Die Mukosa imponiert gerötet und vulnerabel mit Erosion, Exsudation und Blutung. Auch das Barrett-Segment kann geringgradig vulnerabel und erythematös erscheinen.

Die Strikturen entstehen typischerweise auf der Höhe oder dicht proximal der Ora serrata, weshalb die distal einer Striktur gelegene Mukosa immer vom Zylinderepitheltyp ist. Die Lokalisation von Strikturen wandert zusammen mit der sich kranialwärts verschiebenden Ora serrata (Abb. 2.**66** und 2.**67**). Eine Ausnahme macht die im distalen Ösophagus befindliche ulkusassoziierte Striktur, an der sich fibröses Gewebe bildet. In diesem Fall bleibt die Striktur im distalen Ösophagus, auch wenn sich die Übergangszone in kranialer Richtung bewegt (Abb. 2.**68**). Bei distal lokalisierter Striktur kommt differentialdiagnostisch eine vernarbte Striktur in Betracht, die wegen des assozierten Ulkus mit Fibrose im distalen Ösophagus verblieben ist, oder ein infiltrierendes Adenokarzinom, das mit einer Striktur auftritt.

Etwa 15% der Refluxpatienten entwickeln eine Striktur. Strikturen im distalen Ösophagus sind häufig mit einer Hiatushernie oder einem Barrett-Ösophagus, Strikturen im mittleren oder oberen Ösophagusdrittel fast immer mit dem Barrett-Ösophagus assoziiert.

Die Ulzera beim Barrett-Ösophagus können auf der ganzen Länge des Barrett-Segments entstehen (Abb. 2.**69**). Typischerweise treten sie im unteren

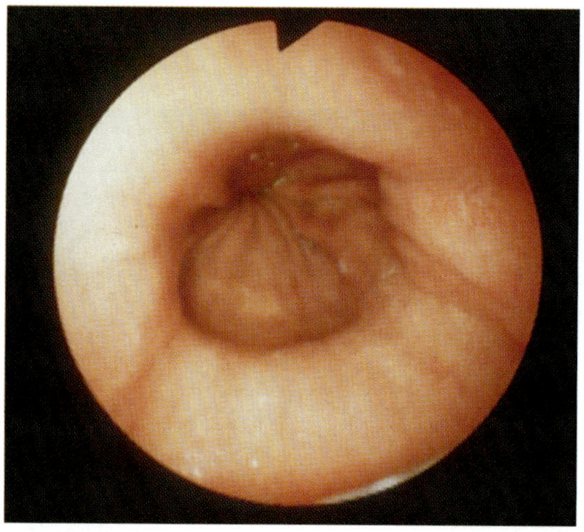

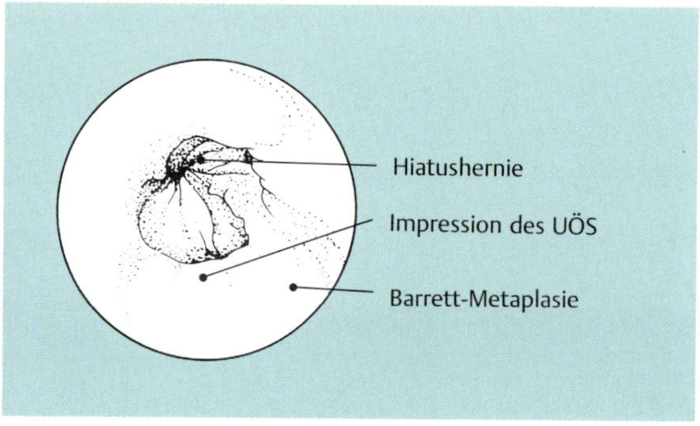

Abb. 2.**62** Hier ist der UÖS zu erkennen. Auch wenn die typische Grenze zwischen Platten- und Zylinderepithel nicht zu sehen ist, ist die Lumeneinengung erkennbar. Zudem liegt genau unterhalb des UÖS eine Hernie vor. Die Falten innerhalb der Hernie enden dicht unterhalb der verengten Stelle.

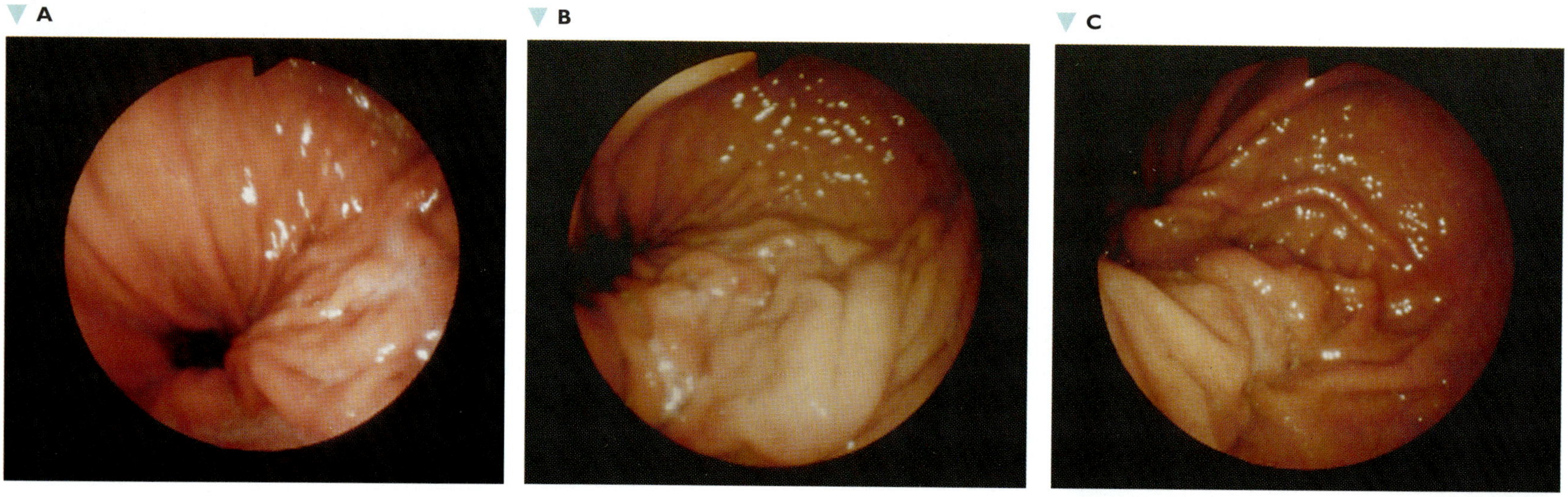

Abb. 2.**63** (**A**–**C**) Hiatushernien bei Barrett-Ösophagus; direkte Sicht während der Passage des Endoskops durch den UÖS.

Ösophagus auf, können tief sein und bluten. Sie sind nie vollständig von Plattenepithel umgeben; mindestens ein kleiner Ulkusrandabschnitt enthält immer Zylinderepithel.

Ulzera können auch im Bereich der Grenze zwischen Platten- und Zylinderepithel vorkommen (Abb. 2.**70**). In diesen Fällen bleibt das Ulkus in seiner ursprünglichen Position und wird zunehmend von Zylinderepithel umgeben, wenn die Epithelgrenze proximalwärts wandert. Im Bereich des Barrett-Segments kann die Differenzierung zwischen einer Plattenepithelinsel und einem Ulkus schwierig sein (Abb. 2.**71** und 2.**72**); die Tatsache, daß das Ulkus tief, das Plattenepithel jedoch flach imponiert, erleichtert die Unterscheidung.

Der Barrett-Ösophagus stellt eine Präkanzerose dar; bei etwa 8% der Patienten, die sich zunächst mit einem Barrett-Ösophagus vorstellen, findet sich ein Adenokarzinom des Ösophagus. Zudem kommt eine Dysplasie der Mukosa vor. Aufgrund dieser Tatsachen sollte überlegt werden, ob nicht alle Patienten mit einer Barrett-Metaplasie periodischen Screening-Tests zur Feststellung von Dysplasien bzw. Adenokarzinomen unterzogen werden sollten.

Das Oberflächenepithel im dysplastischen Areal erscheint irregulär, villös (Abb. 2.**73**) oder so wie das benachbarte Zylinderepithel. Es kann auch ein Mosaik veränderter Gewebetypen vorliegen. Die beim Barrett-Ösophagus selten auftretende erhaben-knotige Dysplasieform wird von einigen Autoren als Adenom bezeichnet.

Der Nachweis der Barrett-Dysplasie erfolgt histologisch. Manche Untersucher empfehlen zum Nachweis von Dysplasien oder Adenokarzinomen bei Patienten mit einem Barrett-Ösophagus Serienbiopsien – angefangen von der

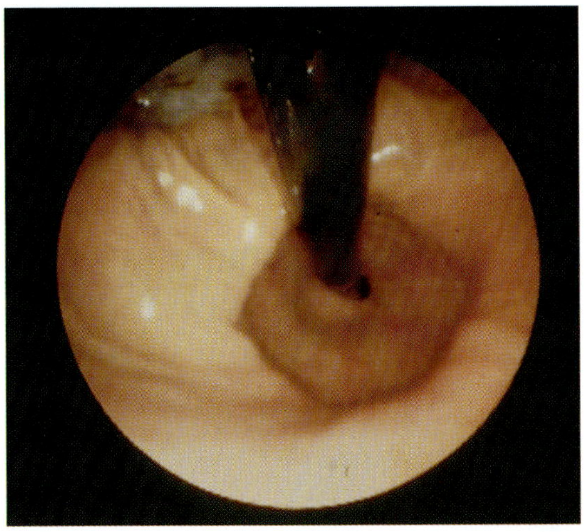

Abb. 2.**64** Hiatushernie bei Barrett-Ösophagus; Sicht von unten in Inversion.

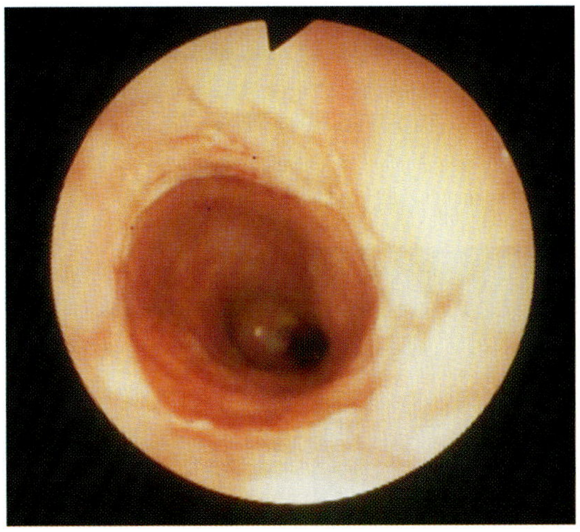

Abb. 2.**65** Barrett-Metaplasie. Die Schleimhautgrenze ist in den proximalen Ösophagus verlagert, hier sind Zeichen einer Entzündung und Ulzeration zu erkennen.

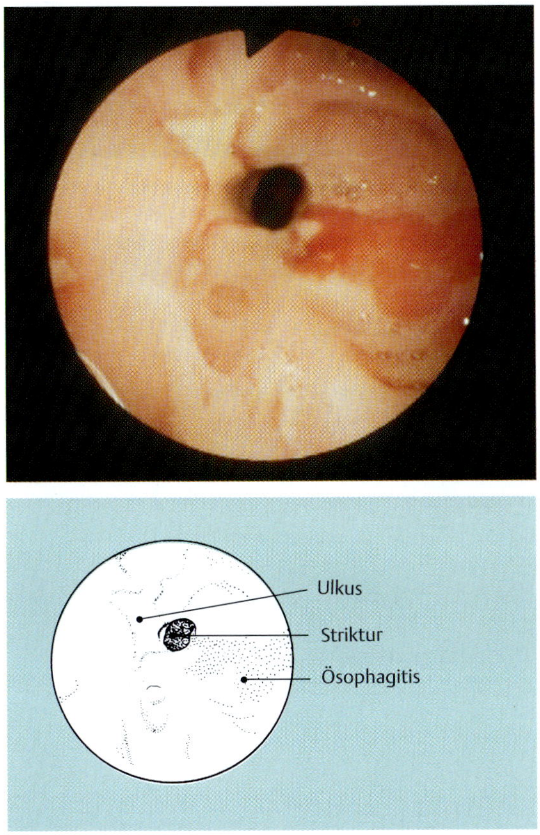

Abb. 2.**66** Barrett-Ösophagus. Striktur, Ösophagitis und Ulzeration im Bereich der proximal verlagerten Grenze zwischen Platten- und Zylinderepithel.

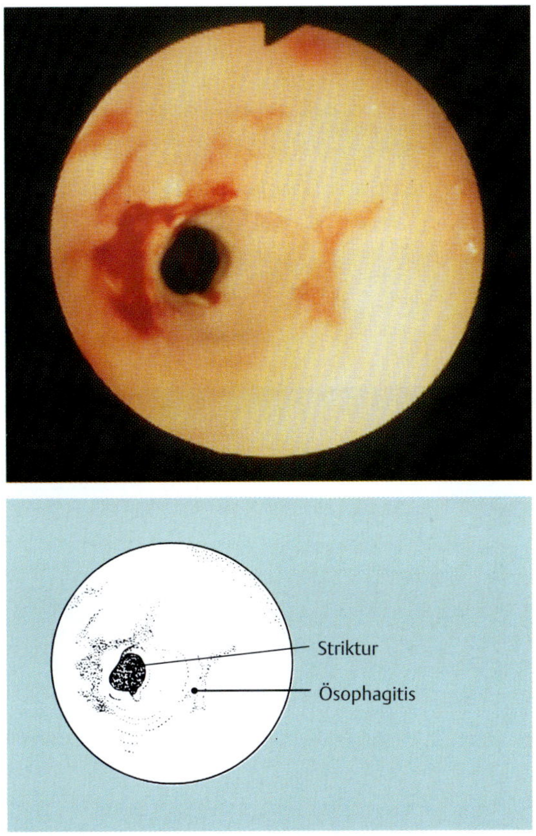

Abb. 2.**67** Barrett-Ösophagus. Ösophagitis, Ulzeration, Blutung und Striktur im Bereich der proximalwärts verlagerten Epithelgrenze, 20 cm von den vorderen Schneidezähnen entfernt.

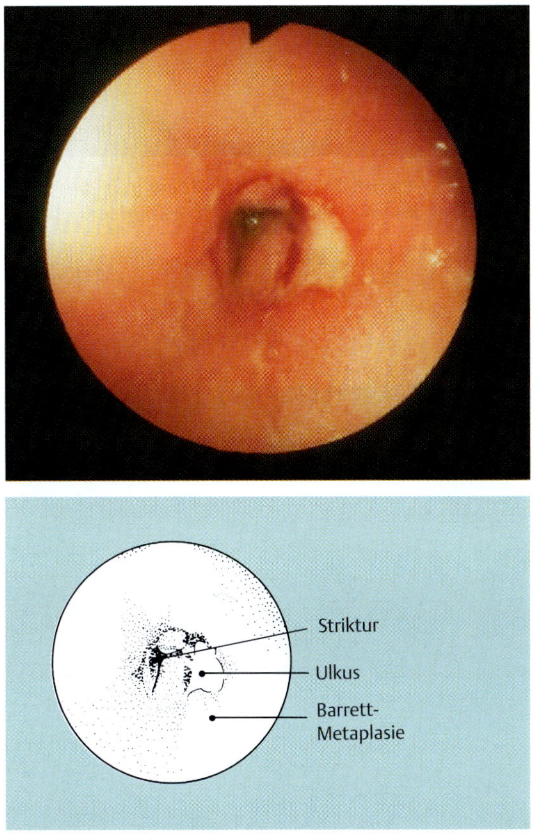

Abb. 2.**68** Barrett-Ösophagus. Die Ora serrata ist nach proximal verlagert, die assoziierte Ulzeration und Striktur bleibt jedoch im distalen Ösophagus auf der Höhe des UÖS.

A

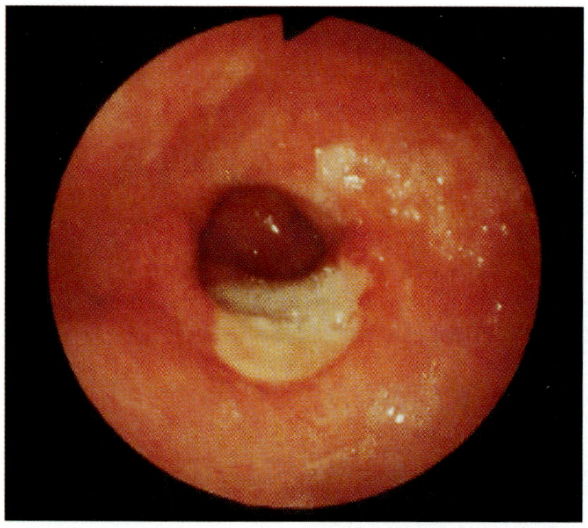

B

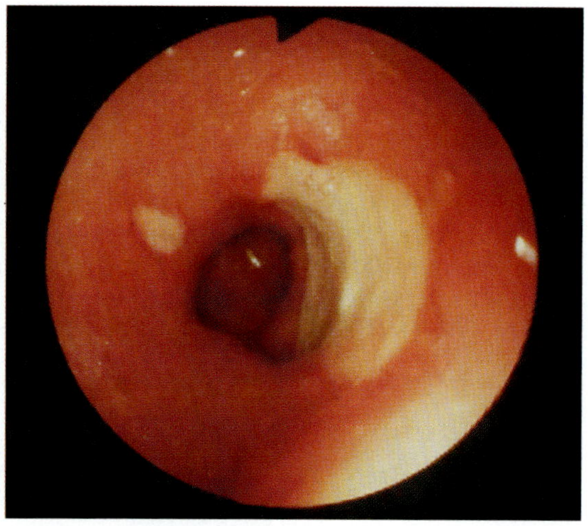

Abb. 2.**69** (**A**) Barrett-Ösophagus mit „Kissing-Ulzera“ im befallenen Segment. Die Ulzera erscheinen benigne, mit weißem Grund und glatten Rändern. Zum Ausschluß eines Malignoms erfolgte eine Biopsie und zytologische Untersuchung. (**B**) Nahaufnahme.

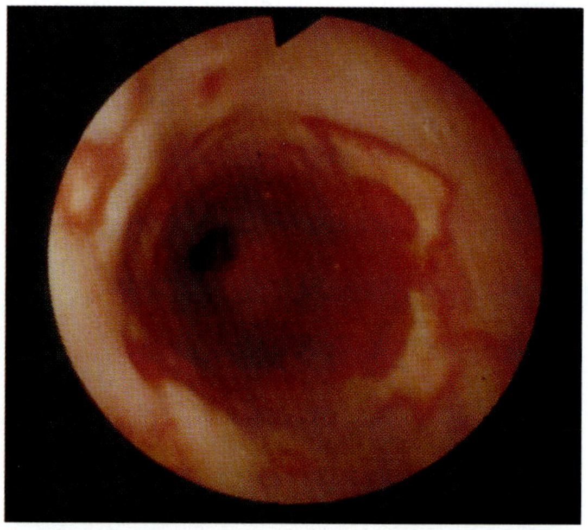

Abb. 2.**70** Barrett-Ösophagus mit multiplen Ulzera im Bereich der Grenze zwischen Platten- und Zylinderepithel.

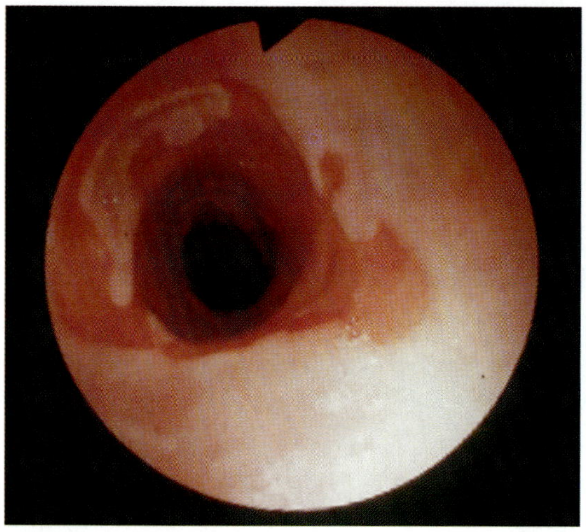

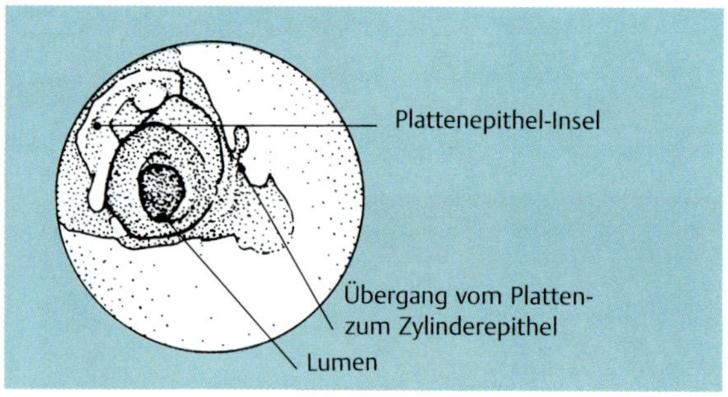

Abb. 2.**71** Barrett-Ösophagus und eine nach proximal verlagerte Grenze zwischen Platten- und Zylinderepithel. Plattenepithel-Insel, die von Barrett-Epithel umgeben ist.

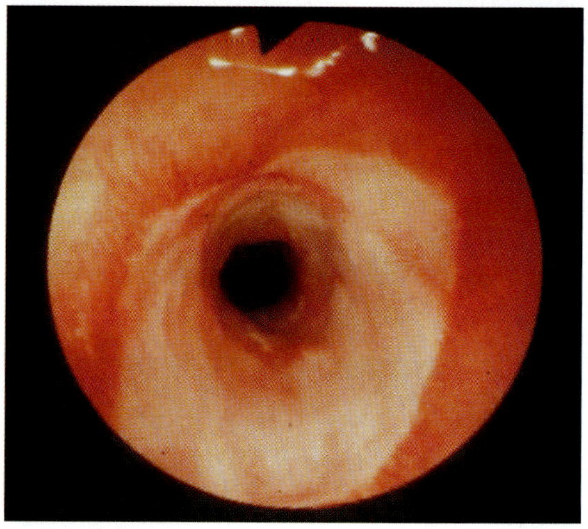

Abb. 2.**72** Barrett-Metaplasie in einem langen Segment mit einem Plattenepithelareal in der Mitte. Das Plattenepithel ist flach und von einem Ulkus zu unterscheiden.

A

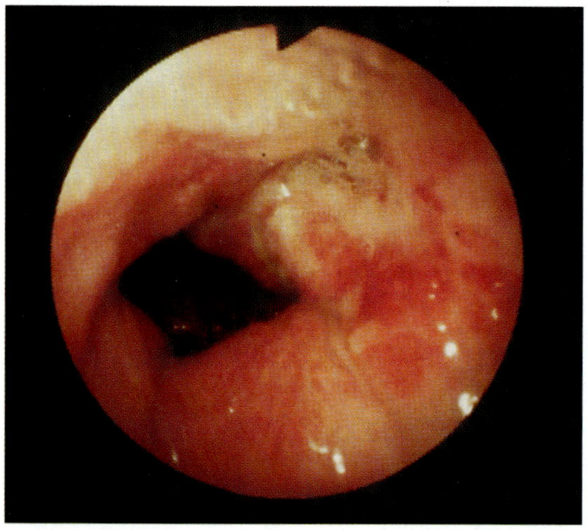

B

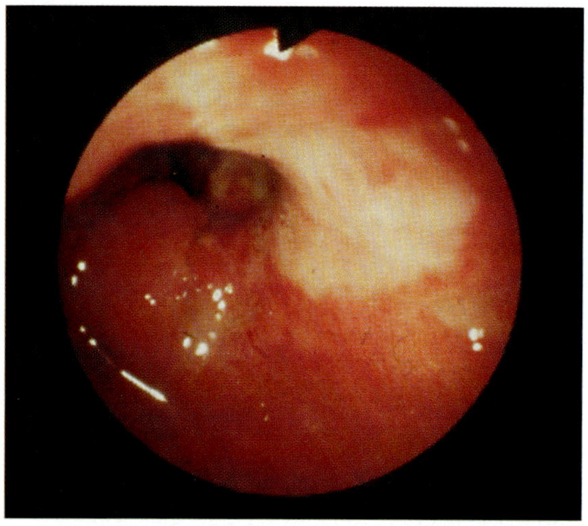

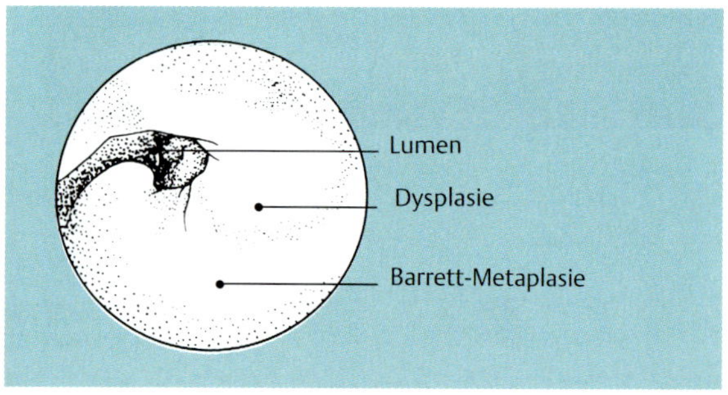

Abb. 2.**73** Barrett-Ösophagus mit Karzinom; proximal davon schwere Dysplasie. Man sieht zwei Ansichten (**A** und **B**) des dysplastischen Areals mit einer unregelmäßigen, verfärbten Oberfläche und einer kleinen Menge Exsudat.

Kardia den gesamten Ösophagus entlang – im Rahmen der Screening-Untersuchung.

Die Diagnose des Frühkarzinoms im Rahmen eines Barrett-Ösophagus wird immer wichtiger, weil diese Läsion wahrscheinlich durch eine operative Resektion zu therapieren ist. Ein Adenokarzinom kann sich auch an Stellen metaplastischen Zylinderepithels entwickeln, die endoskopisch nur minimal verändert erscheinen oder nicht von anderen Arealen metaplastischer Mukosa zu unterscheiden sind (Abb. 2.**74** bis 2.**76**). Die Karzinomdiagnose wird durch multiple Biopsien im Rahmen der Screening-Untersuchung gestellt (Abb. 2.**77**).

Adenokarzinome bei Barrett-Ösophagus kommen in der Regel im mittleren oder distalen, weitaus seltener im proximalen Ösophagusdrittel vor

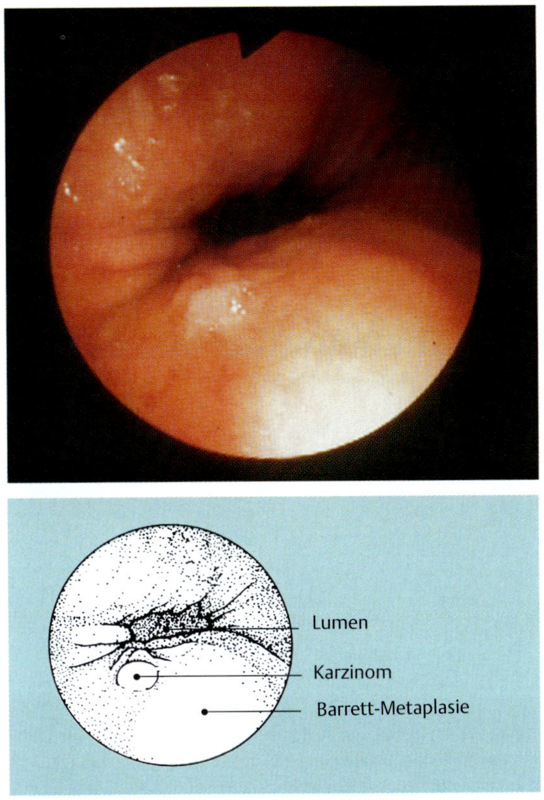

Abb. 2.**74** Barrett-Ösophagus mit einem sehr frühen Adenokarzinom.

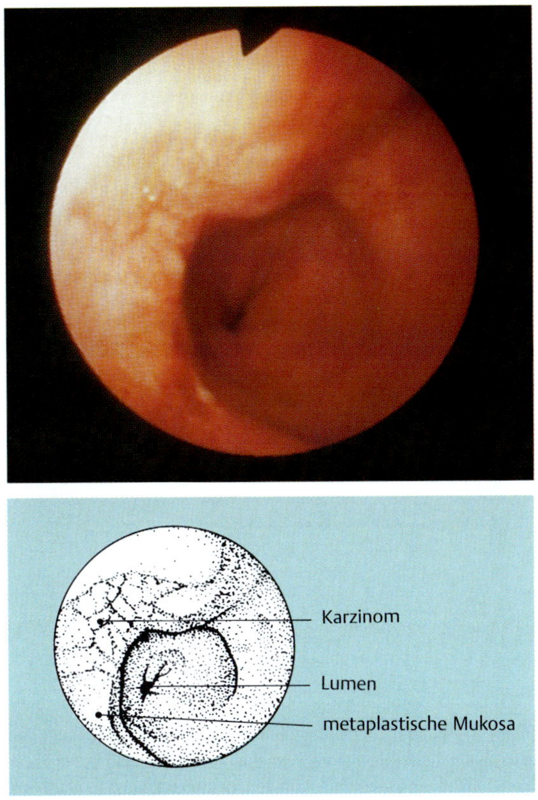

Abb. 2.**75** Barrett-Ösophagus mit kaum erkennbarem Adenokarzinom.

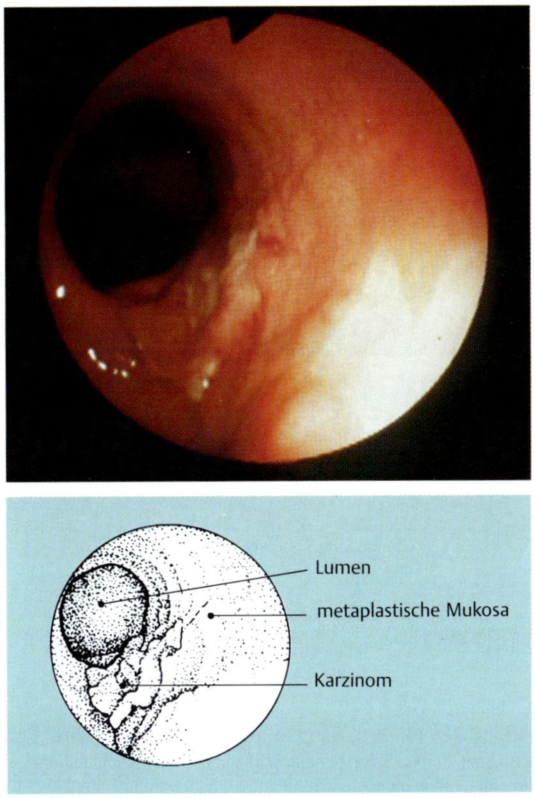

Abb. 2.**76** Barrett-Ösophagus mit unregelmäßiger Mukosa, die in der Biospie einem Adenokarzinom entsprach.

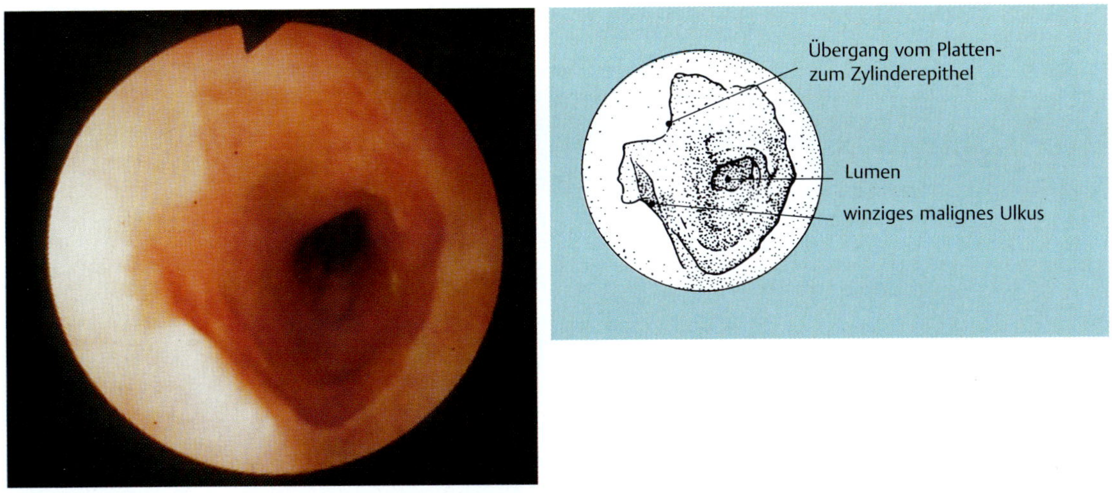

Abb. 2.**77** Barrett-Ösophagus mit proximaler Grenze zwischen Platten- und Zylinderepithel. Ein bei der Nachsorge-Endoskopie entdecktes kleines Ulkus stellte sich als Adenokarzinom heraus.

(Abb. 2.**78** bis 2.**80**). Adenokarzinome des Ösophagus sind mehrheitlich mit Barrett-Metaplasie assoziiert. Ganz selten entstehen Adenokarzinome in den submukösen Ösophagusdrüsen oder in den Gebieten kongenitaler, ektopischer Magenmukosa im Ösophagus (Abb. 2.**81** bis 2.**83**).

Die Form der Adenokarzinome ist flach-infiltrierend bis polypös. Sie ulzerieren häufig, können bluten und gelegentlich das Lumen verlegen (Abb. 2.**84** bis 2.**86**). Dem Karzinom benachbart können sich Metastasen in der Ösophaguswand befinden (Abb. 2.**87**). Adenokarzinome treten auch multipel auf

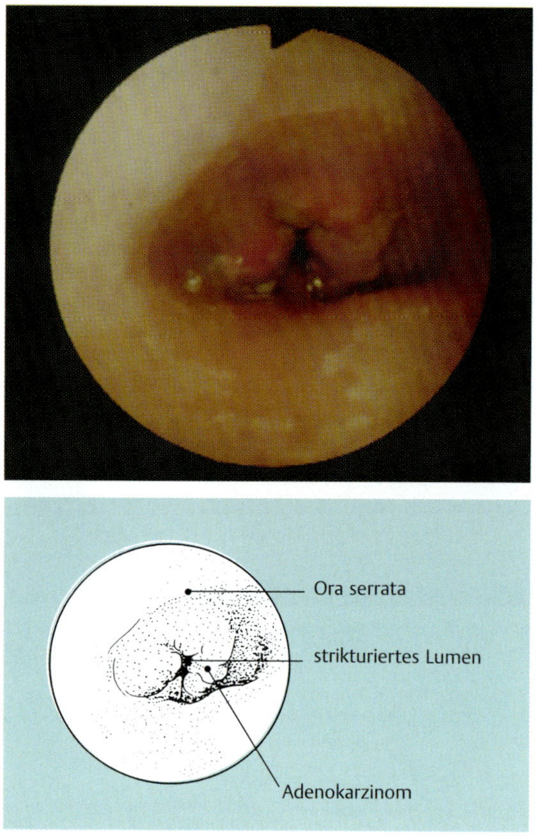

Abb. 2.**78** Barrett-Ösophagus mit unregelmäßiger Ora serrata; dicht darunter ein infiltrierendes und strikturierendes Adenokarzinom.

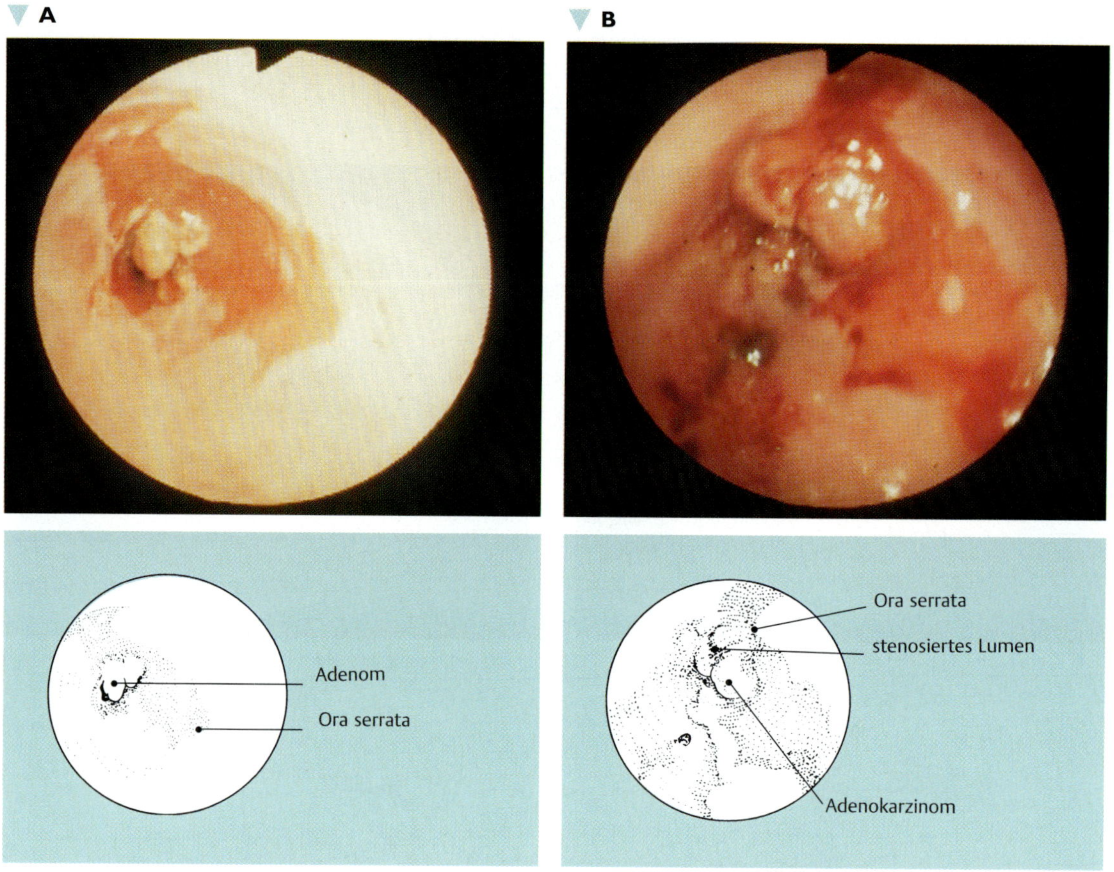

Abb. 2.**79** (**A**) Ösophagus-Adenom bei einem Patienten mit Barrett-Ösophagus. Aufgrund zugrundeliegender medizinischer Probleme wurde das Adenom endoskopisch mittels einer Technik wie bei Polypektomie entfernt. (**B**) Zwei Jahre später fand sich ein oberflächliches, aber bereits metastasiertes Adenokarzinom im gleichen Gebiet.

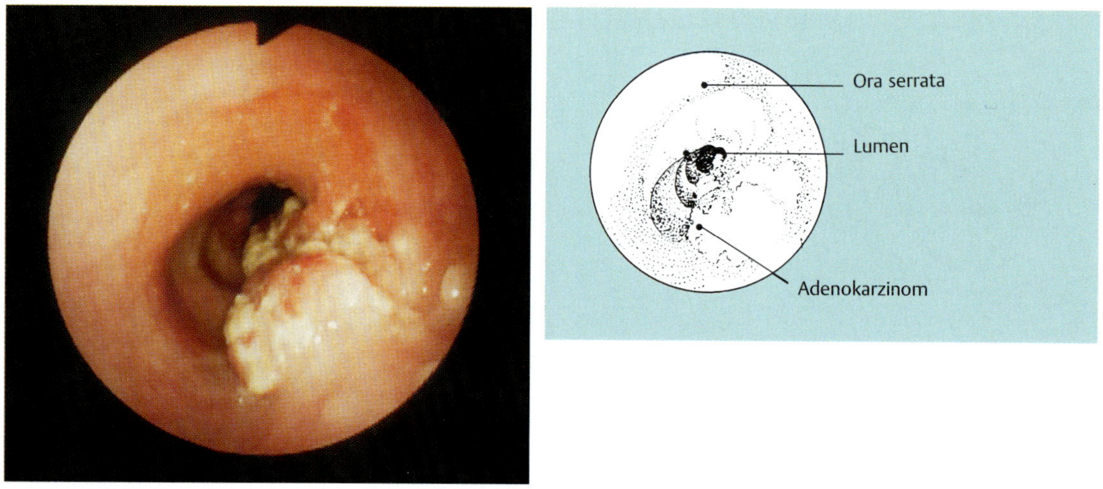

Abb. 2.**80** Barrett-Ösophagus: Im proximalen Ösophagus erkennt man ein Adenokarzinom an der Grenze zwischen Platten- und Zylinderepithel. Das erhabene Areal ist von einem Exsudat bedeckt.

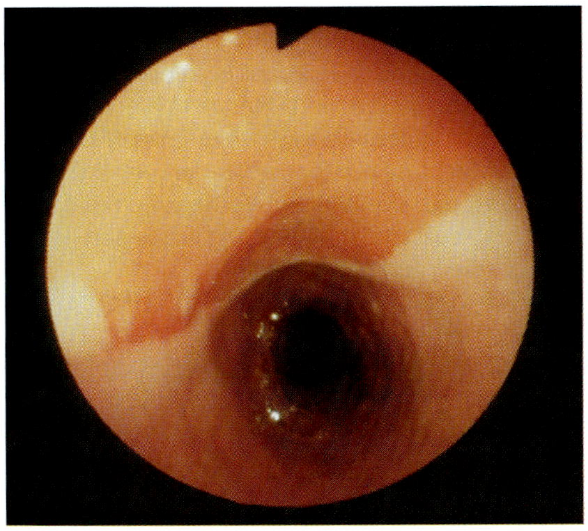

Abb. 2.**81** Heterotope Magenmukosa im proximalen Ösophagus.

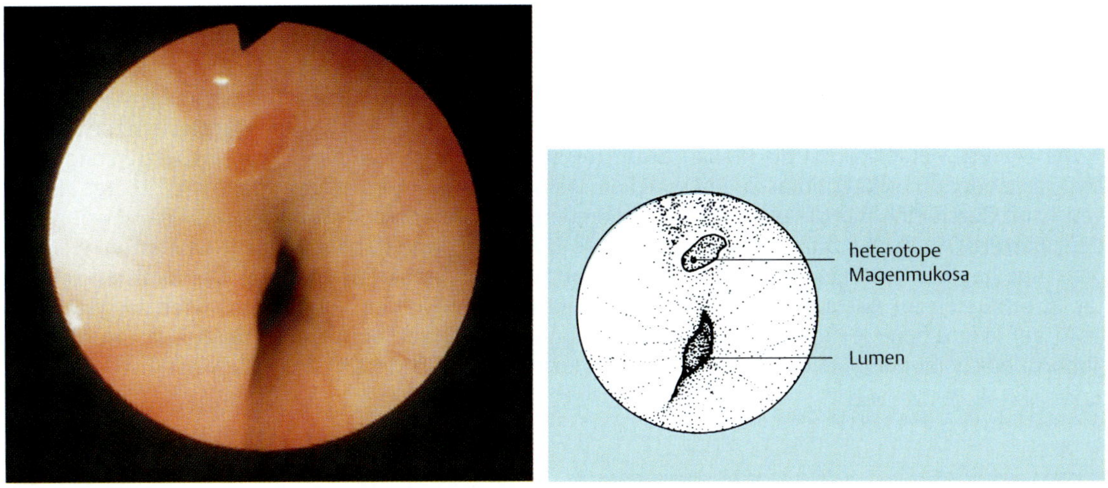

Abb. 2.**82** Ein kleines Gebiet heterotoper Magenmukosa im Bereich des oberen Ösophagussphinkters.

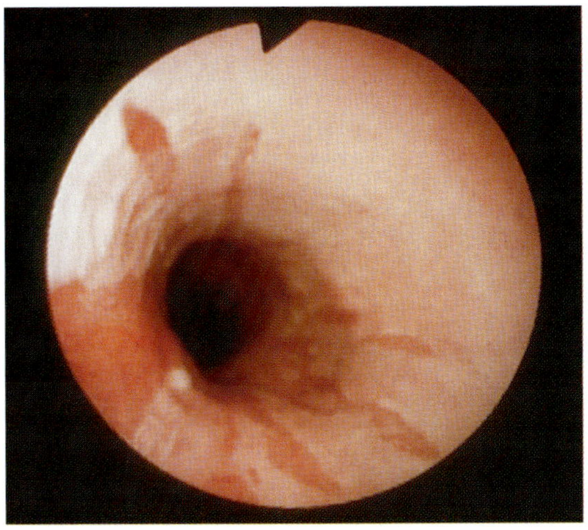

Abb. 2.**83** Heterotope Magenmukosa im Ösophagus. Die multiplen Heterotopien sehen wie das typische Magenepithel aus und sind von perlweißem Plattenepithel des Ösophagus umgeben.

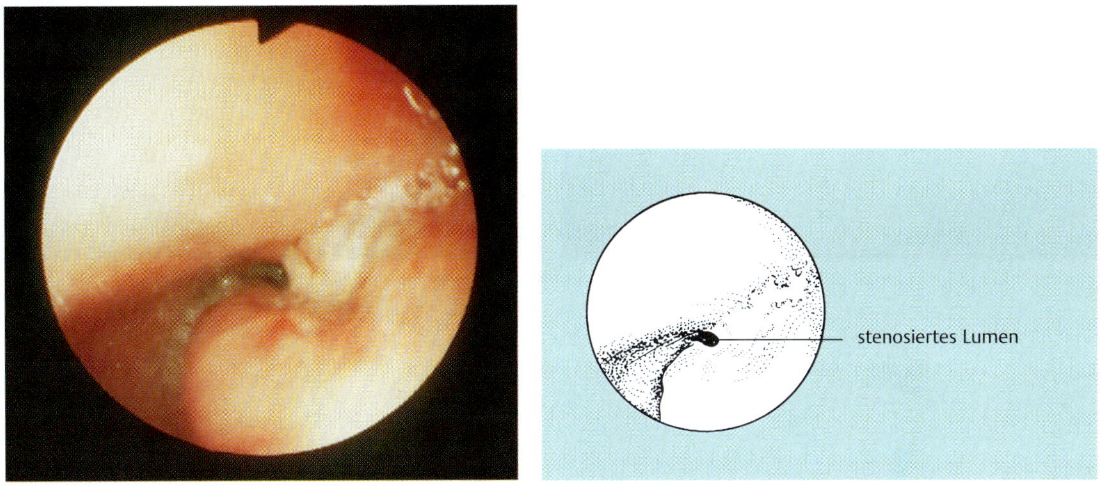

Abb. 2.**84** Barrett-Adenokarzinom im distalen Ösophagusdrittel, das eine irreguläre, enge Stenose des Lumens verursacht.

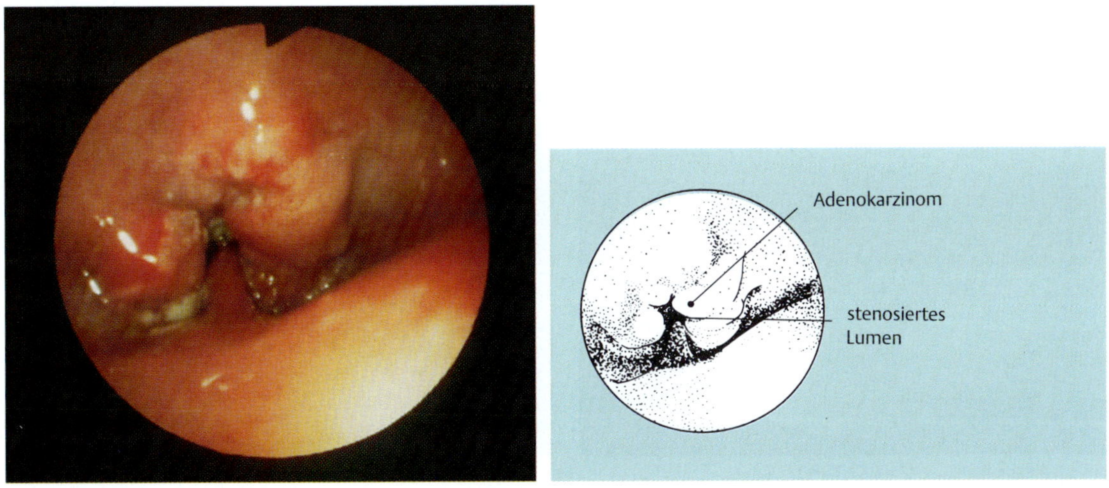

Abb. 2.**85** Barrett-Adenokarzinom mit Obstruktion des Lumens; der Tumor ist vulnerabel und unregelmäßig gestaltet.

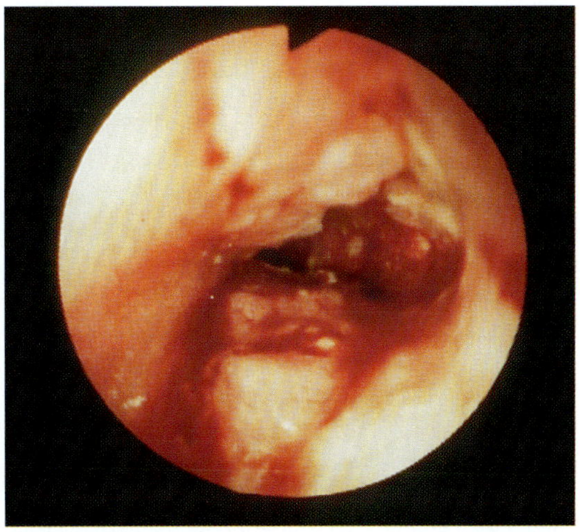

Abb. 2.**86** Barrett-Adenokarzinom im distalen Ösophagus; vulnerabler Tumor mit einer engen Stenose.

(Abb. 2.**88**). Zur Palliativtherapie bei schwer stenosierenden Karzinomen wird endoskopisch ein Stent gelegt (Abb. 2.**88** und 2.**89**). Eine detaillierte Diskussion des endoskopischen Bilds des Ösophagus- und Kardia-Adenokarzinoms findet sich in Kapitel 3.

Die Barrett-Metaplasie ist als Präkanzerose regelmäßig hinsichtlich einer Dysplasie oder eines Karzinoms zu überwachen. Bei Screening-Untersuchungen kann durch eine Biopsie eine der drei folgenden Befunde erhoben werden: Barrett-Ösophagus ohne Dysplasie, schwere Dysplasie ohne Karzinom oder eine fragliche oder geringgradige Dysplasie. Im Segment der Barrett-Metaplasie müssen im Abstand von 2 cm Biopsien entnommen werden – und zwar auf jeder Ebene je eine Biopsie aus allen Quadranten – sowie aus allen abnorm erscheinenden Stellen. Zeigt sich dabei nur eine Barrett-Metaplasie, wird die Untersuchung nach 1–2 Jahren wiederholt (Abb. 2.**90**). Bei schwerer („high-grade“) Dysplasie (Abb. 2.**91**) ist eine Wiederholungsendoskopie mit ausgiebigen Biopsien binnen eines Monats indiziert. Findet sich erneut eine Dysplasie ohne Karzinom, ist zwischen einem chirurgischen Eingriff und der fortgesetzten endoskopischen Überwachung mit Biopsieentnahmen zunächst alle drei, später alle sechs Monate zu entscheiden. Bei Vorliegen eines Karzinoms, das gewöhnlich neben einem Areal mit schwerer Dysplasie auftritt, ist die Operation, wenn durchführbar, die Therapie der Wahl.

Die Biopsien sollten in jedem Fall von einem im GI-Bereich versierten Pathologen ausgewertet werden, bevor eine definitive Therapie erfolgt. Für Patienten der mittleren Risikogruppe werden Überwachungsendoskopien und Biopsien in 6–12 Monatsintervallen empfohlen. Findet sich endoskopisch eine

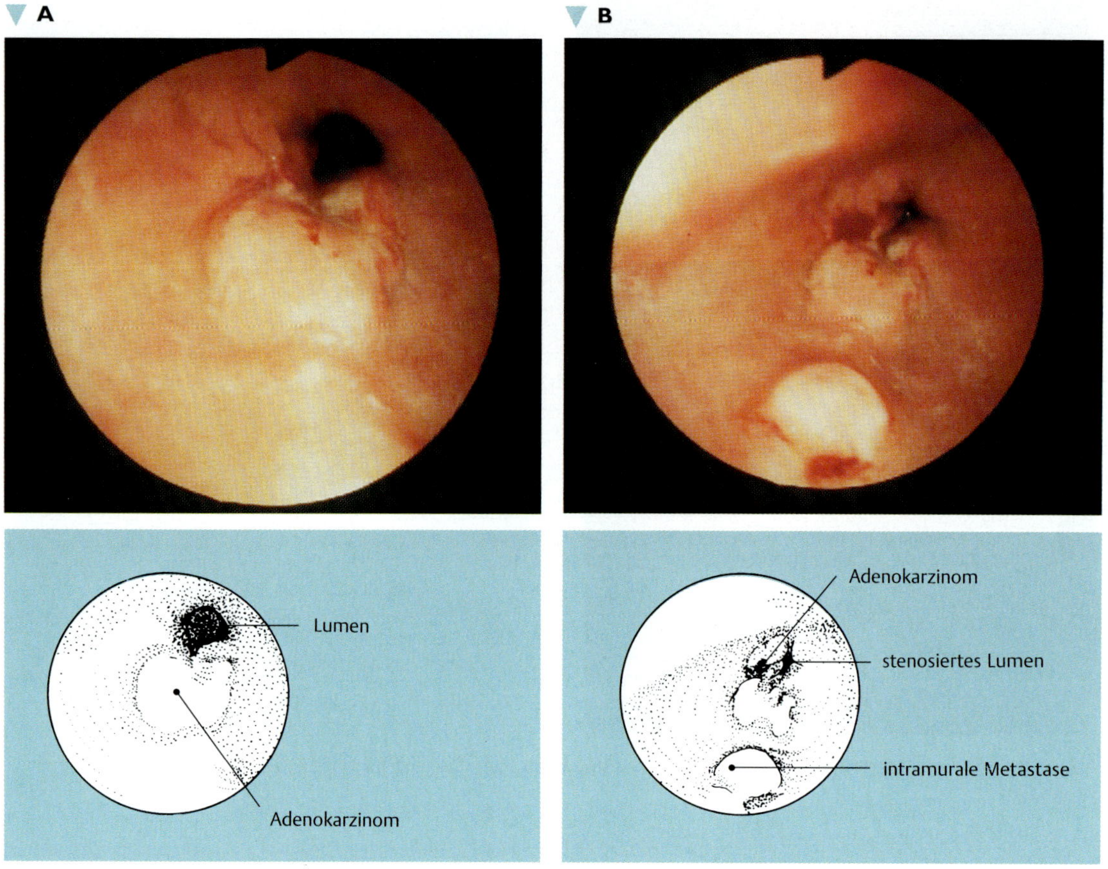

Abb. 2.**87** (**A**) Distales Adenokarzinom bei Barrett-Ösophagus. Der Tumort infiltriert diffus und metastasiert intramural (**B**).

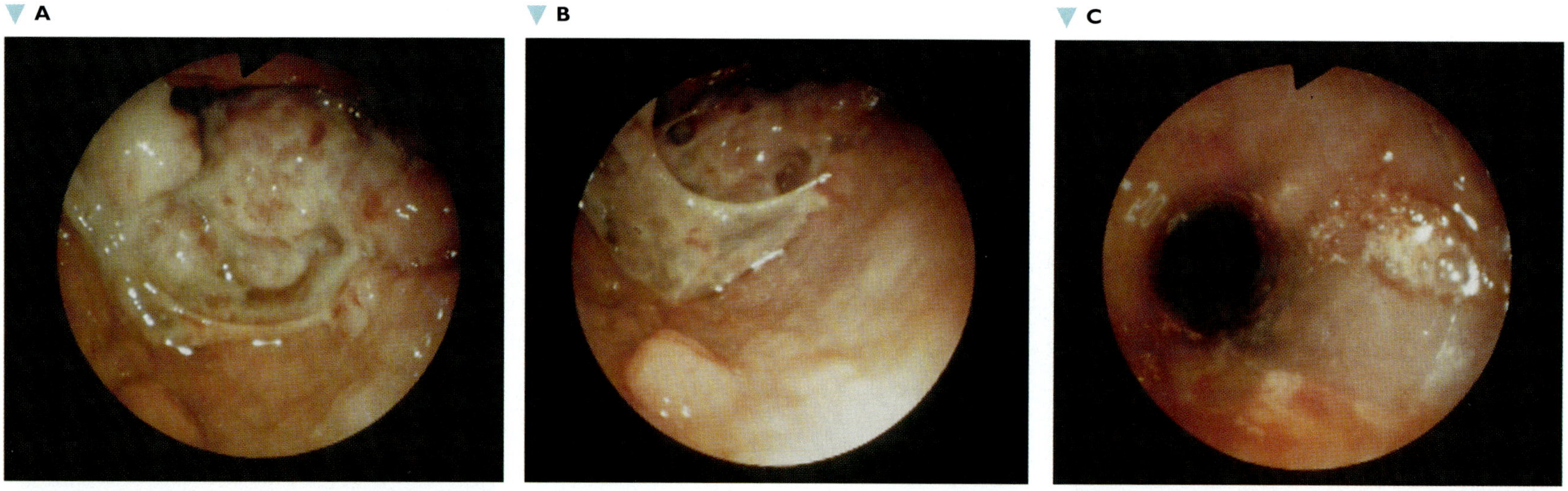

Abb. 2.**88** Multiple Adenokarzinome bei Barrett-Ösophagus. (**A**) Großer, infiltrierender und obstruierender Tumor im distalen Ösophagus. (**B**) Kleines Adenokarzinom proximal des großen Tumors. (**C**) Das kleinere, proximal gelegene Karzinom ist durch die transparente Wand der Tygon-Prothese zu sehen, die palliativ gelegt wurde.

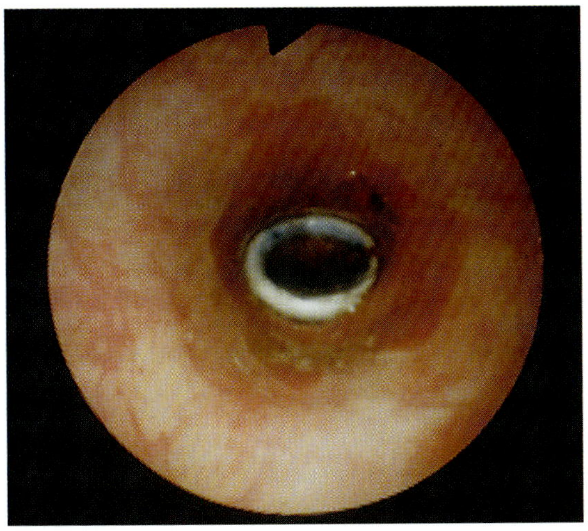

Abb. 2.**89** Therapie eines stenosierenden Barrett-Karzinoms mit einer Ösophagus-Endoprothese. Das proximale, weite Tubenende liegt dicht distal der Ora serrata, der Tumor unmittelbar hinter dem Prothesenende.

karzinomverdächtige Stelle, obwohl bioptisch kein Tumor nachweisbar ist, sollte die histozytologische Untersuchung wiederholt werden.

Außerdem sollten im Hinblick auf das Vorliegen eines Karzinoms der Nachweis und die Ausdehnung einer endoskopischen Abnormität und die Ergebnisse der histologischen Untersuchung berücksichtigt werden. Die Flow-Zytometrie (DNA Histogramm) erleichtert die Identifizierung krebsgefährdeter Patienten; hierbei handelt es sich um eine Methode, die Zellen mit normalem diploidem DNA- oder abnormem tetra- oder aneuploidem Gehalt identifiziert (Abb. 2.**92** und 2.**93**).

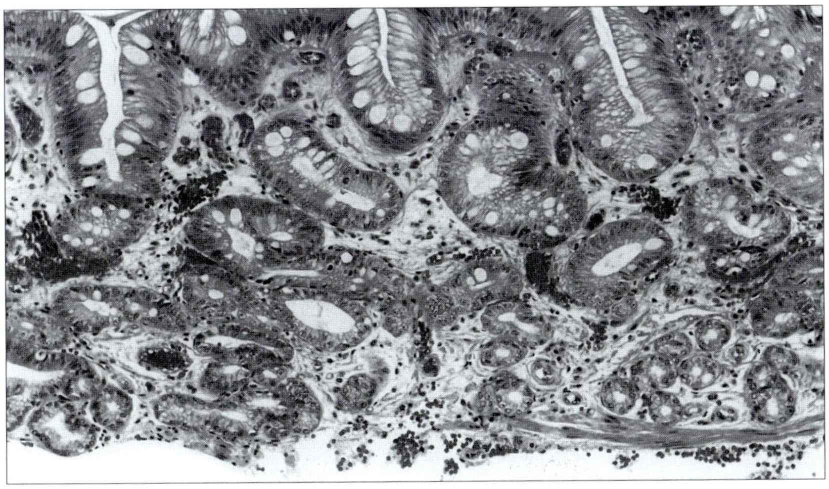

Abb. 2.**90** Spezialisiertes, metaplastisches Epithel beim Barrett. Das Gewebe ist durch Becherzellen und schleimproduzierende Zellen im Oberflächenepithel charakterisiert. Pylorokardiale Magendrüsen liegen in den tieferen Mukosaschichten. (Mit freundlicher Genehmigung von Dr. Brian Reid und Dr. Rodger Haggitt.)

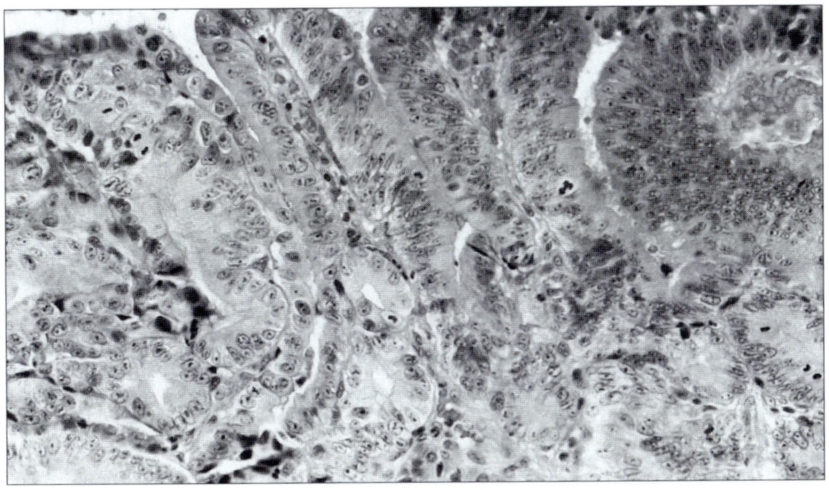

Abb. 2.**91** Hochgradige Dysplasie bei Barrett-Metaplasie. Typisch sind polymorphe, stratifizierte Zellkerne; im Vergleich zum Barrett-Epithel enthalten die Zellen weniger Mukus und es erscheinen Areale mit pathologischer Anordnung der Drüsen (die Drüsen liegen Rücken an Rücken). (Mit freundlicher Genehmigung von Dr. Brian Reid und Dr. Rodger Haggitt.)

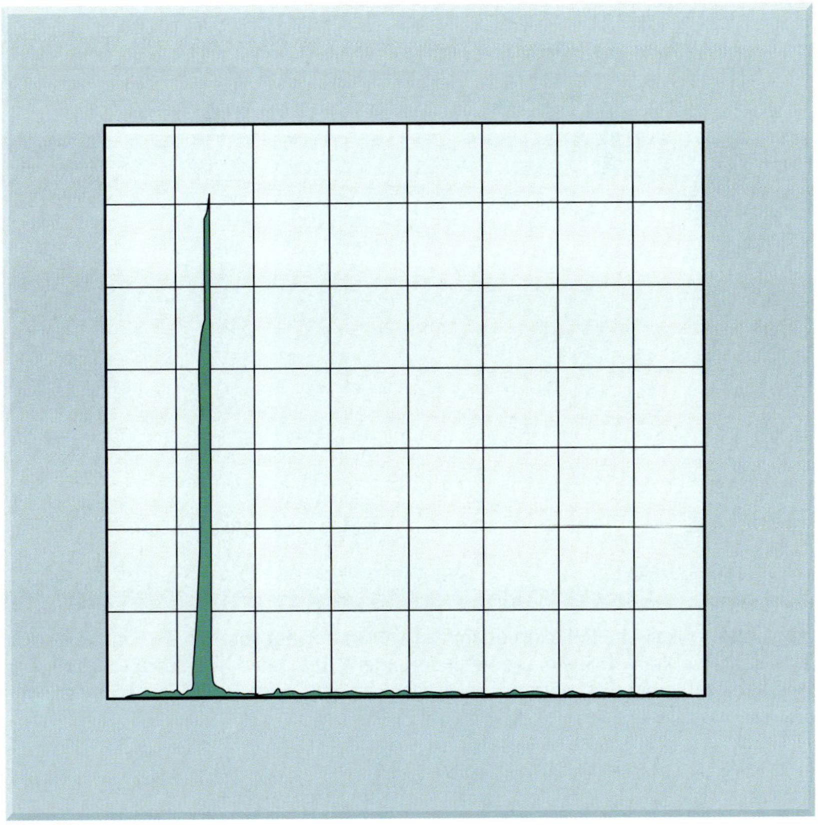

Abb. 2.**92** Normaler DNA-Gehalt im DNA-Histogramm bei einem Patienten mit Barrett-Metaplasie ohne Dysplasie. Die Mehrzahl der Zellen weist einen diploiden DNA-Gehalt auf (GI); normale S-Phase und G2-Fraktionen. (Mit freundlicher Genehmigung von Dr. Brian Reid und Dr. Peter Rabinovitch.)

Alkalische Refluxösophagitis

Die mukosaschädigenden, in den Ösophagus zurückfließenden Magensäfte enthalten nicht nur Magensäure und Pepsin, sondern auch alkalische Gallensalze. Gelegentlich (z. B. nach Billroth-II-Operation) wird reichlicher Reflux galliger Sekretionen beobachtet, der zur alkalischen Refluxösophagitis führt (Abb. 2.**94**). Das endoskopische Bild ähnelt dem der peptischen Refluxösophagitis; man findet jedoch reichlich Galle im distalen Ösophagus.

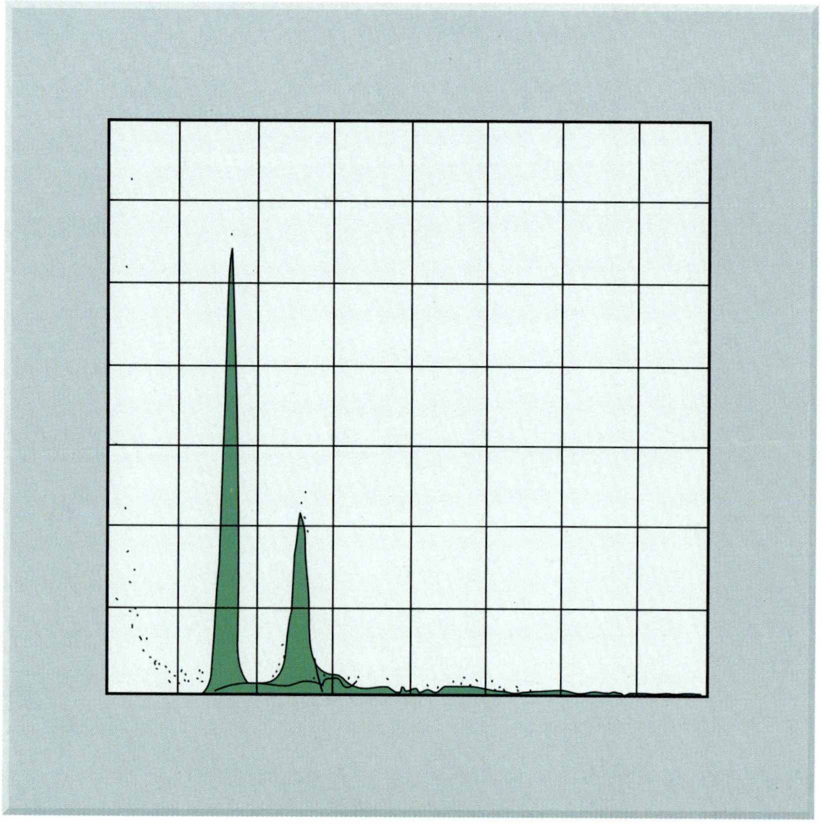

Abb. 2.**93** Pathologischer DNA-Gehalt im DNA-Histogramm bei einem Patienten mit hochgradiger Barrett-Dysplasie. Zusätzlich zur normalen Zellpopulation mit diploidem DNA-Gehalt (GI) erkennt man eine ausgeprägte aneuploide Zellpopulation mit 3,3 N-DNA-Gehalt. (Mit freundlicher Genehmigung von Dr. Brian Reid und Dr. Peter Rabinovitch.)

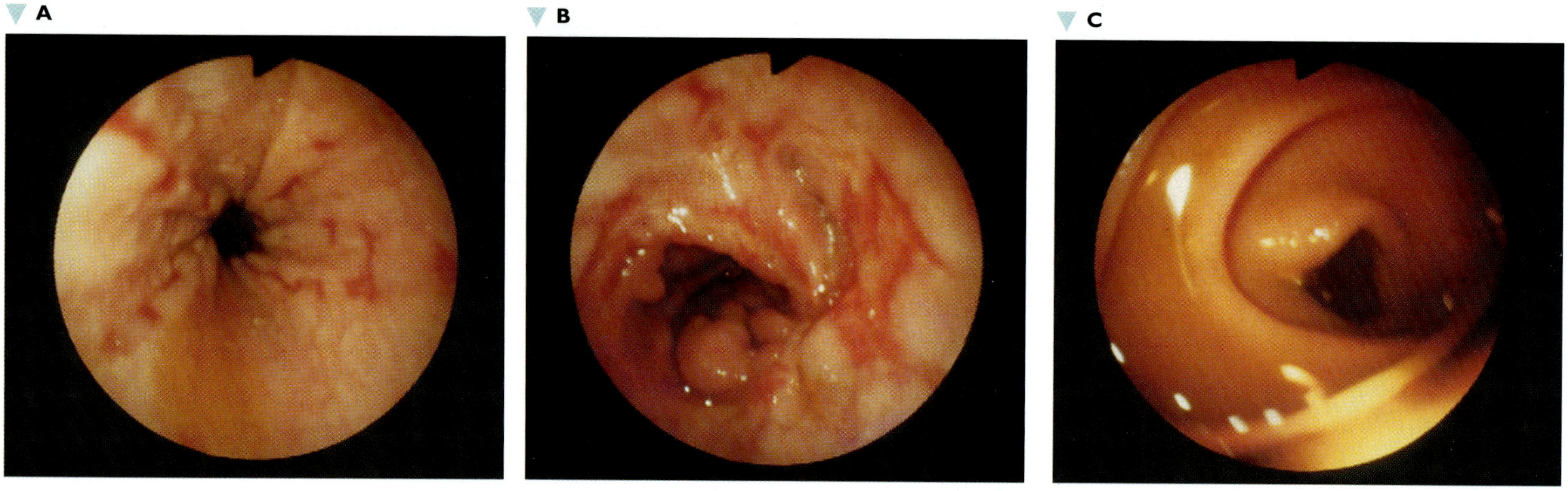

Abb. 2.**94** Alkalische Refluxösophagitis. (**A**) Man erkennt rote Streifen und ungewöhnlich viel Gallenflüssigkeit. (**B**) Eine andere erkrankte Stelle: Die Veränderungen entstanden hier durch Gallereflux aufgrund einer Gastrojejunostomie, die nach einer Gastrektomie bei Magenkarzinom erfolgte. (**C**) Reichlich Gallenflüssigkeit im Jejunum-Segment.

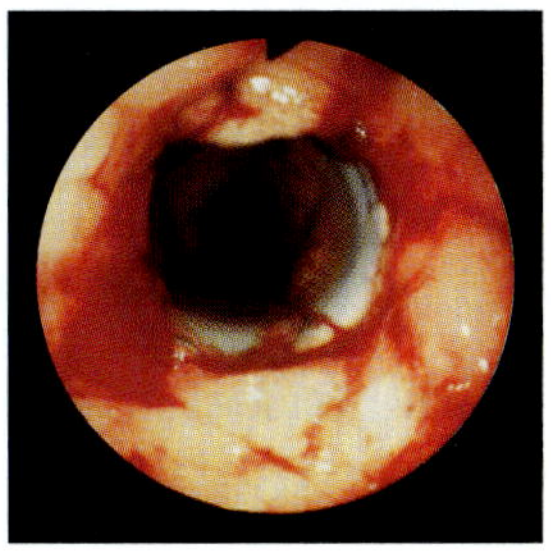

3

Ösophagus II: Neoplasien, Infektionen und Graft-versus-Host-Disease

In diesem Kapitel werden Tumoren und Infekte des Ösophagus sowie die Beteiligung des Ösophagus im Rahmen der Graft-versus-Host-Disease besprochen.

Tumoren des Ösophagus sind benigne oder maligne, primäre Karzinome oder Metastasen. In diesem Kapitel werden die endoskopische Laser-Photokoagulation (Nd-YAG) und die Strahlentherapie der Ösophagustumoren behandelt; weiterhin geht es um Herpes-, Candida-, HIV- und Zytomegalievirus-Infektionen.

Tumoren des Ösophagus

Die Ösophagustumoren – ein signifikantes Problem in der klinischen Medizin und Gastroenterologie – werden als benigne oder maligne klassifiziert. Die Malignome des Ösophagus sind selbstverständlich die weitaus problematischeren der beiden. Trotz diagnostischer Fortschritte in der Endoskopie, Scanning-Computertomographie und im Röntgen-Doppelkontrastverfahren in der letzten Zeit bleibt die 5-Jahres-Überlebensrate für das Ösophaguskarzinom sehr düster. Da die Endoskopie derzeit die primäre diagnostische Methode darstellt, werden wir zunächst auf den Einsatz der Endoskopie bei benignen und malignen Haupttumoren eingehen. Neueren Untersuchungen zufolge kann die lokale Invasion und Ausdehnung des Ösophaguskarzinoms am besten endosonographisch beurteilt werden; deshalb folgen am Ende dieses Abschnittes Ultraschallbilder von Ösophaguskarzinomen.

■ Benigne Tumoren des Ösophagus

Leiomyom

Das Leiomyom ist der häufigste benigne Ösophagustumor. Er wird oft zufällig bei der Sektion oder während einer zu einem anderen Zweck durchgeführten endoskopischen oder radiologischen Untersuchung entdeckt. Endoskopisch präsentiert sich das Leiomyom typischerweise als eine submuköse Verdikkung mit normal erscheinender Mukosa (Abb. 3.**1** und 3.**2**). Leiomyome sind meist im oberen Ösophagusdrittel lokalisiert und erstrecken sich proximalwärts bis zum oberen Ösophagussphinkter (Abb. 3.**2**).

Leiomyome bluten selten und verursachen in der Regel keine Beschwerden, es sei denn, sie sind sehr groß. Da bei der Biopsie gewöhnlich nur Anteile normaler Mukosa erfaßt werden, ist diese Untersuchung oft unergiebig.

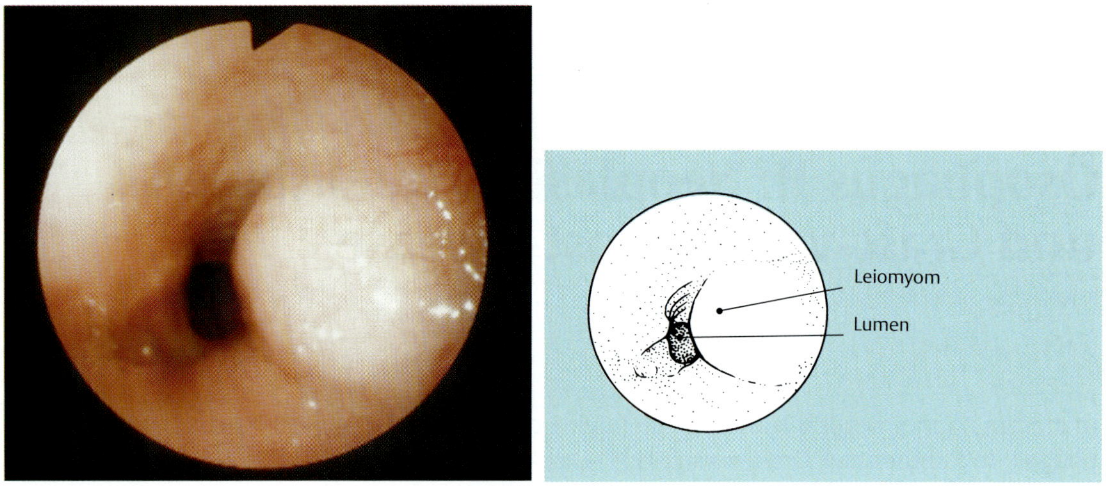

Abb. 3.**1** Submuköses Leiomyom, das von unauffälligem Ösophagusepithel bedeckt wird. Die Endosonographie kann bei der genaueren Untersuchung helfen.

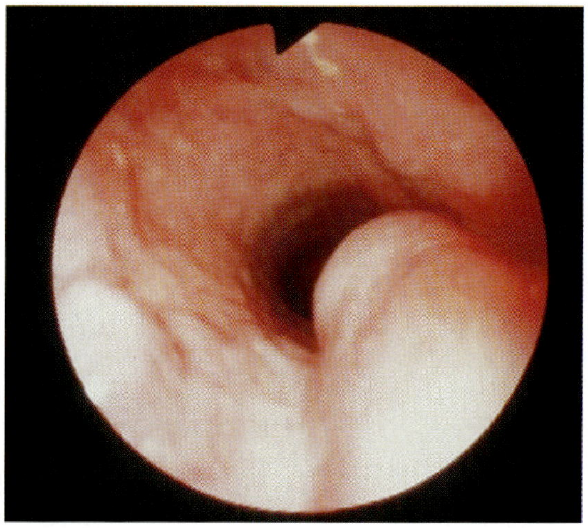

Abb. 3.**2** Submuköses Leiomyom im oberen Ösophagus mit Ausdehnung in den proximalen Ösophagussphinkter; normales Oberflächenepithel.

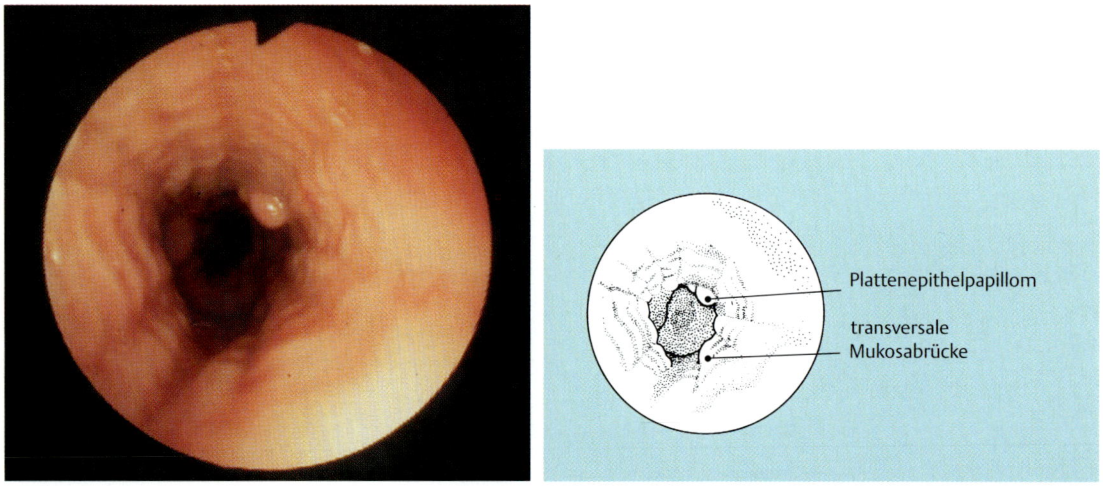

Abb. 3.**3** Kleines Plattenepithelpapillom im Ösophagus. Oberflächenepithel und Querriffelung erscheinen normal.

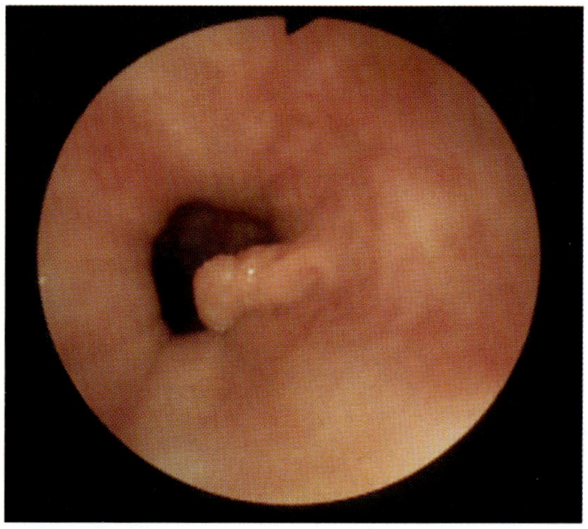

Abb. 3.**4** Papillom im distalen Ösophagus.

Die operative Entfernung eines Leiomyoms ist indiziert, wenn es aufgrund seiner Größe Symptome verursacht oder besorgniserregend erscheint. Die Biopsie eines Ösophagus-Leiomyoms wird gelegentlich deshalb unterlassen, weil man befürchtet, durch die Biopsie eines Leiomyoms vor der operativen Exstirpation des Tumors eine Fistel an der Biopsiestelle zu verursachen.

Plattenepithelpapillom

Hierbei handelt es sich um eine einzeln (Abb. 3.**3** und 3.**4**) oder multipel (Abb. 3.**5** und 3.**6**) auftretende, kleine, warzenähnliche Wucherung im Ösophagus, die von unauffällig erscheinender Mukosa überzogen ist. Die Plattenepithelpapillome werden durch das humane Papillomavirus verursacht. Manche dieser meist kleinen Tumoren weisen einen Stiel oder einen Pseudostiel auf (Abb. 3.**7**). Auch wenn sie gelegentlich größer werden, bleiben sie meist asymptomatisch. Das Plattenepithelpapillom ist manchmal schwer von einer (z. B. glykogenbedingten) Akanthose oder Glykogenablagerungen zu differenzieren (Abb. 3.**8** bis 3.**10**).

Adenomatöser Polyp

Die selten im Ösophagus vorkommenden adenomatösen Polypen sind oft mit einer Barrett-Metaplasie assoziiert. Gestielte Polypen dieser Art können mit der Polypektomieschlinge elektrochirurgisch entfernt werden. Endoskopisch sind sie, wie adenomatöse Polypen anderswo im GI-Trakt, von einer erythematösen retikulierten Mukosa überzogen. In der gastroösophagealen Übergangszone befindliche Polypen erweisen sich in vielen Fällen als in den Ösophagus prolabierte Adenome des Magens (Abb. 3.**11**).

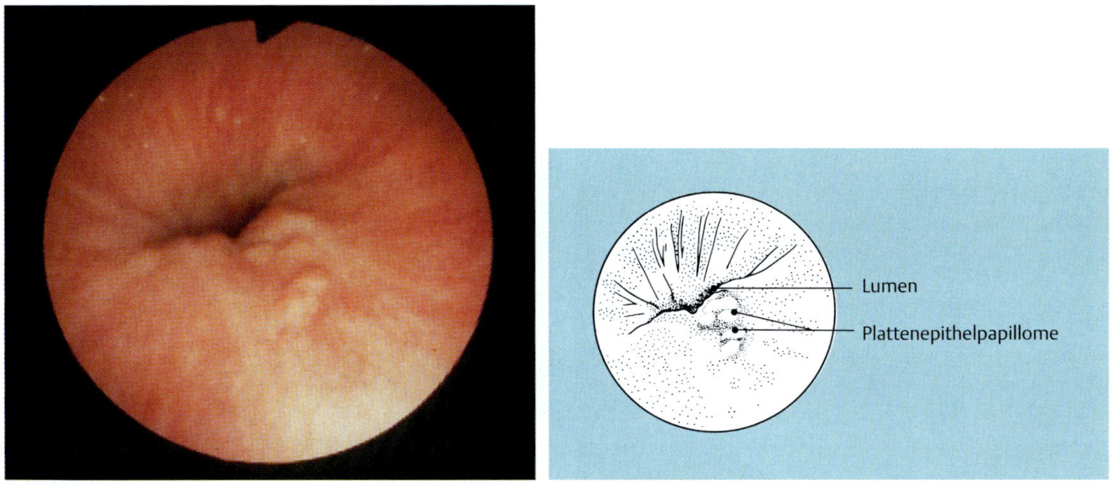

Abb. 3.**5** Mehrere kleine Plattenepithelpapillome im distalen Ösophagus.

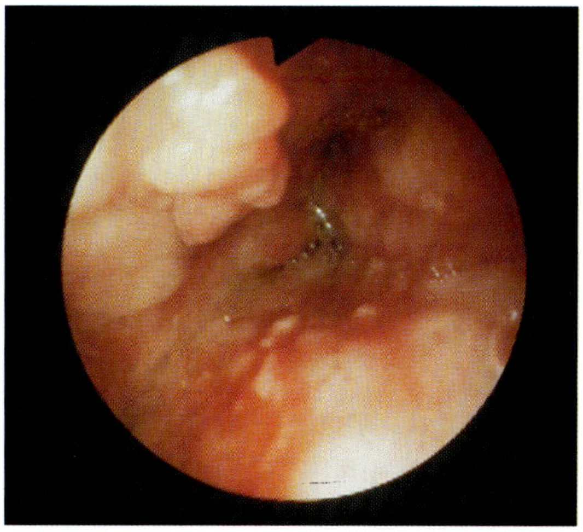

Abb. 3.**6** Multiple, große Plattenepithelpapillome im Ösophagus.

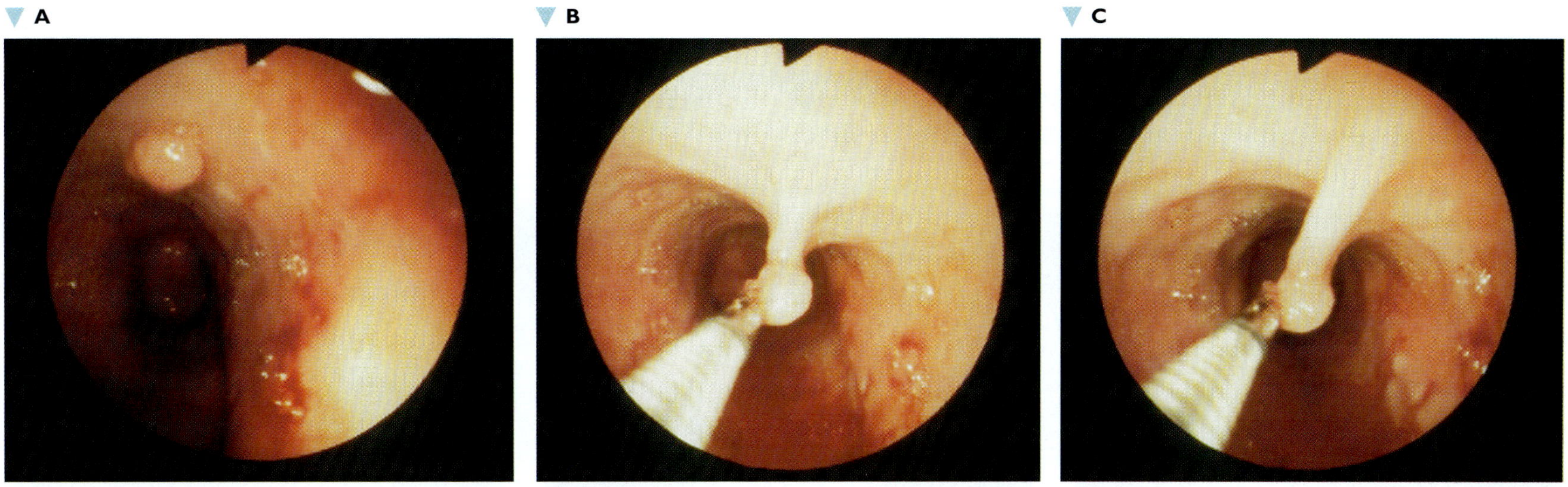

Abb. 3.**7** (**A**) Dieses solitäre Plattenepithelpapillom im Ösophagus wird von normalem Epithel bedeckt; ein Stiel ist nicht zu erkennen. (**B**) Durch vorsichtiges Ziehen mit der Biopsiezange wird ein Stiel sichtbar, der sich bei weiterem Zug als noch länger erweist (**C**).

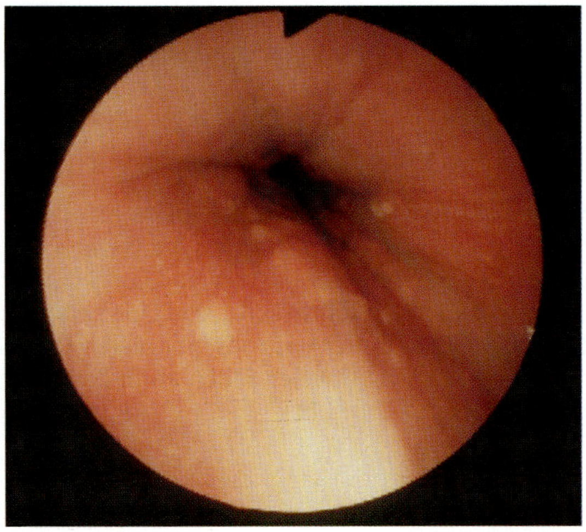

Abb. 3.**8** Kleine Läsionen im distalen Ösophagus, die sich als Plattenepithelpapillome erwiesen, initial jedoch als glykogene Akanthose diagnostiziert worden waren.

Andere polypöse Läsionen

Zu den anderen benignen polypösen Ösophagusläsionen gehören Lipome, entzündlich-fibromatöse Polypen, Lymphangiome und epitheliale Zysten, die alle endoskopisch schwierig voneinander unterscheidbar sind. Gestielte und mäßig große Läsionen können schlingektomiert werden; sessile und große Tumoren erfordern eine chirurgische Exstirpation. Bei Patienten mit einem Lymphom oder einer Leukämie können sich intramurale Hämatome entwickeln; das gilt ebenfalls für Patienten, die mit Antikoagulanzien behandelt werden. Diese Hämatome sollten nicht biopsiert oder entfernt werden.

„Sentinel fold" und Polyp

Unter einer „sentinel fold" versteht man eine längliche Falte in einer Hiatushernie, die mit einer Refluxsymptomatik assoziiert ist und mit einem Polypen oder Tumor verwechselt werden kann. Sie ist typischerweise an der großen Kurvatur des Magens lokalisiert und endet proximal an der Schleimhautübergangszone. An der Spitze der Falte kann sich eine Erosion oder ein kleines Ulkus befinden (Abb. 3.**12**). Im Grunde ist die Falte eine hyperämische Magenfalte, die durch den Hiatus diaphragmaticus prolabiert.

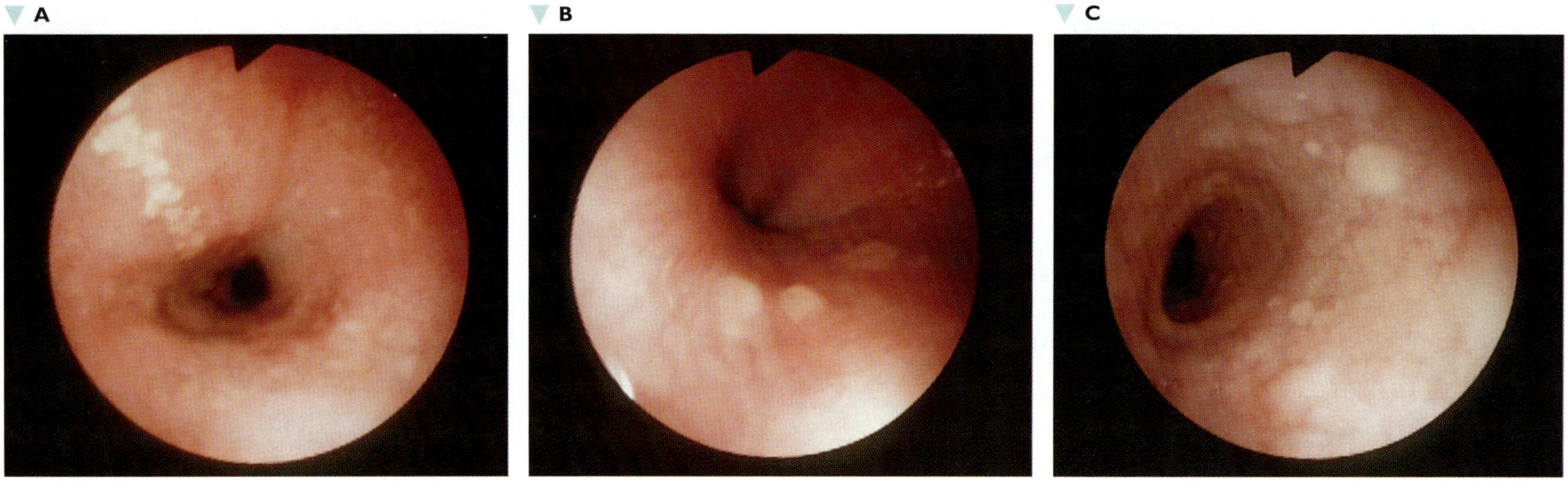

Abb. 3.**9** (**A-C**) Glykogene Akanthose mit multiplen Läsionen im Ösophagus; drei Patienten.

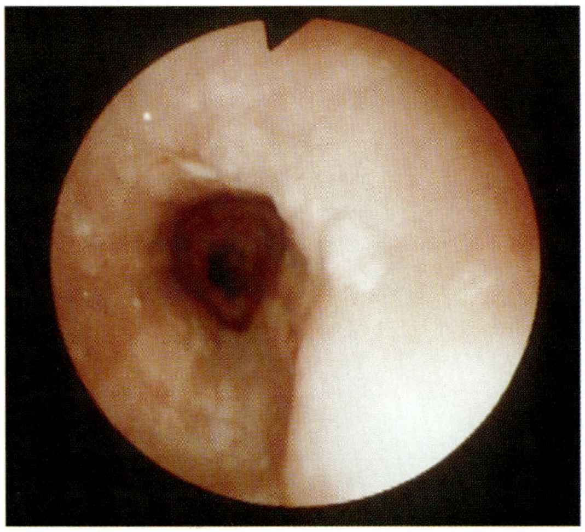

Abb. 3.**10** Glykogene Akanthose mit typischen weißlichen, plaqueähnlichen Ablagerungen.

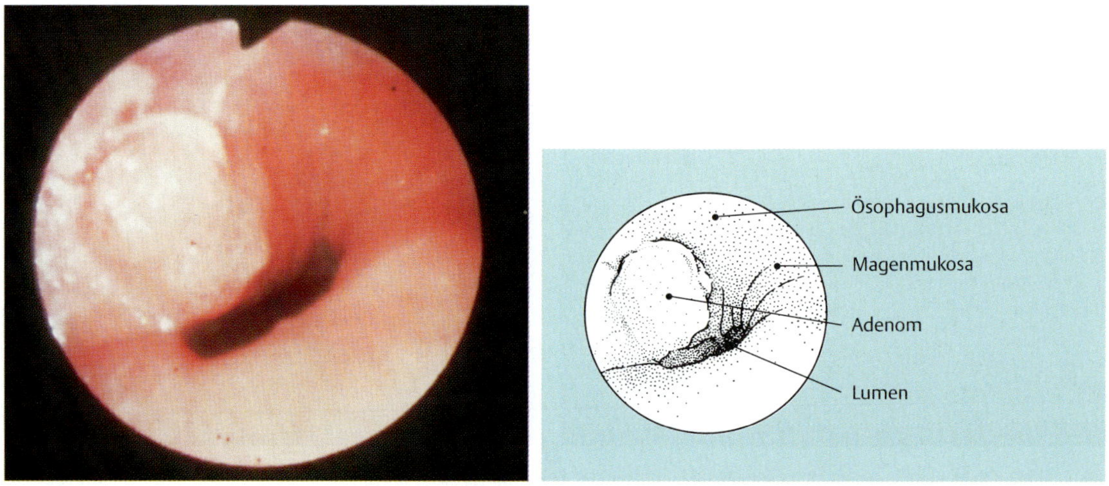

Abb. 3.**11** Adenomatöser Polyp im distalen Ösophagus am Gastroösophagealübergang, der von erythematöser, retikulierter Mukosa bedeckt ist; bioptische Diagnosesicherung. (Mit freundlicher Genehmigung von Dr. Eric Harder.)

Differentialdiagnostisch kommen Varizen, Adenome, Papillome, Leiomyome oder Frühkarzinome in Betracht. Diese Falte ist nicht neoplastisch und braucht nicht endoskopisch entfernt zu werden; bei Tumorverdacht kann eine Biopsie oder ein Bürstenabstrich zur zytologischen Untersuchung erfolgen.

Maligne Tumoren des Ösophagus

Es gibt zwei wichtige Formen der Ösophaguskarzinome: Das Plattenzell- und das Adenokarzinom.

Plattenzellkarzinom

Das Plattenzellkarzinom ist mit 60% aller Malignitäten des Ösophagus und Gastroösophagealübergangs bei weitem der häufigste maligne Ösophagustumor. Seine Inzidenz variiert weltweit: In den USA liegt sie bei 5, in einigen anderen Ländern bei 100 pro 100 000 Einwohnern jährlich. Die Gründe für diese Diskrepanz sind unklar; es wird jedoch eine Korrelation zwischen einer hohen Inzidenz und dem Konsum heißer, die Ösophagusmukosa chronisch reizender Getränke vermutet. In den USA werden Alkohol- und Tabakabusus mit der Entstehung des Ösophaguskarzinoms in Zusammenhang gebracht. Andere, mit dem Plattenzellkarzinom assoziierte Erkrankungen sind die Tylose (Hyperkeratosis palmaris et plantaris), eine langanhaltende Achalasie mit Stase, Laugenverätzungen und proximale „Segel" (siehe Kap. 2) beim Plummer-Vinson-Syndrom. Patienten mit einer Barrett-Metaplasie des Ösophagus, die durch eine Refluxösophagitis bedingt ist, erkranken häufiger an einer Mukosadysplasie und einem Adenokarzinom. Langanhaltende ionisierende Strahlen sind ebenfalls mit dem Auftreten von Ösophaguskarzinomen assoziiert (Abb. 3.**13**).

Patienten mit einem Ösophaguskarzinom klagen im allgemeinen primär über eine Dysphagie, die zuerst beim Schlucken fester Speisen, später auch bei Flüssigkeiten, einschließlich des Speichels, manifest wird. Unglücklicherweise macht sich die Dysplasie erst bemerkbar, wenn mehr als zwei Drittel der Ösophaguszirkumferenz und ein etwa 3–4 cm langer Ösophagusabschnitt vom Karzinom befallen sind. Zu diesem Zeitpunkt hat der Tumor meist das Mediastinum infiltriert und ist daher nicht operabel.

Trotz unterschiedlicher Kombinationen von Radio-, Chemotherapie sowie chirurgischer Interventionen stagniert die 5-Jahres-Überlebensrate für Patienten mit Plattenzellkarzinom des Ösophagus bei 5–15%. Zu dieser schlechten Prognose trägt auch die hohe Operationsmortalität bei, die wiederum durch den schlechten Ernährungszustand und die Debilität vieler Patienten bedingt ist. Dies ist häufig die Folge einer verzögerten Diagnostik bei einer Dysphagie, woran oft Arzt und Patient beteiligt sind.

Der von Gesunden für selbstverständlich gehaltene Schluckakt stellt tatsächlich eine Folge hochdifferenzierter physiologischer Vorgänge dar. Sind sie gestört, entstehen signifikante Probleme. Die Dysphagie läßt sich in eine oropharyngeale (Transfer-) Form, die bei Erkrankungen des Oropharynx auftritt, und eine ösophageale Form unterteilen, deren Ursache in einer Erkrankung des Ösophagus liegt. Die oropharyngeale Dysphagie wird bei Patienten mit zerebralem Insult oder bei pseudobulbärer Lähmung beobachtet. Diese Patienten klagen über Schluckbeschwerden; gibt man ihnen Wasser zu trinken, beginnen sie zu würgen, weil es in den Larynx gelangt oder durch die Nase zurückläuft. Dieser Test, eine sorgfältige Anamnese und Beobachtung des Patienten ermöglichen die Identifikation der oropharyngealen, nichtösophagealen Natur des Problems. Dementsprechend ist bei diesen Patienten eine Ösophagoskopie nicht indiziert.

Die ösophageale Dysphagie dagegen erfordert stets eine ausgiebige Evaluation mit Anamneseerhebung, körperlicher Untersuchung, Röntgenkontrastdarstellung und – fast immer – eine Endoskopie. Wird eine Läsion gefunden, ist eine Biopsie sowie zytologische Untersuchung indiziert. Nicht selten läßt sich radiologisch bei einem Patienten kein Befund erheben und dennoch wird endoskopisch ein kleines Karzinom nachgewiesen. Der Radiologe kann eine organisch bedingte Ösophaguserkrankung leichter feststellen, indem er den Patienten einen Bolus (z. B. einen 1 cm großen Marshmallow) schlucken läßt. Einer echten ösophagealen Dysphagie liegt meist eine organische Ursache zugrunde, die sorgfältig untersucht werden sollte.

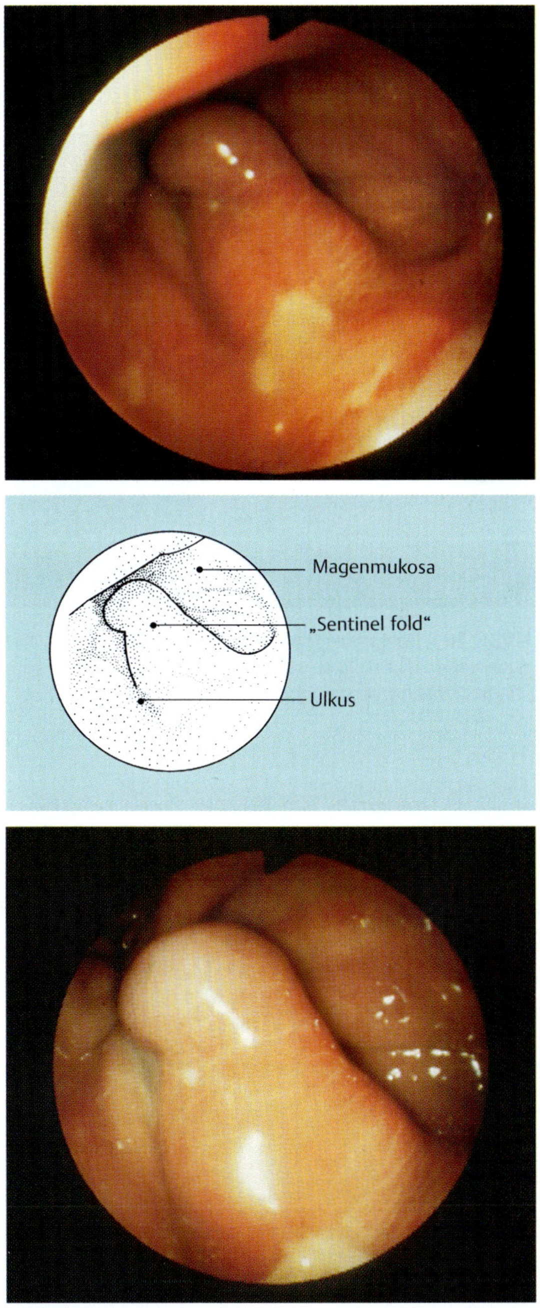

A

B

Abb. 3.**12** (**A**) Typisches Bild einer „Sentinel fold"; Lokalisation im proximalen Magen genau unterhalb des Gastroösophagealübergangs. Am kranialen Rand sieht man ein kleines Ulkus. (**B**) Nahaufnahme: Auskleidung mit Magenmukosa.

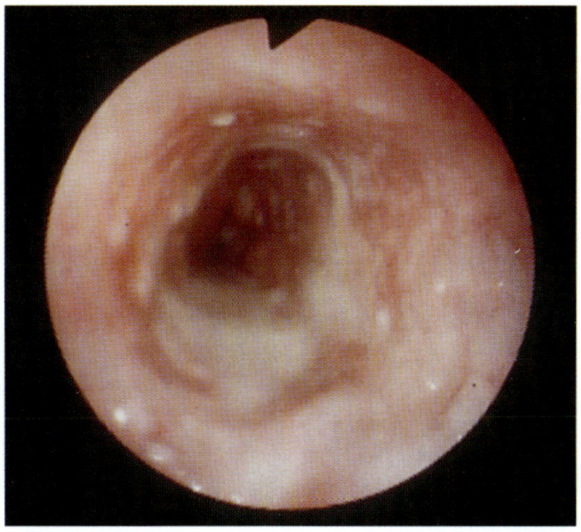

Abb. 3.**13** Plattenzellkarzinom des Ösophagus, das wahrscheinlich Folge der Bestrahlung wegen Morbus Hodgkin ist.

Bei jedem Patienten mit einer Dysphagie sollte bis zum Beweis des Gegenteils ein Ösophaguskarzinom vermutet werden. Das gilt vor allem für Patienten über 35 Jahre, auch wenn ein Karzinom bei jüngeren Patienten mit prädisponierenden Erkrankungen auftreten kann. Alle Patienten mit einer Dysphagie sollten prinzipiell gründlich, in der Regel auch endoskopisch, untersucht werden.

Endoskopisches Bild und Diagnose

Das endoskopische Bild des Plattenzellkarzinoms variiert. Da der Patient in der Regel so lange keinen Arzt aufsucht, bis er eine Dysphagie entwickelt, ist der Tumor zum Zeitpunkt der Erstdiagnose meist groß und hat bereits das periösophageale Gewebe infiltriert.

Plattenzellkarzinome sind meist im mittleren oder distalen Drittel des Ösophagus lokalisiert; sie können aber auch in den oberen Ösophagusabschnitten, z. B. genau unterhalb des M. cricopharyngeus, auftreten. Eine Röntgenkontrastdarstellung vor der Endoskopie eines Patienten mit Dysphagie erleichtert den Nachweis einer unerwarteten Läsion im proximalen Ösophagus; dadurch läßt sich einer unvorsichtigen Passage des Endoskops im Bereich der Läsion vorbeugen.

Man unterscheidet drei typische Befunde des Plattenzellkarzinoms: (1) den polypösen, exophytisch wachsenden Tumor, (2) einen Tumor mit einem zentralen, tiefliegenden Ulkus sowie (3) eine diffus infiltrative Form, die oft mit einer malignen Striktur assoziiert ist.

In etwa zwei Dritteln entspricht die Konfiguration einer polypösen Geschwulst. Der Tumor ist voluminös, sessil, derb, leicht verletzlich und hat eine unregelmäßige Oberfläche (Abb. 3.**14** bis 3.**16**). Die Oberfläche ist grauweiß, herdförmig erythematös, gelegentlich erodiert oder ulzeriert. Ähnlich wie beim groben Bild der anderen Varianten, kann man die Infiltration der Ösophaguswand durch eine scharfe Grenze proximal des Tumors erkennen. Radiologisch imponiert diese abrupte Erhebung der Ösophaguswand als „Shelf" – einem charakteristischen Merkmal des Ösophaguskarzinoms.

Das zweithäufigste Bild eines Plattenzellkarzinoms des Ösophagus ist ein zentral eingedellter, meniskusförmig ulzerierter Tumor mit unregelmäßigen, erhabenen, nodulären und erythematösen Rändern (Abb. 3.**17** und 3.**18**).

Jeder dieser zwei Tumortypen befällt initial nur einen Teil der Ösophaguswand; bei weiterem Wachstum kann er die gesamte Zirkumferenz einnehmen (Abb. 3.**19**).

Die dritte, diffus infiltrierende, szirrhöse Form des Plattenepithelkarzinoms kann sich submukös ausbreiten und führt oft zu einer auffälligen Verdickung und Starre der Ösophaguswand. Dieser Karzinomtyp ist die häufigste Ursache maligner Ösophagusstrikturen; das Lumen liegt oft exzentrisch. Meist erscheint die über dem Tumor gelegene Mukosa unauffällig, im Stenosebereich ändert sich jedoch das Bild abrupt (Abb. 3.**20**). Hier ist die Mukosa meist grobhöckrig und weist Zeichen eines Tumors rund um die Zirkumferenz auf; sie kann aber auch unauffällig erscheinen. Da dieser Tumor endoskopisch nicht leicht zu erkennen ist, kann er mit einer benignen, refluxbedingten Striktur verwechselt werden. Aus diesem Grund ist die zytohistologische Untersuchung jeder Striktur essentiell, um zwischen einer benignen und einer malignen Ätiologie zu differenzieren.

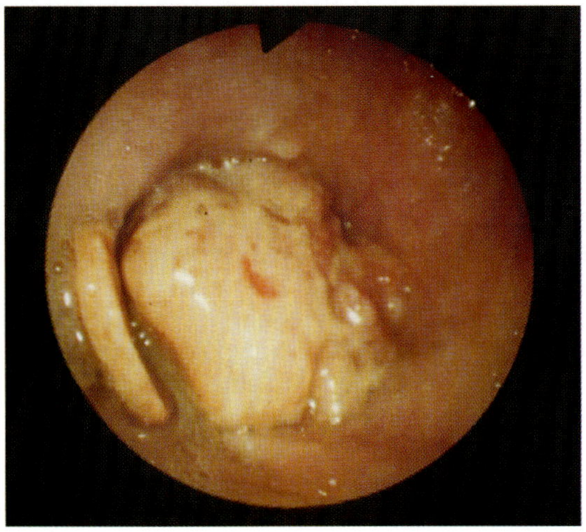

Abb. 3.**14** Plattenzellkarzinom im Ösophagus; polypöser Typ mit tiefer Infiltration.

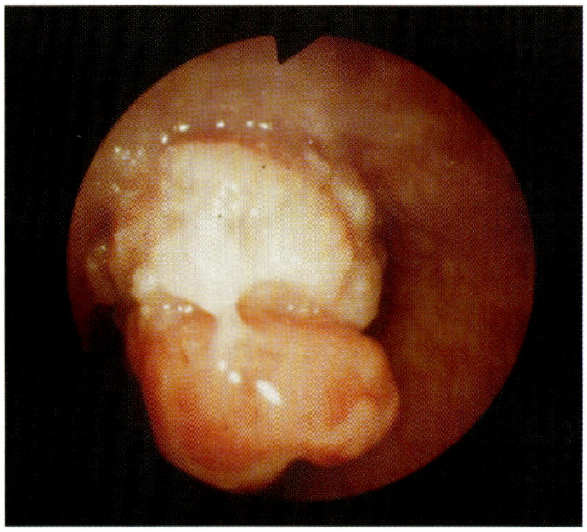

Abb. 3.**15** Polypöses Plattenzellkarzinom des Ösophagus.

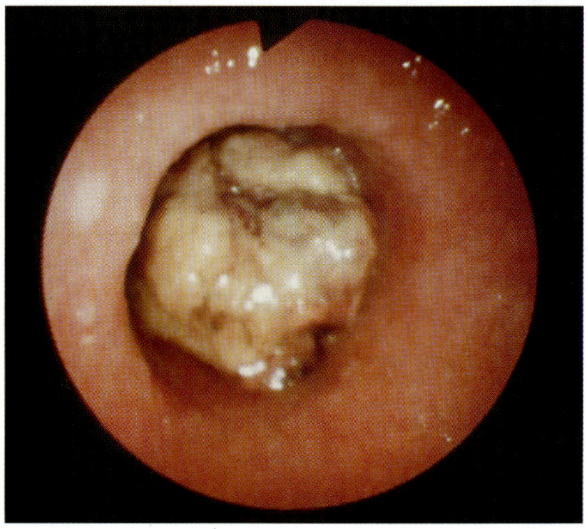

Abb. 3.**16** Polypöses Plattenzellkarzinom mit typisch grauweißer Oberfläche, das eine Obstruktion der Ösophaguslichtung verursacht.

A

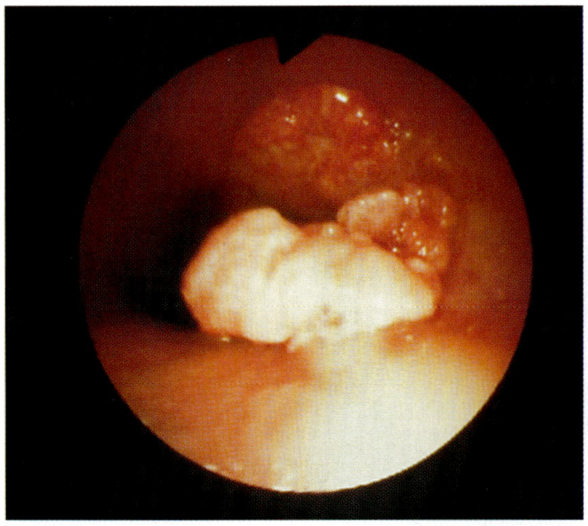

B

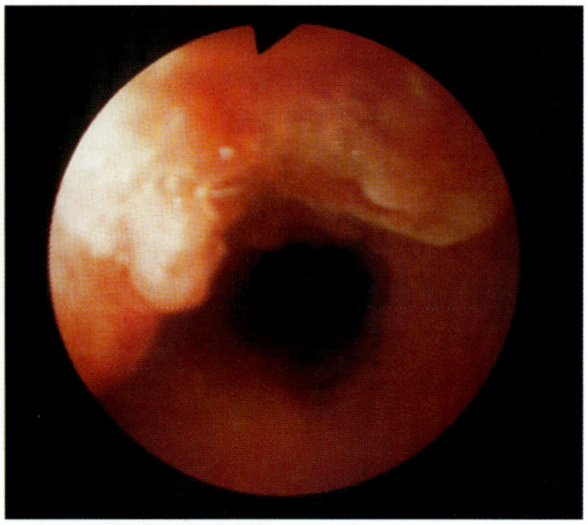

Abb. 3.**17** (**A** und **B**) Zwei Beispiele für ein typisches Plattenzellkarzinom mit einem meniskusförmigen Bild: Aufgeworfene Ränder, zentrale Ulzerierung.

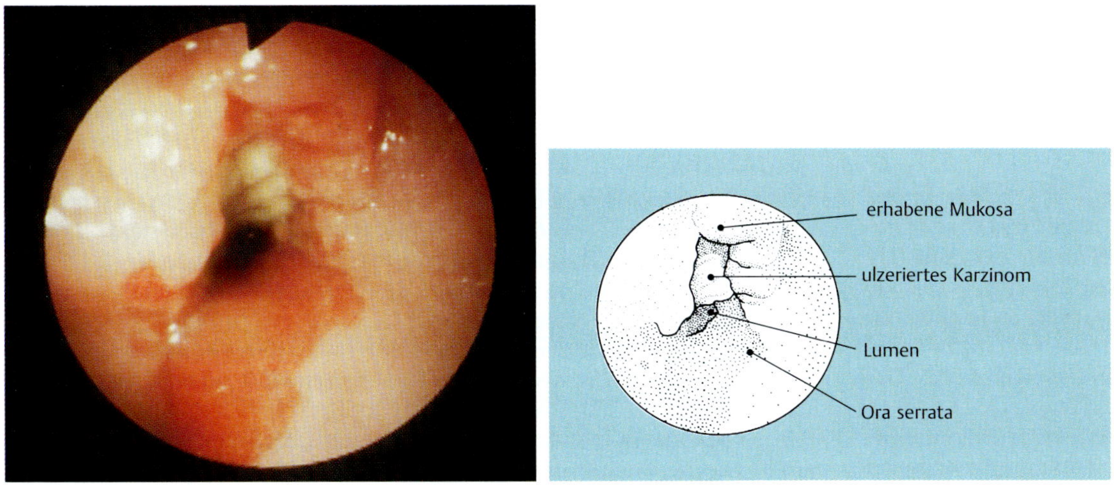

Abb. 3.**18** Plattenzellkarzinom, dicht proximal der Ora serrata. Der ulzerierte Tumor mit erhabener, umgebender Mukosa involviert nur einen Teil der Zirkumferenz.

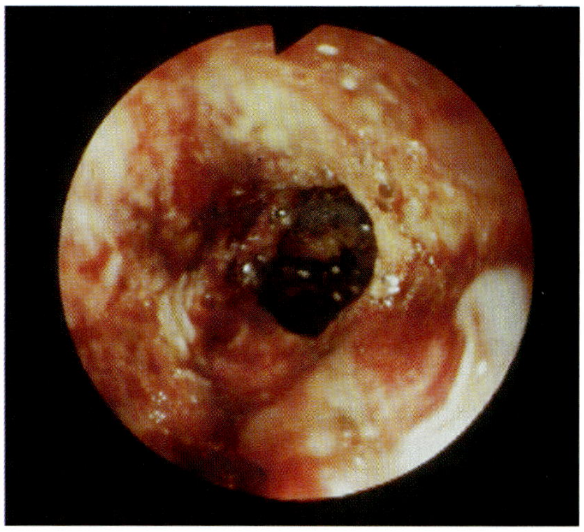

Abb. 3.**19** Plattenepithelkarzinom, mit bröckliger Oberfläche, das die gesamte Zirkumferenz betrifft und das Lumen einengt.

A **B** **C**

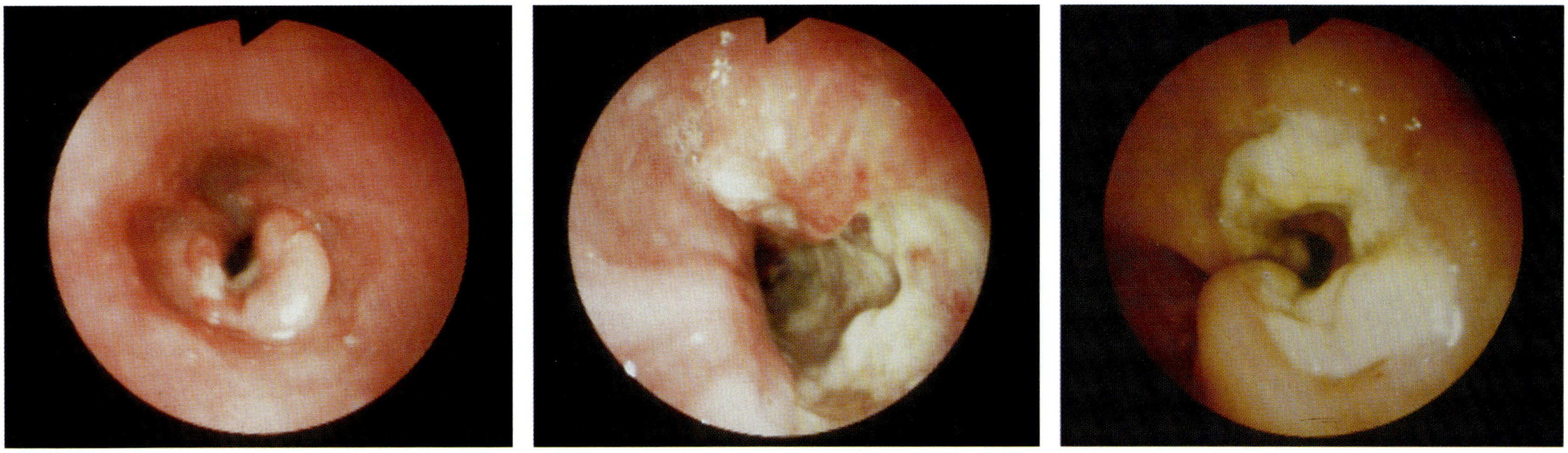

Abb. 3.**20** (**A**) Infiltrierendes, stenosierendes Plattenepithelkarzinom. Die Mukosa bis zum Tumor erscheint unauffällig, Tumorknoten auf Höhe der Stenose. (**B**) Wird das Endoskop in das proximale Ende der Stenose eingebracht, sieht man ein Ulkus mit zentralem „Meniskuszeichen", das die Malignität der Striktur beweist; (**C**) maligne Striktur aufgrund eines Plattenepithelkarzinoms bei einem anderen Patienten.

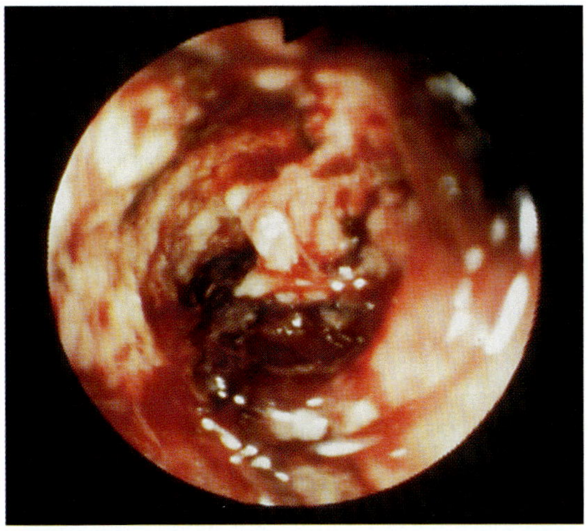

Abb. 3.**21** Ausgeprägtes Plattenepithelkarzinom mit brüchigem und nekrotischem Gewebe an der Oberfläche.

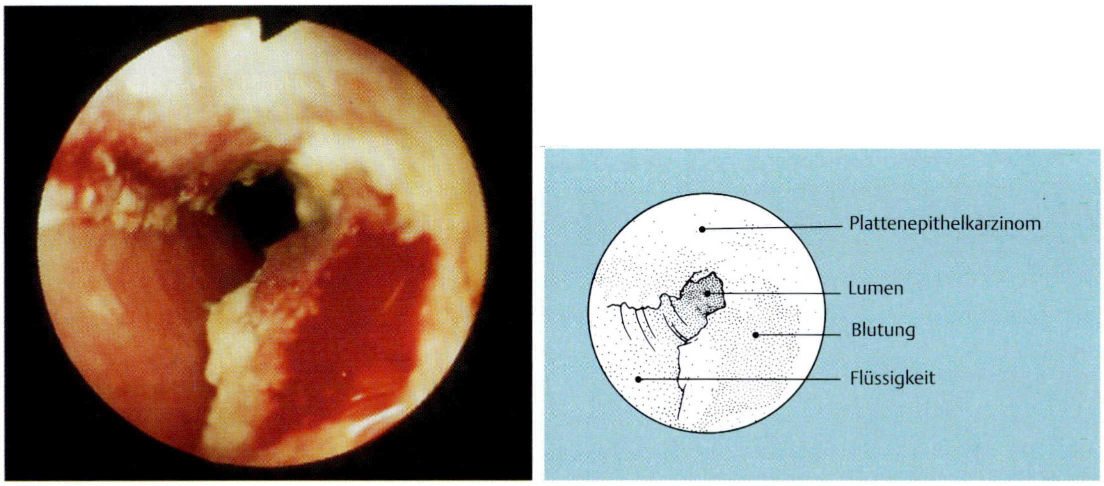

Abb. 3.**22** Ausgeprägtes Plattenepithelkarzinom mit brüchigem Gewebe und Blutung.

Fast alle Plattenzellkarzinome weisen ausgeprägte Nekrosen, ein brüchiges Gewebe und Blutungen auf (Abb. 3.**21** und 3.**22**). Um Verletzungen zu vermeiden, sollte man diese Tumoren endoskopisch sehr vorsichtig angehen.

Adenokarzinome

Im Gegensatz zu älteren Studien, die einen Anteil von 1–5% angeben, macht das Adenokarzinom neueren Untersuchungen zufolge bis zu 20% der Ösophaguskarzinome aus. Unter der weißen männlichen Bevölkerung der USA stieg die Inzidenz des Adenokarzinoms des Ösophagus um fast 75% in einer Dekade (1973–1982). In einer neueren Studie fand man eine dreifache Steigerung der Inzidenz des Ösophaguskarzinoms von 1976 bis 1990. Diese Adenokarzinome entstehen oft in der Kardia und greifen auf den distalen Ösophagus über. Das primäre Adenokarzinom ist meist mit einer Barrett-Metaplasie assoziiert, kann selten jedoch auch in Drüsen des Ösophagus oder ektopischer Magenschleimhaut entstehen. Die Symptome des Adenokarzinoms sind von denen des Plattenepithelkarzinoms des Ösophagus nicht zu unterscheiden.

Die 5-Jahres-Überlebensrate für das Adenokarzinom des distalen Ösophagus liegt unter 10%. In großangelegten kontrollierten Studien wird zur Zeit nach dem besten Therapieprotokoll für Adeno- und Plattenzellkarzinome gesucht; verwendet werden Kombinationen von Chemotherapie, extrakorporaler und endoluminaler Bestrahlung sowie chirurgischer Eingriffe.

Endoskopisches Bild und Diagnose

Es gibt zwei Erscheinungsformen des Adenokarzinoms des Ösophagus: Die häufigste und in ihrer Inzidenz weiter zunehmende Form ist das Kardiakarzinom, das an der Grenze zwischen Platten- und Zylinderepithel entsteht und sich in den Ösophagus ausbreitet; die zweite ist mit der Barrett-Metaplasie assoziiert. Das Adenokarzinom des distalen Ösophagus entsteht wahrscheinlich aus dem Barrett-Epithel in einem verkürzten Ösophagussegment. Dies ist, nach Meinung von Experten, die Ursache für den dramatischen Anstieg der Inzidenz der Karzinome der Kardia oder des Übergangs zwischen Platten- und Zylinderepithel in der letzten Zeit.

Die Adenokarzinome der Kardia wachsen in der Regel infiltrativ, führen zu einer Lumeneinengung, wobei eine Tumorgeschwulst nicht auftreten muß (Abb. 3.**23** und 3.**24**). Das Adenokarzinom ist gewöhnlich nodulär mit vulnerabler, erythematös-exsudativer oder erodierter Oberfläche. Der Tumor imponiert flach und umfaßt die gesamte Zirkumferenz (Abb. 3.**25**) oder ist groß und polypös (Abb. 3.**26**); häufig ist das Lumen eingeengt, das Gewebe ist leicht zu verletzen und blutet. Gelegentlich tritt ein Ulkus mit erhabenem Randwall (Abb. 3.**27**) auf.

Ein Kardiakarzinom kann endoskopisch unter direkter Sicht untersucht werden; die Ansicht in Inversion ist häufig jedoch zur Beurteilung besser geeignet; neben dem Endoskop erscheint eine unregelmäßige, noduläre Ge

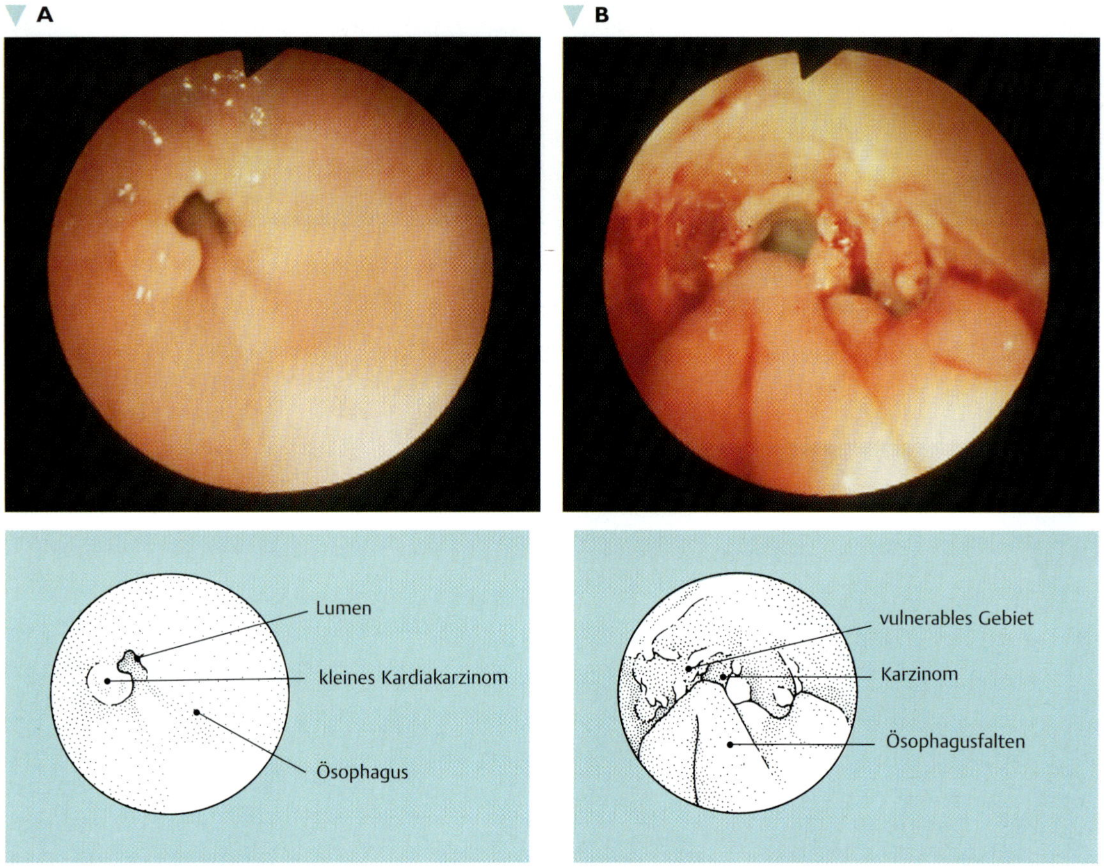

Abb. 3.**23** (**A**) Kleines Adenokarzinom der Kardia im distalen Ösophagus; (**B**) Nahaufnahme: Brüchiges Gewebe und Exsudation sind besser zu erkennen.

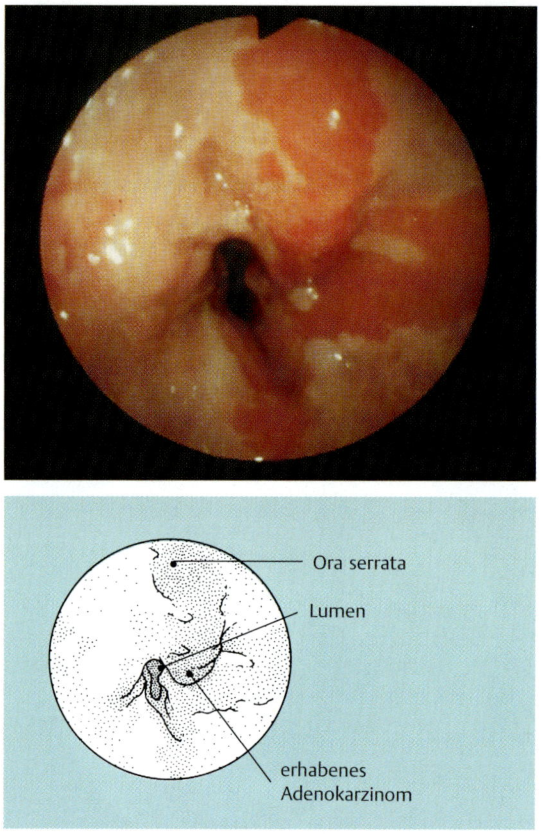

Abb. 3.**24** Dieses diskrete Adenokarzinom der Kardia ist auf einen Teil des Lumens beschränkt und erscheint als erhabenes Areal unregelmäßiger Mukosa. Die Ora serrata ist zu erkennen. Dieses Gebiet sollte auch in Inversion untersucht werden.

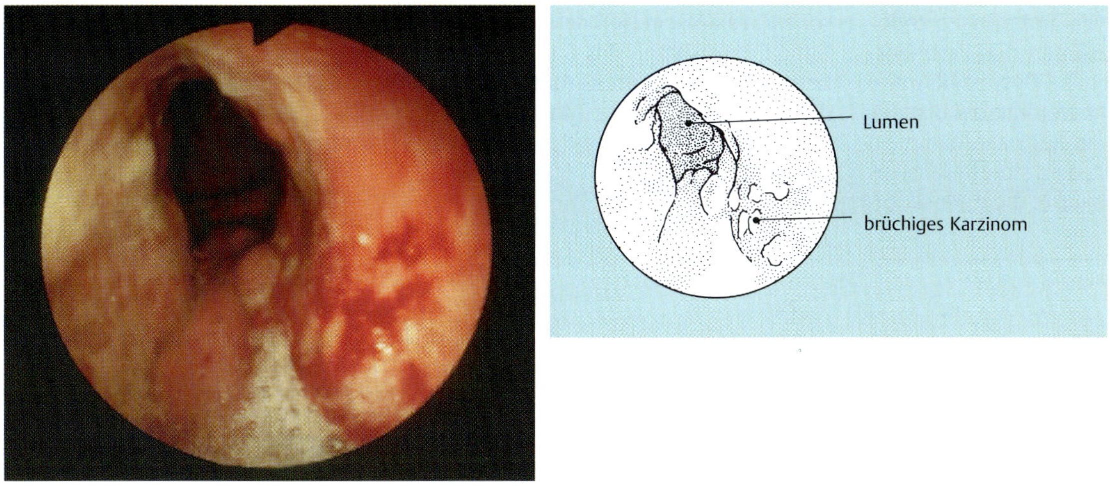

Abb. 3.**25** Adenokarzinom der Kardia mit Ösophaguseinengung und Dysphagie. Relativ flacher, brüchiger und blutender Tumor.

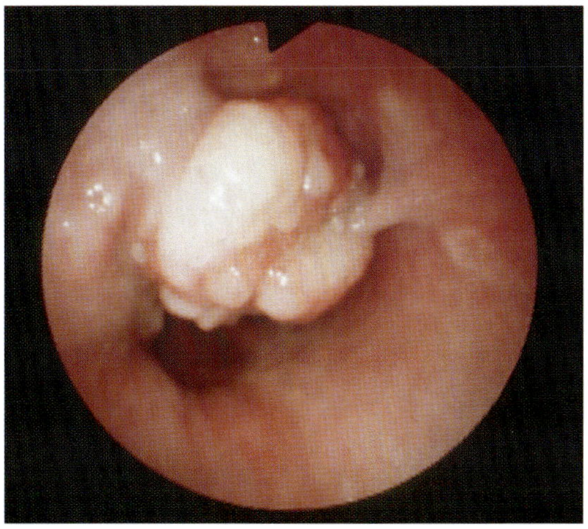

Abb. 3.**26** Großes, polypöses Adenokarzinom der Kardia, das sich bis in den distalen Ösophagus erstreckt.

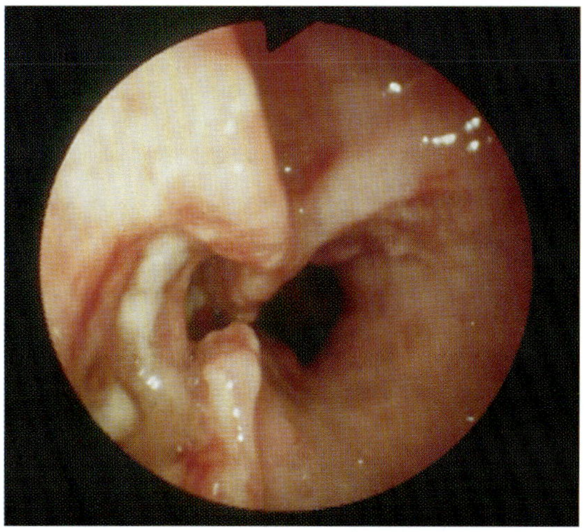

Abb. 3.**27** Adenokarzinom des distalen Ösophagus mit zentraler Ulzerierung und aufgeworfenen Rändern.

A **B**

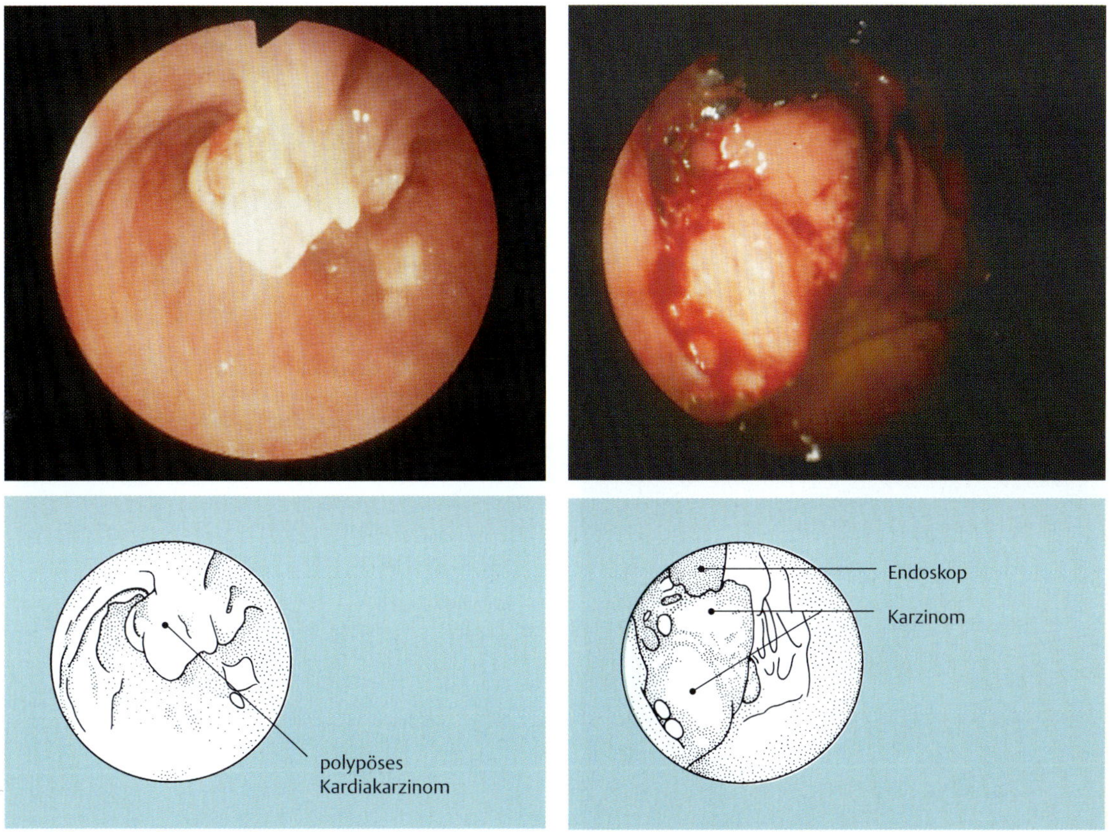

Abb. 3.**28** (**A**) Adenokarzinom der Kardia; kleiner polypöser Tumor mit weißlich nekrotischer Mukosa, von oben gesehen; (**B**) In Inversion erscheint der Tumor größer, mit brüchigem Gewebe und Blutung.

schwulst (Abb. 3.**28** bis 3.**30**). Manchmal erscheinen die Veränderungen endoskopisch nur sehr diskret. Bei Vorliegen verdächtiger Läsionen sind Probeentnahmen zur zytohistologischen Untersuchung angezeigt. Bei Dysphagie sollte die Kardia endoskopisch von oben und unten untersucht werden; bei distaler Ösophagusstenose ist differentialdiagnostisch immer ein Kardiakarzinom in Betracht zu ziehen. Das Kardiakarzinom kann eine Achalasie simulieren; aus diesem Grund geht bei Patienten mit Verdacht auf Achalasie die endoskopische Kardiainspektion der Ballondilatation voraus, weil letztere bei einer malignen Obstruktion des Gastroösophagealübergangs nicht durchgeführt wird. Ferner können beim Kardiakarzinom eine Barrett-Metaplasie und eine über die Norm gesteigerte Magensäureproduktion festgestellt werden. Letztere manifestiert sich in Duodenalulzera und prominenten Areae gastricae im Magenfundus.

A

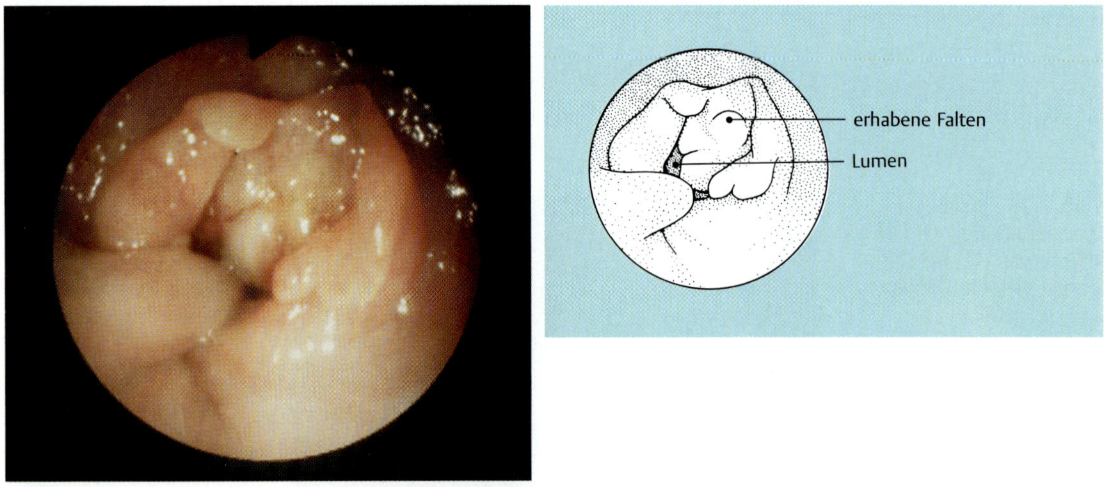

B

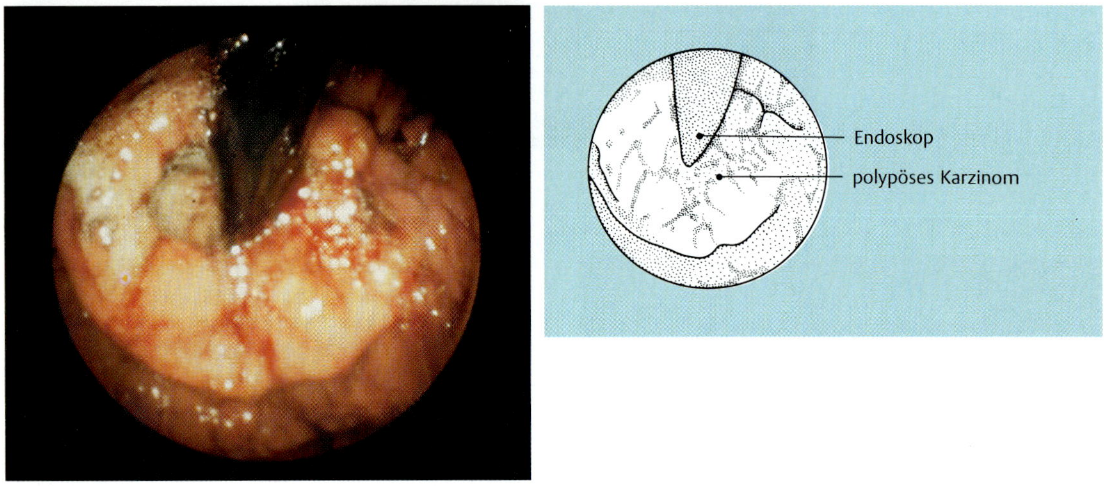

Abb. 3.**29** (**A**) Adenokarzinom des distalen Ösophagus; direkte Sicht: Hohe Falten mit erhabener und etwas unregelmäßiger Mukosa; (**B**) In Inversion ist der Tumor besser zu erkennen, er erscheint polypös mit brüchigem Gewebe; hier ist die Ursache der Obstruktion und Dysphagie evident.

A

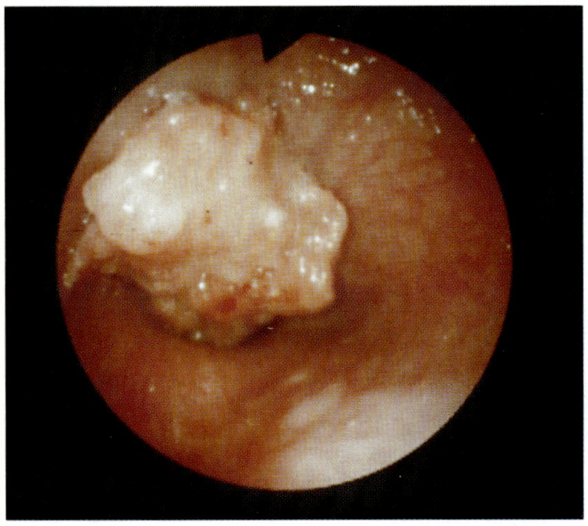

B

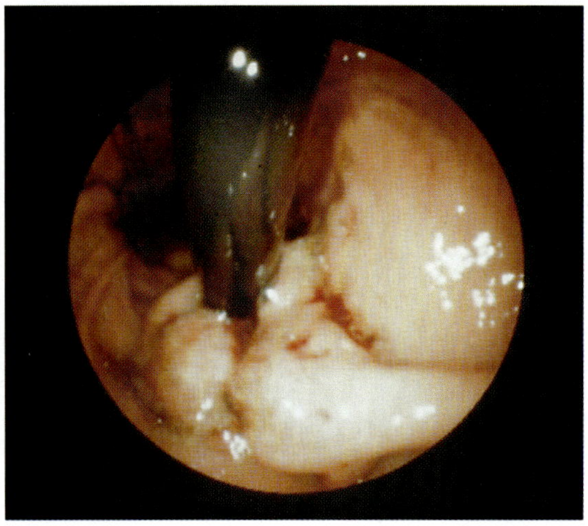

Abb. 3.**30** (**A**) Adenokarzinom der Kardia, von oben gesehen, bei einem älteren Patienten mit Dysphagie; (**B**) bessere Darstellung des Tumors neben dem Endoskop in Inversion.

Die vom Barrett-Epithel ausgehenden Adenokarzinome können sich als polypöser, exophytischer Tumor mit Exsudation, Brüchigkeit und Blutung präsentieren (Abb. 3.**31** und 3.**32**). Noch häufiger ist eine infiltrierende Läsion mit Strikturbildung, die einige Zentimeter proximal der neuen Grenze zwischen Platten- und Zylinderepithel lokalisiert ist; das Karzinom befindet sich also oft im mittleren Ösophagusdrittel. Ähnlich wie beim infiltrativen Plattenzellkarzinom kann die über dem Tumor liegende Mukosa bis zur Ebene der Striktur unauffällig erscheinen, was die endoskopische Diagnose dieser malignen Striktur erschwert. Manchmal sind am kranialen Strikturrand Tumorknoten und abnorme Mukosa mit Erythem und Exsudation erkennbar. Abrupt endende Ränder der Striktur weisen auf einen Tumor hin. Die aus dem Randgebiet eines Barrett-Adenokarzinoms entnommenen Biopsieproben können eine Barrett-Metaplasie verifizieren. In manchen Fällen ist die Diagnose einer Barrett-Metaplasie evident; bei verwaschener Grenze zwischen Platten- und Zylinderepithel jedoch ist zur Diagnosesicherung eine Biopsie der benachbarten Mukosa notwendig. Ferner sollte die Diagnose eines Karzinoms durch Probeentnahmen aus dem Tumor gesichert werden.

Frühkarzinom des Ösophagus

Die Diagnose eines Ösophaguskarzinoms wird heute in der Regel zu einem Zeitpunkt gestellt, an dem das Karzinom schon fortgeschritten und eine kurative chirurgische Resektion nicht mehr möglich ist. Natürlich ist eine möglichst frühe Diagnose essentiell. Screening-Programme für symptomfreie Patienten in Gebieten mit hoher Ösophaguskarzinom-Inzidenz haben zu einer frühen Erkennung von Karzinomen und dadurch zu entsprechend exzellenten postoperativen Heilungschancen und 5-Jahres-Überlebensraten geführt.

Das endoskopische Bild eines frühen Ösophaguskarzinoms ist nicht so eindeutig wie das eines größeren, weiter fortgeschrittenen Plattenzell- oder Adenokarzinoms. Es gibt Frühkarzinome, die mit dem bloßen Auge und endoskopisch nicht erkennbar sind. Diese okkulten Karzinome liegen vor, wenn bei negativem endoskopischen Befund zytologisch (z. B. Plattenzell-) Karzinomzellen oder bei der Barrett-Metaplasie histologisch eine hochgradige Dysplasie oder ein kleiner Herd eines Adenokarzinoms nachgewiesen wird.

Plattenzellkarzinom im frühen Stadium

Es sind vier charakteristische Formen des Plattenzellkarzinoms im frühen Stadium bekannt. Die erste, die in ca. 50% der Fälle vorkommt, imponiert als umschriebene Mukosaerosion (Abb. 3.**33**). Die Oberfläche ist gerötet, erodiert, vulnerabel und weist oft einen landkartenartigen Aspekt auf. Zwischen den kanzerösen Defekten können Inseln normal erscheinender Mukosa sichtbar bleiben. Die zweite Form macht 25% der Tumoren aus und besteht aus umschriebenen, unregelmäßigen, polypös-nodulären oder papillär konfigurierten, prominenten Mukosaarealen (Abb. 3.**34**). Die Oberflächenmukosa ist oft

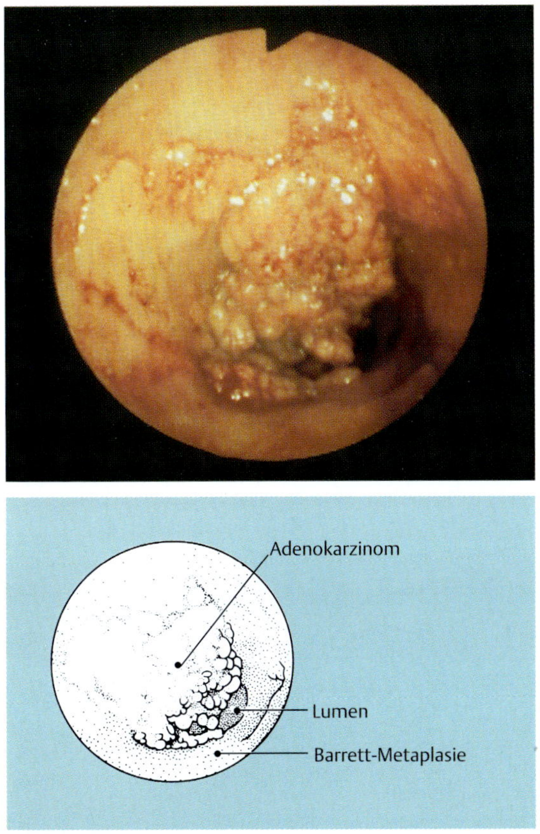

Abb. 3.**31** Adenokarzinom bei Barrett-Metaplasie; exophytischer, polypöser Tumor mit brüchigem Gewebe und Blutung.

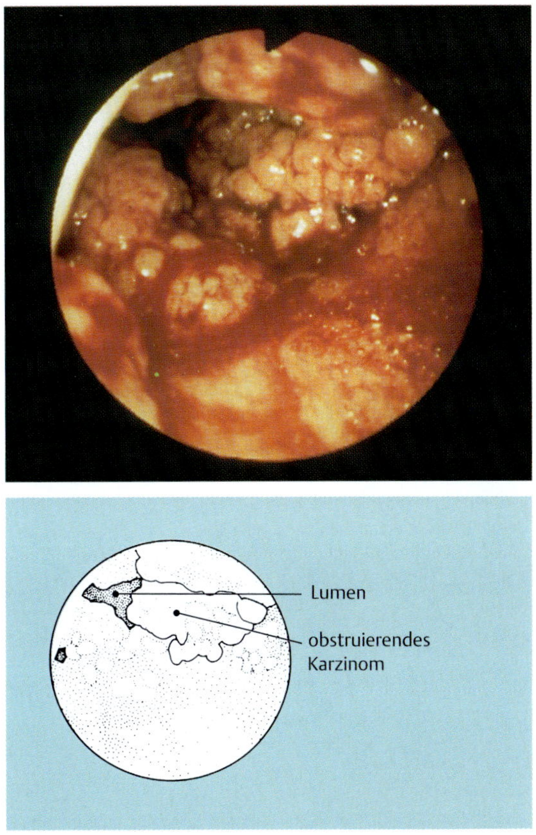

Abb. 3.**32** Ausgeprägtes Adenokarzinom bei Barrett-Metaplasie mit Obstruktion des Lumens und Blutung.

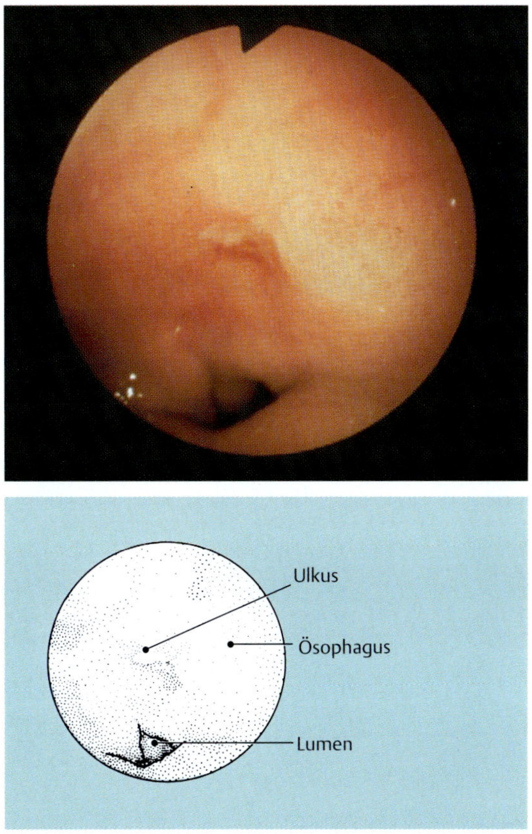

Abb. 3.**33** Frühes Plattenepithelkarzinom. Das winzige Ulkus erwies sich in einer von 20 Biopsieproben als maligne.

erodiert oder ulzeriert und leicht verletzbar. Die in etwa 13% vorkommende dritte Form manifestiert sich in einem fokalen (gelegentlich rotgefleckten) Erythem mit gestauter Mukosa, deren Oberfläche aufgerauht ist und leicht blutet (Abb. 3.**35**). Die vierte Form macht 9% der Fälle aus und präsentiert sich als weiße, solitäre oder multiple, oft konfluierende, aber nicht vulnerable Plaques (Abb. 3.**36**). Ist keine Läsion zu erkennen, kann die Vitalfärbung mit Toluidinblau hilfreich sein, da dadurch maligne Zellen tiefblau gefärbt werden.

Endosonographie des frühen Ösophaguskarzinoms

Die schlechte Heilungsquote des Ösophaguskarzinoms könnte durch eine frühe Erkennung verbessert werden, d. h. durch eine Diagnosestellung, bevor das Karzinom weiter als die Ösophaguswand infiltriert und Lymphknoten, benachbarte Strukturen und distale Organe befallen hat. Resezierbare, frühe Karzinome könnten im Rahmen endosonographischer Screeninguntersuchungen von Personen mit einem hohen Risiko entdeckt werden. Sonographisch kann ein Tumor zunächst als Mukosaverdickung mit intakter Muscularis propria (ohne Lymphknotenabnormitäten) imponieren. Das Staging per Ultraschall ist anscheinend akkurater als das mittels Computertomographie (Abb. 3.**37**).

Adenokarzinom im frühen Stadium

Dieser Karzinomtyp wird gelegentlich bei Patienten mit einer Barrett-Metaplasie beobachtet (Abb. 3.**38**). Die bioptische Routineuntersuchung beim Screening kann in einem endoskopisch unauffälligen Areal eine hochgradige Dysplasie oder ein Karzinom nachweisen. Dabei fällt ein kleines Knötchen oder ein vulnerables Areal, eine Erosion oder Ulzerierung auf; das Gebiet kann aber dem umgebenden metaplastischen Epithel auch gleichen. Die einzige Methode, diese frühen und potentiell resezierbaren Karzinome bei Barrett-Patienten zu entdecken, besteht in der Diagnosesicherung (im Rahmen eines Screening-Programms) durch eine Biopsie. Wie häufig im Rahmen eines Screening-Programms idealerweise endoskopiert werden sollte, ist unbekannt. Mit Sicherheit sollten diese Patienten periodisch untersucht und bei veränderten oder neuen Symptomen endoskopiert werden. Wird bei einem Patienten mit Barrett-Metaplasie eine hochgradige Dysplasie festgestellt, dann sind, je nach Sachlage, häufige Endoskopien und Biopsien (in 3–6 Monatsintervallen) oder ein chirurgischer Eingriff indiziert.

Ein frühes Kardiakarzinom kann sich als kleiner polypöser Tumor am Übergang von Platten- zu Zylinderepithel präsentieren, der bei erstem Hinsehen als verdickte Falte erscheint (Abb. 3.**39**).

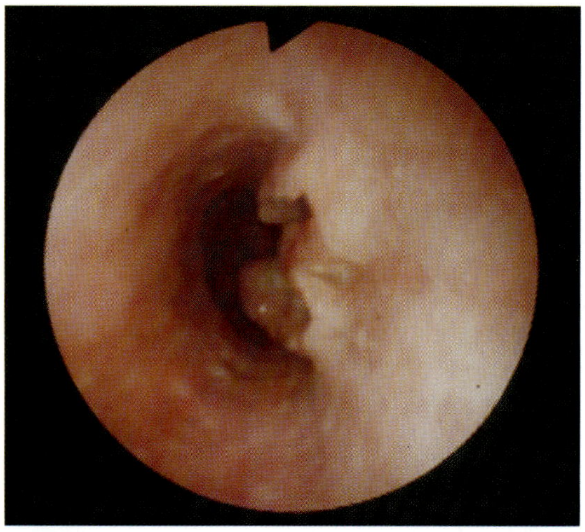

Abb. 3.**34** Frühes Plattenepithelkarzinom mit nodulärer oder papillärer Oberfläche.

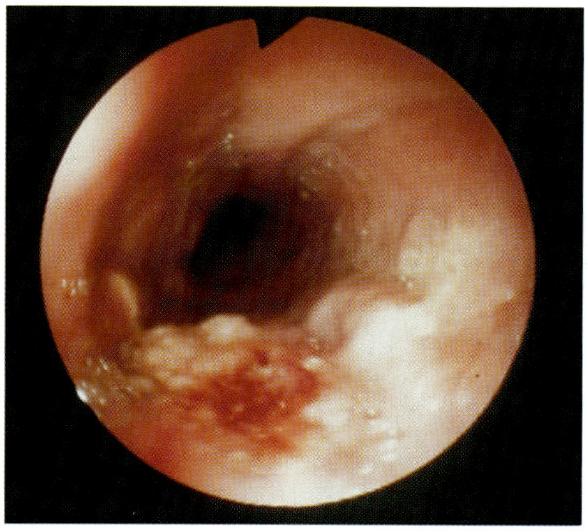

Abb. 3.**35** Frühes Plattenepithelkarzinom im Ösophagus, der als erythematöses Areal mit aufgerauhter Mukosa imponiert; es finden sich kleine Knoten.

A B

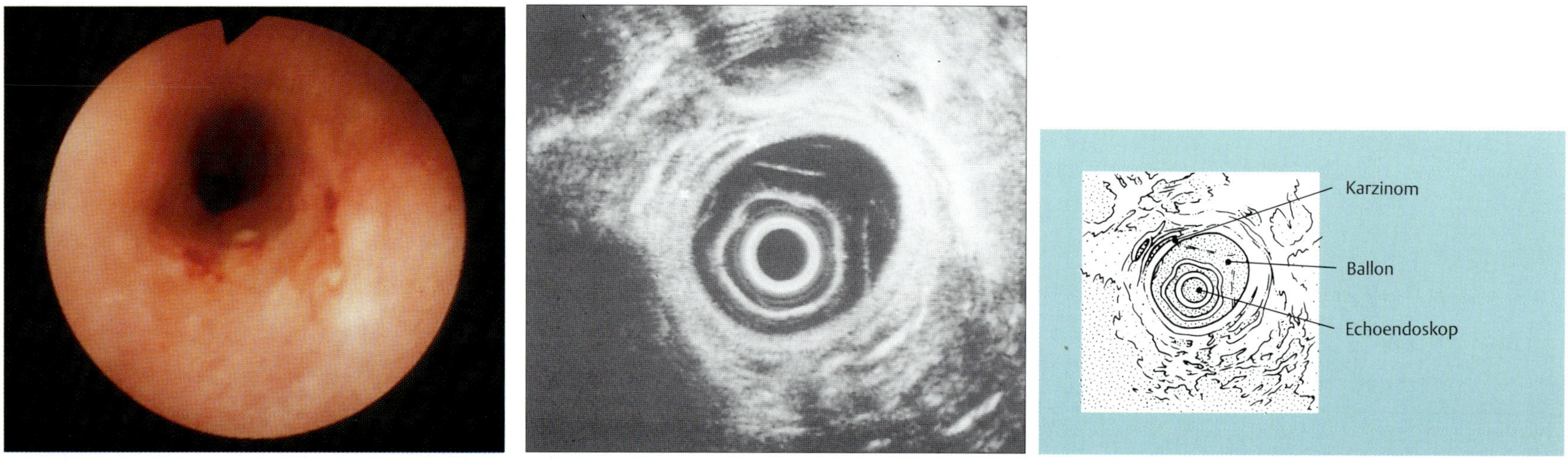

Abb. 3.**36** (**A**) Frühes Plattenepithelkarzinom mit multiplen, weißen Mukosa-Plaques; (**B**) endosonographisch zeigt sich ein Tumor, der auf die Ösophaguswand beschränkt ist.

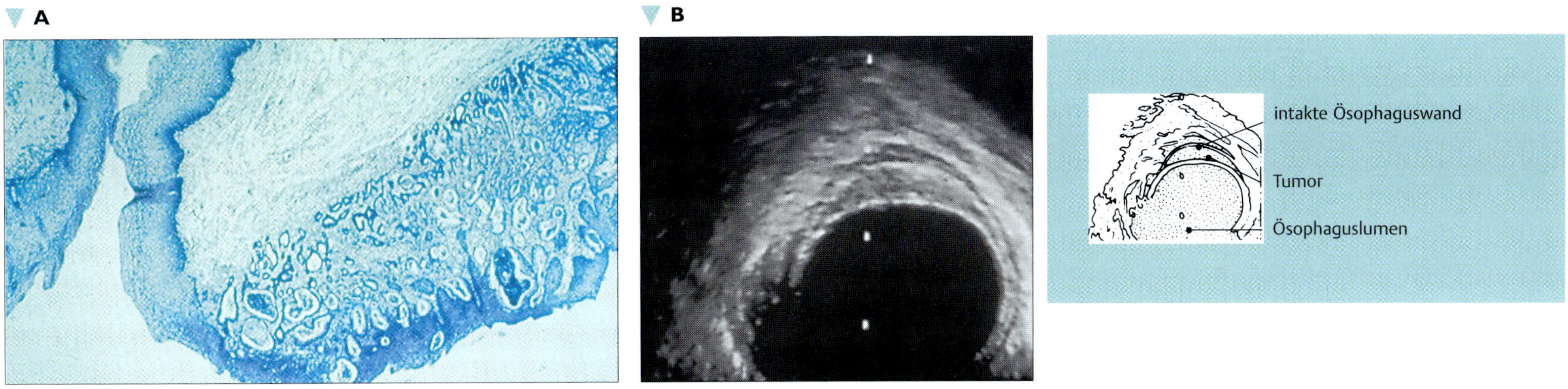

Abb. 3.**37** (**A**) Histologisches Bild eines frühen Plattenepithelkarzinoms. (**B**) Sonographisch zeigt sich die Läsion mit tumorös verdickter Mukosa, darunter aber intakter Ösophaguswand.

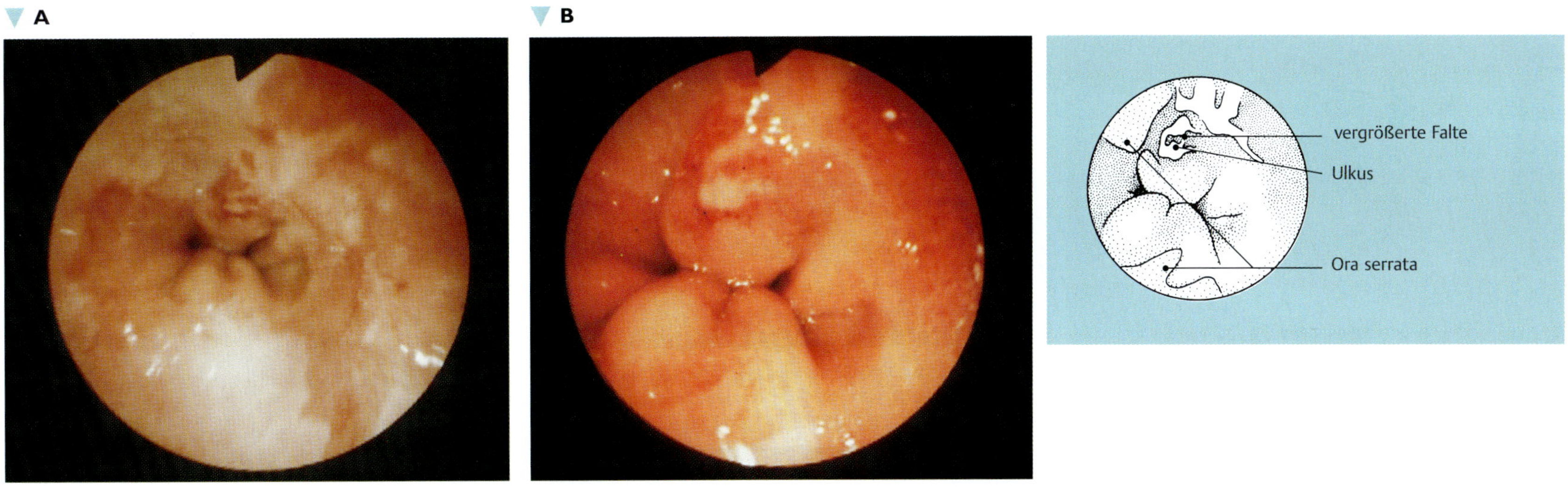

Abb. 3.**38** Frühes Adenokarzinom. (**A**) Leicht vergrößerte Falte, die sich in der Biopsie als maligne erwies, im Bereich des Übergangs von Platten- zu Zylinderepithel bei Barrett-Metaplasie. (**B**) Nahaufnahme: Tumor mit kleinem Ulkus, das Folge einer zuvor erfolgten Biopsie ist.

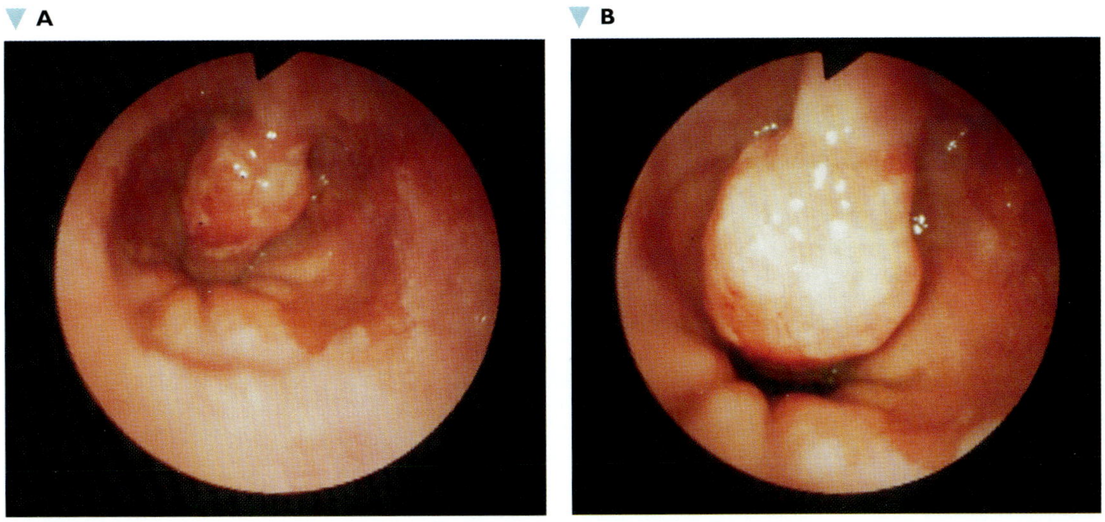

Abb. 3.**39** (**A**) Frühes Adenokarzinom der Kardia, dicht unter der Ora serrata; die zunächst als verdickte Falte imponierende Läsion entpuppte sich als Geschwulst, als das Endoskop weiter in den distalen Ösophagus geschoben wurde. (**B**) Nahaufnahme.

Biopsie und zytologische Untersuchungen beim Ösophaguskarzinom

Da die ein Ösophaguskarzinom umgebende Mukosa entzündlich verändert sein kann, ergeben Biopsieproben aus dieser Mukosa keine Tumorzellen, sondern entzündliches Gewebe. Durch mehrfache (bis zu 8 bis 10) Biopsien, die Gewebe aus tumorverdächtigen Arealen einschließen, kann eine Tumortrefferquote von 80–90% erreicht werden. Früher wurde eine diagnostische Treffsicherheit von 60% angegeben; dieser Wert ist aufgrund der modernen Techniken aber überholt.

Bei der Diagnostik ist der Einsatz einer Zytologiebürste auch sehr wichtig. Diese mit einer Plastikscheide umhüllte Bürste wird durch den Instrumentierkanal eingeführt, geöffnet und anschließend über die Oberfläche der Läsion gestrichen, wodurch Material aus einem größeren Tumorgebiet entnommen werden kann. Durch die Kombination mehrfacher Biopsien mit einem solchen Bürstenabstrich lassen sich 95% der Ösophaguskarzinome richtig diagnostizieren. Falls ein Fachmann zur Verfügung steht, können diese Untersuchungen auch mit einer (exfoliativen) Lavage zur genaueren Diagnostik kombiniert werden.

Ein strikturiertes Ösophagussegment ist oft schwer zu biopsieren. In solchen Fällen kann es jedoch gelingen, eine Zytologiebürste in das Struktursegment einzuführen und Material zu gewinnen. Gelegentlich kann auch eine Biopsiezange durch das Strikturgebiet geführt und Gewebe entnommen werden. Bei endoskopischem Verdacht auf ein Karzinom kann, wenn diese Techniken nicht durchführbar sind oder negativ ausfallen, die Striktur sehr vorsichtig über einen endoskopisch eingeführten Draht, dessen Lage radiologisch überprüft wird, dilatiert und dann die Biopsie oder der Bürstenabstrich wiederholt werden (Abb. 3.**40**). Eine andere Möglichkeit besteht darin, das zytologische Material mit der Sklerotherapie-Nadel zu aspirieren; dies kann in Fällen eines infiltrativen Wachstums wichtig sein, wenn der Tumor von normaler Mukosa bedeckt ist.

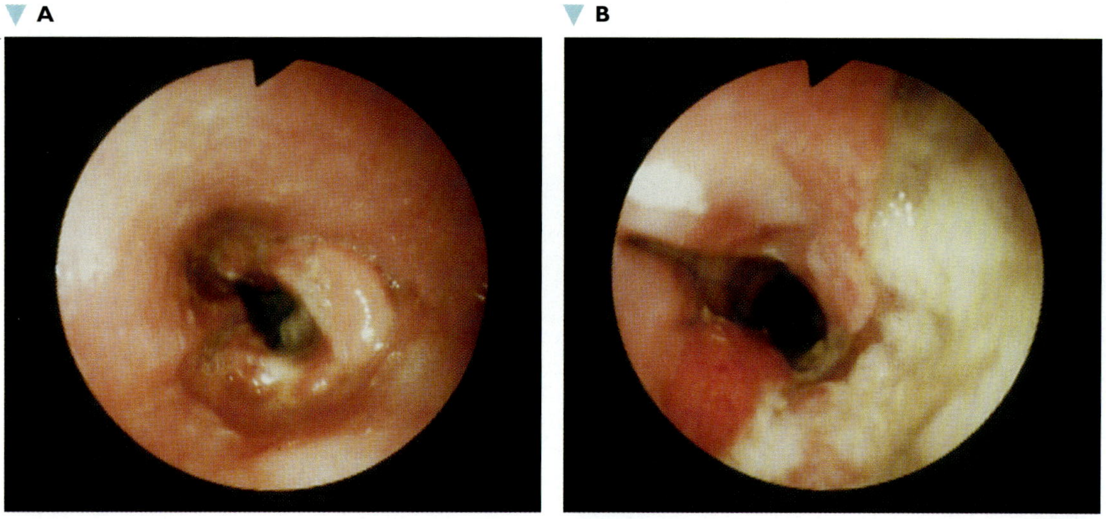

Abb. 3.**40** (**A**) Diese Striktur wurde zunächst für maligne gehalten (bedingt durch ein Plattenepithelkarzinom). Die Mukosa genau proximal der Striktur erscheint etwas nodulär und gerötet, Biopsien dieses Gebietes waren allerdings negativ. (**B**) Wird die Spitze des Endoskops aber nach vorsichtiger Dilatation in die Engstelle eingebracht, sieht man eindeutig ein ulzeriertes Plattenepithelkarzinom.

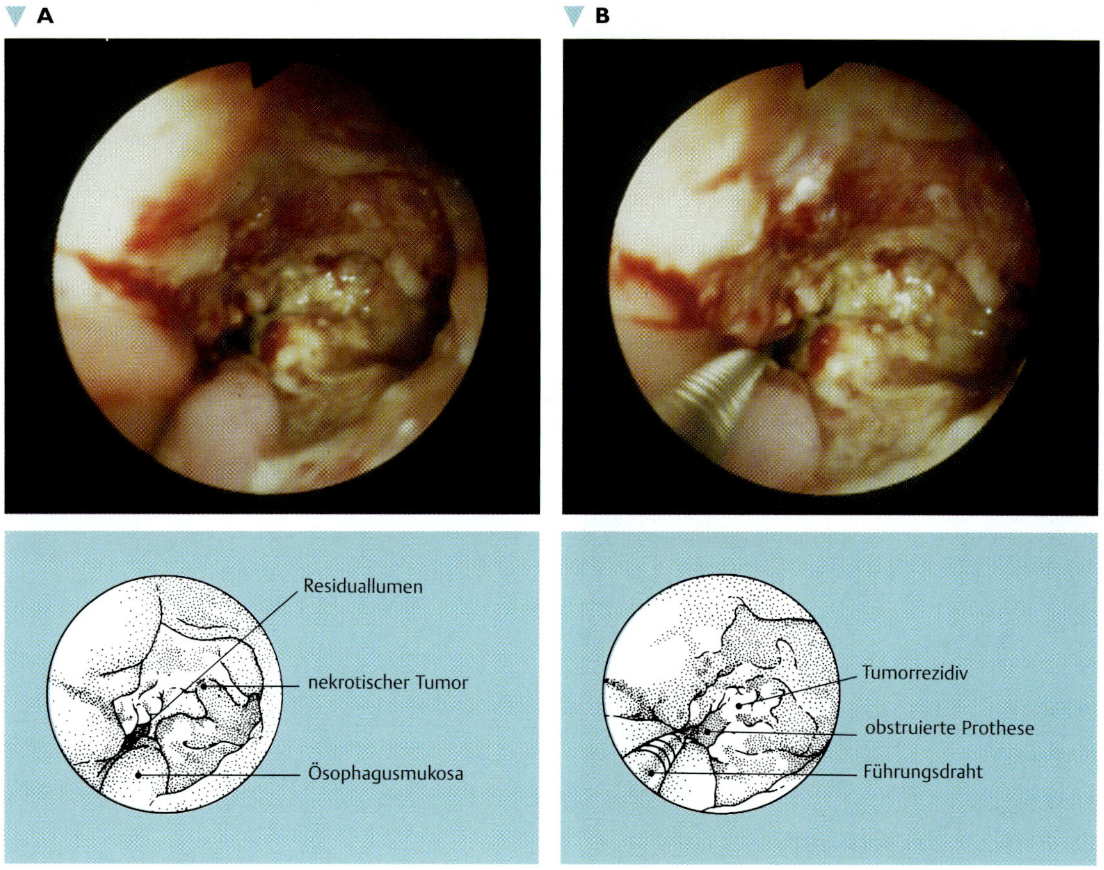

Abb. 3.**41** (**A**) Großer, nekrotischer Tumor mit exzentrischem, stenosierten Lumen, das schwierig einzusehen ist. (**B**) Unter endoskopischer Sicht wird ein Führungsdraht in den Tumorbereich gelegt, wodurch die Dilatatoren sicher durch das stenotische Lumen geführt werden können und das Perforationsrisiko geringer wird.

Endoskopische Behandlung maligner Strikturen

Patienten mit einem Ösophaguskarzinom können sehr derbe und unregelmäßige Strikturen aufweisen. Diese müssen zur zytohistologischen Untersuchung oder zur symptomatischen Behandlung gelegentlich dilatiert werden. In solchen Fällen wird unter endoskopischer Sicht und radiologischer Kontrolle ein Führungsdraht mit stumpfer Spitze durch die Striktur bis in den Magen vorgeschoben (Abb. 3.**41**). Anschließend werden die Metalloliven- oder Katheterdilatatoren (mit einer oder mehreren Spitzen) vorgeschoben, um die Striktur aufzuweiten. Der Führungsdraht reduziert die Perforationsgefahr. Der Einsatz von Dilatatoren, deren Durchmesser stufenweise größer wird, ermöglicht die graduelle Aufdehnung der Strikturen. Ferner können unter endoskopischer Sicht Ballonkatheter zur Lumenerweiterung in die Strikturen eingeschoben werden.

Die für rekurrente oder nichtresektable Ösophaguskarzinome notwendige Palliativtherapie kann mit einer der folgenden Methoden durchgeführt werden: Eine Prothesen-Implantation, Laserbehandlung, bipolare Elektrokoagulation oder endoluminale Bestrahlung. Zur Implantation einer nicht dehnbaren Endoprothese (Stent) wird der Ösophagus dilatiert und dann eine tubusförmige Kunststoffprothese eingelegt. Um die Länge und korrekte Position der Prothese zu bestimmen, werden die Distanzen zwischen dem oberen und unteren Tumorrand sowie zwischen dem Tumor und der vorderen Zahnreihe gemessen. Das Endoskop dient dann als „Führungstubus" bei der Insertion der Prothese (Abb. 3.**42**). Nach der Einlage der Prothese wird die Position in bezug auf das Karzinom endoskopisch überprüft (Abb. 3.**43**). Eine solche Prothese kann zur Okklusion einer Tracheoösophagealfistel eingesetzt werden, sollte jedoch bei sehr proximal gelegenen Ösophagusläsionen nicht benutzt wer-

A B C

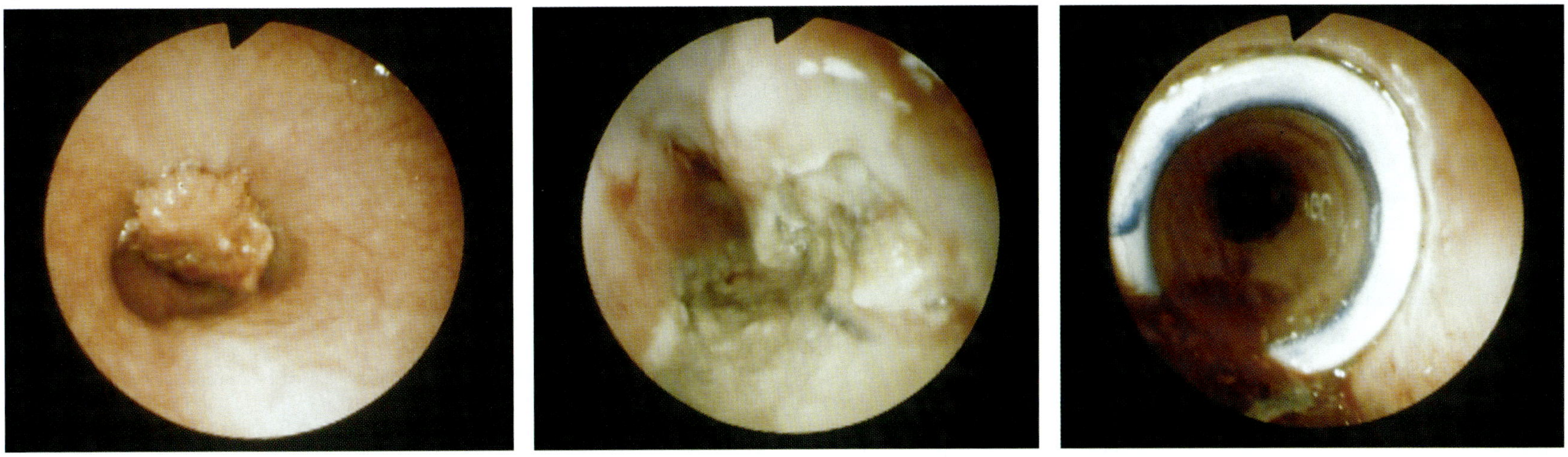

Abb. 3.**42** (**A**) Plattenepithelkarzinom des Ösophagus mit einem Ulkus im Hintergrund; (**B**) Nahaufnahme: Tiefes und infiltrierendes Ulkus; (**C**) Unter endoskopischer Führung wurde ein Stent in die verengte Stelle eingeführt; das Ende ist knapp über dem Tumor sichtbar.

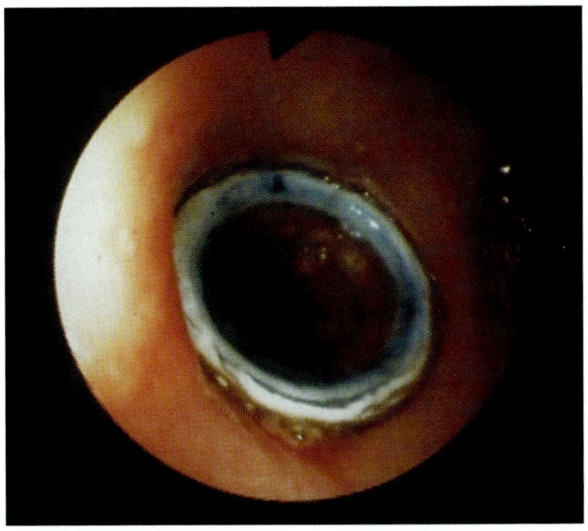

Abb. 3.**43** Adenokarzinom bei Barrett-Metaplasie, Prothesenimplantation. Der obere Rand des Stents liegt genau oberhalb des stenosierenden Tumors.

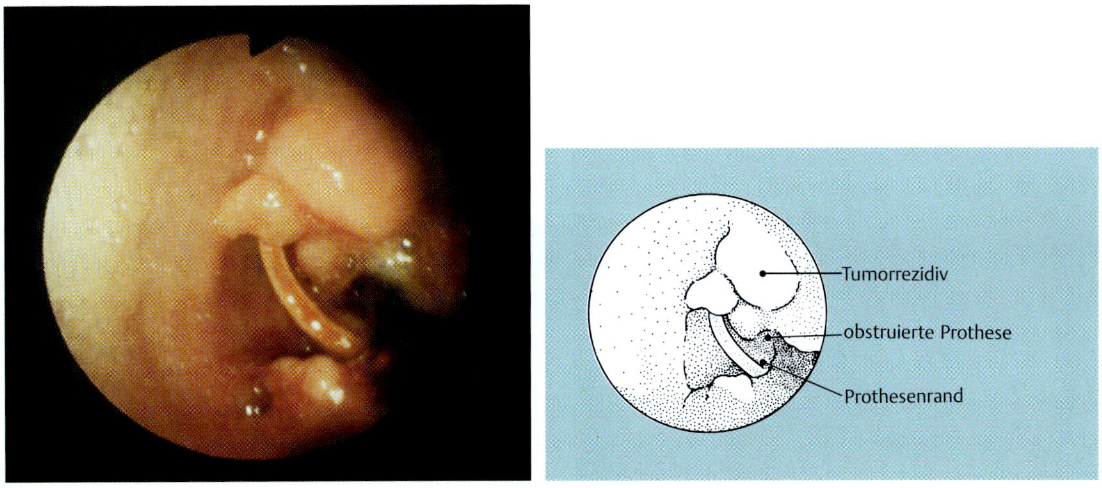

Abb. 3.**44** Intensives Wachstum eines Adenokarzinoms verursacht eine Obstruktion des proximalen Endes einer Prothese, so daß nur noch ein kleiner Teil des Prothesenrands sichtbar ist.

den. Zu den Komplikationen zählen das Überwachsen durch den Tumor mit Obstruktion des proximalen Lumens (Abb. 3.**44** und 3.**45**); Reflux mit Blutung (Abb. 3.**46**); die Dislokation der Prothese (Abb. 3.**47**) sowie Drucknekrosen der Ösophaguswand (Abb. 3.**48**). Es kann auch ein expandibler Stent verwendet werden; diese kleinkalibrige Variante aus Metall kann häufig ohne vorherige Dilatation des Tumorgebiets in den Ösophagus eingeschoben werden, weshalb diese Methode weniger traumatisch als andere ist. Der Stent wird über einen Führungsdraht genau plaziert und expandiert von selbst, sobald die enge Hülse entfernt ist: Dadurch erweitert er langsam das Lumen.

A

B

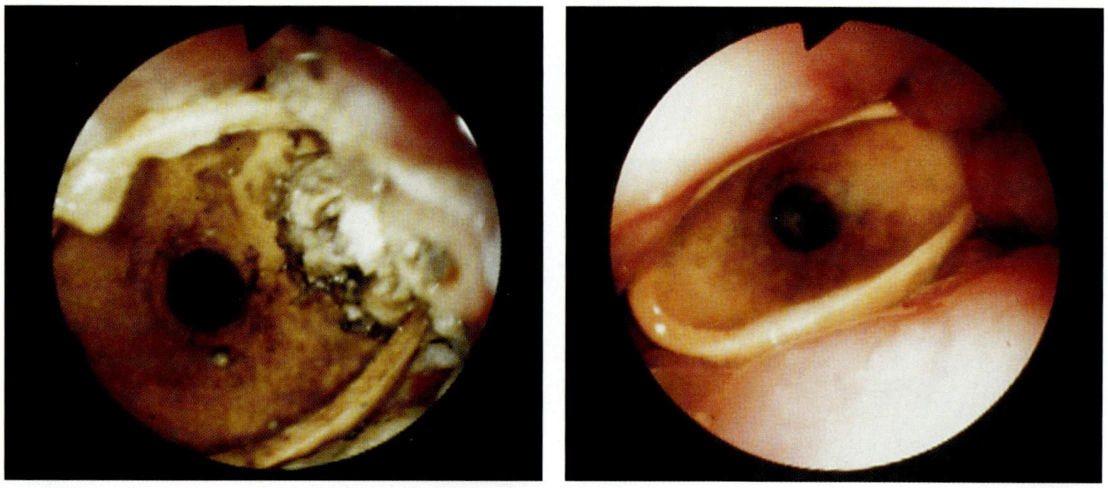

Abb. 3.**45** Plattenzellkarzinom, palliative Prothesenimplantation. (**A**) Obstruktion der Prothese durch überwucherndes Karzinomgewebe. (**B**) Das Gewebe wurde durch Laserkoagulation entfernt.

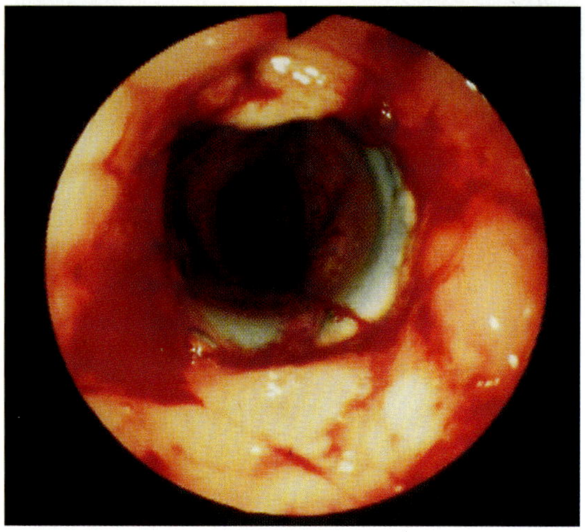

Abb. 3.**46** Refluxösophagitis oberhalb einer Prothese mit brüchiger Mukosa und Blutung.

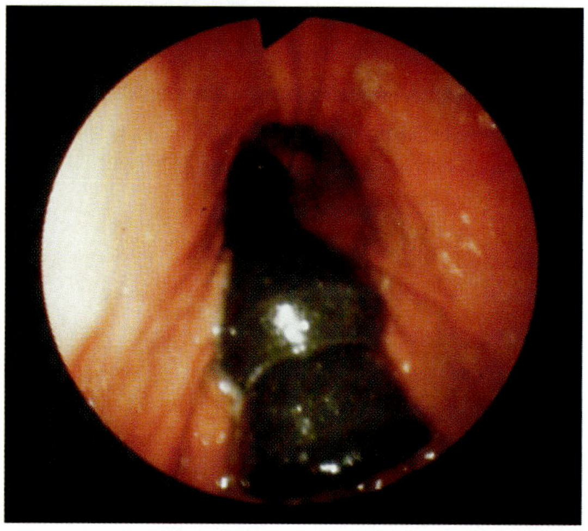

Abb. 3.**47** Komplikation bei Prothesen-Implantation (palliative Therapie): Prothesendislokation in den Magen.

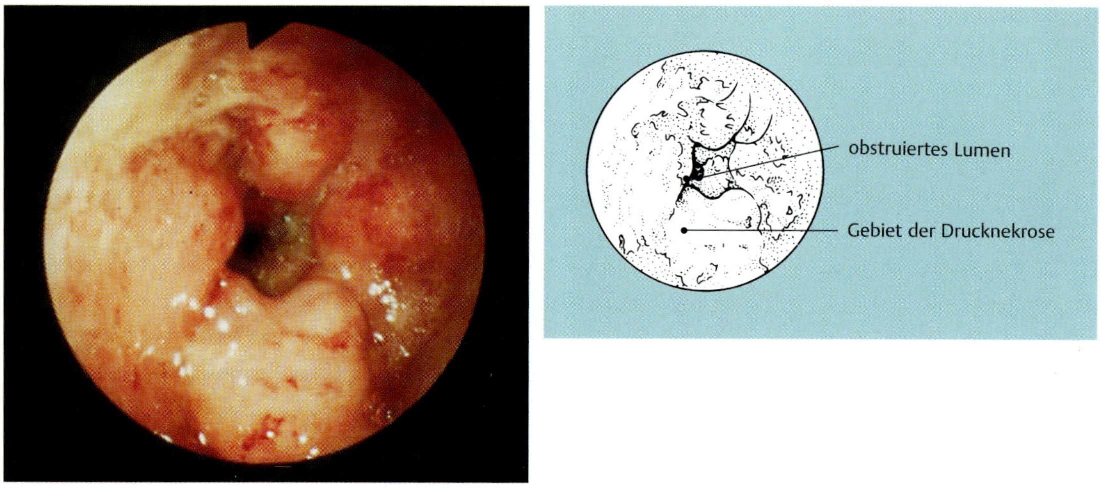

Abb. 3.**48** Komplikation bei Prothesen-Implantation (palliative Therapie eines Plattenepithelkarzinoms): Drucknekrosen der Ösophaguswand mit Entzündung und geringer Ulzerierung.

Durch die Palliativtherapie des rekurrenten oder nichtresektablen Ösophaguskarzinoms mit Nd-YAG-Laser-Koagulation erreicht man häufig die Zerstörung des Tumors und Wiedereröffnung des Lumens (Abb. 3.**49** und 3.**50**). Weitere Methoden der Tumorzerstörung sind der Argonlaser (Argonplasma-Elektrokoagulation) sowie die Injektion von nekrotisierenden Substanzen (z. B. Äthanol) in den Tumor. Der Tumor kann auch lokal durch endoluminale Radiotherapie behandelt werden. Dies führt oft zur Wiedereröffnung des Lumens, aber auch zu Ulzeration, Blutung, Nekrosen und Stenosen (Abb. 3.**51** bis 3.**54**).

A B

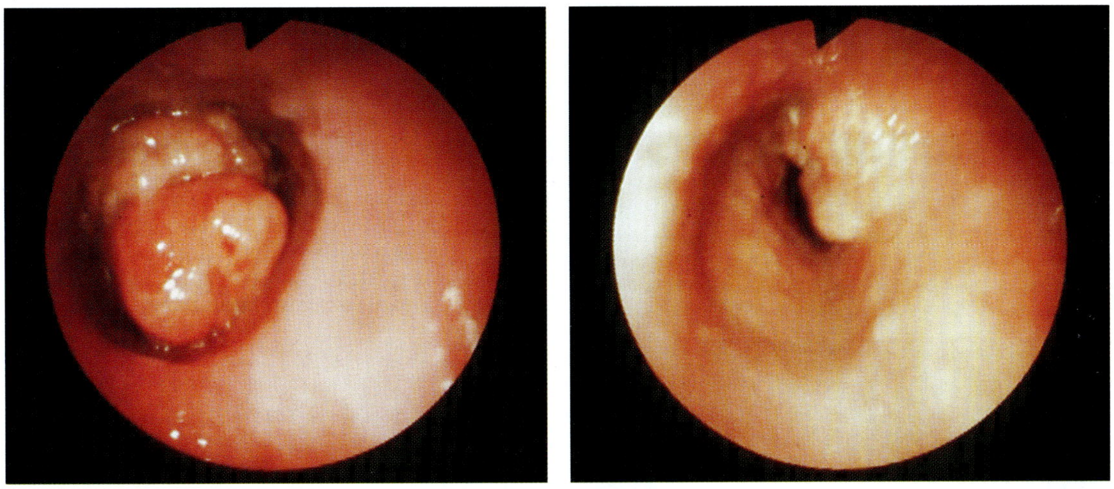

Abb. 3.**49** (**A**) Polypöses Ösophaguskarzinom vor der Laserbehandlung; (**B**) Deutliche Verkleinerung nach Laserkoagulation.

A B C D E

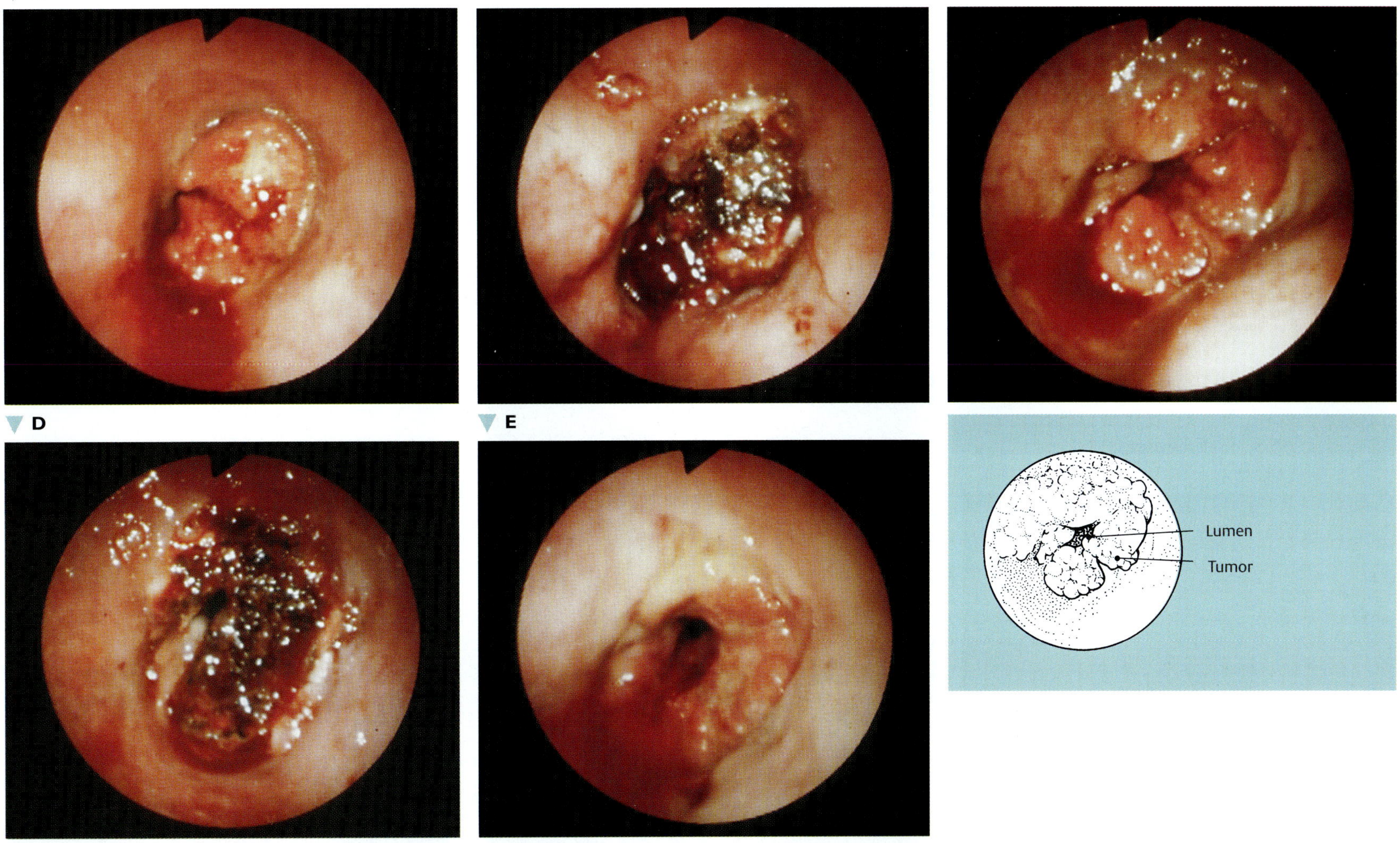

Abb. 3.**50** Plattenepithelkarzinom mit Verlegung des Ösophaguslumens. (**A**) Brüchiges, blutendes Tumorgewebe. (**B**) Sofort nach der ersten Laserkoagulation ist die Tumoroberfläche koaguliert, nekrotisch und blutet etwas. (**C**) Vor der zweiten Lasertherapie: Der Tumor ist kleiner geworden, ein Lumen wiederhergestellt. (**D**) Kurz nach der zweiten Laserkoagulation findet sich ein koagulierter, nekrotischer Tumor. (**E**) Einige Tage nach der zweiten Laserkoagulation ist der Tumor kleiner und das Lumen weiter geworden. Das Tumorgewebe ist noch etwas brüchig.

Andere Malignome des Ösophagus

Einige dieser Tumoren sind durch besondere endoskopische Merkmale, z. B. Melaninpigment bei malignem Melanom, gekennzeichnet (Abb. 3.**55**). Ein Melanom kann auch in polypöser Form und mit weniger auffälligem Pigment auftreten (Abb. 3.**56**). Andere Tumoren lassen sich endoskopisch kaum oder gar nicht differenzieren; die bioptische Untersuchung erbringt jedoch andere Diagnosen als ein Plattenzell- oder Adenokarzinom, z. B. den Befall des Ösophagus durch einen Tumor neurogenen Ursprungs (Myoblastoma granulare) (Abb. 3.**57**) oder ein ösophageales oder orales Kaposi-Sarkom (Abb. 3.**58** und 3.**59**). Das adenozystische Ösophaguskarzinom entsteht in den Speicheldrüsen (Abb. 3.**60**).

A

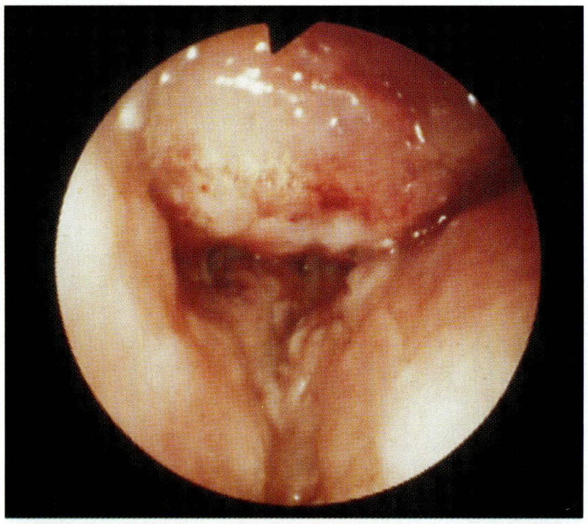

B

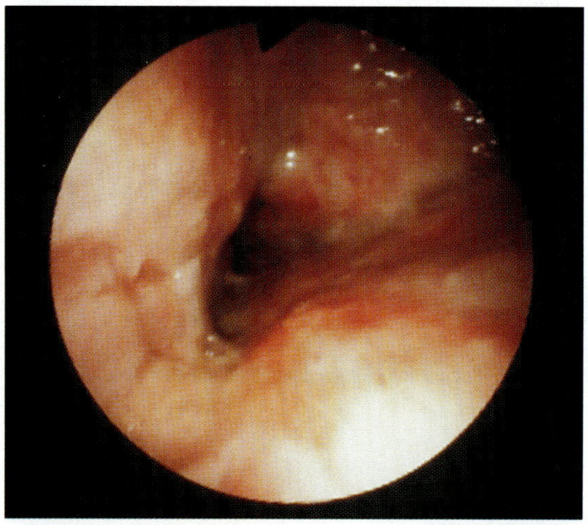

C

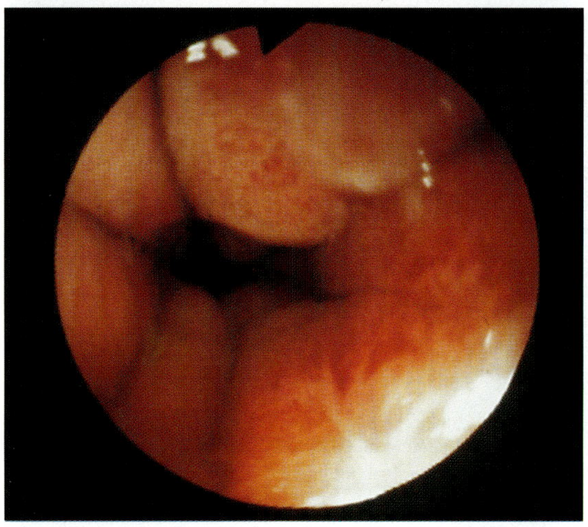

D

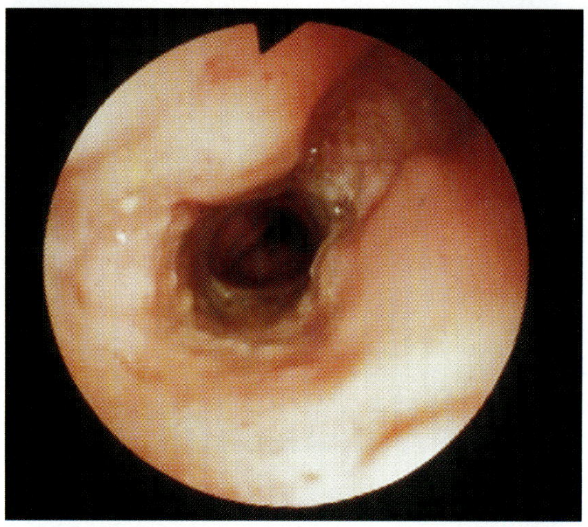

Abb. 3.**51** (**A**) Dieses obstruierende Ösophaguskarzinom wurde endoluminal bestrahlt. (**B**) Zwei Wochen nach der Therapie: Größenabnahme des Tumors, sich eröffnendes Lumen. (**C**) Zwei Monate nach der Therapie: Weitere Reduktion der Tumorgröße; enges, aber offenes Lumen. (**D**) Ein Jahr später: Der Tumor wächst nicht erneut und das Lumen bleibt offen.

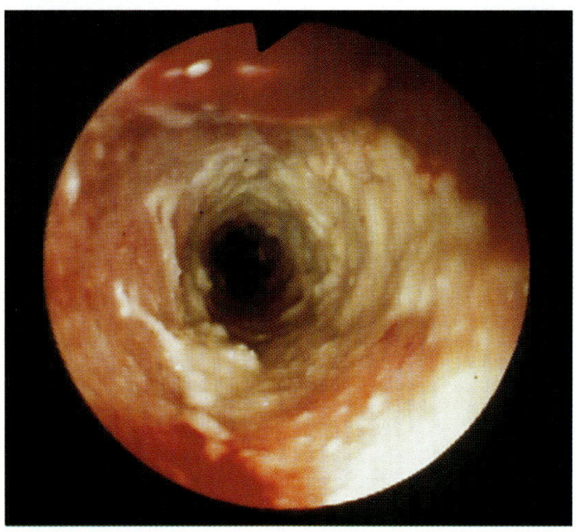

Abb. 3.**52** Ulzeration und Blutung drei Wochen nach einer endoluminalen Radiotherapie eines Ösophaguskarzinoms.

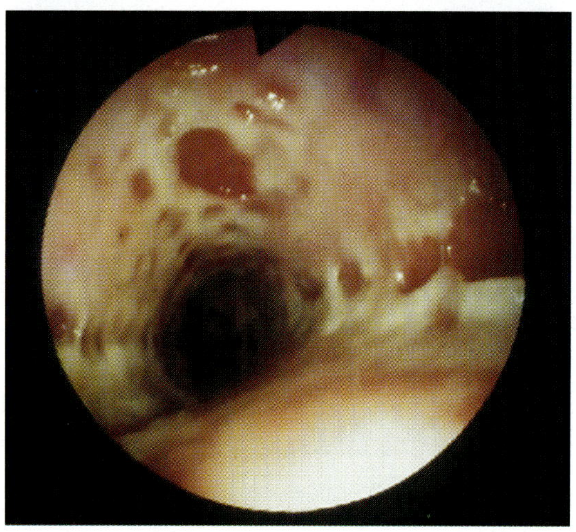

Abb. 3.**53** Ausgeprägte Mukosanekrose und Ulzeration nach zwei Therapiezyklen endoluminaler Radiotherapie.

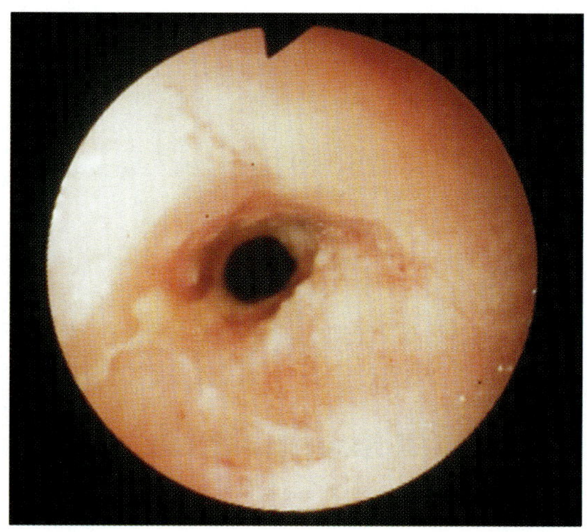

Abb. 3.**54** Therapiebedingte, deutliche Striktur und Ulzeration nach der endoluminalen Radiotherapie bei Ösophaguskarzinom.

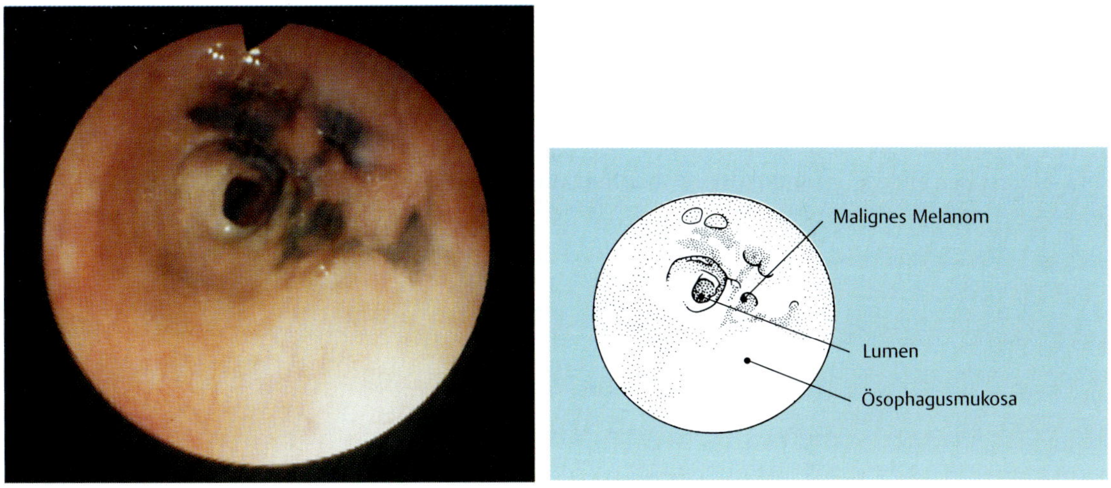

Abb. 3.**55** Primäres malignes Melanom des Ösophagus mit charakteristischer Melaninpigmentierung; Tumorstenose.

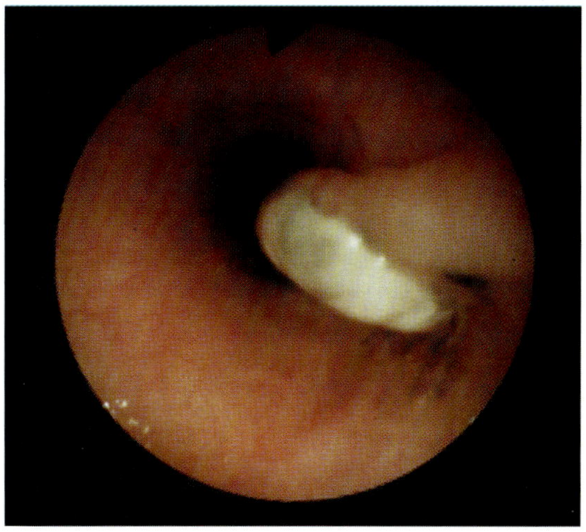

Abb. 3.**56** Polypöses, nur wenig pigmentiertes, metastasiertes malignes Melanom im Ösophagus.

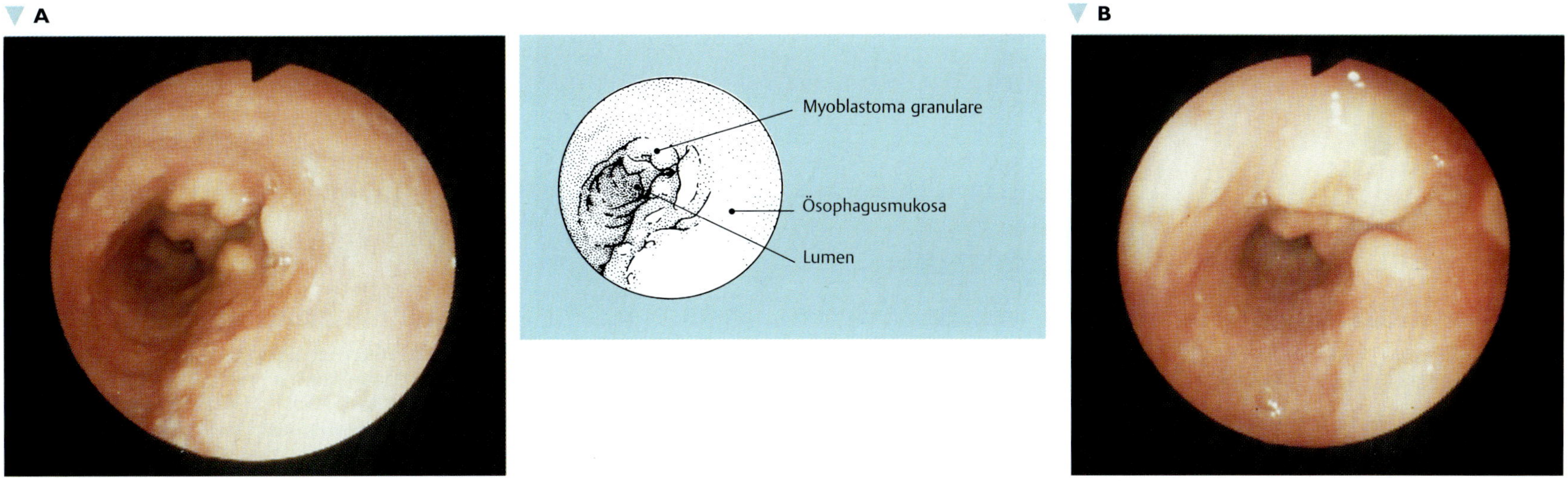

Abb. 3.**57** (**A**) Diese Läsion im distalen Ösophagus besteht aus mehreren Geschwulsten; eines davon ist in der Mitte eingedellt, was auf eine zu geringe Gefäßversorgung bei zu raschem Wachstum hinweist. Die Mukosa über den Läsionen erscheint etwas blaß. In einer Biopsie ergab sich ein Tumor neurogenen Ursprungs (Myoblastoma granulare). (**B**) Nahaufnahme: Multiple Tumorknoten; hier ist die Eindellung besser zu erkennen.

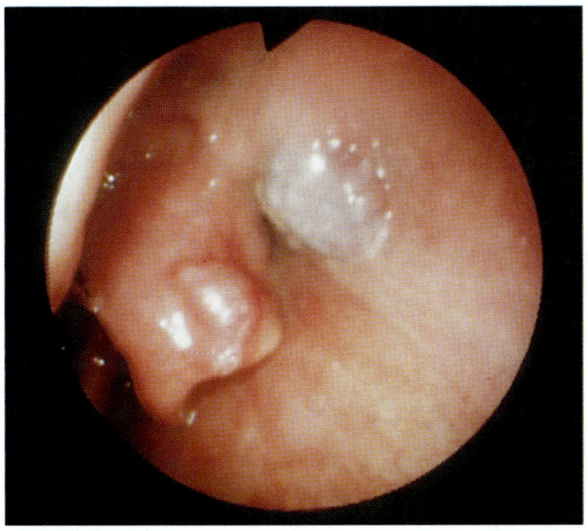

Abb. 3.**58** Kaposi-Sarkom des Ösophagus bei einem AIDS-Patienten.

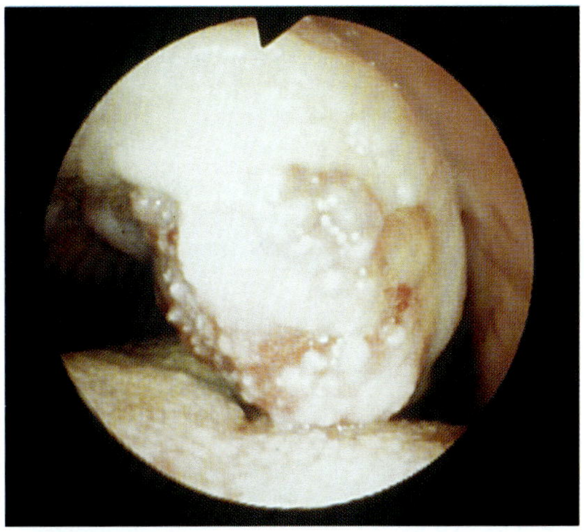

Abb. 3.**59** Kaposi-Sarkom der Mundhöhle bei einem AIDS-Patienten.

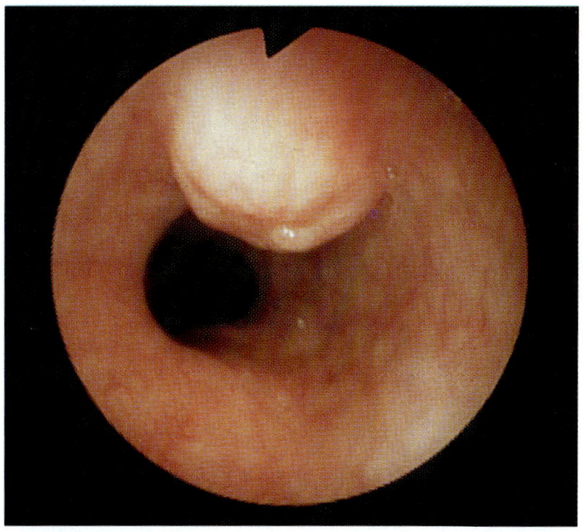

Abb. 3.**60** Adenozystisches Karzinom des Ösophagus, polypös, mit zentraler Eindellung.

Einengung des Ösophagus durch benachbarte Tumoren

Karzinome der Lungen, der Schilddrüse oder Lymphknoten sowie mediastinale Metastasen können den Ösophagus von außen komprimieren und eine Dysphagie hervorrufen (Abb. 3.**61** und 3.**62**). Dabei entsteht eine endoskopisch sichtbare, glatte Eindellung auf einer Seite der Ösophaguswand, wobei die darüberliegende Mukosa in der Regel normal erscheint. Metastasen anderer Tumoren, wie z. B. der Brust, können die Ösophaguswand direkt befallen (Abb. 3.**63** bis 3.**65**). Tumormetastasen im Gewebe um den Ösophagus können das Lumen von außen einengen; die Mukosa in diesem Gebiet erscheint jedoch unauffällig (Abb. 3.**66**). Die Metastasen können weit entfernt oder in der Nähe des Tumors (mit Satellitknötchen) liegen; gelegentlich weisen sie eine submuköse Ausbreitung auf (Abb. 3.**67** bis 3.**69**).

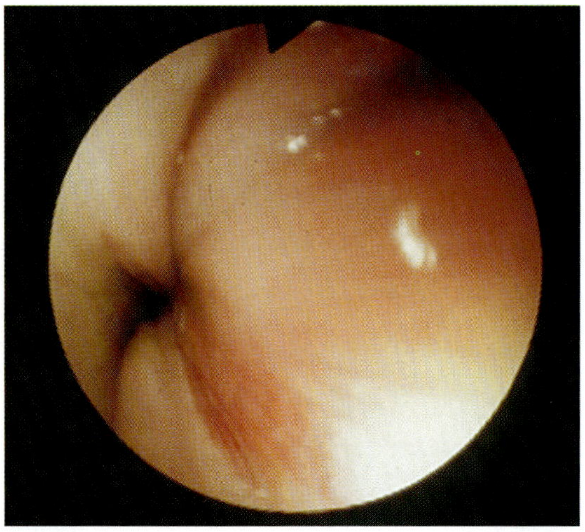

Abb. 3.**61** Die Verengung des distalen Ösophagus durch ein anliegendes Bronchialkarzinom.

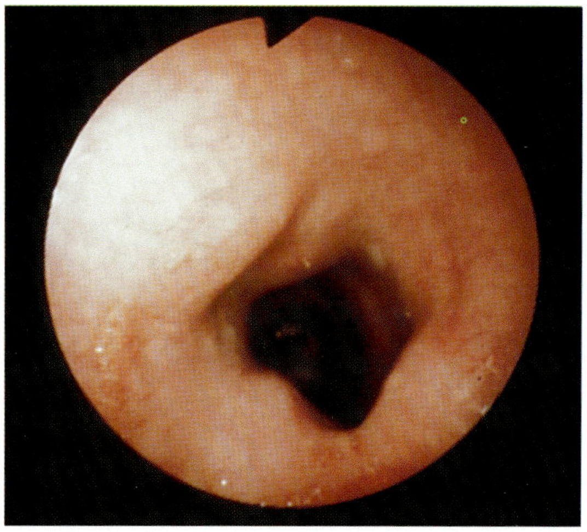

Abb. 3.**62** Impression des Ösophagus von außen durch einen vergrößerten mediastinalen Lymphknoten; normales Oberflächenepithel.

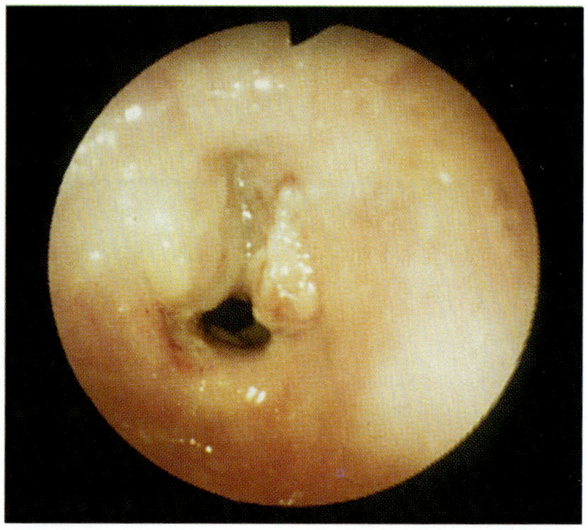

Abb. 3.**63** Impression des Ösophagus durch Metastasen eines Mammakarzinoms in der Wand des Ösophagus; das befallene Areal ist leicht erythematös, man sieht einen kleinen Knoten. Durch Überwachsen des Tumors ist die früher implantierte Prothese nicht mehr sichtbar.

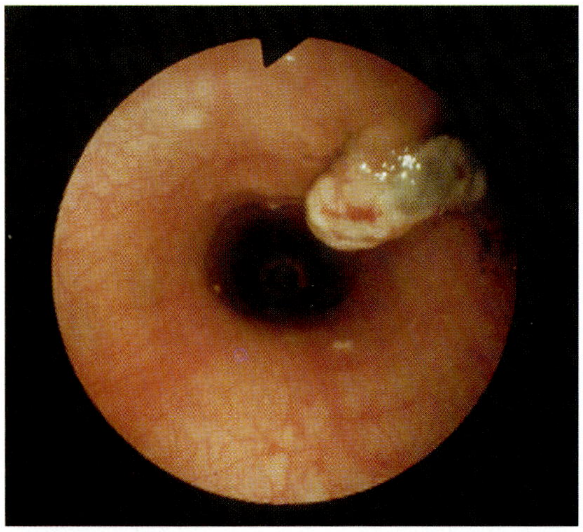

Abb. 3.**64** Ösophagus-Metastasen eines malignen Melanoms; etwas Pigment ist zu erkennen.

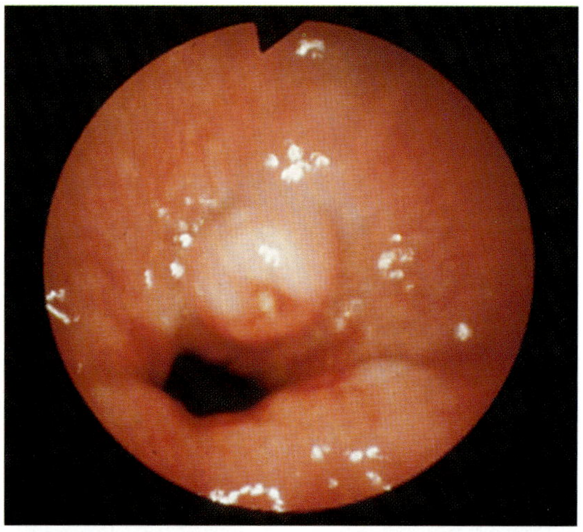

Abb. 3.**65** Ösophagus-Metastasen eines amelanotischen, malignen Melanoms; es ist keine Pigmentierung zu erkennen, die Oberfläche erscheint genabelt.

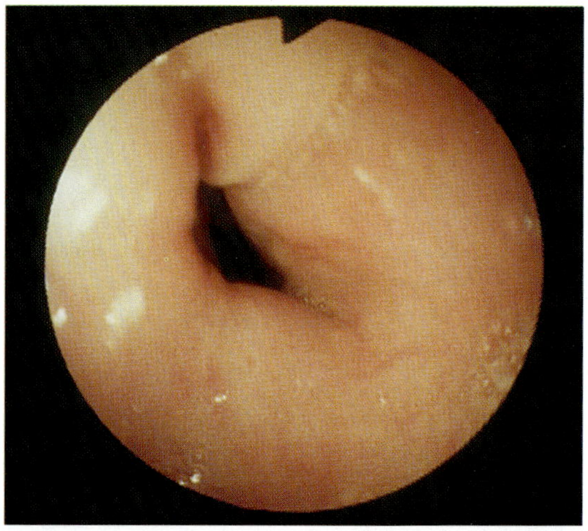

Abb. 3.**66** Impression des Ösophagus mit Verengung des Lumens durch mediastinale Metastasen eines Mammakarzinoms; unauffälliges Oberflächenepithel.

A

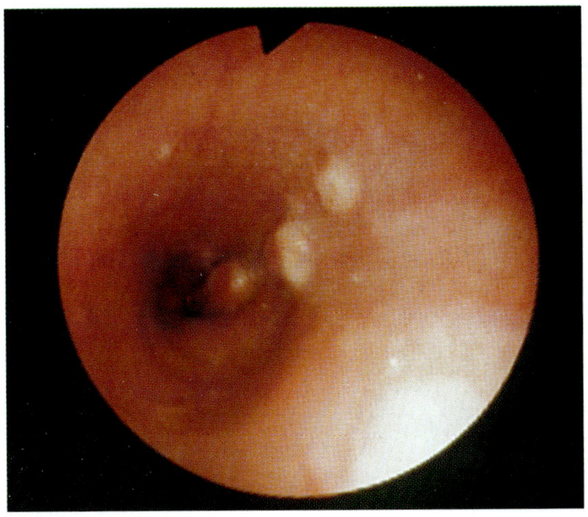

B

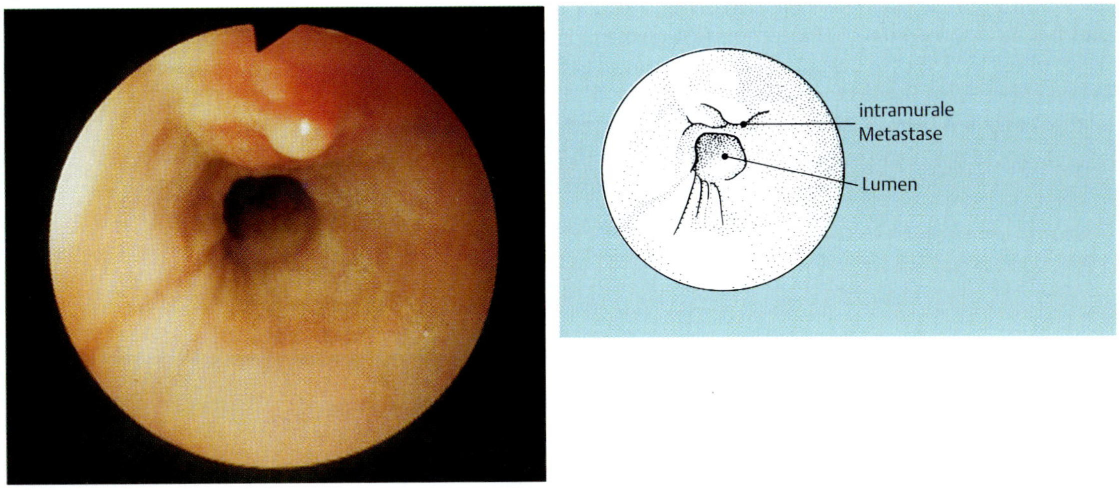

C

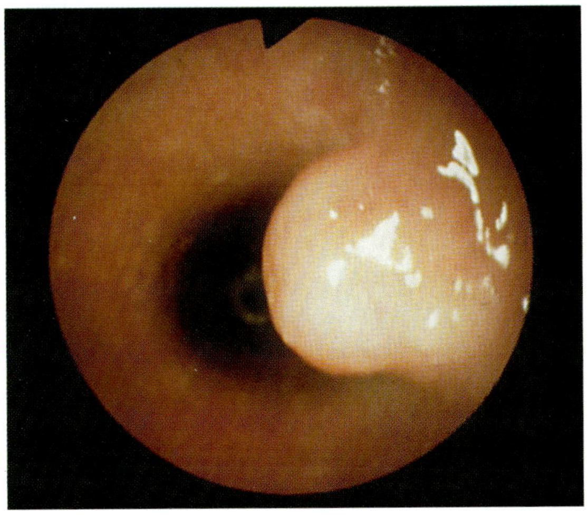

Abb. 3.**67** (**A**) Intramurale Metastase eines Plattenepithelkarzinoms des Ösophagus, (**B**) eines Adenokarzinoms der Kardia (siehe auch Zeichnung) und (**C**) eines Kardiakarzinoms mit proximalen, intramuralen Metastasen.

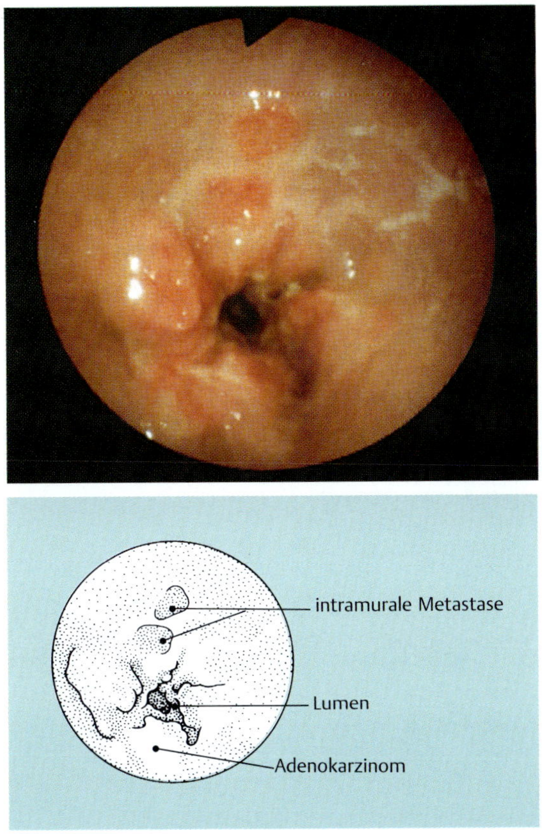

Abb. 3.**68** Diese kleinen satellitenähnlichen Läsionen sind intramurale Metastasen eines Adenokarzinoms des distalen Ösophagus; der Primärtumor befindet sich direkt distal der Metastasen.

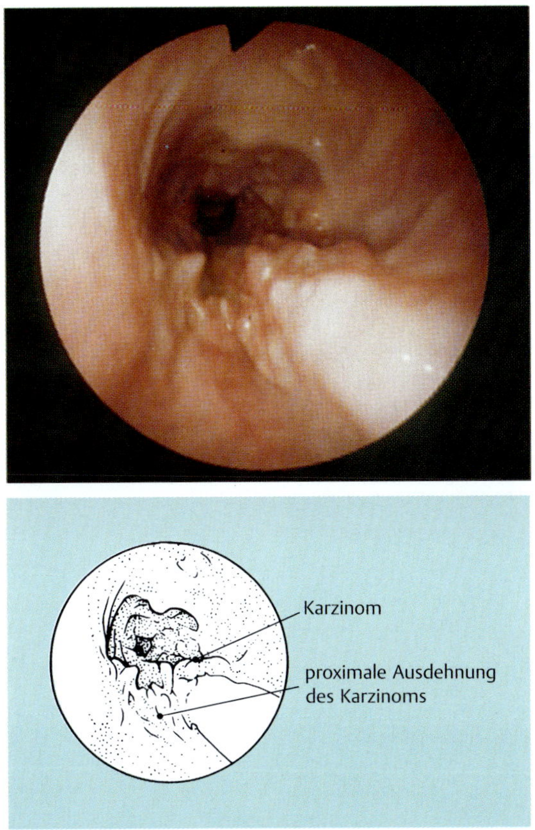

Abb. 3.**69** Proximale, intraluminale Ausbreitung eines Plattenepithelkarzinoms des Ösophagus.

Eine der gefürchtetsten Komplikationen des Ösophaguskarzinoms ist die Entstehung einer Tracheoösophagealfistel, die zu äußerst problematischen und beeinträchtigenden Symptomen führen kann. Solche Fisteln können als Folge einer Verletzung durch eine Bestrahlungstherapie des Ösophagus auftreten (Abb. 3.**70**). Endoskopisch läßt sich sowohl das Karzinom als auch die Fistel beurteilen (Abb. 3.**71** bis 3.**74**). Manchmal sind die Pleurahöhle und Lungengewebe am Grund der Fistel oder das nekrotische Tumorgewebe zu erkennen (Abb. 3.**75** und 3.**76**). Eine Tracheoösophagealfistel stellt eine Indikation für die Implantation einer Prothese dar. Plattenepithelkarzinome werden auch bei Patienten mit Pfortaderhochdruck und Ösophagusvarizen beobachtet (Abb. 3.**77**).

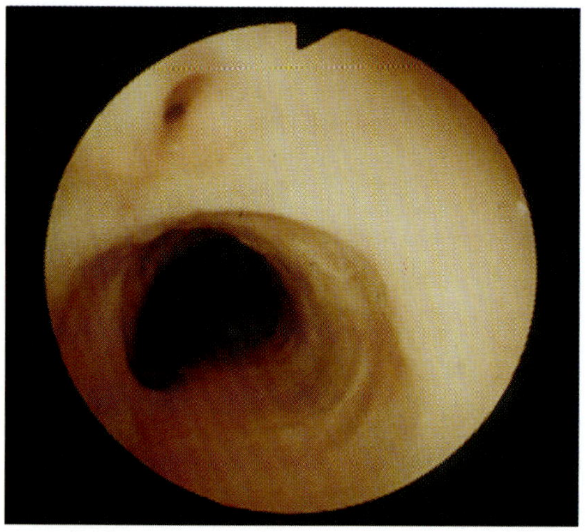

Abb. 3.**70** Tracheoösophagealfistel nach einer Radiotherapie; die benachbarte Mukosa erscheint unauffällig.

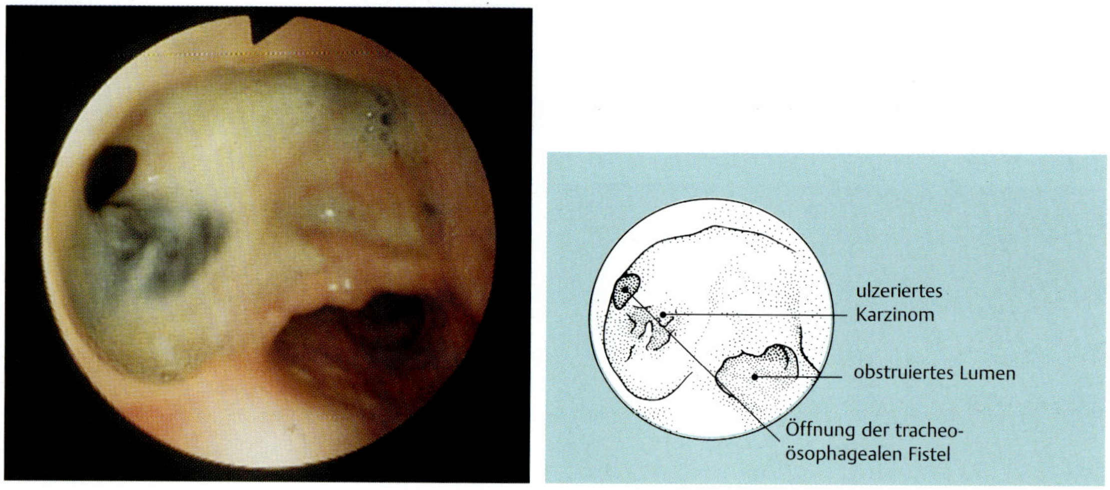

Abb. 3.**71** Tracheoösophagealfistel, bedingt durch ein ulzeriertes Plattenepithelkarzinom des Ösophagus, die Fistelöffnung ist gut zu erkennen.

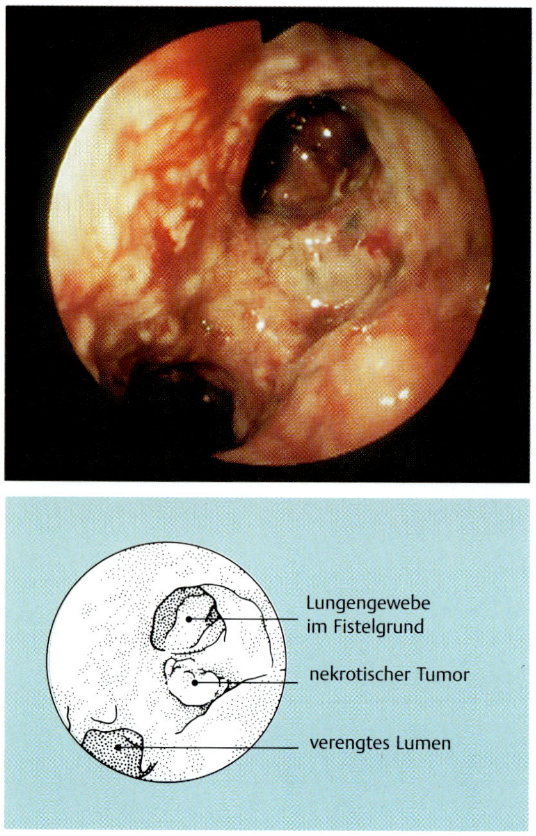

Abb. 3.**72** Tracheoösophagealfistel, bedingt durch ein Plattenepithelkarzinom des Ösophagus. Dieser große, nekrotische Tumor verengt das Lumen, man sieht die große Fistel zur Lunge ziehen.

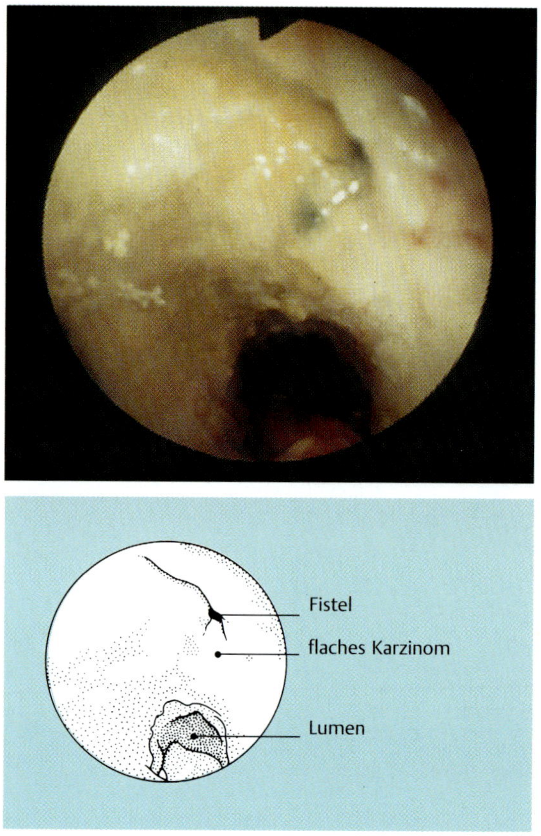

Abb. 3.**73** Dieses flache Plattenepithelkarzinom weist eine geringere Exsudation und weniger brüchiges Gewebe als das der Abb. 3.**72** auf. Die Mukosa erscheint diffus pathologisch, man sieht die Öffnung einer kleinen Trachealfistel.

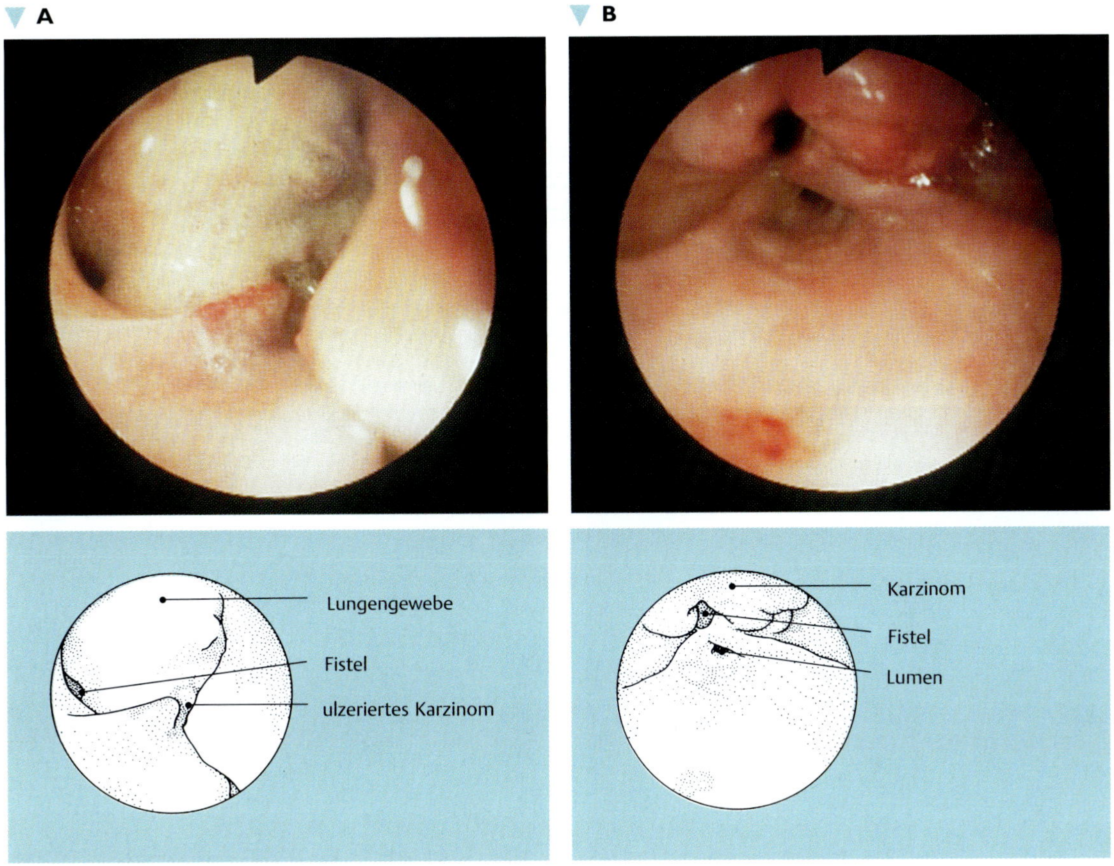

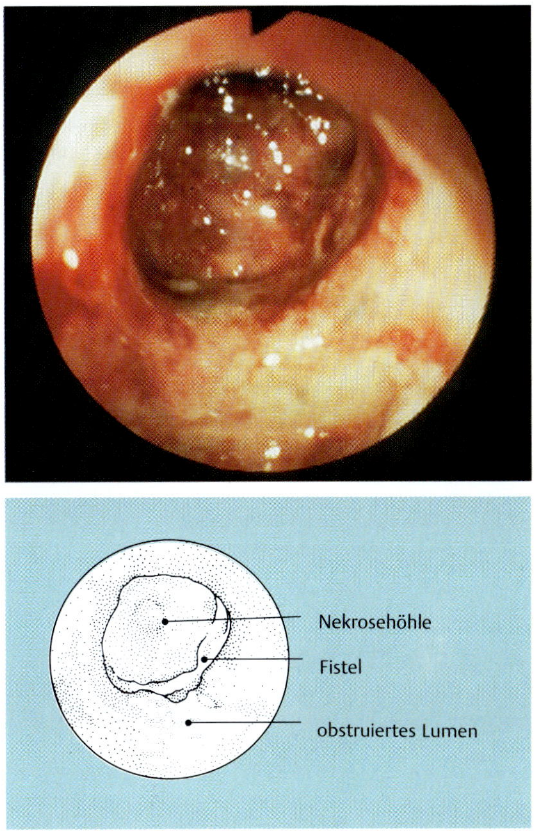

Abb. 3.**74** (**A**) Tracheoösophagealfistel, bedingt durch Ösophaguskarzinom; großer nekrotischer Hohlraum in der Lunge. (**B**) Durch Verlagerung der Endoskopspitze bessere Sicht auf die Fistelmündung.

Abb. 3.**75** Tracheoösophagealfistel, bedingt durch ein ulzeriertes Plattenepithelkarzinom des Ösophagus; am Fistelgrund ist Lungengewebe sichtbar.

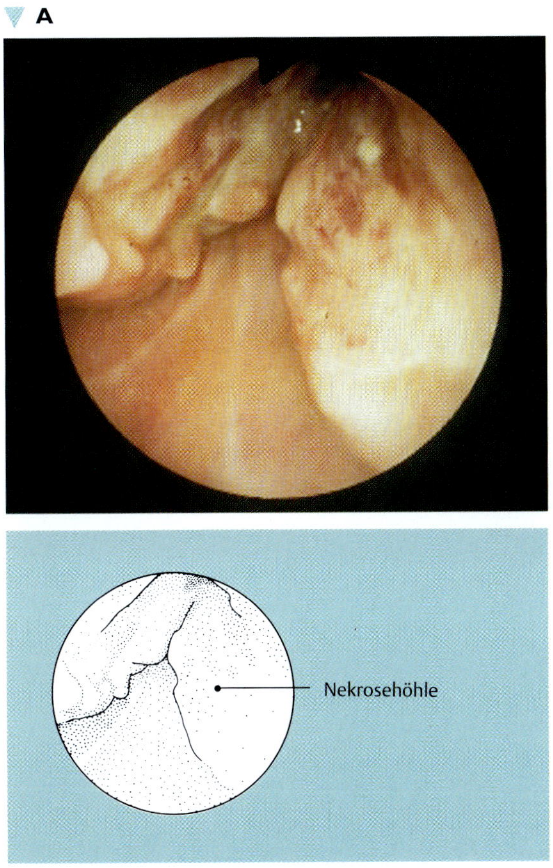

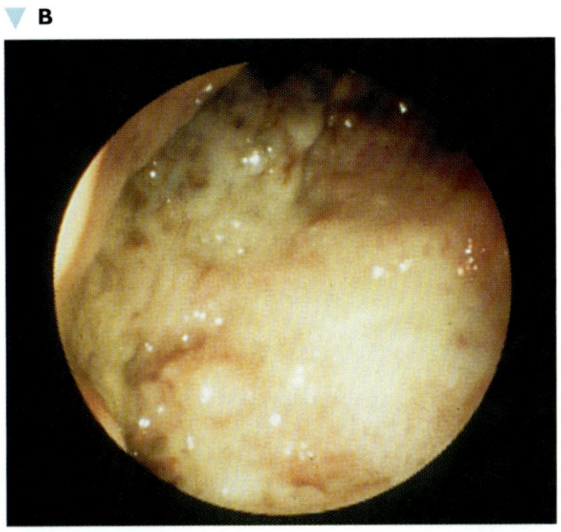

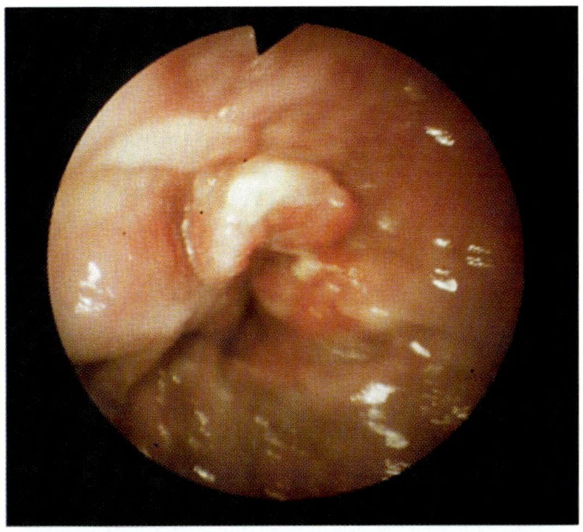

Abb. 3.**76** (**A**) Vom Lumen des Ösophagus aus wird endoskopisch dieser große mesenchymale Tumor mit einem nekrotischen Hohlraum in der Lunge sichtbar. (**B**) Eine weitere Ansicht der Tumorhöhle: Man erkennt die unregelmäßige Oberfläche am Grund mit Exsudation und geflecktem Erythem.

Abb. 3.**77** Halbmondförmiges Plattenepithelkarzinom im distalen Ösophagus eines Patienten mit Ösophagusvarizen.

Endosonographie beim Ösophaguskarzinom

Endosonographisch läßt sich der Befall der Ösophaguswand durch den Tumor beurteilen. Die Tiefe der Tumorinfiltration gibt Aufschluß darüber, ob der Tumor auf die Mukosa begrenzt ist, also einem frühen Karzinom entspricht, oder die Submukosa oder die Muscularis propria involviert. Häufig kann auch der Befall benachbarter Strukturen wie der Aorta nachgewiesen werden. Die Lymphknoten können dargestellt werden, aber die Differenzierung zwischen einem normalen und einem infiltrierten Lymphknoten ist schwierig. Bei der Untersuchung werden Faktoren wie die Größe, die Konturen und die Heterogenität der Struktur des Lymphknotens berücksichtigt. Weitere Studien sind jedoch noch erforderlich (Abb. 3.**78** bis 3.**81**).

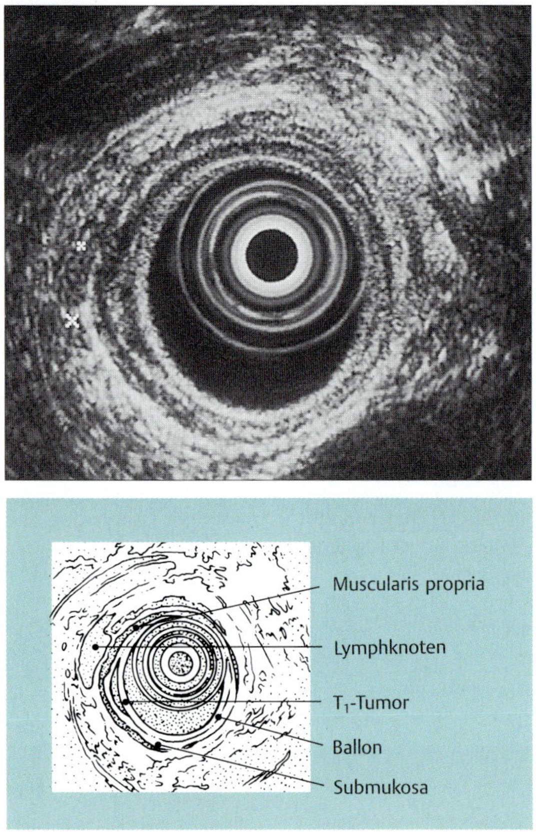

Abb. 3.**78** Lokalisiertes Ösophaguskarzinom, das sich auf Mukosa und Submukosa begrenzt; intakte Muscularis propria. Der erkennbare Lymphknoten erscheint nicht maligne. Dies ist ein T_1-Tumor. (Mit freundlicher Genehmigung von Dr. T. L. Tio.)

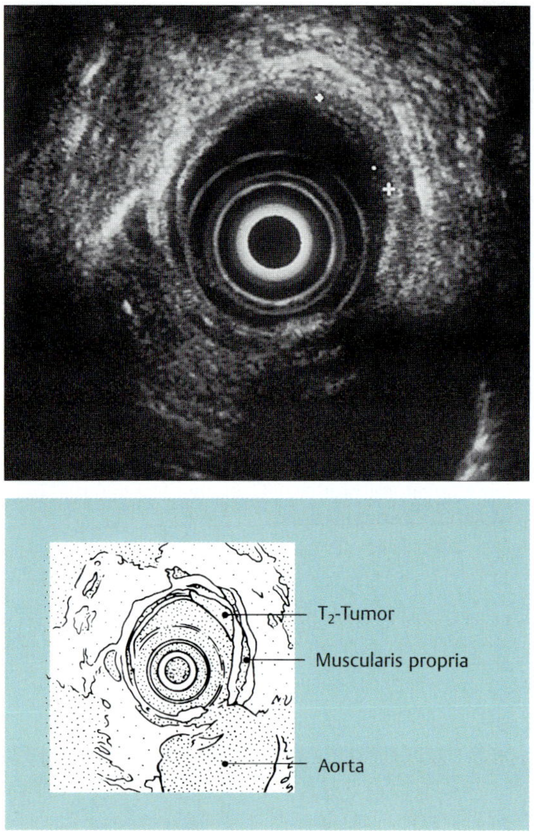

Abb. 3.**79** Ösophaguskarzinom mit Penetration der Muscularis propria der Ösophaguswand (T_2-Tumor). (Mit freundlicher Genehmigung von Dr. T. L. Tio.)

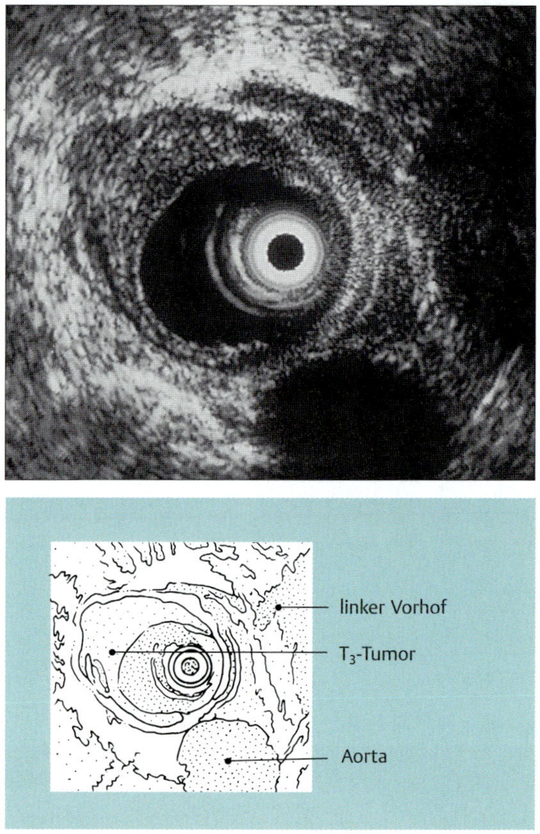

Abb. 3.**80** Ösophaguskarzinom mit Wandpenetration und Ausbreitung ins benachbarte Gewebe (T_3-Tumor). (Mit freundlicher Genehmigung von Dr. T. L. Tio.)

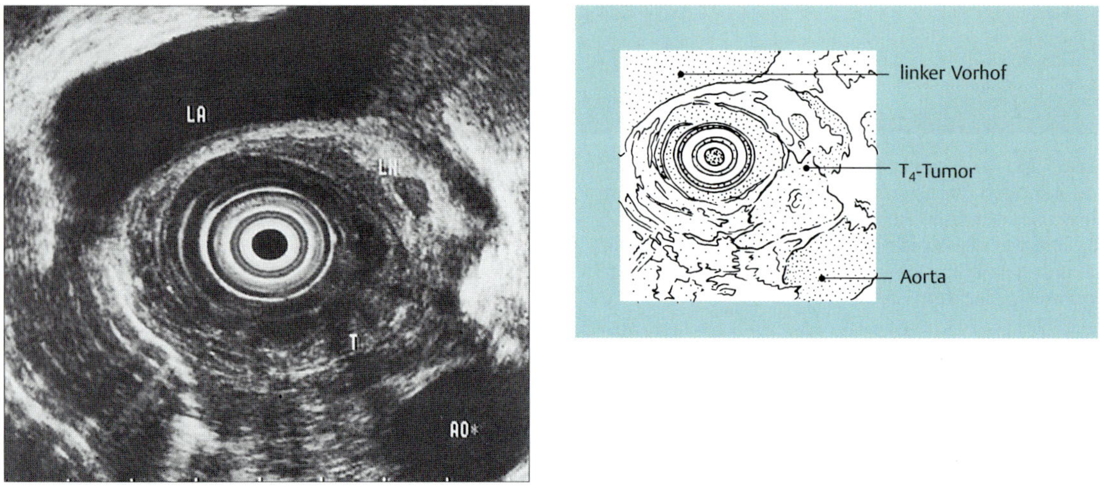

Abb. 3.**81** Ösophaguskarzinom mit ausgedehnter Infiltration benachbarter Strukturen, einschließlich der Aorta (T_4-Tumor). (Mit freundlicher Genehmigung von Dr. T. L. Tio.)

Infektiöse Erkrankungen des Ösophagus

Zahlreiche infektiöse Erreger können den Ösophagus mitbefallen und ein Beschwerdespektrum von leichten Schmerzen bis zu lebensbedrohlichen Erkrankungen hervorrufen. Die betroffenen Patienten haben häufig aufgrund prädisponierender Erkrankungen eine gestörte Immunabwehr.

Da für einige dieser Infektionen spezifische Therapiemöglichkeiten zur Verfügung stehen, ist eine präzise Diagnosestellung von großer Bedeutung. In anderen Fällen verbessert die Therapie der Grunderkrankung die Symptomatik der Ösophagusinfektion.

Die drei häufigsten Infektionen der Speiseröhre sind Herpes-, Candida- und Zytomegalievirus-(ZMV-)Ösophagitis. Diese Ösophagitisformen müssen von der Refluxösophagitis und den Veränderungen des Ösophagus unterschieden werden, die im Rahmen einer Graft-versus-Host-Disease bei knochenmarktransplantierten Patienten auftreten. Jede dieser Ösophagitiden hat charakteristische endoskopische Merkmale; eine Differenzierung ist dennoch oft sehr schwierig. Außerdem können sie gleichzeitig vorkommen. Aus diesen Gründen sind Biopsien, Bürstenabstriche zur Zytologie und das Anlegen von Kulturen zur Diagnose erforderlich.

Da viele Patienten mit Verdacht auf eine Infektion des Ösophagus immunsupprimiert sind, sollten vor der Endoskopie und Biopsieentnahme Gerinnungsstatus und Thrombozytenzahlen kontrolliert werden. Viele Endoskopiker vertreten die Ansicht, daß eine Biopsie nur entnommen werden sollte, wenn die Thrombozytenzahl mindestens bei 50 000/µl liegt und auch einige Tage nach der Prozedur mindestens auf dieser Höhe gehalten werden kann. Bei Chemotherapie-Patienten müssen die Thrombozytenzahlen noch länger stabil sein, weil die Chemotherapie den epithelialen Heilungsprozeß beeinträchtigt.

Herpes-Ösophagitis

Diese durch den Herpes-simplex-Virus (HSV) hervorgerufene Entzündung stellt eine der häufigsten infektiösen Erkrankungen des Ösophagus dar. Sie kann mit der Candida- oder der ZMV-Ösophagitis verwechselt werden oder gleichzeitig mit ihnen auftreten. Die Inzidenz der Herpes-Ösophagitis nimmt besonders bei immunsupprimierten Patienten mit Leukämie, einem Lymphom oder Knochenmarktransplantation zu, kann jedoch auch bei Patienten ohne schwere Grundkrankheit auftreten. Sie äußert sich gewöhnlich durch Odyno- und Dysphagie sowie Sodbrennen. Bei manchen Patienten entwickeln sich einige Tage vor dem Auftreten der Odynophagie herpetische Läsionen auf den Lippen. Die Untersuchung der Mundhöhle kann einen normalen Befund ergeben oder kleine Blasen im Mund und Pharynx zeigen. Der radiologische Befund des Ösophagus kann je nach Schweregrad des Mukosabefalls normal oder pathologisch sein.

Die Herpes-Ösophagitis verläuft in verschiedenen Phasen. Die Frühphase ist durch Bläschenbildung charakterisiert (Abb. 3.**82**). Dieser folgt die Entwicklung kleiner, scharf begrenzter Ulzera, typischerweise im mittleren oder oberen Ösophagusdrittel, mit leicht erhabenen Rändern (Abb. 3.**83**) und grauem oder gelblichem nekrotischem Material im Ulkusgrund. Die dem Ulkus direkt benachbarte Mukosa ist häufig erythematös; die den Erythemhof umgebende Mukosa erscheint unauffällig. Die Ulzera werden größer und können konfluieren. In der letzten nekrotischen Phase ist das entzündete Epithel diffus im Sinne einer Ösophagitis involviert, es erfolgt die Bildung konfluierender Ulzera (Abb. 3.**84**). Candidamyzelfäden sind jedoch zytologisch nicht nachweisbar.

Die Untersuchung des Mukosagewebes des Ösophagus ergibt in der Biopsie typische zellpathologische Veränderungen, bedingt durch Virusreplikation. Da diese Veränderungen überwiegend im Ulkusrandbereich nachweisbar

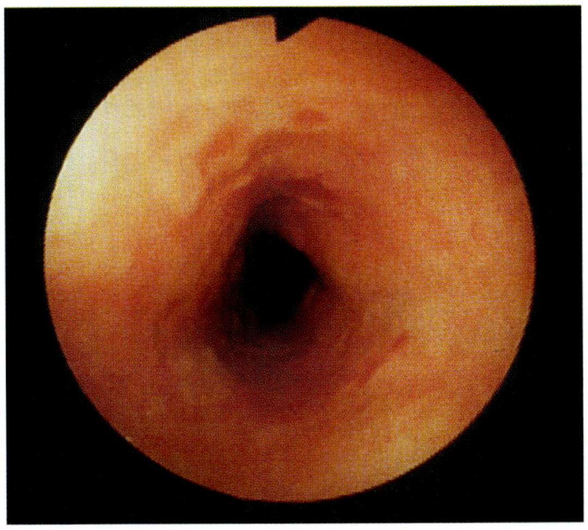

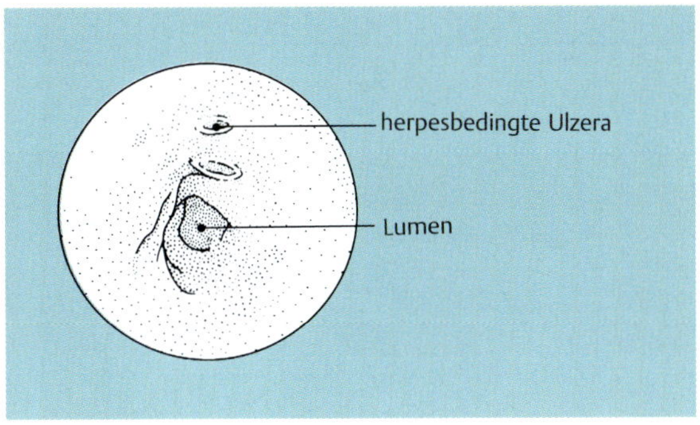

Abb. 3.**82** Herpes-Ösophagitis, Frühphase; kleine, leicht versenkte Ulzera mit gering erhabenen Rändern.

A

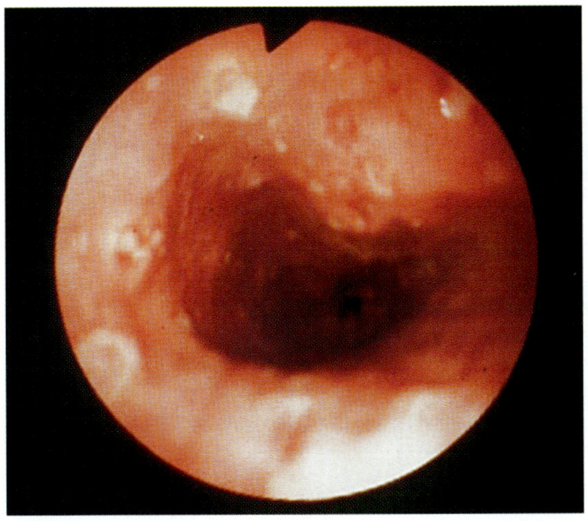

B

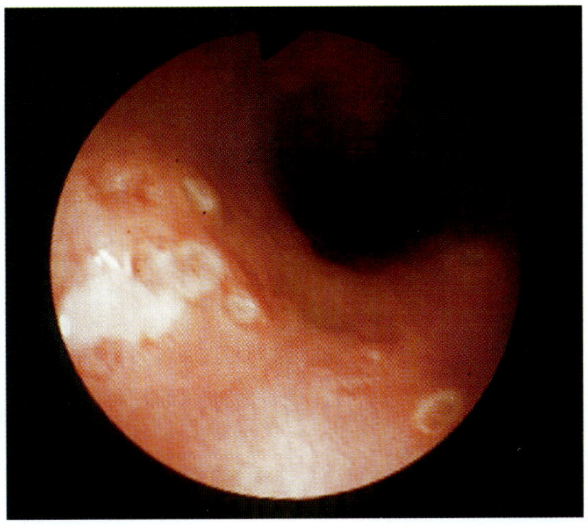

Abb. 3.**83** (**A** und **B**) Zwei Beispiele für eine Herpes-Ösophagitis mit scharf begrenzten Ulzera und exsudativem Grund.

sind, sollten Biopsieproben aus den Randgebieten entnommen werden; der Ulkusgrund ist nicht vom Virus besiedelt, so daß Biopsien aus diesem Areal nicht aussagekräftig sind.

Die Biopsieproben zeigen ballonartig degenerierte sowie multinukleäre, riesige Epithelzellen; typisch für diese Zellen sind basophile Kerne mit milchglasartigen Einschlußkörpern und auffällig randständiges Chromatin (Margination) (Abb. 3.**85**). Einige Zellen enthalten eosinophile, nukleäre Einschlußkörper mit hellem Hof; zytoplasmatische Einschlußkörper sind nicht erkennbar.

Die oben erwähnten Zellveränderungen lassen sich auch im aus dem Ulkusrand gewonnenen Bürstenabstrich, im Zytologiematerial und nach einer Woche in Gewebekulturen feststellen. Seit einiger Zeit erleichtert die Verwendung monoklonaler Antikörper, die spezifisch gegen das Herpesvirus gerichtet sind, die Diagnose im betroffenen Gewebe. Virusbedingte Zellveränderungen können leicht übersehen werden, wenn man nicht gezielt nach ihnen sucht. Daher sollte der Pathologe auf die Möglichkeit einer Herpes-Ösophagitis hingewiesen werden, so daß er speziell nach entsprechenden charakteristischen Veränderungen sucht.

Klinisch besteht differentialdiagnostisch meist die Möglichkeit einer Refluxösophagitis, die mit Antirefluxmaßnahmen behandelt wird, oder einer Candida-Ösophagitis, die mit Antimykotika therapiert wird. Die Herpes-Ösophagitis, die Zytomegalievirus-Ösophagitis und die Varizella-Zoster-Virus-Ösophagitis (VZV) können mit antiviralen Medikamenten therapiert werden. Bei Knochenmarktransplantierten kommt differentialdiagnostisch zusätzlich die Graft-versus-Host-Disease in Betracht; diese Patienten können mit hohen Dosen von Immunsuppressiva behandelt werden.

Candida-Ösophagitis

Der Pilz Candida kann sämtliche Abschnitte des GI-Trakts befallen; der Candidabefall des Ösophagus wird immer häufiger diagnostiziert. Diese Zunahme ist wahrscheinlich durch die verbesserte Diagnostik durch die Endoskopie und die höheren Zahlen immunsupprimierter Patienten bedingt, die z. B. organtransplantiert wurden, chemotherapiert werden oder an Erkrankungen leiden, die mit einer gestörten Immunabwehr einhergehen, wie AIDS. Andere prädisponierende Erkrankungen einer Candida-Infektion sind Diabetes mellitus und maligne Erkrankungen. Aber auch Patienten ohne prädisponierende Grundkrankheit können eine signifikante Candidiasis entwickeln. Vor Anwendung der Endoskopie zeigten sich radiologisch in der Kontrastdarstellung unscharf begrenzte Exsudate, Ulzera, Strikturen und fehlende Peristaltik usw. Die Röntgenkontrastdarstellung kann bei Candida-Ösophagitis jedoch auch normal erscheinen (mangelnde Testsensitivität) oder Abnormitäten aufweisen, obwohl keine Pilzerkrankung besteht (mangelnde Testspezifität). Zum Nachweis von Candida-Ösophagitis ist die Endoskopie die weitaus bessere diagnostische Methode.

Die Symptome der Candida-Ösophagitis sind gewöhnlich Dysphagie und Odynophagie; nekrotisches Material kann auch eine Obstruktion verursachen. Die Diagnose basiert auf dem endoskopischen Bild und den Befunden einer

A B

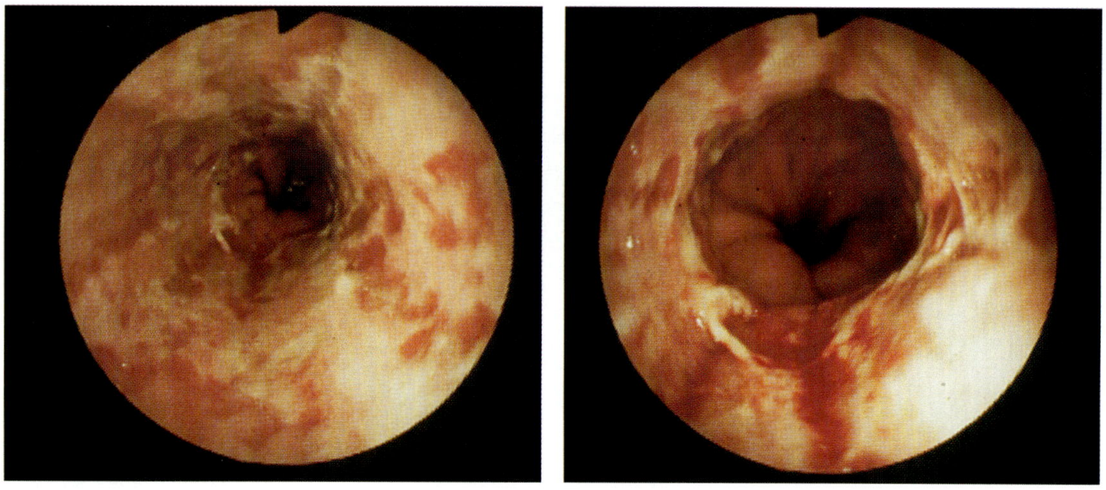

Abb. 3.**84** Ausgeprägte Herpes-Ösophagitis. (**A**) Diffuser Mukosabefall mit konfluierenden Ulzera, Vulnerabilität und Exsudation; (**B**) Nahaufnahme: Die Magenmukosa distal der Ora serrata ist unauffällig, die Mukosa des Ösophagus jedoch deutlich befallen.

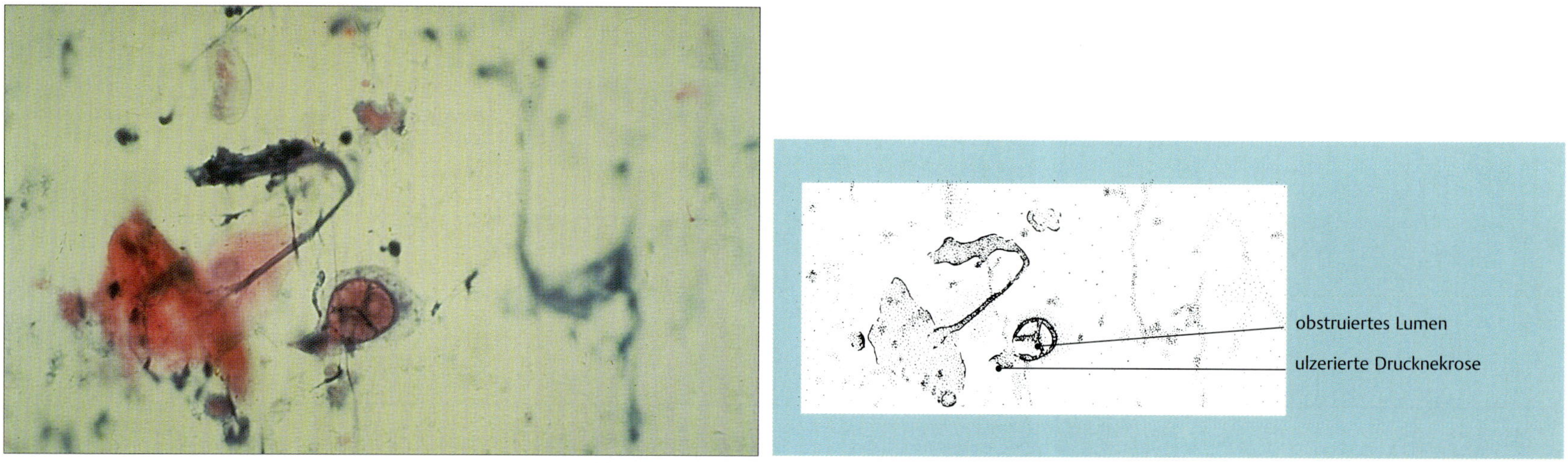

Abb. 3.**85** Herpes-Ösophagitis; typische zellpathologische Veränderungen: intranukleäre, jedoch keine zytoplasmatischen Einschlußkörper. (Mit freundlicher Genehmigung von Dr. George McDonald.)

Bürstenzytologie. Liegt eine Soor-Stomatitis vor, ist eine gleichzeitig auftretende Soor-Ösophagitis wahrscheinlich.

Eine Gradeinteilung der Soor-Ösophagitis wurde von Kodsi vorgeschlagen (Abb. 3.**86**). Bei der frühen und geringgradigen Ösophagitis imponiert endoskopisch eine kleine Menge weißlichen, rahmartigen Exsudats bei normal oder erythematös erscheinender Mukosa (Abb. 3.**87**). Mit fortschreitender Erkrankung zeigen sich größere Exsudatmengen, ein auffälliges Mukosaerythem sowie beginnende Ulzerationen. Bei noch stärkerer Ösophagitis erfassen die oben beschriebenen Veränderungen die gesamte Zirkumferenz (Abb. 3.**88**). Die Veränderungen sind charakteristisch, jedoch nicht pathognomonisch. Der nächste Schweregrad ist gekennzeichnet durch verstärkte und schwere Vulnerabilität der betroffenen Mukosa, Erythem und Exsudation (Abb. 3.**89**). Die Kardiamukosa dicht unterhalb der Grenze zwischen Platten- und Zylinderepithel erscheint gewöhnlich unauffällig (Abb. 3.**90**).

Schließlich kommt es durch die schwere Entzündung und Gewebsnekrose häufig zur Einengung oder Obstruktion des Lumens (Abb. 3.**91**); in diesem Stadium können deutliche Mukosavulnerabilität, Blutung und Ulzeration vorliegen. Differentialdiagnostisch kommen Herpes- und Refluxösophagitis, die

Gradeinteilung der Candida-Ösophagitis

Grad I
Wenige, kleine (bis 2 mm), weiße, erhabene Plaques mit Erythem, jedoch ohne Ulzerierung oder Ödem.

Grad II
Multiple, über 2 mm große, erhabene Plaques mit Ödem und Erythem, jedoch ohne Ulzera.

Grad III
Lineare und knotige, erhabene, konfluierende Plaques mit Erythem und Ulzeration.

Grad IV
Grad III mit brüchiger Mukosa, gelegentlich Stenose.

Übernommen mit freundlicher Genehmigung von Kodsi u. Mitarb. Gastroenterology 71 (1976) 715–719.

Abb. 3.**86** Gradeinteilung der Candida-Ösophagitis.

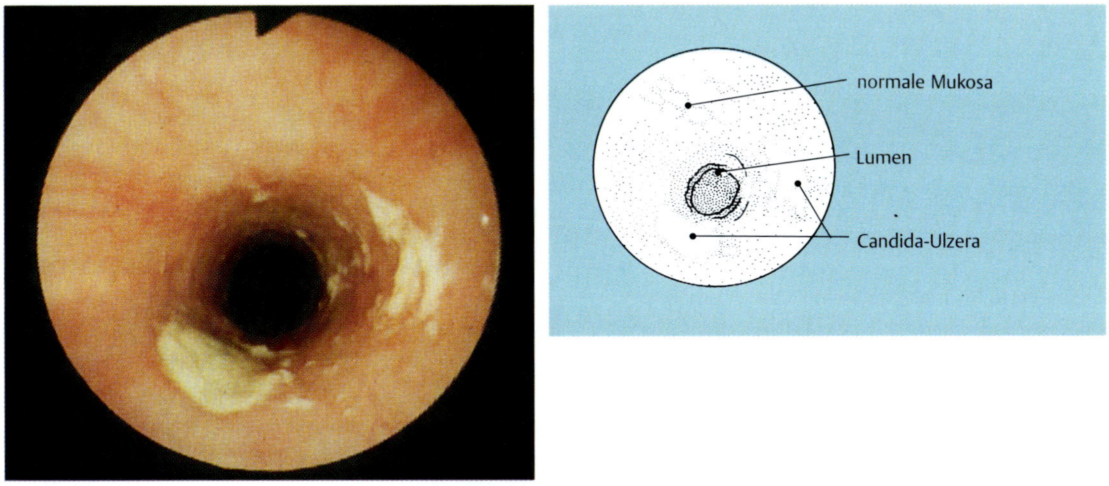

Abb. 3.**87** Candida-Ösophagitis. Ulzera mit grauweißem Exsudat; unauffällige Mukosa der Umgebung.

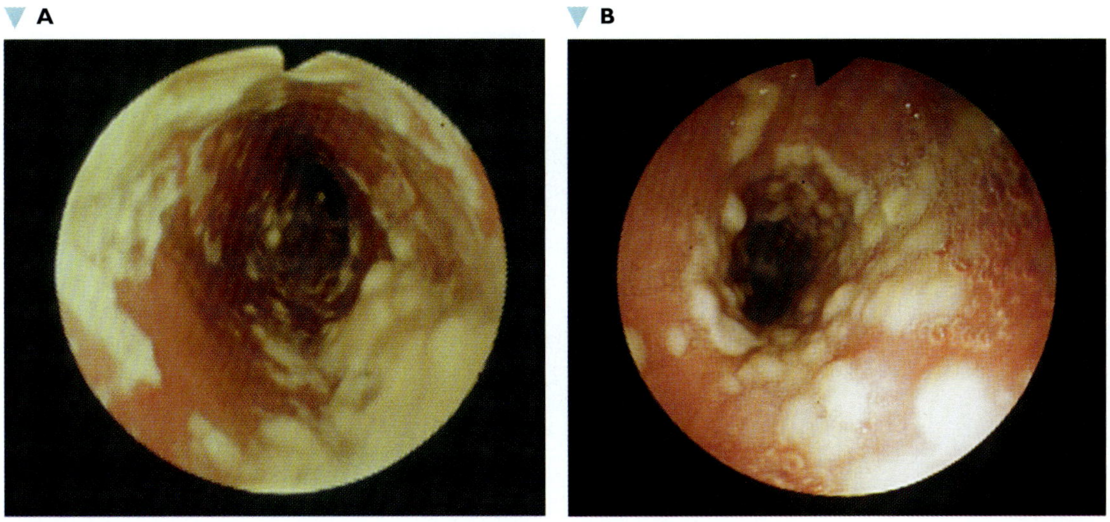

Abb. 3.**88** (**A** und **B**) Zwei Beispiele einer mäßiggradigen bis schweren Candida-Ösophagitis; die Mukosa der gesamten Zirkumferenz des Ösophagus ist erythematös und mit weißen Exsudaten bedeckt.

endoskopisch ähnliche Veränderungen zeigen können, in Betracht. Andere seltene Erreger einer Ösophagitis sind Torulopsis glabrata, Pneumocystis carinii und Lactobacillus acidophilus. Bei AIDS-Patienten gibt es aphthöse Ulzera im Ösophagus, die außer HIV keine anderen pathogenen Viren enthalten, was differentialdiagnostisch berücksichtigt werden sollte. Nach der Behandlung der Soor-Ösophagitis kann eine auffällige Mukosa zurückbleiben (Abb. 3.**92**).

A B

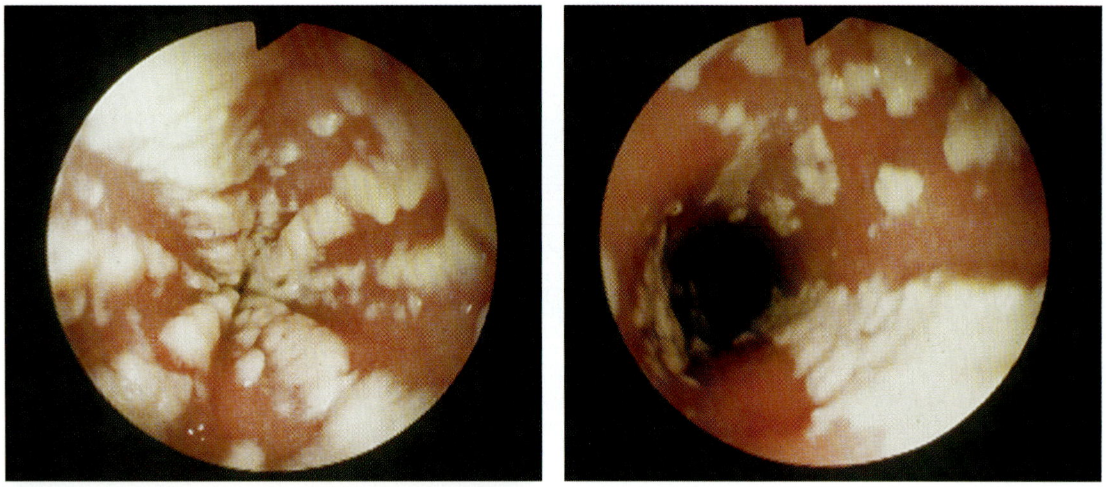

Abb. 3.**89** (**A** und **B**) Ausgeprägte Candida-Ösophagitis bei zwei AIDS-Patienten; Erythem und typische, lineare Exsudation.

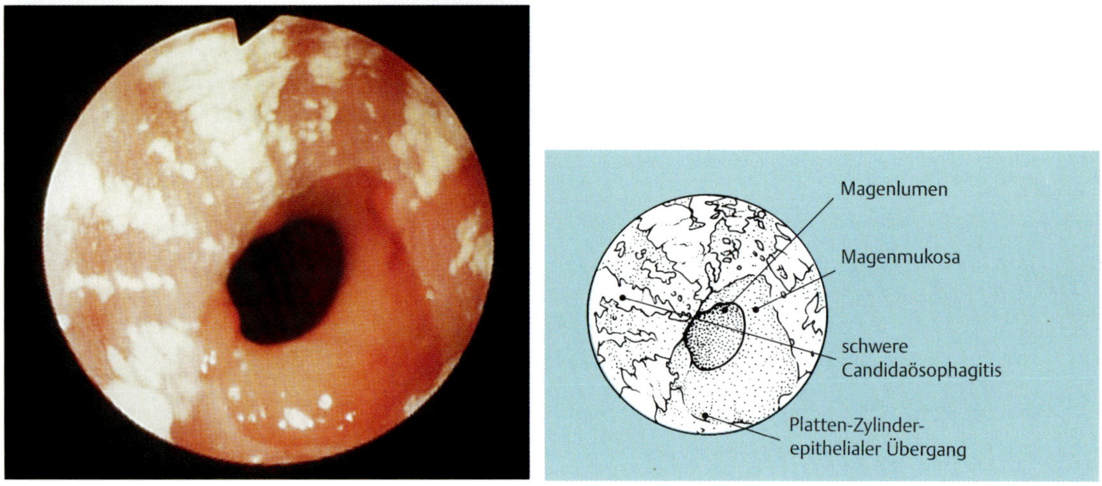

Abb. 3.**90** Ausgeprägte Candida-Ösophagitis bei einem AIDS-Patienten. Normale Magenmukosa unterhalb der ösophagogastralen Grenze.

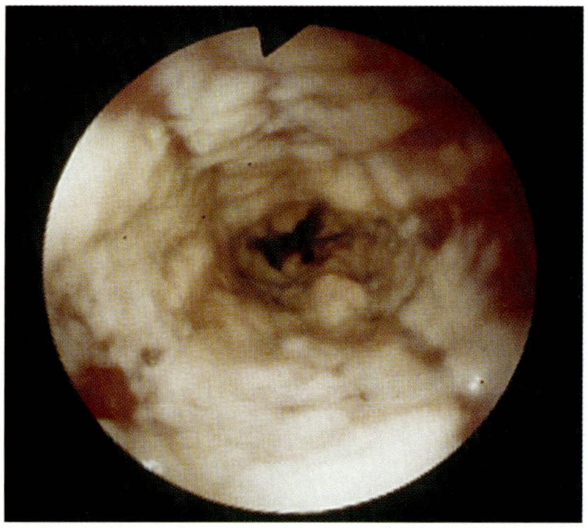

Abb. 3.**91** Candida-Ösophagitis bei einem AIDS-Patienten. Exsudat und ausgeprägtes Mukosaödem können das Lumen einengen.

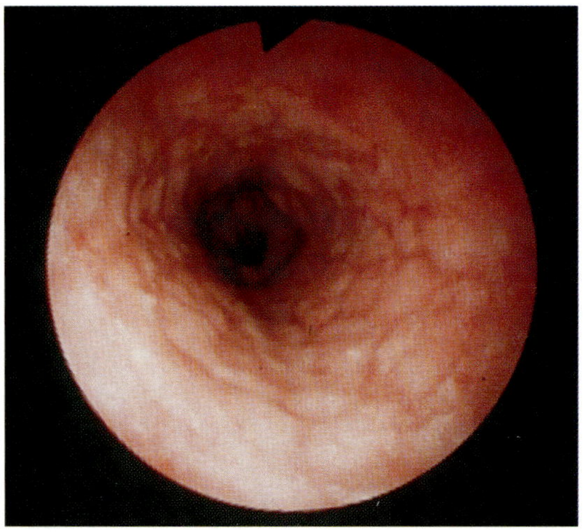

Abb. 3.**92** Candida-Ösophagitis; zurückbleibende Unregelmäßigkeit der Mukosa nach der Behandlung.

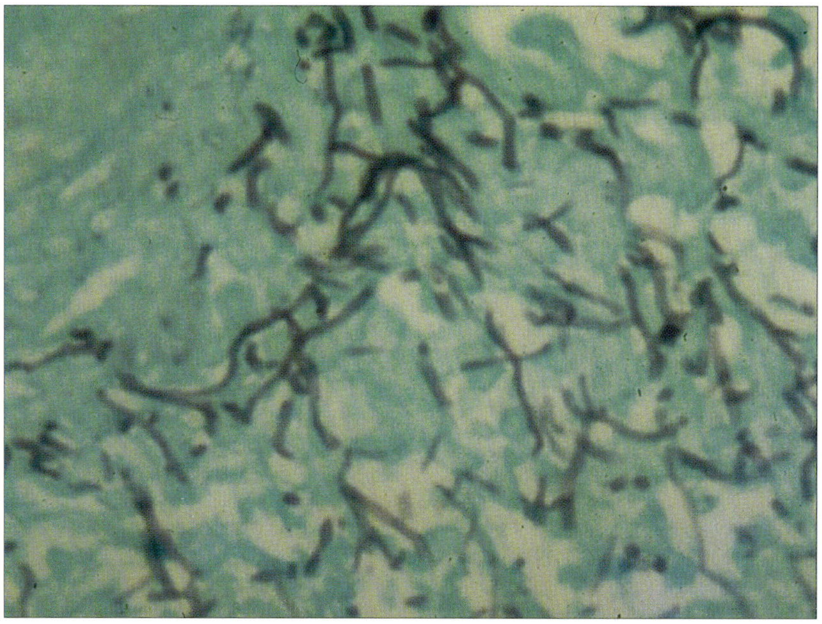

Abb. 3.**93** Candida-Ösophagitis: Der gefärbte Bürstenabstrich aus dem Exsudat zeigt zahlreiche Candidamyzelen. (Mit freundlicher Genehmigung von Dr. Eric Harder.)

Zur endoskopischen Diagnosestellung wird eine ummantelte Bürste in den Ösophagus vorgeschoben und Abstrichmaterial aus dem Plaquebereich oder dem Exsudat gewonnen. Die Gram-Färbung demonstriert typische Myzelfäden und/oder Hefeformen (Abb. 3.**93**). Bei Patienten mit ulzerativer Soor-Ösophagitis können bioptisch invasive Candida nachgewiesen werden; diese Methode ist jedoch weniger aussagekräftig als die Untersuchung des Ausstrichpräparats und wird auch nicht so häufig verwendet.

Candidakulturen sind nicht sehr zuverlässig, da diese Pilze normalerweise in 35–50% der Kulturen aus dem Rachenraum und in 65–90% der Stuhlproben nachgewiesen werden. Daher beweist eine positive Pilzkultur noch keine Erkrankung. Wenn das Anlegen einer Kultur erwünscht ist, wird eine sterile Zytologiebürste in den Ösophagus eingeführt und eine Probe aus dem Exsudat abgestrichen. Anschließend wird entweder eine Sabouraud-Agarplatte mit der Bürste bestrichen oder die Bürste in Kochsalzlösung gespült und daraus eine Pilzkultur angelegt. Auch serologische Untersuchungen können eine invasive Soor-Ösophagitis nachweisen; die Sensitivität und Spezifität dieser Methoden sind jedoch wegen falsch positiver Ergebnisse nicht zufriedenstellend.

Zytomegalievirus-Ösophagitis

Das Zytomegalievirus (ZMV) ist ein weiteres Virus, das eine Ösophagitis hervorrufen kann. Zu einer solchen Infektion kann es sekundär bei vorgeschädigtem Epithel kommen, z. B. bei einer chronischen Graft-versus-Host-Disease. Die primäre ZMV-Ösophagitis bietet jedoch ein charakteristisches Bild: Oberflächliche, landkartenartige Erosionen mit flachen, gewundenen Rändern (Abb. 3.**94**), die von den Erosionen der HSV-Ösophagitis mit ihren erhabenen Rändern gut zu unterscheiden sind. Die ZMV-Erosionen können groß (1–3 cm im Durchmesser) sein, bleiben aber oberflächlich. Im Zentrum nehmen die Erosionen einen diffusen und retikulierten Charakter an (Abb. 3.**95**). Solche Veränderungen können im Bereich des gastroösophagealen Übergangs einer Refluxösophagitis ähneln; sie sind jedoch sehr eindeutig, wenn sie von normaler Mukosa umgeben sind. Große, tiefe Ulzera mit aufgeworfenen Rändern kommen bei ZMV auch vor, besonders bei AIDS und knochenmarktransplantierten Patienten (Abb. 3.**96** bis 3.**98**).

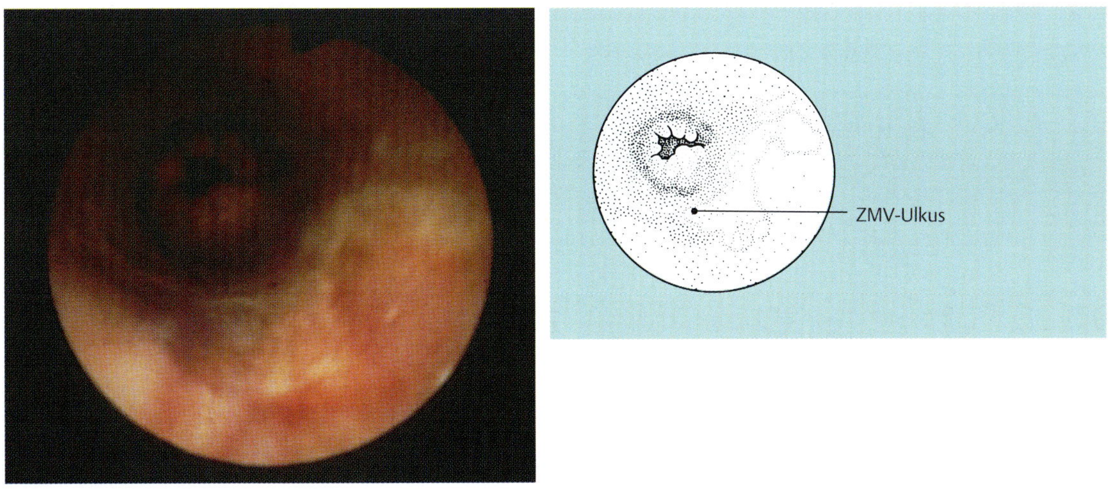

Abb. 3.**94** Zytomegalievirus-Ösophagitis. Typisch sind große, oberflächliche, landkartenartige Erosionen mit flachen Rändern. (Mit freundlicher Genehmigung von Dr. George McDonald.)

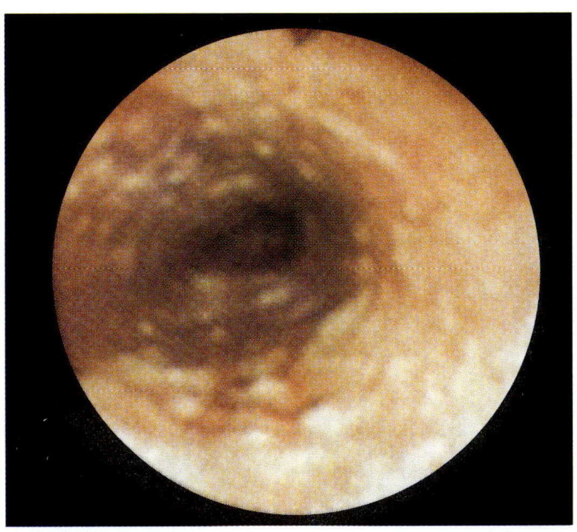

Abb. 3.**95** Ausgeprägte ZMV-Ösophagitis. Diffuser Befall der Ösophagusmukosa mit charakteristisch flacher, retikulierter Oberfläche. (Mit freundlicher Genehmigung von Dr. George McDonald.)

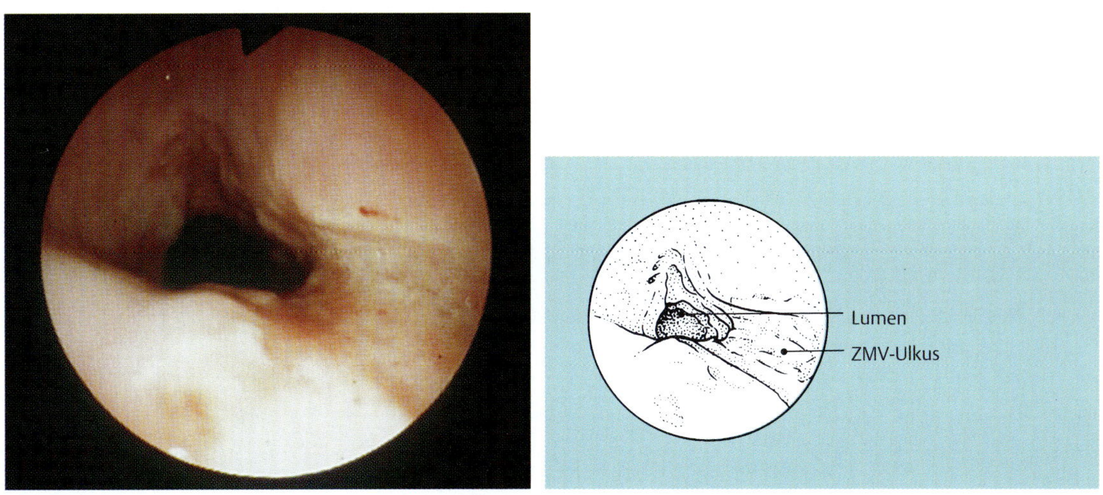

Abb. 3.**96** Großes ZMV-Ulkus bei einem AIDS-Patienten.

Die Diagnose wird durch Untersuchung des Biopsiematerials und der Bürstenabrasion anhand typischer zellpathologischer Veränderungen gestellt; hierzu gehören basophile, intranukleäre Einschlußkörper, die von einem klaren Hof umgeben sind, bei gleichzeitigem Bestehen multipler kleiner Einschlußkörper im Zytoplasma (Abb. 3.**99**). Die Zellkulturen weisen nach einer Inkubation von drei Wochen einen zytopathogenen Effekt auf. Die ZMV-Ösophagitis kann gleichzeitig mit einer Graft-versus-Host-Disease und Herpes-Ösophagitis auftreten.

HIV-Ösophagitis

HIV kann mit Ulzera im Ösophagus assoziiert sein. In neueren Studien wurde HIV als einziger pathogener Keim im Ulkusgrund von Ösophagusulzera nachgewiesen. Solche Ulzera sind nur mit Immunsuppressiva, vor allem mit Steroiden wirksam zu behandeln. In anderen Studien erwies sich auch das immunmodulierende Medikament Thalidomid (Contergan, eingeschränkte Anwendung) als wirksam. Die Ulzera können sehr groß werden und bluten (Abb. 3.**100**).

Neue diagnostische Methoden bei Verdacht auf infektiöse Ösophagitis

Zu den Viren, die eine Ösophagitis und Ulzera verursachen können, zählen das ZM-, Herpes-, Epstein-Barr- (EPV), Varizella-Zoster- und HI-Virus. Der Entnahmeort einer Biopsie stellt einen der wichtigsten Aspekte zur akkuraten Diagnose der infektiösen Ösophagitis dar (Abb. 3.**101**). Im Fall einer HSV-Ösophagitis sollte das Plattenepithel am Ulkusrand, nicht im Ulkusgrund selbst biopsiert werden. Bei ZMV-Ösophagitis sollten die Biopsien aus dem tiefgelegenen Ulkusgrund entnommen werden, da dieses Virus sich im submukösen Gewebe und nicht in den Plattenepithelzellen nachweisen läßt. Im Unterschied dazu ist das Virus bei ZMV-Gastritis und -Duodenitis sowohl tief im Ulkusgrund als auch in den Zellen des Zylinderepithels lokalisiert. Bei Soor-Ösophagitis ist der bioptische Erregernachweis selten angezeigt, da die Myzelfäden und Hefepilze in den Ausstrichpräparaten des Exsudates nachgewiesen werden.

Das Anlegen von Viruskulturen ist für die Diagnostik ebenfalls wichtig. Herpes-simplex- und Varicella-Zoster-Viren (VZV) wachsen in Gewebekulturen schnell, während das ZMV 2–3 Wochen zum positiven Kulturnachweis braucht. Ein entscheidender Fortschritt für die Diagnose der Herpesviren (HSV, ZMV und VZV) wurde durch die „Shell-vial"-Kultur (Schalen-Kultur-Technik) erzielt. Dabei werden die einschichtig aufgebrachten Zellen einen Tag inkubiert und anschließend mit spezifischen monoklonalen Antikörpern gefärbt. Diese Schnellmethode zum ZMV-Nachweis stellt einen echten Behandlungsfortschritt dar. Kandidakulturen haben nur einen geringen Wert, da diese Pilze häufig kommensale Keime sind und die Kulturen ohne Bestehen einer Infektion des Gewebes positiv sein können.

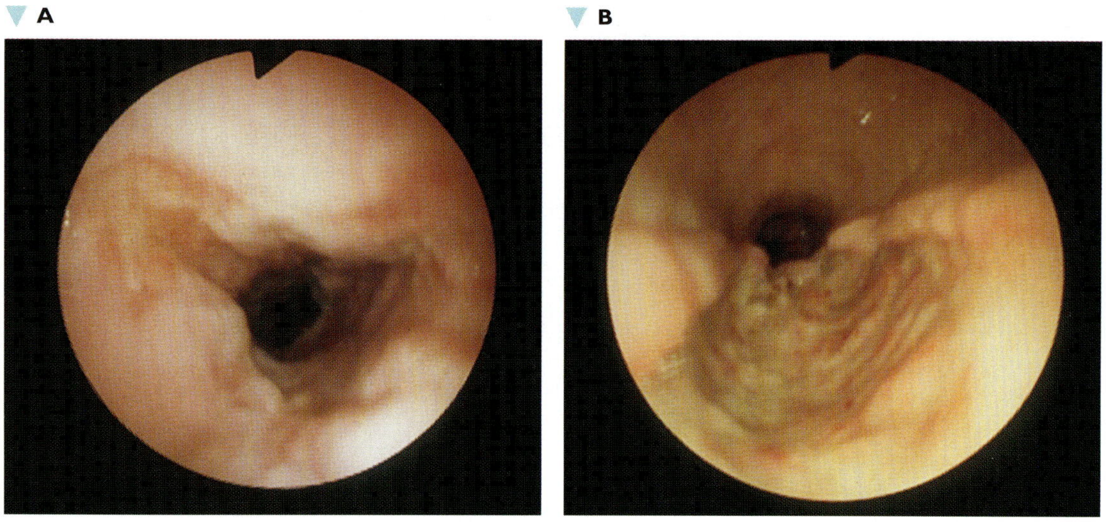

Abb. 3.**97** (**A** und **B**) Zwei große, ausgeprägte Ulzera im Ösophagus, die durch ZMV verursacht wurden. (**B**) AIDS-Patient.

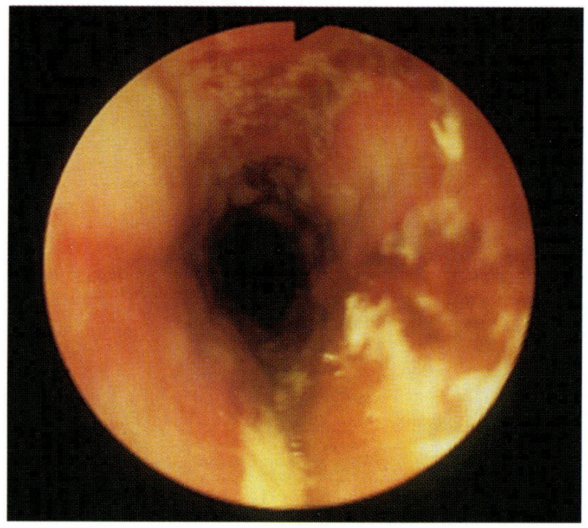

Abb. 3.**98** Ausgeprägte ZMV-Infektion mit Ulzera im Ösophagus.

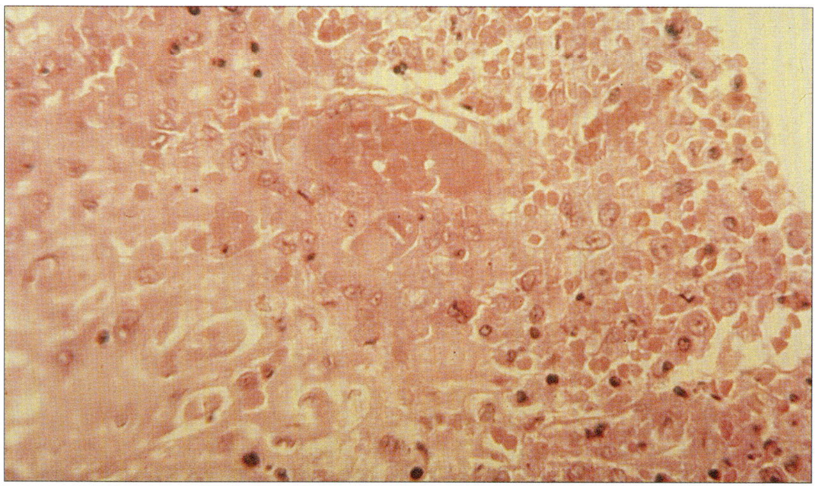

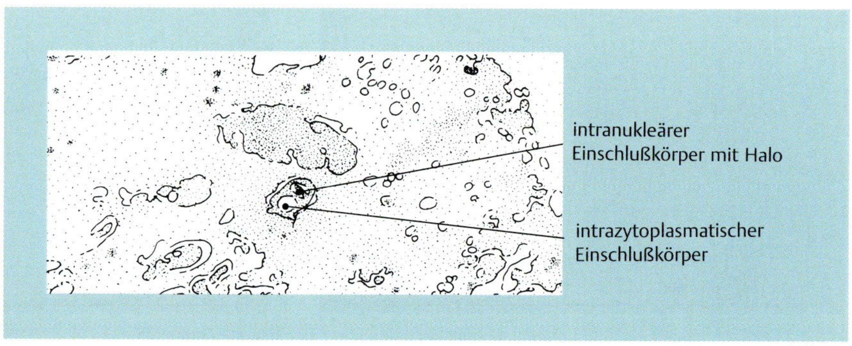

Abb. 3.**99** ZMV-Infektion: Mikroskopisch zeigen sich die typischen zellulären Veränderungen mit nukleären und zytoplasmatischen Einschlußkörpern und perinukleärem Hof. (Mit freundlicher Genehmigung von Dr. George McDonald.)

Das Gewebe wird zwar routinemäßig in der Kultur und histologisch untersucht, inzwischen gewinnen jedoch neuere Untersuchungsmethoden zum Virusnachweis ständig wachsendes Interesse. Die Fixationsmittel für Biopsien, mit denen virale Antigene, RNA oder DNA, nachgewiesen werden sollen, sind bei den Tests unterschiedlich, was vor der Untersuchung in Betracht gezogen werden sollte. Zum ZMV-, HSV-, EPV- und VZV-Nachweis können sowohl monoklonale als auch polyklonale Antikörper verwendet werden; hierzu braucht man ein Biopsiepräparat oder einen Exsudatsausstrich. Andere DNA- und RNA-Nachweismethoden sind die In-situ-Hybridisierung und die Polymerasekettenreaktion.

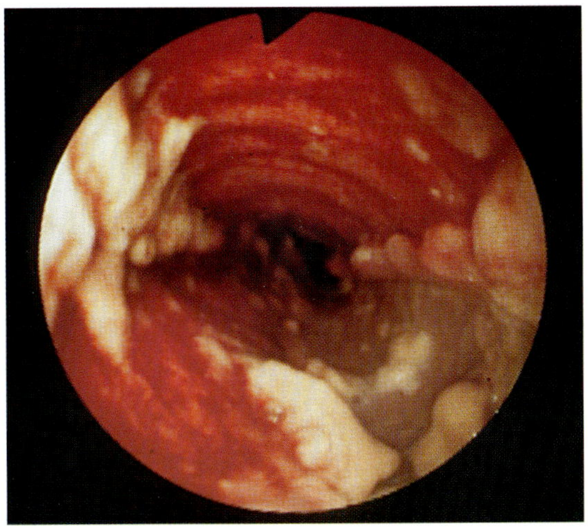

Abb. 3.**100** AIDS-Patient mit ausgeprägt ulzeriertem Ösophagus; die Erkrankung konnte mit Steroiden behandelt werden.

In der nahen Zukunft werden wir in der Lage sein, das Gewebe oder Exsudat noch schneller testen und die Infektionserreger schneller identifizieren zu können. Die Fortschritte in der Diagnostik – wie auch die oben erwähnten Nachweismethoden – werden bei der Behandlung dieser oft schwerkranken Patienten von entscheidender Hilfe sein.

Tiefe Ösophagusulzera können auch bei Patienten vorkommen, die HIV-positiv, aber ZMV-, HSV- und Candida-negativ sind. Diese oft ausgeprägten Ulzera können meist nur mit Steroiden wirksam behandelt werden (Abb. 3.**100**).

Graft-versus-Host-Disease

Die Knochenmarktransplantation ist ein therapeutisches Vorgehen, das zunehmend häufig bei einigen hämatologischen Erkrankungen, so bei aplastischer Anämie und Leukämie, Anwendung findet. Nach der Transplantation entwickeln die Patienten häufig virale (ZMV-), Pilz- (Candida-) oder Reflux-Ösophagitiden. Manche Patienten leiden während der Erholungsphase unter schweren retrosternalen Schmerzen, Dys- und Odynophagie, verursacht durch die Reaktion des Ösophagusepithels im Rahmen der chronischen Graft-versus-Host Disease.

Die Virus-Ösophagitis tritt ca. 10 Wochen nach der Knochenmarktransplantation auf. Die chronische Graft-versus-Host-Disease, die den Ösophagus mitbetrifft, beginnt im Mittel 250 Tage (zwischen 70 Tagen und mehr als 2 Jahren) nach der Transplantation. Als weitere Komplikation kann eine Kombination einer chronischen Graft-versus-Host-Disease und viralen oder mykotischen Infektionen auftreten.

In einer neueren Studie entwickelten 8 von 63 Patienten mit chronischer Graft-versus-Host-Disease eine schwere Ösophagitis-Symptomatik. Endoskopisch konnten bei 7 dieser 8 Patienten die für die Graft-versus-Host-Disease charakteristischen Mukosaveränderungen gefunden werden. Das erste und am häufigsten gesehene Merkmal ist eine Desquamation, die einer oberflächlichen Abschürfung der erythematösen Mukosa entspricht (Abb. 3.**102** und 3.**103**). Für einen schweren Befall sind Erythem und Exsudation typisch, die

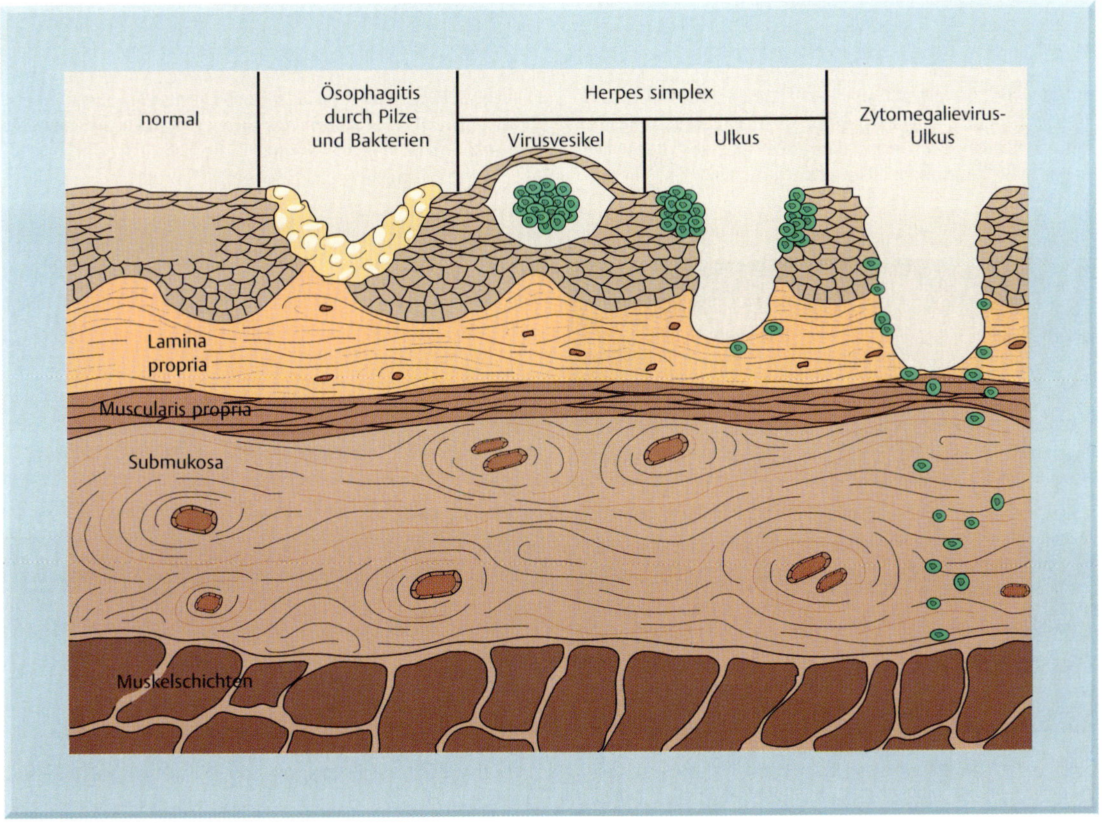

Abb. 3.**101** Biopsiestellen zur Identifizierung einer möglichen Ösophagusinfektion. (Bearbeitet mit Genehmigung von MacDonald, Gastrointestinal Diseases: Pathophysiology, Diagnosis, Management, 4. Aufl. Saunders, Philadelphia 1989, S. 640–656)

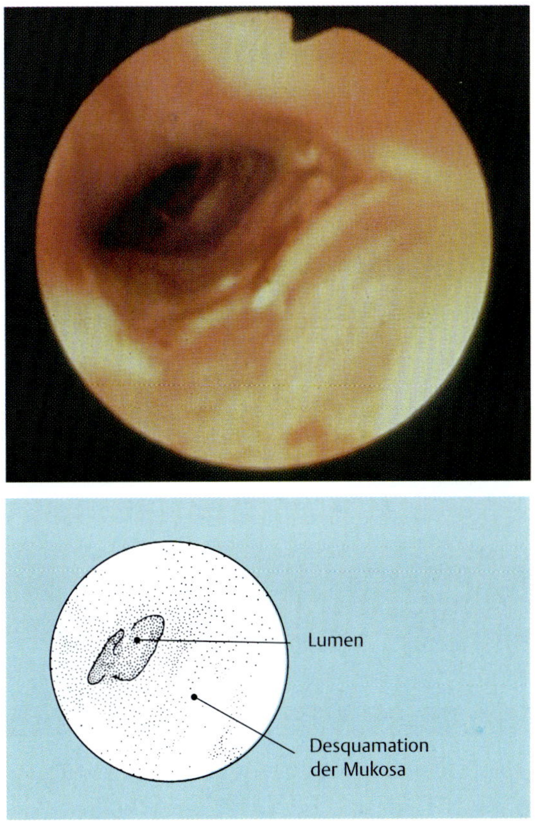

Abb. 3.**102** Graft-versus-Host-Disease, Frühphase mit Mukosadesquamation. (Mit freundlicher Genehmigung von Dr. George McDonald)

Mukosa kann zerrissen herabhängen (Abb. 3.**104** bis 3.**106**). Die letztgenannte Veränderung wird meist im proximalen Ösophagus beobachtet, gelegentlich mit entsprechenden Läsionen des Oropharynx bei chronischer Graft-versus-Host-Disease konfluierend. Trotz dieser schweren proximal gelegenen Läsionen kann der distale Ösophagus unauffällig erscheinen.

Andere charakteristische Veränderungen, wie Ring- oder Segelbildungen und Strikturen, können eine schwere Dysphagie hervorrufen (Abb. 3.**107**). In einem Fall hatte ein ausgeprägtes „Segel" (siehe Kap. 2) den proximalen Ösophagus so stark verengt, daß die Untersuchung des betroffenen Areals eine retrograde Endoskopie via Gastrostomie erforderte (Abb. 3.**108**). Die gelegentlich beobachtete abnorme Ösophagusperistaltik führt zur mangelhaften Säureclearance im Ösophagus und zur Refluxösophagitis.

Die Diagnose wird auf der Basis des klinischen und endoskopischen Befunds gestellt. In der Biopsie zeigen sich Zellinfiltrate und eine Fibrose, deren sub-

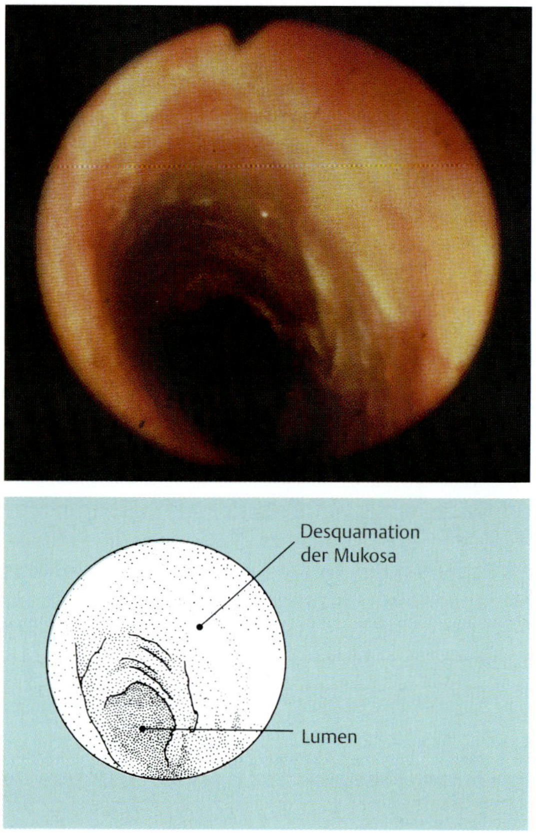

Abb. 3.**103** Graft-versus-Host-Disease, Frühphase mit Mukosadesquamation und Erythem.(Mit freundlicher Genehmigung von Dr. George McDonald)

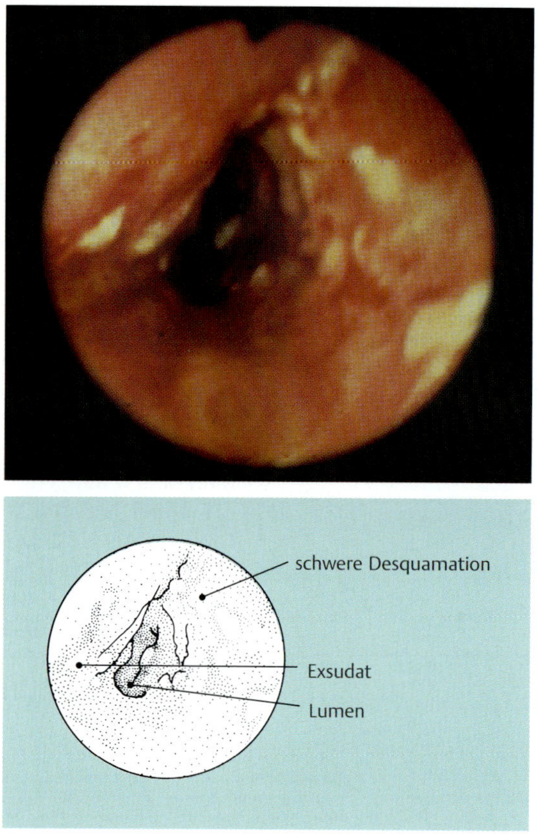

Abb. 3.**104** Graft-versus-Host-Disease, Fortschreiten der Erkrankung mit ausgeprägter Mukosadesquamation, Erythem, Blutung, Exsudation und zerfetzter Mukosa. (Mit freundlicher Genehmigung von Dr. George McDonald)

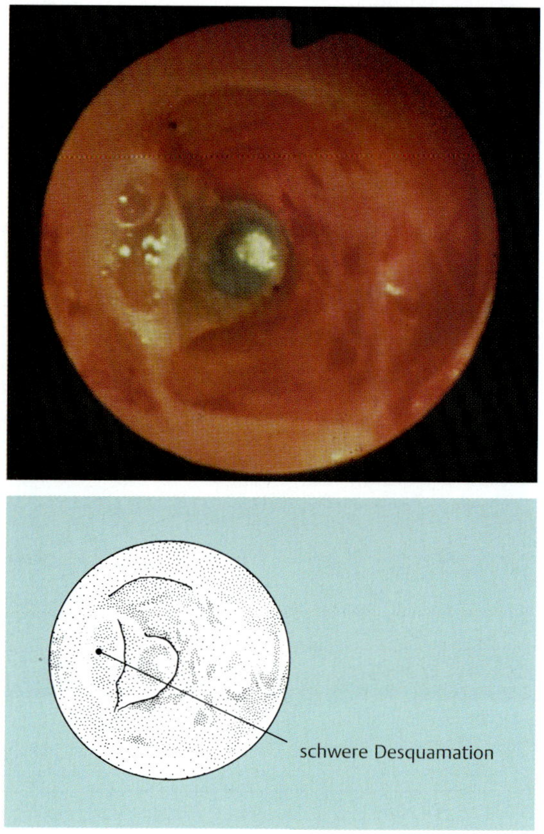

Abb. 3.**105** Graft-versus-Host-Disease in einem stark ausgeprägten Stadium mit ausgeprägtem diffusem Erythem und schwerer Desquamation. (Mit freundlicher Genehmigung von Dr. George McDonald)

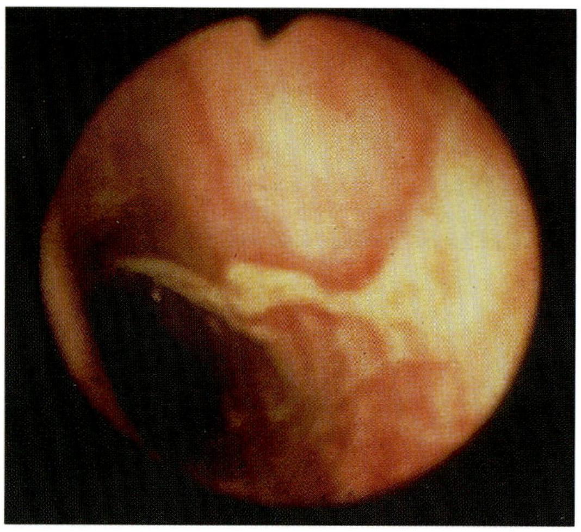

Abb. 3.**106** Graft-versus-Host-Disease mit zerfetzter, desquamierter Mukosa. Der Patient entwickelte etwa 250 Tage nach der Knochenmarktransplantation retrosternale Ösophagusschmerzen und Dysphagie. (Mit freundlicher Genehmigung von Dr. George McDonald)

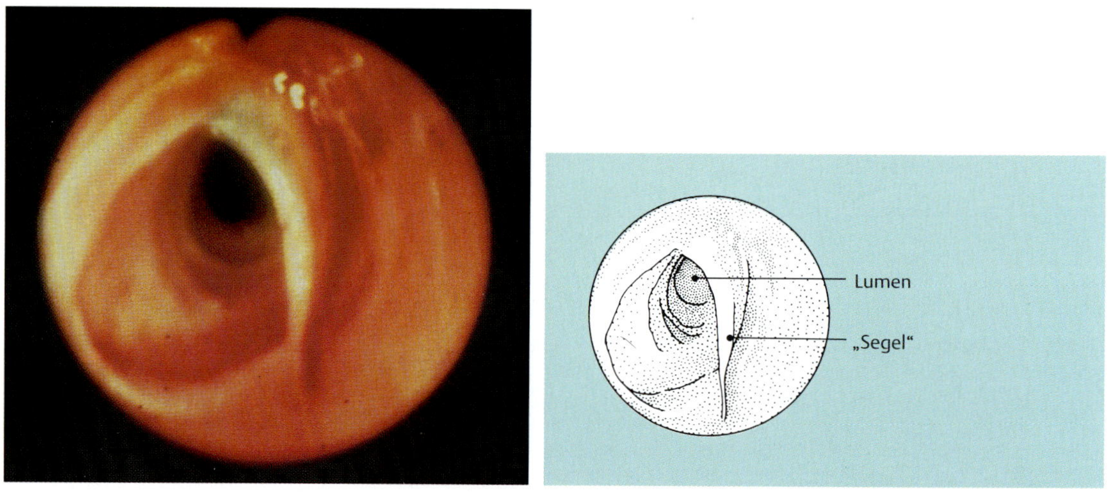

Abb. 3.**107** Graft-versus-Host-Disease mit Mukosasegel im Ösophagus und Erythem – ein charakteristischer Befund. (Mit freundlicher Genehmigung von Dr. George McDonald)

muköse Lage die diagnostische Abgrenzung einer Fibrose erleichtert, wie sie bei Sklerodermie vorkommt: Hier liegen diese Veränderungen in der Muscularis propria.

Die Behandlung besteht meist in der Gabe von Immunsuppressiva (z. B. Steroiden und Azathioprin) in höheren Dosen, wodurch sich diese Veränderungen häufig zurückbilden. Die Dilatation von Ringen, „Segeln" und Strikturen sollte aufgrund der Perforationsgefahr gerade bei diesen Patienten sehr vorsichtig erfolgen. Bei einer zunehmenden Zahl von Knochenmarktransplantierten werden auch die erwähnten, mit einer Graft-versus-Host-Disease assoziierten Ösophagusveränderungen häufiger beobachtet werden. Da die Symptome schwer und die Behandlungsmethoden sehr unterschiedlich sind, wird der klinischen Untersuchung, den spezifischen diagnostischen Methoden und der Differentialdiagnostik in Zukunft größere Bedeutung beigemessen werden müssen.

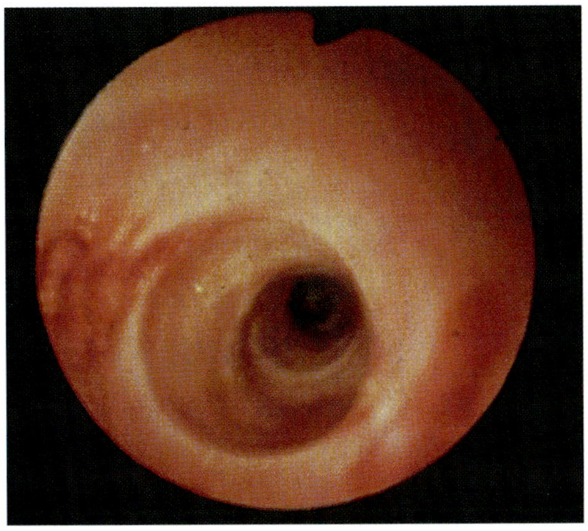

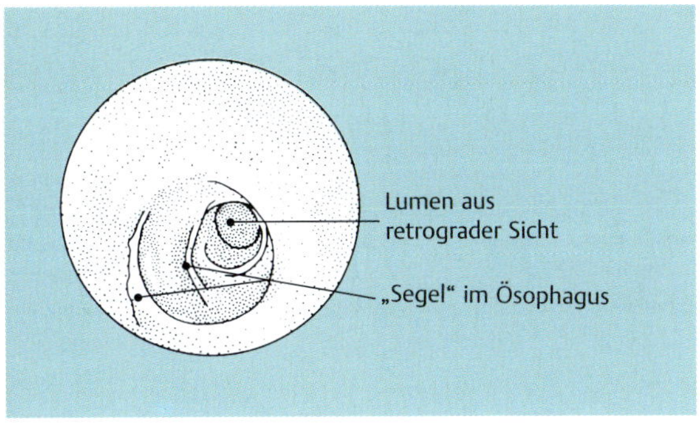

Abb. 3.**108** Die retrograde Untersuchung mittels einer Gastrostomie ergab multiple „Segel" und ein Mukosaödem, die zur kompletten Obstruktion des oberen Ösophagusdrittels geführt hatten. (Mit freundlicher Genehmigung von Dr. George McDonald)

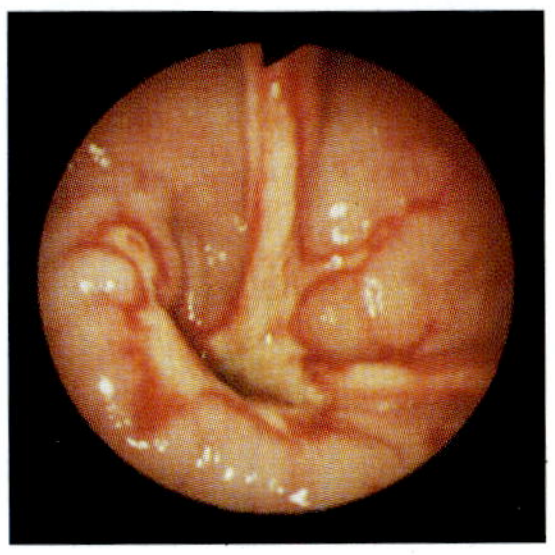

4

Ösophagus III: Funktionelle Erkrankungen, Gefäßanomalien und Verletzungen

Thema dieses Kapitels sind Ösophaguserkrankungen, bei deren Diagnose und Therapie die Endoskopie eine wichtige Rolle spielt. Störungen der Hauptfunktion des Ösophagus – die Beförderung von Speisen und Flüssigkeiten in den Magen – können Patienten schwer beeinträchtigen. Als Ursachen dieser funktionellen Erkrankungen kommen Motilitätsstörungen, Gefäßabnormitäten und Ösophagusverletzungen unterschiedlicher Ursache in Betracht. Sie sollen im folgenden erörtert werden.

Anatomie und Funktion des Ösophagus

Die Muskulatur in der Ösophaguswand ist im oberen Drittel quergestreift und in den unteren zwei Dritteln glatt. Im Ruhezustand verschließt der M. cricopharyngeus die obere Öffnung des Ösophagus, so daß – bei bestehendem negativen intrathorakalen Druck – keine Luft in den Ösophagus eindringen kann. Der untere Ösophagussphinkter (UÖS) bleibt im Ruhezustand ebenfalls verschlossen, um den Reflux von Magensäure, Pepsin, Galle und Speiseresten in den Ösophagus zu verhindern.

Zu Beginn des Schluckakts erzeugt der Hypopharynx eine Hochdruckwelle, der obere Ösophagussphinkter erschlafft kurzfristig und der Speisebolus oder die Flüssigkeit kann passieren. Gleichzeitig erschlafft der UÖS und verbleibt so, bis der Ösophagusinhalt an ihm vorbei den Magen erreicht hat. Mittels Peristaltik befördert die Muskelaktivität der Ösophaguswand die Speise durch den Ösophaguskanal. Das Schlucken setzt die (physiologische) primäre Ösophagusperistaltik in Gang. Die sekundäre (ebenfalls physiologische) Peristaltik entsteht als Reaktion auf die Distension der Ösophaguswand. So wird, wenn Mageninhalt in den distalen Ösophagus zurückfließt, eine sekundäre Peristaltikwelle in Gang gesetzt und der potentiell schädliche Inhalt zurück in den Magen befördert. Die tertiäre Peristaltik ist pathologisch und besteht aus unregelmäßig auftretenden, ungeordneten, segmentären Kontraktionen der Speiseröhrenmuskulatur, die sporadisch auftreten und Schmerzen hervorrufen können.

Motilitätsstörungen des Ösophagus

Bei den zahlreichen Erkrankungen, die die Ösophagusmotilität beeinträchtigen können, stehen der diffuse Ösophagusspasmus, die Achalasie und die Sklerodermie im Vordergrund. Die Endoskopie kann zur Diagnosestellung dieser Erkrankungen und assoziierter Komplikationen wertvolle Hilfe leisten.

Diffuser Ösophagusspasmus

Der diffuse Ösophagusspasmus stellt ein durch tertiäre Ösophaguskontraktionen bedingtes klinisches Krankheitsbild dar. Der Patient klagt über plötzlich einsetzende Regurgitation von Flüssigkeit und hat eventuell auch Schwierigkeiten beim Schlucken von festen Speisen. Im Gegensatz dazu sind die Initialsymptome einer stenosebedingten Dysphagie mit festen Speisen assoziiert; Probleme mit Flüssigkeiten treten erst nach und nach mit der fortschreitenden Lumeneinengung auf. Die Symptome des Ösophagusspasmus können intermittierend auftreten, durch heiße oder kalte Flüssigkeiten ausgelöst und durch ein Valsalva-Manöver rückgängig gemacht werden. Durch die Spasmen verursachte Thoraxschmerzen ähneln gelegentlich den retrosternalen Schmerzen bei koronarer Herzerkrankung. Zur Diagnosestellung kann daher neben der Ösophagusuntersuchung auch die Koronarangiographie angezeigt sein.

Endoskopische Untersuchung

Die endoskopische Beurteilung der Ösophagusmotilität ist nicht leicht. Es ist wohl möglich, eine peristaltische Kontraktion zu beobachten und den „generellen“ Eindruck zu haben, die Welle bewege sich distalwärts, aber es ist schwer, diesen Kontraktionsablauf zu beweisen. Die tertiäre Peristaltik erscheint als Kontraktion der Ösophaguswand mit vorübergehender Einengung des Lumens; die Mukosa ist unauffällig (Abb. 4.**1**). Der Ösophagusspasmus wird begleitet von Spasmen des UÖS; Ösophagusdivertikel können vorkommen (Abb. 4.**2** und 4.**3**). Das Ösophaguslumen liegt häufig exzentrisch, vor allem im distalen Bereich, und enthält liegengebliebene Speisereste (Abb. 4.**4**).

Zur Beurteilung der Ösophagusmotilität eignen sich Radiologie und Manometrie besser als die Endoskopie. Bei der Röntgenuntersuchung wird die Passage des Barium vom Hypopharynx durch den M. cricopharyngeus in den Ösophagus verfolgt, eventuell gefilmt und ausgewertet. So kann beurteilt werden, ob eine koordinierte Bewegung des Hypopharynx vorliegt, wie die Peristaltik erscheint und ob eine Aspiration vorkommt. Ferner kann die tertiäre Peristaltik diagnostiziert und die Aktivität des UÖS bewertet werden. Eine radiologisch nachgewiesene tertiäre Peristaltik, assoziiert mit retrosternalen Schmerzen, spricht für die Diagnose eines diffusen Ösophagusspasmus.

Die Manometrie stellt eine weitere häufig angewandte Methode zur Diagnose von Motilitätsstörungen dar. Dabei wird ein mit einem oder multiplen druckempfindlichen Transducern versehenener Katheter verwendet. Die Peristaltikwellen werden registriert, ihre Höhe und Dauer festgestellt, die Beziehung zwischen der Peristaltikwelle und dem Schluckakt analysiert und der Ablauf der propulsiven Kontraktion entlang des Ösophagus beurteilt. Der UÖS wird auf seinen Ruhedruck hin untersucht und darauf, ob er während des Schluckens normal erschlafft. Die Manometriesonde kann zusätzlich auch mit pH-empfindlichen Transducern versehen sein, womit man simultan bestimmen kann, ob Reflux vorhanden ist und ob dieser die Ösophaguskontraktionen und -symptome auslöst. Technisch möglich ist ein pH- und Druck-Monitoring über 24 Stunden.

Achalasie

Die Achalasie ist eine Erkrankung, bei der der hypertone UÖS beim Schlucken nicht adäquat erschlafft; die glatte Ösophagusmuskulatur ist aperistaltisch. Vorhandene Kontraktionen erfolgen ungeordnet. Aufgrund der mangelnden Propulsion und des hypertonen UÖS kommt es letztendlich zur Erweiterung des Ösophagus.

Die Ursache der Achalasie ist nicht bekannt. Pathologisch-anatomisch findet sich in den meisten Fällen eine Rarefizierung der Auerbach-Ganglien in der Ösophaguswand, die restlichen Ganglien sind entzündlich infiltriert. Im Bereich des UÖS ist die Ganglienzahl normal oder reduziert.

Der dilatierte Ösophagus kann eine Säule von Flüssigkeit enthalten, die im Röntgenbild des Thorax als Luft-Flüssigkeits-Spiegel imponiert. Die diagnostische Röntgenkontrastdarstellung mit Barium des Ösophagus zeigt eine lang-

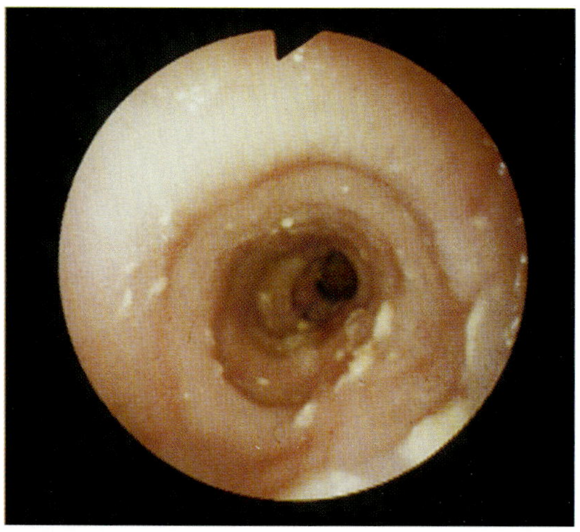

Abb. 4.**1** Ringförmige Ösophaguskontraktion, die durch einen diffusen Spasmus ausgelöst werden; normales Oberflächenepithel.

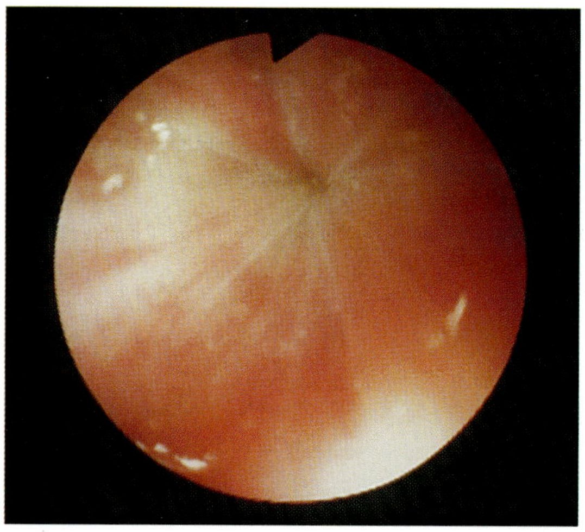

Abb. 4.**2** Diffuser Spasmus mit eng verschlossenem UÖS.

same Bariumentleerung, die erst beginnt, nachdem sich eine lange, im UÖS-Bereich konisch verjüngte Bariumsäule gebildet hat. Die Manometrie unterstützt die Diagnose einer Achalasie. Charakteristisch ist die fehlende Peristaltik des Ösophagusabschnitts mit glatter Muskulatur; der UÖS hat einen erhöhten Ruhetonus und erschlafft beim Schlucken nicht. Die Endoskopie erlaubt den Ausschluß einer möglichen Neoplasie als Ursache für die Symptome und dient somit auch der Diagnosesicherung.

Eine Reihe von Medikamenten, z. B. Kalzium-Antagonisten, Anticholinergika und Nitrate, sollten versuchsweise eingesetzt werden. Bessert sich darunter die Symptomatik nicht, so erzielt die Reduzierung des UÖS-Drucks durch Ballondilatation nicht selten Beschwerdefreiheit. Sollte auch diese Behandlung erfolglos bleiben, ist eine Myotomie (nach Heller) angezeigt. Ein früher Therapieeinsatz stoppt das Fortschreiten der Symptomatik. Vorläufigen Untersuchungen zufolge lassen sich die Symptome nach Einspritzen von Botulinus-Toxin in die Muskulatur des Ösophagus verringern. Zur Feststellung der Sicherheit und Effektivität dieser Therapie sind allerdings noch weitere Studien erforderlich.

Endoskopische Untersuchung

Die Endoskopie spielt bei der Diagnose der Achalasie und der Beurteilung ihrer Komplikationen eine wichtige Rolle. Da ein in den UÖS infiltrierendes Karzinom in der Symptomatik, den radiologischen und manometrischen Befunden einer Achalasie ähneln kann, dient die Endoskopie außerdem dem Karzinomausschluß. Einige Untersucher endoskopieren jeden Patienten mit einer Achalasie, aber alle befürworten die Endoskopie bei Patienten mit hohem Krebsrisiko, z. B. über 40jährige Patienten mit atypischer, abrupt einsetzender und sich verschlechternder Symptomatik oder Achalasiepatienten mit sich verschlechternder und verändernder Symptomatik.

Bei Achalasie besteht während der Endoskopie ein erhöhtes Aspirationsrisiko von im Ösophagus verbliebenen Speiseresten und Flüssigkeiten. Deshalb – und zur Verbesserung der Qualität der endoskopischen Untersuchung – sollte bei Patienten mit bekannter Achalasie oder bei Verdacht auf Achalasie der Ösophagus vor der Endoskopie mittels großkalibriger Lavagetuben entleert werden.

Das endoskopische Bild zeigt einen aufgeweiteten, aperistaltischen Ösophagus. Die Mukosa kann weißlich erscheinen, das Lumen mit festsitzenden Speiseresten gefüllt sein (Abb. 4.**5** und 4.**6**). Der verschlossene UÖS gibt auf sanften Druck mit der Endoskopspitze nach und läßt nach kurzem Widerstand das Gerät passieren (Abb. 4.**7**). Das Epithel im UÖS-Bereich erscheint unauffällig; der Übergang von Platten- zu Zylinderepithel befindet sich meist auf Höhe des UÖS. Nach Erreichen des Magens ist die Inspektion der Kardia mit einer Inversion abzuschließen. Die mit normaler Magenmukosa ausgekleidete Kardia schließt sich eng um die Endoskopspitze (Abb. 4.**8**). Dieses Inversionsmanöver ist zum Ausschluß eines Karzinoms im gastroösophagealen Übergangsbereich besonders wichtig. Ein weiterer Achalasiebefund ist die durch chronische

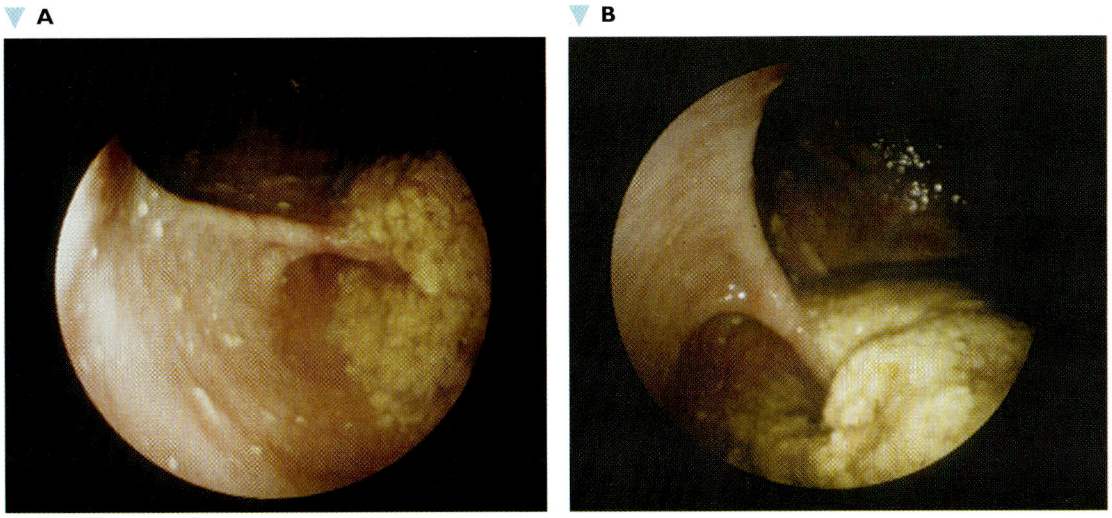

Abb. 4.**3** (**A** und **B**) Diffuser Spasmus mit einem großen epiphrenischen Divertikel; man erkennt retinierte Speisereste.

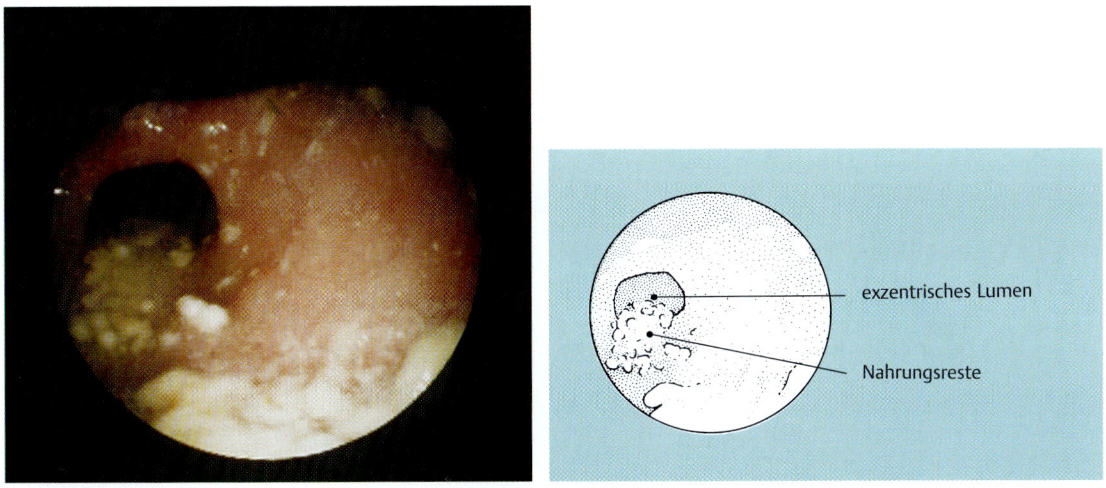

Abb. 4.**4** Bei diesem ausgeprägten diffusen Spasmus erscheint das Lumen exzentrisch; Speisereste und Zeichen der Stase.

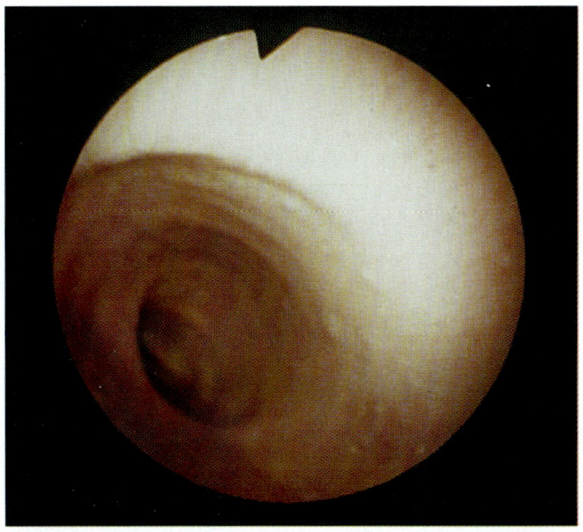

Abb. 4.**5** Achalasie; das Ösophagusepithel erscheint weiß.

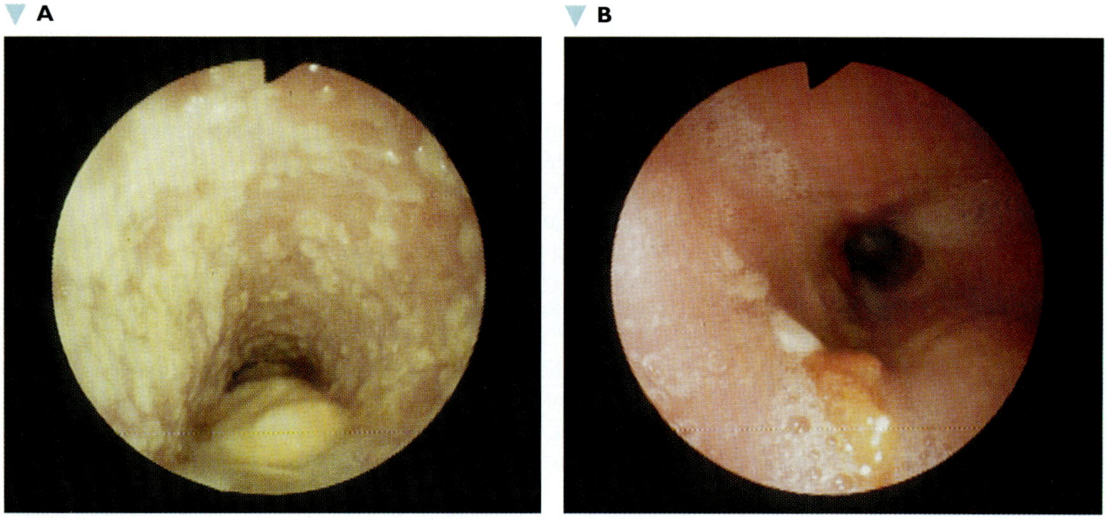

Abb. 4.**6** Achalasie. (**A**) Das Ösophaguslumen ist erweitert, und es sind Speisereste als Folge der langanhaltenden Obstruktion zu erkennen; (**B**) aperistaltischer Ösophagus mit stagnierenden Speiseresten.

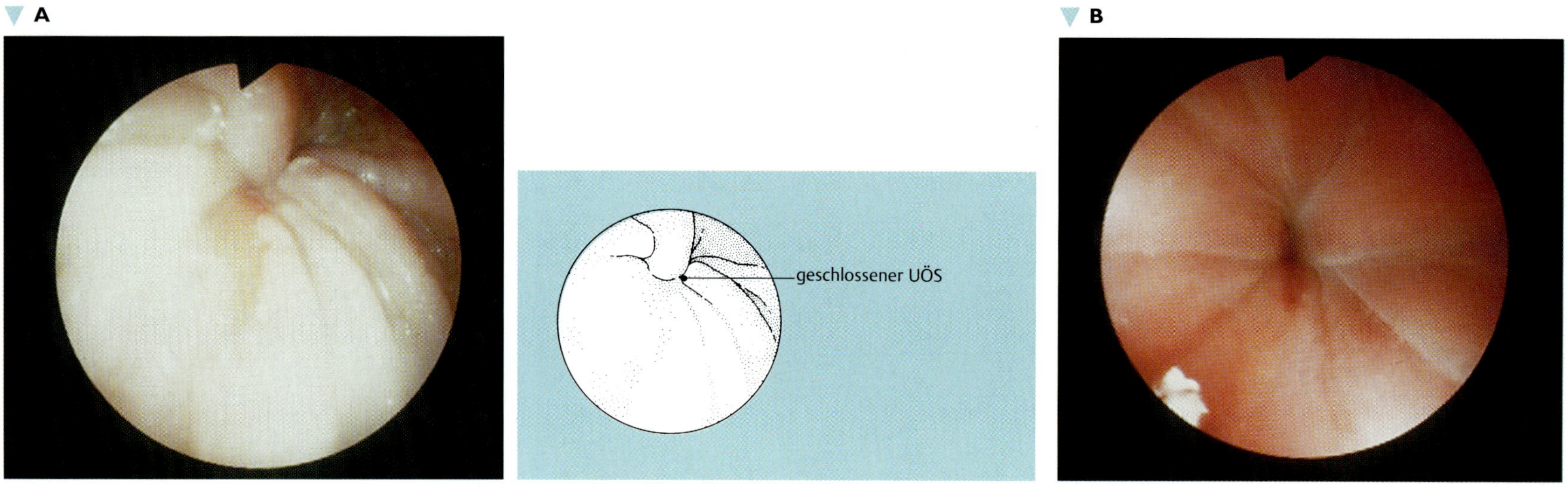

Abb. 4.**7** Achalasie. (**A**) Der UÖS ist verschlossen und öffnet sich erst, wenn die Endoskopspitze anstößt und in den Magen vorgeschoben wird; (**B**) ein weiteres Beispiel eines eng verschlossenen UÖS.

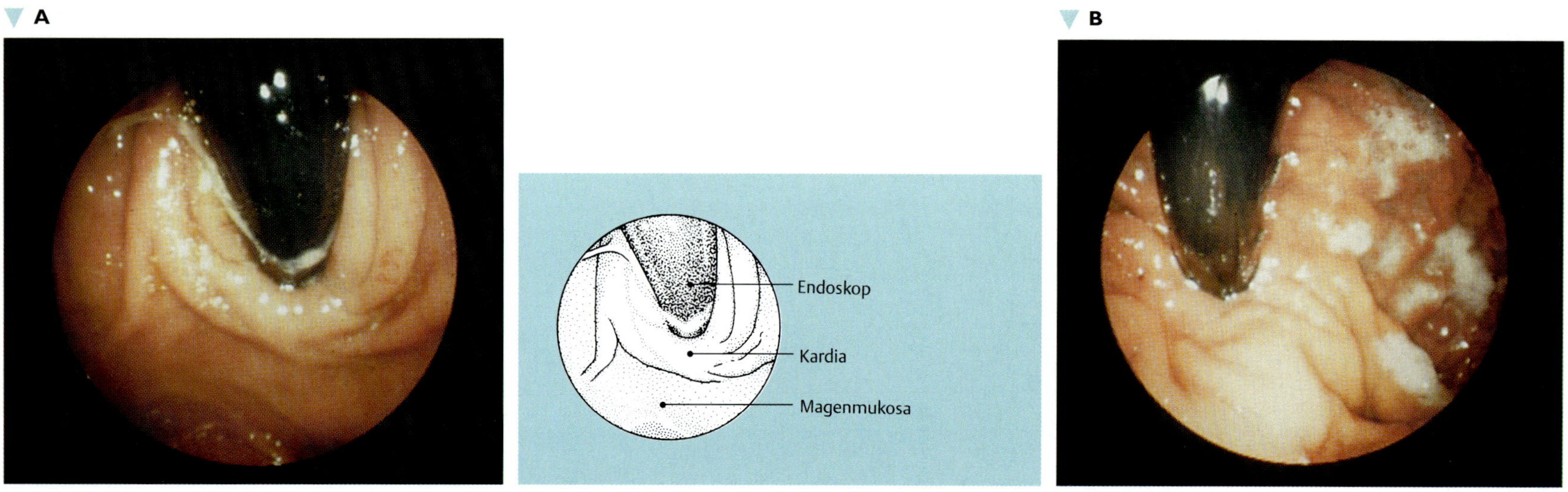

Abb. 4.**8** Achalasie. Zwei Bilder der Kardia; (**A**) schwere Achalasie; (**B**) Ansicht in Inversion. In beiden Fällen umschließt die Kardia die Endoskopspitze.

Stase bedingte Mukosahyperplasie (Abb. 4.**9**). Einige maligne Tumoren wie das primäre Kardiakarzinom sowie Lungen- und Brustkrebsmetastasen können auch ein achalasieähnliches Bild zeigen. Ein Karzinom muß vermutet werden, wenn die Einführung eines Standardendoskops durch den betroffenen Bereich hindurch in den Magen sehr schwierig ist. Die Diagnosestellung fällt nicht leicht, da das Ösophagusepithel bei der Passage des Endoskops in den Magen auf den ersten Blick relativ normal erscheint. Die Betrachtung der Kardiamukosa in Inversion ist hierfür die beste Untersuchungsmethode (Abb. 4.**10**). In manchen Fällen findet man zunächst eine normal erscheinende Mukosa, die einen Tumor auskleidet; Biopsien und zytologische Untersuchungen erbringen dann jedoch die Diagnose Karzinom.

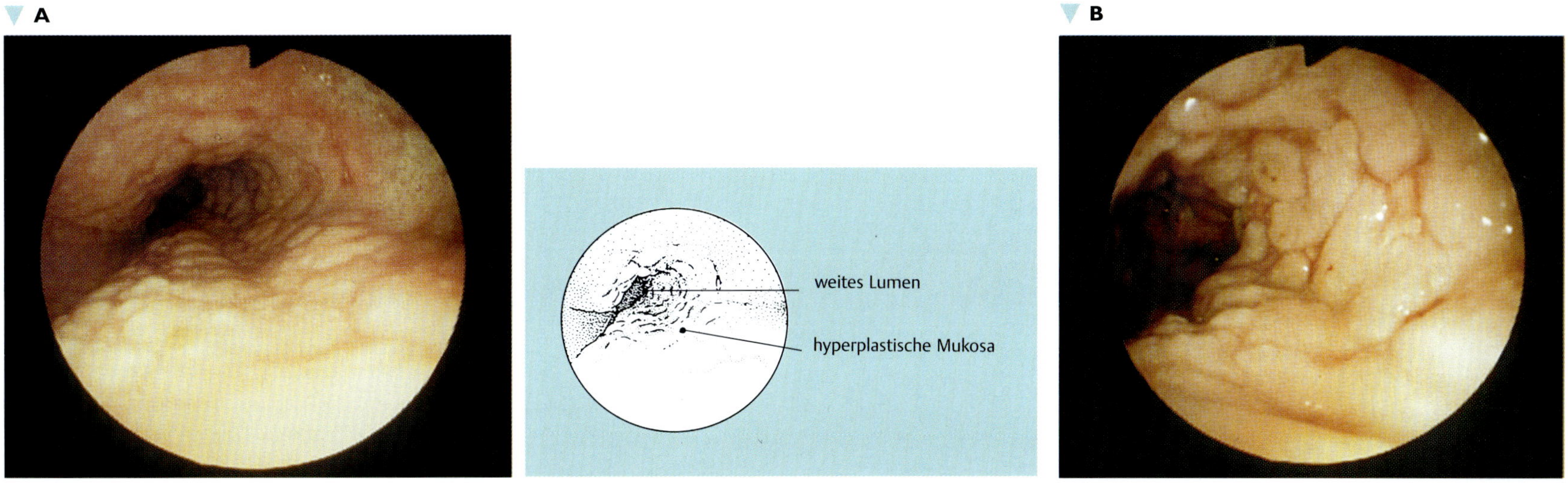

Abb. 4.**9** Achalasie (**A** und **B**). Weites Lumen, hyperplastische Mukosa.

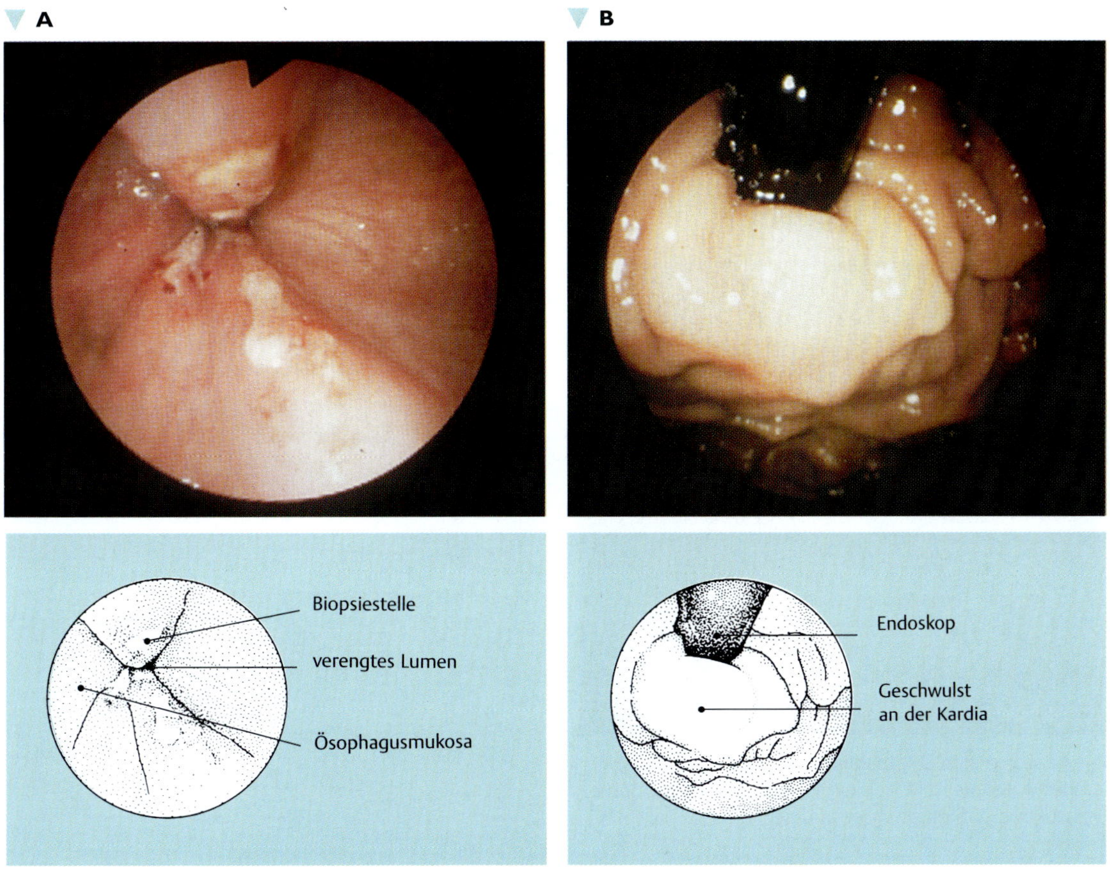

Abb. 4.**10** (**A**) Achalasieähnliches Bild, bedingt durch Lungenkarzinom. Biopsiestellen (kleine, weiße ulkusähnliche Läsionen); Verdacht auf Tumor oder Faltenvergrößerung im UÖS-Bereich. (**B**) Der Tumor umschließt eng die invertierte Endoskopspitze; blasse und leicht verfärbte Tumormukosa.

Manche Patienten mit einer Achalasie entwickeln im Ösophagus Hochdruckwellen, die wie Kontraktionen erscheinen – ein als „vigorous" (hypermotile) Achalasie bekanntes Phänomen. Gelegentlich werden unmittelbar proximal des UÖS kleine Pseudodivertikel beobachtet (Abb. 4.**11**). Sie können die Behandlung der Achalasie beeinträchtigen, weil sie die Positionierung des Ballondilatators im Gebiet des hohen Wanddrucks erschweren.

Die Inzidenz des Plattenepithelkarzinoms ist bei Patienten mit Achalasie, besonders nach 10jähriger Krankheitsdauer, leicht erhöht (Abb. 4.**12**). Das Karzinom ist überwiegend in den distalen zwei Dritteln des Ösophagus lokalisiert. Es entsteht sogar nach erfolgreicher Dilatations- oder chirurgischer Therapie zur Unterbrechung des UÖS-Hypertonus. Aus diesem Grund sollten bei Achalasiepatienten Screening-Endoskopien in Intervallen von einigen Jahren durchgeführt werden. Treten Symptome wie Dysphagie, retrosternale Schmerzen oder Gewichtsverlust erneut auf, muß umgehend eine Untersuchung erfolgen, um eine andere Ursache, z. B. eine Striktur oder ein Karzinom, auszuschließen.

Bei erfolgloser medikamentöser Initialtherapie der Achalasie besteht die Behandlung in der Regel in der Unterbrechung des UÖS-Hypertonus durch

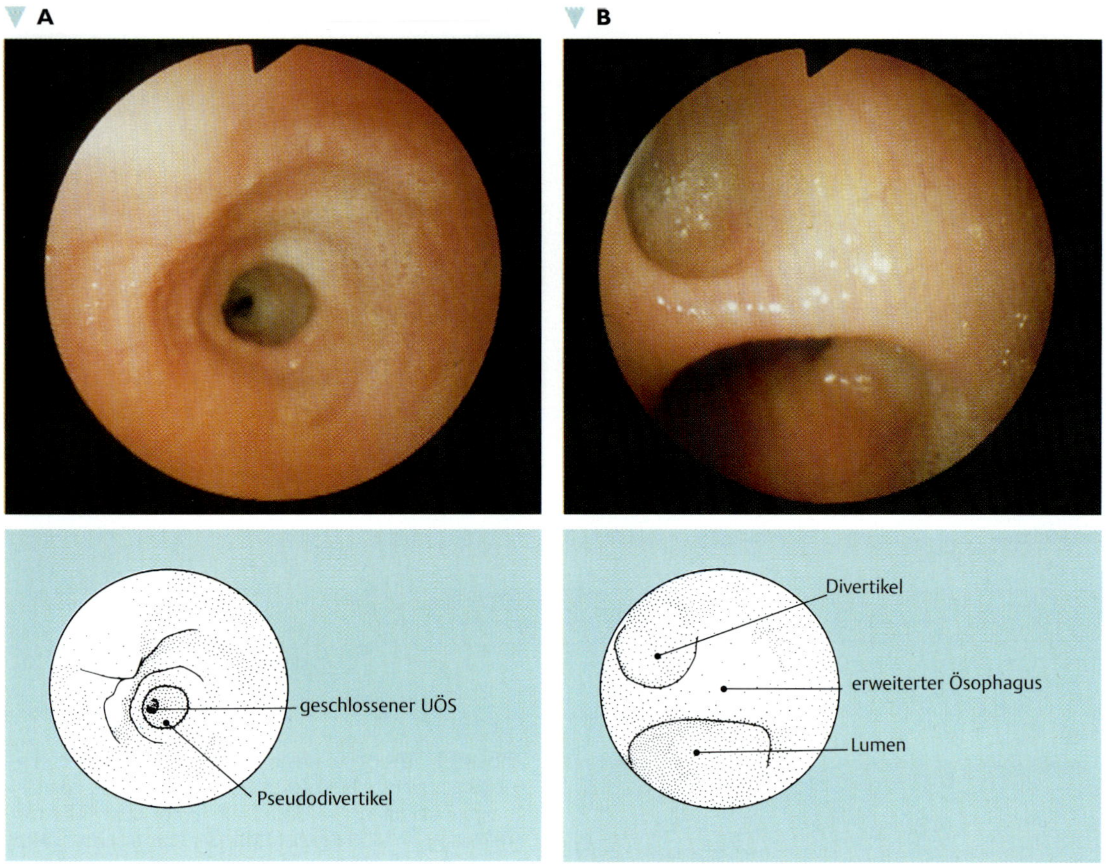

Abb. 4.**11** (**A**) Achalasie; pseudodivertikuläre Ausbuchtungen proximal des UÖS. (**B**) Divertikel im mittleren Abschnitt des Ösophagus.

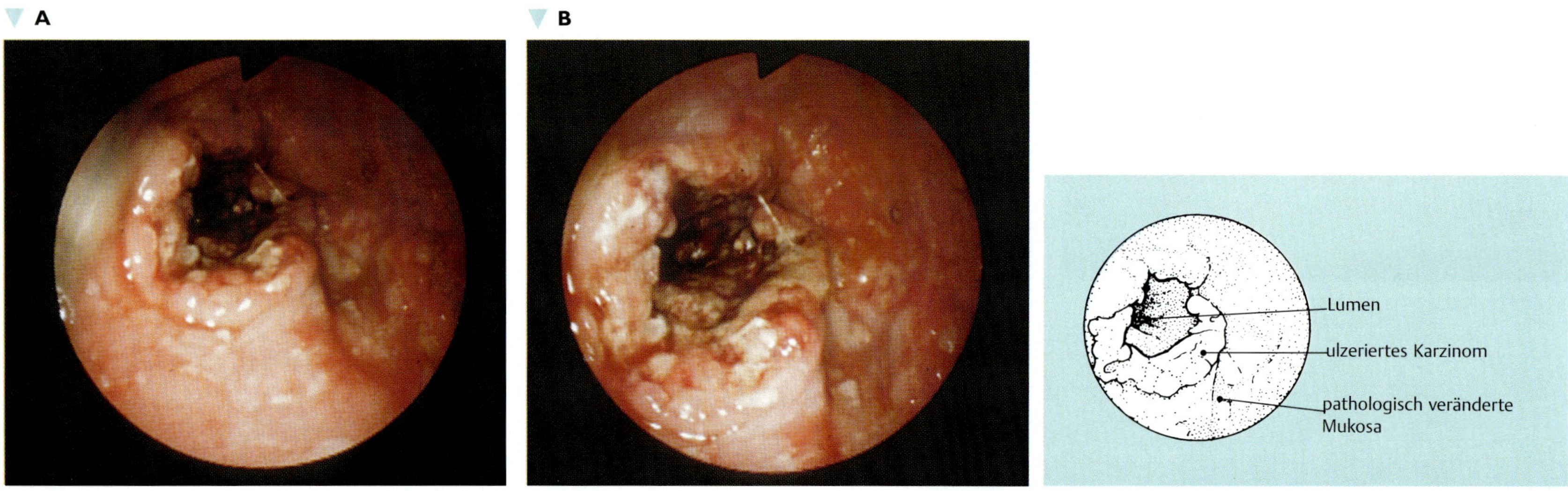

Abb. 4.**12** (**A**) Dieser Patient entwickelte bei einer chronischen Achalasie eine Dysphagie. Distal ist eine Ösophagus-Geschwulst zu erkennen, die ein tiefes Ulkus umgibt. (**B**) In der Nahsicht stellt sich ein Plattenepithelkarzinom dar; die umgebende Mukosa ist aufgrund der Achalasie und Obstruktion pathologisch verändert.

Ballondilatation unter radiologischer Führung. Ist dieser Behandlungsmodus erfolglos, wird oft eine Myotomie durchgeführt. Beide Methoden können zu Komplikationen führen. Die Ballondilatation kann chronischen gastroösophagealen Reflux verursachen, in dessen Folge es zur Ausbildung von Refluxösophagitis mit Erythem, Erosionen, linearen Ulzerationen und Strikturen kommen kann (Abb. 4.**13**). Die Myotomie kann zur UÖS-Insuffizienz führen mit anschließender Refluxösophagitis und Strikturierung (Abb. 4.**14**). Eine weitere Therapiemöglichkeit ist die Ösophagektomie mit Interposition eines Kolonabschnitts (Abb. 4.**15**).

Sklerodermie

Erkrankungen des Bindegewebes, darunter vor allem die Sklerodermie, können die Ösophagusfunktion beeinträchtigen. Bei Sklerodermie bleibt die Ösophagusperistaltik in den unteren zwei Dritteln entweder aus oder ist stark reduziert. Außerdem hat der UÖS einen geschwächten oder keinen Muskeltonus und kann seine Funktion als Sphinkter nicht erfüllen. Die Aperistaltik und der schwere Reflux verursachen eine schwere Schädigung des Ösophagusepithels. Es kann zu einer Fibrose der Ösophaguswand in Verbindung mit verschiedenen Motilitätsstörungen kommen. Die Dysfunktion des Ösophagus entwickelt sich oft weiter, auch wenn die kutanen Veränderungen der Sklerodermie ruhen oder sich zurückbilden.

A

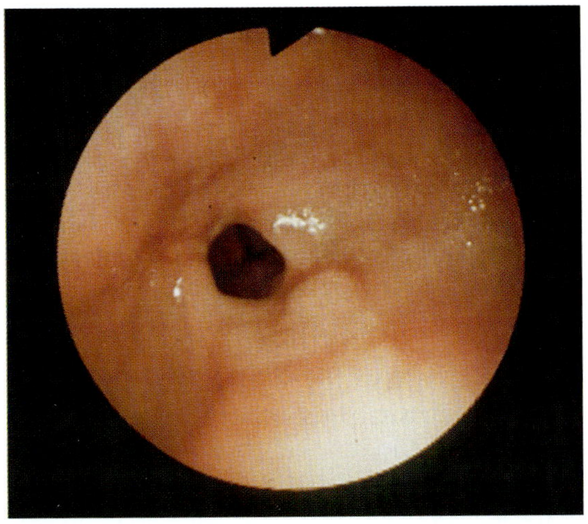

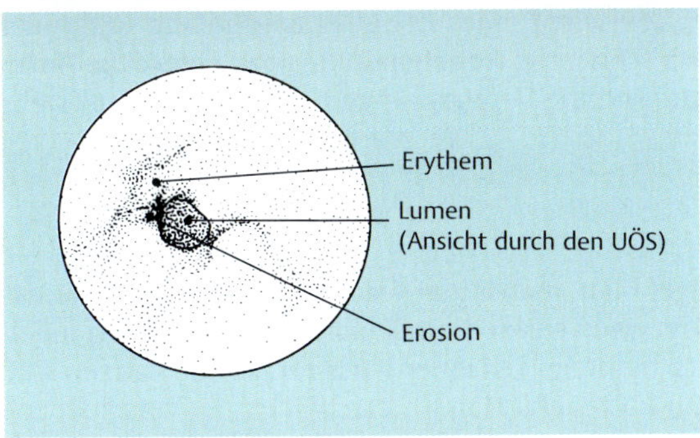

B

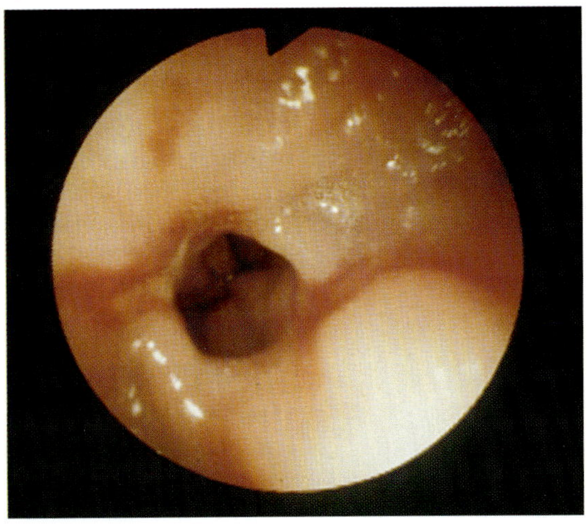

Abb. 4.**13** (**A**) Achalasie, nach der Behandlung mit einem Ballondilatator. Refluxbedingte Erosion und Strikturen waren die Folgen; (**B**) Nahaufnahme.

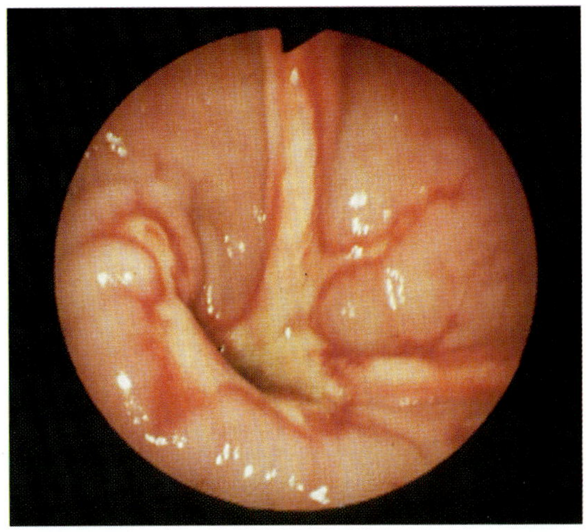

Abb. 4.**14** Achalasie, nach Therapie mit Heller-Myotomie; als Folge trat schwerer Reflux mit nicht heilenden linearen, weißgrundigen Ulzera auf.

A

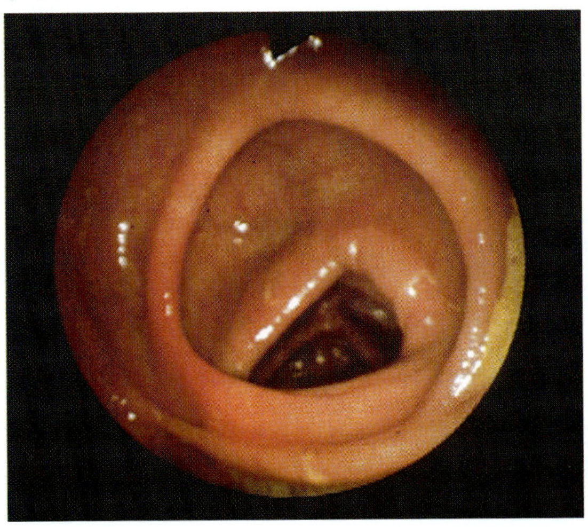

B

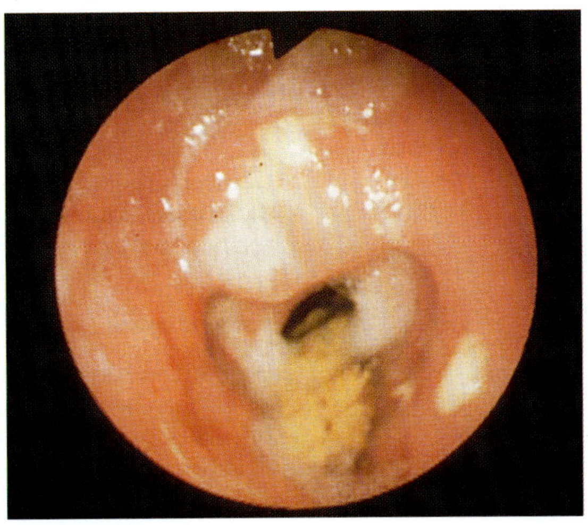

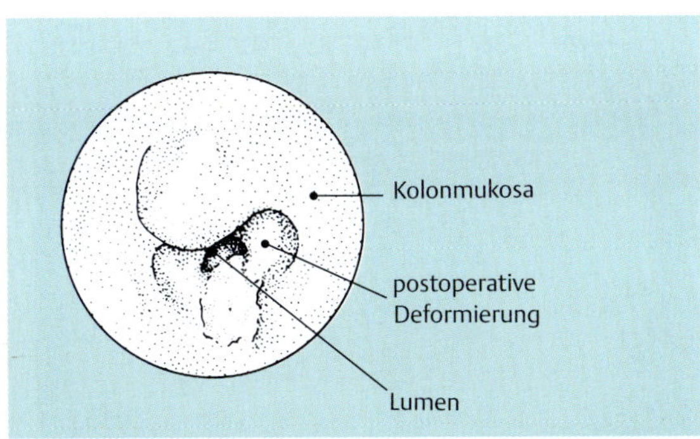

Abb. 4.**15** Achalasie, therapeutische Koloninterposition. (**A**) Kolonsegment mit normalen Haustren und unauffälliger Mukosa; (**B**) verengte koloösophageale Anastomose mit postoperativ veränderter Mukosa und Exsudaten.

Endoskopische Untersuchung

Endoskopisch imponiert ein schwerer Reflux mit Ulzerierung, Erythem und oft engen Strikturen (Abb. 4.**16**). Die Ösophagitis kann sich proximalwärts ausdehnen. Der Ösophagus erscheint aperistaltisch (Abb. 4.**17**), der UÖS aufgeweitet, ohne nachweisbare physiologische Enge. Die Endoskopie spielt die größte Rolle bei der Behandlung von Komplikationen der Sklerodermie; sie ist auch indiziert zum Ausschluß anderer Dysphagieursachen wie der gleichzeitigen Candidiasis oder eines Karzinoms.

Gefäßabnormitäten

Zahlreiche Gefäßerkrankungen des Ösophagus lassen sich endoskopisch beurteilen. Die Ösophagusvarizen sind die wichtigsten; zu den anderen zählen die Angiodysplasie, eine venöse Ektasie und die Dysphagia lusoria.

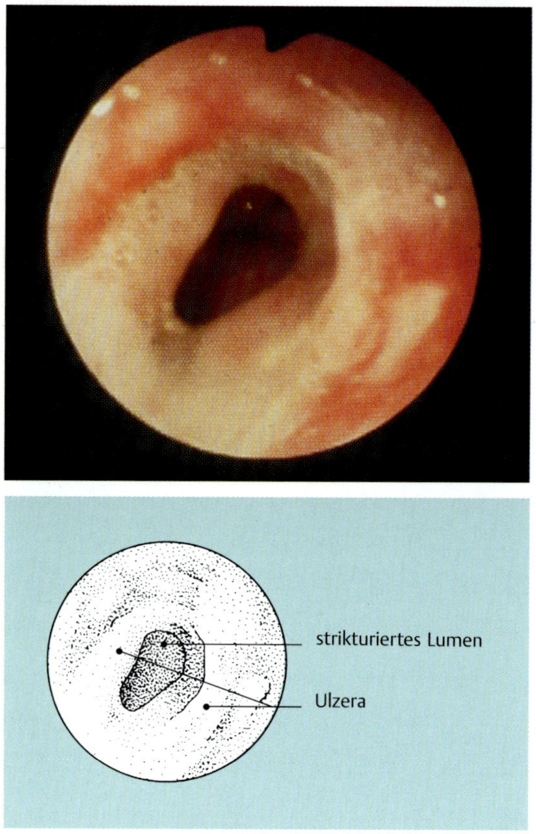

Abb. 4.**16** Sklerodermie mit Ösophagusreflux (Erythem und Ulzeration) und Striktur. (Mit freundlicher Genehmigung von Dr. Eric Harder.)

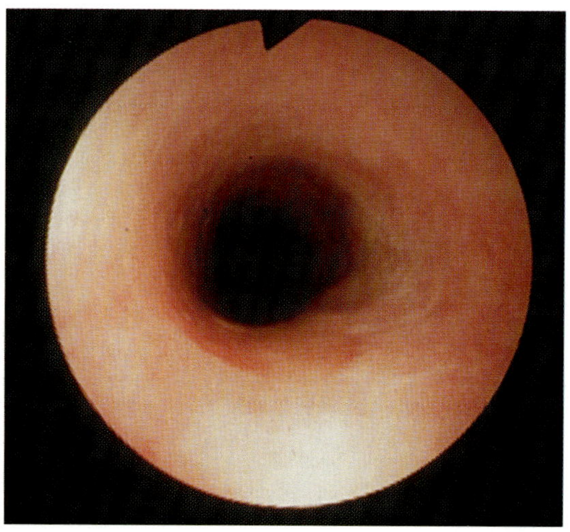

Abb. 4.**17** Sklerodermie mit aperistaltischem Ösophagus; unauffällige Mukosa.

■ Ösophagusvarizen

Aufgrund von Leberzirrhose oder anderen, die portale Blutzirkulation betreffenden Erkrankungen (wie beispielsweise die Portalvenenthrombose) entsteht ein Pfortaderhochdruck: Das venöse Blut sucht sich in den kollateralen venösen Gefäßen einen Weg, die Leberzirkulation zu umgehen und in den großen Kreislauf einzutreten. Venöse Kollateralen der Abdominalwand, des Rektums und die retroperitonealen Kreisläufe stellen den größten Teil des Umgehungskreislaufs; aber auch die dilatierten submukösen Ösophagusvenen oder -varizen bilden Kollateralen. Um den großen Kreislauf zu erreichen, fließt das Blut über die kurzen Vv. gastricae in die Ösophagusvarizen und dann in die V. azygos (Abb. 4.**18**). Dabei kommen gewöhnlich die Varizen im unteren Ösophagusdrittel vor; bei schwerem portalem Hochdruck können sie sich bis in die proximalen Ösophagusabschnitte erstrecken (Abb. 4.**19**). Zusätzlich können Kardia- und Fundusvarizen vorhanden sein.

Ösophagusvarizen rufen ernsthafte klinische Probleme hervor. Etwa 10% der Patienten mit oberen GI-Blutungen weisen blutende Ösophagusvarizen auf; die Letalität liegt dabei zwischen 30% und 40%, das Risiko für Rezidivblutungen in einem Zeitraum von 2 Jahren bei etwa 75%.

In der Röntgenkontrastdarstellung kann sich ein charakteristisches Bild der Varizen zeigen; die Endoskopie ist jedoch aussagekräftiger, weil sie zwischen Varizen und Ösophaguswandfalten zu differenzieren vermag. Darüber hinaus können endoskopisch Magenvarizen beurteilt, die Rezidivblutungsgefahr eingeschätzt und die Sklerotherapie sowie die Varizenligatur mit Gummiband ermöglicht werden.

Endoskopische Untersuchung

Ösophagusvarizen werden wegen ihrer charakteristischen Erscheinung meist problemlos endoskopisch diagnostiziert. Die Venen imponieren als irreguläre, gewundene, oft bläuliche Strikturen, die längs in der Submukosa der Ösophaguswand verlaufen (Abb. 4.**20**). Sie sind im distalen Ösophagus am prominentesten. Die Unterscheidung zwischen einer Ösophaguswandfalte und einer kleinen Varix ist gelegentlich schwierig; Anhaltspunkte dazu liefern die Farbe, der gewundene Varixverlauf und die Veränderungen mit der Atmung (siehe unten).

Farbe

Die Varizen sind in der Regel blau, manchmal weiß oder so gefärbt wie das Ösophagusepithel, besonders wenn sie klein sind, nicht bluten oder behandelt wurden. Hin und wieder erscheint ein Teil einer Varix rot; solche Varizen sind mit erhöhter Blutungsgefahr korreliert. Man unterscheidet vier verschiedene „Red Signs":

- Das „Red-whale Sign" ist gekennzeichnet durch längs verlaufende dilatierte Venolen, die sich auf der Varixoberfläche als rote Streifen manifestieren (Abb. 4.**21**); dies wurde früher als „Varizen auf Varizen" bezeichnet.
- Kleine (2 mm) kirschrote Flecken (Abb. 4.**22**).
- „Hämatozystischer" Fleck; ein größerer, solitärer roter Fleck auf einer Varix (Abb. 4.**23**).
- Diffuse Rötung eines Anteils der Varix.

Generell erhöht jedes dieser Zeichen das Blutungsrisiko um 12% bis zu 52%; die „diffuse Rötung" und der „hämatozystische Fleck" weisen die stärkste Korrelation mit einem Blutungsrisiko auf.

Varizentypen

Die Varizen können gerade, perlschnurartig und groß oder knotig und undulierend erscheinen (Abb. 2.**24** und 2.**25**). Die Blutungstendenz der geraden Varizen liegt bei 7%, der großen, undulierenden bei 60%. Die Varizen werden ferner nach dem Grad ihrer Protrusion ins Lumen eingeteilt: Grad 1 1 mm; Grad 2 bis 2 mm; Grad 3 bis 3 mm und Grad 4 mehr als 3 mm Protrusion ins Lumen. Die größten Varizen können mehr als ein Drittel des Lumens einnehmen und es scheinbar verschließen; kleine, frühe Varizen imponieren als einfache Mukosaerhebung (Abb. 4.**26**).

Lokalisation

Die Lokalisation einer Varix sagt das Blutungsrisiko voraus. Die Varizen werden je nach ihrer Lokalisation im oberen (oberhalb der Trachealbifurkation), mittleren und unteren Ösophagusdrittel eingeteilt. Varizen, die sich proximalwärts erstrecken, sind am stärksten, die im distalen Ösophagus am wenigsten blutungsgefährdet. Die Feststellung der Lokalisation ist auch für die Bewertung des Erfolgs der Sklerotherapie wesentlich: Nach einer erfolgreichen intravarikösen Injektion eines sklerosierenden Agens verschwinden zunächst die proximalen Varizen. „Downhill"-Varizen (sich nach distal erweiternde Varizen) sind manchmal bei Patienten mit mediastinalen Erkrankungen die

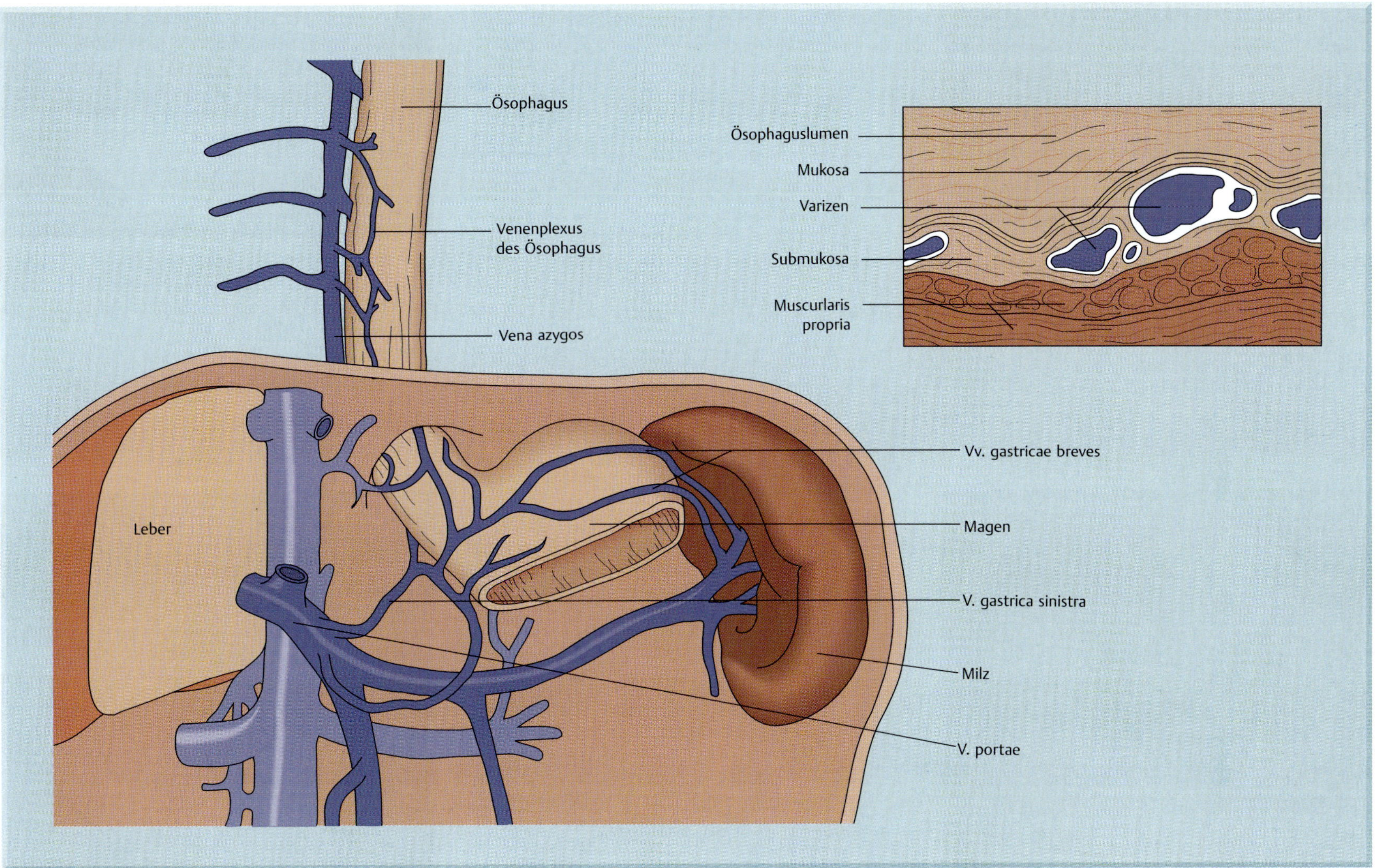

Abb. 4.18 Ösophagusvarizen, schematische Darstellung.

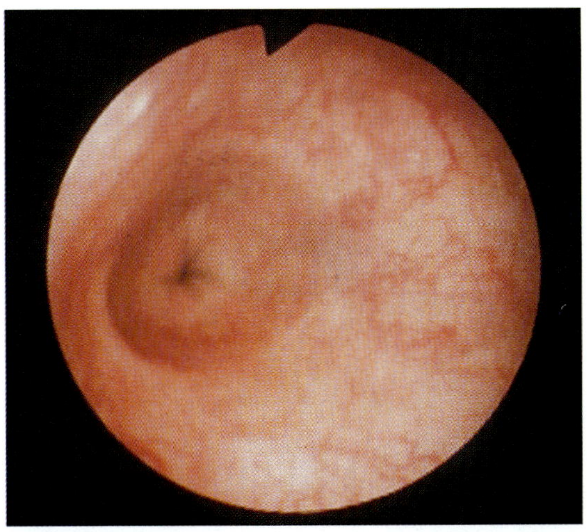

Abb. 4.19 Ösophagusvarizen bei portaler Hypertension. Ausgeprägtes Gefäßmuster im proximalen Ösophagus.

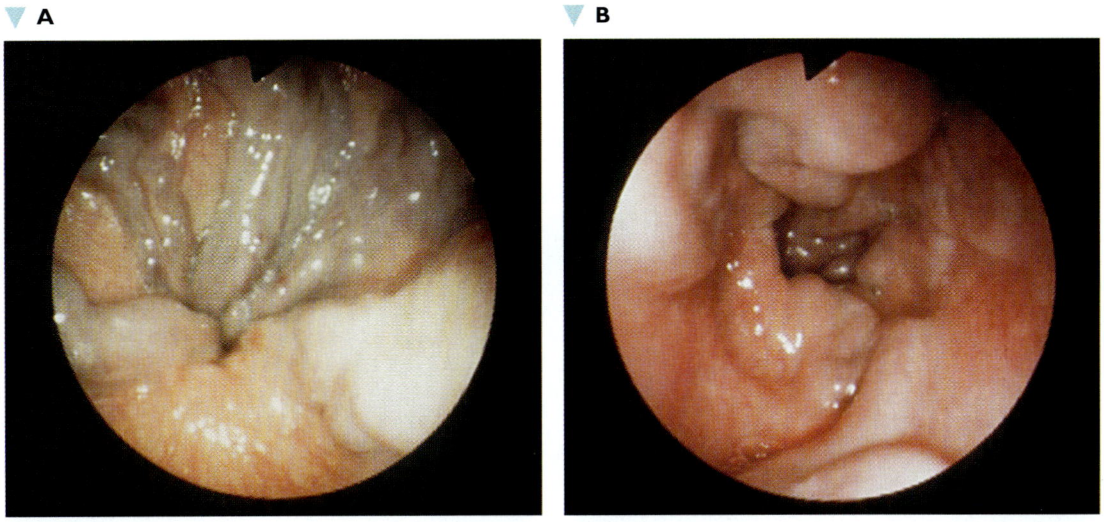

Abb. 4.20 (**A** und **B**) Ösophagusvarizen in zwei Ansichten. Blaß- bis blaufarbene Mukosa; die Varizen verlaufen gewunden und wölben sich ins Lumen vor.

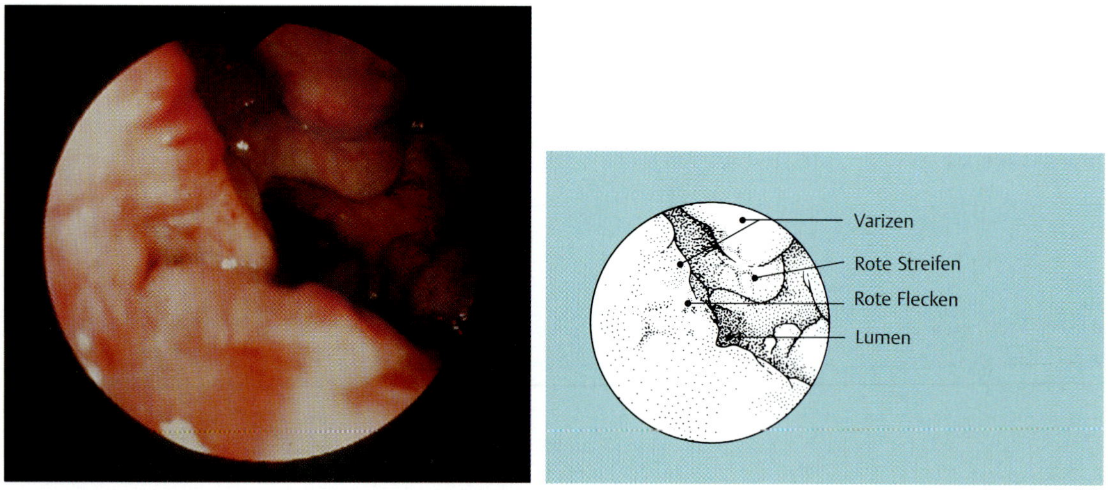

Abb. 4.**21** Varizen. Über den Varizen sind rote Flecken, Erythem und rote Streifen erkennbar („red-whale sign").

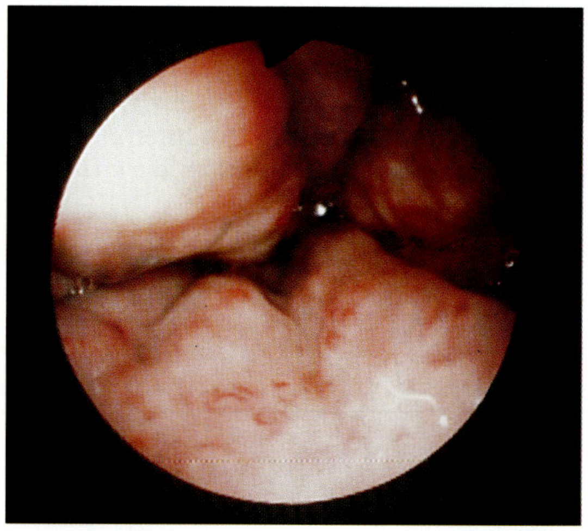

Abb. 4.**22** Ösophagusvarizen mit oberer GI-Blutung. Bläuliche Varizen mit kirschroten Flecken auf der Oberfläche: Zeichen für eine vor kurzem stattgefundene Varizenblutung.

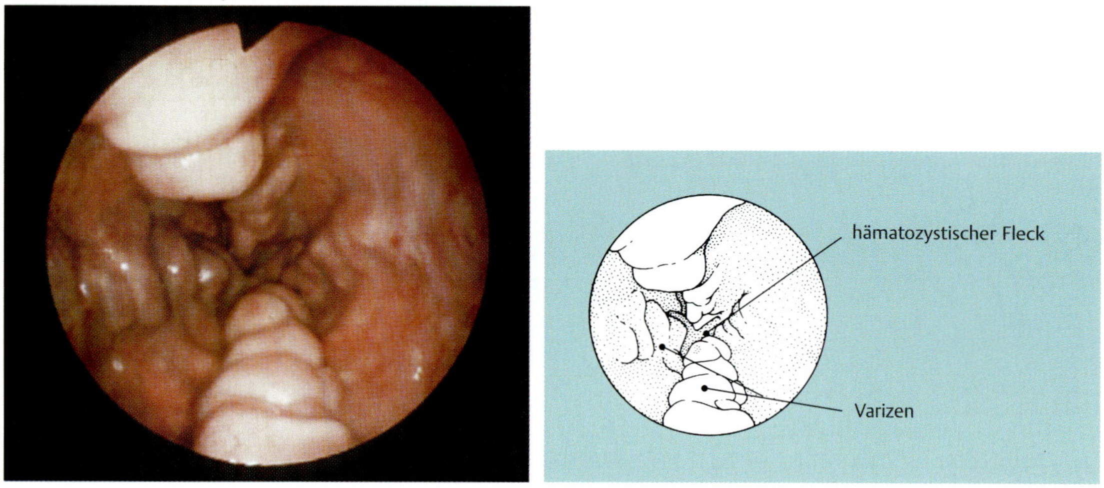

Abb. 4.**23** Varizen mit „Red signs" und möglichem hämatozystischem Fleck (Zeichen einer vor kurzem stattgefundenen Blutung).

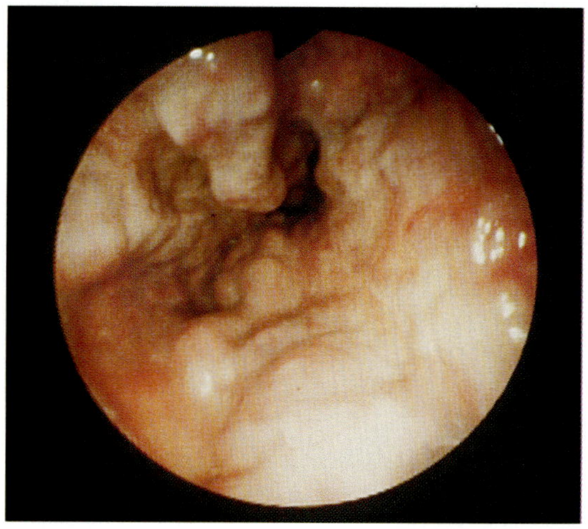

Abb. 4.**24** Große, relativ gestreckt verlaufende Varizen.

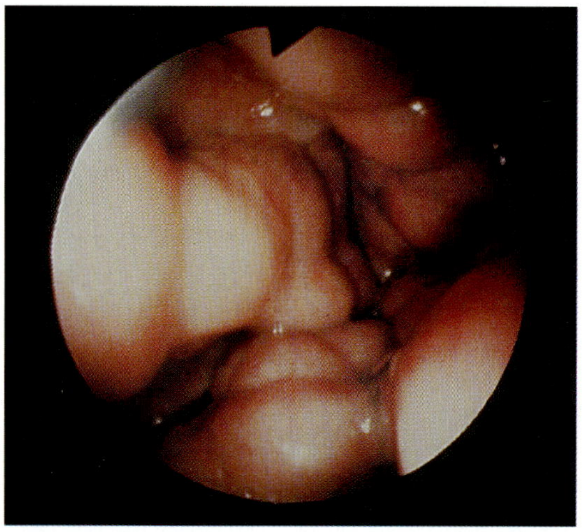

Abb. 4.**25** Große, knotige Ösophagusvarizen, die gewunden verlaufen und das Lumen zu verlegen scheinen.

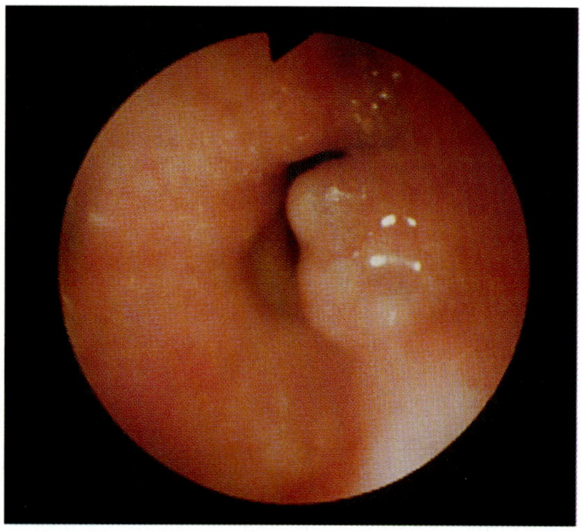

Abb. 4.**26** Kleine Ösophagusvarix, die ins Lumen hineinragt.

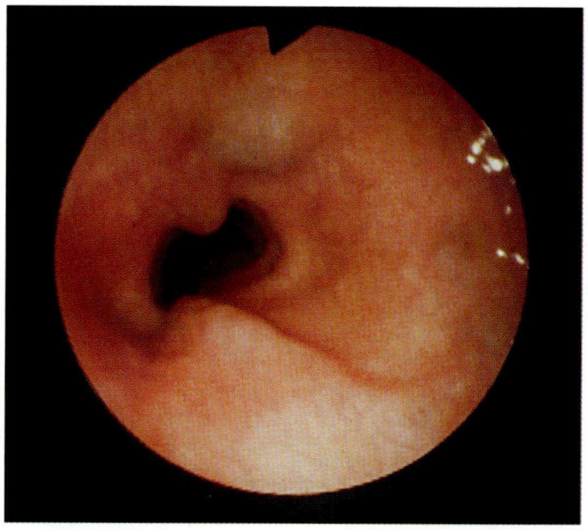

Abb. 4.**27** „Downhill-Varizen" bei einem Patienten mit Non-Hodgkin-Lymphom.

Folge einer Obstruktion der V. cava superior, die durch Bildung von Varizen umgangen wird (Abb. 4.**27**).

Zusammenfassend sprechen folgende endoskopische Befunde für eine hohe Blutungsgefahr:

- Diffuses Erythem,
- „hämatozystischer Fleck",
- große, undulierende Varizen,
- proximale Ausdehnung und/oder
- Ösophagitis.

Die aktive Varizenblutung kann im Ausmaß zwischen einer Sicker- und einer Massenblutung variieren (Abb. 4.**28**) und ist in der Regel im distalen, nur gelegentlich im proximalen Ösophagus lokalisiert. Die letztgenannte Lokalisation kommt besonders bei durch Pfortaderhochdruck entstandenen großen Varizen vor. Selbst bei fehlender akuter Blutung weisen die oben erwähnten Faktoren oder ein adhärentes Blutkoagel auf die Varizen als Blutungsquelle hin.

Die Unterscheidung zwischen einer mit normalem Epithel ausgekleideten Varix und einer Epithelfalte gestaltet sich manchmal schwierig. In solchen Fällen ist die endoskopische Doppler- oder Ultraschalluntersuchung hilfreich, die akustisch den venösen Blutfluß oder durch Bildgebung Varizen in und neben der Ösophaguswand nachweisen kann. Diese Untersuchungsmethoden eignen sich zur endoskopischen Differenzierung zwischen einem Varixknoten und einer Epithelfalte am besten. Außerdem läßt sich mit ihnen nach der Sklerosierungstherapie feststellen, ob in den Varizen noch immer Blut fließt. Eine weitere endoskopische Technik besteht in der vorsichtigen Aufweitung des Ösophagus durch Luftinsufflation – eine Epithelfalte flacht dabei ab und verschwindet, während ein Varixknoten sichtbar bleibt. Gelegentlich kann man bei sich veränderndem Druck beobachten, wie sich die Varizen entleeren und sich dann in kranialer Richtung wieder füllen und anschwellen.

Die bei Ösophagusvarizen zusätzlich vorkommenden Magenvarizen ähneln ebenfalls den Magenfalten und sind noch schwerer von ihnen zu unterscheiden (Abb. 4.**29** und 4.**30**). Auch hier können die endoskopischen Doppler- und Ultraschallbefunde von diagnostischer Bedeutung sein (siehe oben).

Bei Patienten mit oberer GI-Blutung sollte der gesamte GI-Trakt inspiziert werden, da 30% bis 70% der Patienten mit bekannten Varizen aufgrund anderer pathologischer Ursachen (z. B. Gastritis und Ulzera) bluten. Der Nachweis der Blutungsquelle wird weiter erschwert, wenn das Blut aus dem Magen in den Ösophagus zurückfließt und dadurch zu einer falschen Diagnose einer Ösophagusblutung führt. Gelegentlich bleibt dies als differentialdiagnostisches Problem bestehen. Bei oberer Gastrointestinalblutung, fortbestehender Ungewißheit über die Blutungsursache und wenn keine andere Läsion als die Varizen ausgemacht werden kann, nehmen viele Untersucher die Varizen als Blutungsquelle an. In einer solchen Situation sollte nach den endoskopischen Kriterien für die Blutungsgefahr („red signs") gesucht werden, da der Nachweis dieser Zeichen die Annahme der Varizen als Blutungsursache unterstützt.

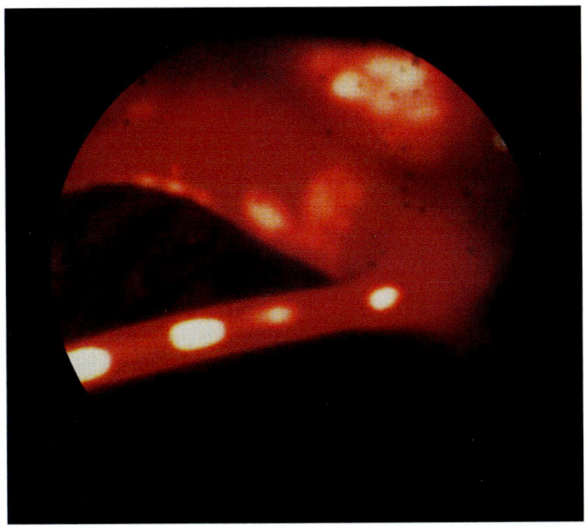

Abb. 4.**28** Ösophagusvarizen mit aktiver Blutung.

Sklerotherapie der Ösophagusvarizen

Alle therapeutischen Maßnahmen bei der Ösophagusvarizenblutung bringen einige Risiken mit sich. Die Sklerotherapie stellt die derzeit meistverwendete Maßnahme zur Bekämpfung einer akuten Blutung dar.

Die Sklerotherapie stillt 85–90% der Blutungen sofort. Die so behandelten Patienten benötigen weniger Bluttransfusionen und haben eine niedrigere Inzidenz einer Rezidivblutung. Die Sklerotherapie ist jedoch von der Standardisierung noch weit entfernt. Sowohl starre als auch flexible Endoskope werden eingesetzt. Manche Endoskopiker verwenden zur Kompression des Varixknotens nach der Injektion einen am distalen Ende des Endoskops befestigten Ballon; die Substanz zur Verödung wird sowohl intra- als auch paravarikös injiziert. Außerdem gibt es zahlreiche Variationen hinsichtlich der Injektionsstelle, der Menge der Substanz, der Substanz selbst und des Reinjektionsplans. Manche Untersucher verwenden einen äußeren Tubus mit einer distalen Öffnung, um einen Varixknoten isoliert behandeln zu können.

Die Benutzung eines großkalibrigen Endoskops zur Sklerosierungstherapie bietet den Vorteil, durch den Saugkanal Blutgerinnsel und andere Flüssigkeiten absaugen zu können. Man beginnt mit der Injektion der 1–2 cm oberhalb

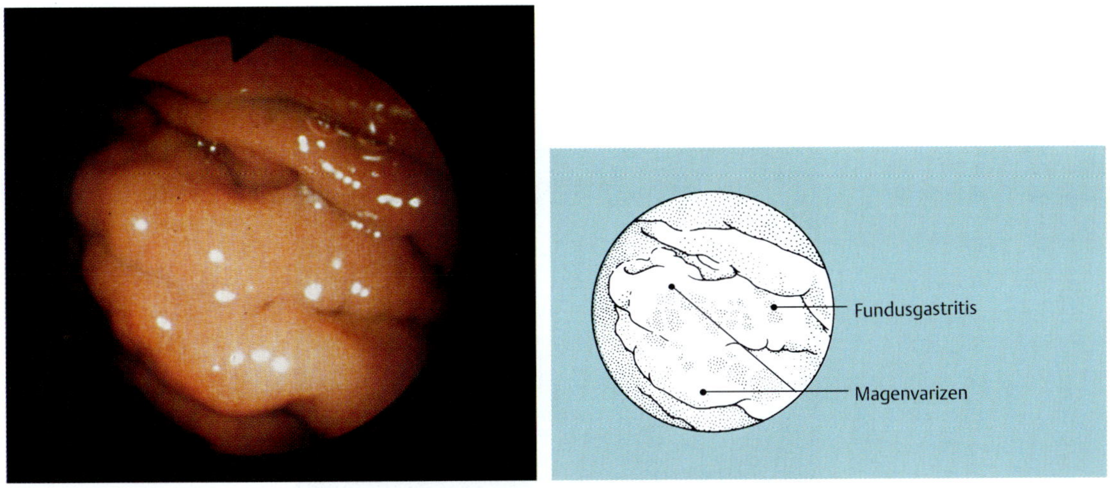

Abb. 4.**29** Magenvarizen mit erythematöser Mukosa bei einem Patienten mit schwerer portaler Hypertension und Stauungsgastritis. Differentialdiagnostisch kommen Magenfalten in Betracht.

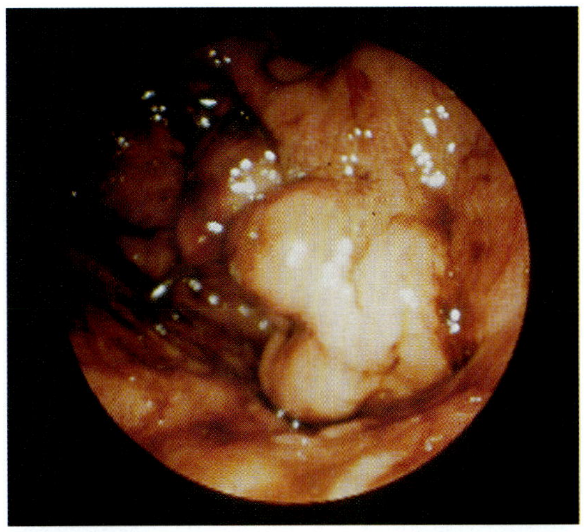

Abb. 4.**30** Große Fundusvarizen mit Zeichen einer vor kurzem stattgehabten Blutung.

der ösophagogastralen Grenze liegenden Varizen. Nachdem eine Varix zur Injektion ausgesucht worden ist, wird ein Injektionskatheter mit einer flexiblen Nadel durch den Biopsiekanal zur Injektionsstelle geschoben, die Nadel unter Sicht aus der Spitze vorgeschoben und intra- oder paravarikös kreisförmig in die Ösophaguswand eingeführt (Abb. 4.**31**). Gelegentlich wird eine zweite Injektionsserie 3–5 cm weiter proximal durchgeführt.

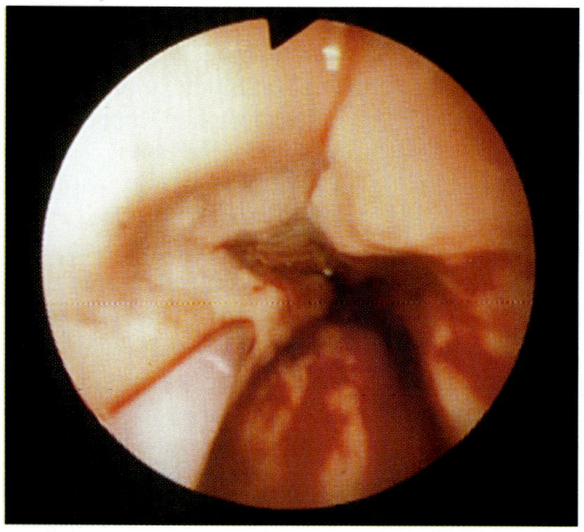

Abb. 4.**31** Sklerotherapienadel in einer Varix bei aktiver Blutung.

Nach der Injektion wird die Nadel zurückgezogen; die Varix verblaßt häufig oder färbt sich weißlich. Nachblutungen können vorkommen (Abb. 4.**32**), sistieren jedoch nach einigen Minuten oder nach Reinjektion. Injiziert wird eine bestimmte Menge eines Sklerosierungsmittels, z. B. Cyanoacrylate wie Histoacryl (Abb. 4.**33**). Manchmal ist Histoacryl als weißer Pfropf auf der Varix oder an der Injektionsstelle erkennbar (Abb. 4.**34** und 4.**35**). Cyanoacrylate werden genau neben die Blutungsquelle gespritzt und bewirken meist die sofortige Blutstillung.

Bei anhaltender Blutung ist oft die Plazierung einer Sengstaken-Blakemore-Sonde angezeigt. Diese Sonde ist mit einem Magenballon ausgestattet, der zuerst im Magen verankert wird, sowie mit einem Ösophagusballon, der nach dem Auffüllen die Varizen komprimiert und die Blutung stoppt. Zusätzliche Saugkanäle dienen dem Absaugen des Magen- und Ösophagusinhalts und Speichels und reduzieren die Aspirationsgefahr. Die Sengstaken-Blakemore-Sonde ist nicht immer effektiv und kann Komplikationen wie eine Lazeration der Ösophaguswand oder Aspiration verursachen (Abb. 4.**36**).

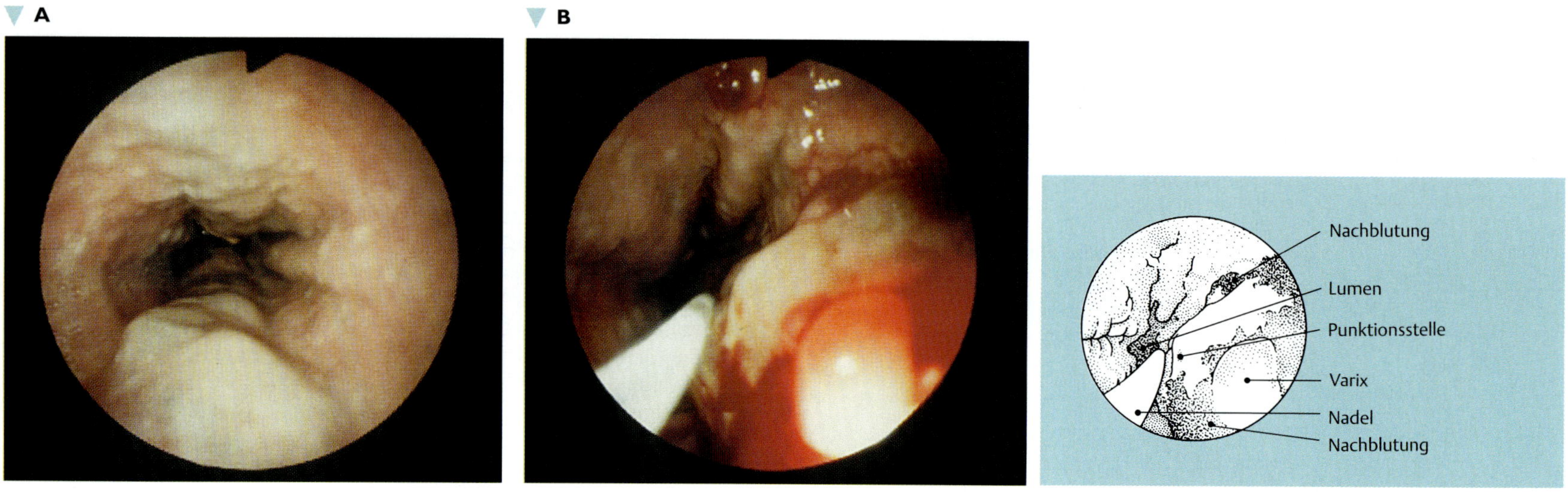

Abb. 4.**32** (**A**) Ösophagusvarizen, Grad 4, vor der Sklerotherapie. (**B**) Es kommt zur Nachblutung nach der Injektion; die Varix ist jetzt größer als vor der Injektion. Die Injektionsstelle ist neben der Nadelspitze erkennbar.

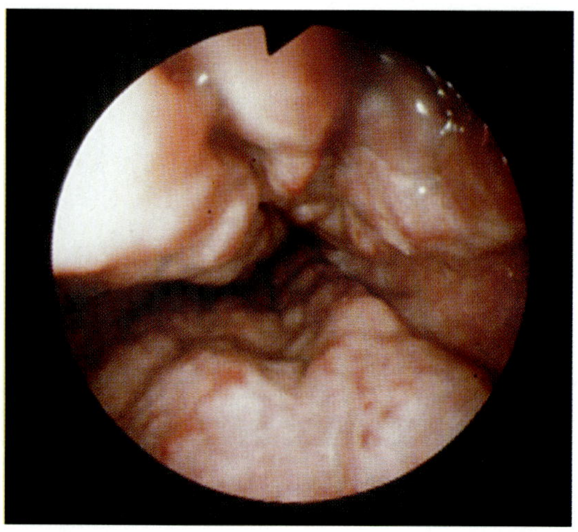

Abb. 4.**33** Sehr ausgeprägte Ösophagusvarizen mit rotgefleckter Mukosa nach der Injektion von Cyanoacrylat.

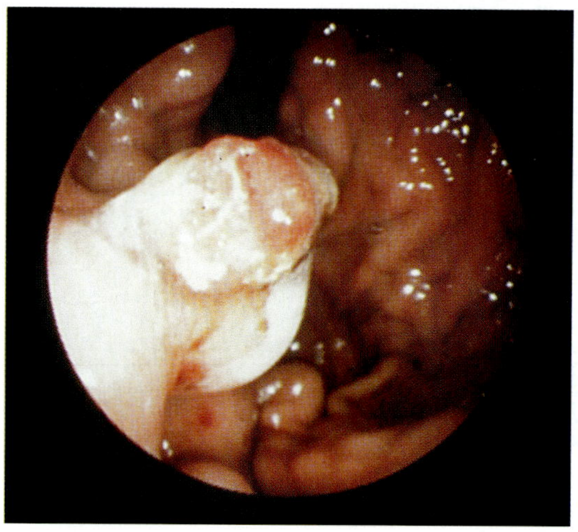

Abb. 4.**34** Obliterierte Ösophagusvarizen nach Injektion von Cyanoacrylat: Weißliche Varix mit Resten der sklerosierenden Substanz.

Ziel der Sklerotherapie ist die komplette Verödung der Varizen. Dies wird erreicht durch eine Injektionsserie in Intervallen von anfänglich einigen Tagen, später einem Monat, bis die Varizen verschwunden sind. Einige Tage nach Therapiebeginn erscheinen die thrombosierten Varizen blaß (Abb. 4.**37**), ihr Durchmesser wird allmählich kleiner. Nekrotisierte Varixanteile können erkennbar sein. Eine Varixthrombosierung kann durch eine Doppler-Sonde nachgewiesen werden.

An der Injektionsstelle entsteht bei mehr als 30% der Patienten ein Ösophagusulkus (Abb. 4.**38** bis 4.**41**). Die Ulzera sind solitär oder multipel, tief oder oberflächlich, oft scharf begrenzt und enthalten – Zeichen einer vor kurzem stattgefundenen Blutung – Blutgerinnsel am Boden. Der Ulkusgrund ist entweder weiß (mit Exsudat) oder grau (mit nekrotischem Material) (Abb. 4.**42**). Die Ösophagusulzera sind schwer therapierbar und bergen, wenn sie bluten, ein hohes Mortalitätsrisiko. 5–10% der Behandelten entwickeln Ösophagusstrikturen, die dilatiert werden müssen; bei etwa 1% der Patienten kommt es zu einer Ösophagusperforation (Abb. 4.**43** und 4.**44**). Die Sklerotherapie hat sich zur Bekämpfung blutender Magenvarizen als nicht effektiv erwiesen.

A

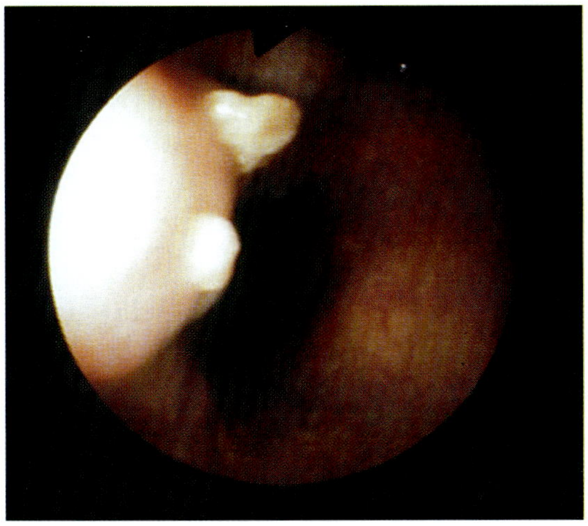

B

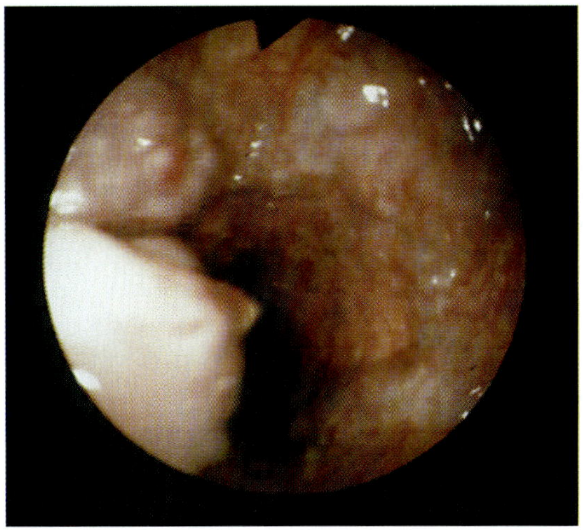

Abb. 4.**35** (**A** und **B**) Ösophagusvarizen. Die Injektion von Histoacryl stillte die massive Blutung. Histoacryl-Pfropfen sind an den Injektionsstellen noch zu sehen.

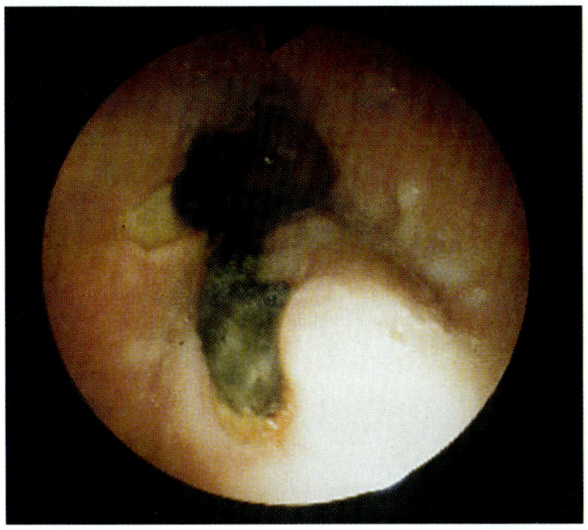

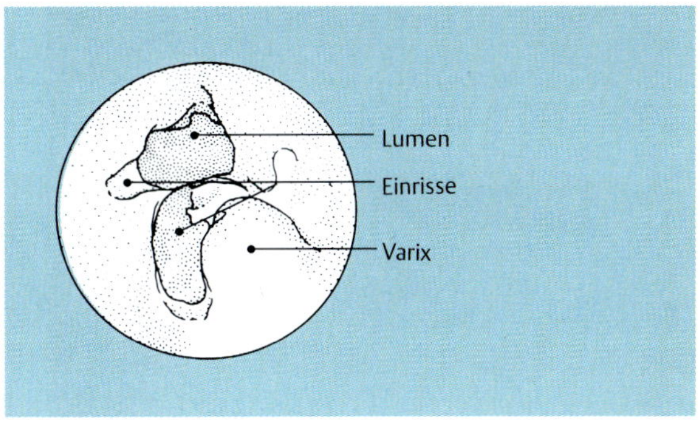

Abb. 4.**36** Lazeration der Ösophaguswand nach Verwendung einer Sengstaken-Blakemore-Sonde zur Behandlung blutender Ösophagusvarizen.

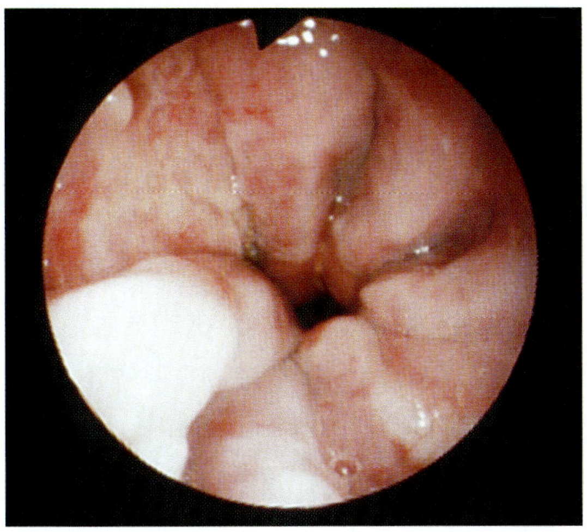

Abb. 4.**37** Ösophagusvarizen; abgeblaßt und fibrosiert nach einigen Sklerotherapieserien.

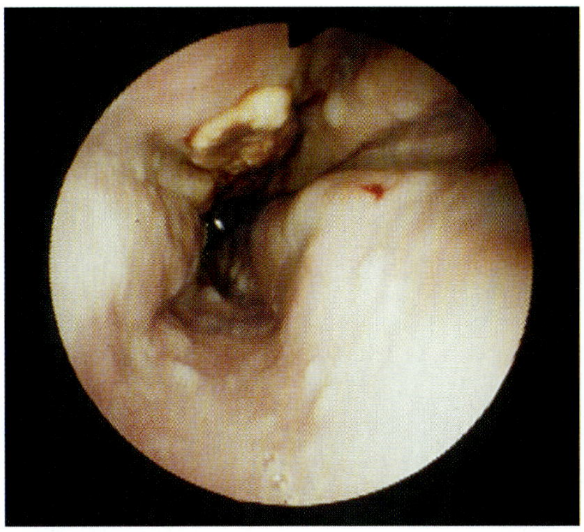

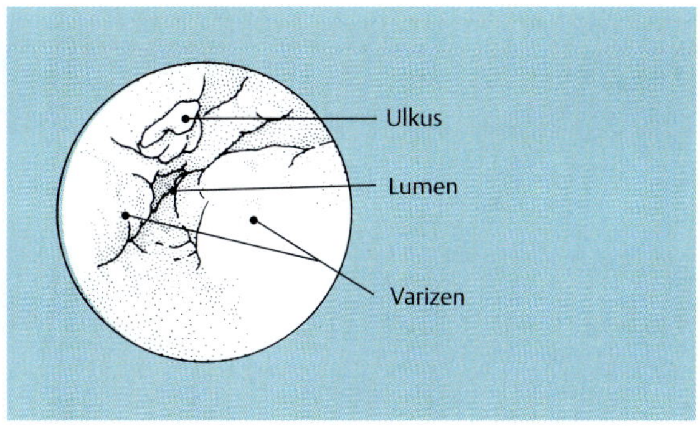

Abb. 4.**38** Sklerotherapierte Ösophagusvarizen. Ulkus im distalen Ösophagus, 7 Tage nach der Therapie. Varizen sind in diesem Fall noch sichtbar.

Eine neue Behandlungstechnik der Varizenblutung ist die Gummibandligatur, bei der ein Plastikzylinder an der Spitze eines Endoskops mit Geradeausoptik angebracht wird. Um bei der mehrmaligen Passage des Endoskops Schmerzen und Würgen des Patienten zu reduzieren, verwendet man einen äußeren Tubus (Schutztubus). Ein Gummiring wird auf den Zylinder des Endoskops gelegt. Die blutende Varix wird aufgesucht und durch Aspiration in den Zylinder gesaugt; dann wird der Gummiring fest um ihre Basis gelegt und die Varix ligiert (Abb. 4.**45** und 4.**46**). Diese Technik stillt die Varizenblutung ebenso gut wie die Sklerotherapie. Im Vergleich mit der Sklerotherapie beobachtet man bei der Gummibandligatur häufiger Ulzera, jedoch seltener Blu-

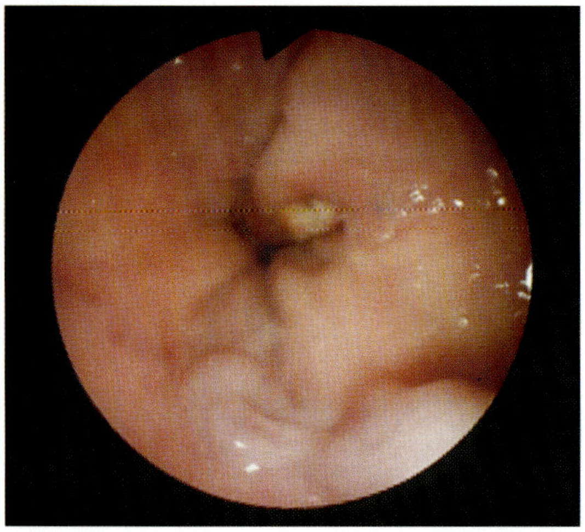

Abb. 4.**39** Kleines Ulkus im distalen Ösophagus nach Sklerotherapie.

A B

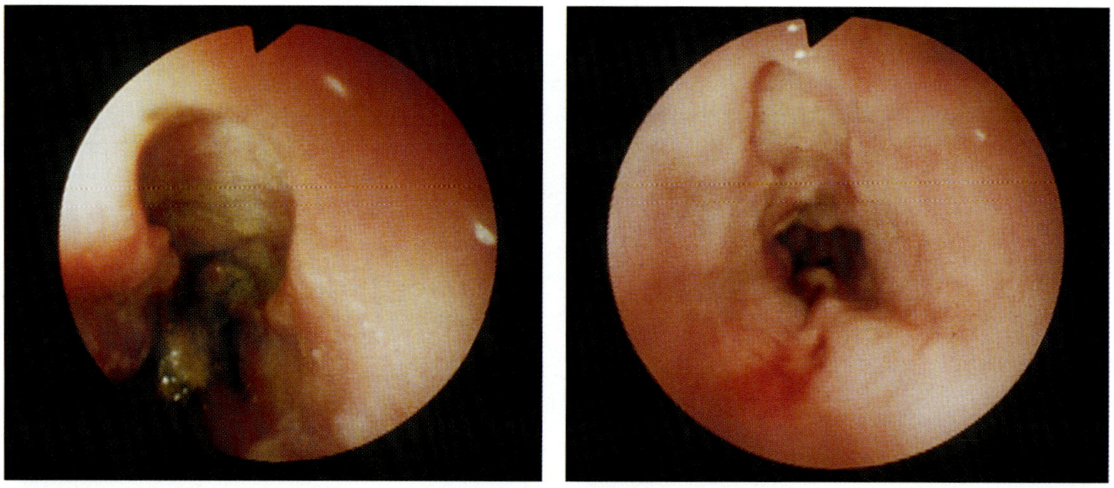

Abb. 4.**40** (**A**) Akutes, tiefes Ulkus nach Sklerotherapie von Ösophagusvarizen. (**B**) Zwei Monate nach der Behandlung ist das Ulkus kleiner geworden, aber noch zu erkennen; eindeutige Varizen sind nicht zu sehen.

A B

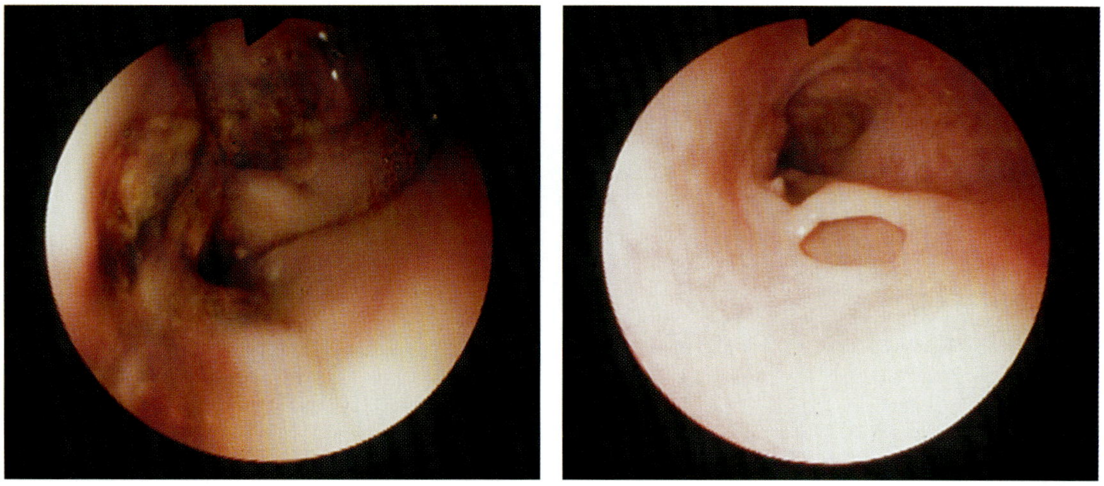

Abb. 4.**41** (**A**) Nach der Sklerotherapie ist es zu einer schweren Entzündung mit Mukosanekrosen gekommen, die zu diesen Ulzerationen führte. (**B**) Bei der Ausheilung haben sich Mukosabrücken gebildet. Unterschiedliche Patienten in A und B.

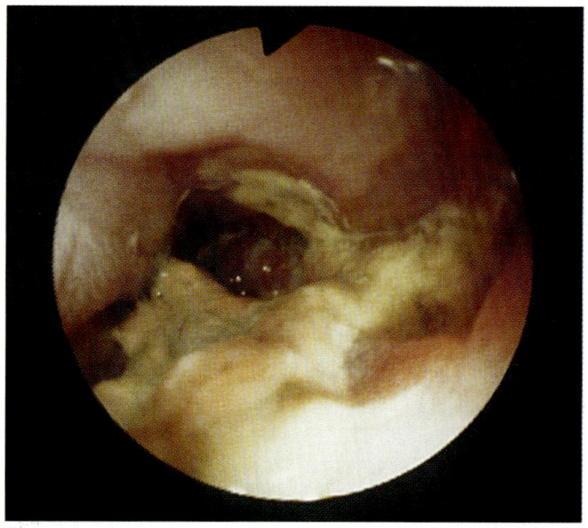

Abb. 4.**42** Großes Ösophagusulkus mit exsudativ-belegter Oberfläche, nach Sklerotherapie.

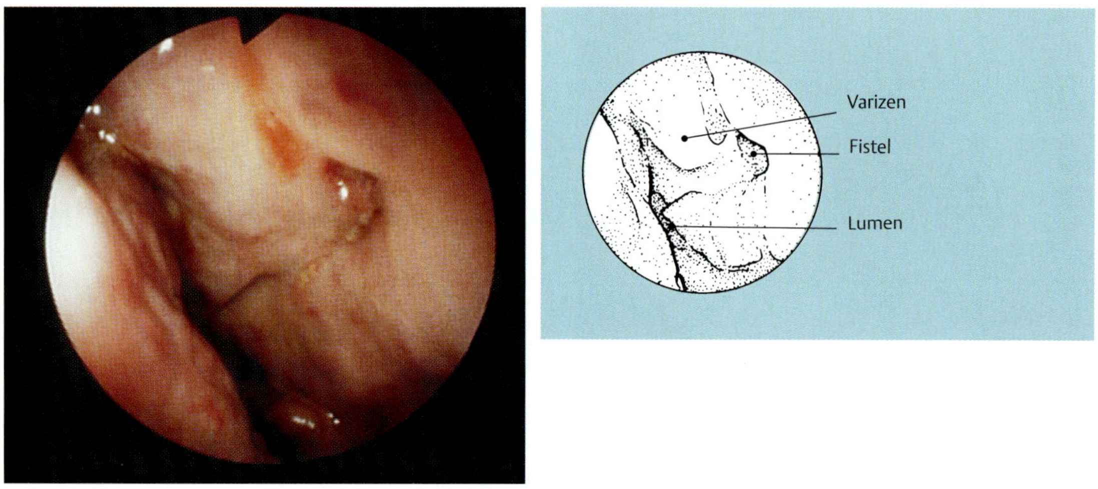

Abb. 4.**43** Mediastinalfistel nach Sklerotherapie der Ösophagusvarizen.

tungsrezidive; zudem werden zur Verödung der Varizen weniger Blutstillungsversuche benötigt. Manche Endoskopiker verwenden beide Methoden statt ausschließlich nur eine von beiden.

Andere therapeutische Maßnahmen

Zur chirurgischen Varizenbehandlung gehören Shunt-Operationen, Ösophagustranssektion oder Ösophagusresektion mit Koloninterposition. Einer Shunt-Operation sollte zur Bestätigung der Varizendekompression eine Endoskopie folgen. Bei der Ösophagustranssektion in Verbindung mit der Plazierung eines „Boerema-“ oder „Murphy-Knopfs“ werden die Varizen unterbrochen und Blutungsrezidive verhindert; allerdings verursacht der Knopf einen sichtbaren Ösophagusdefekt (Abb. 4.**47**). Varizen können auch durch Koloninterposition behandelt werden, doch kommt es zu Rezidiven, weil der zugrundeliegende portale Hochdruck nicht korrigiert wurde (Abb. 4.**48**). Zu den neueren Behandlungsmethoden zählt TIPS („Transjugular Intrahepatic Portosystemic Shunt“). Durch Einlegen eines perkutanen Stents unter radiologischer Kontrolle via V. jugularis zwischen einer Lebervene und der Pfortader wird der Druck im portalen System reduziert.

Andere Gefäßerkrankungen

Angioplastische Läsionen im Ösophagus können in Verbindung mit gleichartigen Läsionen in anderen Teilen des GI-Trakts vorkommen. Venöse Ektasien stellen kleine Gefäßläsionen dar, die mit einem normal erscheinenden Epithel überzogen sind und in das Ösophaguslumen hineinragen. Sie ähneln anderen submukösen Läsionen, sind aber kleiner und bläulich, was auf eine gefäßartige Läsion deutet (Abb. 4.**49** und 4.**50**). Bei Dysphagia lusoria entsteht die Dysphagie, weil eine aus der Aorta descendens statt aus dem Truncus brachiocephalicus hervorgehende, aberrierende Arterie hinter dem Ösophagus kreuzt und ihn

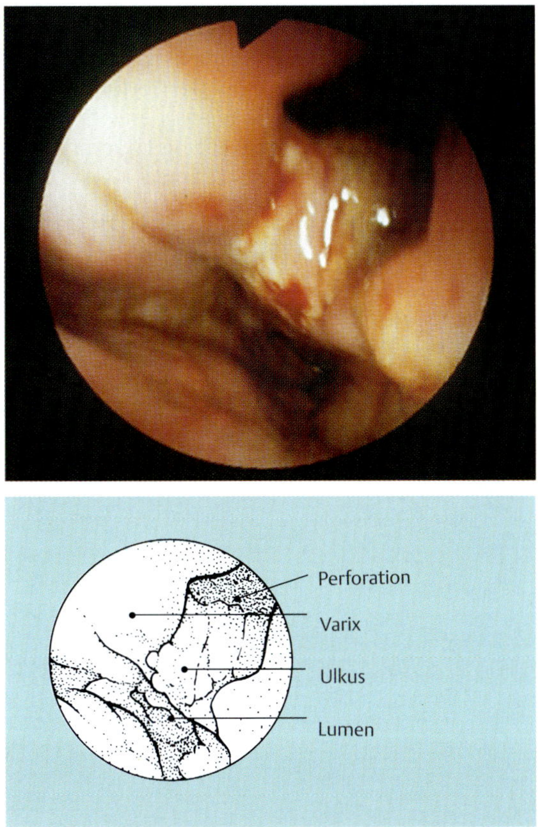

Abb. 4.**44** Sklerotherapierte Ösophagusvarizen mit Nekrosen und Perforation der Ösophaguswand.

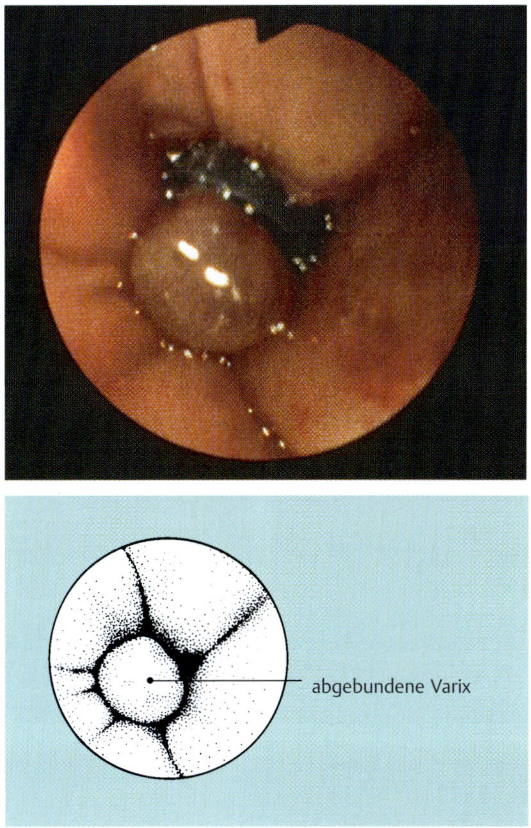

Abb. 4.**45** Gummibandligatur zur Blutstillung. Das Gummiband wird um die Varix gelegt, die nun wie eine Gewebskugel erscheint.

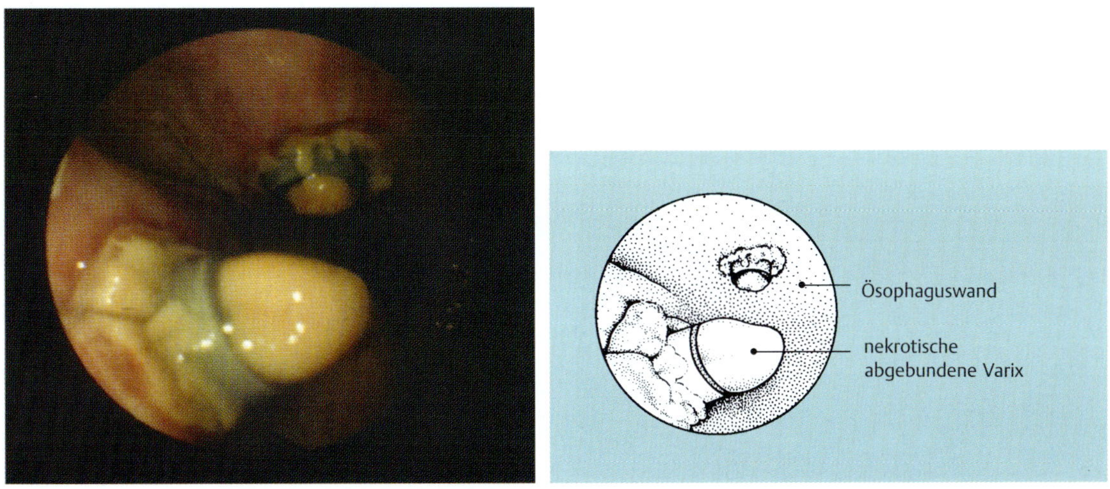

Abb. 4.**46** Nekrotische Ösophagusvarize, einige Tage nach der Gummibandligatur.

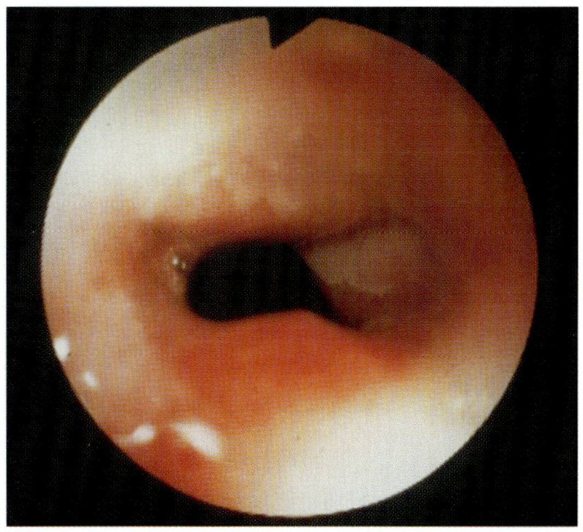

Abb. 4.**47** Ösophagustranssektion und Insertion eines „Boerema-Button“ bei Ösophagusvarizen; anschließend sieht man einen fibrotischen Ring im distalen Ösophagus.

gegen die Trachea drückt. Endoskopisch zeigt sich eine glatte Indentation des Lumens, die mit normalem Epithel überzogen ist.

Ösophagusschädigung

Radiogene Schädigung

Die Bestrahlungstherapie bei Lungen- oder Mediastinaltumoren kann selbst bei einer Dosis von nur 30 Gy das Ösophagusepithel schädigen. Chemotherapeutika wie Adriamycin, die zusammen mit der Strahlentherapie gegeben werden, potenzieren die radiogene Schädigung der Mukosa. Nach einer intraluminalen Radiotherapie kann es zu sehr ausgeprägten Nekrosen der Ösophaguswand kommen.

Endoskopische Untersuchung

Die akute radiogene Schädigung manifestiert sich als akute Ösophagitis. In dem Gebiet, das der Bestrahlung am meisten ausgesetzt war, zeigen sich Erythem, Exsudation, Ulzeration oder Tumornekrosen (Abb. 4.**51** bis 4.**54**); später können sich Telenagiektasien und weißlich-opaleszente, enge Strikturen bilden (Abb. 4.**55** bis 4.**58**). Diese Strikturen verursachen häufig eine Dysphagie und erfordern gegebenenfalls eine Ösophagusdilatation. Der Ösophagus proximal der Striktur ist oft dilatiert.

Tracheoösophagealfisteln stellen eine ernsthafte Komplikation der Bestrahlungstherapie dar (Abb. 4.**59** und 4.**60**); man kann manchmal im Fistelgrund das Lungengewebe erkennen. Fisteln, die sich in Verbindung mit Ulzeration und Striktur bilden, sind schwer therapierbar. Während der Bougierung und Prothesenimplantation wird unter radiologischer Kontrolle ein Führungsdraht in den Ösophagus eingeführt, wodurch das Perforationsrisiko reduziert wird (Abb. 4.**61**). Strikturen und Tracheoösophagealfisteln können sowohl die Folge von rekurrenten Tumoren als auch von radiogenen Schädigungen sein. Eine Computertomographie des Thorax oder eine Endosonographie kann bei der Tumorsuche im Fistel- oder Strikturbereich nützlich sein.

Schädigung durch ätzende Substanzen

Eine Ösophagusschädigung mit schweren, retrosternalen Schmerzen ist häufig die Folge der versehentlichen Einnahme ätzender Flüssigkeiten (Lauge, Säure). Der volle Umfang der Verletzungsfolgen ist durch eine allgemeine Untersuchung mit Beurteilung des Oropharynx schwer zu abzuschätzen; oft ist dazu die Endoskopie erforderlich. Früher war man wegen der Perforationsgefahr bei einer schwer geschädigten Ösophaguswand abgeneigt, eine Endoskopie vorzunehmen; heutzutage wird sie mit einem kleinkalibrigen Gerät inner-

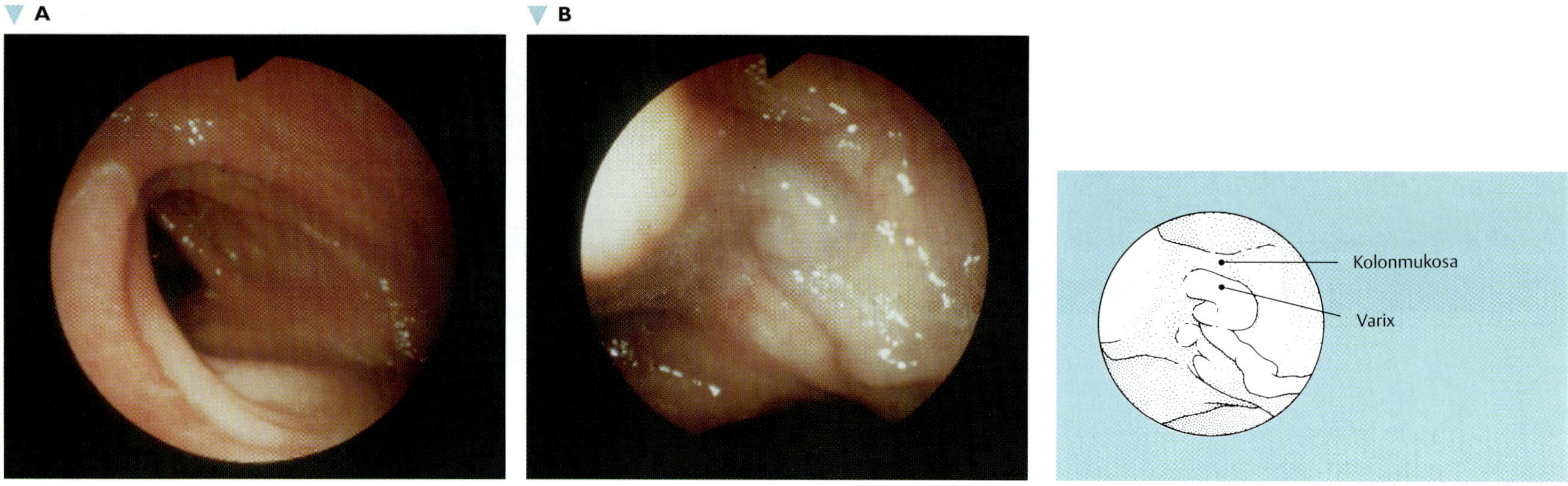

Abb. 4.**48** (**A**) Ösophagusvarizen bei einem Patienten mit Milzvenen-Thrombose, behandelt mit Koloninterposition; (**B**) rekurrente submuköse Varizen im Interponat.

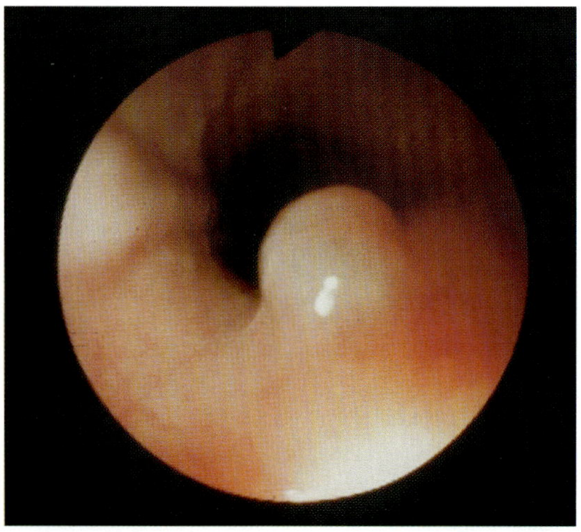

Abb. 4.**49** Diese kleine submuköse Vorwölbung sieht aus wie ein Gefäß und entspricht wahrscheinlich einem kleinen, dilatierten Gefäß oder einer ektatischen Vene.

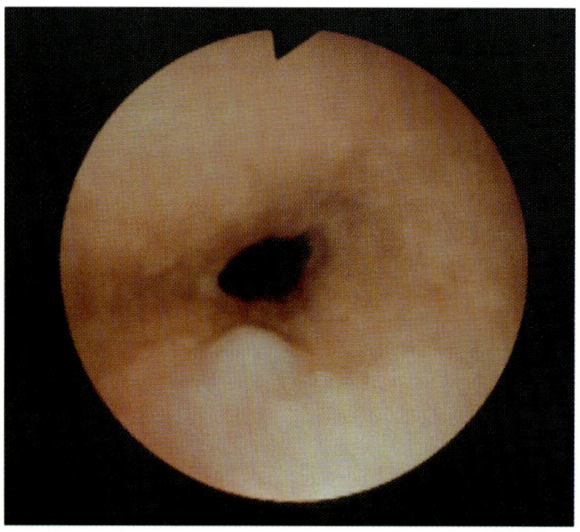

Abb. 4.**50** Diese kleine submuköse Läsion in einem sonst unauffälligen distalen Ösophagus ist wahrscheinlich venösen Ursprungs.

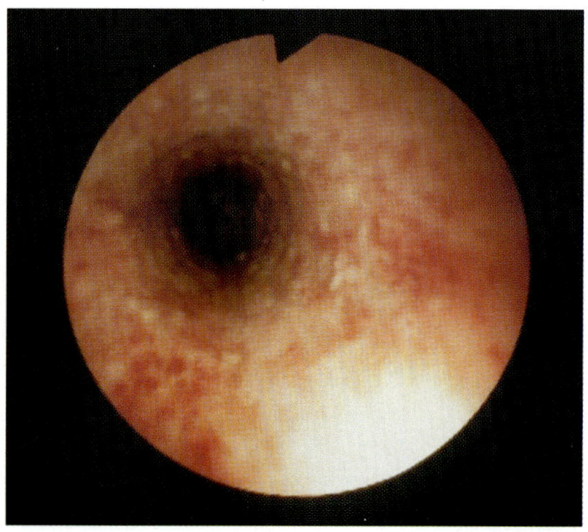

Abb. 4.**51** Akute, radiogene Ösophagitis vier Wochen nach der Bestrahlung: Erythem, punktförmige Blutung, Exsudation.

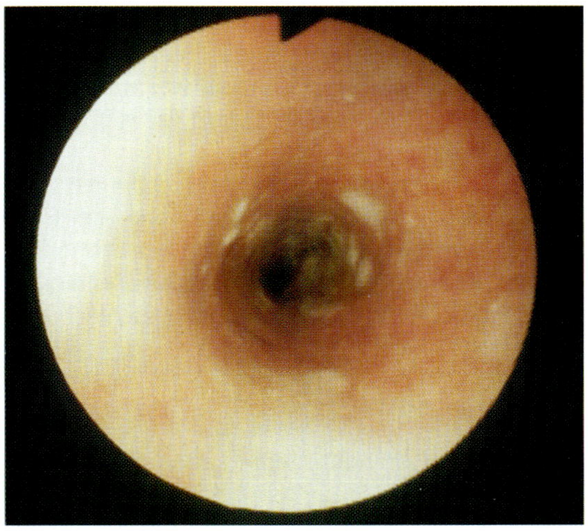

Abb. 4.**52** Exsudative, radiogene Ösophagitis drei Wochen nach der Therapie eines Lungenkarzinoms.

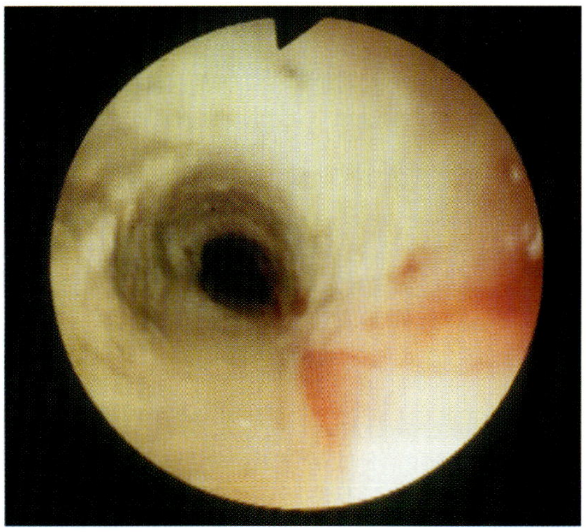

Abb. 4.**53** Radiogene, ausgedehnte Ösophagusnekrosen der gesamten Zirkumferenz vier Wochen nach Abschluß der Therapie. Die gesamte Mukosa ist pathologisch verändert.

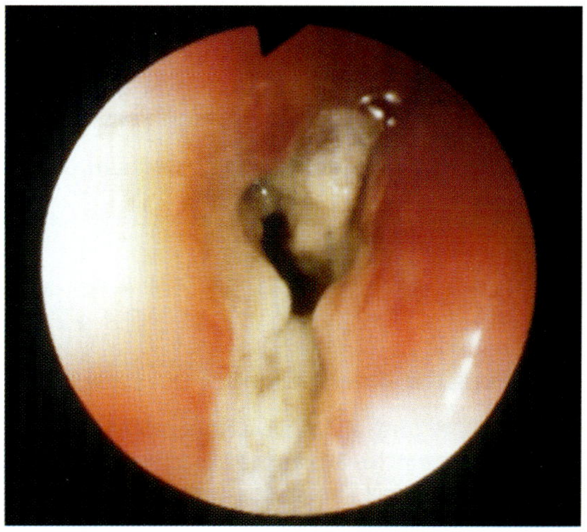

Abb. 4.**54** Radiogene Ösophagusnekrosen, die die gesamte Zirkumferenz umfassen.

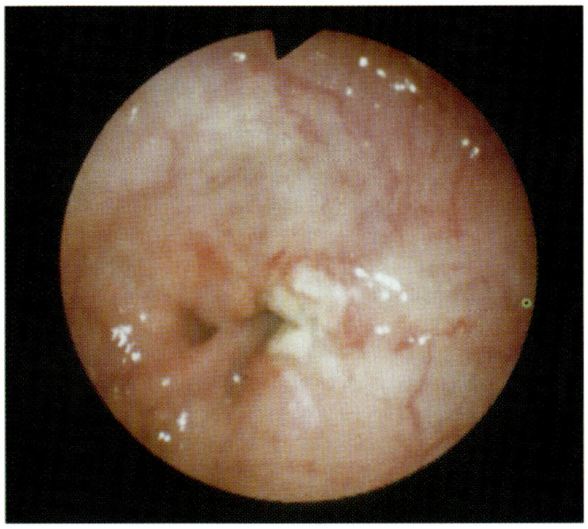

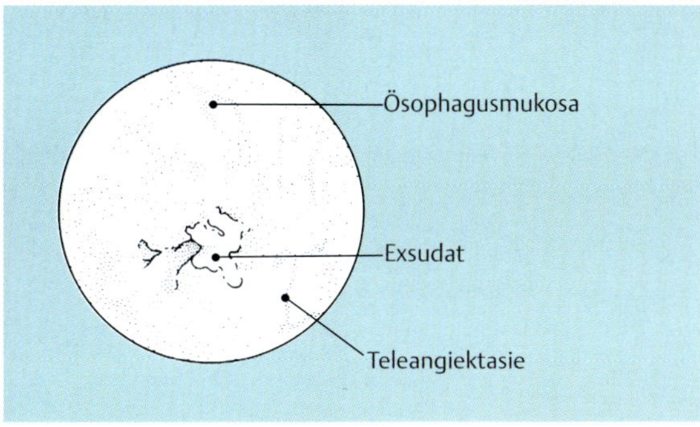

Abb. 4.**55** Radiogene Ösophagusschädigung mit diffusen Gefäßveränderungen, Teleangiektasien, Exsudaten.

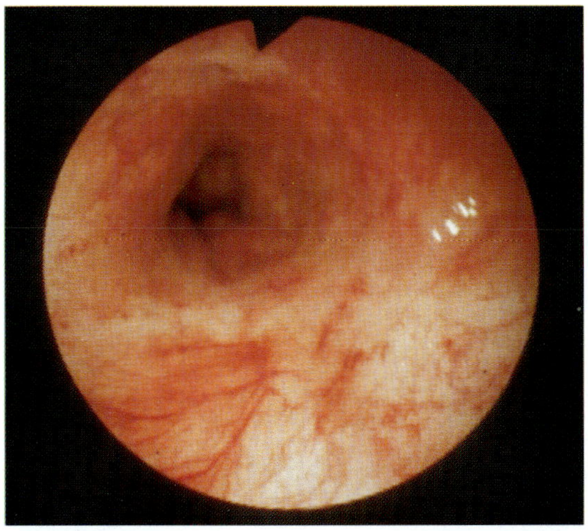

Abb. 4.**56** Ausgeprägte Teleangiektasie nach Bestrahlungstherapie bei Ösophaguskarzinom.

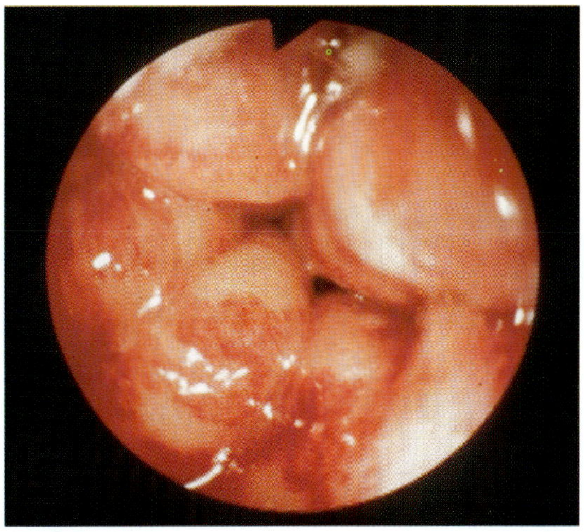

Abb. 4.**57** Radiogene Ösophagusschädigung mit ausgeprägter Teleangiektasie und Ödem.

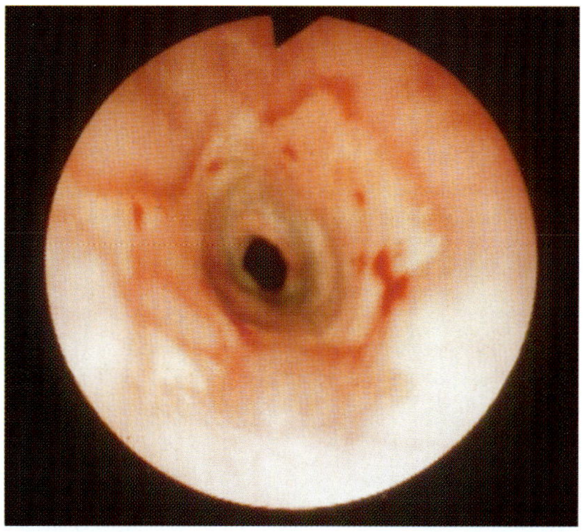

Abb. 4.**58** Radiogene Ösophagusschädigung: Ulzerationen und Nekrose umfassen die gesamte Zirkumferenz und sind Ursache der Striktur.

halb von 6–12 Stunden nach der Verletzung empfohlen. Die Endoskopie kann eine wichtige Rolle bei der Beurteilung des Umfangs der Schädigung im Ösophagus, Magen und Duodenum sowie bei der Wahl der Therapie spielen. Die Endoskopie ist nicht angezeigt, wenn einer der folgenden Faktoren vorliegt:

- Schwere, transmurale Ösophagus- oder Magenwandnekrosen mit Pleurareizung,
- Mediastinalreizung,
- Peritonitis und/oder
- freie Luft im Abdomen.

Endoskopische Untersuchung

Ist die Schädigung auf den Mundbereich beschränkt, erscheint der Ösophagus zumeist normal. Im Stadium I bestehen geringgradige Veränderungen wie ein leichtes Erythem (Abb. 4.**62**); im Stadium II fokale Ulzerationen (Abb. 4.**63**) und im Stadium III deutlich ausgeprägte Ulzerationen (Abb. 4.**64**). Je schwerer die Nekrosen der Mukosa sind, desto wahrscheinlicher sind ernsthafte Spätfolgen wie eine Strikturbildung (Abb. 4.**65**). Die Strikturen sind im proximalen Ösophagus lokalisiert; sie sind meist lang, ausgeprägt und schwer aufdehnbar. Im Magen rufen ätzende Substanzen eine akute Gastritis mit Erythem, Exsudaten, Erosionen und Ulzerationen hervor.

Laugenbedingte, lang anhaltende Strikturen stellen wahrscheinlich eine Präkanzerose dar. Zum Nachweis eines Frühkarzinoms sind daher jährliche endoskopische und zytologische Untersuchungen indiziert. Mukosaabnormitäten sollten zytohistologisch untersucht werden. Die Endoskopie ist indiziert, wenn sich die Symptome der Dysphagie bei solchen Patienten verschlechtern.

Schädigung durch Arzneimittel

Prolongierter Epithelkontakt mit einigen Arzneimitteln kann zu Ösophagitis und Ulzeration führen. Häufig betroffen sind Patienten mit Motilitätsstörungen oder Stenosen des Ösophagus. Bei Patienten ohne Ösophaguserkrankun-

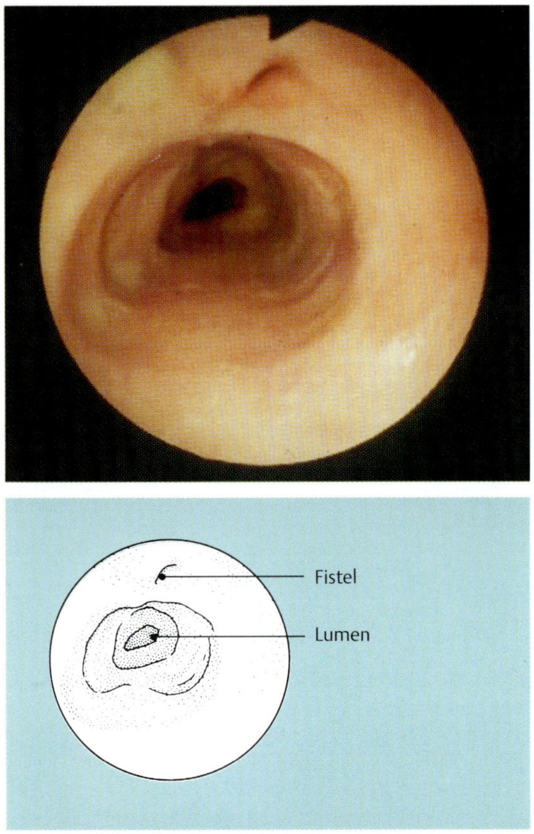

Abb. 4.**59** Nach der Radiotherapie eines Mammakarzinoms kam es in einer Tracheoösophagealfistel zu Ösophagitis; man erkennt die Fistelöffnung mit umgebender, blasser Mukosa.

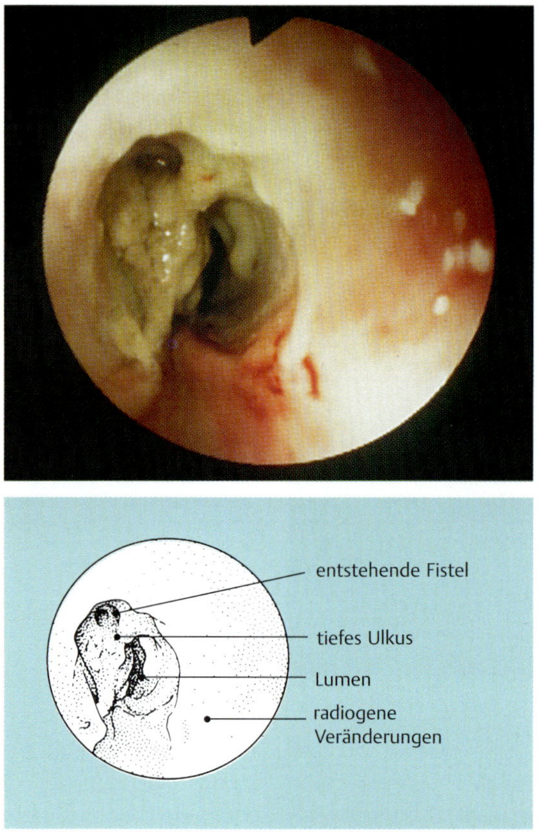

Abb. 4.**60** Ausgeprägte radiogene Ösophagitis; man erkennt tiefe Ulzerationen mit einer beginnenden Tracheoösophagealfistel.

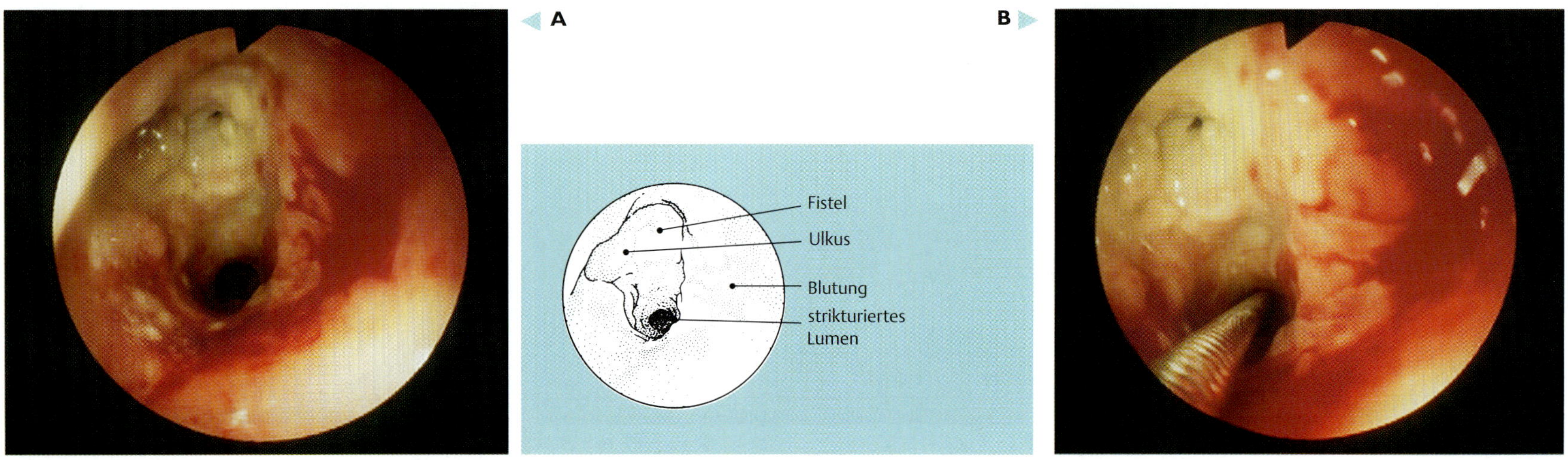

Abb. 4.**61** (**A**) Ausgeprägte radiogene Ösophagitis mit einer Striktur, Ulzerierung und einer Fistel in frühem Stadium; (**B**) endoskopisch wird ein Führungsdraht durch die Striktur zur Strikturdilatation und Vorbeugung einer Perforation eingeführt.

gen kann die Schädigung die Folge einer verlangsamten Passage von Tabletten sein, wenn diese mit einer zu geringen Flüssigkeitsmenge kurz vor dem Hinlegen eingenommen werden. Das in diesem Zusammenhang am häufigsten angeschuldigte Medikament ist Tetracyclin, das oft über lange Zeiträume gegen Akne verordnet wird. Diese Patienten klagen über eine schwere Odynophagie, Dysphagie oder starke Thoraxschmerzen. Die Schädigung ist zumeist im proximalen Ösophagus, manchmal aber auch genau oberhalb einer physiologischen und pathologischen Enge (bedingt durch einen vergrößerten linken Vorhof oder eine dilatierte Aorta) lokalisiert.

Endoskopische Untersuchung

Man erkennt oft einen herdförmig begrenzten, verletzten Bezirk mit Exsudation und Ulzeration (Abb. 4.**66**). In anderen Fällen zeigt sich eine unauffällige Mukosa mit einer ausgestanzten Ulzeration oder mit Doppelulzera („kissing ulcers") der Ösophaguswand (Abb. 4.**67**). Bei schweren Nekrosen kann die Mukosa abschilfern und bluten (Abb. 4.**68**). Schließlich können sich Strikturen im Schädigungsbereich entwickeln (Abb. 4.**69** und 4.**70**). Die Mukosa distal der Schädigung ist in der Regel unauffällig – ein differentialdiagnostisches

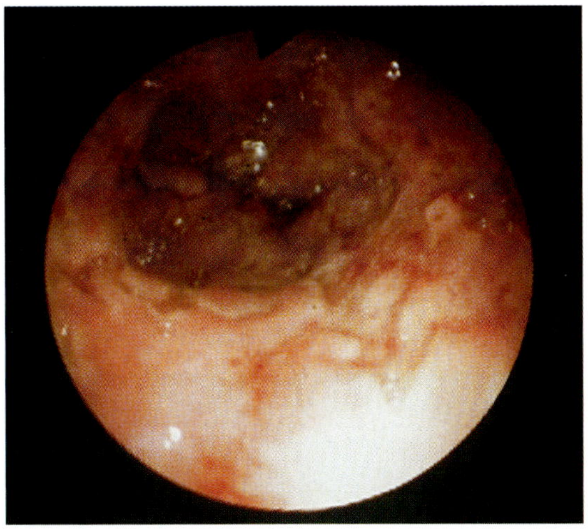

Abb. 4.**62** Verletzung des Ösophagus im Stadium I–II. Der Patient klagte primär über retrosternale Schmerzen, man fand eine wenig bis mäßig ausgeprägte Schädigung des Ösophagus mit Erythem.

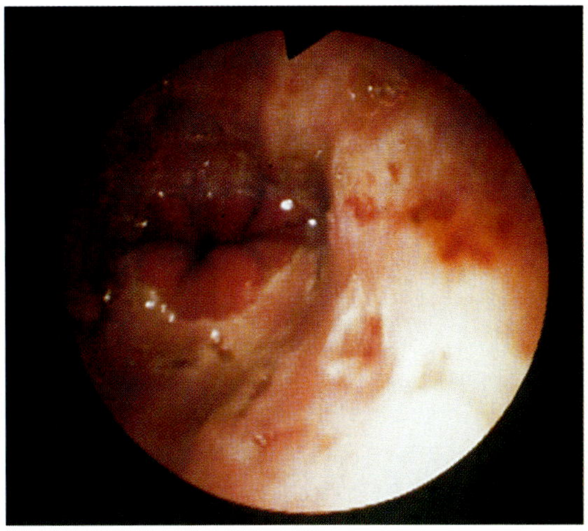

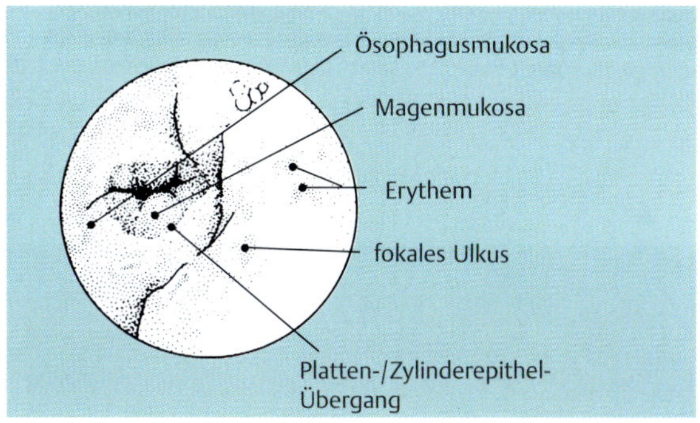

Abb. 4.**63** Verletzung des Ösophagus im Stadium II: Fokale Ulzeration proximal des gastroösophagealen Übergangs.

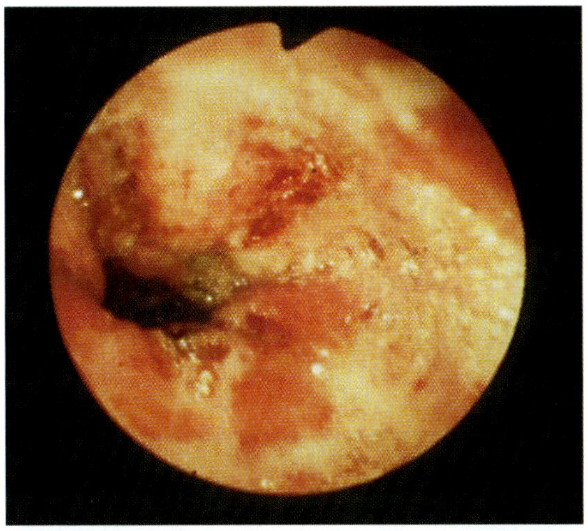

Abb. 4.**64** Ösophagusverletzung im Stadium III: Schwer beschädigte, ödematöse Mukosa mit verengtem Lumen nach Ingestion von Lauge.

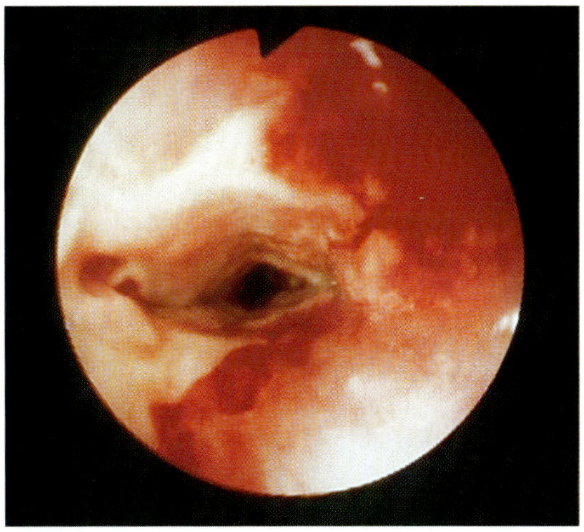

Abb. 4.**65** Laugenbedingte, ausgeprägte Schädigung des Ösophagus mit nachfolgender Striktur. Das Gebiet proximal der Stenose ist erythematös und vulnerabel.

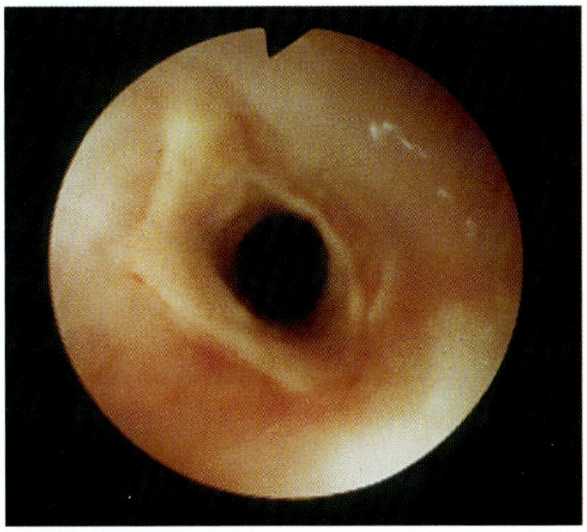

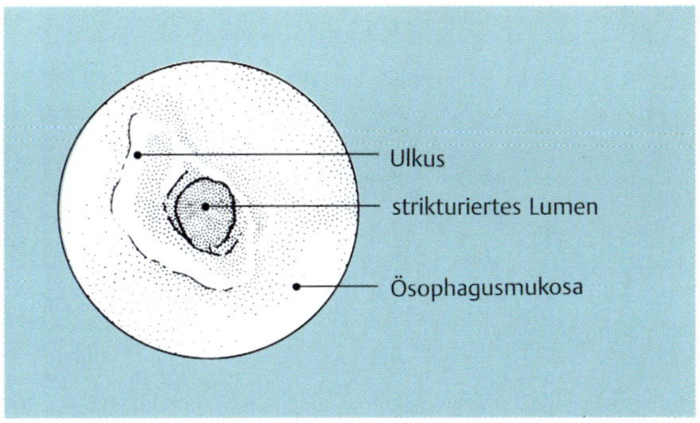

Abb. 4.**66** Arzneimittelschädigung im proximalen Ösophagus mit Ulzerierung und Stenosierung.

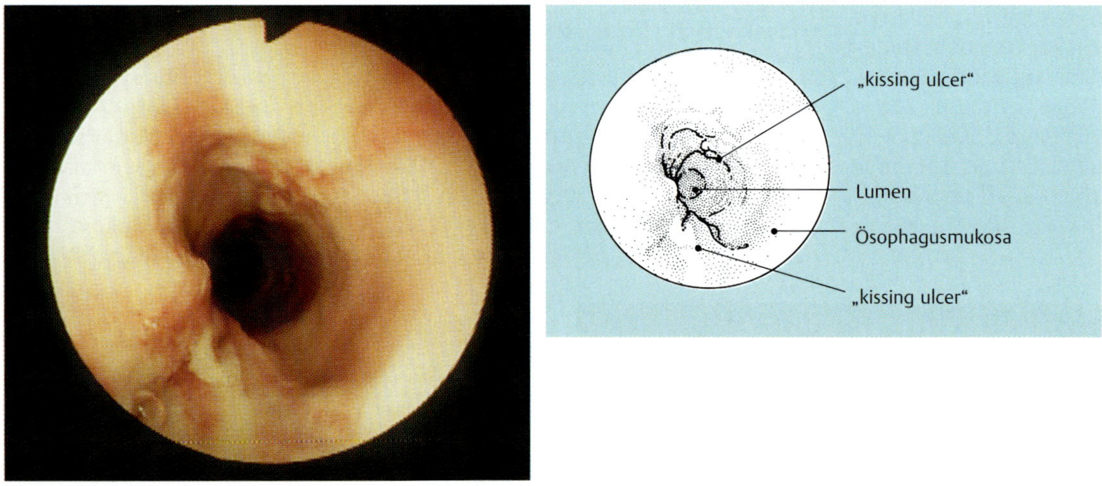

Abb. 4.**67** Indomethacinschädigung: „Kissing-Ulzera“ im proximalen Ösophagus.

A B

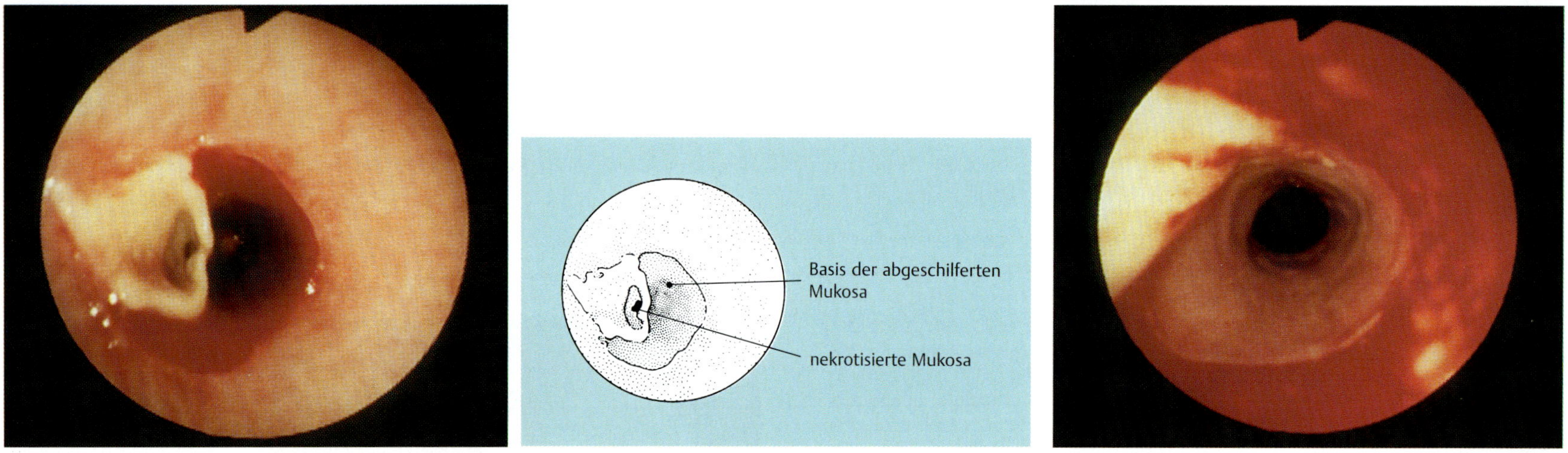

Abb. 4.**68** (**A**) Ausgeprägte Schädigung des Ösophagus durch Medikamente. Die verengte, in der gesamten Zirkumferenz geschädigte Mukosa löst sich ab. (**B**) Nahaufnahme: Abschilfernde Mukosa mit submuköser Einblutung.

A B

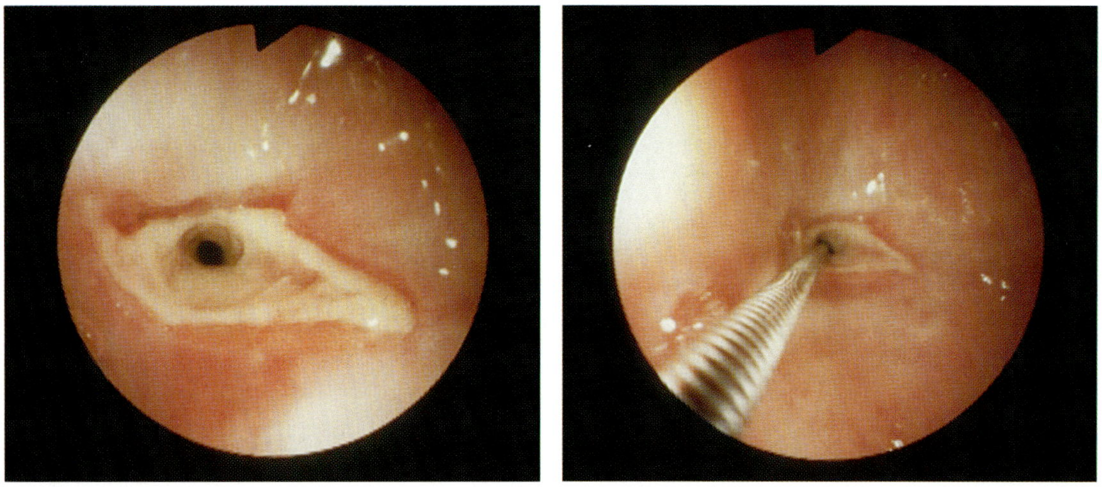

Abb. 4.**69** (**A**) Medikamentös bedingte, enge Striktur im proximalen Ösophagus; (**B**) endoskopische Passage eines Führungsdrahts zur Dilatation.

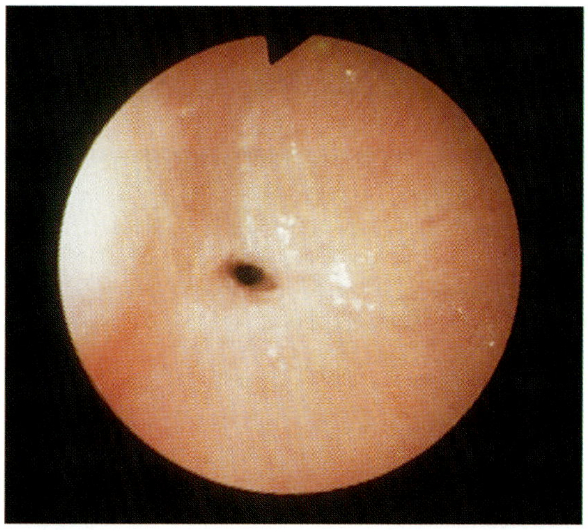

Abb. 4.**70** Medikamentös bedingte Ösophagusstriktur; unauffällige Mukosa oberhalb der Striktur.

Kriterium gegenüber der Refluxschädigung. Bei fehlender Barrett-Metaplasie beginnt die Refluxschädigung immer distal, und zwar knapp oberhalb der Grenze zwischen Platten- und Zylinderepithel.

Traumatische Schädigung

Die häufigste Ursache einer traumatischen Ösophagusverletzung ist die nasogastrale Sonde, die zur postoperativen Behandlung eines Ileus oder zu therapeutischen Zwecken bei Erkrankungen wie Pankreatitis plaziert wird. Der Tubus beeinträchtigt das Schlucken, fördert den Reflux von Mageninhalt in den Ösophagus und stört den natürlichen Säure-Clearance-Mechanismus des distalen Ösophagus. Die Verletzungschancen steigen mit der Zeit, wobei die meisten Verletzungen nach mehr als einer Woche auftreten; schwere Verletzungen können jedoch schon in kürzerer Zeit entstehen. Nicht so häufig sind Verletzungen durch Endoskope oder Sengstaken-Blakemore-Sonden, die zur Behandlung von Varizenblutungen eingeführt werden.

Häufiges forciertes Erbrechen kann ebenfalls zu Verletzungen der Ösophaguswand führen; die in den distalen Ösophagus prolabierende Kardiamukosa kann die Kardia- oder Ösophagusmukosa einreißen. Dieser Typ von Rißbildung mit Blutung wird als Mallory-Weiss-Riß, ein transmuraler Riß des Ösophagus als Boerhaave-Syndrom bezeichnet.

Endoskopische Untersuchung

Der Befund bei sondenbedingten Verletzungen variiert zwischen roten Mukosastreifen mit submukösen Petechien bis zu schwerer Ösophagitis mit linearen Ulzera, Erythem und Exsudation (Abb. 4.**71** bis **4.73**). Bei länger bestehender Schädigung können enge, meist kurze, selten mehr als 10 cm lange Strikturen resultieren. Die Dilatation dieser Strikturen kann, besonders wenn sie lang sind, schwierig sein. Dieser Probleme wegen ziehen manche Untersucher eine perkutane Gastrostomie (PEG) vor. Die Drainage im Magen reduziert den Reflux in den Ösophagus und verhindert die Intubation des ösophagogastrischen Übergangs. Die PEG-Sonde kann, manchmal in Verbindung mit der Jejunostomiesonde, auch zu Ernährungszwecken benutzt werden.

Charakteristisch für die endoskopiebedingte Ösophagusschädigung ist ein Erythem mit wenigen, linear angeordneten und verstreuten Petechien (Abb. 4.**74**).

Mallory-Weiss-Risse kommen im Ösophagus oder Magen vor und verursachen eine obere GI-Blutung (Abb. 4.**75** bis 4.**77**). Endoskopisch zeigen sie aktive Blutung, Zeichen einer kurz vorher stattgehabten Blutung (Abb. 4.**78**) mit Blutgerinnseln oder der Befund ist diesbezüglich unauffällig. Gelegentlich ist ein sich vorwölbendes Blutkoagulum, selten ein benachbartes Hämatom nachweisbar (Abb. 4.**79** bis 4.**81**). Die Mukosarisse sind oberflächlich oder tief,

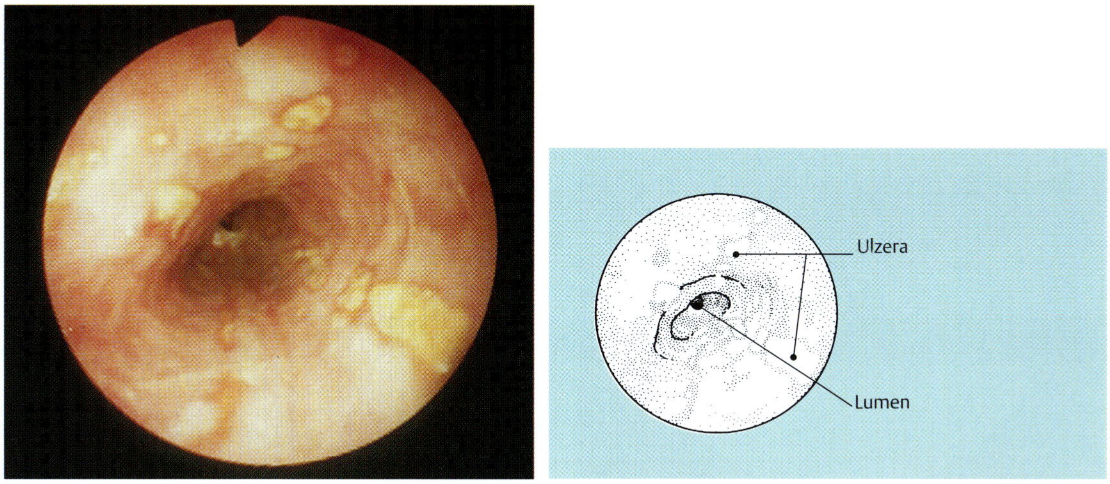

Abb. 4.**71** Traumatische Ösophagusschädigung durch lange liegende nasogastrale Sonde: Flache, lineare Ulzera.

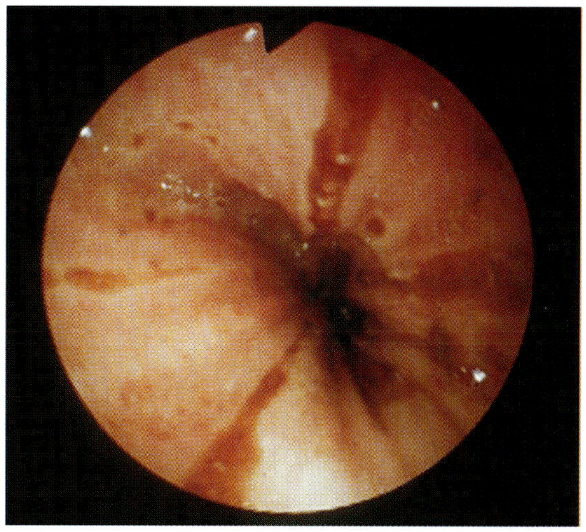

Abb. 4.**72** Ösophagusschädigung infolge einer nasogastralen Sonde, die nur 24 Stunden im Ösophagus lag: Längliche Erosionen und Exsudate.

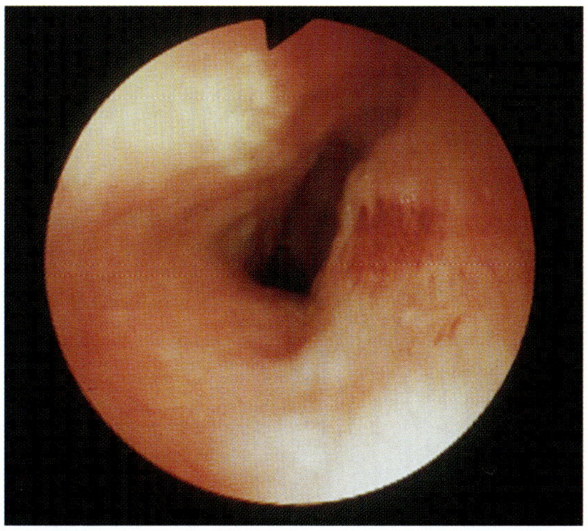

Abb. 4.**73** Traumatische Ösophagusschädigung, bedingt durch das Absaugen mit einer nasogastralen Sonde: Erythematöser Fleck im distalen Ösophagus.

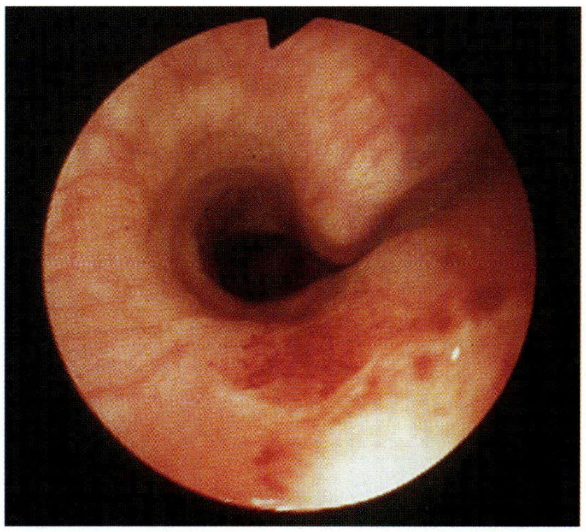

Abb. 4.**74** Geringe Ösophagusschädigung, die durch eine Endoskopie einige Tage zuvor bedingt wurde: Disseminierte Petechien, minimale Exsudation.

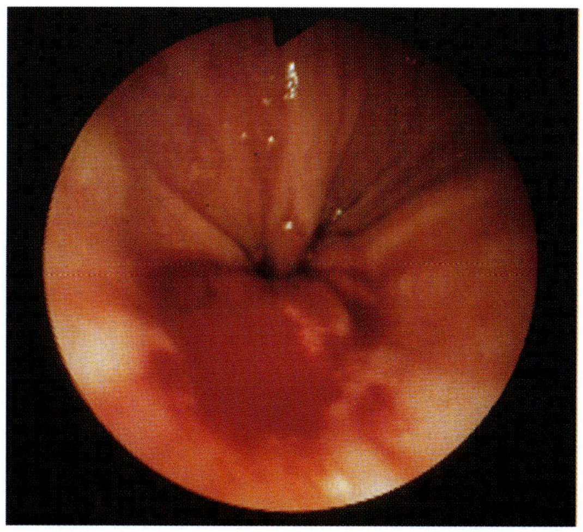

Abb. 4.**75** Mallory-Weiss-Riß mit aktiver Blutung unmittelbar proximal der ösophagogastralen Grenze.

aber nicht transmural (Abb. 4.**82**). Patienten mit transmuralen Rissen weisen in der Regel klinische Zeichen eines perforierten Ösophagus auf; die Endoskopie ist hier kontraindiziert. Eine massive intramurale Ösophagusblutung ist selten zu beobachten; ihre Folgen sind extensive Mukosaabschilferung sowie eine hyperkeratotische Epithelialisierung in der Heilungsphase (Abb. 4.**83** bis 4.**85**).

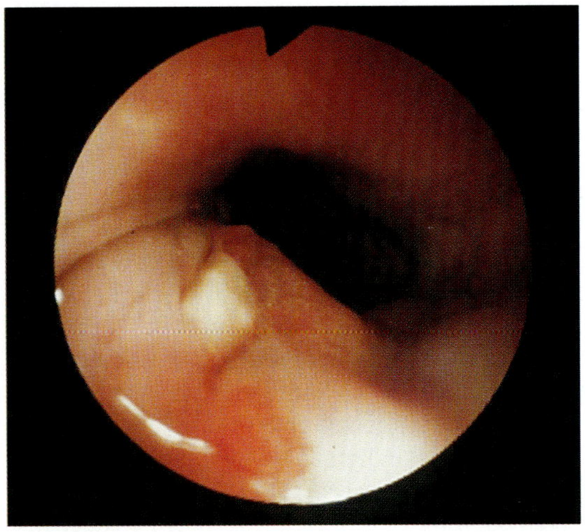

Abb. 4.**76** Mallory-Weiss-Riß im Ösophagus mit weißbelegtem Grund.

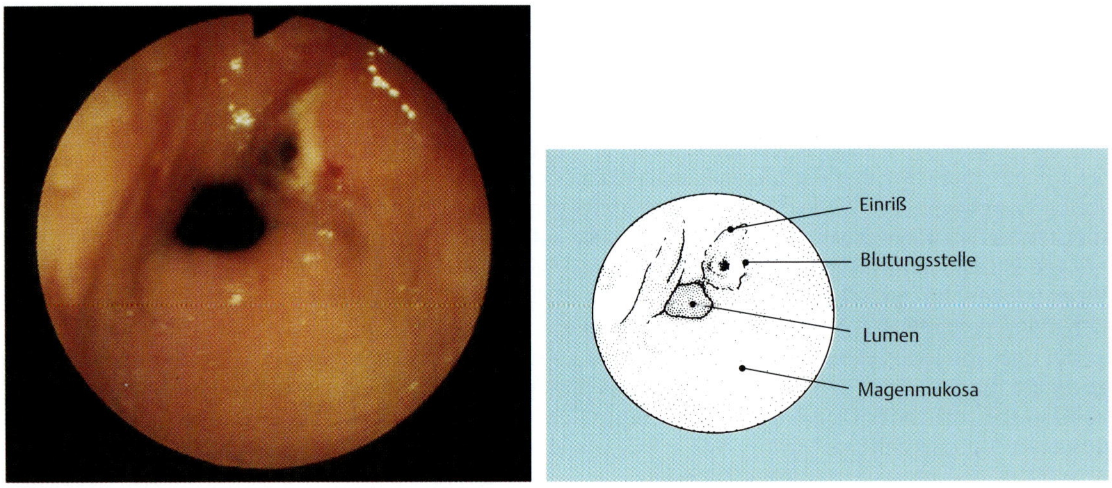

Abb. 4.**77** Mallory-Weiss-Riß, distal der ösophagogastralen Grenze; punktförmige Blutungsstelle ohne aktive Blutung.

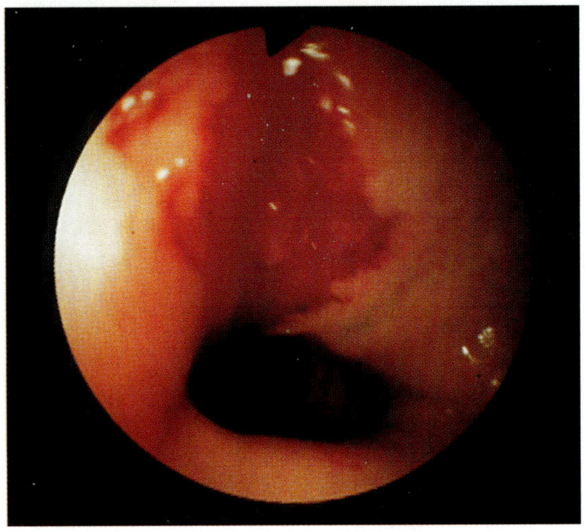

Abb. 4.**78** Ösophagus-Riß mit aktiver Blutung, bedingt durch Überdehnung bei endoskopischer Ballondilatation.

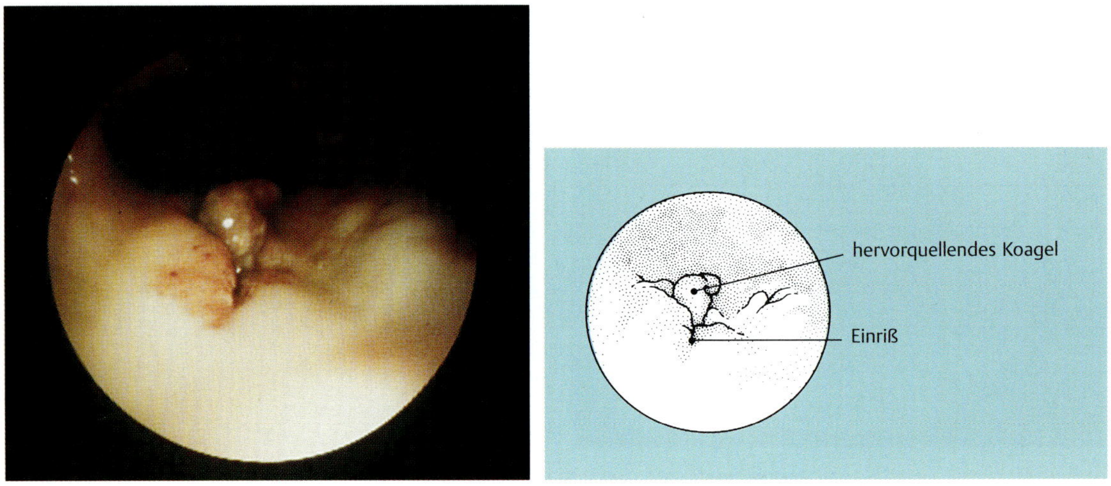

Abb. 4.**79** Mallory-Weiss-Riß mit protuberanten Blutkoagula am Grund des Risses. Hämodialysierter Patient mit Niereninsuffizienz, der schwer geblutet hatte.

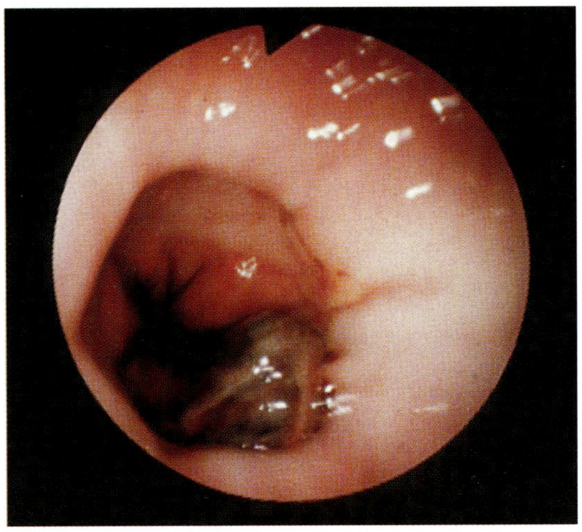

Abb. 4.**80** Mallory-Weiss-Riß mit adhärentem Blutgerinnsel.

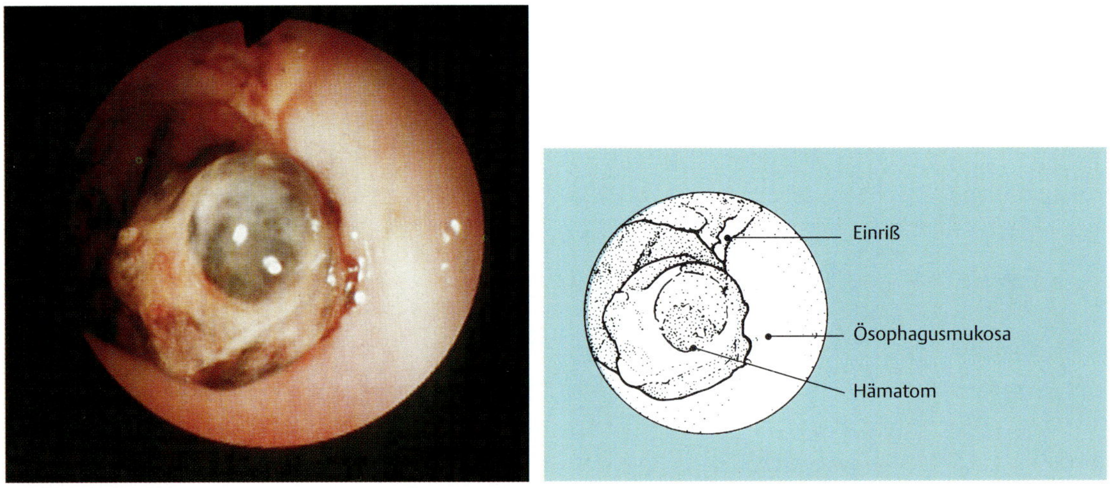

Abb. 4.**81** Mallory-Weiss-Riß mit benachbartem Hämatom in der distalen Ösophaguswand.

Fremdkörper im Ösophagus

Eine Vielzahl von Fremdkörpern kann sich im Ösophagus verfangen, oft an (pathologischen) Ösophagusengstellen wie Ringen, Strikturen und Karzinomen. Auch bei Patienten mit einer Achalasie kann sich ein Fremdkörper im Ösophagus festsetzen. Fremdkörper sollten extrahiert, zertrümmert oder aufgelöst, aber nicht in den Magen geschoben werden. Schiebt man einen Fremdkörper blind über die Obstruktion hinweg, kann ein Ösophagusriß oder eine Perforation die Folge sein.

Die exakte Lokalisation des Fremdkörpers läßt sich in der Regel durch Röntgenaufnahmen von Thorax und Hals bestimmen. Im Ösophagus lokalisierte Fremdkörper sollten zur Vermeidung von Lazerationen, Perforationen oder Blutungen extrahiert werden. Fremdkörper im Magen kann man tage- oder wochenlang beobachten, wenn sie nicht scharfkantig sind und keine Symptome hervorrufen. Eine Ausnahme bilden Knopfbatterien, die wegen der darin enthaltenen Chemikalien eine Gefahr darstellen.

Endoskopische Untersuchung

Eine wegen Fremdkörperingestion notwendige Endoskopie ist nicht leicht und sollte sehr behutsam vorgenommen werden, um eine Schädigung der Ösophaguswand zu vermeiden. Dies gilt besonders bei spitzen, scharfkantigen oder in der Mukosa eingebetteten Fremdkörpern. Initial sieht man vielleicht nur die Objektspitze; nach Entfernung des Fremdkörpers läßt sich oft

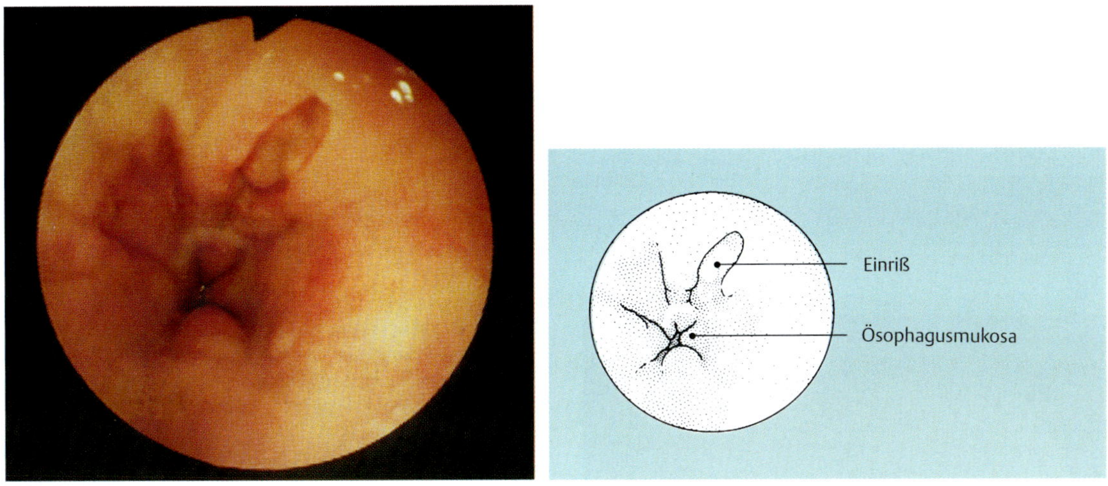

Abb. 4.**82** Boerhaave-Syndrom, unvollständig; tiefer, aber nicht transmuraler Riß der distalen Ösophagusmukosa, der durch Erbrechen verursacht wurde.

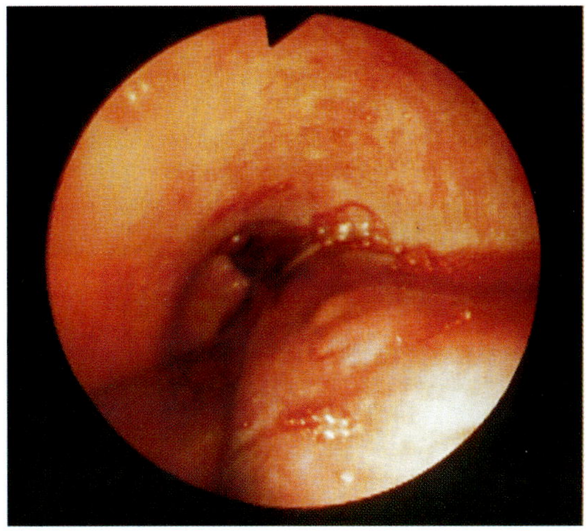

Abb. 4.**83** Intramurales Ösophagushämatom bei nierentransplantiertem Patienten.

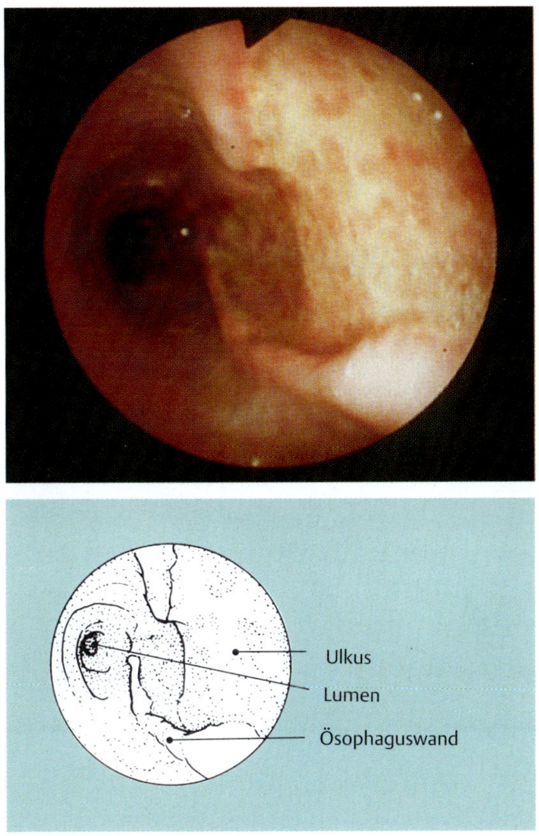

Abb. 4.**84** Großes intramurales Hämatom des Ösophagus bei nierentransplantiertem Patienten.

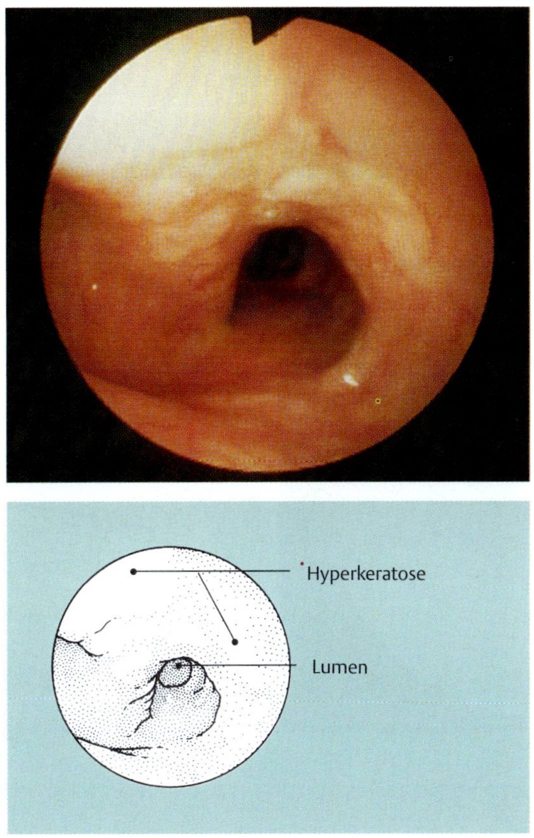

Abb. 4.**85** Dieses ungewöhnliche Bild zeigt eine deutlich hyperkeratotische Verdickung der Mukosa nach der Abheilung einer massiven intramuralen Blutung mit anschließender Mukosaabschilferung.

die Obstruktionsursache, z. B. eine Striktur, eine Ringbildung oder ein Tumor, feststellen (Abb. 4.**86** bis 4.**88**). Manchmal wird die Ursache der Obstruktion durch die Fremdkörperextraktion perforiert. Nach einer chronischen Obstruktion erscheint der Ösophagus proximal der Obstruktion, bedingt durch die festgesetzte Speise, oft pathologisch vernarbt (Abb. 4.**89**). In manchen Fällen ist zur Extraktion eine Vollnarkose erforderlich; ein Endotrachealtubus schützt vor Aspiration, während der Fremdkörper endoskopisch gefaßt wird.

Extraktion mit dem flexiblen Ösophagoskop

Fremdkörper im Ösophagus können mit einem flexiblen oder einem starren Endoskop entfernt werden. Jedes Gerät hat Vor- und Nachteile. Das flexible Endoskop läßt sich leicht handhaben, erfordert keine Vollnarkose und ermöglicht eine gute Sicht. Man kann durch den Biopsiekanal eine Schlinge zur Bergung des Objekts vorschieben, das zusammen mit dem Endoskop herausgezo-

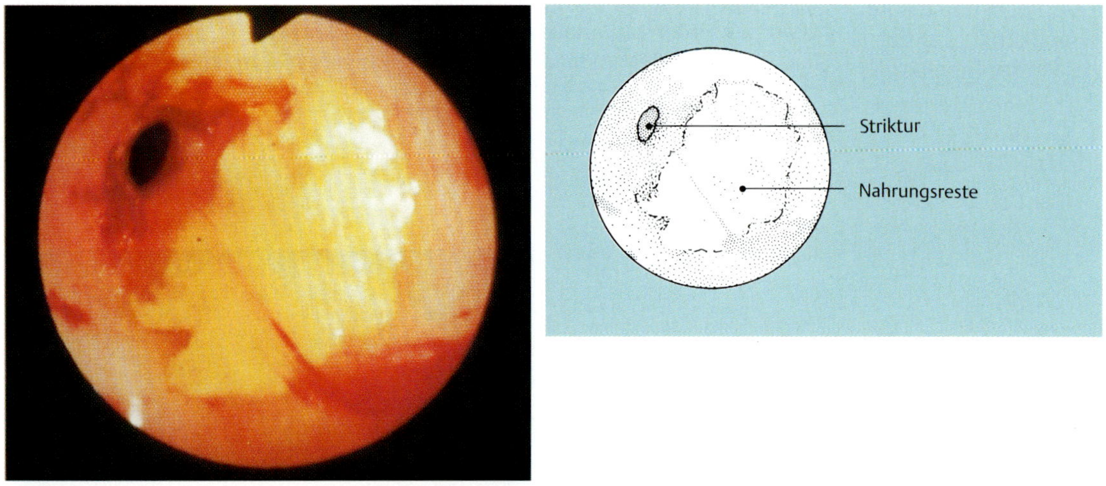

Abb. 4.**86** Speise-Bezoar oberhalb einer engen Ösophagusstriktur. (Mit freundlicher Genehmigung von Dr. Eric Harder.)

A B

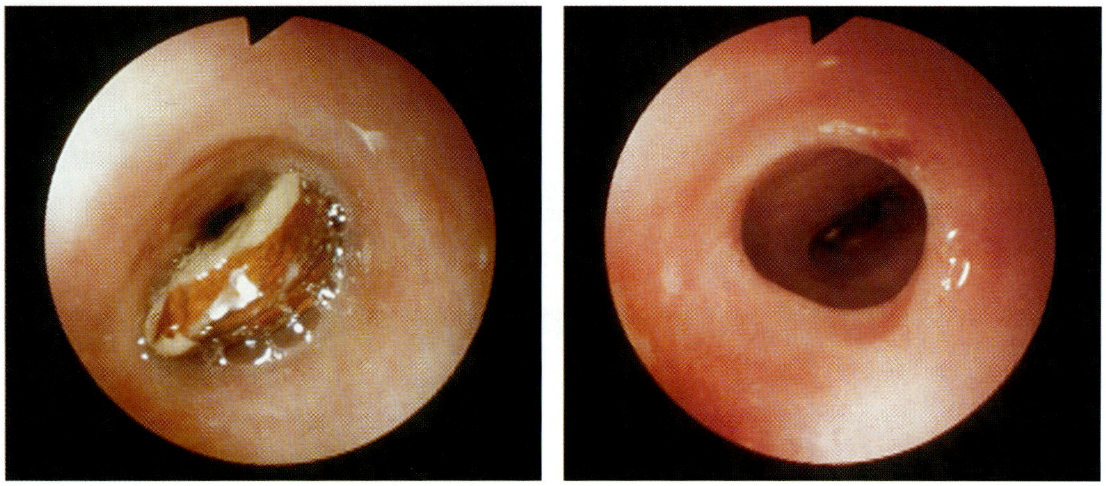

Abb. 4.**87** (**A**) Walnuß im distalen Ösophagus. (**B**) Nach Entfernung des Fremdkörpers zeigte sich eine ringförmige Striktur als Ursache der Verengung – Folge einer Jahre zurückliegenden Laugenschädigung.

A B

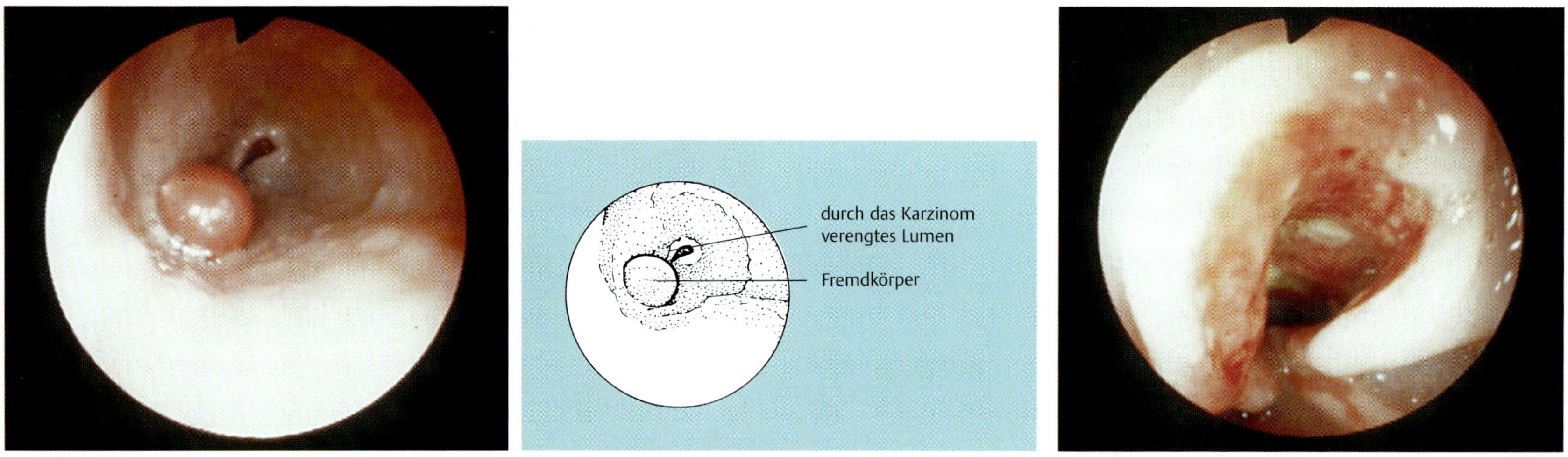

Abb. 4.**88** (**A**) Fremdkörper proximal einer Engstelle im distalen Ösophagus; (**B**) Nahaufnahme: Die Einengung wird durch ein Plattenepithelkarzinom mit einem typisch abrupt-erhabenen Rand bedingt.

gen und geborgen werden kann. Die Nachteile des flexiblen Endoskops sind folgende: Der kleinlumige Instrumentierkanal begrenzt die Möglichkeiten, den Fremdkörper mit Zangen zu entfernen; der Fremdkörper kann im Hypopharynx entgleiten und aspiriert werden; ein scharfkantiger Gegenstand kann während der Extraktion die Ösophaguswand verletzen, und die Entfernung eines Fremdkörpers, der zerkleinert werden mußte, kann mehrere Versuche erfordern und für den Patienten unangenehm sein.

Extraktion mit dem starren Ösophagoskop

Das starre Ösophagoskop besitzt ein weites Zentrallumen, durch das großkalibrige, kräftige Faßzangen passiert werden können. Gelegentlich gelingt die Entfernung eines Fremdkörpers bei liegendem Endoskop. Dadurch bleiben die Luftwege geschützt, die Gefahr einer Ösophaguswandverletzung durch den Fremdkörper ist nicht gegeben. Die wiederholte Extraktion von Fremdkörperfragmenten kann ohne Retraktion und Reintubation des Geräts erfolgen. Der Nachteil des starren Ösophagoskops liegt in der notwendigen Vollnarkose.

Das starre Endoskop wird bei Fremdkörperextraktionen aus dem zervikalen oder proximalen Ösophagusabschnitt bevorzugt verwendet, weil das Ösophaguslumen während der Intubation sichtbar bleibt. Mit dem flexiblen Endoskop dagegen erfolgt die Passage zunächst oft blind und die Sicht in den zervikalen Ösophagus ist nicht gut. Wird dennoch ein flexibles Endoskop benutzt, muß der Endoskopiker die Position fortwährend kontrollieren, um das Risiko des blinden Vorschiebens zu minimieren, den Fremdkörper nicht anzustoßen und somit einer Ösophaguswandverletzung vorzubeugen.

Verwendung eines äußeren Tubus („Overtube")

Die Verwendung eines Schutztubus mit einem flexiblen Endoskop verbindet die Vorteile eines starren mit der Bequemlichkeit eines flexiblen Endoskops. Der Schutztubus wird, sobald die Endoskopspitze den Ösophagus erreicht hat, über das Endoskop vorgeschoben. Ist der Fremdkörper mit der Faßzange oder einer Schlinge erfaßt, werden Endoskop und Fremdkörper durch das Lumen des Schutztubus extrahiert. Während der Extraktion verhindert der Schutztubus Ösophaguswandverletzungen durch die Fremdkörper, schützt die Atemwege und ermöglicht die rasche, mehrfache Reintubation des Ösophagus ohne zusätzliche Unannehmlichkeiten für den Patienten; Fremdkörperextraktionen erfordern oft mehrmaliges Intubieren.

Greifinstrumentarium

Zum Greifen und Bergen von Fremdkörpern sind verschiedene Arten von Zangen, Fremdkörperschlingen und Dormiakörbe entwickelt worden. Eine sichere Handhabung und die exakte Beachtung aller Vorsichtsgebote sind wichtig, damit der Fremdkörper nicht entgleitet und zur Aspiration führt. Es empfiehlt sich, mit einem ähnlichen Objekt vorher zu üben, um sicherzustellen, daß man das Objekt mit dem Greifgerät sicher halten kann.

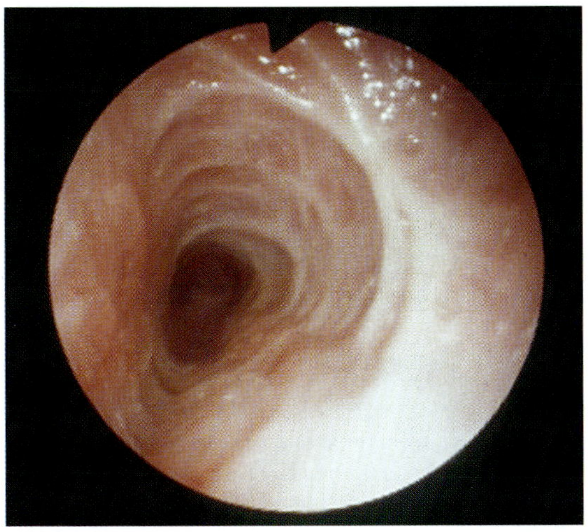

Abb. 4.**89** Ösophagusvernarbung, bedingt durch chronisch festgesetzte Speise.

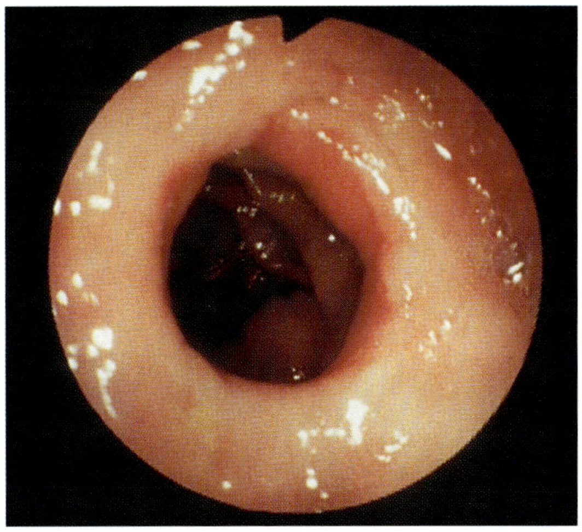

Abb. 4.**90** Ösophagojejunalanastomose, Normalbild, nach totaler Gastrektomie bei M. Ménétrier.

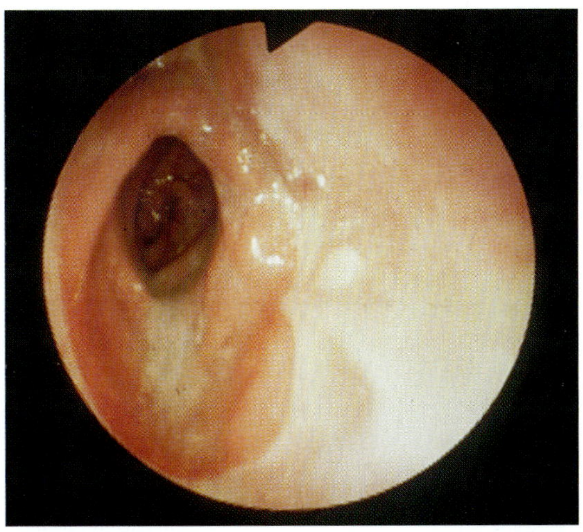

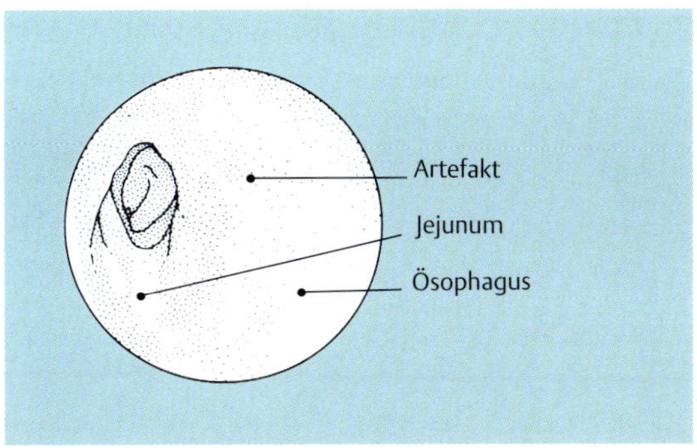

Abb. 4.**91** Ösophagojejunalanastomose, Normalbild, die leicht retrahierte Linie der Anastomose ist operationsbedingt.

Postoperative Befunde

Ein weiterer Grund für pathologische Merkmale im Ösophagus sind postoperative Befunde. Beim resezierten distalen Ösophagus und bei Kolon- oder Jejuninterposition kann das interponierte Segment und die Anastomose inspiziert werden. Das Gebiet erscheint unauffällig oder zeigt Nahtgranulome oder die Operationsnähte selbst (Abb. 4.**90** bis 4.**94**). Wurde ein Kolonsegment interponiert, kann man es intubieren, normale Kolonmukosa vorfinden und zumeist über die kologastrische Anastomose den Magen erreichen. Wenn das Koloninterponat ventral, subkutan oder retrosternal angelegt wurde, kann der Winkel zwischen Ösophagus und Kolon sehr spitz sein. Die Intubation eines solchen Koloninterponats kann wegen der Winkelbildung und der Unannehmlichkeiten für den Patienten schwierig oder unmöglich sein.

Morbus Crohn des Ösophagus

Morbus Crohn kann den Ösophagus befallen, gelegentlich auch ohne den Befall anderer Organe. Die Läsionen sind charakterisiert durch Ulzerationen mit Ödem und Erythem benachbarter Mukosa. Durch die multiplen Ulzera und die elevierte umgebende Mukosa entsteht, wie im Dünndarm, das „Pflastersteinrelief" (Abb. 4.**95**). Strikturen können vorliegen.

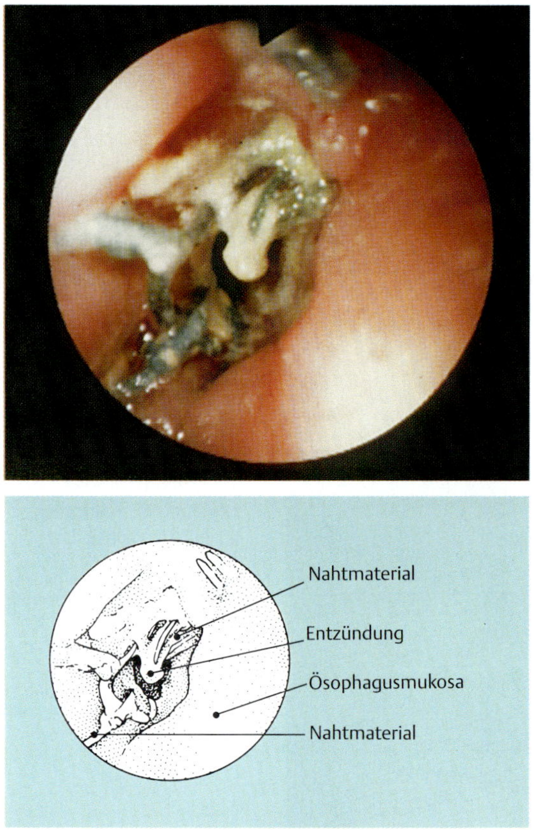

Abb. 4.**92** Nahtmaterial und -granulom nach Ösophagojejunalanastomose und totaler Gastrektomie.

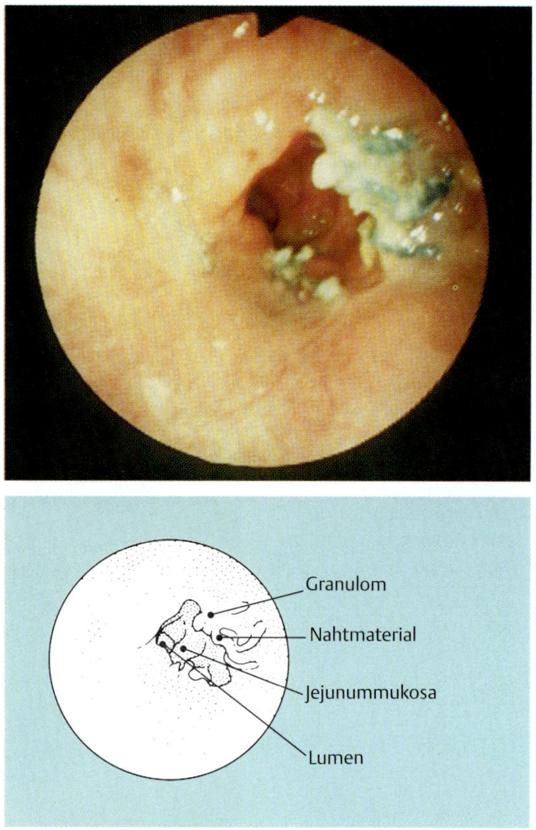

Abb. 4.**93** Entzündung des Ösophagus nach distaler Ösophagusresektion bei Leiomyosarkom. Nahtmaterial klar sichtbar.

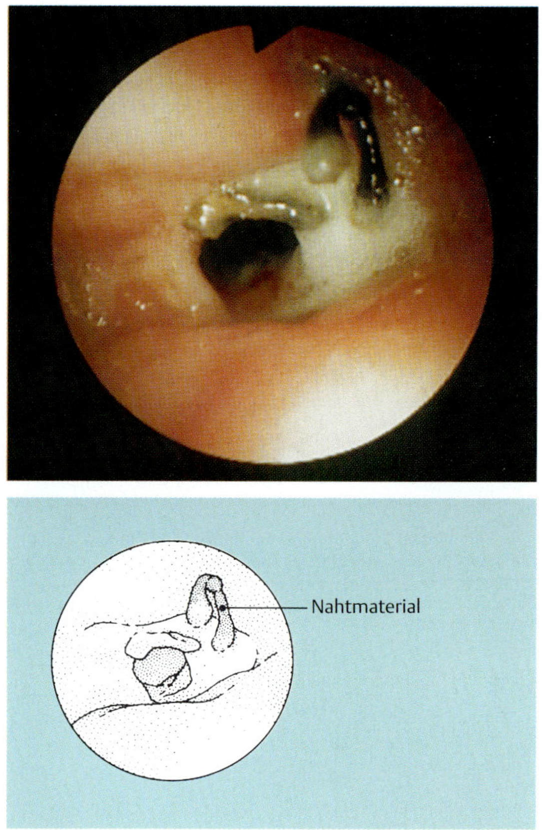

Abb. 4.**94** Nahtmaterial und umgebende Ulzerierung im Anastomosenbereich nach Ösophagogastrektomie.

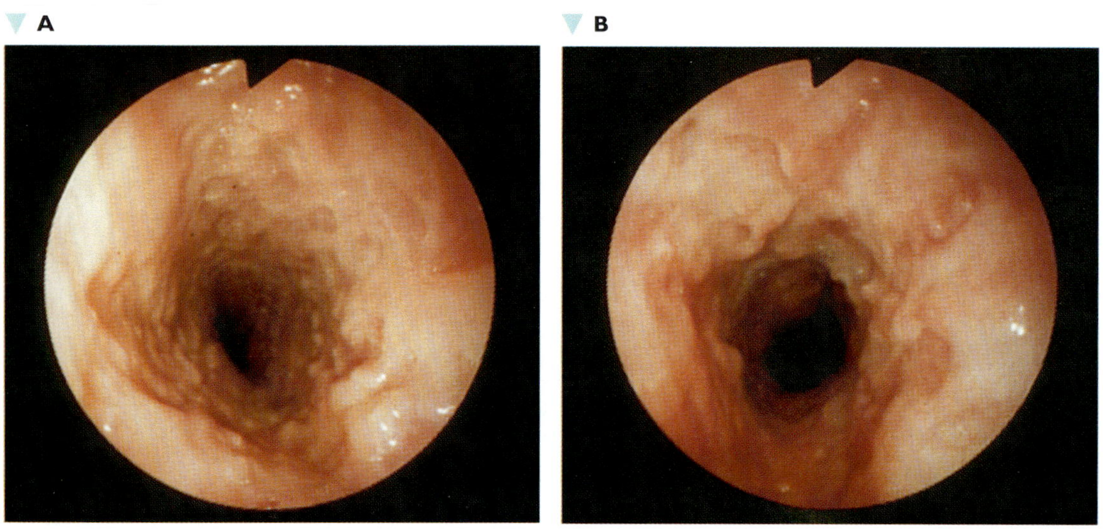

Abb. 4.**95** Morbus Crohn des Ösophagus. (**A**) Multiple, tiefe Ulzera mit erhabener Mukosa und Erythem; (**B**) ein zweiter Patient mit M. Crohn mit diffus pathologischer Mukosa (Erythem und multiple Ulzera).

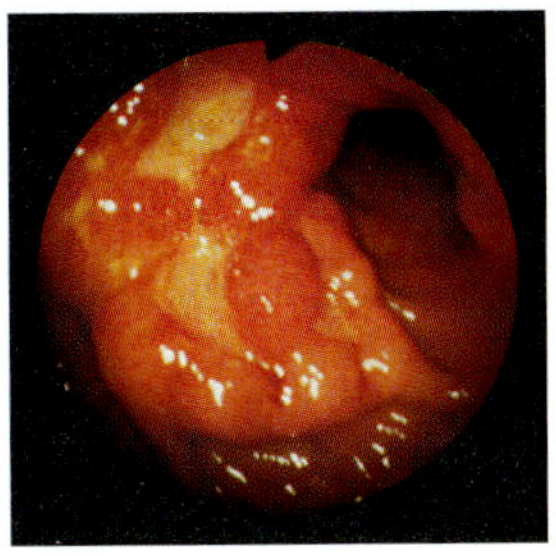

5

Magen I: Ulzera, Form- und Gefäßabnormitäten und postoperative Befunde

Magenulzera stellen ein häufiges Problem in der Allgemeinmedizin und besonders in der Gastroenterologie dar. Im folgenden beschreiben wir die Befunde bei benignen Magenulzera, ihre endoskopische Diagnostik und die Methodik der Differenzierung zwischen Ulzera und Neoplasien des Magens. Anschließend behandeln wir Formveränderungen wie Divertikel, ektopisches Pankreasgewebe, Prolaps und Rißbildungen sowie Gefäßabnormitäten, Fremdkörper und postoperative Befunde des Magens.

Benigne Ulzera des Magens

Das Magenulkus ist ein umschriebener Gewebsdefekt der Magenmukosa, der die Mukosa und Submukosa durchsetzt und sogar bis in die Muscularis propria hineinreichen kann. Die meisten benignen Ulzera kommen im distalen Korpus oder in der Nähe des Angulus, der Incisura angularis, vor, aber auch entlang der großen Kurvatur, im proximalen Fundus (entlang der kleinen Kurvatur), im Antrum und Pyloruskanal (Abb. 5.**1**). Ulzera können auch im präpylorischen Anteil des Antrums an der Grenze zwischen Mukosa des Antrums und Duodenum entstehen (Abb. 5.**2**). Die Lokalisation dieses Epithelübergangs variiert, weil sich die Duodenalmukosa proximalwärts durch den Pyloruskanal bis ins distale Antrum erstrecken kann.

Bei älteren Patienten treten Ulzera bevorzugt in den oberen Abschnitten des Korpus, im Fundus und in der Kardia auf. Das liegt wahrscheinlich an der altersbedingt proximalwärts gerichteten Migration der fundopylorischen Mukosagrenze entlang der kleinen Kurvatur in Richtung Kardia als Folge einer fortschreitenden chronisch-atrophischen Gastritis. In Verbindung mit der chronisch-atrophischen Gastritis unterschiedlichen Atrophiegrades stellt dieser Grenzbereich eine Prädilektionsstelle für Mukosavulnerabilität und letztlich für ein Ulkus dar.

Das Gros der Magenulzera tritt einzeln auf; multiple Ulzera finden sich meist in Zusammenhang mit ulzerogenen Medikamenten wie Aspirin und sonstigen Antiphlogistika („Nonsteroidal Antiinflammatory Drugs" [NSAID]). Gelegentlich beobachtet man je ein Ulkus auf gegenüberliegenden Magenwänden – die Abklatsch-Doppelulzera oder „kissing ulcers". Die Ulzera sind meist kleiner als 3 cm, die Hälfte unter 1 cm, und selten riesig, d. h. mehr als 3 cm im Durchmesser.

Die Pathogenese des Magenulkus steht vermutlich mit der Verringerung des Mukosaschutzes gegenüber Säure und Pepsin in Zusammenhang. Zwei ätiologische Faktoren sind mehrheitlich anerkannt: NSAID sowie die Helicobacter-pylori-assoziierte Gastritis. Magenulzera sind in der Regel mit einer Korpus- und Antrumgastritis assoziiert, wobei immer eine gewisse Mukosaatrophie vorliegt. Da die Mukosagrenzbereiche gegenüber schädigenden Einflüssen besonders empfindlich reagieren, kommen Magenulzera im Bereich des Korpus-Antrum-Übergangs, bevorzugt entlang der kleinen Kurvatur vor. NSAID sind hauptsächlich verantwortlich für Magen-, seltener für Duodenalulzera. NSAID-Ulzera ähneln den H.-pylori-assoziierten Magenulzera; allerdings ist die umgebende Mukosa weniger deutlich verändert. NSAID-verursachte Ulzera sind üblicherweise im Angulusbereich an der kleinen Kurvatur lokalisiert; sie können jedoch auch an ungewöhnlichen Stellen auftreten. Viele besonders große Ulzera des Magens sind medikamenteninduziert.

Endoskopischer Befund

Die Lokalisation sowie das endoskopische Bild von Ulkusgrund und -rand liefern wichtige Hinweise zur Differenzierung eines benignen von einem malignen Magenulkus.

Lokalisation

Anhand der Lokalisation unterschied man traditionell 3 Haupttypen benigner Magenulzera. Typ-1-Ulzera waren im Angulusbereich oder proximal davon lokalisiert; dies ist die häufigste Lokalisation und korrespondiert mit dem Antrum und der säuresezernierenden Mukosa des Fundus. Typ-2-Ulzera waren ähnlich lokalisiert, gleichzeitig lag jedoch ein Duodenalulkus oder eine -narbe vor. Typ-3-Ulzera waren präpylorische Ulzera, in der Regel nicht mehr als 2,5 cm vom Pylorus entfernt (Abb. 5.**3**). Diese Unterteilung der Typen wird heute seltener benutzt. Zur Beschreibung eines Magenulkus sind detaillierte endoskopische Angaben über Ulkusgrund, Ränder und die umgebenden Magenfalten notwendig.

Ulkusgrund

Das prominenteste Merkmal eines Ulkus ist sein weißer Grund (Abb. 5.**1** und 5.**4**). Das fibrinreiche Granulationsgewebe über dem Ulkuskrater imponiert weiß oder grauweiß. Der Ulkusgrund kann zusätzlich Blut oder Hämatin enthalten. In der akuten Phase ist er typischerweise regelmäßig rund oder oval geformt und glatt, wie ausgestanzt umrissen. Gelegentlich kann ein Blutgefäß beobachtet werden (Abb. 5.**5**). Der Nachweis eines sichtbaren Gefäßes bei Patienten mit oberer GI-Blutung weist auf ein erhöhtes Risiko einer Rezidivulkusblutung hin. Der Ulkusgrund medikamenteninduzierter, sehr großer Ulzera kann aufgrund seiner Gefäßstruktur unregelmäßig erscheinen. Nach einer Ulkusperforation kann nichtgastrisches Gewebe im Ulkusgrund sichtbar werden (Abb. 5.**6** und 5.**7**). Auch die Größe des Ulkusgrunds sollte gemessen

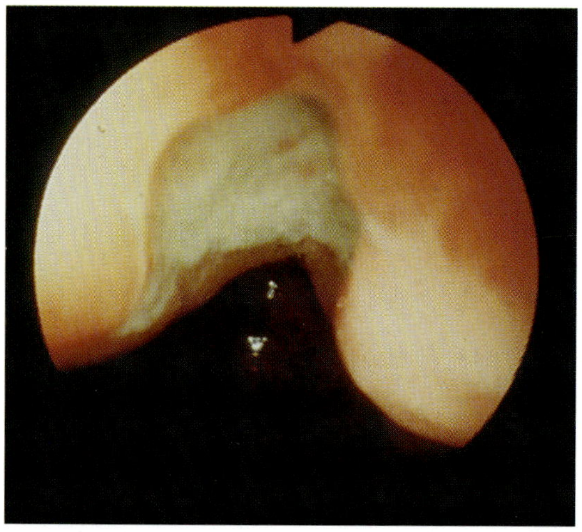

Abb. 5.**1** Benignes Magenulkus im Angulusbereich. Typisches Bild mit sauberem, weißem Grund.

A B

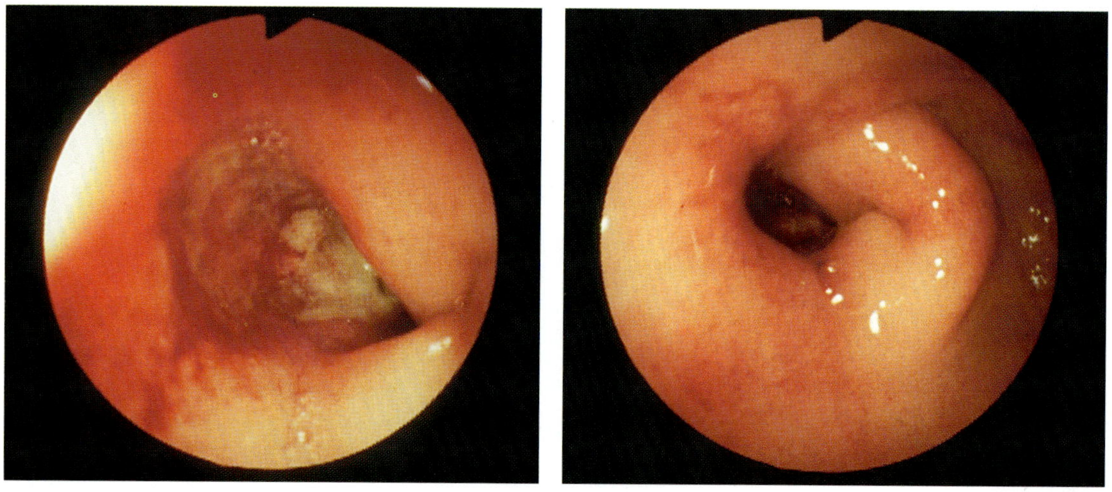

Abb. 5.**2** (**A**) Präpylorisches Magenulkus mit ausgeprägt erythematös-geschwollenen Rändern; (**B**) deformierter und stenosierter Pyloruskanal.

A

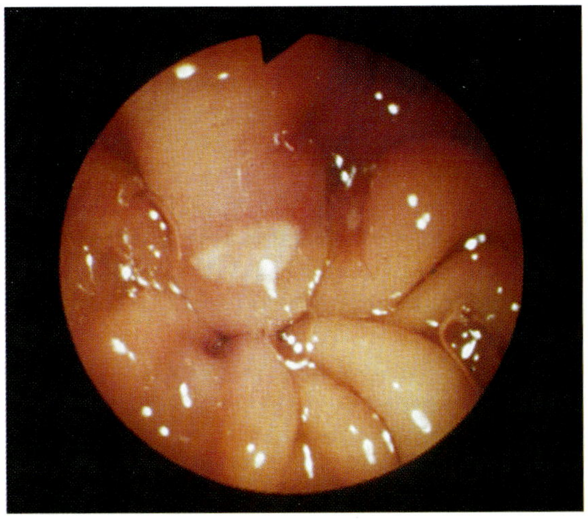

B

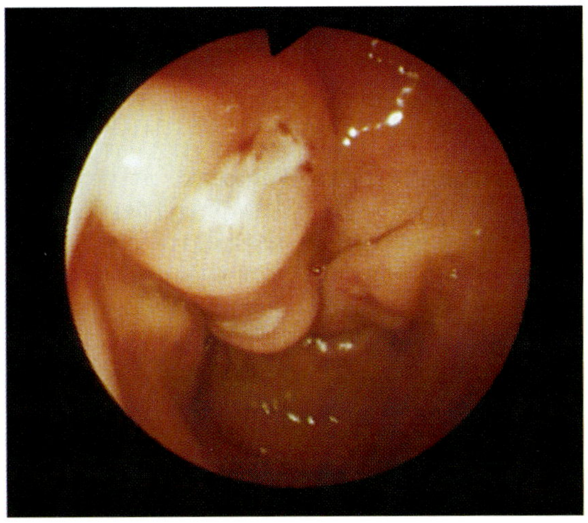

Abb. 5.**3** Kleines, präpylorisches Magenulkus, NSAID-induziert.

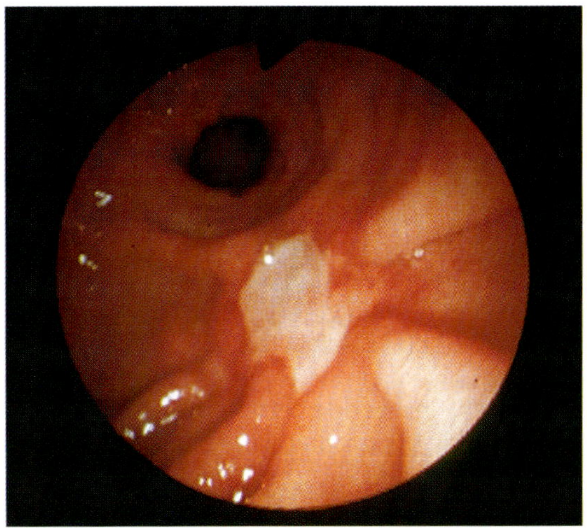

Abb. 5.**4** Magenulkus mit weißem Grund; NSAID-induziert.

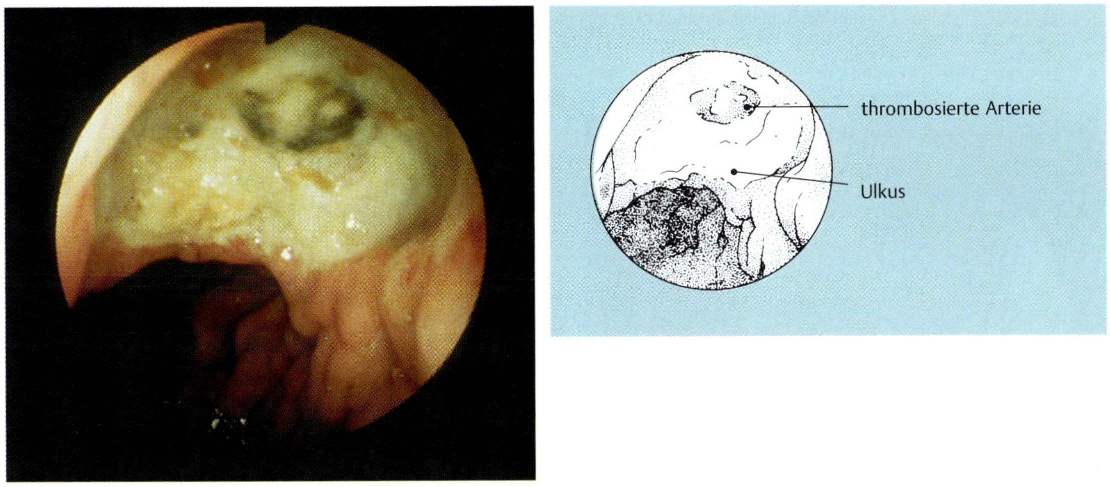

Abb. 5.**5** Großes Magenulkus im Bereich der Incisura angularis; die schwarzen Flecken sind Folge einer thrombosierten, dilatierten Arterie auf dem Boden eines Pseudoaneurysmas.

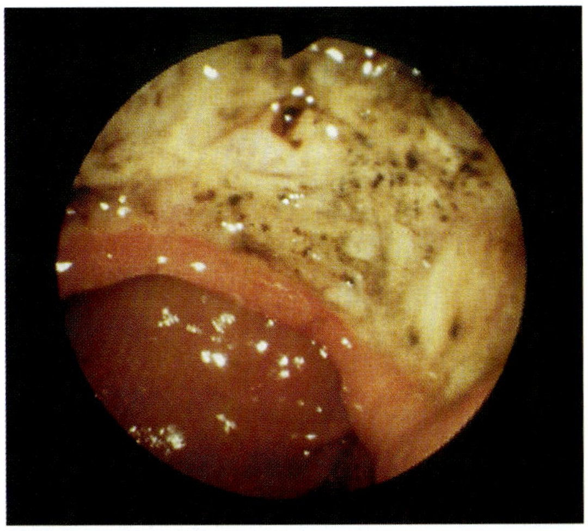

Abb. 5.**6** Sehr ausgedehntes Magenulkus, indomethacininduziert; zwei Drittel der Magenzirkumferenz sind befallen; unregelmäßiger Ulkusgrund.

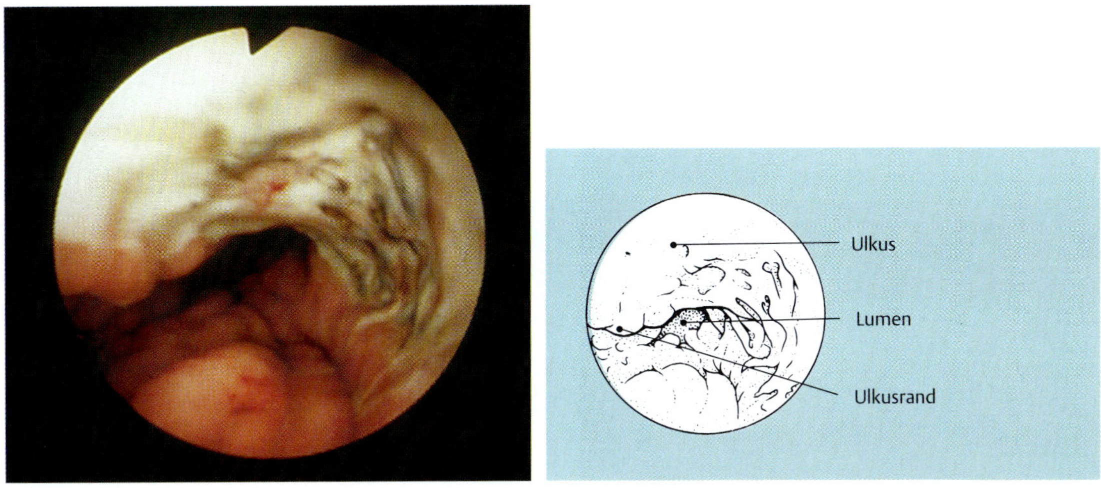

Abb. 5.**7** Sehr ausgedehntes Magenulkus, NSAID-induziert; unregelmäßiger Ulkusgrund.

werden; dies ist möglich durch den Vergleich seiner Länge und Breite mit dem durchschnittlich 6–9 mm großen Abstand zwischen den Branchen einer geöffneten Biopsiezange (Abb. 5.**8**). Das Ulkus kann flach oder tief sein; im letzteren Fall kann es zur Fistelbildung kommen (Abb. 5.**9** und 5.**10**).

Ulkusrand

Ein benignes Ulkus hat einen glatten, meist leicht erhabenen Randwall. In den frühen Phasen ist der Rand regelmäßig, ohne auffälliges Erythem. Durch frühere Ulzera bedingte Narben können jedoch den Ulkusrand verzerren. Die Inspektion der ein benignes Magenulkus umgebenden Falten ist anzuraten, um festzustellen, ob zwischen Falten und Ulkusgrund separierendes Gewebe vorliegt; meist können die Falten bis unmittelbar an den Ulkusgrund verfolgt werden. Die Inspektion der Faltenkonvergenz ist erschwert, wenn das Ulkus nur tangentiell betrachtet werden kann. In solchen Fällen kann man den Ulkusrand, besonders die umgebenden Falten, am besten in Inversion beurteilen. Bei großen Ulzera ist diese Unterscheidung schwierig, weil die Schwellung im Ulkusrandbereich das Faltenmuster verbergen kann.

Heilung des Ulkus

Endoskopisch lassen sich drei Phasen im Zyklus des Ulcus ventriculi unterscheiden: die aktive Phase (A), die Phase der Heilungs- (H) und die der Narbenbildung (S für scar) (Abb. 5.**11**). Während der aktiven Phase (A1) ist die den Krater umgebende Mukosa ödematös, Regenerationsepithel ist nicht nachweisbar. Nach der Rückbildung des Ödems (A2) wird am Ulkusrand etwas Regenerationsepithel sichtbar. Die konvergierenden Falten können direkt bis zum Ulkusrand verfolgt werden. Häufig ist ein roter Hof erkennbar.

Bei naher Betrachtung des erythematösen Saumes um den Ulkusgrund fallen zwischen den weißen Linien (Lineae gastricae) leicht elevierte rote Flekken (Areae gastricae) auf.

Während der Heilungsphase kontrahiert sich der Ulkusgrund konzentrisch, gelegentlich linear. Nur selten ist der Ulkusdefekt durch Mukosabrücken geteilt. Während des initialen Heilungsstadiums (H1) wird die weißlich-fibrinöse, das Ulkus bedeckende Schicht immer dünner und das Regenerationsepithel breitet sich im Ulkusgrund weiter aus. Dieser verliert sein ausgestanztes Aussehen, wird unregelmäßig und unscharf (Abb. 5.**12**), der Rand erythematös und leicht nodulär. Der Niveauunterschied zwischen Ulkusrand und -grund wird geringer, wenn auch der Krater mit seiner relativ scharfen Begrenzung gut sichtbar bleibt.

Mit fortschreitender Heilung (H2) bedeckt das regenerierende Epithel den größten Teil des Ulkusgrunds; der Rand wird prominenter, während der weiße Ulkusgrund flächenmäßig kleiner wird, linear erscheint und schließlich ganz verschwindet (Abb. 5.**13**).

Während der Phase der Narbenbildung (S1) kleidet das regenerierte Epithel den Ulkusgrund ganz aus und ersetzt den weißlichen Belag. Wegen der initialen, durch Kapillarreichtum bedingten Rötung des Regenerationsepithels bezeichnet man diese Phase als „Rote-Narbe" (Abb. 5.**14**).

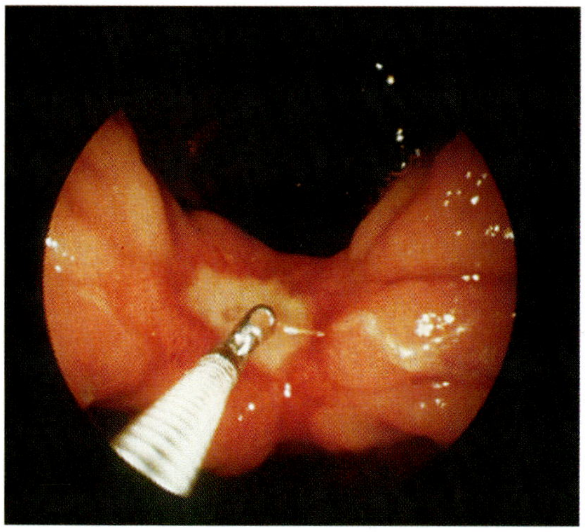

Abb. 5.**8** Vermessung eines Ulkus mittels einer geöffneten Biopsiezange.

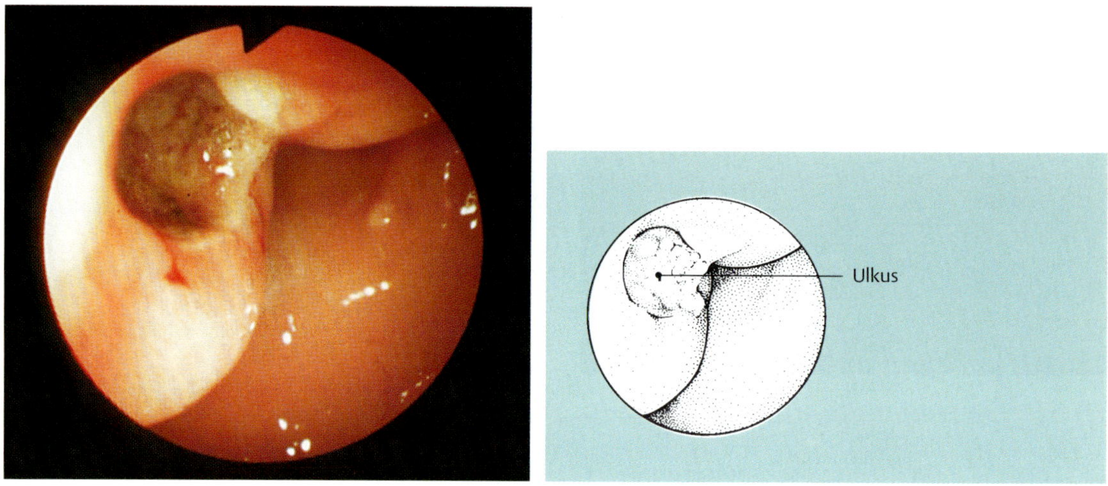

Abb. 5.**9** Magenulkus, NSAID-induziert mit tiefem Ulkusgrund.

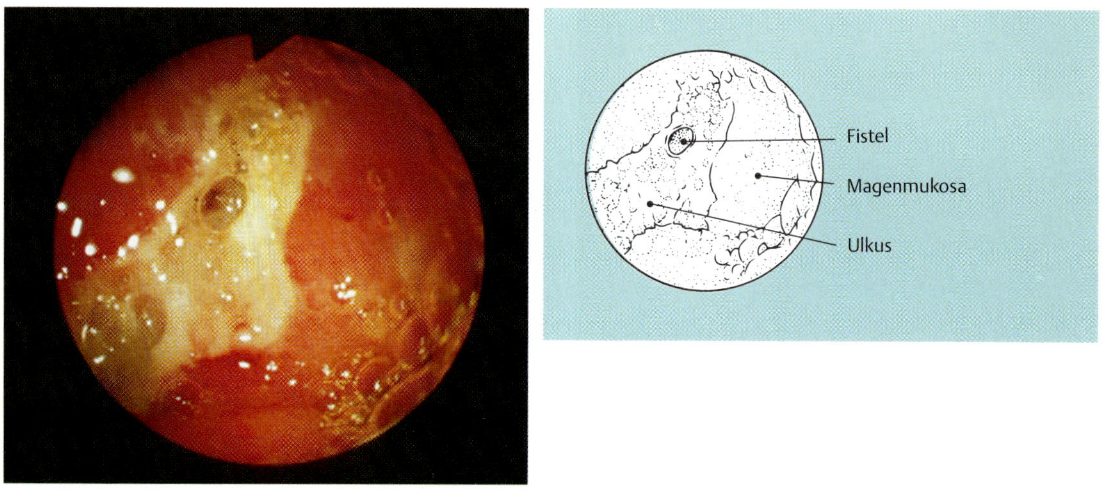

Abb. 5.**10** Präpylorisches Magenulkus mit Fistelbildung im Ulkusgrundbereich.

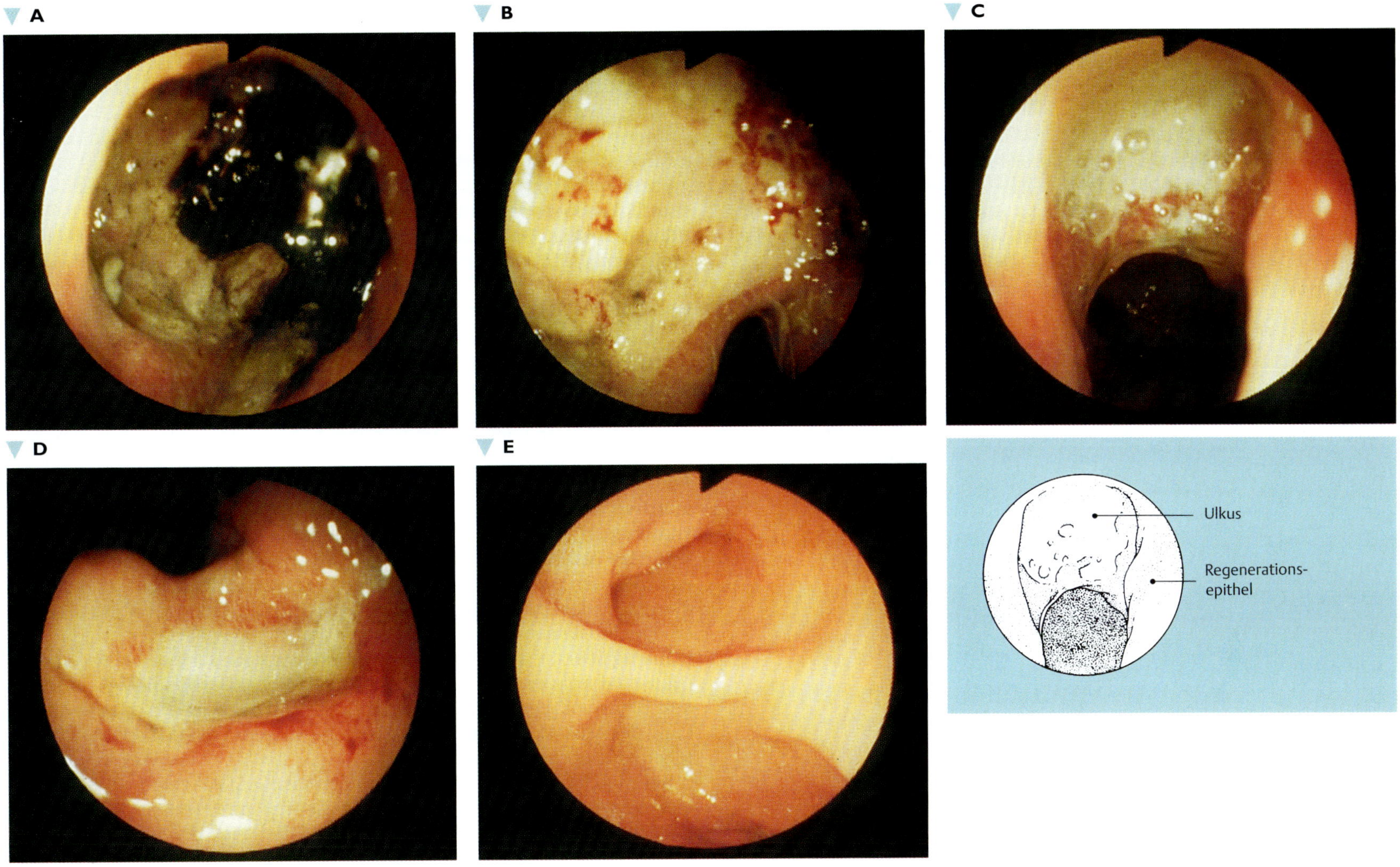

Abb. 5.**11** Stadien („Zyklus") des Magenulkus. (**A**) Großes, benignes, NSAID-induziertes Ulkus mit adhärentem Koagulum. (**B**) Eine Woche später: Sauberer Grund; Randerythem (Heilungszeichen). (**C**) 4 Wochen später: Verkleinerter Ulkuskrater; Regenerationsepithel im Ulkusrand und -grund. (**D**) 8 Wochen später: Weitere Verkleinerung des Kraters; Randerythem. (**E**) 12 Wochen später: Komplette Abheilung. Die Deformierung ist bedingt durch den Narbenzug und die Kontraktion.

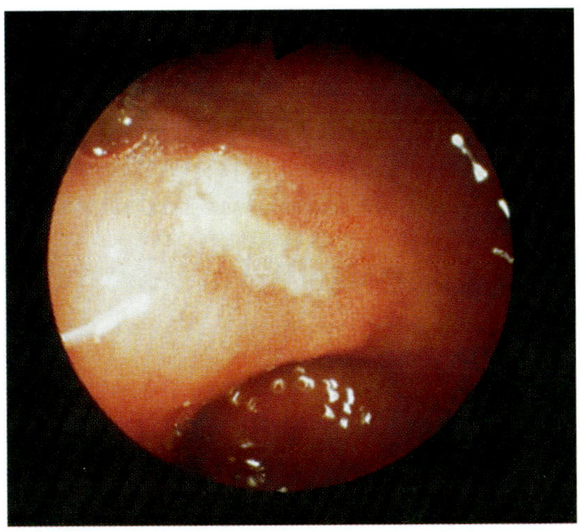

Abb. 5.**12** Antrumulkus, gutartig, mit unregelmäßigem Grund, während einer Behandlung mit H_2-Rezeptorenblockern.

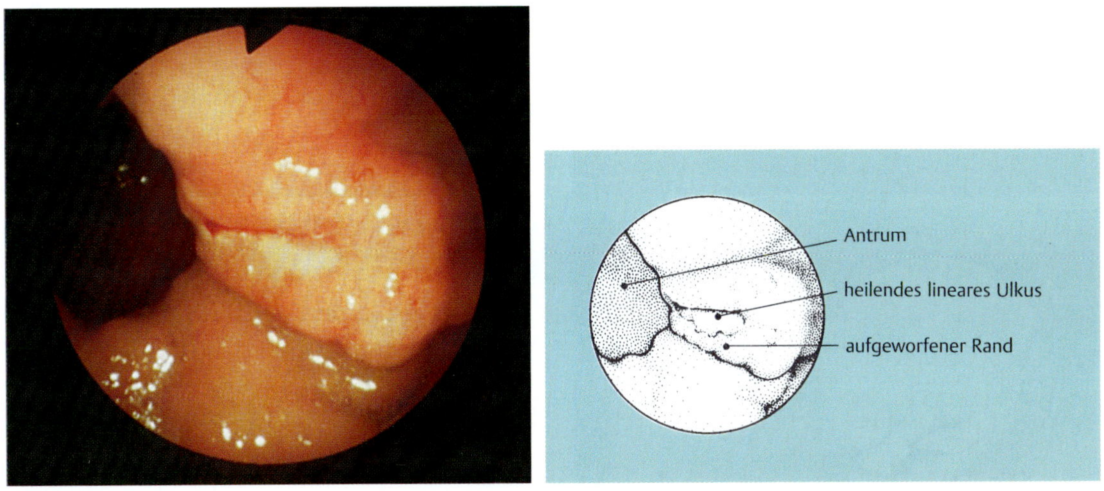

Abb. 5.**13** Gutartiges Magenulkus im Bereich der großen Kurvatur in der Heilungsphase; linear geformte Basis, aufgeworfene Ränder, intaktes Mukosabild, diskrete Areae gastricae, gleichmäßiges Erythem.

Merkmal der nach einigen Monaten folgenden S2-Narbenphase ist das ausgereifte Epithel, das von der umgebenden Mukosa nicht mehr zu unterscheiden ist. Daher stammt der Name „Weiße-Narbe"- oder Ulkusnarben-Deformitätsphase (Abb. 5.**15**). Der einzige Hinweis auf ein ausgeheiltes Ulkus können die konzentrisch auf die Ulkusstelle zulaufenden Magenfalten sein. Bei stark fibrosierendem Heilungsverlauf kann eine narbenbedingte Retraktion, eine divertikelähnliche Eindellung oder eine halbmondförmige Deformität oder Lumenstenose auftreten (Abb. 5.**16** bis 5.**19**). In anderen Fällen ist die Mukosa an der Ulkusstelle gerunzelt oder die Falten strahlen radiär von der abgeheilten Ulkusbasis aus. Die Rezidivtendenz der Magenulzera kann vom Narbenstadium am Ende der medikamentösen Therapie abhängen.

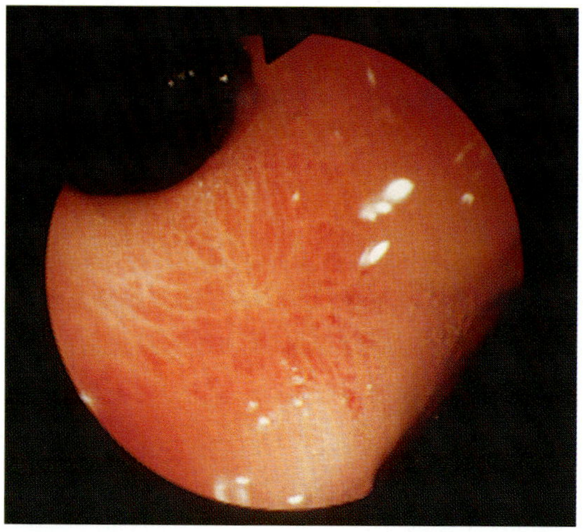

Abb. 5.**14** Fast vollständig abgeheiltes Magenulkus im Bereich der Incisura angularis mit einer feinen, roten Narbe.

Endoskopisches Bild maligner Magenulzera

Die Differenzierung benigner und maligner Magenulzera ist in vielen Fällen endoskopisch möglich; in mindestens 20% ist eine sichere Differenzierung allerdings nicht möglich.

Der Grund eines malignen Ulkus ist eher unregelmäßig, aber es gibt diesbezüglich solche Unterschiede, daß der Interpretation dieses Befundes nur begrenzte Bedeutung zugemessen werden kann (Abb. 5.**20**). So kann beim Magenfrühkarzinom der Tumor auf den Ulkusrand beschränkt sein, so daß der Ulkusgrund glatt und regelmäßig erscheint (Abb. 5.**21**). Andererseits können große benigne Ulzera eine unregelmäßige und sogar noduläre Basis aufweisen.

Zur Differenzierung zwischen benignen und malignen Ulzera kommt dem Ulkusrand wahrscheinlich eine größere Rolle zu. Bei einem benignen Ulkus ist der Ulkusrand an der Stelle, an der die normale regelmäßige umgebende Magenmukosa an die Ulkusbasis stößt, scharf umrissen und weist weder Knötchenbildung noch Unregelmäßigkeiten auf. Jede Abweichung von diesem Bild weist auf eine Malignität hin. Folgende Befunde sind stark malignitätsverdächtig: Diskrete Knötchen im Ulkusrand (Abb. 5.**22**); inhomogene Färbung der Mukosa ohne eindeutig abgrenzbare Areae und Lineae gastricae; oder das Fehlen eines gleichmäßigen Erythems (Abb. 5.**23**). Die Magenmukosa um ein malignes Ulkus imponiert oft mottenfraßähnlich erodiert und unregelmäßig konturiert.

Die ein benignes Ulkus umgebenden Mukosafalten enden charakteristisch entweder am Grund oder verschmelzen, wenn das Ulkus sehr groß ist, mit dem Rand. Bei einem Malignom enden die Mukosafalten oft vor der Ulkusbasis oder ihre Enden erscheinen trommelschlegel- oder palisadenartig. Ein plateauartig über die umgebenden Falten herausragender und sie obliterierender Ulkusrand ist ebenso malignitätssuspekt wie eine Unregelmäßigkeit der an den Ulkusrand herantretenden Mukosafalten. Dies wird durch eine Absenkung der Mukosa im Ulkusrandbereich hervorgerufen. Auch die Mukosa erscheint unregelmäßig (Abb. 5.**23**).

Bei großen Ulzera ist die Wahrscheinlichkeit eines Malignoms größer als bei kleineren. Malignitätsverdächtige Hinweise sind ein verzerrter Rand und erhabene oder vergrößerte, ödematöse Falten in der Ulkusumgebung (Abb. 5.**22**) oder ein atypischer Abheilungsverlauf.

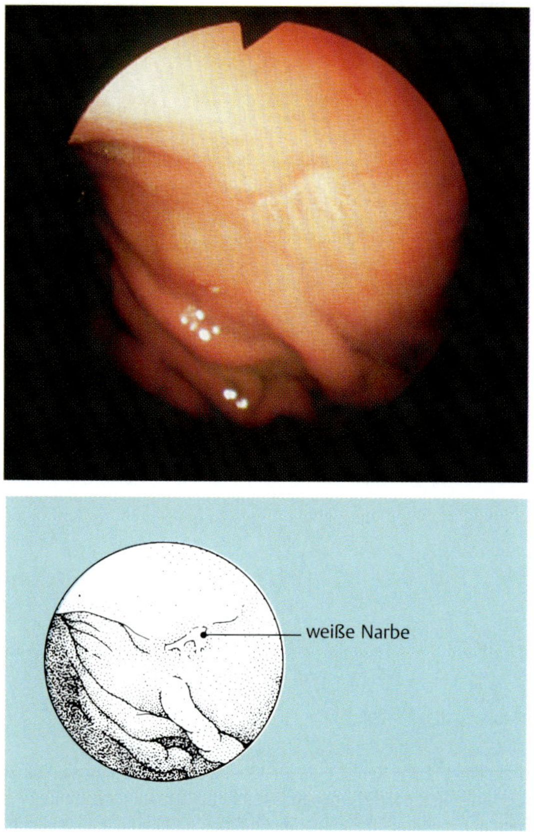

Abb. 5.**15** Subkardiales Magenulkus mit feiner, weißer Narbe.

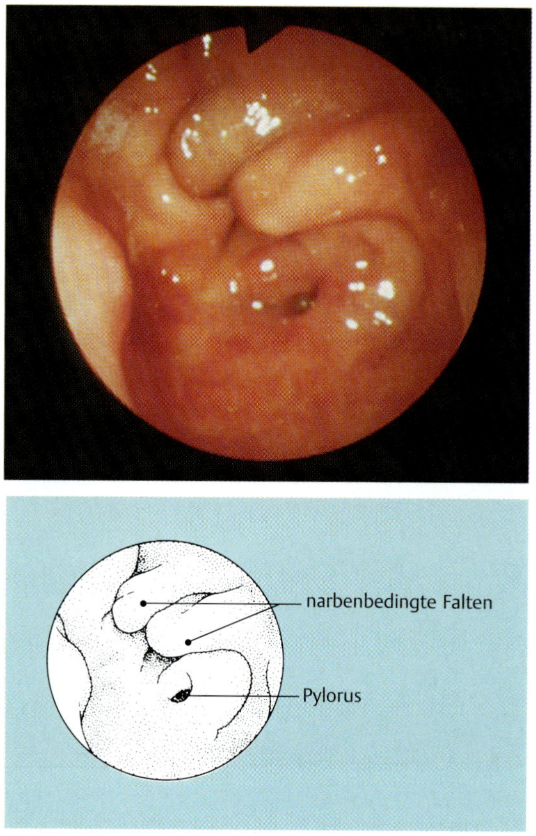

Abb. 5.**16** Deformität im Bereich des Antrums, bedingt durch rezidivierende Ulzerierung.

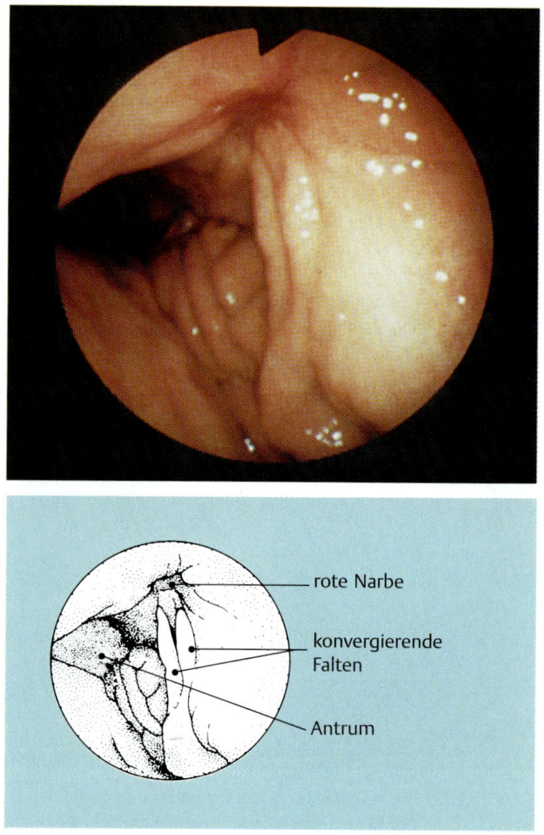

Abb. 5.**17** Magenulkus im Heilungsstadium. Zur roten Narbe konvergierende Falten; bogenförmige Deformierung.

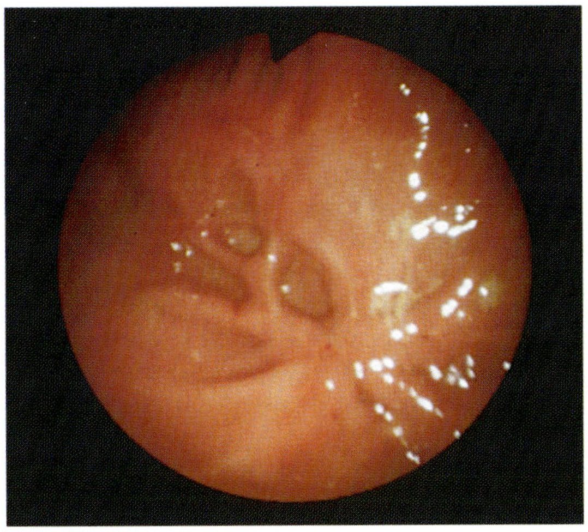

Abb. 5.**18** Abgeheiltes Magenulkus im Bereich der großen Kurvatur; Vernarbung und Kontraktion mit konvergierenden Falten.

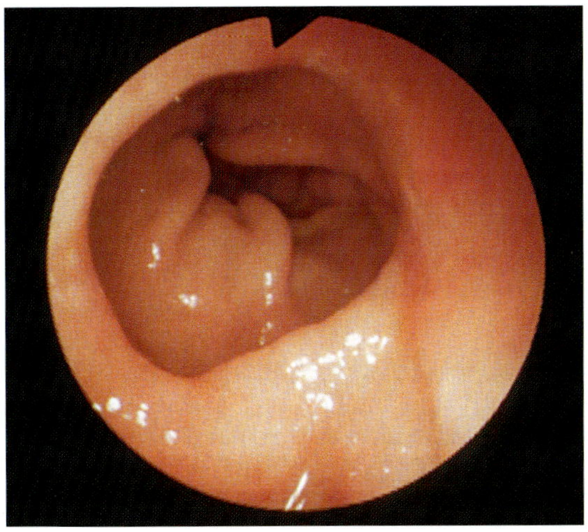

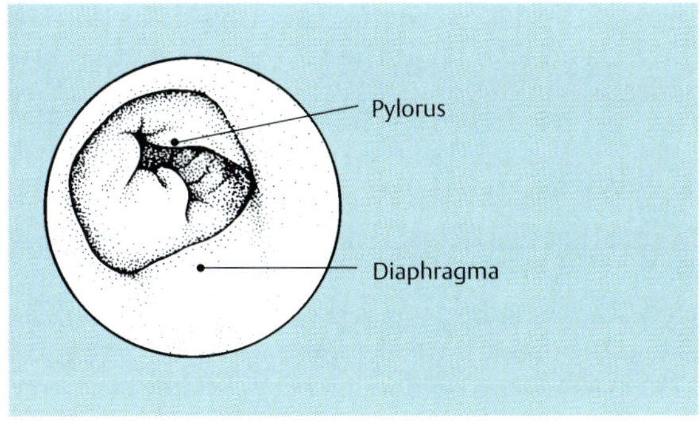

Abb. 5.**19** Diaphragma im Antrum, das sich wahrscheinlich nach der Heilung eines Ulkus gebildet hat.

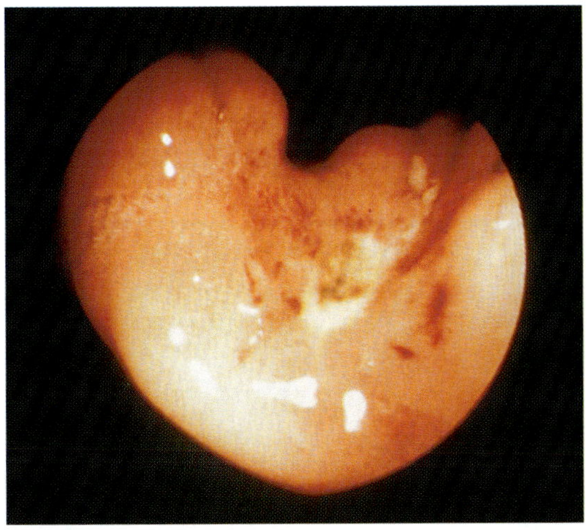

Abb. 5.**20** Malignes Ulkus im Bereich des Angulus mit irregulärem Grund und irregulärem Randerythem.

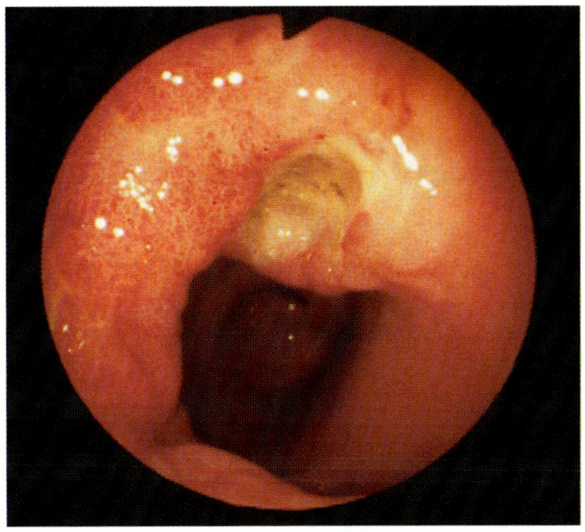

Abb. 5.**21** Dieses benigne erscheinende Magenulkus erwies sich nach mehreren Biopsien als maligne; gleichmäßiges Erythem der umgebenden Mukosa.

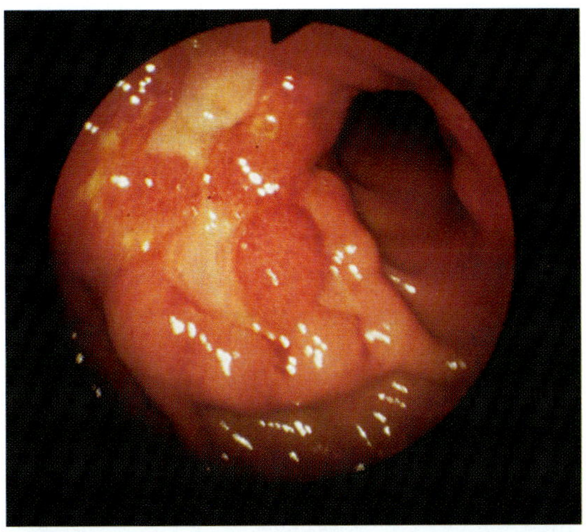

Abb. 5.**22** Malignes Antrumulkus mit nodulären, aufgeworfenen, malignitätsverdächtigen Rändern.

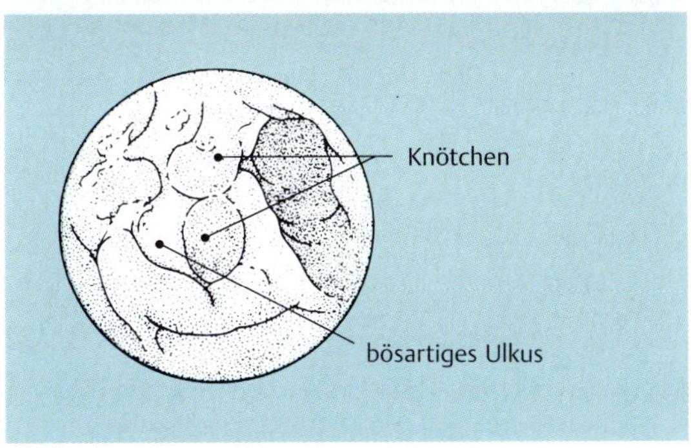

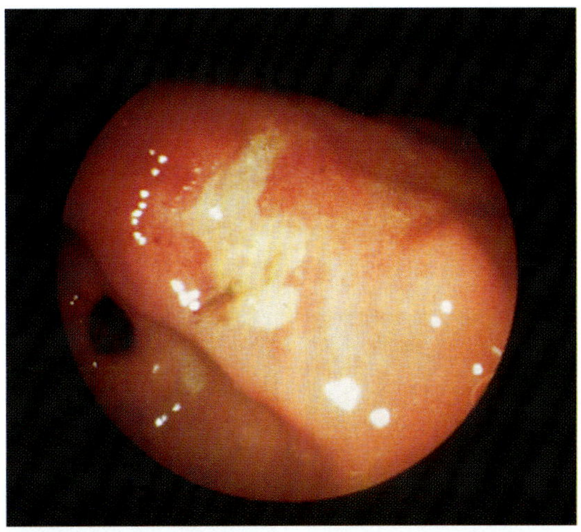

Abb. 5.**23** Magenulkus mit malignitätsverdächtigen Zeichen: Eingesunkenes und diskoloriertes Areal, nicht mit dem Krater verschmelzende Falten, unregelmäßiger Krater.

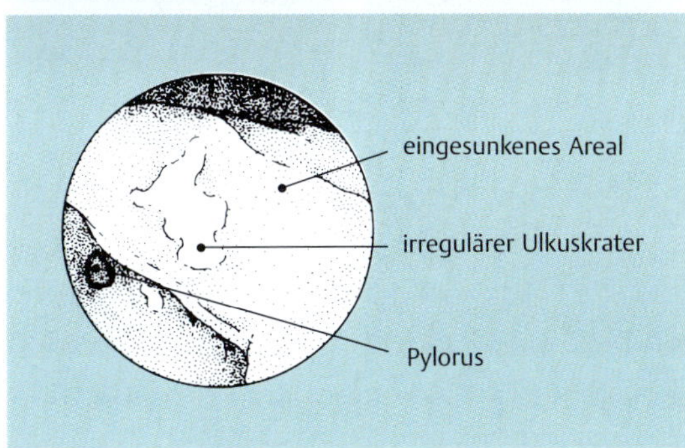

Exogene Ursachen der Magenulzera

Mechanischer Druck auf die Magenmukosa kann signifikante Ulzerierungen hervorrufen, z. B. Ulzera durch Drucknekrosen infolge eines im Magen liegenden Ballons zur Behandlung von Fettsucht (Abb. 5.**24**). Auch Medikamente (Tabletten) können, wie im Ösophagus, zur Ulkusbildung im Magen führen. Diese Ulzera sind im Antrum – wie häufig bei aspirinbedingten Ulzera – oder anderswo im Magen, z. B. der Kardia, lokalisiert.

Biopsie

In etwa 10% der Fälle werden die Frühveränderungen eines Magenkarzinoms endoskopisch als benigne fehldiagnostiziert. Daher ist die Entnahme multipler Gewebsproben von jedem Magenulkus empfehlenswert, und zwar von jedem Quadranten, idealerweise von der Innenseite des Randes sowie von der Ulkusbasis, wenn sie nodulär oder auffällig erscheint. Eine Malignität wird oft nur in einer oder zwei von 8–10 Biopsieproben festgestellt. Versenkte Areale am erythematösen Ulkusrand sollten wegen erhöhten Malignitätspotentials bevorzugt biopsiert werden. Diese Areale können so rot erscheinen, daß sich die Differenzierung zwischen einer Neoplasie und einem Regenerationsgewebe am Rand eines benignen Ulkus recht schwierig gestalten kann.

Die Abheilung eines Ulkus ist keineswegs der Beweis für seine benigne Natur, da benigne und maligne Ulzera einen ähnlichen Zyklus aufweisen können und auch ein scheinbar abgeheiltes Ulkus ein Karzinom beherbergen kann. Daher sind zum Ausschluß einer Malignität multiple Biopsieuntersuchungen, gelegentlich auch aus der Ulkusnarbe, indiziert.

Durch die Untersuchung multipler Biopsien kann eine hohe Treffsicherheit bei der Differenzierung zwischen einem gut- und einem bösartigen Ulkus erzielt werden. Ergänzend stehen bürsten- und spülzytologische Untersuchungen vor der Biopsie zur Verfügung. Sind sowohl Zytologie wie Biopsie geplant, sollte zwecks maximaler diagnostischer Ausbeute die Zytologie zuerst ausgeführt werden. Die sinnvolle, aber selten eingesetzte „Salvage"-Zytologie-Technik macht von einem zwischen Endoskop und Biopsiekanal angebrachten Schleimkollektor Gebrauch. Der Biopsiekanal wird zwischen zwei Biopsieentnahmen aspiriert; dabei werden 1–5 ml Inhalt aufgefangen. Dieser wird mit Alkohol oder einem anderen Fixierungsmittel verdünnt und zur zytologischen Untersuchung geschickt. Diese Technik ermöglicht das Auffangen („salvage") jener malignen Zellen, die von der Biopsiezange in den Biopsiekanal gefallen waren.

A

B

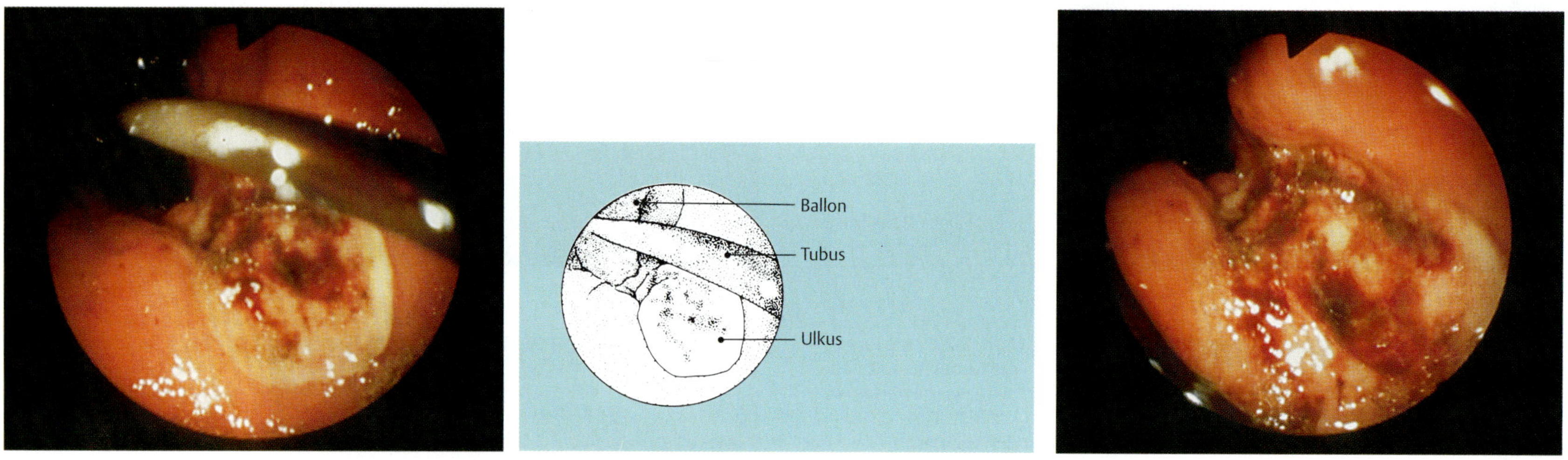

Abb. 5.**24** (**A**) Große Ulzeration an der kleinen Kurvatur, die wahrscheinlich durch Drucknekrosen bei Therapie mit einem Magenballon gegen Fettsucht entstand; (**B**) Nahaufnahme.

A

B

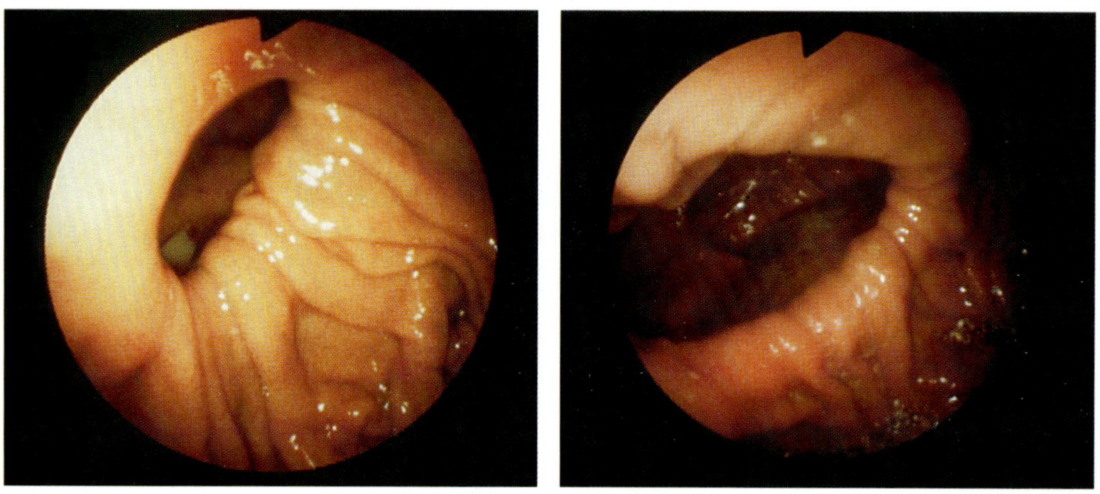

Abb. 5.**25** (**A**) Subkardiales Magendivertikel mit konvergierenden Falten an der Divertikelmündung. (**B**) Nahaufnahme.

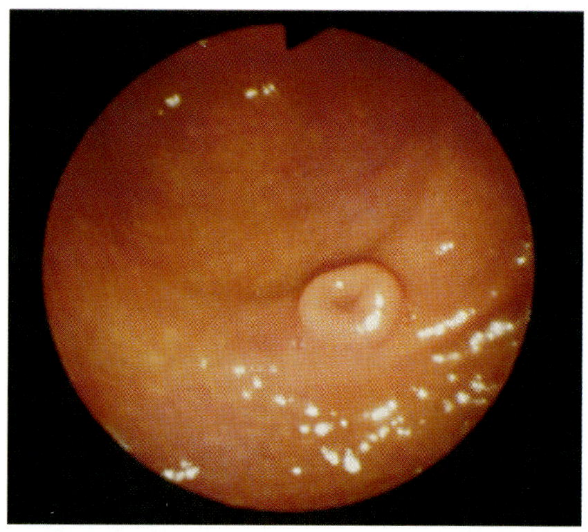

Abb. 5.**26** Ektopes Pankreasgewebe im Magen; charakteristisches Bild mit zentraler Eindellung.

Anatomische Besonderheiten

Magendivertikel

Ein Magendivertikel stellt eine Ausbuchtung sämtlicher Wandschichten dar. Divertikel sind am häufigsten 2 cm kaudal der Kardia und 3 cm dorsal der kleinen Kurvatur lokalisiert (Abb. 5.**25**). Weniger häufig kommen sie präpylorisch, selten im Fundus oder in der großen Kurvatur vor. Die Divertikelöffnung ist rund, oval oder schlitzförmig. Radiärfalten strahlen häufig in die Divertikelmündung ein. Zu den potentiellen, aber selten vorkommenden Komplikationen gehören Ulzeration, Blutung oder Nahrungsretention.

Ektopisches Pankreasgewebe

Herde ektopischen Pankreasgewebes treten zumeist entlang der großen Kurvatur im Antrumbereich auf und zeigen generell charakteristische Brückenfalten (Abb. 5.**26** und 5.**27**). An der Oberfläche erscheint oft eine winzige Eindellung, die die Öffnung der Drainage des Pankreasgewebes darstellt.

Gastroösophagealer Prolaps

Während der Endoskopie sind häufig kleine, diskrete, prolabierende Wandanteile des Ösophagus oder Magens zu beobachten; heftiges Erbrechen und Würgen während der Endoskopie kann zu wiederholtem forciertem gastroösophagealem Prolaps mit anschließender Traumatisierung der Magenmukosa führen. Besonders bei aufgeweitetem Hiatusring kann es zum Prolaps eines großen Teils des Magens in den Ösophagus kommen. Endoskopisch charakteristisch ist ein gestautes, manchmal blutendes Mukosaareal, das während des Würgens wiederholt in den Ösophagus prolabiert (Abb. 5.**28**), sich in Ruhe aber wieder in den Magen zurückzieht. Solche Läsionen sind 5 cm entfernt vom Gastroösophagealübergang lokalisiert, aber stehen nicht mit ihm in Verbindung. Das betroffene Mukosaareal ist gut begrenzt, relativ klein, rundlich und gestaut oder hämorrhagisch. Die normale Mukosa ist von der hellroten, hyperämischen oder gefleckt erscheinenden Mukosa scharf abgegrenzt. Form und Lage der Läsion sind vom prolabierten Magenteil abhängig; es ergibt sich eine ring- oder diskusförmige Läsion. Mögliche Folgen eines Prolapses sind ausgeprägte intramurale Blutungen, gelegentlich mit Abschilferung der subkardialen Mukosa (Abb. 5.**29** und 5.**30**).

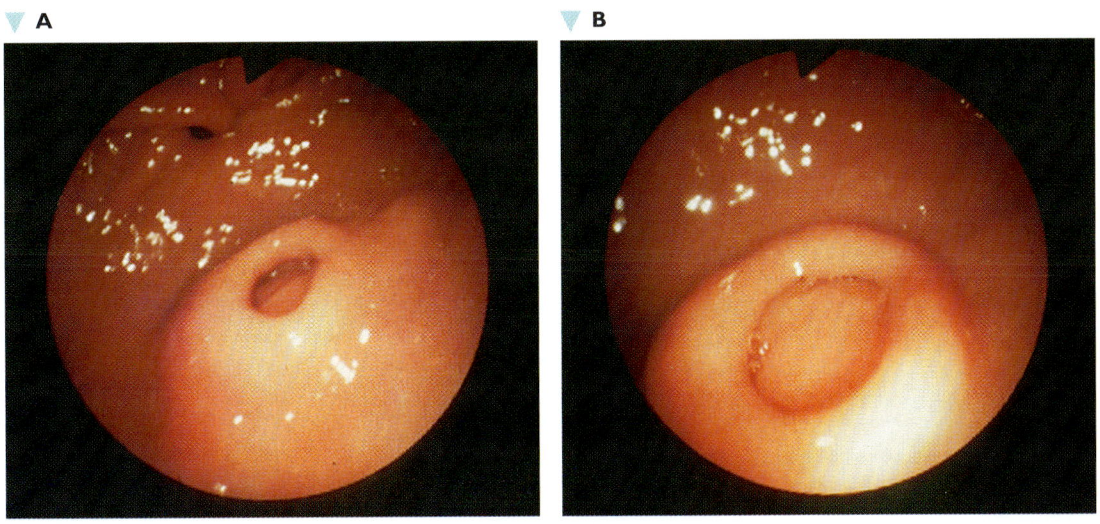

Abb. 5.**27** (**A**) Ektopes Pankreasgewebe mit zentraler Impression entlang der großen Kurvatur; (**B**) Nahaufnahme.

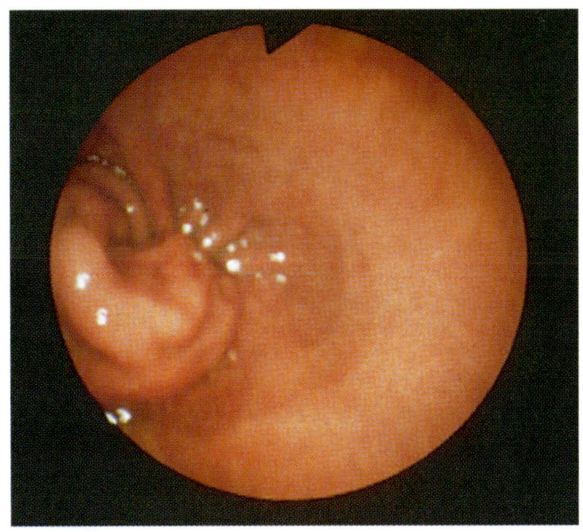

Abb. 5.**28** Gastroösophagealer Prolaps. Knöchelförmig hervortretende gerötete Magenmukosa im distalen Ösophagus.

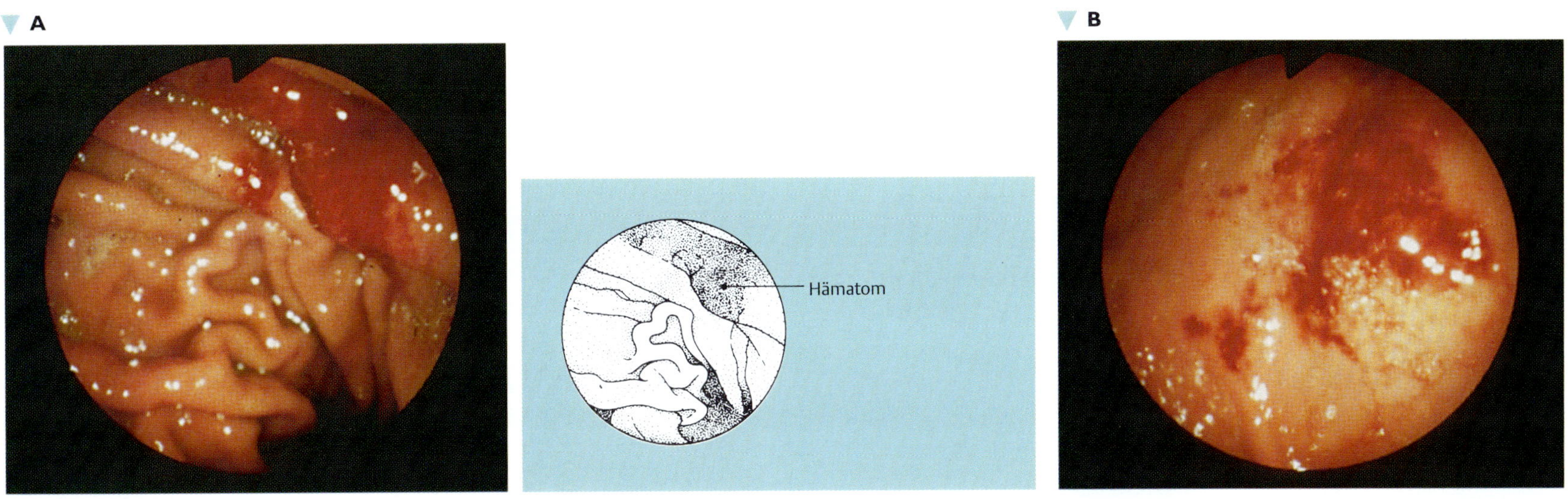

Abb. 5.**29** (**A**) Gastroösophagealer Prolaps. Erythem, intramurale Petechien und Hämatom im Bereich der großen Kurvatur; (**B**) deutlichere Ansicht des Hämatoms.

Mallory-Weiss-Riß

Der Mallory-Weiss-Riß, eine mechanisch bedingte Wandlazeration im Bereich des gastroösophagealen Übergangs, stellt eine häufige Ursache oberer GI-Blutungen dar. Als Ursache spielt wahrscheinlich die plötzliche Steigerung des intraabdominellen Drucks beim Erbrechen und Würgen die Hauptrolle. Alkoholiker und Dialysepatienten sind am häufigsten betroffen. Die Risse sind gewöhnlich linear und longitudinal, gelegentlich sternförmig angeordnet. Sie sind meist einige Millimeter breit, aber manchmal mehrere Zentimeter lang und erstrecken sich oft bis ins Plattenepithel; häufiger bleiben sie jedoch auf den Zylinderepithelbereich des Ösophagus beschränkt. Die Risse sind oberflächlich oder reichen tief bis in die Submukosa. Während der akuten Phase ist der Defekt meist fast vollständig mit einem adhärenten Blutkoagel bedeckt; trotzdem sind gelegentlich sickernde oder spritzende Blutungen zu beobachten. Nach Ablösung des Koagels bleibt ein mit weißem Belag bedeckter, nekrotischer Defekt zurück. In der Regel folgt eine rasche Abheilung (Abb. 5.**31**). Im Rißgrund kann ein Gefäßstumpf zu sehen sein (Abb. 5.**32**). Gelegentlich ist ein Riß nur in Inversion zu erkennen (Abb. 5.**33**).

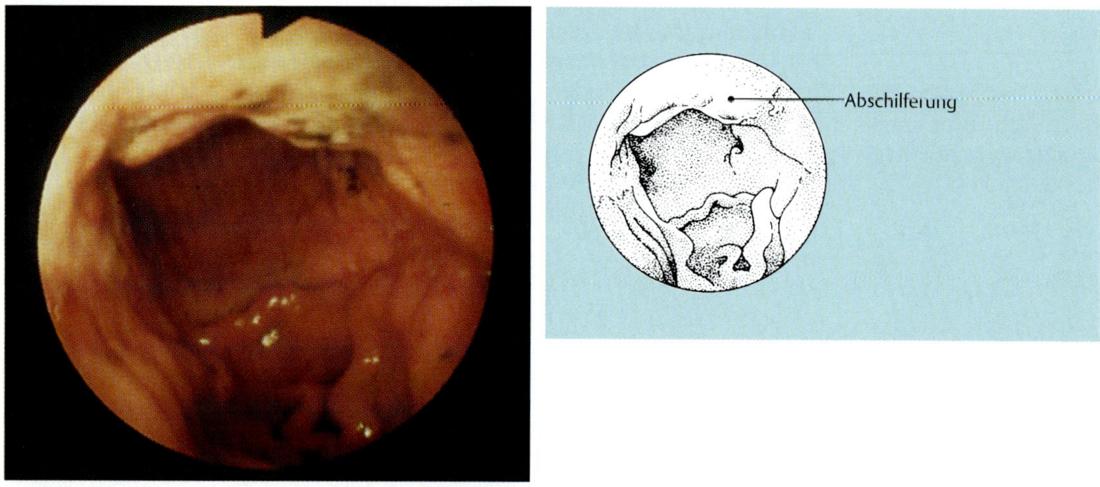

Abb. 5.**30** Verschorfung der Mukosa im Bereich der subkardialen kleinen Kurvatur nach einer Blutung, die durch anhaltendes, heftiges Würgen verursacht wurde.

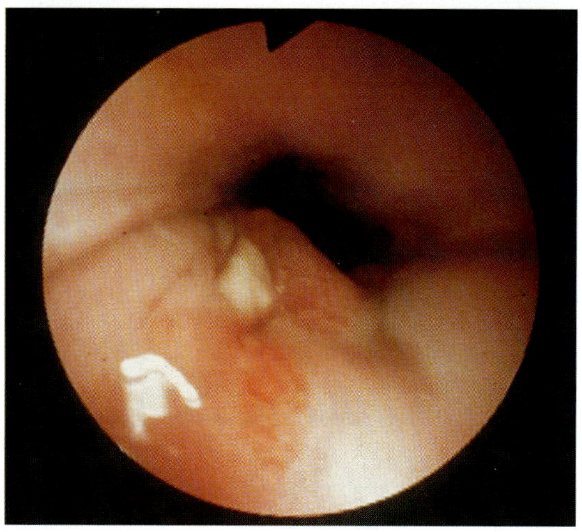

Abb. 5.**31** Mallory-Weiss-Riß, Abheilungsphase. Epitheldefekt mit entzündeten Rändern.

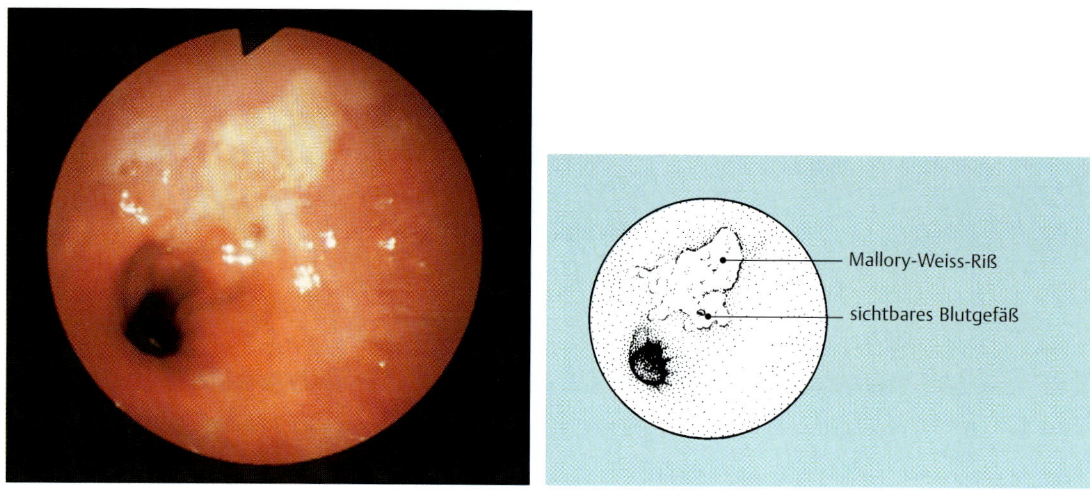

Abb. 5.**32** Mallory-Weiss-Riß mit zentralgelegenem, sichtbarem Gefäßstumpf.

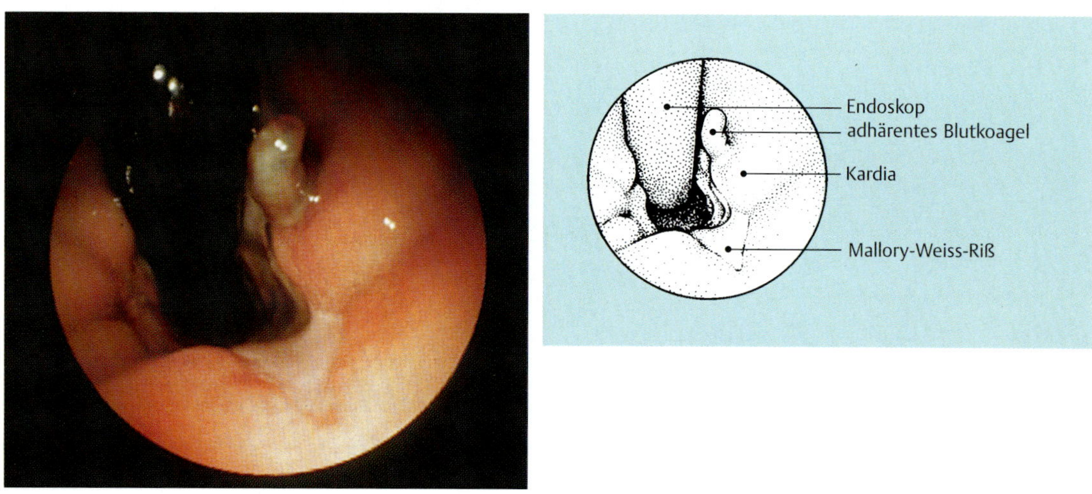

Abb. 5.**33** Mallory-Weiss-Riß im Kardiabereich; in Inversion optimal zu sehen. Ein wandadhärentes Blutkoagel ist erkennbar.

Gefäßabnormitäten

Teleangiektasien des Magens

Für die teleangiektatischen Gefäßläsionen des oberen Verdauungstrakts gibt es ein verwirrendes Spektrum von Bezeichnungen: Arteriovenöse Mißbildungen, Angiodysplasie, Teleangiektasie, Hämangiom, Teleangiopathie und muköse Gefäßabnormität. Die teleangiektatischen Gefäße können zwar endoskopisch gesehen werden; die Bestimmung der Größe und Tiefe der zugrundeliegenden Gefäßstrukturen ist jedoch nicht möglich – Aspekte, die jedoch von Bedeutung sind, wenn eine endoskopische Therapie mittels „Heater-probe" (siehe Kap. 7) oder Laser erwogen wird.

Teleangiektasien im Magen werden assoziiert mit dem von-Willebrand-Jürgens-Syndrom, Kollagenerkrankungen, dem Turner-Syndrom, Erkrankungen der Herzklappen, Strahlenschädigung, chronischer Niereninsuffizienz und vor allem mit der hereditären hämorrhagischen Teleangiektasie (Morbus Osler-Rendu-Weber). Die letztgenannte Erkrankung ist autosomal dominant erblich mit einer Inzidenz von ca. 5 pro 100 000. Die Patienten weisen Teleangiektasien der Schleimhäute, Zunge, Zehen und Finger auf. Die meisten blutenden Teleangiektasien bei Morbus Osler-Rendu-Weber sind im Zäkum, im rechten Kolon oder in der dorsalen Wand des Magenfundus, weniger häufig im Bulbus duodeni, postbulbären Duodenum und Sigma lokalisiert.

Endoskopisch imponieren die Teleangiektasien als intensiv kirschrote, flache oder etwas erhabene Läsionen; sie messen weniger als 1 bis 10 mm im Durchmesser und treten solitär oder multipel auf (Abb. 5.**34** bis 5.**36**). Kleine Teleangiektasien sind auf die Mukosa beschränkt; die größeren, leicht erhabenen oder genabelten können ausgeprägte submuköse oder transmurale Anastomosen aufweisen. Im Magenfundus kann auch eine arterio-venöse Mißbildung lokalisiert sein (Abb. 5.**37**).

Differentialdiagnostisch sind bei kleinen, flachen Teleangiektasien Blutgerinnsel, adhärentes Blut, eine Erosion, ein endoskopischer Saugartefakt und, wenn auch selten, das Kaposi-Sarkom zu berücksichtigen (Abb. 5.**38** und 5.**39**). Petechien und submuköse Hämorrhagien lassen sich aufgrund ihrer Erscheinungsbilder oder des klinischen Bildes in Zusammenhang mit Thrombozytopenie, Sepsis, schwerer Koagulopathie oder Niereninsuffizienz leicht unterscheiden. Tiefliegende Gefäßläsionen können mit Ulzera, oder, vor allem wenn adhärente Koagel vorliegen, mit Erosionen verwechselt werden.

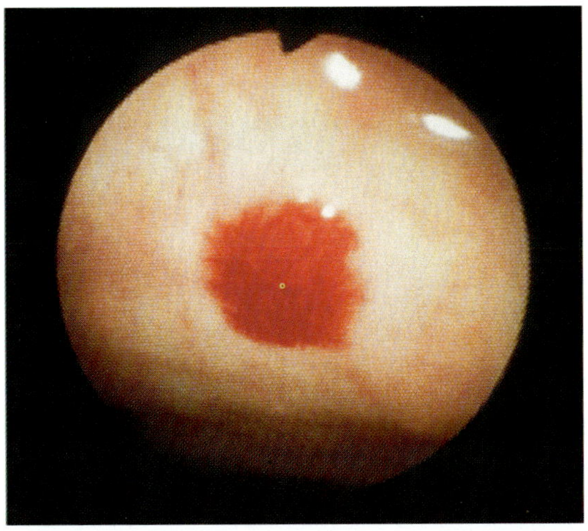

Abb. 5.**34** Teleangiektasie der Korpushinterwand, intensiv rot, leicht erhaben mit sternförmiger Kontur.

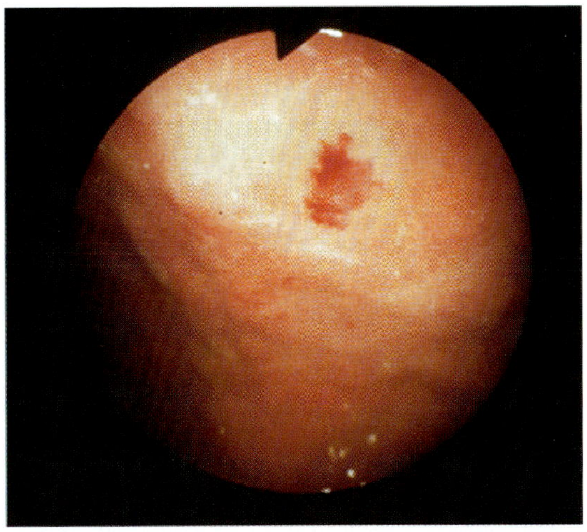

Abb. 5.**35** Solitäre Teleangiektasie im proximalen Magen mit gering entzündeter umgebender Mukosa.

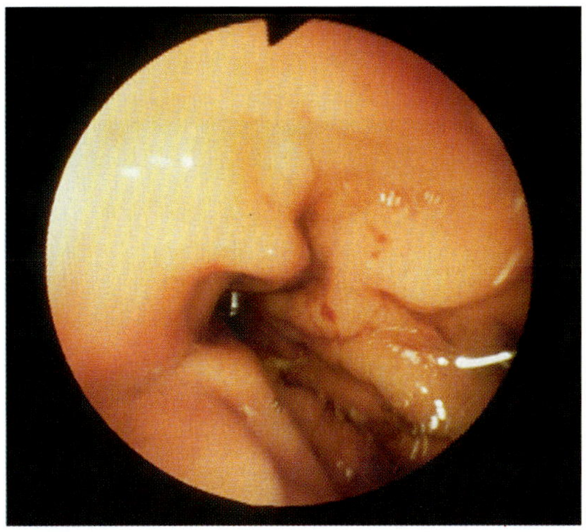

Abb. 5.**36** Multiple kleine, rote Teleangiektasien bei Morbus Osler-Rendu-Weber.

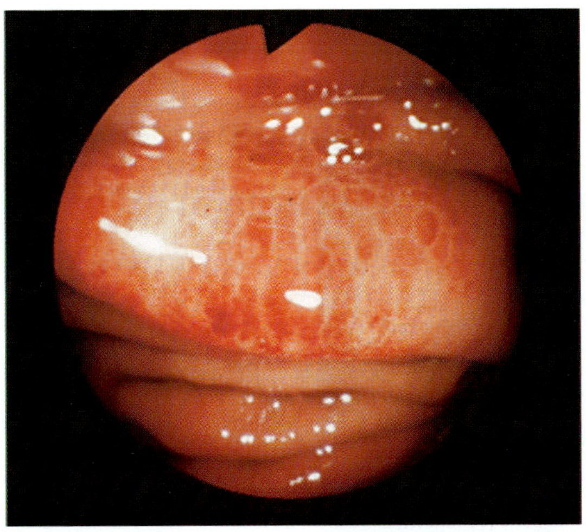

Abb. 5.**37** Arteriovenöse Mißbildung im Kardiabereich.

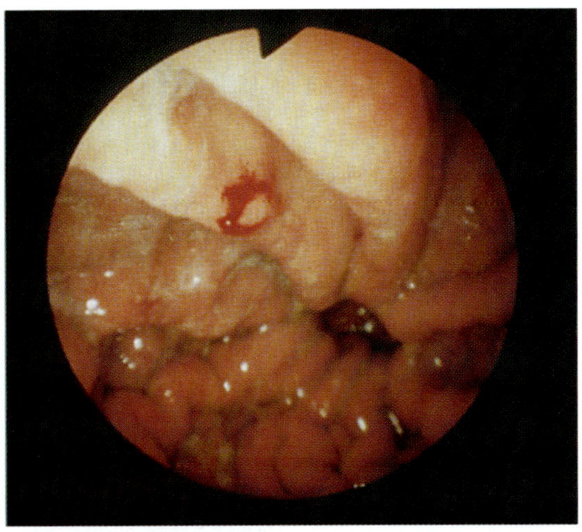

Abb. 5.**38** Saugartefakt, der eine Gefäßläsion simuliert; Billroth-II-Magen.

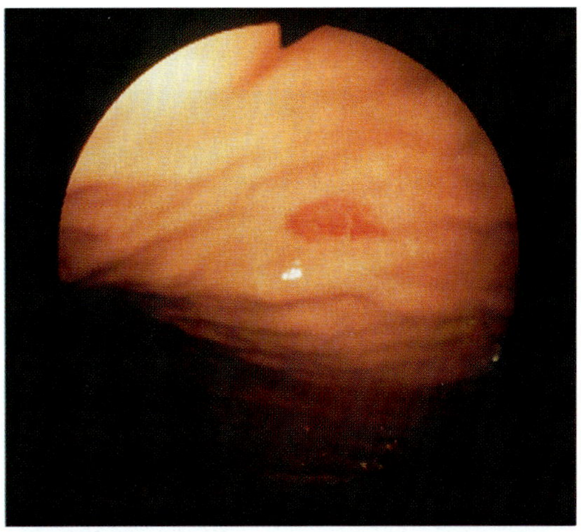

Abb. 5.**39** Kleines Kaposi-Sarkom, das eine Teleangiektasie simuliert.

Flache, 5 mm diskrete Teleangiektasien lassen sich endoskopisch am leichtesten behandeln; verwendet werden die bipolare Elektrokoagulation, die „Heater-probe" oder die Laser-Sonde (Abb. 5.**40** bis 5.**42**). Größere Läsionen können ähnlich behandelt werden; es kann jedoch während der Therapie zu Blutungen kommen, die aber in der Regel endoskopisch gestillt werden können.

Bei Patienten mit Leberzirrhosen treten noch ausgedehntere Teleangiektasien, sogenannte gastroantrale vaskuläre Ektasien (GAVE), vor allem im Magenantrum auf. Parallel und longitudinal verlaufende Falten, die Säulen von Gefäßknäuel enthalten, ziehen durch das Antrum und konvergieren am Pylorus – ein Bild, das den Streifen auf einer Wassermelone ähnelt („Wassermelonenmagen") (Abb. 5.**43** und 5.**44**). Außerdem sind in der benachbarten Mukosa oft rundliche rote Flecken nachweisbar (Abb. 5.**45**). Die roten Antrumstreifen erblassen jedoch im Gegensatz zur hämorrhagischen Gastritis auf Druck mit der Biopsiezange. Diese teleangiektatischen Läsionen häufen sich bevorzugt entlang der longitudinalen Faltenkämme; spontane und Kontaktblutungen sind häufig. Bei genauer Beobachtung erkennt man eine braune Verfärbung an manchen roten Flecken, was auf vorangegangene Blutungen hindeutet. Die Mukosa ist übermäßig beweglich und prolabiert leicht mit kaudalwärts gerichteten peristaltischen Propulsionen.

Histologisch zeigen sich fokal thrombosierte, dilatierte Kapillaren sowie eine fibromuskuläre Hyperplasie der Lamina propria. Die pathologischen Gefäßveränderungen entwickeln sich vermutlich aus intramuralen Gefäßshunts als Folge einer portalen Hypertension. Wegen der Gefahr einer massiven Blutung wird von Biopsieentnahmen abgeraten. Bei klinisch signifikantem Blutverlust durch blutende Gefäßläsionen kann eine Lasertherapie erfolgreich sein.

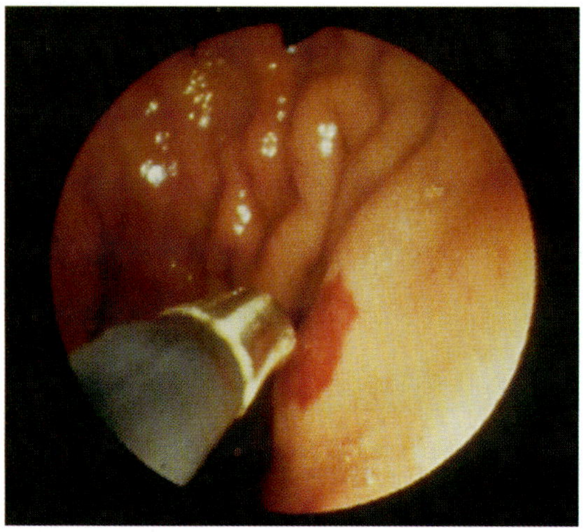

Abb. 5.**40** Teleangiektasie in der Nähe einer bipolaren Photokoagulationssonde.

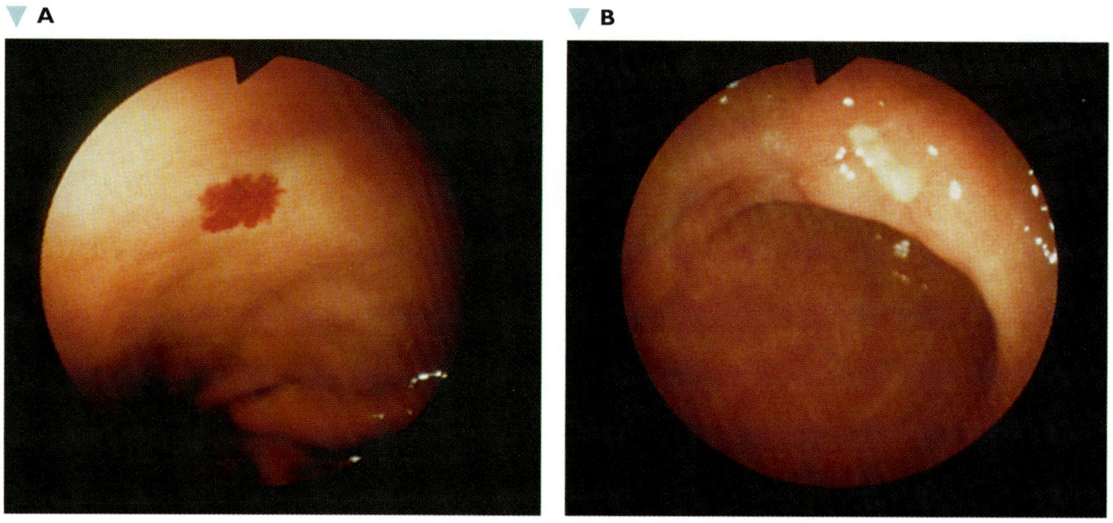

Abb. 5.**41** Angiodysplasie im Magen. (**A**) Vor und (**B**) nach der Laser-Photokoagulation; es bleibt ein kleines Ulkus bestehen.

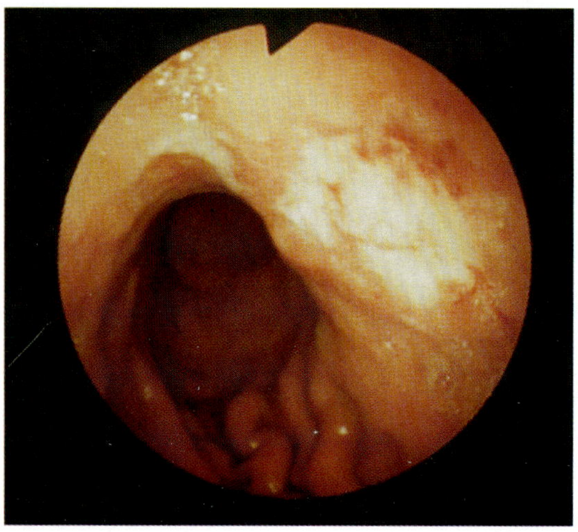

Abb. 5.**42** Hämangiom, Behandlung mit „Heater-probe"-Koagulation. Einen Tag später sind Nekrose und weißliche Diskoloration zu erkennen.

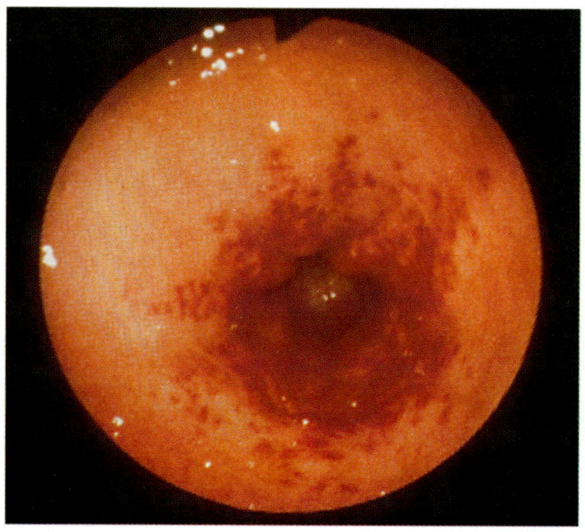

Abb. 5.**43** Teleangiektasie im Antrum mit charakteristisch linearen, roten Streifen.

Stauungsgastritis bei portaler Hypertension

Patienten mit portaler Hypertension können eine Stauungsgastritis oder eine stauungsbedingte Gastroenteropathie entwickeln. Die Veränderungen treten vor allem im Fundus, selten auch im Antrum auf; sie korrelieren mit dem Grad der portalen Hypertension sowie mit dem Stauungsgrad der Mukosa, der durch Reflexions-Spektrophotometrie gemessen wird. Die diffus-rote Mukosa kann Petechien und kleine Blutmengen aufweisen (Abb. 5.**46** und 5.**47**). Bei diesem Krankheitsbild findet man zudem Magenvarizen.

A **B**

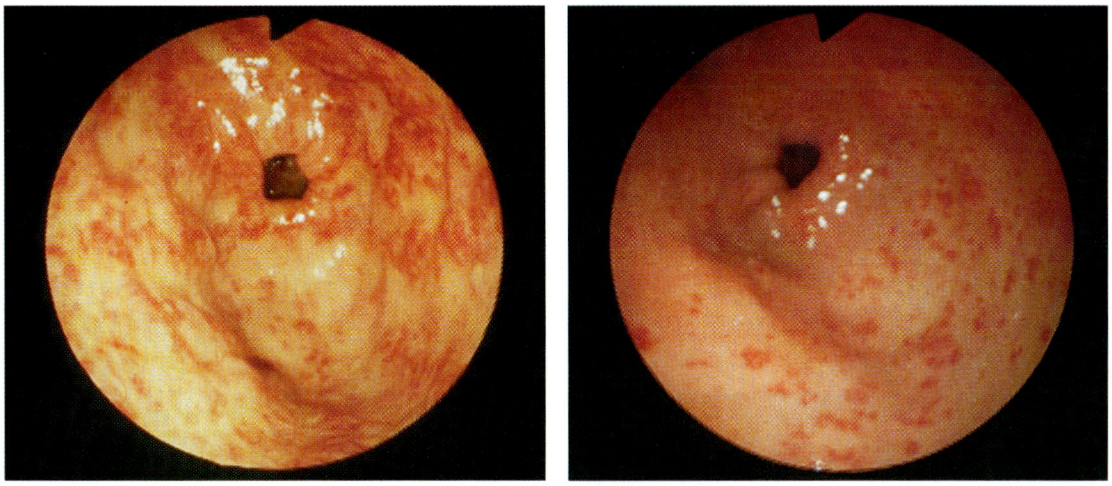

Abb. 5.**44** Teleangiektasie (**A** und **B**), Antrum mit knäuelförmigen und sackartigen Gefäßsäulen.

A **B**

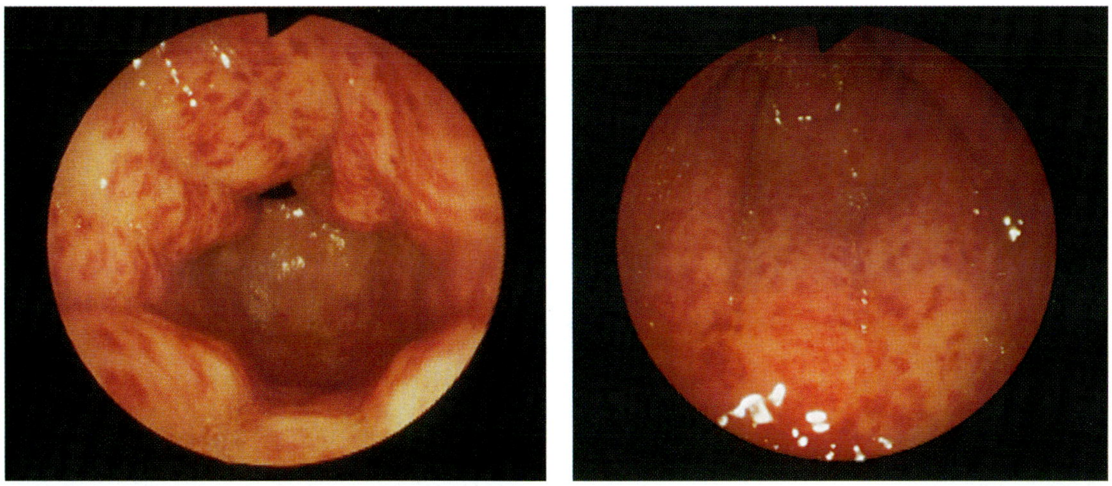

Abb. 5.**45** Teleangiektasie im Antrum, zwei Patienten. (**A**) Eigenartige Anordnung erythematöser Pünktchen entlang der Faltenkämme; (**B**) Das Bild ähnelt einer Angiomatose im Antrum.

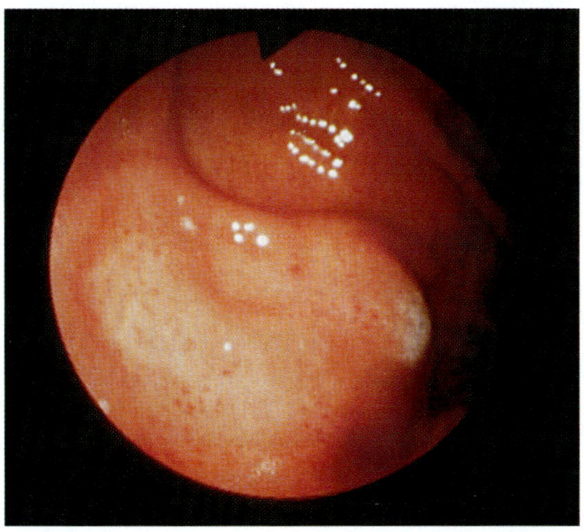

Abb. 5.**46** Stauungsgastritis bei portaler Hypertension mit geröteter Mukosa und Petechien.

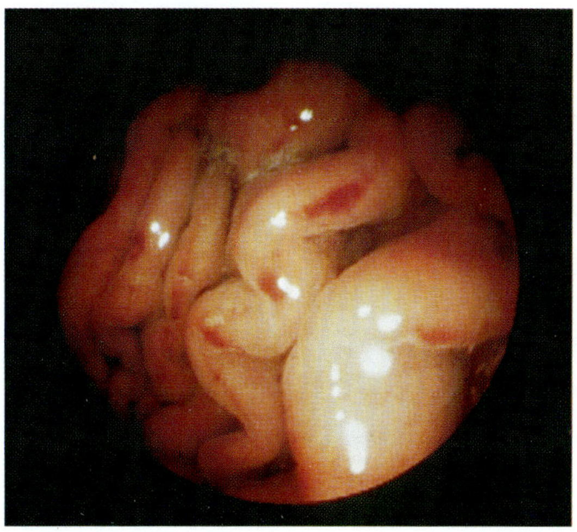

Abb. 5.**47** Stauungsgastritis bei portaler Hypertension mit geröteter, brüchiger Mukosa und einer geringen Blutung.

Magenvarizen

Magenvarizen imponieren als fleckförmige oder gelegentlich traubenartig angeordnete, submuköse Formationen (Abb. 5.**48** bis 5.**50**). Die für Ösophagusvarizen charakteristische bläuliche Verfärbung fehlt meist. Magenvarizen können mit vergrößerten Magenfalten verwechselt werden, es sei denn, sie verlaufen senkrecht zu den Longitudinalfalten. Isolierte Magenvarizen entstehen meist auf dem Boden von Pankreaserkrankungen, die die Milzvene obstruieren (Abb. 5.**51** und 5.**52**).

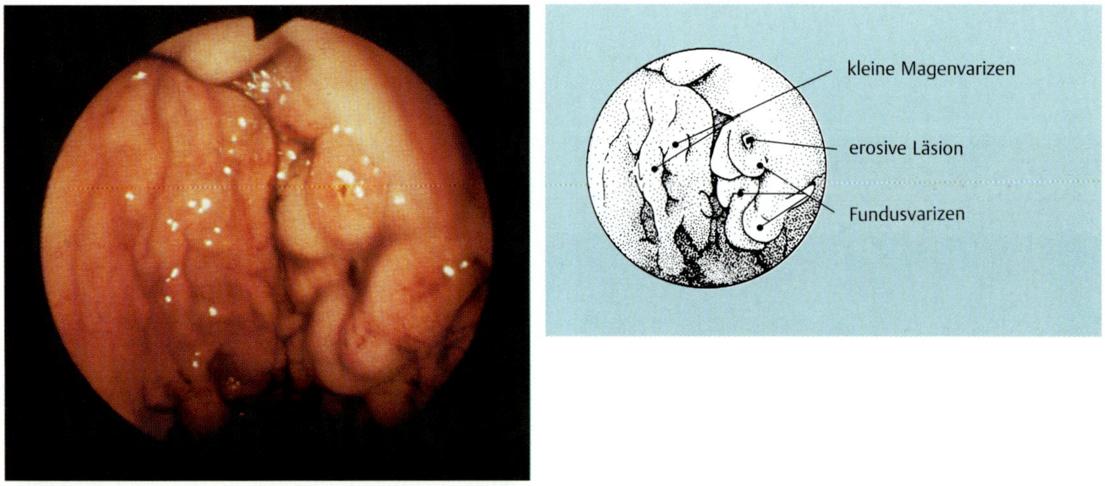

Abb. 5.**48** Multiple Fundusvarizen mit erythematösen Flecken auf den konvexen Erhebungen.

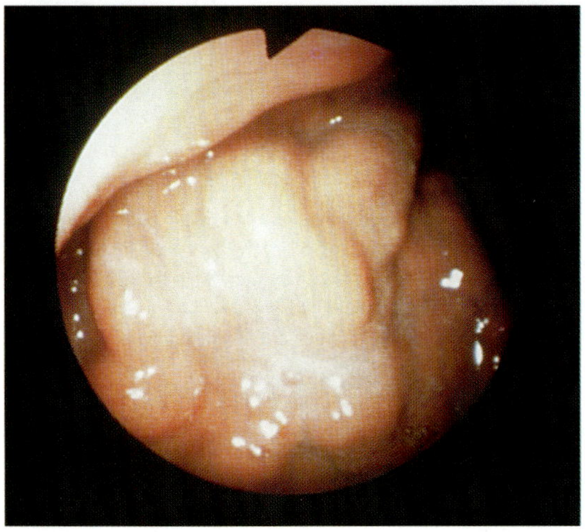

Abb. 5.**49** Multiple, gewunden verlaufende Fundusvarizen, die mit normal erscheinender Mukosa bedeckt sind; daher ist eine Verwechslung mit vergrößerten Fundusfalten möglich.

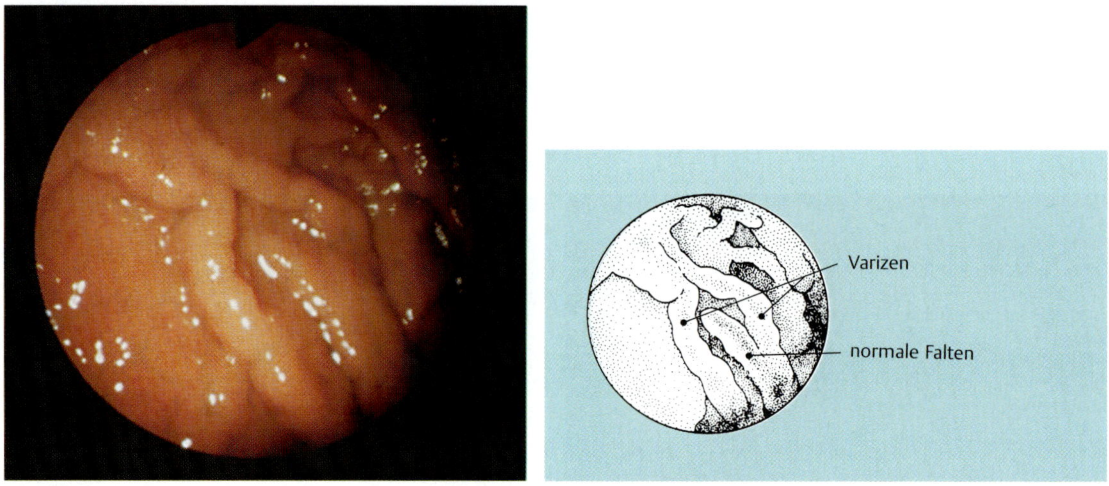

Abb. 5.**50** Magenvarizen, die wie Magenfalten aussehen; diskret noduläres Bild.

A B

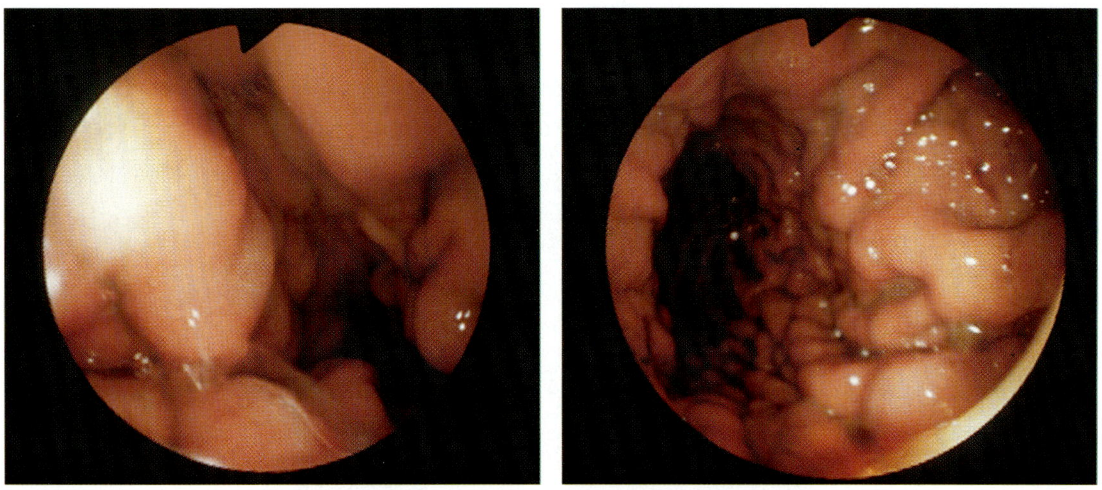

Abb. 5.**51** (**A** und **B**) Magenvarizen bei Pankreaserkrankung mit daraus resultierender Milzvenenthrombose.

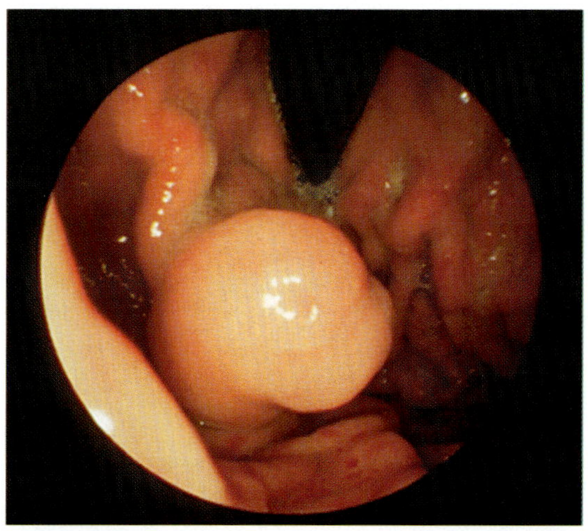

Abb. 5.**52** Kardiavarix, die einem Tumor ähnelt; eine Biopsieentnahme kann zu schwerer Blutung führen.

Exulceratio simplex Dieulafoy

Der Dieulafoy-Läsion liegt eine größere Magenarterie zugrunde, die zu einer profusen arteriellen Blutung Anlaß geben kann; es gibt keine oder nur geringe Ulzerierung der Umgebung. Endoskopisch wird die Läsion oft nur erkannt, wenn eine spritzende Blutung oder ein protuberant-adhärentes Blutkoagulum sichtbar ist (Abb. 5.**53**). Die Diagnosesicherung kann Schwierigkeiten bereiten und mehrere Endoskopieversuche erfordern. Zur Blutstillung wird hier eher ein chirurgischer Eingriff notwendig als beim Magenulkus. Diese Läsionen werden mit Epinephrin- oder Aethoxysklerolinjektionen, Laserkoagulation oder der „Heater-probe"-Sonde wirksam behandelt. Endosonographisch läßt sich die zugrundeliegende Gefäßanomalie darstellen.

Vaskulitis

Eine Vaskulitis des Magens ist selten und weist unspezifische Veränderungen wie Ödem, Erythem und submuköse Blutflecken auf. Im großen und ganzen ähneln die Veränderungen denen der hämorrhagischen Gastritis (Abb. 5.**54**).

Andere Abnormitäten des Magens

Ischämie

Eine Ischämie der Magenschleimhaut ist selten; sie folgt, wenn die arterielle Blutversorgung durch Obstruktion des Truncus coeliacus und der Aa. mesenterica superior et inferior schwer beeinträchtigt ist. Die ischämische Schädigung ist charakterisiert durch eine ausgeprägte Abschilferung der Oberflächenschichten der Magenmukosa, wobei eine scharfe Trennung zwischen der infarzierten und der normalen benachbarten Mukosa erkennbar ist (Abb. 5.**55**).

Fremdkörper

Fremdkörper, wie z. B. Münzen, Bälle, Zahnbohrer, Zahnplatten, Rasierklingen, Messer usw. können sich im Magen verfangen (Abb. 5.**56**). Zur endoskopischen Bergung scharfkantiger Objekte wird die Benutzung eines äußeren Tubus zum Schutz gegen Kardia- und Ösophagusverletzungen empfohlen; der

A

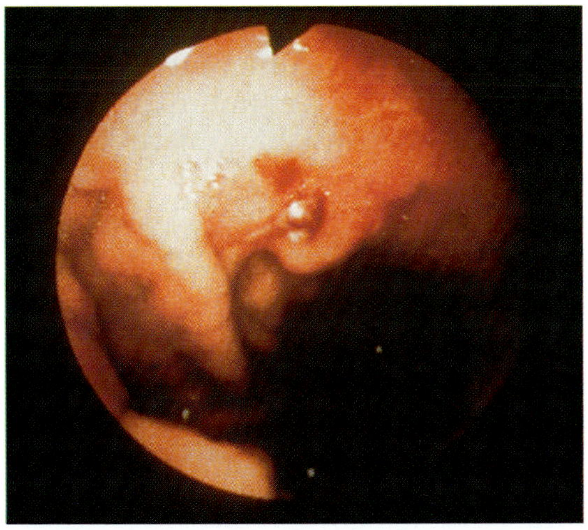

B

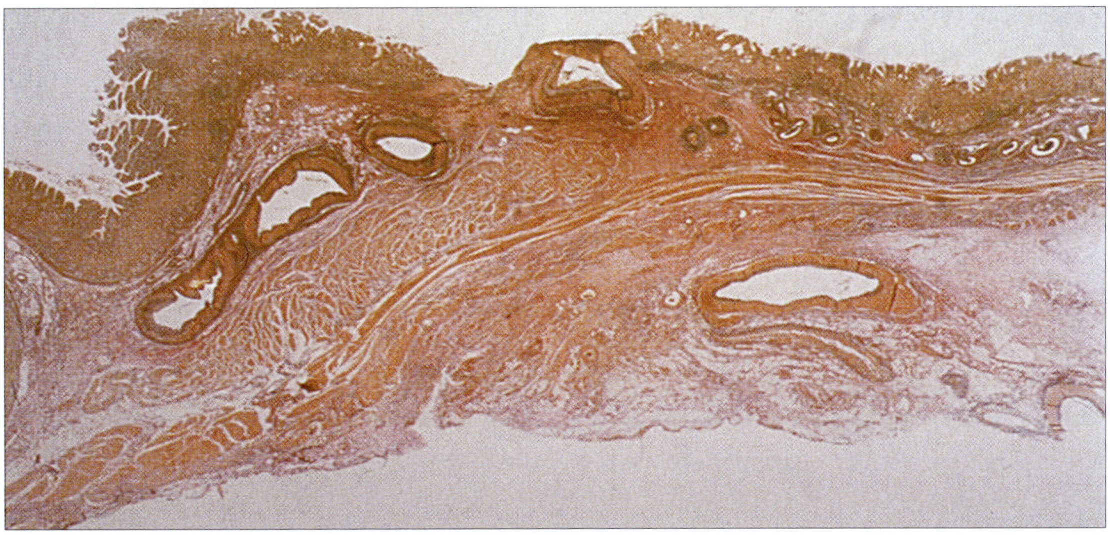

Abb. 5.**53** (**A**) Exulceratio simplex Dieulafoy, von Blutkoagel bedeckt. Diese Läsion hatte wiederholt zu massiven Blutungen geführt; (**B**) histologisches Bild.

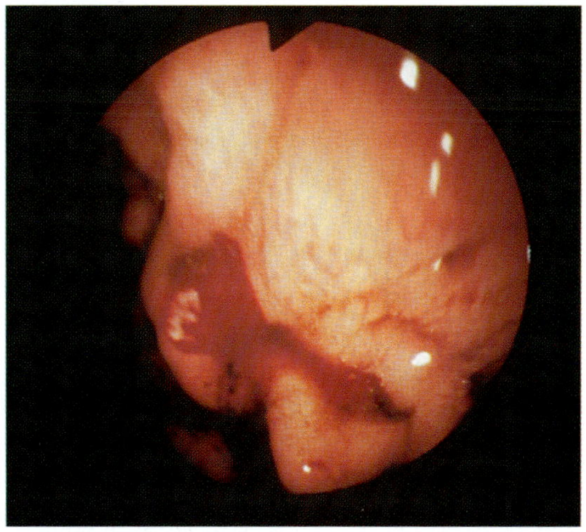

Abb. 5.**54** Histologisch gesicherte Vaskulitis der Magenmukosa mit hämorrhagischer Gastritis und chronischer Blutung.

Schutztubus verhindert außerdem die Aspiration von Fremdkörpern während der Extraktion und ermöglicht auch die zur Extraktion mehrerer Fremdkörper notwendigen multiplen Endoskoppassagen in den Magen. Zur Entfernung sind starke Greifinstrumente empfehlenswert (Faßzangen und Polypektomieschlingen). Ist der Fremdkörper an beiden Enden in der Mukosa eingeklemmt, aber flexibel genug, um die Kardia und den oberen Ösopha-

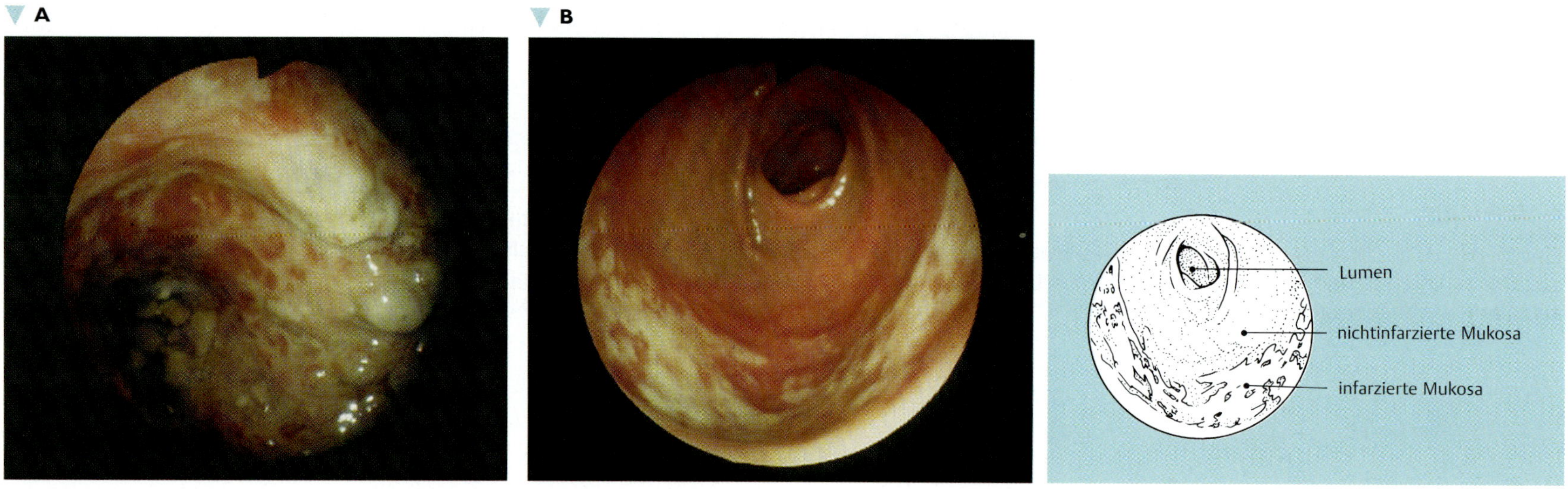

Abb. 5.**55** Ischämie. (**A**) Weißliche, nekrotische Abschilferung im proximalen Magen. (**B**) Scharf begrenzter Übergang von infarzierter in nichtinfarzierte Mukosa im distalen Magen.

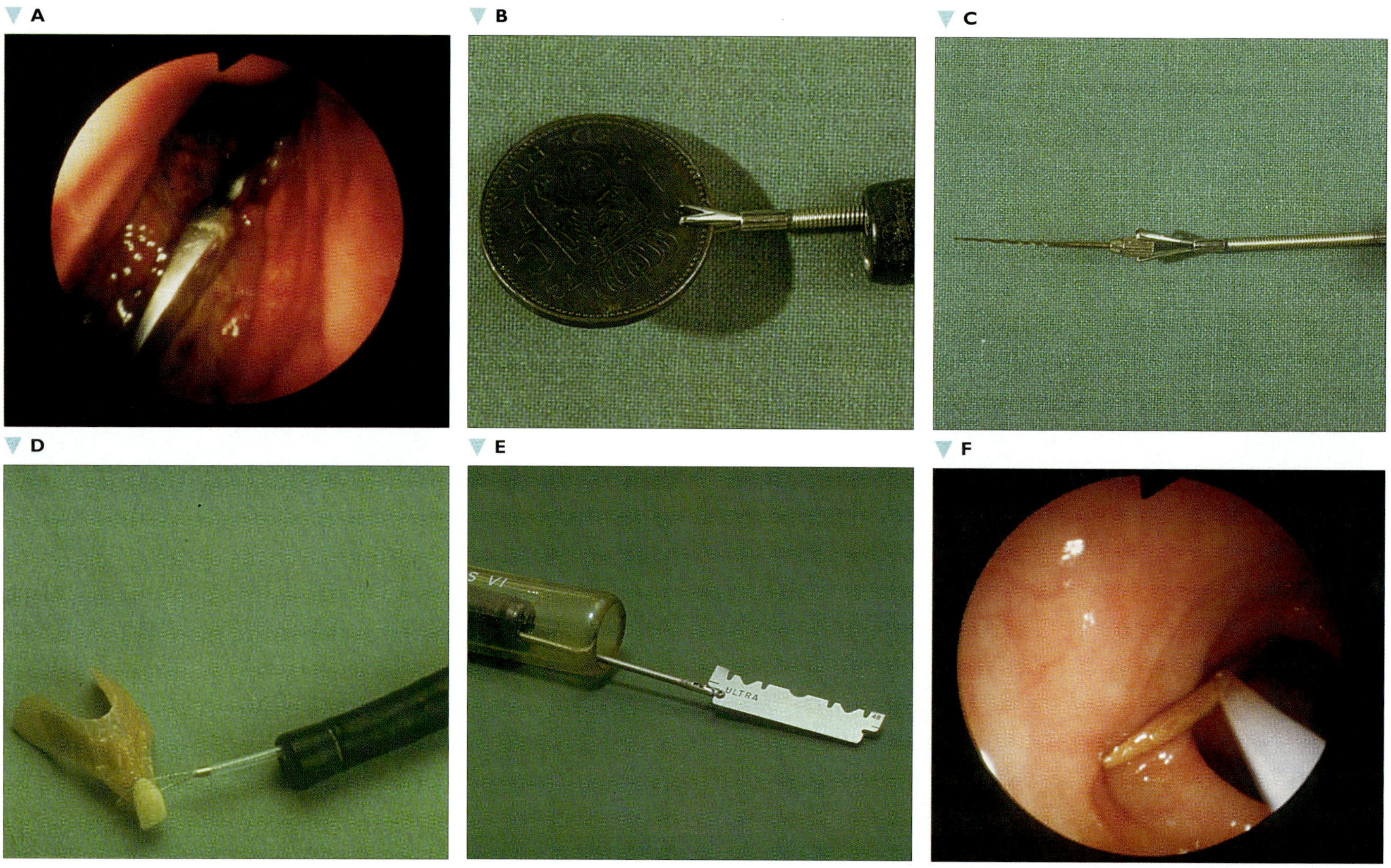

Abb. 5.**56** Fremdkörper im Magen. (**A**) Ein Messer. (**B**) Extrahierte Münze. (**C**) Extrahierter Zahnbohrer. (**D**) Extrahierte Zahnplatte. (**E**) Entfernung der Rasierklinge unter Benutzung eines äußeren Tubus. (**F**) Ein Holzstück wird mit einer Drahtschlinge gefaßt und extrahiert.

gussphinkter zu passieren, so kann man unter Benutzung eines zweikanaligen Endoskops eine Art Lasso bilden und das Objekt damit umschlingen, was die Extraktion wesentlich erleichtert (Abb. 5.**57**).

Der operierte Magen

Der Magen ist Ort einer Vielzahl chirurgischer Eingriffe, weshalb der Endoskopiker mit den zahlreichen operationsbedingten Formveränderungen des Magens vertraut sein sollte.

■ Chirurgische Artefakte

Pyloroplastik

Der trunkulären Vagotomie folgt oft das Einsetzen einer Pyloroplastik. Die durch den Heineke-Mikulicz-Eingriff verursachte Läsion ist gekennzeichnet durch einen offenen Pylorus, durch den ein weiterer, distal gelegener konzentrischer Ring sichtbar ist. Dieser Typ von Pyloroplastik ist schwierig zu untersuchen. Die Sorge um das Vorliegen eines Ulkus im deformierten Bereich ist gerechtfertigt, weshalb eine sehr sorgfältige Untersuchung beider Ringe und der dazwischenliegenden Mukosa angezeigt ist (Abb. 5.**58**). Bei der Jaboulay-Pyloroplastik handelt es sich um eine in der Nähe des stenosierten Pylorus befindlichen Anastomose zwischen Antrum und Duodenum. Resultiert aus einem tiefen Ulkus eine Fistel zwischen Antrum und Bulbus duodeni, so entsteht das Bild eines doppelten Pylorus, das dem chirurgischen Defekt nach Gastroduodenostomie ähnelt (Abb. 5.**59**).

Partielle Gastrektomie

Bei der partiellen Billroth-I-Gastrektomie enden die Mukosafalten abrupt, radiär an der Anastomose und imponieren gelegentlich nodulär. Die diese Knötchen bedeckende Mukosa ist identisch mit jener der Umgebung der Anastomose. Die Knötchen selbst können jedoch breiter sein als die weiter proximal gelegenen Mukosafalten. An der Anastomose vereinigt sich die rötliche Magenmukosa mit der graurosafarbenen flachen Duodenalmukosa (Abb. 5.**60**).

Bei der Billroth-II-Operation befindet sich die Anastomose in der Regel 15–20 cm distal der ösophagogastralen Grenze; der Übergang zwischen der orangeroten Magen- und der gelbgrauen Jejunummukosa ist leicht erkennbar. Entlang der kleinen Kurvatur können einige operationsbedingte knotige Falten vorhanden sein. Etwas distal der Anastomose sieht man gelegentlich eine carinaähnliche Struktur oder Falte mit einer afferenten Schlinge auf einer und

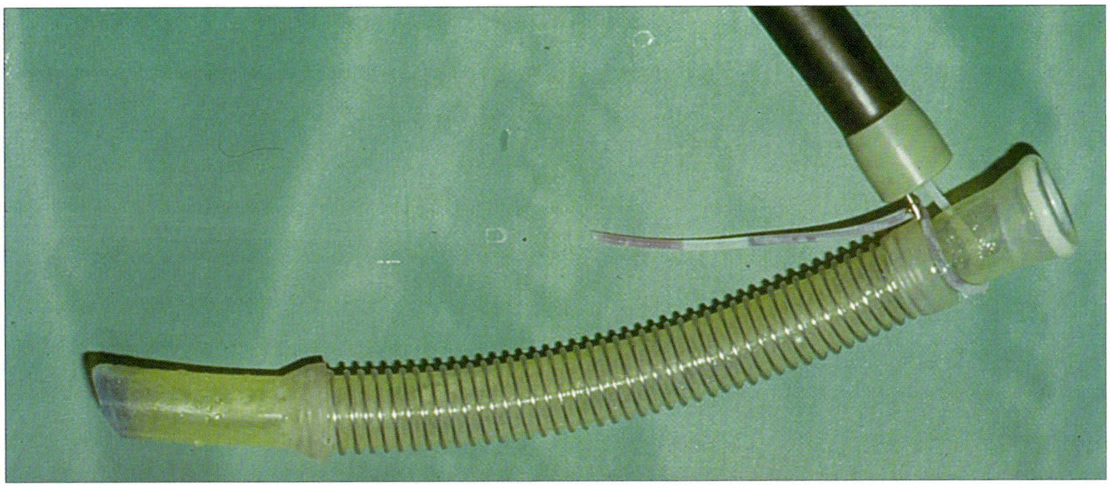

Abb. 5.**57** Endoprothese. Entfernung aus dem Magen mittels eines zweikanaligen Endoskops.

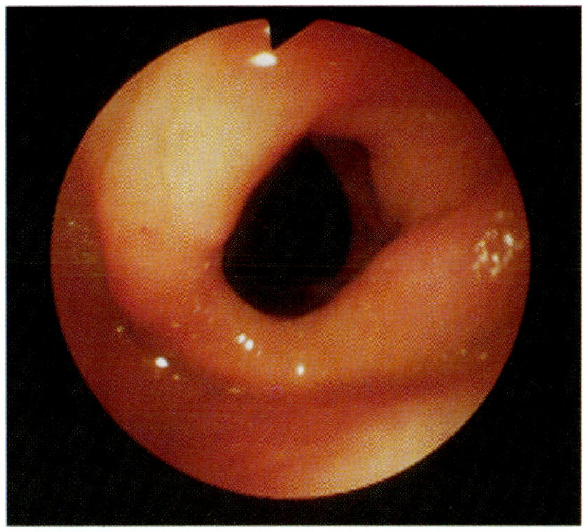

Abb. 5.**58** Heineke-Mikulicz-Pyloroplastik. Aufgeweiteter Pylorus mit einem konzentrischen zweiten Ring.

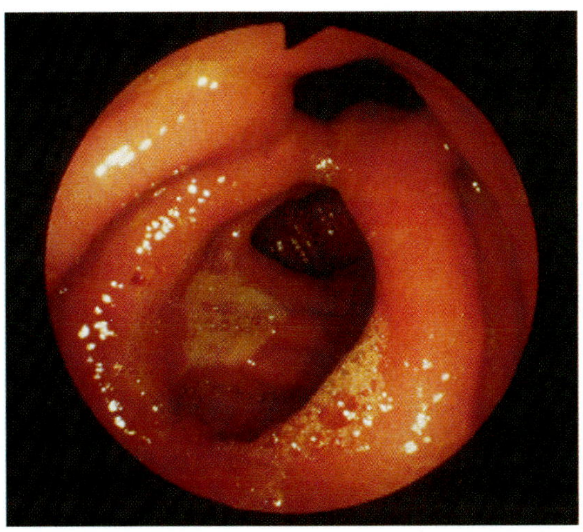

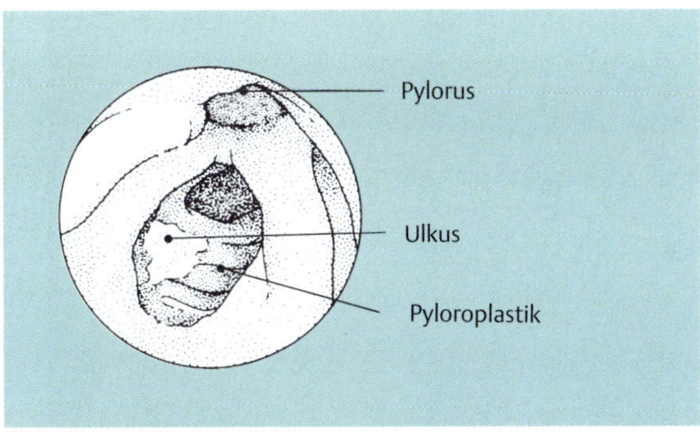

Abb. 5.**59** Jaboulay-Pyloroplastik mit rezidivierender Ulzeration; Brückenbildung zwischen Pylorus und Anastomose.

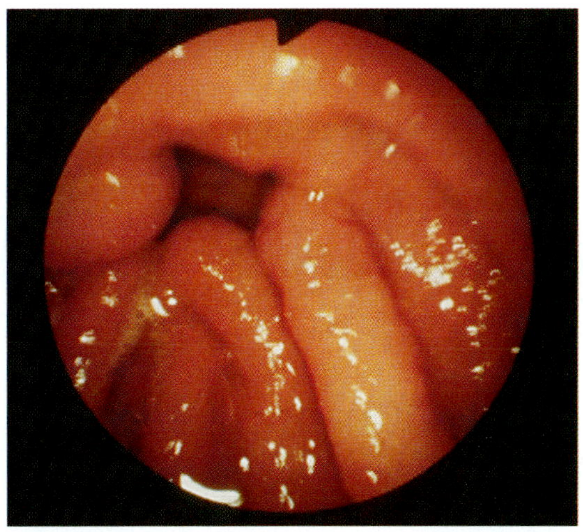

Abb. 5.**60** Partielle (Billroth-I-) Gastrektomie. Etwas nodulär vergrößerte Falten und Erythem im Bereich der Anastomose.

einer efferenten Schlinge auf der anderen Seite (Abb. 5.**61**). Die Öffnung der efferenten Schlinge ist im Vergleich zur afferenten meist weiter und direkter mit dem Magenlumen verbunden.

Beide Schlingen können endoskopisch erreicht und inspiziert werden. Die afferente Schlinge endet proximal am blind endenden Bulbus duodeni, der eine charakteristische tumor- oder polypenähnliche Deformität bilden kann (Abb. 5.**62**). Oft ist die Papilla Vateri zu erkennen. Vermutet man retinierte Antrummukosa, sollten aus dem blinden Ende der afferenten Schlinge Biopsieproben entnommen werden. Die efferente Schlinge kann 30 cm und mehr intubiert werden. Liegen die Öffnungen der afferenten und efferenten Schlingen sehr nah aneinander, so entsteht das Bild eines doppelläufigen Stomas; die beiden Schlingen kommunizieren direkt mit dem Restmagen (Abb. 5.**63**). Die Billroth-II-Deformität präsentiert sich oft in Form abnormer Magenfalten und kann einen entzündlichen (Granulationsgewebs-) Polypen an der Anastomose aufweisen (Abb. 5.**64** und 5.**65**). Das Vorliegen einer einzigen Schlinge im Bereich der Anastomose weist auf eine Roux-Y-Anastomose (Abb. 5.**66**), klarer

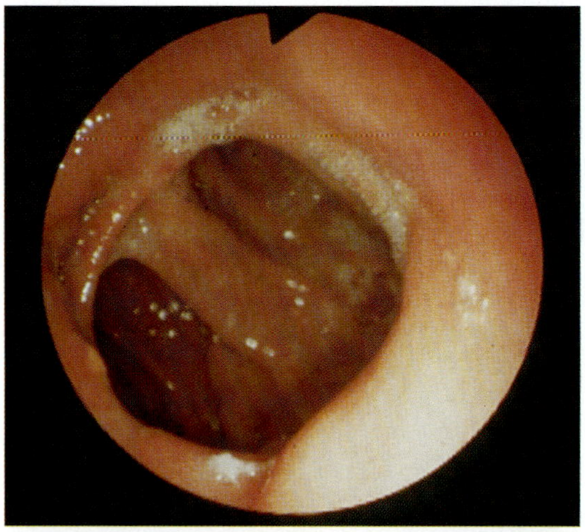

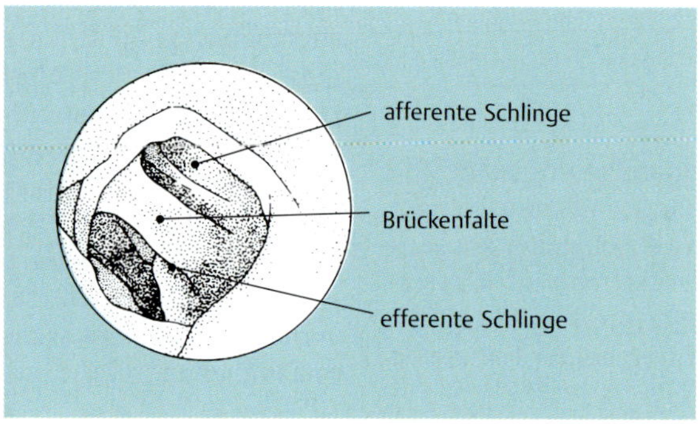

Abb. 5.**61** Partielle (Billroth-II-) Gastrektomie. Afferente und efferente Schlingen sind an der Anastomose durch eine Brückenfalte getrennt.

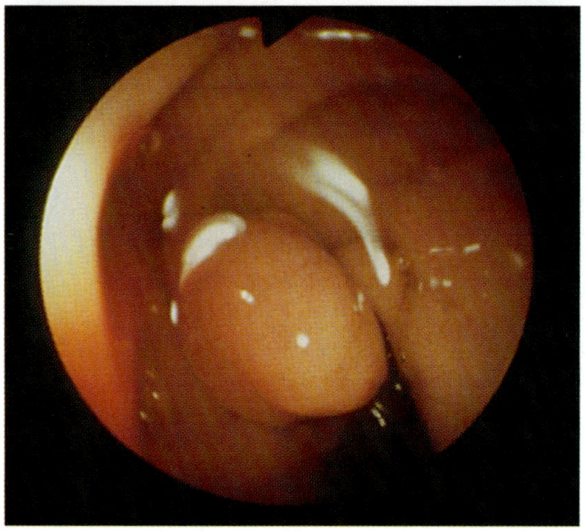

Abb. 5.**62** Die invertierte Bulbusnahtlinie der afferenten Schlinge ähnelt einem Polypen.

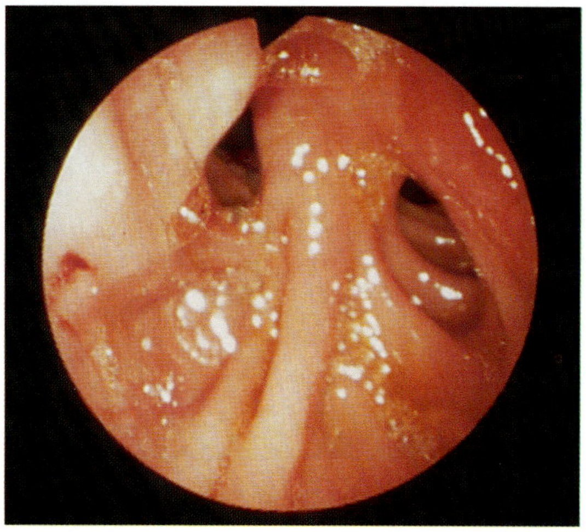

Abb. 5.**63** Billroth-II-Gastrektomie mit doppelläufigem Lumen. Jede Schlinge hat einen direkten Zugang zum Restmagen.

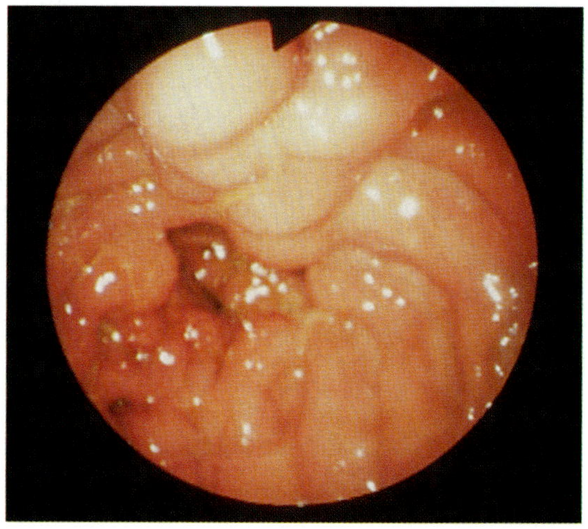

Abb. 5.**64** Chirurgisches Artefakt an der kleinen Kurvatur, das dicken, gequollenen, mit normaler Mukosa bedeckten Magenfalten ähnelt.

A

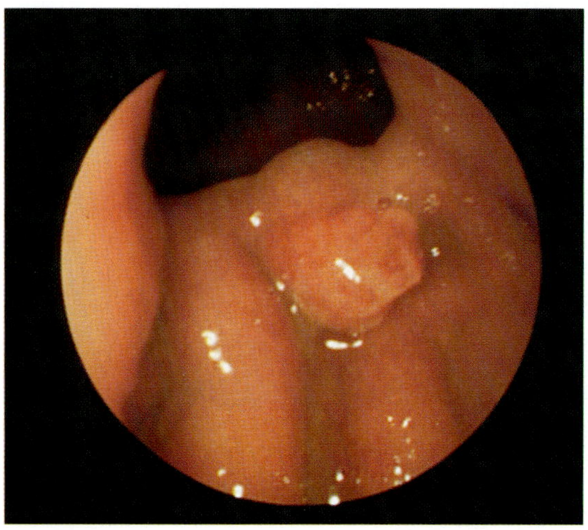

B

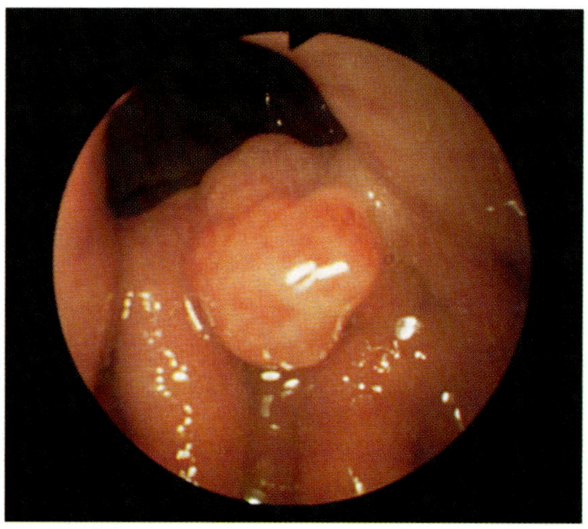

Abb. 5.**65** (**A** und **B**) Granulationsgewebspolyp auf der Magenseite der Billroth-II-Anastomose.

und farbloser Mageninhalt auf eine zur Reduzierung von Gallereflux in den Magen vorgenommene Umleitung der Roux-Y-Anastomose hin.

Totale Gastrektomie

Bei der totalen Gastrektomie wird der Ösophagus auf eine der folgenden drei Weisen mit dem Dünndarm anastomosiert: End-zu-End, End-zu-Seit oder mit der Anastomose nach Nakayama (Abb. 5.**67** bis 5.**71**). Je nach Anastomosentyp kann die Gallenflüssigkeit im Anastomosenbereich zur Epithelmetaplasie im Ösophagus führen. Im Falle einer Anastomose nach Nakayama bilden beide Enden eine Reservoirtasche, die intubiert und beurteilt werden kann.

Magenteilung (Gastrogastrostomie)

Nach der Magenteilung oder Gastroplastik bei Fettsucht sind die oberen und unteren Magentaschen durch ein Stoma separiert. Dieses Stoma ist mit einem kleinkalibrigen Endoskop passierbar und muß in manchen Fällen mittels Bou-

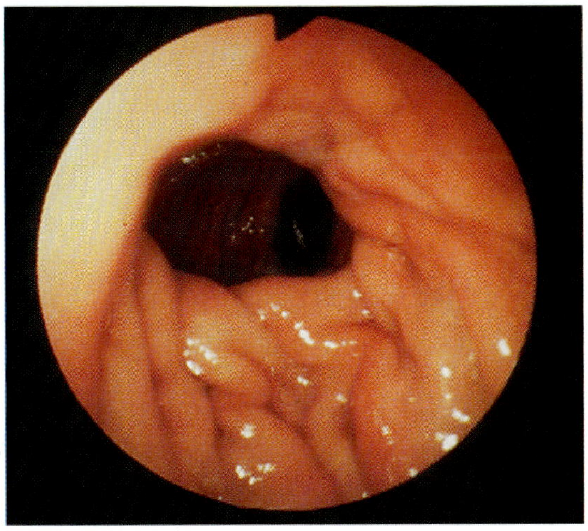

Abb. 5.**66** Partielle Gastrektomie mit Roux-Y-Anastomose: Normaler Restmagen ohne Gallenflüssigkeit.

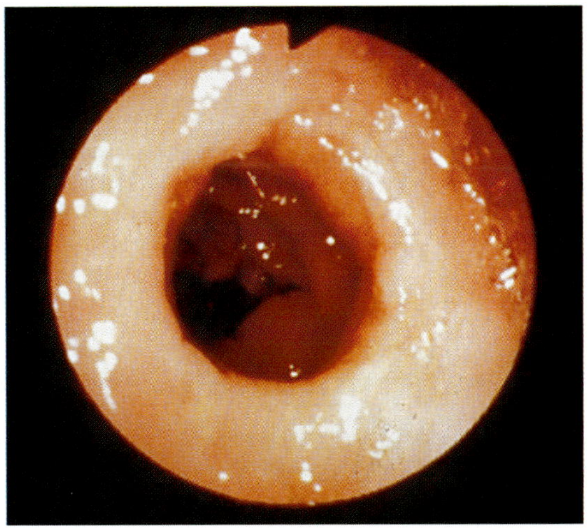

Abb. 5.**67** Ösophagojejunostomie nach totaler Gastrektomie. Man beachte den Unterschied in der Farbe und dem Faltenrelief zwischen Ösophagus und Dünndarm.

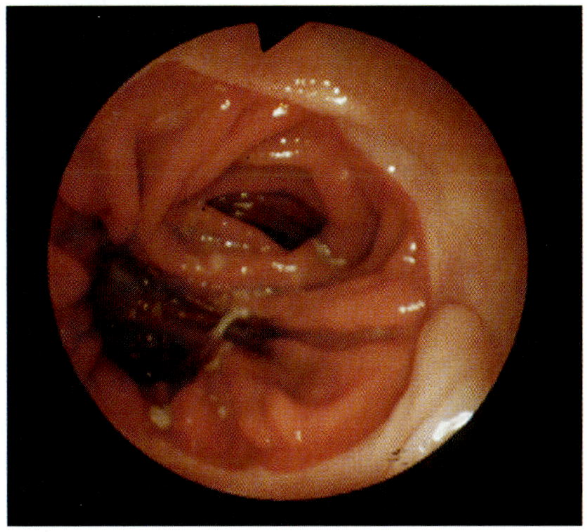

Abb. 5.**68** Ösophagojejunal-Anastomose nach totaler Gastrektomie; eine Tasche mit zwei Schlingen ist erkennbar.

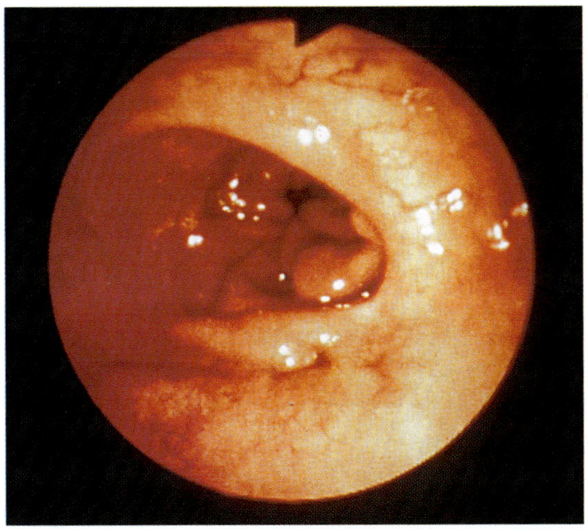

Abb. 5.**69** Ösophagojejunostomie unter Bildung eines Endobrachyösophagus aufgrund eines alkalischen biliären Refluxes.

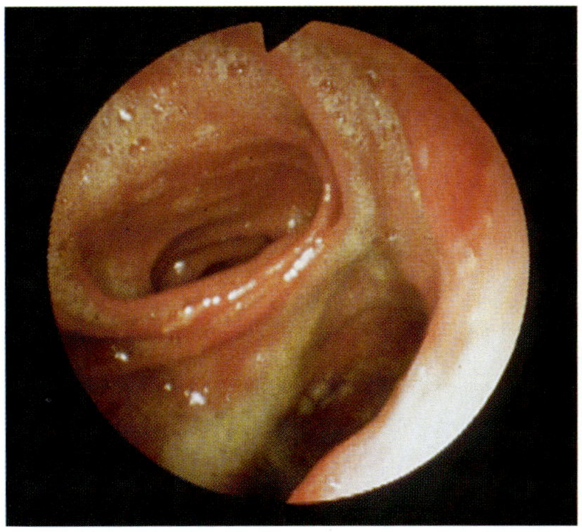

Abb. 5.**70** Ösophagojejunostomie mit einer Anastomose nach Nakayama. Zwei Lumina in Höhe der Anastomose zwischen Ösophagus und Dünndarm.

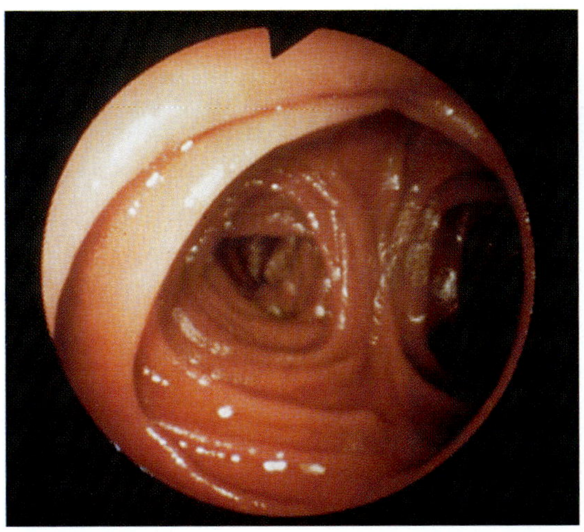

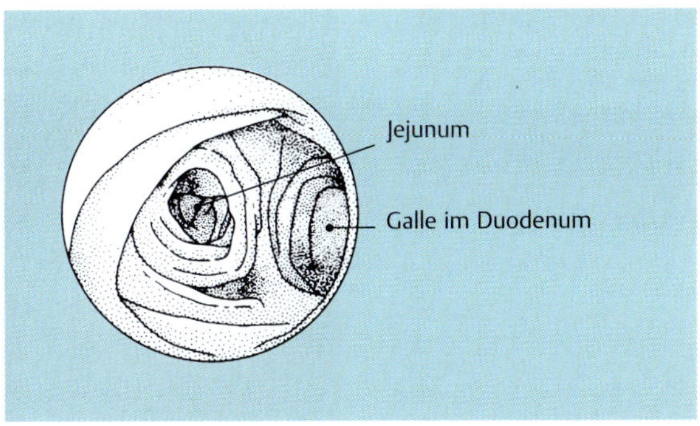

Abb. 5.**71** Roux-Y-Anastomose mit Eintritt des Duodenalschenkels ins Jejunum.

gies, Metalloliven oder Ballonkatheter behutsam, jedoch nicht mehr als 1 cm im Durchmesser dilatiert werden, da sonst der Sinn des chirurgischen Eingriffs verlorengeht (Abb. 5.**72** und 5.**73**).

Gastrojejunostomie

Endoskopisch erkennt man eine Gastroenterostomie oder -jejunostomie an der Verbindung zwischen Magen und Jejunum, die sich üblicherweise an der großen Kurvatur im Bereich der hinteren Magenwand befindet (Abb. 5.**74**). Die Grenze zwischen der Mukosa des Magens und der des Jejunums ist leicht auszumachen. Häufig findet man mit Luftblasen durchsetzte Gallenflüssigkeit, die vom Dünndarm in den Magen fließt. Meist lassen sich sowohl die afferente als auch die efferente Schlinge intubieren und untersuchen. Die Gastrojejunostomie ist aufgrund der reichlichen Säuresekretion im Magen gegenüber einer Ulzerierung besonders gefährdet.

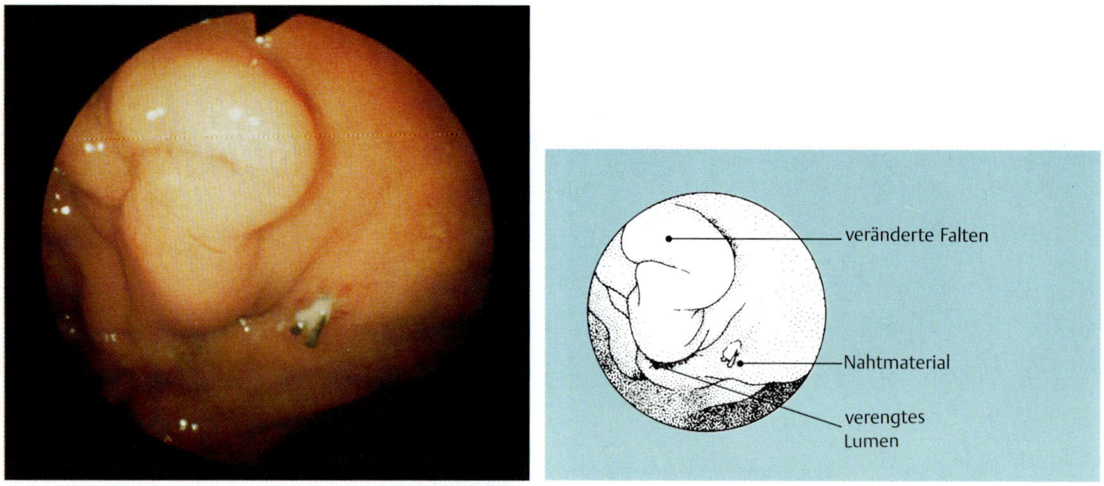

Abb. 5.**72** Magenteilung. Abnorme Falten entlang der kleinen Kurvatur und eingeengtes Stoma.

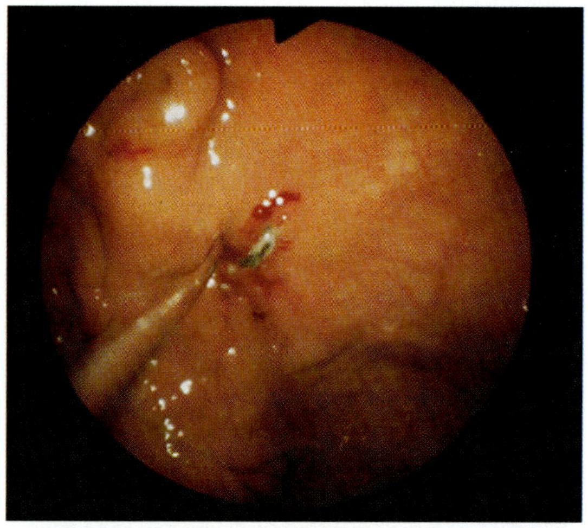

Abb. 5.**73** Nach der Gastroplastik wird ein Führungsdraht durch das enge Lumen zur Dilatation eingeführt.

A **B**

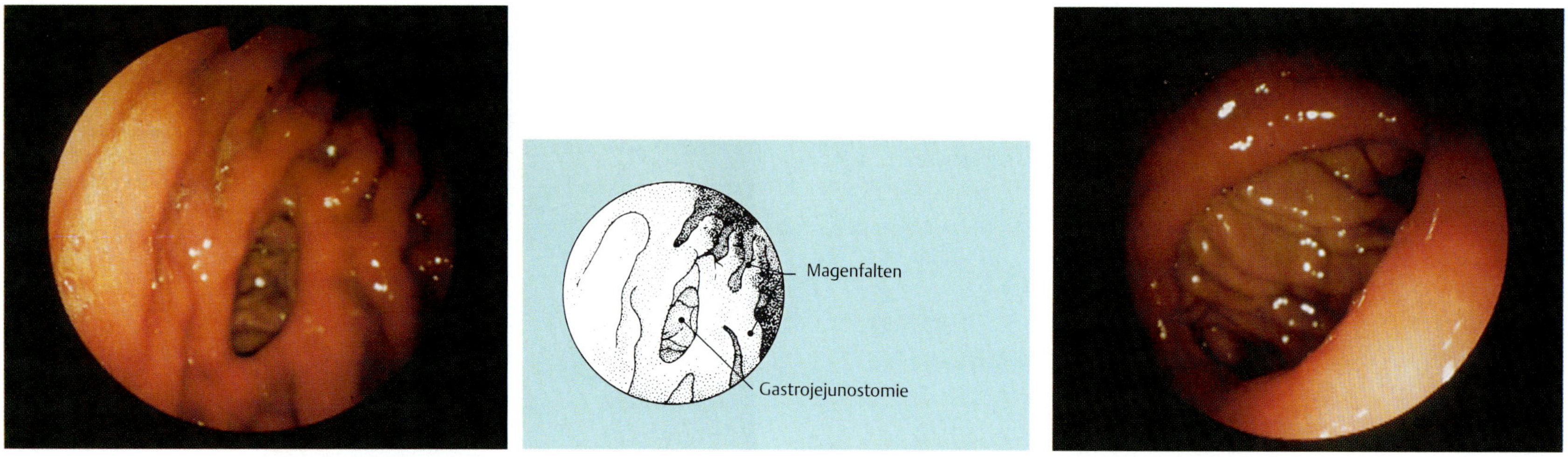

Abb. 5.**74** (**A**) Gastrojejunostomie; (**B**) Nahaufnahme.

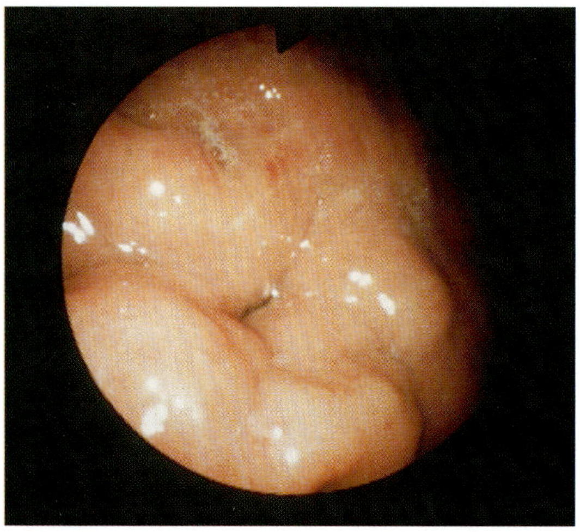

Abb. 5.**75** Fistelbildung nach unvollständigem Verschluß des Gastrostomiedefekts.

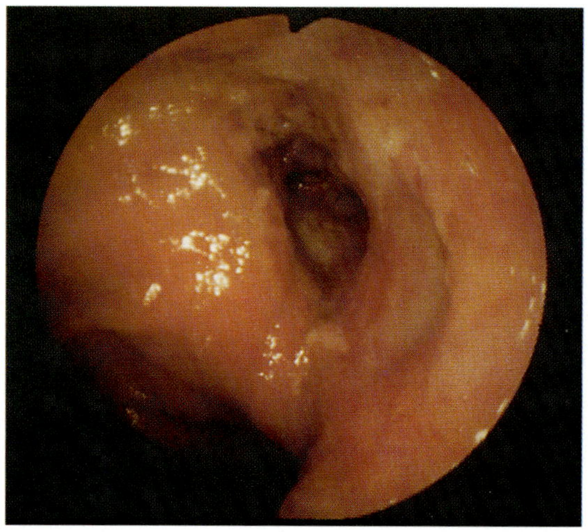

Abb. 5.**76** Marsupialisation einer Pankreaspseudozyste mit Defekt der Magenhinterwand.

Andere operative Maßnahmen

Chirurgische Artefakte als Folge einer Gastrostomie oder Marsupialisation einer Pankreaspseudozyste sind selten anzutreffen (Abb. 5.**75** und 5.**76**).

Abnormitäten des Restmagens

Ein gering ausgeprägtes, unspezifisches Ödem der Anastomose stellt einen der häufigen Befunde nach partieller Gastrektomie dar (Abb. 5.**77**). Das Erythem besteht aus unzähligen roten Pünktchen, die wohl durch Lineae gastricae getrennten Areae gastricae entsprechen. Aufgrund der Ektasie der mukösen Kapillaren besteht im Bereich der Anastomose oft eine gewisse Vulnerabilität. Dieses Gebiet erscheint gewöhnlich mäßiggradig nodulär, entweder aufgrund prominenter Magenfalten oder kleiner polypöser, erythematös und oberflächlich erosiv erscheinender Wucherungen (Abb. 5.**78**).

Gelegentlich zeigen sich im Bereich der Anastomose selbst Jahre nach der Operation erhabene Fadenreste – charakteristischerweise in Form von kleinen Fadengranulomen. Diese Knötchen können verfärbt erscheinen, das Fadenmaterial selbst kann sichtbar sein. Oft liegen Exsudation und Entzündung (Abb. 5.**79**), bei starker Entzündung auch eine Ulzerierung vor. Bei Fadengranulomen handelt es sich um submuköse Geschwulste, die aus einer schweren Entzündung um das Fadenmaterial resultieren. Sie neigen dazu, die Anastomose asymmetrisch zu deformieren, wodurch sie einer Neoplasie ähneln. Fadenreste rufen nur selten Symptome hervor und brauchen nicht entfernt zu werden; Fadenulzera hingegen sind oft symptomatisch und erfordern zur Heilung die Fadenentfernung. Hierzu werden die Operationsfäden endoskopisch entweder mit Biopsiezangen gegriffen oder mit einer Fadenschere durchtrennt und anschließend extrahiert (Abb. 5.**80**).

A B

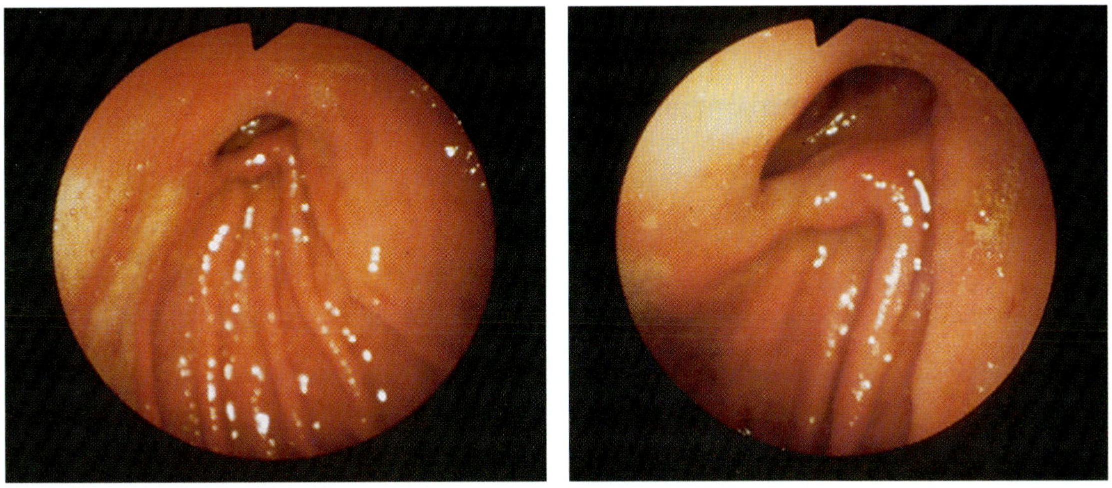

Abb. 5.**77** (**A**) Billroth-II-Anastomose mit unspezifischem Erythem; (**B**) Nahaufnahme.

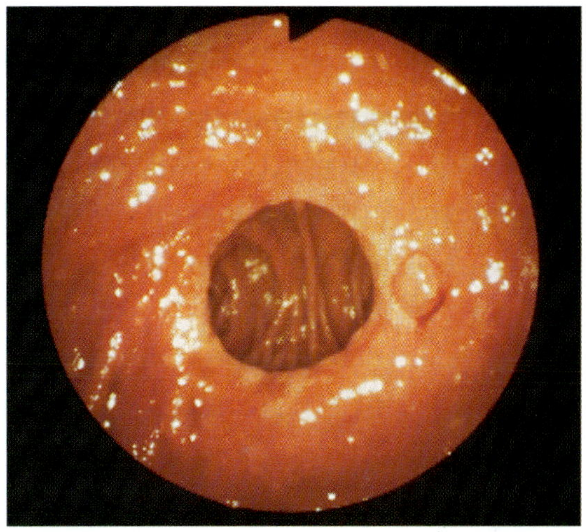

Abb. 5.**78** Billroth-II-Anastomose mit kleinen, polypösen Epithelwucherungen und weißlicher Verfärbung am Anastomosenrand. Beispiel einer enterogastrischen Refluxgastritis.

A B

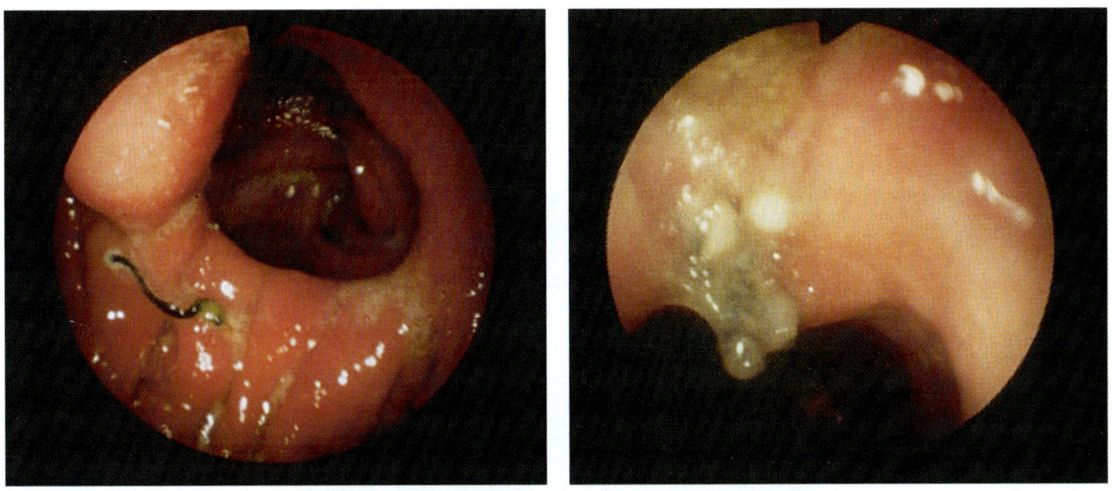

Abb. 5.**79** Protuberante Fäden bei Billroth-II-Operation. (**A**) Erythem der Anastomose und Nahtmaterial; (**B**) geringgradige Entzündung um die Fäden.

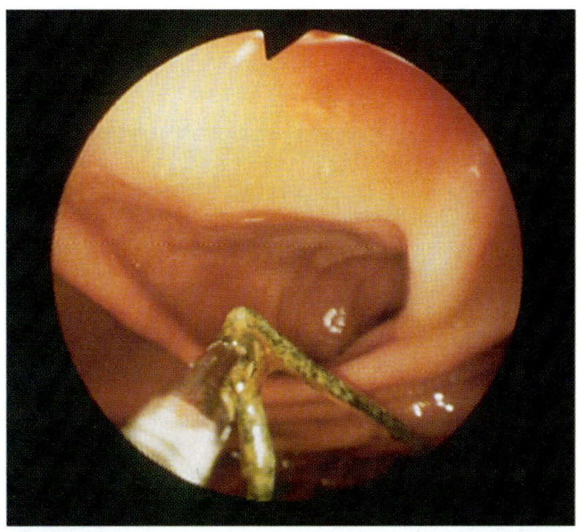

Abb. 5.**80** Persistierendes Fadenmaterial, 15 Jahre nach Billroth-II-Operation; die Fadenextraktion mit der Biopsiezange wurde aufgrund anhaltender Ulzerierung nötig.

■ Alkalische Refluxgastritis

Ein diffuses Erythem und gallige Verfärbung der Magenmukosa sind ein häufig anzutreffender Befund nach partieller Gastrektomie. Die Erkrankung wird als „Endoskopische enterogastrische (Galle-) Refluxgastritis" bezeichnet und ist gekennzeichnet durch postprandiale, brennende epigastrische Schmerzen, frühes Sättigungsgefühl, Galleerbrechen, Übelkeit und Anorexie. Gallesalze und Lysolezithin schädigen die gegen den Säurereflux schützende Epithelbarriere; die Säure fließt zurück in den Magen und ruft eine Entzündung hervor.

Endoskopisch imponieren charakteristischerweise Erythem und Schwellung der Mukosa mit galliger Verfärbung. Das Erythem ist in der Regel stark ausgeprägt, auffällig rot (Abb. 5.**81**). Vor allem die Falten im Bereich der Anastomosen sind erheblich geschwollen (Abb. 5.**82**) und können einen pseudopolypösen Aspekt annehmen. Die deutlich verstärkte Mukosarötung bei Patienten mit Refluxgastritis kann die eigentliche Natur der Erkrankung verraten (Abb. 5.**83**). Kontaktvulnerabilität der Schleimhaut und oberflächliche Erosionen sind häufig zu beobachten. Histologisch manifestiert sich das Erythem als markante Kapillardilatation. Außerdem zeigt sich häufig eine unspezifische Entzündung mit verändertem Epithel und verringerter Produktion von Mukus.

■ Ulzeration im Bereich der Anastomose

Ein Anastomosen-Ulkus oder Ulcus pepticum jejuni ist ein häufiger Befund nach partieller Gastrektomie. Endoskopisch lassen sich die Erosionen und Ulzera gewöhnlich leicht beurteilen, obwohl die hinter den Magenfalten oder im Jejunalrand der Anastomose versteckten Ulzera nur mit einiger Mühe zu identifizieren sind. Die Ulzera sind gewöhnlich in einem Bereich von 2 cm beiderseits der Anastomose lokalisiert. Eine Schleimüberlagerung der Mukosa kann ein Ulkus simulieren, aber das Abspülen der Läsion unter endoskopischer Sicht bringt die Klärung des Befundes.

Das Jejunalulkus ist mit seinem fibrinoiden, grauweißen Krater und entzündlichen, gelegentlich großen Rändern mit einem Ulkus des Bulbus duo-

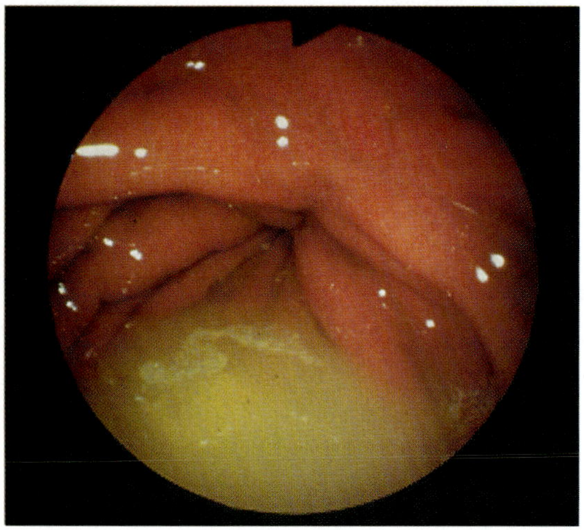

Abb. 5.**81** Alkalische Refluxgastritis. Intensives Erythem und eine große Menge refluktierter Galle im Restmagen.

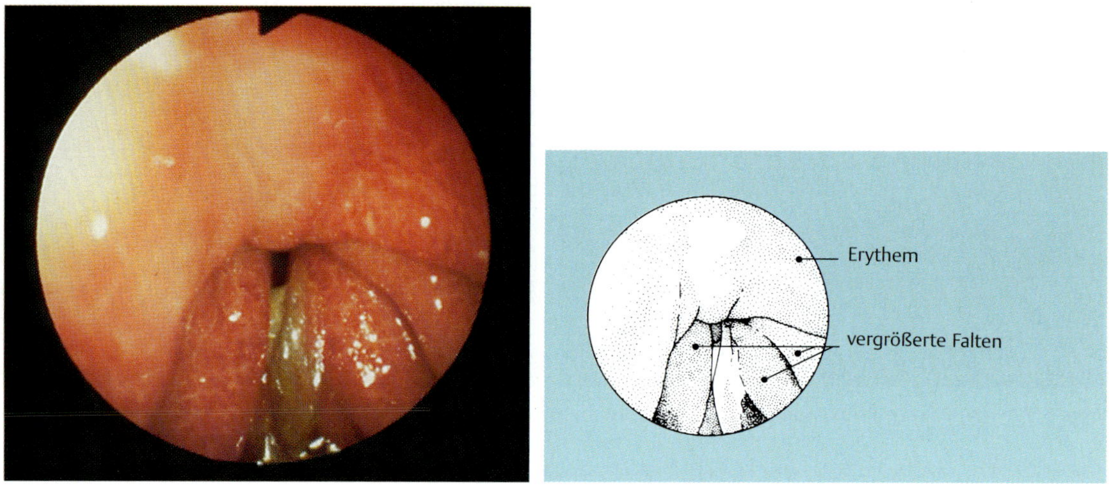

Abb. 5.**82** Alkalische Refluxgastritis. Vergrößerte Magenfalten und auffälliges Mukosaerythem.

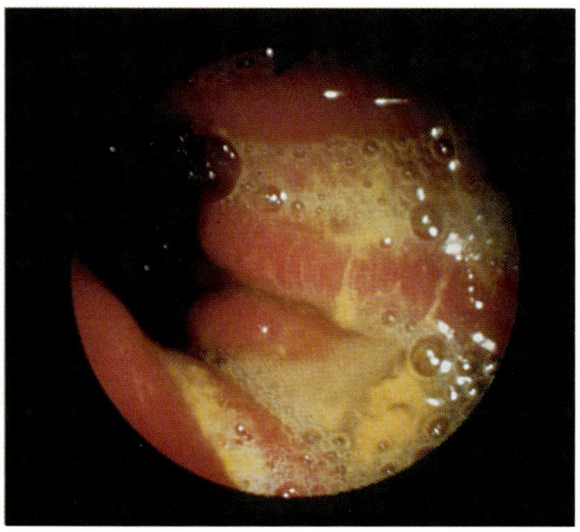

Abb. 5.**83** Alkalische Refluxgastritis. Intensives Erythem und geschwollene Falten.

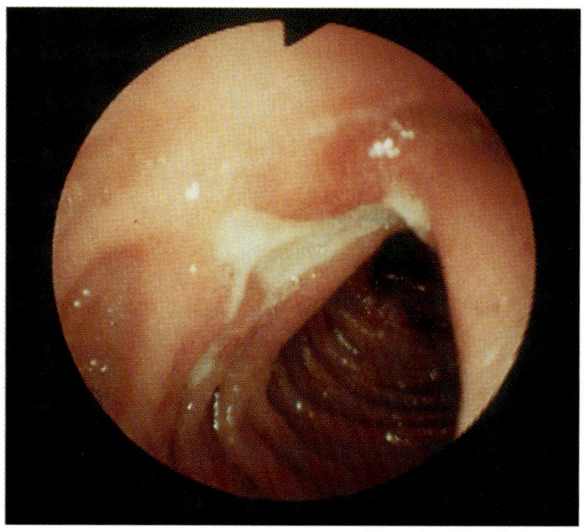

Abb. 5.**84** Ulcus pepticum jejuni der efferenten Schlinge nach Billroth-II-Gastrektomie.

deni vergleichbar (Abb. 5.**84** und 5.**85**). Gelegentlich ist das Jejunalulkus groß und tritt multipel auf (Abb. 5.**86**). Ein auf der Magenseite befindliches Ulkus wird als Magenulkus betrachtet. Ein Jejunalulkus kann bluten oder unter Bildung einer jejunokolischen Fistel ins Kolon perforieren (Abb. 5.**87**). Magen-Darm-Fisteln kommen auch vor (Abb. 5.**88**). Ein nur auf der Darmseite befindliches Ulkus der Anastomose spricht in vielen Fällen für eine gastrale Hypersekretion (Abb. 5.**89**). Bei Rezidivulzera muß immer eine Hypergastrinämie ausgeschlossen werden.

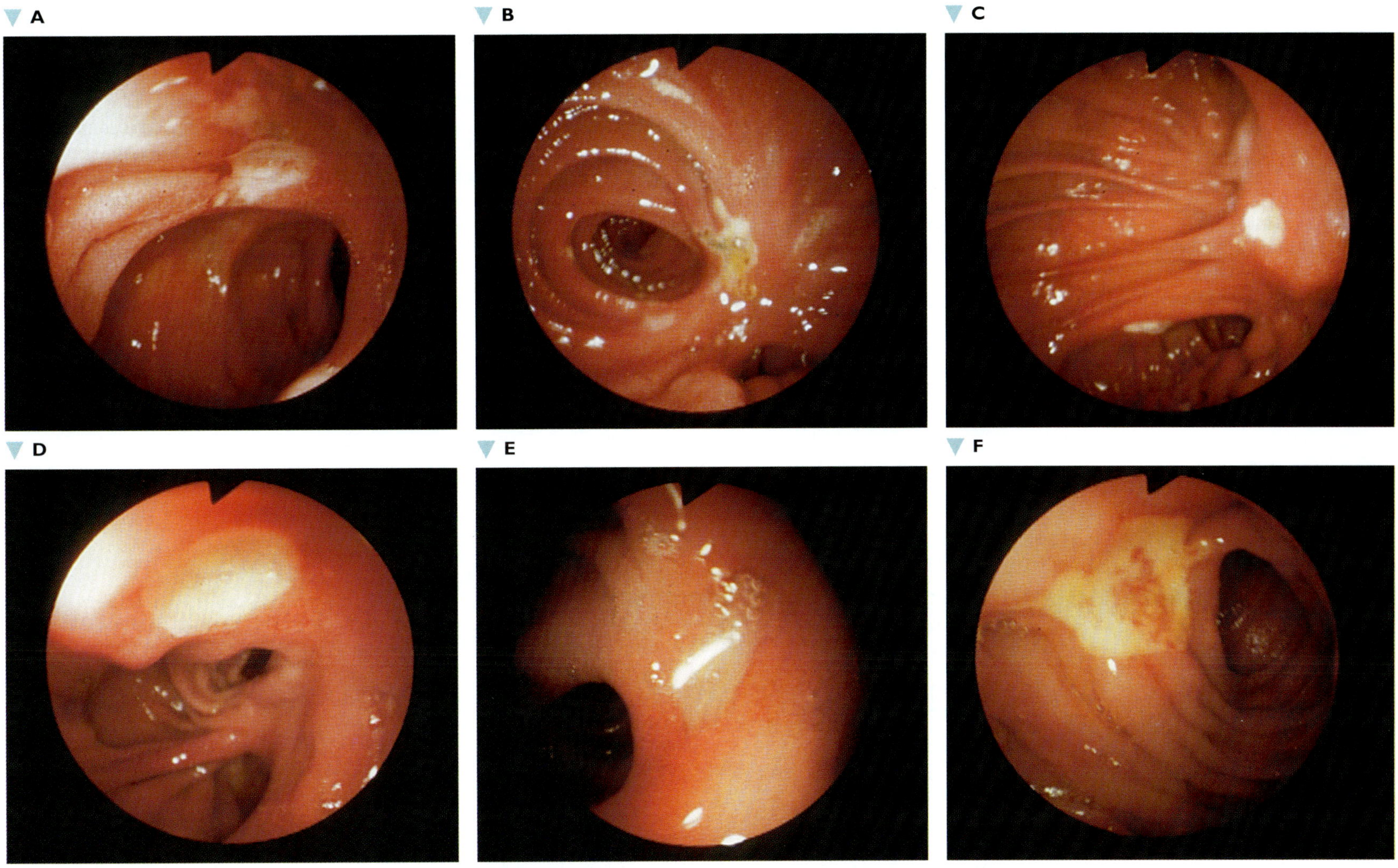

Abb. 5.**85** (**A** bis **F**) Sechs Beispiele eines Ulcus pepticum jejuni im Anastomosenbereich mit deutlicher Ulzerierung. Der Ulkusgrund ist weiß oder gallig tingiert.

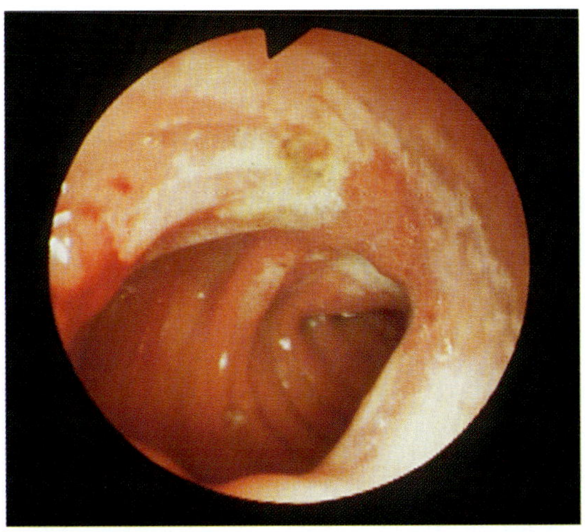

Abb. 5.**86** Multiple, oberflächliche peptische Ulzera des Jejunum.

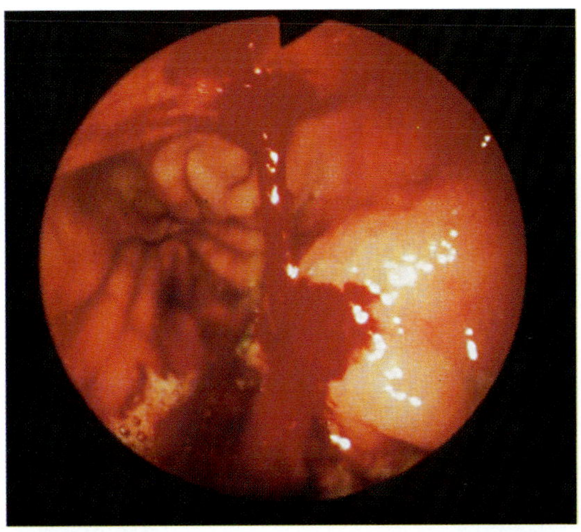

Abb. 5.**87** Ulcus pepticum jejuni mit spritzender Blutung.

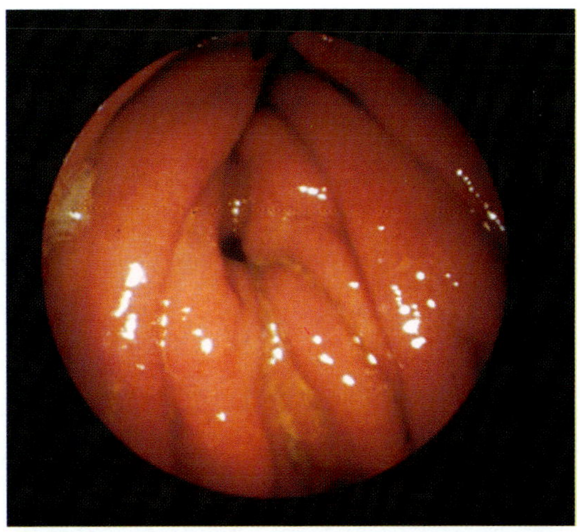

Abb. 5.**88** Magen-Darm-Fistel nach Billroth-II-Operation, die wahrscheinlich Folge der postoperativen Ulzerierung ist.

Stenose der Anastomose

Stenosen oder Strikturen im Bereich der Anastomose sind zumeist Folgen der Operationstechnik (Anastomoseninsuffizienz oder Hämatom) oder eines Anastomosen-Ulkus. Ist es unmöglich, die Stenose mit einem 10 mm-Endoskop zu passieren, spricht das für eine Stenose, es sei denn, das Stoma wurde mit einer ungewöhnlichen Winkelbildung konstruiert. Zum sicheren Ausschluß einer Stenose sollten beide Schlingen in einer Länge von mindestens 5 cm untersucht werden. Endoskopisch zeigt sich bei der Stenose ein fibrotisch verengtes Stoma, das der Endoskoppassage Widerstand leistet. Gleichzeitig beobachtet man Speisereste oder Bezoare – Hinweise auf die Stase im Magen (Abb. 5.**90** und 5.**91**).

Invagination (Intussuszeption)

Die Invagination im Bereich der Anastomose ist eine seltene, aber schwere Komplikation nach einer Gastrojejunostomie und betrifft die efferente, die afferente Schlinge oder beide Schlingen. Endoskopisch sieht man einen rötlichen, in das Lumen hineinragenden Tumor aus Jejunalfalten (Abb. 5.**92**). Während des Erbrechens oder Würgens kann der Tumor intermittierend durch die Anastomose in den Magen prolabieren. Das manchmal zu beobachtende starke Erythem im oberen Segment der afferenten oder efferenten Schlinge weist auf eine vorherige Intussuszeption hin.

Bezoare des Magens

Ein Magenbezoar ist ein Gebilde aus verfestigten Nahrungsresten, das den Magen nicht passieren kann. Bezoare bilden sich zumeist nach chirurgischer Therapie peptischer Ulzera und können bei Patienten nach Gastrektomie symptomatisch werden. Die Entstehungsursache ist unklar. Am Aufbau eines Bezoars sind oft verschiedene pflanzliche Nahrungsbestandteile beteiligt (Abb. 5.**93**). Die Masse kann den Magenausgang oder die Anastomose blockieren, aber in der Regel ist diese weit offen. Dies ist ein Indiz dafür, daß die Bezoarbildung mit einer unzureichenden Motorik des Restmagens assoziiert ist, wahrscheinlich infolge einer Schädigung des gastralen Schrittmacherareals.

Bezoare sind in der Regel locker aufgebaut und unregelmäßig konturiert. Endoskopisch lassen sie sich mit Hilfe von Faßzangen und Infusionstherapie (von Enzymen direkt in den Bezoar – „Water-Pik-Technik") zerkleinern. Da zur Extraktion multipler Bezoarfragmente mehrere Endoskoppassagen notwendig sind, sollte ein äußerer Tubus verwendet werden, der außerdem die Aspiration dieser Fragmente verhindert. Therapeutisch folgen der Bezoarextraktion eine Einschränkung faserhaltiger Nahrungsmittel, der Patient sollte besser kauen und oral Zellulase zu sich nehmen.

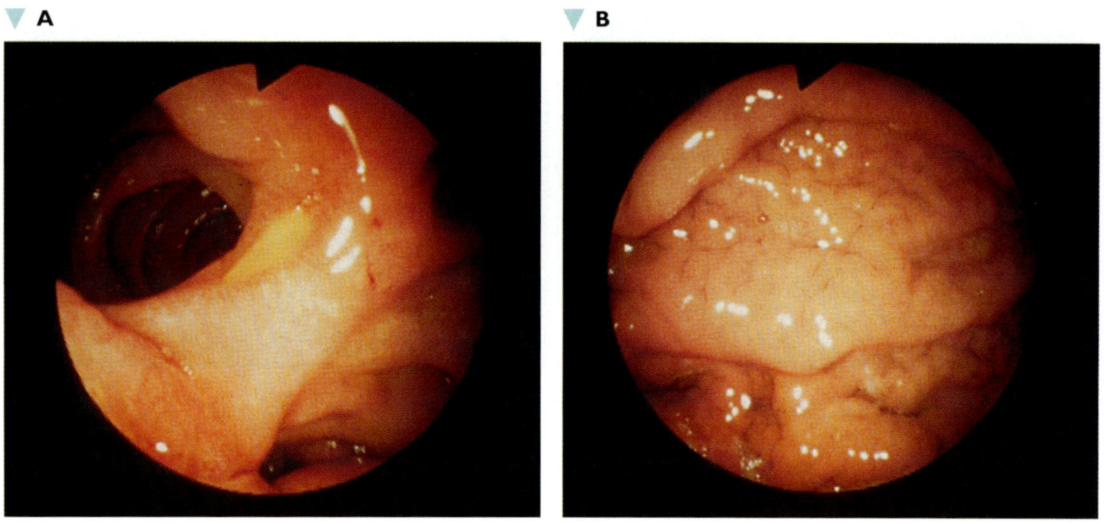

Abb. 5.**89** (**A**) Ulcus pepticum jejuni auf dem Balken zwischen afferenter und efferenter Schlinge, das sich als resistent gegenüber einer Therapie mit H_2-Rezeptorenblockern erwies. (**B**) Prominentes Areae-gastricae-Relief, vereinbar mit Säureüberproduktion.

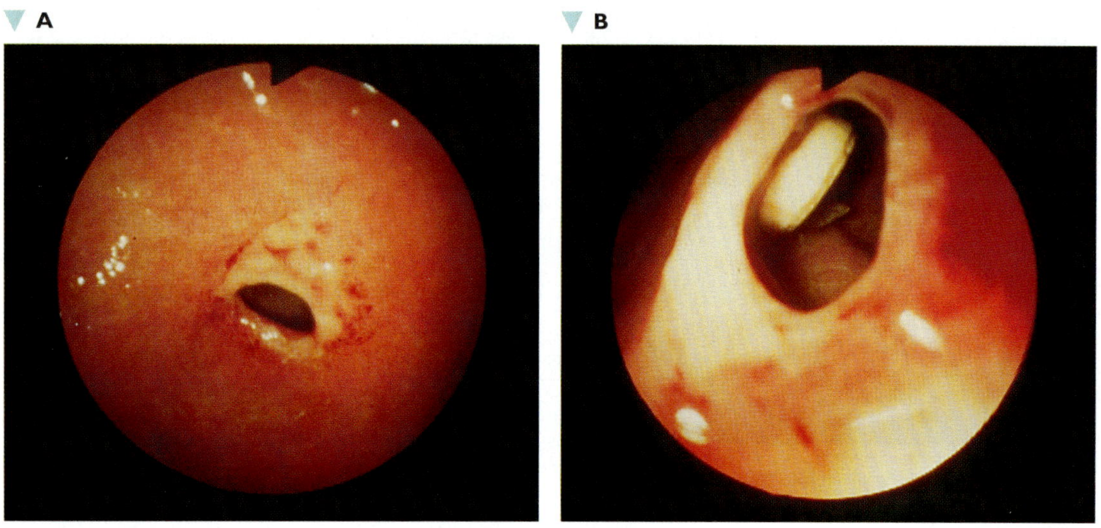

Abb. 5.**90** (**A**) Billroth-I-Operation mit Striktur der Anastomose; (**B**) retinierte Tablette unmittelbar hinter der Striktur.

Bezoare bilden sich auch im unoperierten Magen als Folge gestörter Motorik, diabetischer Gastroparese oder Pylorusstenose nach trunkulärer Vagotomie (Abb. 5.**94**). In einigen Ländern sind Bezoare aus Dattelpflaumen die häufigste Form postoperativer, pflanzlicher Bezoare.

Veränderungen der Schleimhaut

Der partiellen Gastrektomie folgt häufig eine atrophische Gastritis oder eine chronische Gastritis mit Atrophie (Abb. 5.**95**). In solch einer atrophierten Mukosa entstehen nicht selten Xanthelasmen oder Xanthome (Lipidinseln), die

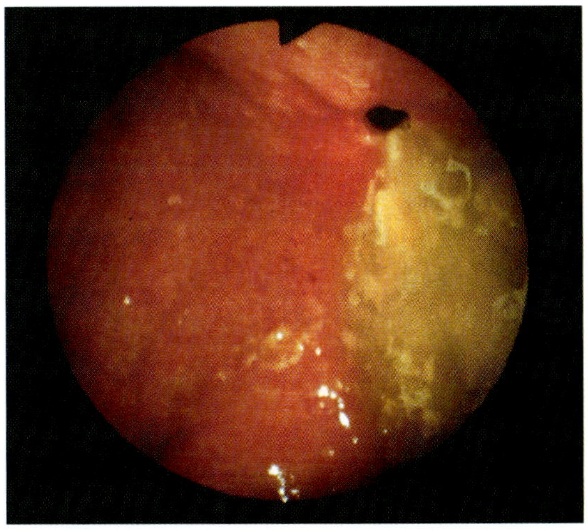

Abb. 5.**91** Anastomosen-Striktur und biliärer Reflux, Billroth-II-Magen.

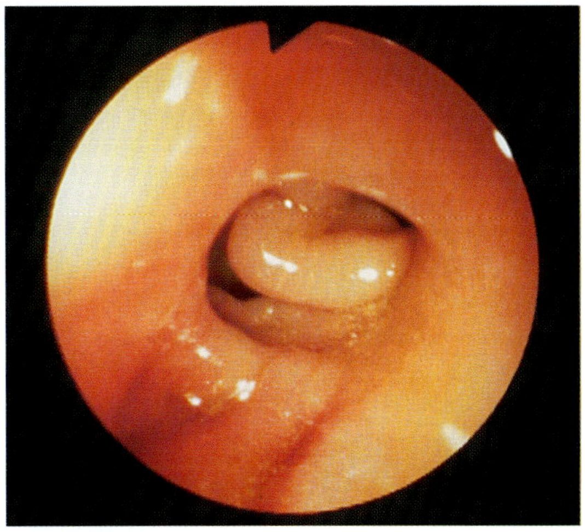

Abb. 5.**92** In einer Anastomose nach Billroth-II-Operation ziehen sich nach einer Intussuszeption die Falten wieder zurück.

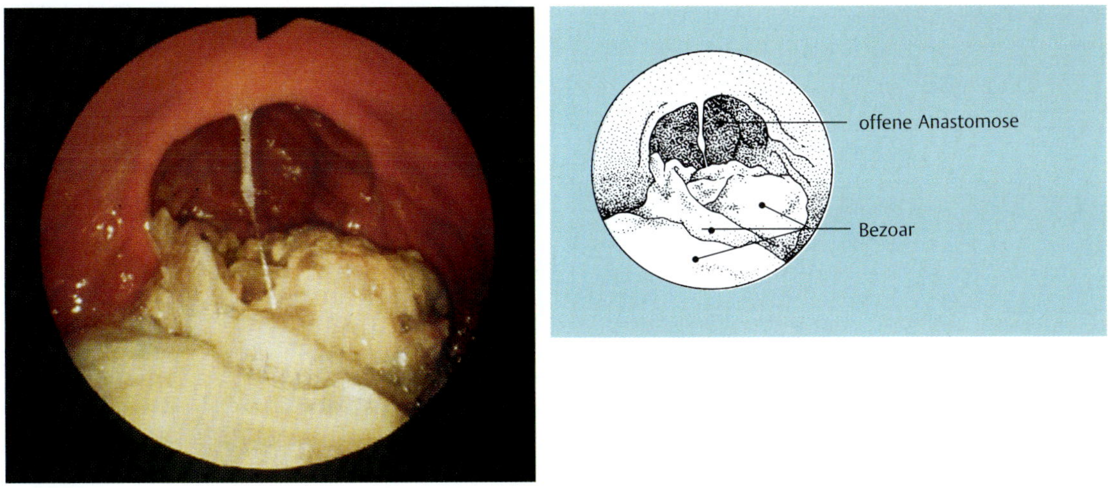

Abb. 5.**93** Bezoar trotz weit offener Anastomose nach Billroth-II-Eingriff.

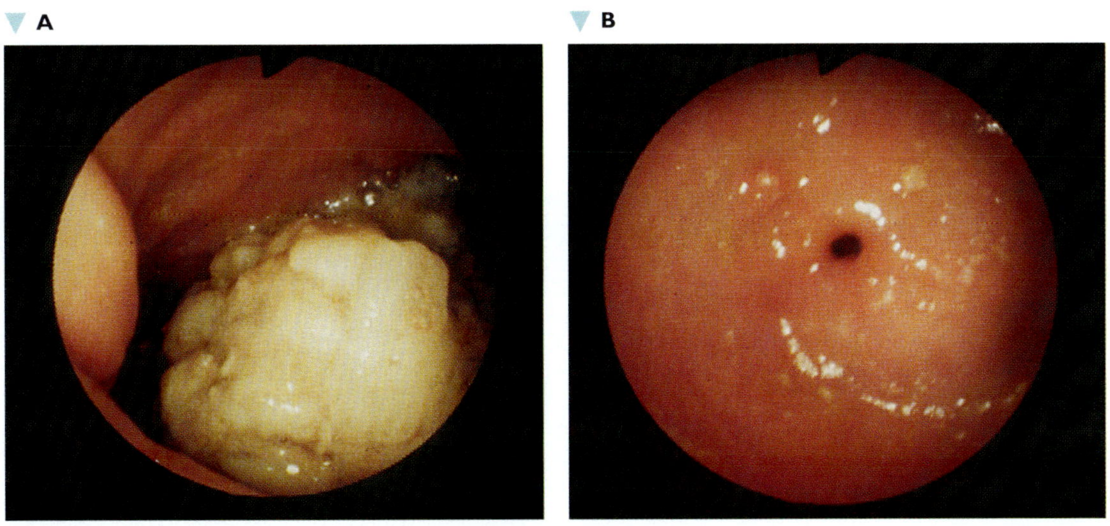

Abb. 5.**94** (**A**) Bezoarbildung durch Pylorusstenose nach Ösophagustranssektion bei Varizenblutung; (**B**) Pylorusstenose.

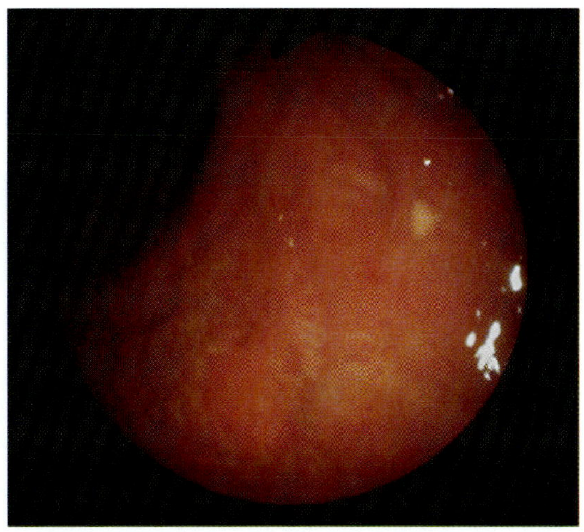

Abb. 5.**95** Atrophische Gastritis nach Magen-Teilresektion.

winzige, bis einige Zentimeter große plaqueähnliche Läsionen darstellen, die gelb und solitär oder multipel, flach oder erhaben sind (Abb. 5.**96** und 5.**97**). Sie können auch in der normalen Magenmukosa entstehen. Histologisch zeigen sich schaumige lipidbeladene Makrophagen. Im resezierten Magen findet man häufig eine intestinale Metaplasie; letztere imponiert endoskopisch als winzige weißliche Flecken meist im Anastomosenbereich (Abb. 5.**98** bis 5.**100**).

■ Magenstumpfkarzinom

Das Risiko eines Magenkarzinoms ist bei Patienten mit 10–12 Jahre zurückliegender, partieller Magenresektion erhöht, und zwar unterschiedlich je nach Land (hoch in Skandinavien, niedrig in den USA). Vor der Entwicklung eines invasiven Karzinoms läßt sich histologisch häufig eine schwere Dysplasie nachweisen (Abb. 5.**101** und 5.**102**). Patienten mit Frühkarzinomen sind symptomlos; sie werden in der Regel durch Screening-Untersuchungen entdeckt. Endoskopisch läßt sich das Stumpfkarzinom am häufigsten als kleine, polypöse Geschwulst, Mukosaverfärbung oder als kleiner erosiv-ulzerierter Defekt erkennen (Abb. 5.**103**). Diese Läsionen können multifokal und überall im Restmagen auftreten; die häufigste Lokalisation ist jedoch die bis 2 cm von der Anastomose entfernte Mukosa. Die überwiegende Mehrheit dieser Karzinome ist fortgeschritten und präsentiert sich als polypöses Gebilde oder infiltrierende Läsionen. Diese Karzinome involvieren in der Regel die Anastomose und infiltrieren unterschiedlich weit in den Restmagen (Abb. 5.**104**). Einige dieser Karzinome ähneln der Linitis plastica, infiltrieren submukös den gesamten Restmagen und erstrecken sich über den gastroösophagealen Übergang hinaus (Abb. 5.**105**).

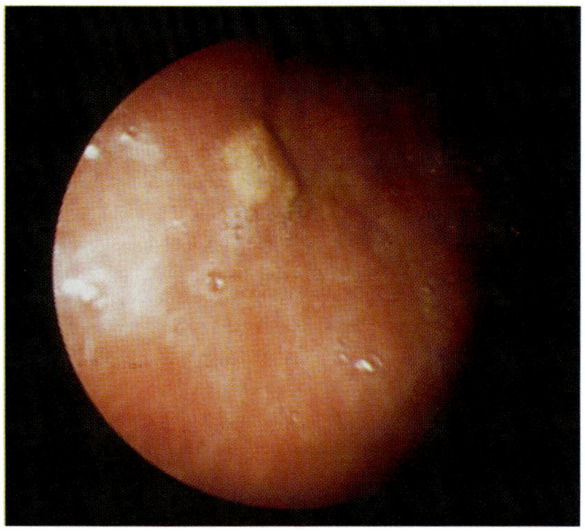

Abb. 5.**96** Xanthelasma, atrophische Billroth-II-Mukosa.

A B

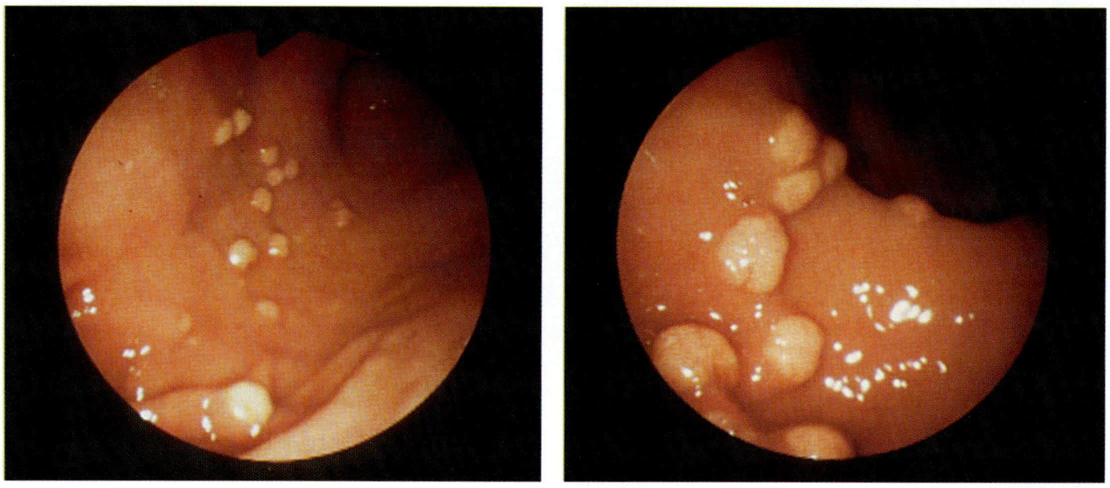

Abb. 5.**97** (**A** und **B**) Erhabene Xanthome im sonst gesunden Magen.

A B

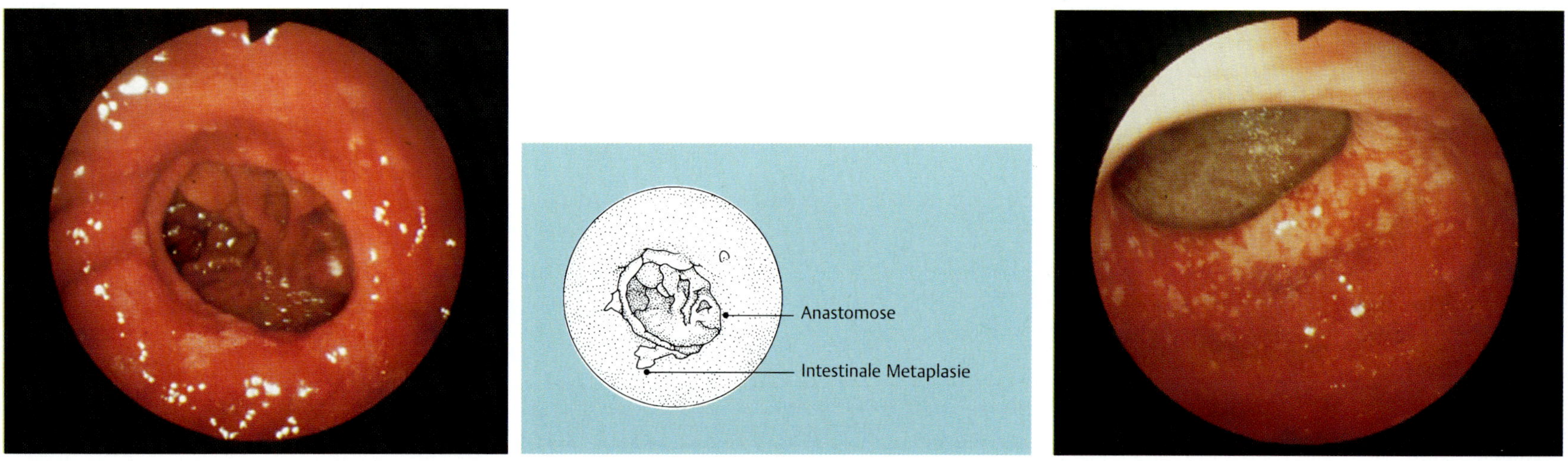

Abb. 5.**98** (**A**) Intestinale Metaplasie der Magenschleimhaut im Anastomosenbereich. Weißlich diskolorierte Areale; die hell-weißen Mukosaflecken sind Folge der Lichtreflektion. (**B**) Noch ausgeprägtere intestinale Metaplasie.

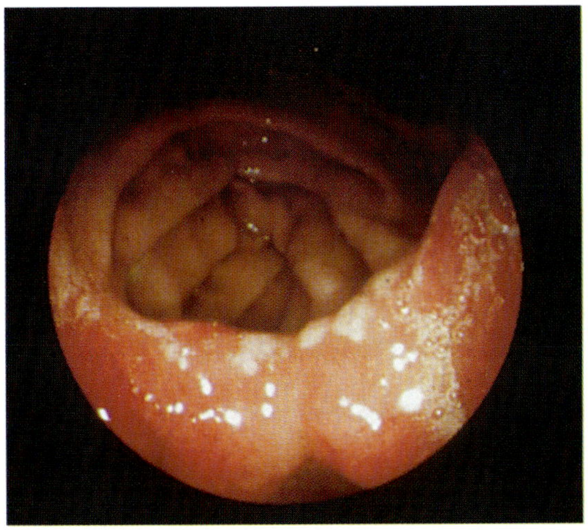

Abb. 5.**99** Intestinale Metaplasie, Anastomosenbereich nach Magenresektion; weißliche Mukosaareale; gerötete Nachbarmukosa.

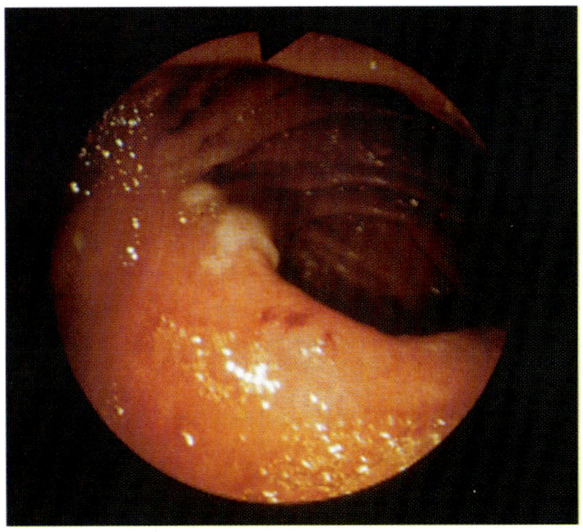

Abb. 5.**100** Intestinale Metaplasie nach Billroth-II-Operation. Erhabene weißliche Areale; bioptische Diagnosesicherung.

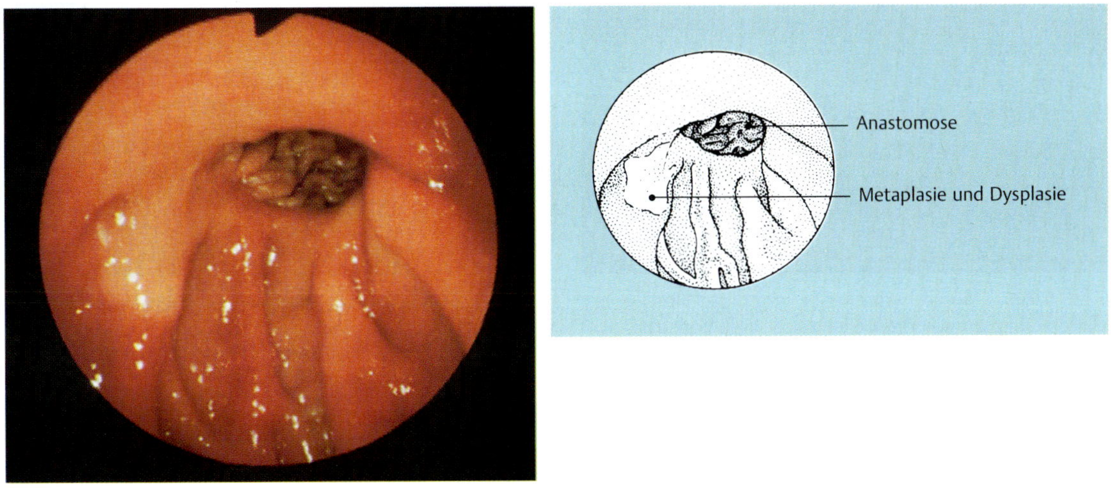

Abb. 5.**101** Schwere Dysplasie im Bereich der Anastomose 20 Jahre nach Billroth-II-Resektion.

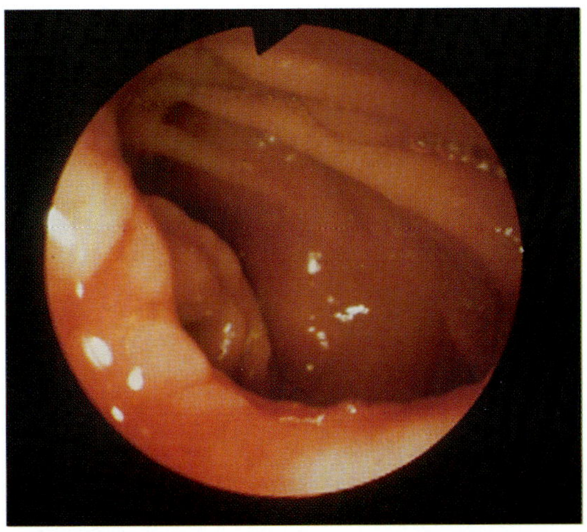

Abb. 5.**102** Intestinale Meta- und Dysplasie im Bereich der Anastomose.

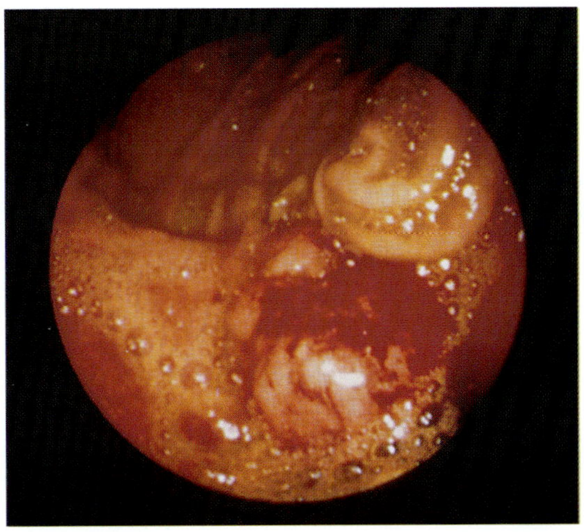

Abb. 5.**103** Kleines, polypöses Magenstumpfkarzinom nach Billroth-II-Operation.

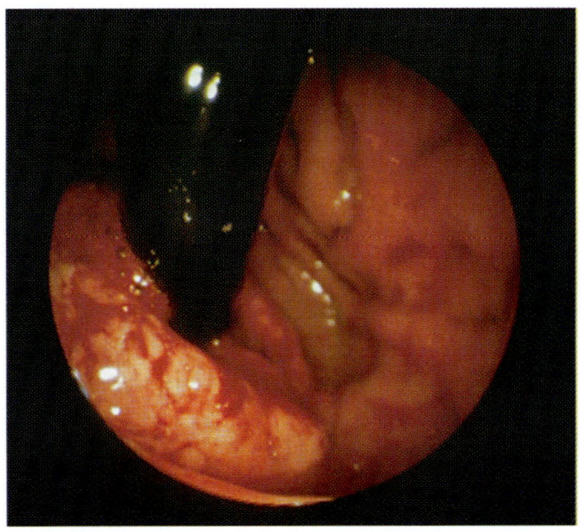

Abb. 5.**104** Malignom, das sich entlang der kleinen Kurvatur ausbreitet; Untersuchung in Inversion.

Da die Prognose des fortgeschrittenen Magenstumpfkarzinoms düster ist, empfehlen einige Untersucher regelmäßige Screening-Endoskopien bei allen Gastrektomierten. Beim Nachweis einer schweren Dysplasie sind häufigere Untersuchungen indiziert. Nach Meinung anderer ist das Risiko zu niedrig, um eine endoskopische Krebsüberwachung zu rechtfertigen. Die Entscheidung über solche Untersuchungen sollte teilweise davon abhängen, wie hoch das Stumpfkarzinomrisiko im jeweiligen Land ist. Beim Screening werden multiple Biopsien aus allen Quadranten des Bereichs der Anastomose und aus der kleinen und großen Kurvatur gewonnen, weil sogar die schwere Dysplasie mit bloßem Auge unsichtbar bleiben kann. Wegen der Mukosavulnerabilität und -atrophie ist die Blutungsgefahr nach Biopsieentnahme erhöht (Abb. 5.**106**).

Magenulzera bei AIDS-Patienten

Eine Endoskopie bei AIDS-Patienten mit oberer GI-Symptomatik ist aus verschiedenen Gründen indiziert. Die ZMV-, Herpes- oder Candida-Ösophagitis können Bauch- und Thoraxschmerzen, Übelkeit und Erbrechen hervorrufen. Eine ZMV-Infektion kann auch zur Ulkusbildung im Magen führen (Abb. 5.**107** und 5.**108**). Biopsieentnahmen aus dem Ulkusrand und oft auch aus dem Grund sind zum Nachweis klassischer zytopathologischer ZMV-Veränderungen indiziert. Im Gegensatz zu ZMV-Ulzera des Ösophagus, dessen Grund biopsiert werden sollte, enthalten auch die Zylinderepithelzellen in der Umgebung eines Magenulkus Viruspartikel. Gegebenenfalls sollten Viruskulturen – einschließlich einer Probe für eine „Shell-vial-Kultur" – zum Nachweis von ZMV-Ulzera im Magen angelegt werden.

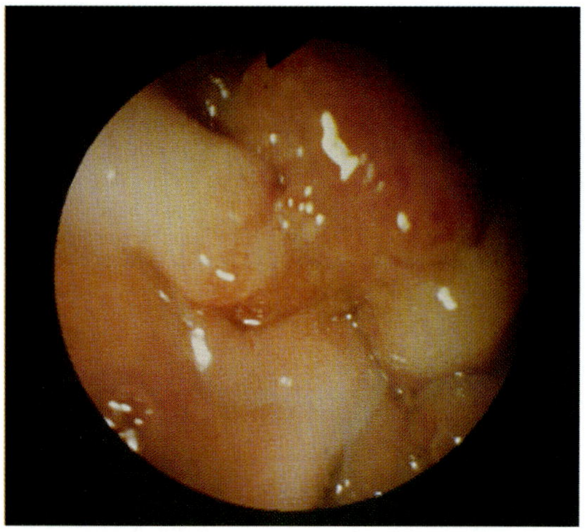

Abb. 5.**105** Magenstumpfkarzinom, Ausbreitung in den distalen Ösophagus.

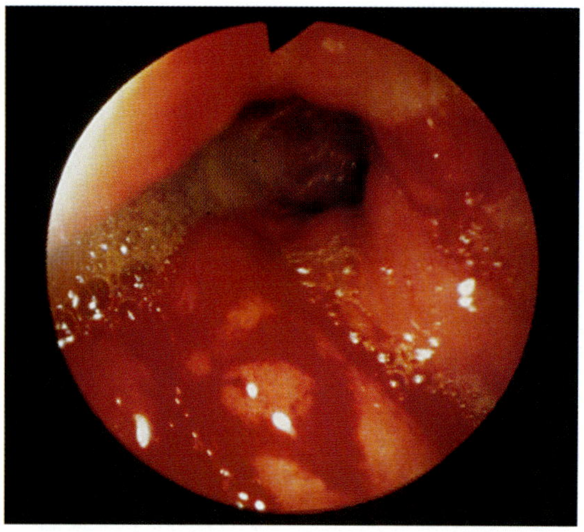

Abb. 5.**106** Biopsiebedingte, ausgeprägte Blutung im Billroth-II-Restmagen mit alkalischer Refluxgastritis lange nach der Operation.

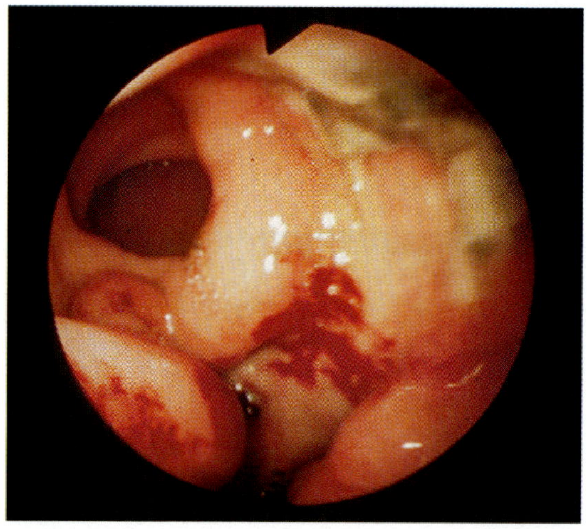

Abb. 5.**107** ZMV-Magenulkus bei einem AIDS-Patienten: Tiefes, weißgrundiges, vulnerables und irreguläres Ulkus. Zur pathologischen und kulturellen Untersuchung wurden Biopsien entnommen.

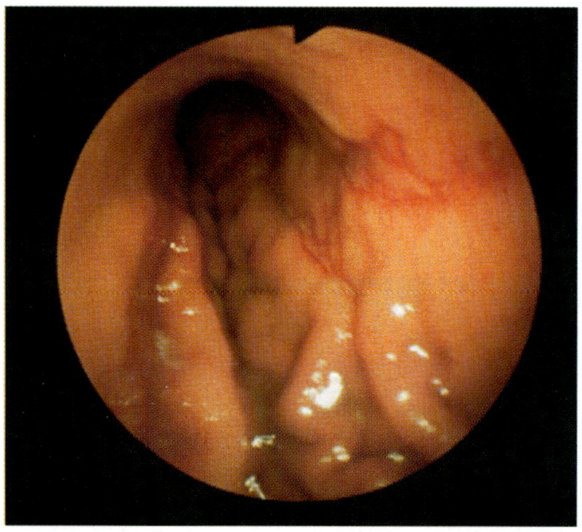

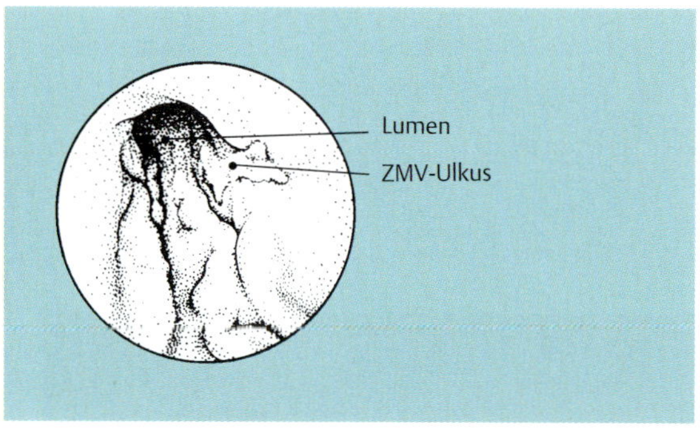

Abb. 5.**108** ZMV-Magenulkus

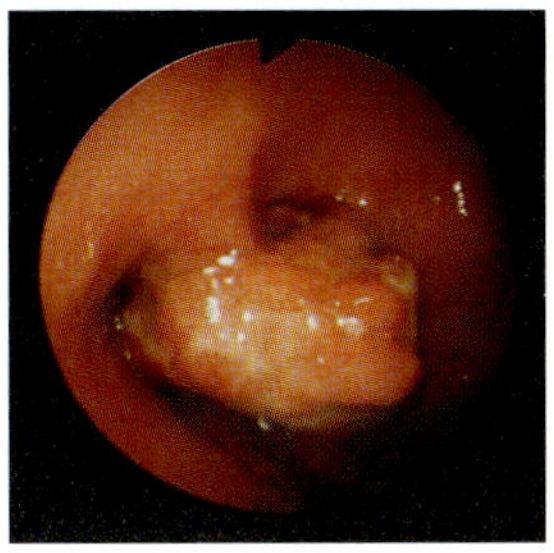

6

Magen II: Tumoren und Polypen

Wir behandeln in diesem Kapitel die Differentialdiagnose einiger Erkrankungen des Magens, darunter das Adenokarzinom in verschiedenen Stadien, weniger häufige Malignitäten wie das Kaposi-Sarkom, die endoskopischen Ultraschallbilder der Tumoren sowie die Magenpolypen.

Adenokarzinom

Obwohl die Inzidenz des Magenkarzinoms in den letzten Dekaden abgenommen hat, bleibt es nach dem Kolon- und Pankreaskarzinom die dritthäufigste GI-Malignität. Es befällt zumeist Patienten im Alter von über 50 Jahren. Japan, Chile, Finnland, Teile der ehemaligen UdSSR sowie Kolumbien haben eine besonders hohe Inzidenz. Das Adenokarzinom macht 85–90% aller Malignome des Magens aus. Die Ursache des Magenkarzinoms ist nicht genau bekannt; genetische und Umweltfaktoren spielen jedoch wahrscheinlich eine Rolle. Die Rolle des Helicobacter pylori bei der Entstehung des Magenkarzinoms wird mit großem Interesse untersucht. Die pathogenetische Kette beginnt mit der Entzündung und führt über Mukosaatrophie, intestinale Metaplasie und Dysplasie zum Magenkarzinom. Bis zu 70 % aller Magenkarzinome werden mit einer Infektion mit Helicobacter pylori in Zusammenhang gebracht. Das Risiko, ein Karzinom zu entwickeln, kann bei Patienten, deren Test auf Helicobacter pylori positiv ist, auf einen Wert von 7:1 steigen. Eine Infektion im jungen Alter scheint mit erhöhtem Krebsrisiko einherzugehen. Selbstverständlich spielen bei der Krebsgenese eine Reihe komplexer Faktoren eine Rolle. Eine familiäre Häufung ist zu beobachten; in einigen Regionen besteht eine hohe Prävalenz der Erkrankung. Für Auswanderer aus diesen Regionen sinkt das Risiko um etwa 25%, für die folgende Generation um weitere 25%.

■ Risikofaktoren

Zu den präkanzerösen Konditionen gehören frühere Magenoperationen, adenomatöse Magenpolypen, die perniziöse Anämie und die atrophische Gastritis mit intestinaler Metaplasie.

Die Assoziation mit früheren Magenoperationen wurde vor einigen Jahrzehnten festgestellt und kürzlich erneut überprüft. Die Inzidenz des Magenkarzinoms 20 Jahre nach einer Billroth-II-Operation liegt in einigen Ländern bei 8%. Da das relative Krebsrisiko bei nur 1–2% liegt, ist ein Screening-Programm nicht angezeigt. Auch Magenpolypen haben eine erhöhte Krebsinzidenz. Zwischen atrophischer Gastritis und Magenkarzinom besteht hauptsächlich dann ein Zusammenhang, wenn es sich um eine Antrumgastritis mit fokalen Veränderungen im übrigen Magen handelt, keine Antikörper gegen Parietalzellen nachweisbar sind und die Säurebildung moderat reduziert ist.

■ Prognose

Die 5-Jahres-Überlebensrate für ein früh diagnostiziertes Magenkarzinom ist mit über 90% hoch; bei einer Diagnose in späterem Stadium liegt sie bei nur etwa 10%. In den meisten Ländern werden nur 5–8% der Magenkarzinome früh diagnostiziert; in Japan, wo endoskopische Screening-Programme weit verbreitet sind, dagegen 30%. In Gegenden mit niedriger Prävalenz sind solche Screening-Programme allerdings häufig nicht praktikabel. Neue diagnostische Techniken unter Anwendung von Tumormarkern und endoskopischer Sonographie könnten die Screening-Programme in Zukunft besser durchführbar machen.

■ Lokalisation

Die Magenkarzinome verteilen sich – bei gelegentlich unterschiedlichen Angaben – auf folgende Lokalisationen: 40% im Korpus; 35% im Antrum; 20% im Kardia/Fundus; 5–10% wachsen diffus. Kardiakarzinome erstrecken sich oft bis in den distalen Ösophagus und rufen eine Dysphagie hervor. Die Röntgenkontrastdarstellung zeigt eine verengte ösophagokardiale Grenze. Die Diagnose muß per Endoskopie und zytohistologischen Untersuchungen gestellt werden. Bei submuköser Tumorinfiltration und metastasierenden Tumoren bietet sich radiologisch ein achalasieähnliches Bild. Ähnliches gilt für metastatische Veränderungen im Magen.

■ Fortgeschrittenes Adenokarzinom des Magens

Klassifikation und endoskopisches Bild

In der Regel wird zur Klassifikation des Magenkarzinoms das TNM-System angewandt: T bezieht sich auf die Tumorgröße (T1 bis T4); N („node“) auf den

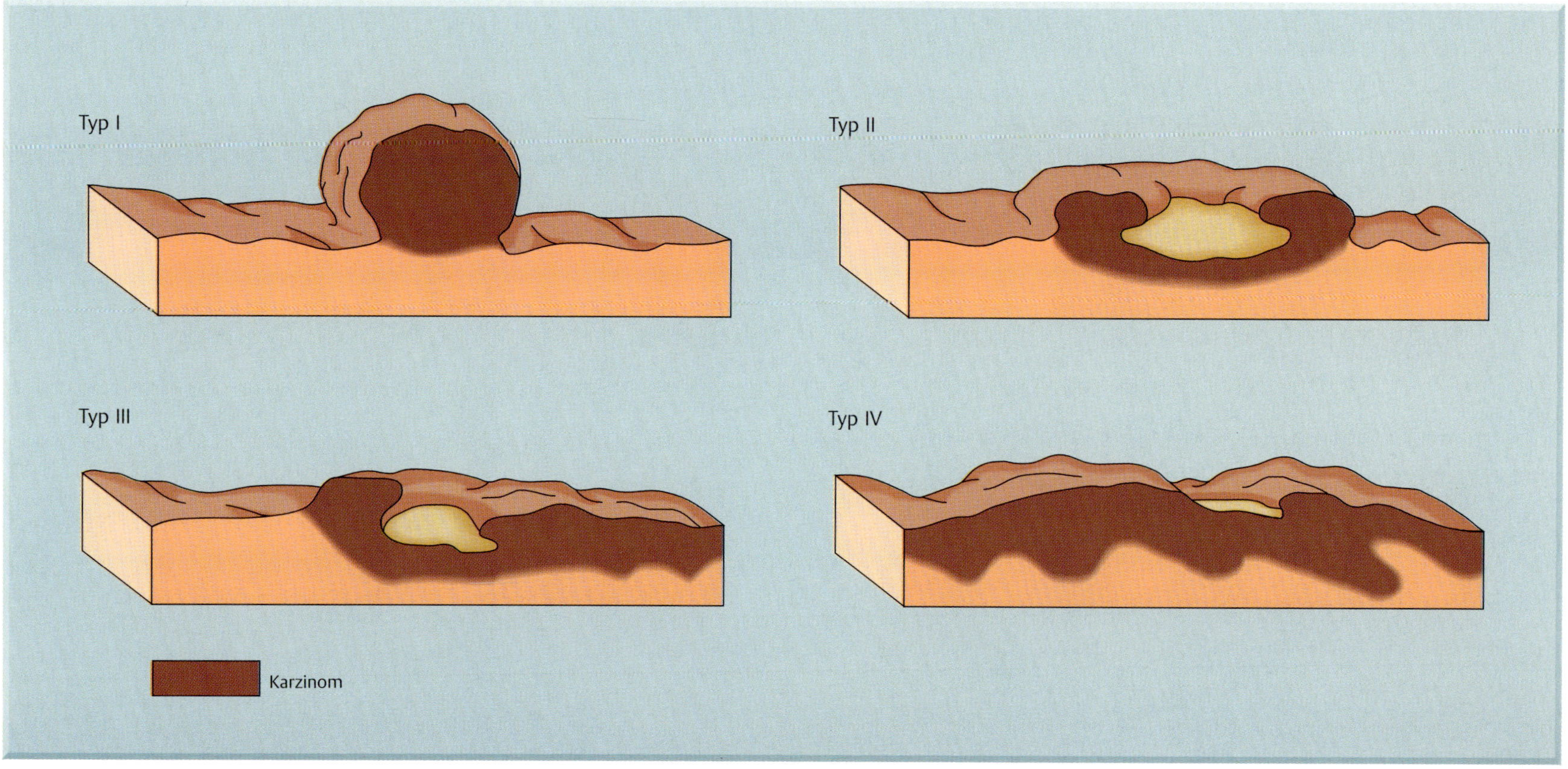

Abb. 6.1 Fortgeschrittenes Magenkarzinom. Klassifikation nach Borrmann.

Lymphknotenbefall (N0 bis N3); und M auf den Nachweis von Metastasen (M0 oder M1). Für den Endoskopiker ist die von Borrmann eingeführte Klassifikation zweckmäßig; sie unterscheidet 4 Typen (Abb. 6.**1**):

Typ I: Polypöses, blumenkohlartiges, nichtulzeratives Karzinom
Typ II: Zentral ulzeriertes Karzinom mit scharfen Rändern
Typ III: Infiltrierendes Karzinom mit zentraler Ulzeration. Die Ulkusränder verschmelzen mit der Nachbarmukosa; die Ulkusbasis ist maligne durchsetzt.
Typ IV: Diffus infiltrierendes, submuköses Karzinom; fokale Ulzerationen sind möglich. Die submuköse Ausbreitung erschwert die endoskopische und zytohistologische Diagnostik. Die Linitis plastica, ein sehr diffus wachsender Tumor, geht charakteristischerweise mit mangelnder Magendistension und geringer Peristaltik einher.

Typ-I-Karzinom

Es macht 3-20% aller Magenkarzinome aus; die 5-Jahres-Überlebensrate beträgt 30%. Diese Tumoren stellen sich als polypöse Geschwulst ohne Ulzeration dar und sind zu etwa 60% im Korpus, sonst im Antrum und in der Kardia lokalisiert (Abb. 6.**2** bis 6.**4**). Diese Läsionen sind gegenüber der Umgebung gut begrenzt; die Oberfläche ist unregelmäßig und graufarben (Abb. 6.**5**). Da

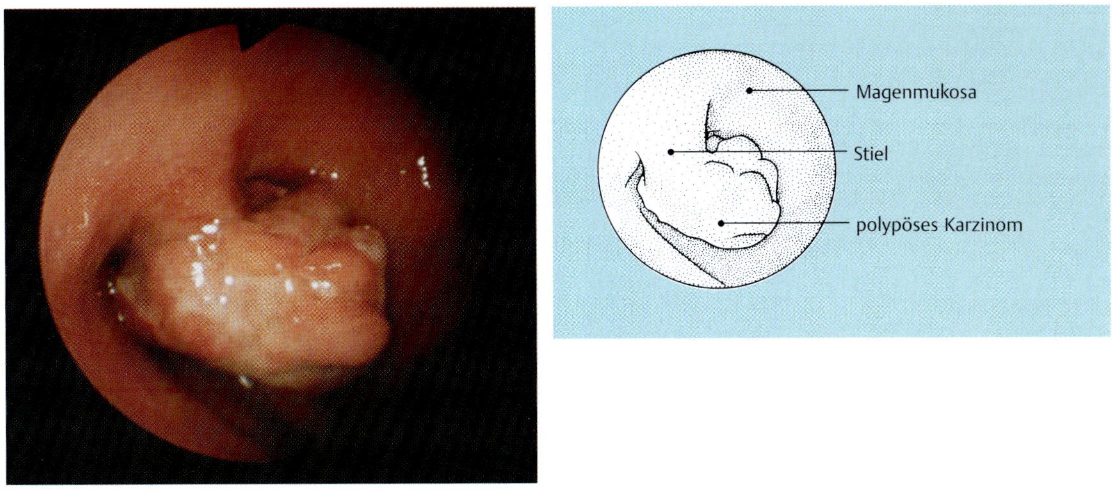

Abb. 6.**2** Funduskarzinom Typ I, polypös und gestielt.

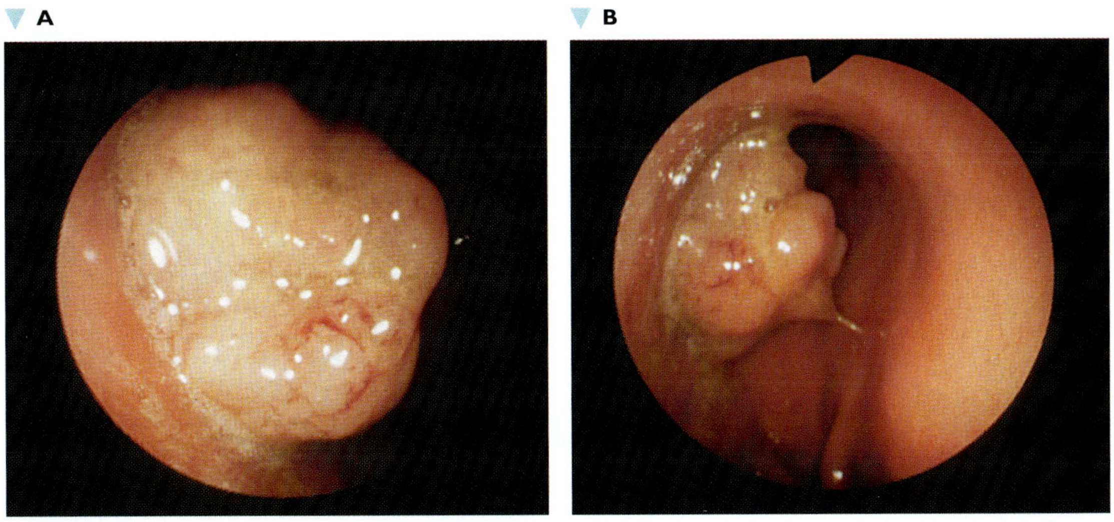

Abb. 6.**3** (**A** und **B**) Polypöses Adenokarzinom des Antrums.

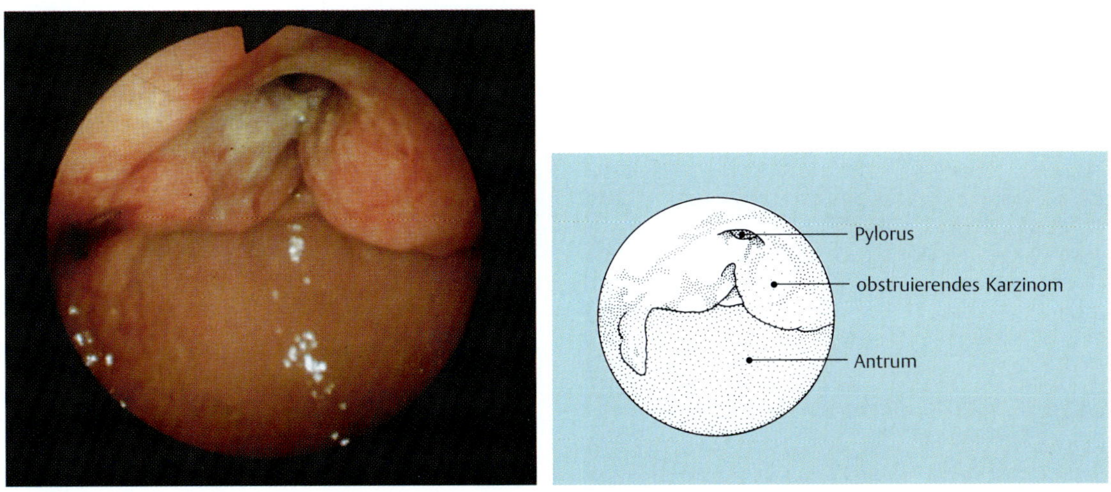

Abb. 6.**4** Antrumkarzinom Typ I mit Magenausgangsokklusion.

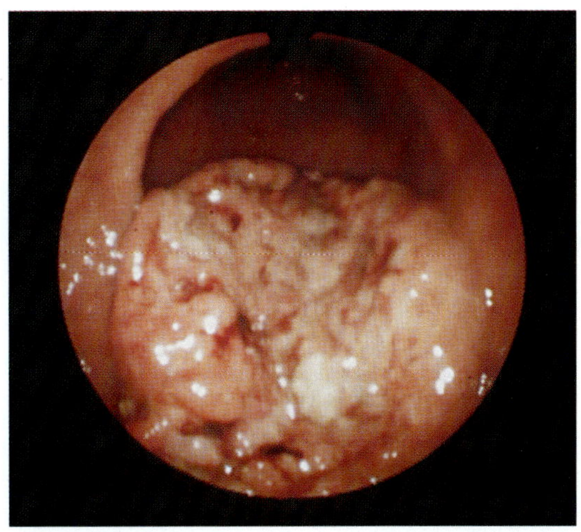

Abb. 6.**5** Magenkarzinom Typ I mit vulnerabler, irregulärer, nodulärer Oberfläche und typischem, graufarbenem Exsudat.

die Krebszellen in den Oberflächenschichten vorhanden sind, werden sie oft bioptisch nachgewiesen. Der Tumor ist häufig durch leichten Kontakt zu verletzen, kann bluten und das Lumen einengen (Abb. 6.**6**)

Typ-II-Karzinom

Von den Magenkarzinomen sind 20–40% ulzerierte Tumoren vom Typ II; die 5-Jahres-Überlebensrate beträgt 60%. Der Tumor ist meist leicht erkennbar und gewöhnlich gegenüber der umgebenden Mukosa gut abgrenzbar. Die Magenfalten enden am Tumorrand und sind vom Ulkusgrund durch Tumorknoten und infiltrierendes Gewebe separiert (Abb. 6.**7**). Der Ulkusgrund besteht aus Tumor- und Granulationsgewebe, oft mit Tumorknötchen (Abb. 6.**8**). Die Tumoroberfläche um das Ulkus ist häufig erythematös (Abb. 6.**9**). Die Höckerung und eindeutige Abgrenzung gegen die umgebende Mukosa erleichtert die Unterscheidung dieser Tumorform von einem benignen Magenulkus. Probeexzisionen aus den unregelmäßigen tumorösen Rändern oder aus den Knoten im Ulkusgrund erbringen gewöhnlich den Tumornachweis.

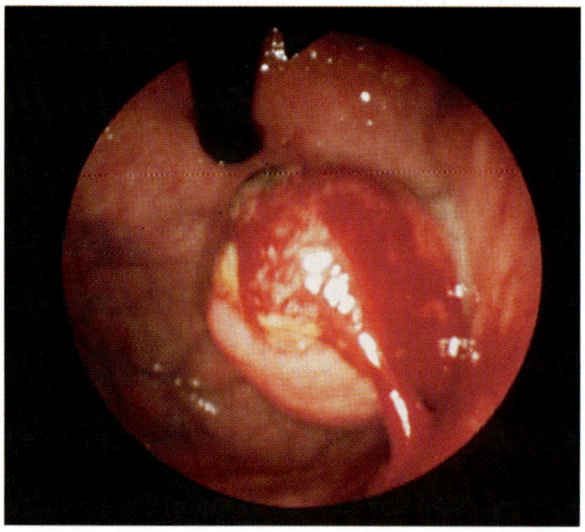

Abb. 6.**6** Polypöses, blutendes Kardiakarzinom Typ I.

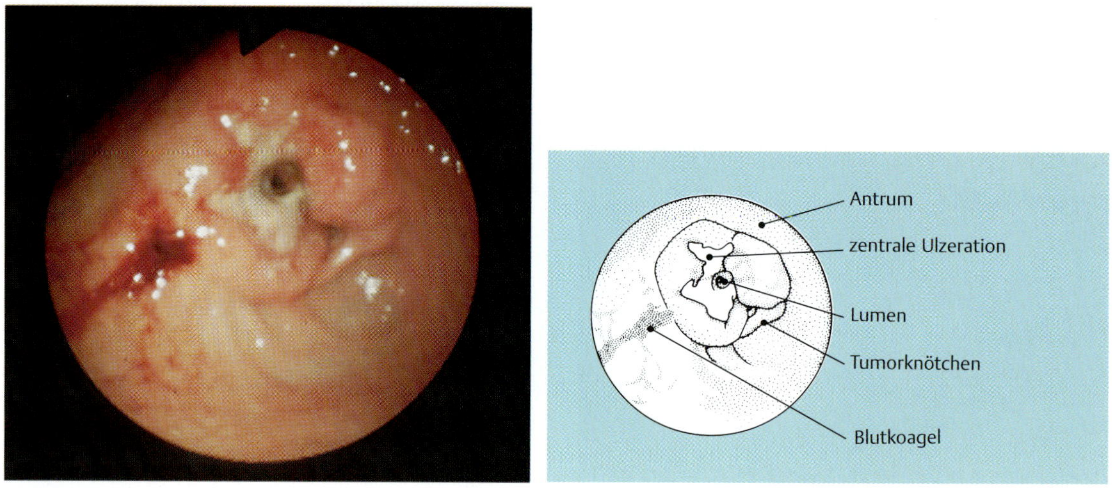

Abb. 6.**7** Adenokarzinom Typ II im distalen Antrum mit zentraler Ulzeration, das durch Tumorknötchen und infiltrierende Falten von der umgebenden Mukosa getrennt wird.

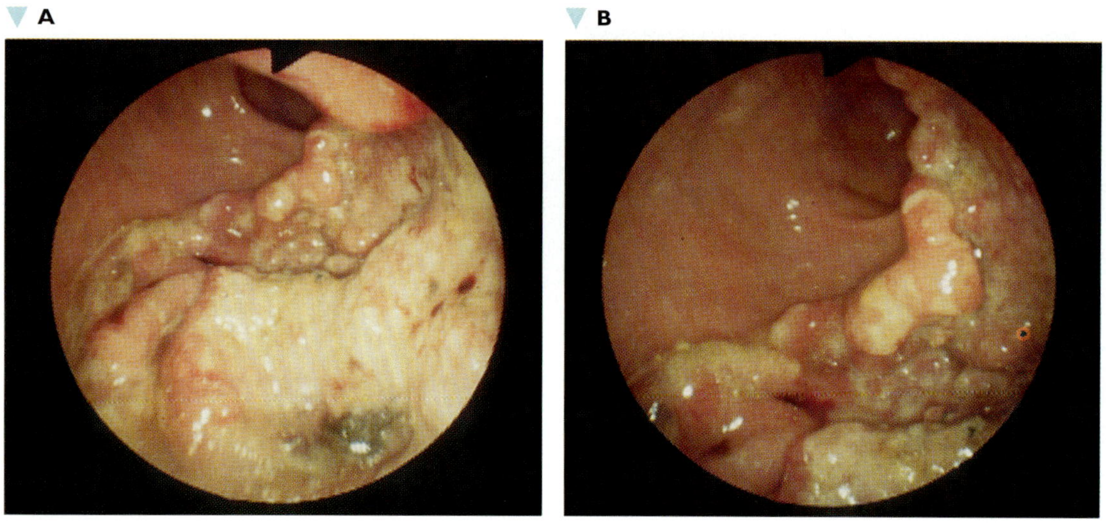

Abb. 6.**8** (**A**) Magenkarzinom Typ II mit einem großen, zentralgelegenen Ulkus. Der Ulkusgrund besteht aus nekrotischem Tumor- und Granulationsgewebe sowie Tumorknötchen. (**B**) Hier sind die Tumorknötchen am distalen Ulkusrand gut zu erkennen – eine geeignete Biopsiestelle.

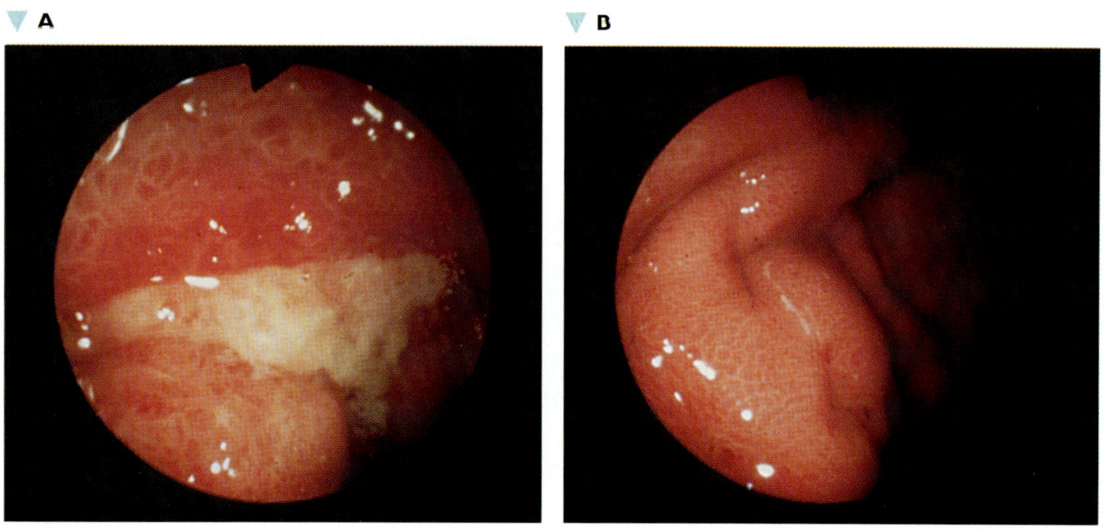

Abb. 6.**9** Zwei Beispiele eines Magenkarzinom Typ II mit zentralem Ulkus, das von erythematöser Mukosa umgeben wird. (**A**) Großes Ulkus und (**B**) kleines, lineares Ulkus.

Dieser Karzinomtyp kann manchmal einem benignen Magenulkus ähneln; zur Diagnosesicherung sollten daher multiple Biopsien aus allen Quadranten aus dem Karzinom-/Ulkusgrund entnommen und untersucht werden. Auf ein Karzinom hinweisende Veränderungen sind jedoch häufig, z. B. Magenfalten, die an den Knoten im Ulkusrandbereich statt am Ulkusrand selbst enden, sowie ein unregelmäßiger Rand mit Knötchenbildung und Erythem der benachbarten Mukosa (Abb. 6.**10** und 6.**11**). Das maligne Ulkus präsentiert sich in der Regel als ein großes, tiefreichendes Ulkus mit leicht nodulären und erythematösen Rändern (Abb. 6.**12**).

Typ-III-Karzinom

Dieser Typ macht 10–15% aller Magenkarzinome aus; die 5-Jahres-Überlebensrate beträgt 10-15%. Es besteht Verwechslungsgefahr mit einem (benignen) Ulkus. Da es sich um eine infiltrierende, exulzerierende Form des Ma-

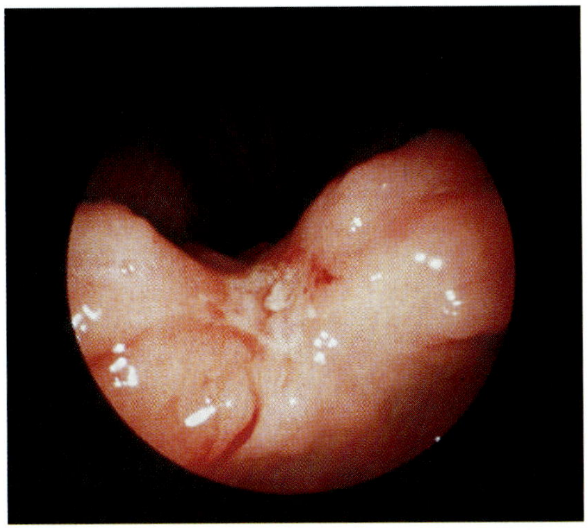

Abb. 6.**10** Malignes Magenulkus. Unregelmäßiges Ulkus; noduläre und aufgeworfene Falten um den Tumor.

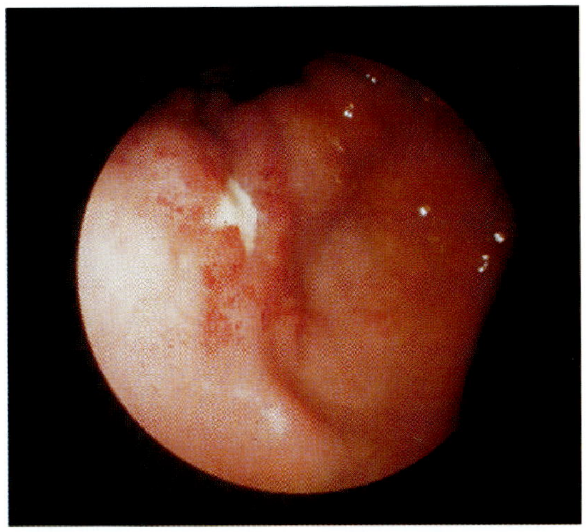

Abb. 6.**11** Malignes Magenulkus. Das Ulkus ist zwar ziemlich klein, aber die umgebende Mukosa ist gerötet und leicht nodulär.

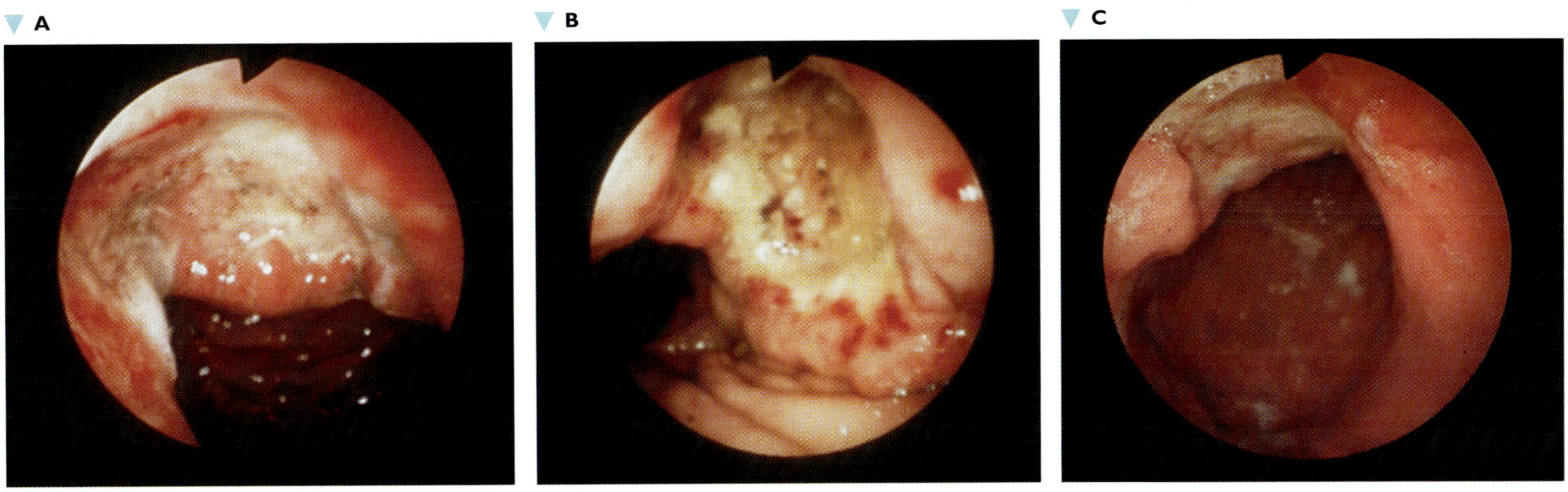

Abb. 6.**12** (**A**–**C**) Ulzerierte Magenkarzinome (drei Fälle). Große, tiefe Ulzera; erythematöse, leicht noduläre Umgebung; zur Diagnosesicherung sind je 8–10 Biopsien aus dem Ulkusrandbereich indiziert.

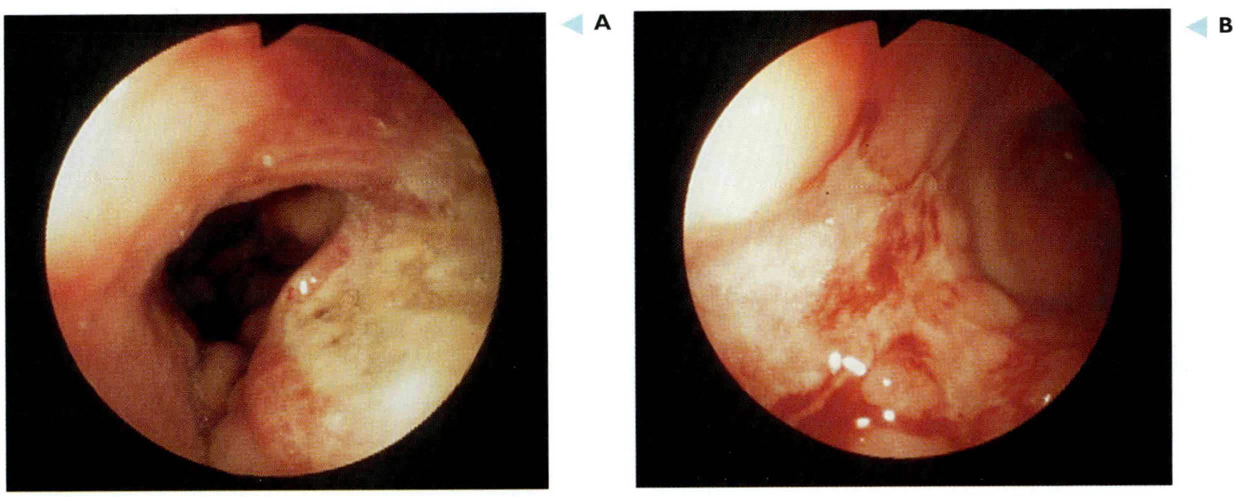

Abb. 6.**13** (**A** und **B**) Magenkarzinom Typ III. Diffus infiltrierender, ulzerierter Tumor mit brüchiger Mukosa (**B**).

genkarzinoms handelt, kann der Tumor eher vergrößerten Falten als einem umschriebenen Tumor gleichen (Abb. 6.**13** und 6.**14**). Die zentrale Ulzeration mißt im Durchmesser oft mehr als 3 cm und ist von oft normal erscheinender Mukosa umgeben, selbst wenn der Tumor infiltrierend wächst (Abb. 6.**15** und 6.**16**), was das Auffinden einer geeigneten Biopsiestelle erschwert. Biopsien sollten vor allem aus den irregulären Ulkusrandpartien, aber auch aus der umgebenden Mukosa, den deformierten Arealen im Ulkusgrund und den Tumorknoten entnommen werden. Der Tumor sollte auch in Inversion endoskopiert werden, um den gesamten Rand zum Nachweis abnormer Mukosa (Hinweis auf ein Karzinom) beurteilen zu können (Abb. 6.**17**). Diese Untersuchungsmethode ist häufig auch zur Gewinnung zytohistologischer Proben angezeigt. Gelegentlich präsentiert sich der Tumor als große, ulzerierte, infiltrierende Läsion mit Exsudation und Vulnerabilität, was die Identifikation der Tumorgrenzen erschwert (Abb. 6.**18**).

Typ-IV-Karzinom

Das diffuse, infiltrierende Karzinom macht 30-50% aller Magenkarzinome aus; es gibt kaum Patienten, die 5 Jahre oder länger überleben. Dieser Typ tritt lokalisiert (70%) oder diffus (30%) auf und kann den gesamten Magen befallen. Häufigste Lokalisationen des lokalisierten Typs sind Kardia oder Fundus. Die

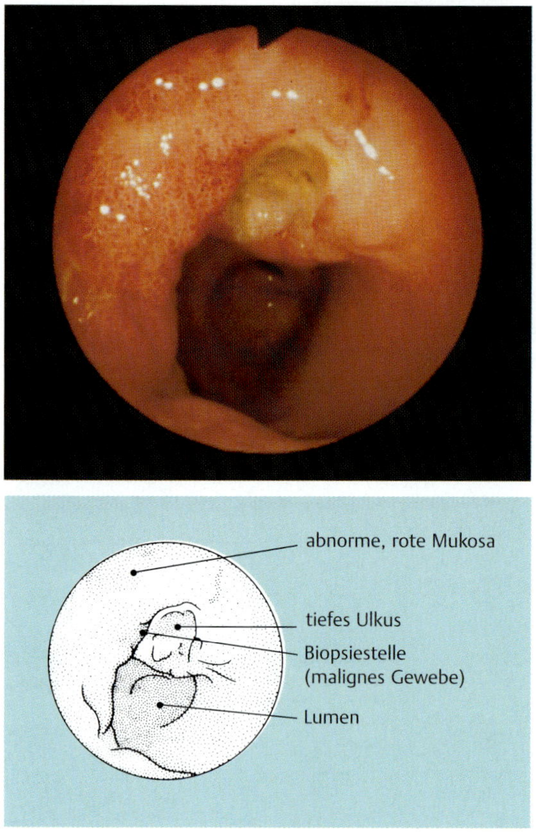

Abb. 6.**14** Magenkarzinom Typ III mit tiefreichendem Ulkus und indurierten, bioptisch tumorpositiven umgebenden Falten.

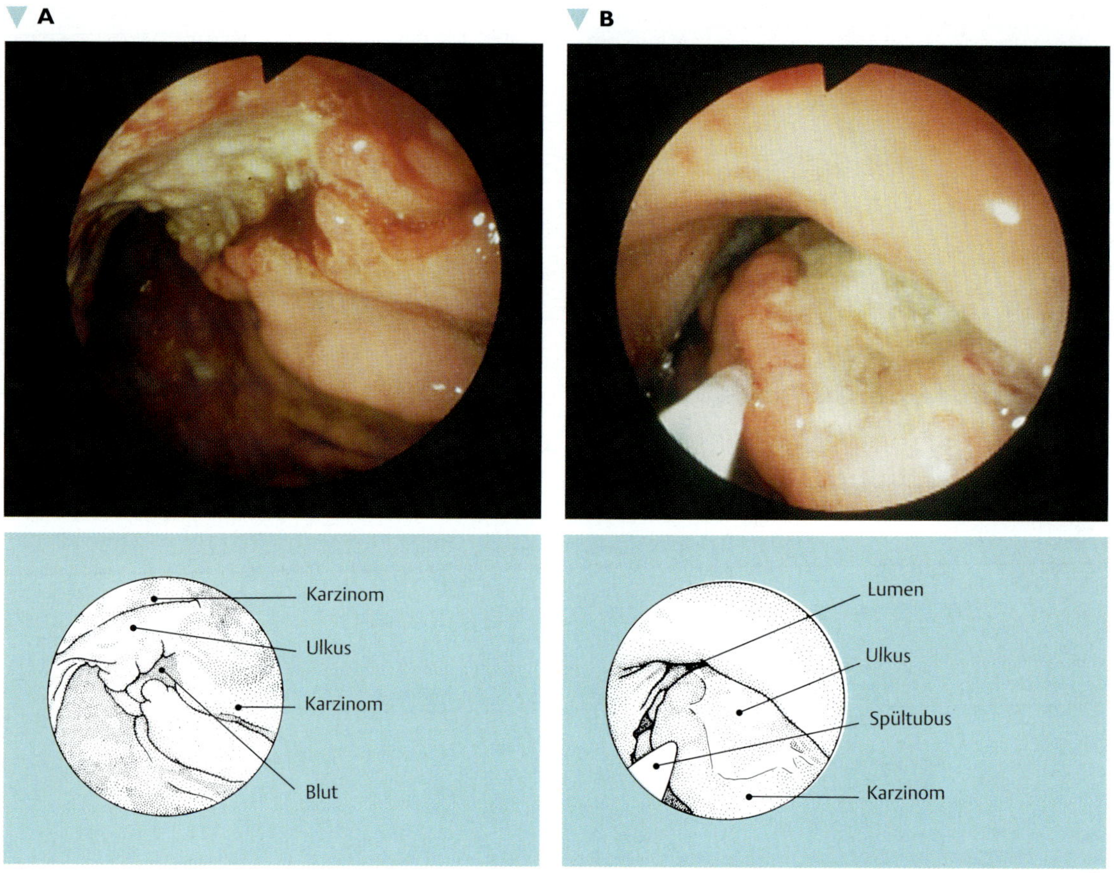

Abb. 6.**15** Magenkarzinome Typ III, die mit ausgedehnter Ulzerierung assoziiert sind. (**A**) Tumorinfiltration der Umgebung; (**B**) ein Spültubus zur Gewinnung von Zytologiematerial ist erkennbar.

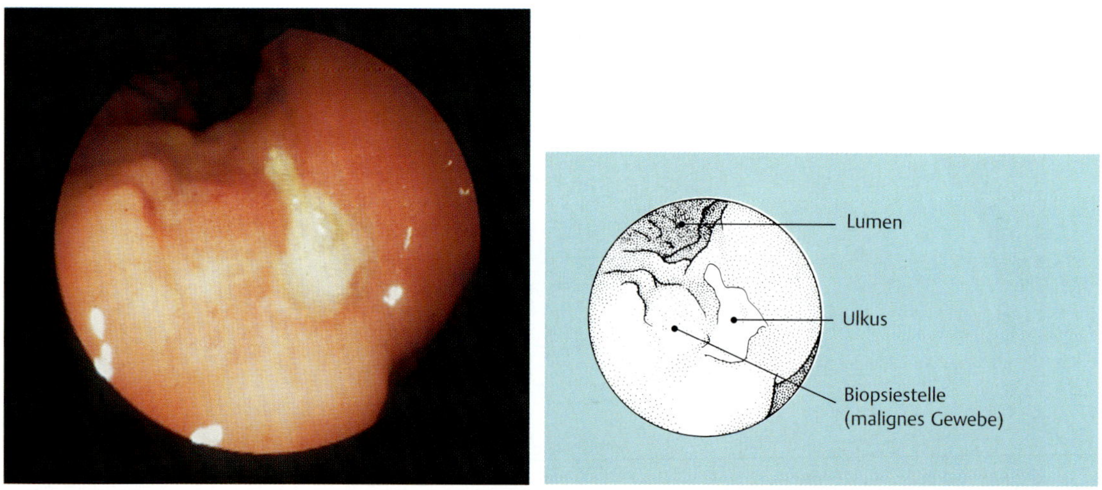

Abb. 6.**16** Magenkarzinom mit relativ normal erscheinender Umgebung. Die Mukosa links vom Ulkus ist jedoch unregelmäßig, versenkt und histologisch positiv für ein Malignom.

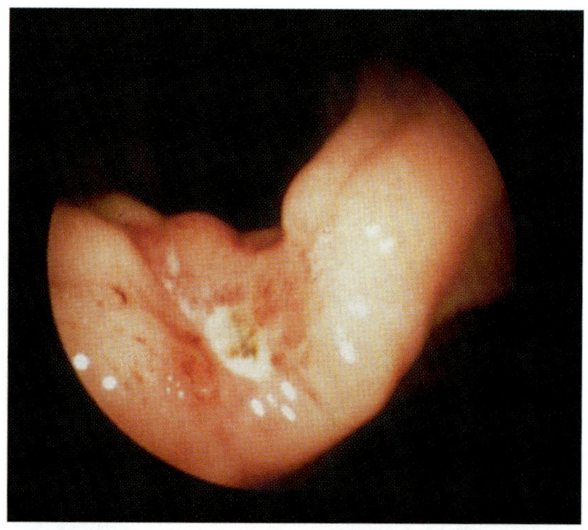

Abb. 6.**17** Malignes Ulkus des Angulus. Der Tumor ist nur in Inversion zu erkennen; so sind auch nur Gewebeentnahmen zur zytohistologischen Untersuchung möglich.

diffuse Variante entspricht der Linitis plastica und wächst submukös; die das Magenlumen einengenden Tumorareale sind bei der Luftinsufflation weniger dehnbar (Abb. 6.**19**). Das Oberflächenepithel erscheint normal oder, einer Gastritis ähnelnd, gerötet und entzündet (Abb. 6.**20** bis 6.**22**). Endoskopisch sichtbare Knötchen können mit normaler (Abb. 6.**20**) oder abnormer erythematöser (Abb. 6.**23**) Mukosa bedeckt sein. 60% dieses Karzinomtyps weisen

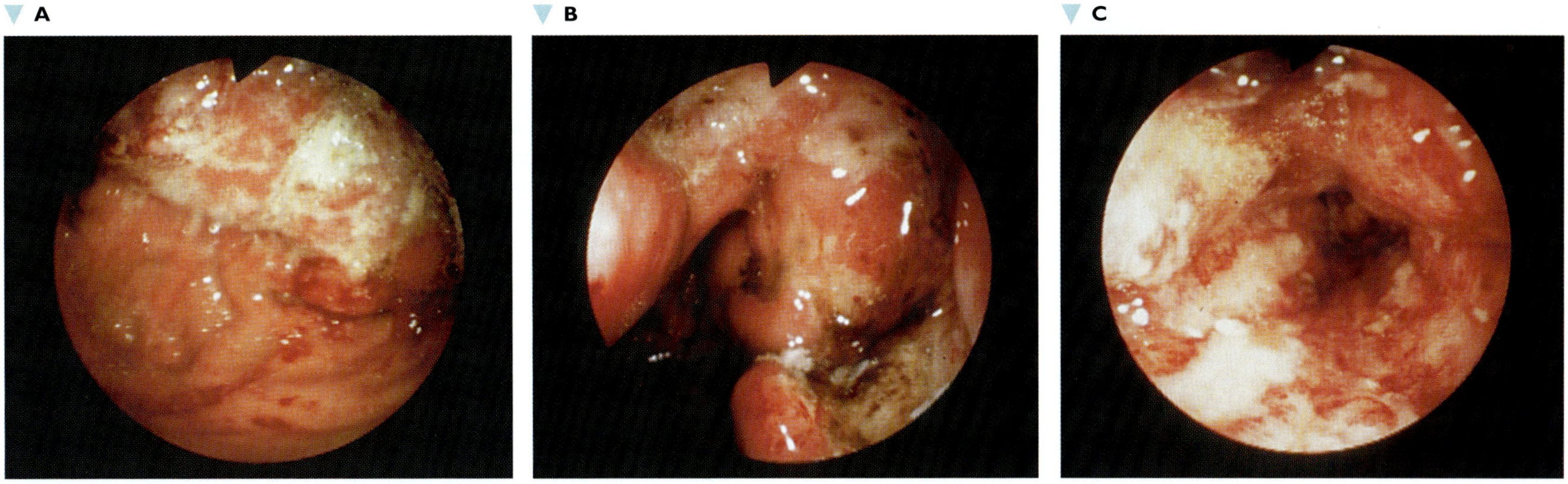

Abb. 6.**18** (**A**–**C**) Beispiele großer, unscharf begrenzter Magenkarzinome Typ III. Exsudation und Brüchigkeit erschweren die Identifikation der Tumorgrenze.

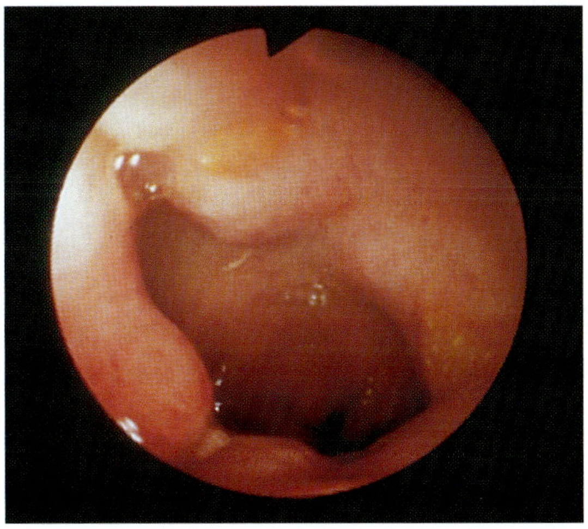

Abb. 6.**19** Magenkarzinom Typ IV (Linitis plastica); verengtes Lumen, kaum dehnbare Wand aufgrund der Tumorinfiltration.

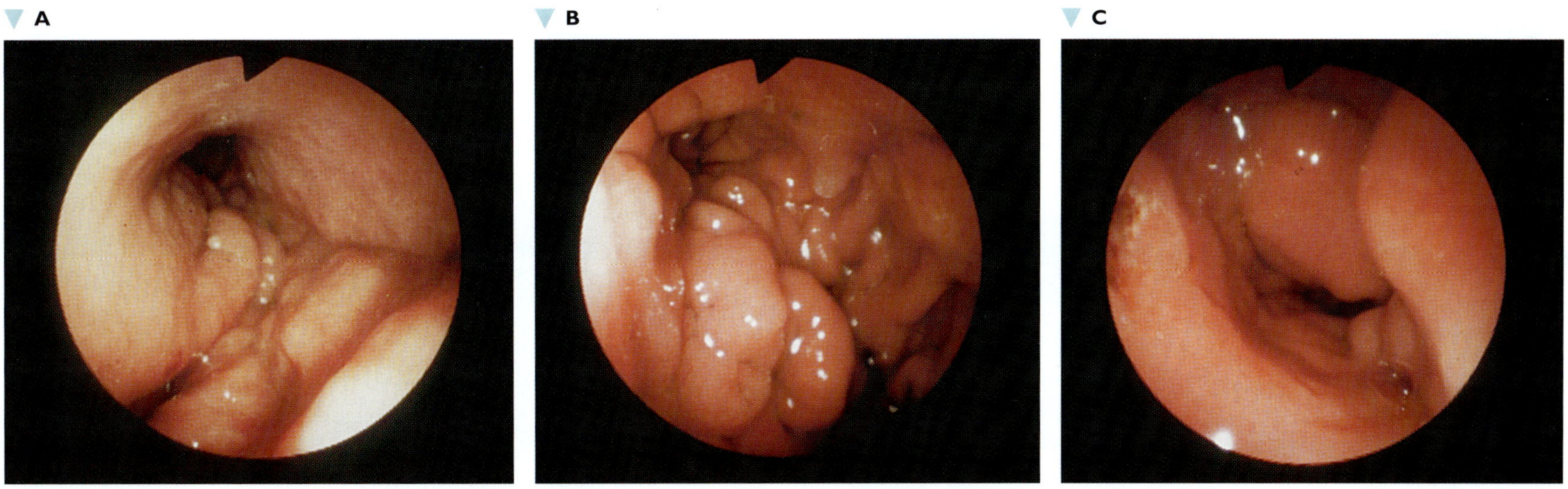

Abb. 6.**20** (**A**–**C**) Drei Beispiele für ein Magenkarzinom Typ IV (Linitis plastica). Die tumorbedeckende Mukosa erscheint unauffällig.

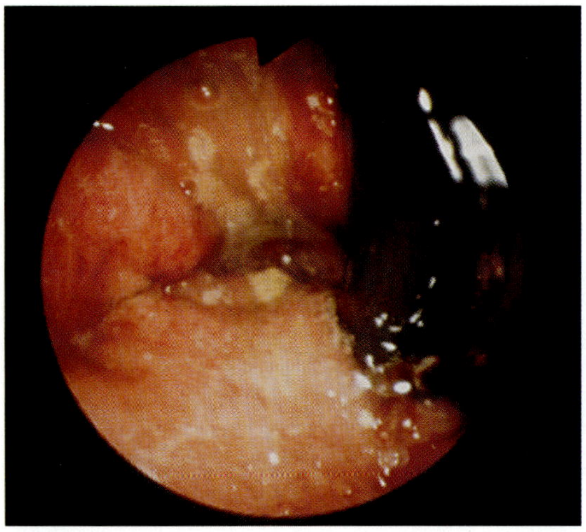

Abb. 6.**21** Magenkarzinom vom Linitis-plastica-Typ. In Inversion erkennt man die mit veränderter Mukosa ausgekleideten, indurierten Magenfalten.

einen Mukosadurchbruch auf, mit geröteten und rauh erscheinenden Arealen, die sich deutlich von der normalen Magenmukosa unterscheiden (Abb. 6.**24** und 6.**25**). Der Tumor infiltriert oder ersetzt die Magenfalten. Diese unregelmäßigen Mukosaareale sollten biopsiert werden, um die diagnostische Sicherheit zu verbessern. Selbstverständlich müssen auch Tumoren und Knoten bioptisch untersucht werden. Gelegentlich werden diffus entzündete und begrenzt ulzerierte Areale beobachtet, die schwer vom Typ-III-Karzinom differenzierbar sind (Abb. 6.**26**).

Weitere endoskopische Überlegungen

Die Inspektion des Kardiakarzinoms gelingt mit einem Endoskop mit Geradeausoptik während der normalen ösophagokardialen Passage oder in Inversion (Abb. 6.**27**). Infiltrative Tumoren imponieren oft als irreguläre, mit normaler Mukosa überzogene Riesenfalten; Ulzerierung und ein eindeutiger Tumordurchbruch kommen gelegentlich vor (Abb. 6.**28** und 6.**29**).

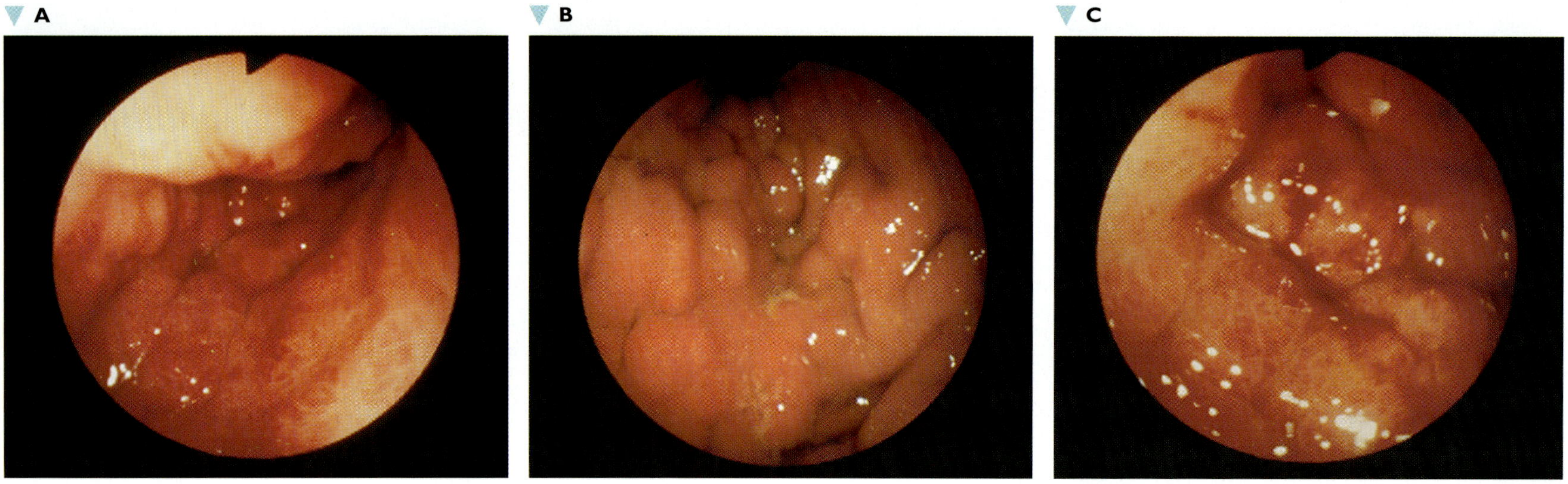

Abb. 6.**22** (**A**) Magenkarzinom, Linitis-plastica-Typ. Die gerötete, entzündete und ödematöse Mukosa ähnelt sehr einer Gastritis; die Diagnosesicherung ist nur mittels einer tiefen Biopsie möglich. (**B**) Ein zweites Magenkarzinom vom Linitis-plastica-Typ, das einer Gastritis ähnelt. (**C**) Nahaufnahme: Ödem, Erythem, Kontaktvulnerabilität der Mukosa.

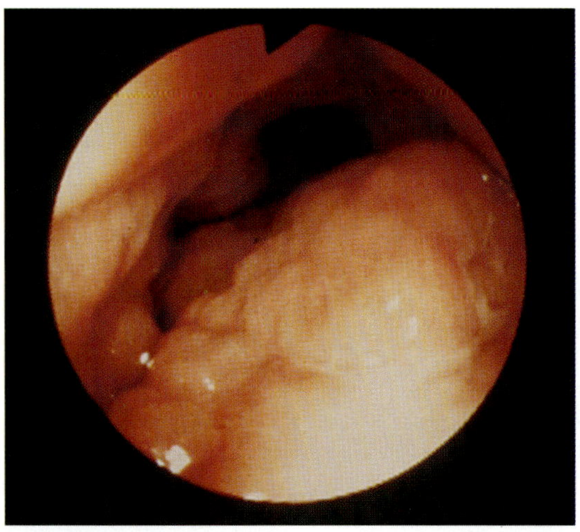

Abb. 6.**23** Magenkarzinom, Linitis-plastica-Typ. Die Tumorknötchen werden von geringgradig erythematöser Mukosa bedeckt.

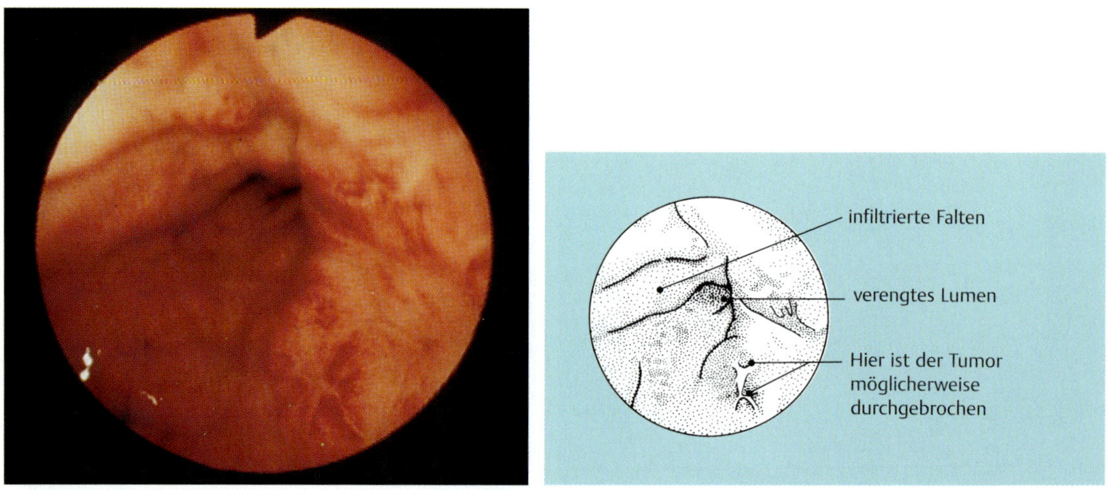

Abb. 6.**24** Magenkarzinom, Linitis-plastica-Typ, mit erythematöser Mukosa. Tumorbedingte Lumeneinengung; der sternförmige, erythematöse Bezirk deutet auf einen Tumordurchbruch hin.

A

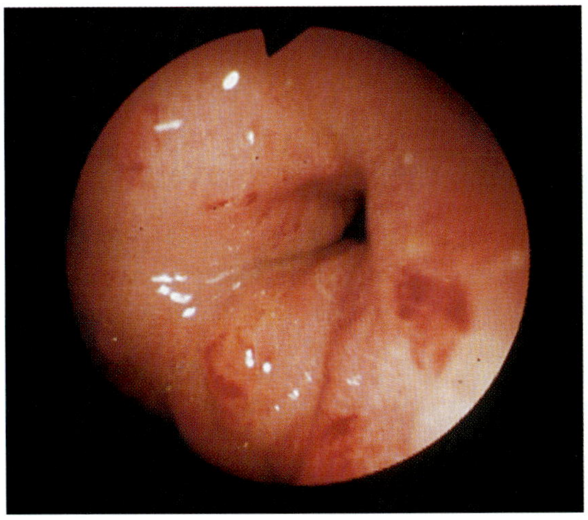

B

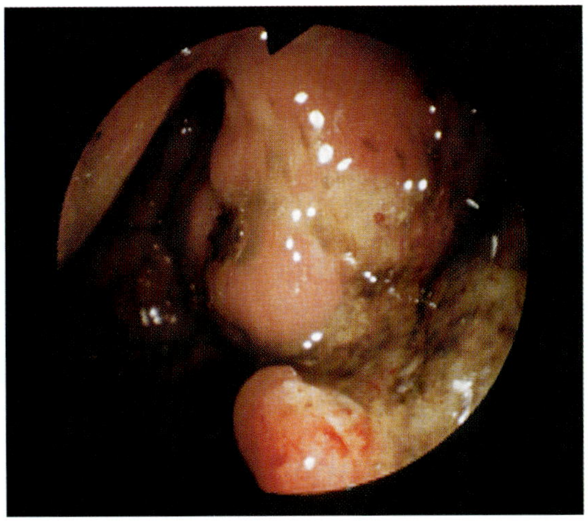

Abb. 6.**25** (**A**) Magenkarzinom, Linitis-plastica-Typ, mit diffus geröteter Mukosa. An den dunkelroten Arealen ist der Tumor möglicherweise durchgebrochen. (**B**) Linitis plastica mit diffus veränderter Mukosa und Knötchen mit möglichem Tumordurchbruch.

A

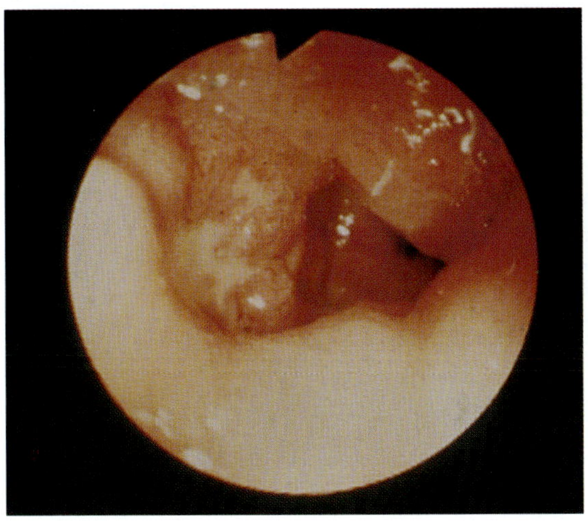

B

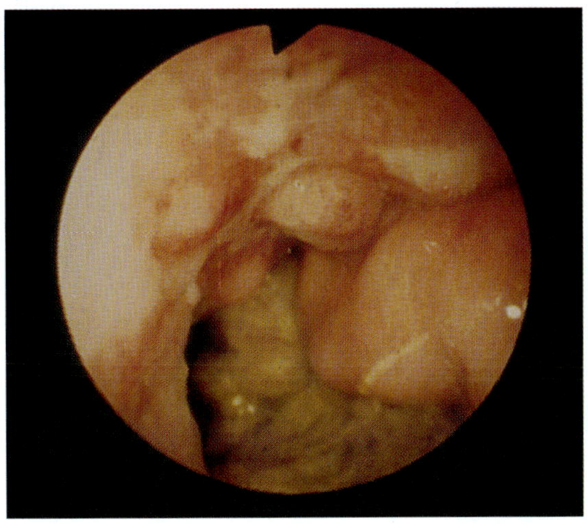

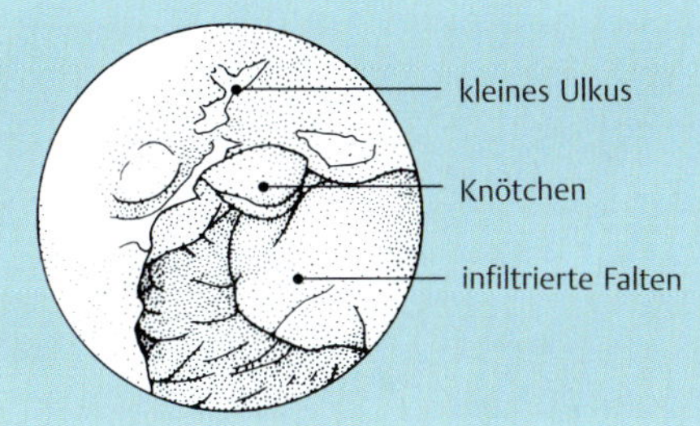

Abb. 6.**26** (**A** und **B**) Befund einer schweren Linitis plastica. Die Tumorknötchen und Exulzeration können mit einem Typ-III-Magenkarzinom verwechselt werden.

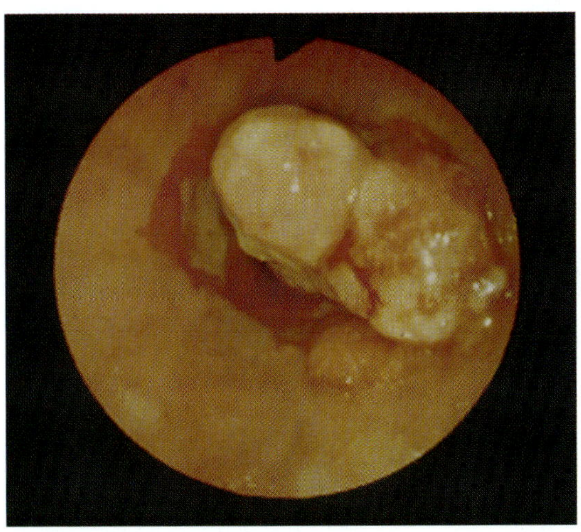

Abb. 6.**27** Adenokarzinom der Kardia mit Ausdehnung in den distalen Ösophagus.

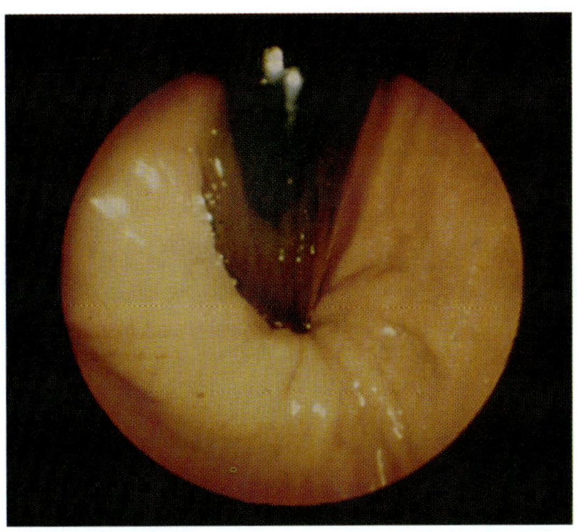

Abb. 6.**28** Adenokarzinom der Kardia. Der Tumor selbst ist in Inversion nicht erkennbar, wohl aber die indurierte Mukosa und tumorösen Veränderungen um das Endoskop.

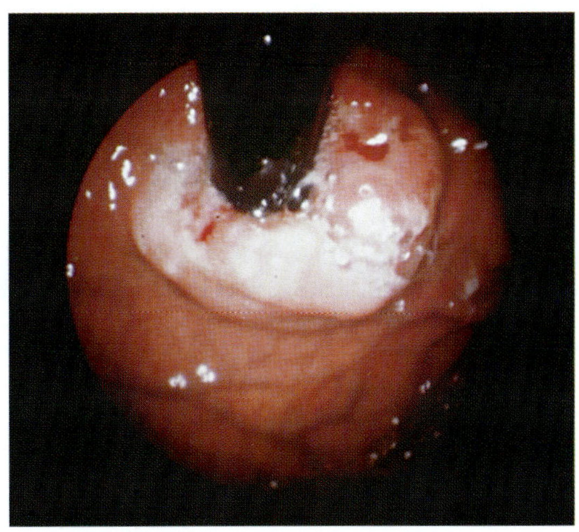

Abb. 6.**29** Adenokarzinom der Kardia, Untersuchung in Inversion; Knötchenbildung und Exulzeration der tumorbedeckenden Mukosa.

Die Diagnosestellung kann besonders bei infiltrativen Tumoren vom Typ III und IV durch den Überzug mit relativ normal erscheinender Mukosa erschwert sein, weshalb nach anderen Indizien für abnorme Magenwandveränderungen gesucht werden sollte. Die Magenfalten können rigide und fixiert erscheinen; ihre Mukosa läßt sich meist nicht mit der Biopsiezange zeltförmig abheben, da sie mit dem submukös und infiltrativ wachsenden Tumor verwachsen ist. Dies ist ein wichtiger Tumorhinweis; Falten, die sich gut von der Wand abheben lassen, können jedoch trotzdem maligne sein.

Ein weiterer Karzinomhinweis besteht in einer abrupten Niveauänderung (Shelf-Effekt) an der Grenze zwischen Tumor und der benachbarten normalen Mukosa. Die Endosonographie ist eine ideale Methode zur Untersuchung von suspekten submukösen Geschwulsten oder diffus infiltrierenden Adenokarzinomen.

Bioptische Diagnose

Viele Untersucher empfehlen zur Biopsie Zangen, die größere Proben umfassen können als die normalen Zangenbiopsien. Die Rate richtig-positiver Ergebnisse ist abhängig von der Zahl der Biopsien. Bei drei Biopsieproben liegt sie annähernd bei 60%, bei sechs oder mehr Biopsien bei über 90%; anderen Studien zufolge beträgt die diagnostische Sicherheit bei 10 Biopsien 99%.

Neue diagnostische und therapeutische Techniken

Neue Technologien wie die Endosonographie (mit hohem Auflösungsvermögen) ermöglichen die Bildgebung der Darmwand und der benachbarten Strukturen. Zur Bestimmung der Ausdehnung eines Magenkarzinoms können die Computertomographie und die Kernspintomographie (magnetic resonance imaging, MRI) hilfreich sein. Zur Therapie von rezidivierenden und inoperablen Tumoren kann die endoskopische Nd-YAG-Laser-Photokoagulation eingesetzt werden (Abb. 6.**30**).

Magenfrühkarzinom

Eine frühe endoskopische Diagnose des Magenkarzinoms hat einen entscheidenden positiven Einfluß auf die Prognose; die 5-Jahres-Überlebensrate ist für

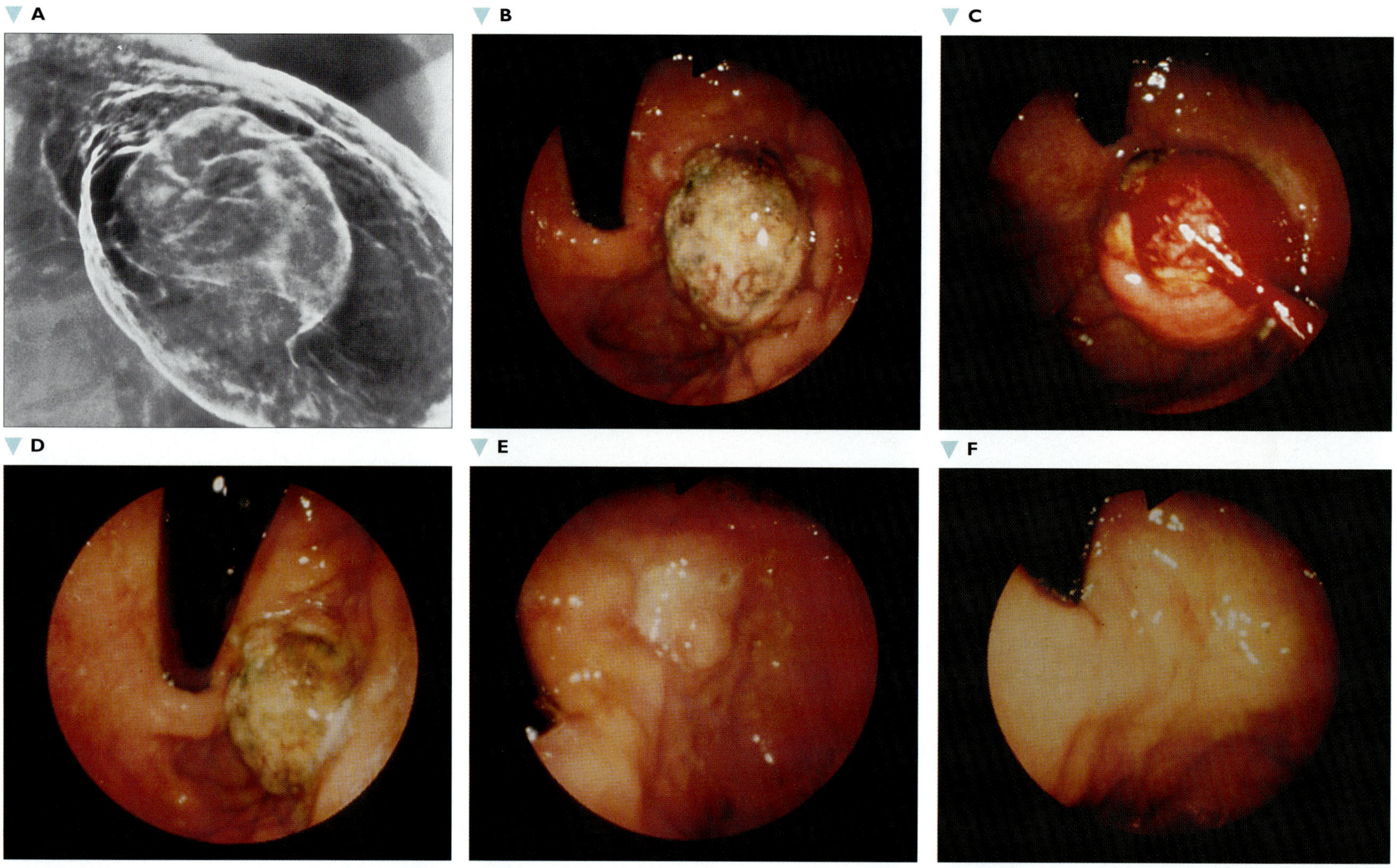

Abb. 6.**30** Magenkarzinom, Laserkoagulation. (**A**) Röntgenbild; ältere Patientin mit GI-Blutung. (**B**) Endoskopisch erkennt man ein großes, polypöses Kardiakarzinom, das in Inversion am besten zu beurteilen ist. (**C**) Tumorblutung während der Endoskopie. (**D**) Tumorverkleinerung, keine Blutung nach Nd-YAG-Lasertherapie. (**E**) Nach weiterer Lasertherapie ist nach einigen Wochen der Tumor nicht mehr zu erkennen: An der Behandlungsstelle ist nur ein kleines Ulkus sichtbar. (**F**) Schließlich ist dieser Bereich komplett abgeheilt und bioptisch frei von malignen Zellen. Auffällig ist lediglich die geringe Retraktion des Areals.

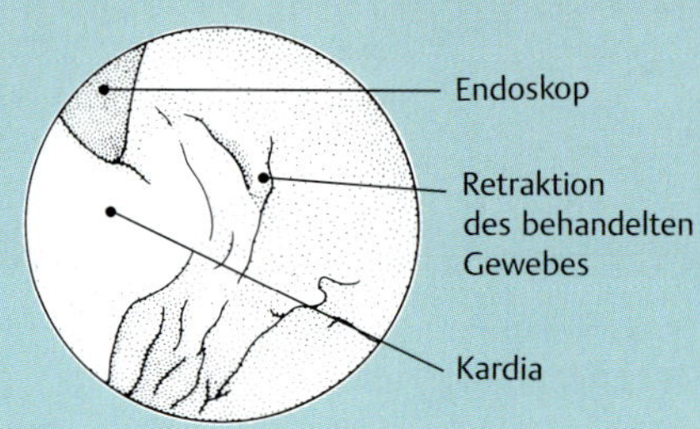

das Magenfrühkarzinom („early gastric cancer") weitaus besser als für das fortgeschrittene Magenkarzinom. Das Magenfrühkarzinom wird definiert als ein Karzinom, das auf die Invasion der Mukosa und Submukosa beschränkt ist. In einigen Fällen blieb das Magenfrühkarzinom 2–3 Jahre lang unverändert auf die Mukosa/Submukosa beschränkt; die Muskelschicht wurde nicht infiltriert. Manche frühen Magenkarzinome weisen eine ausgedehnte muköse und submuköse Ausbreitung auf ohne Infiltration der Muscularis propria; diese superfiziell-spreitende Variante kann einem Magenfrühkarzinom entsprechen oder einen separaten Typ darstellen.

Klassifikation und endoskopisches Bild

Die Japanische Gesellschaft für Gastroenterologische Endoskopie klassifiziert die Erscheinungsformen des Magenfrühkarzinoms in 3 Haupt- und 3 Subtypen – eine häufig verwendete Einteilung (Abb. 6.**31**). Kombinationsformen der einzelnen Typen sind häufig; in diesen Fällen wird die Hauptveränderung zuerst beschrieben, die zusätzliche beigefügt.

Typ I: Polypöse Läsion, die sich ins Lumen vorwölbt

Typ II: Diskreter Tumor der Mukosa; nicht so prominent wie Typ I (Polyp) oder Typ III (ulzerativ);

Subtypen:

- II a: erhabenes, fokales Mukosaareal, wenn auch weniger erhaben als Typ I
- II b: flacher Tumor mit fokalen Farbveränderungen
- II c: eingesenkte Läsion, die im Grund der Versenkung malignes Gewebe aufweist

Typ III: Magenulkus mit karzinomatösem Rand

In etwa der Hälfte der Magenfrühkarzinome treten die Typen III und IIc kombiniert auf; etwa 20% sind eleviert (Typ I und IIa), annähernd 30% flach oder eingesenkt.

Die Symptome des Magenfrühkarzinoms gleichen im großen und ganzen denen eines fortgeschrittenen Magenkarzinoms. Dyspepsie und epigastrische Schmerzen werden von 65–80% der Frühkarzinompatienten, Hämatemesis und Meläna etwas häufiger, Gewichtsverlust etwas seltener als beim fortgeschrittenen Karzinom angegeben. Die Diagnose wird endoskopisch gestellt. Magenfrühkarzinome sind relativ diskret und häufig schwer von der normalen Mukosa oder nichtmalignen Läsionen zu unterscheiden.

Typ-I-Karzinom

Die Oberfläche dieser polypösen Läsionen ist oft erythematös (Abb. 6.**32**) und in der Regel stärker nodulär oder irregulär als bei typischen hyperplastischen Polypen, adenomatösen Polypen und submukösen Läsionen wie Leiomyomen.

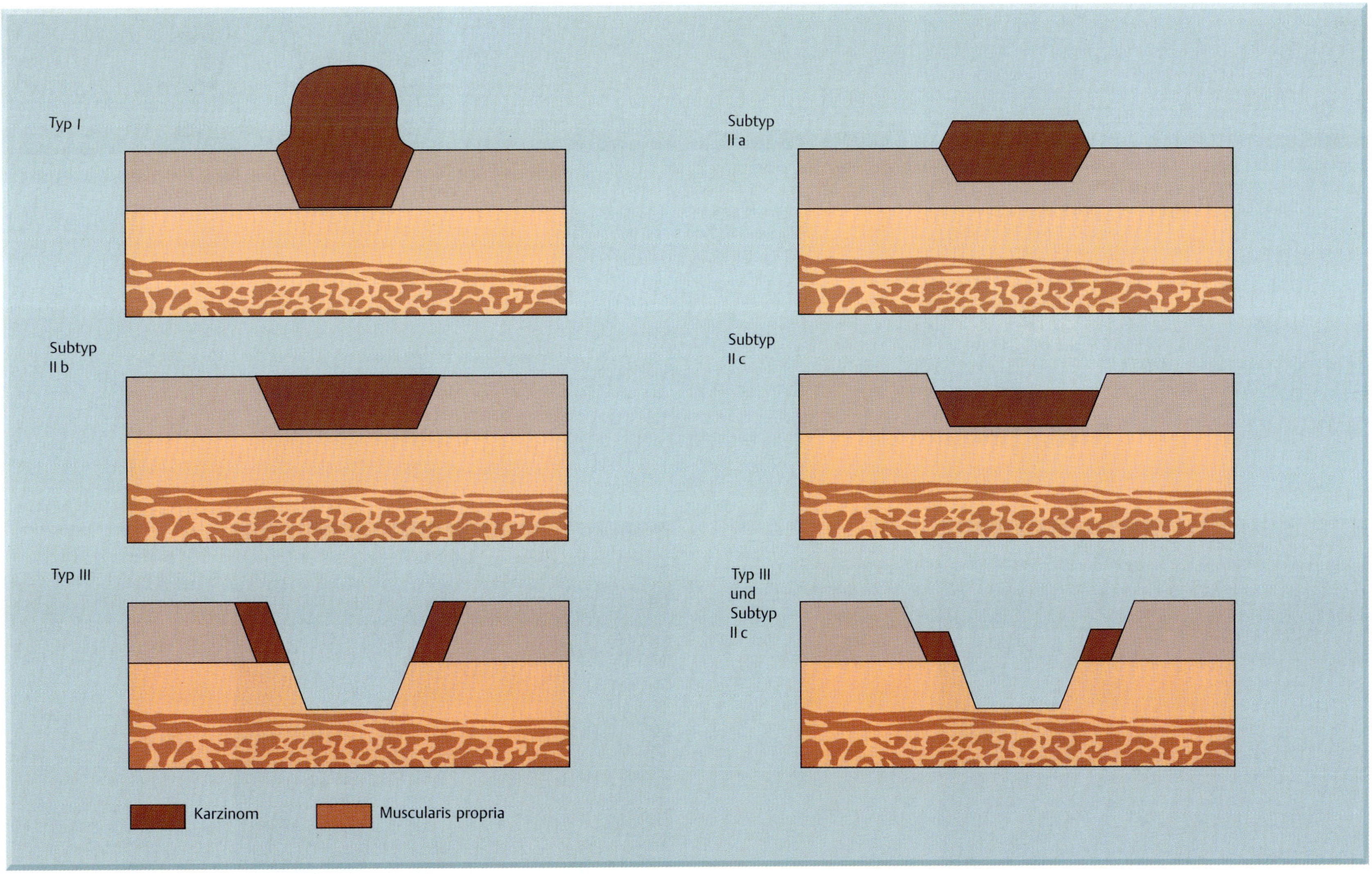

Abb. 6.**31** Magenkarzinom. Klassifikation nach der Japanischen Gesellschaft für Gastroenterologische Endoskopie.

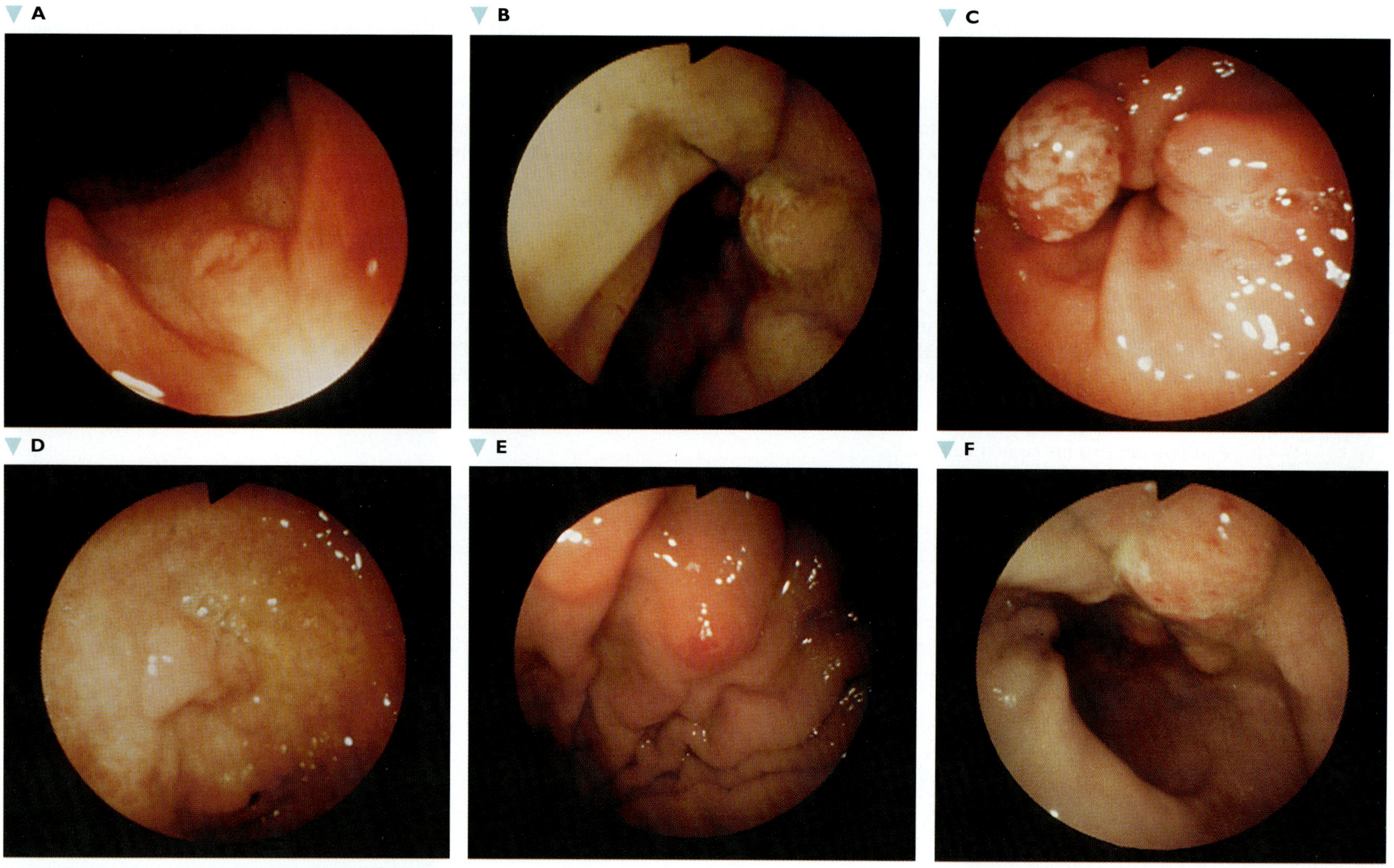

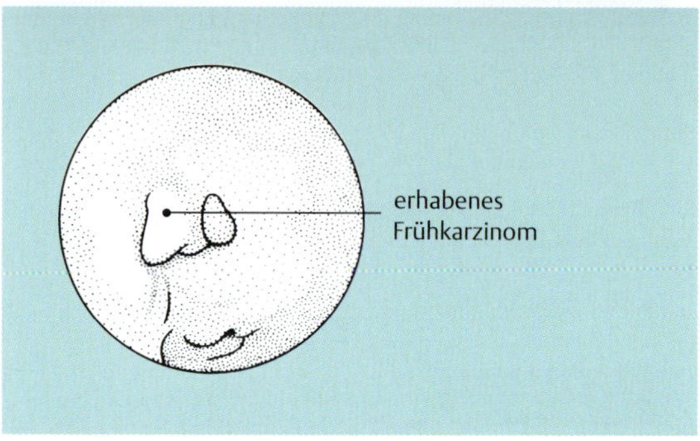

Abb. 6.**32** (**A**-**F**) Typ-I-Magenfrühkarzinom; mehrere Beispiele. Kleine, polypöse, erhabene Knötchen, in einigen Fällen erythematös.

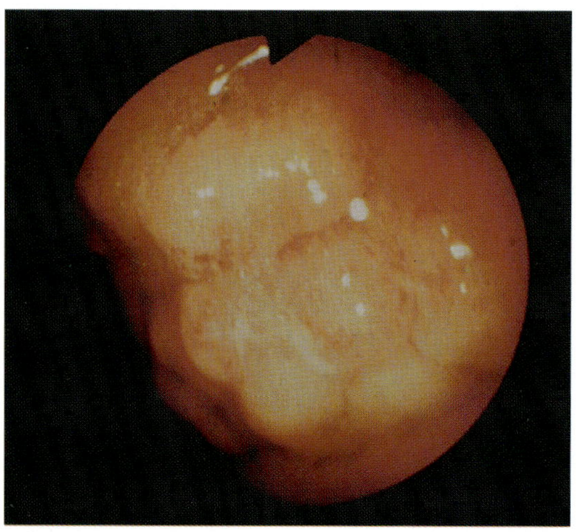

Abb. 6.**33** Magenfrühkarzinom, Subtyp IIa. Leicht elevierter, aber nicht polypöser Tumor.

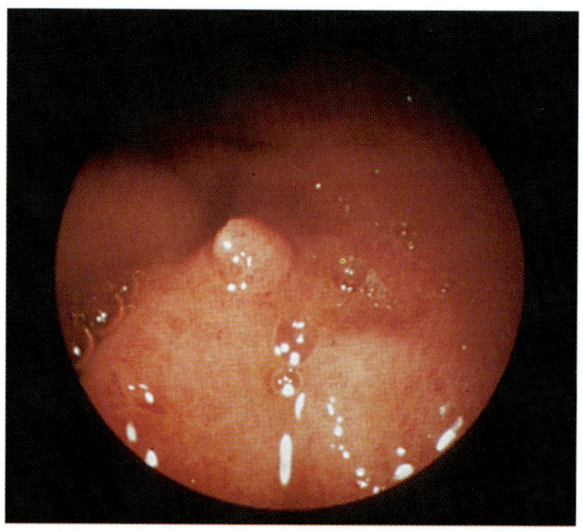

Abb. 6.**34** Magenfrühkarzinom, Subtyp IIa.

Typ-II-Karzinom
Der Subtyp IIa ist gekennzeichnet durch leicht erhabene (aber nicht polypöse) irreguläre Mukosaareale (Abb. 6.**33** und 6.**34**).

Der Subtyp IIb ist schwer diagnostizierbar, weil die Läsion auf dem Niveau der Mukosa liegt (Abb. 6.**35**). Die Oberfläche weist gelegentlich weiße oder grauweiße Areale (Abb. 6.**36**) oder eine uniforme Rötung auf, im Unterschied zum filigran-retikulierten Erythem des Regenerationsepithels um ein benignes Magenulkus.

Beim Subtyp IIc zeigen sich leicht eingesunkene Areale abnormer Mukosa (Abb. 6.**37** und 6.**38**).

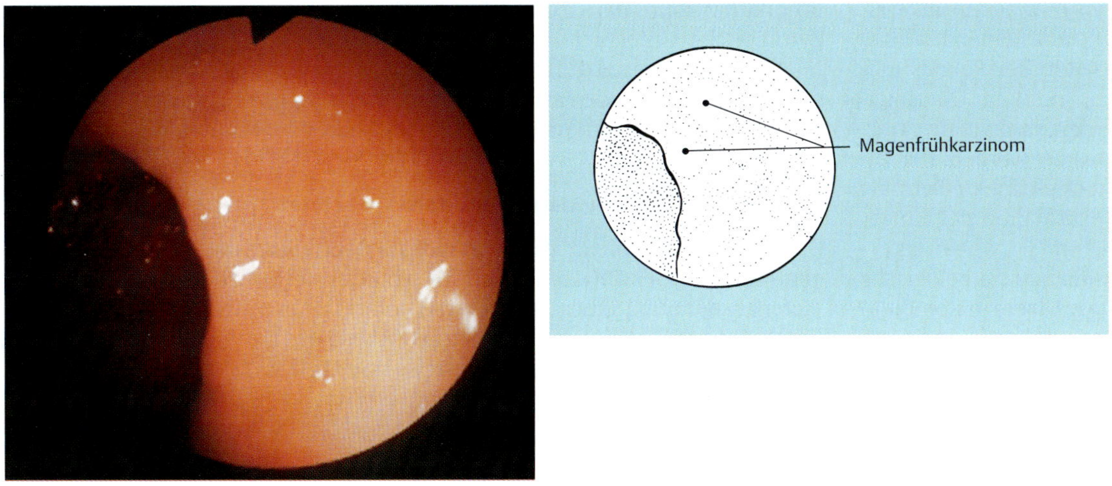

Abb. 6.**35** Magenfrühkarzinom, Subtyp IIb. Geringfügig veränderte Mukosa mit leichter Rötung.

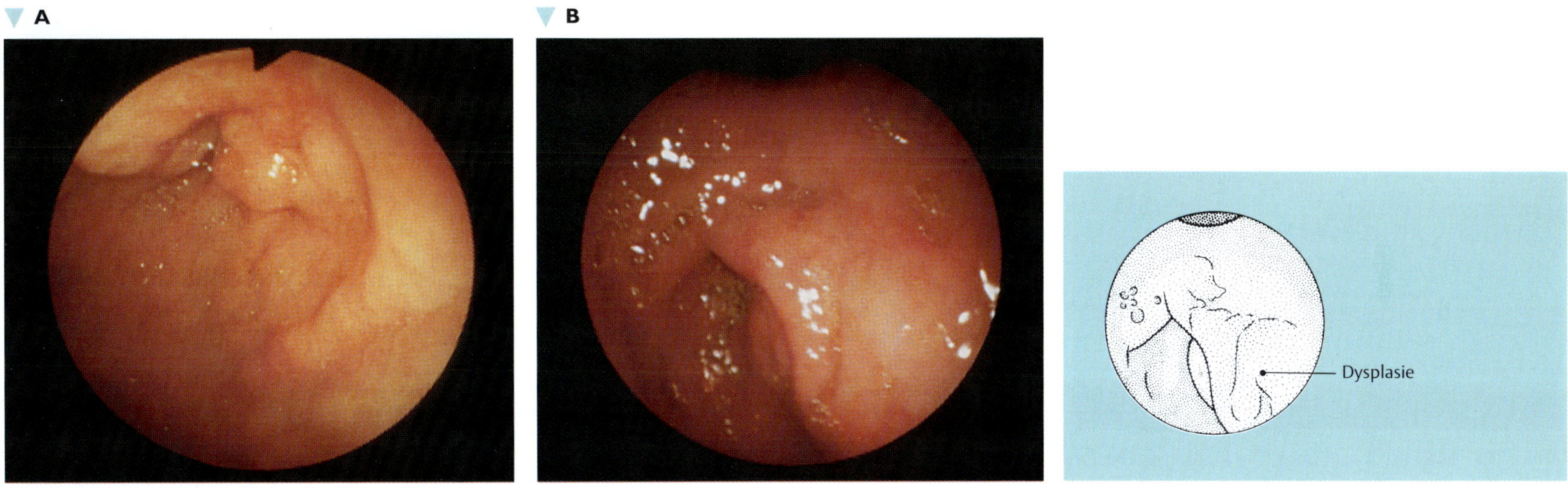

Abb. 6.**36** (**A** und **B**) Beispiele eines Magenfrühkarzinoms, Subtyp IIb. Diskrete Mukosaveränderungen: geringe Verfärbung, aufgerauhter und unregelmäßiger endoskopischer Aspekt.

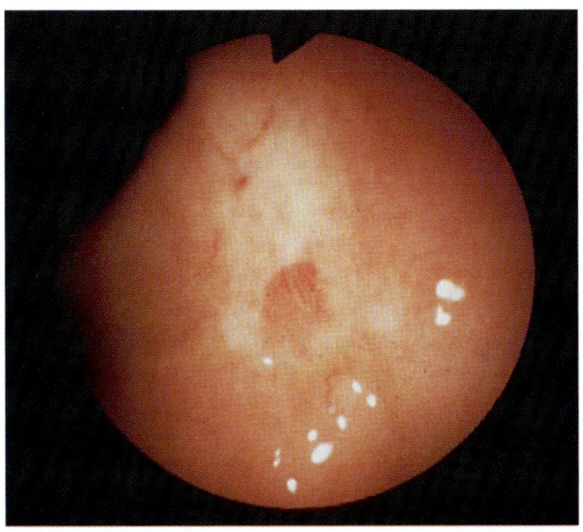

Abb. 6.**37** Magenfrühkarzinom, Subtyp IIc, mit gering eingesunkenem, weißlichem Areal.

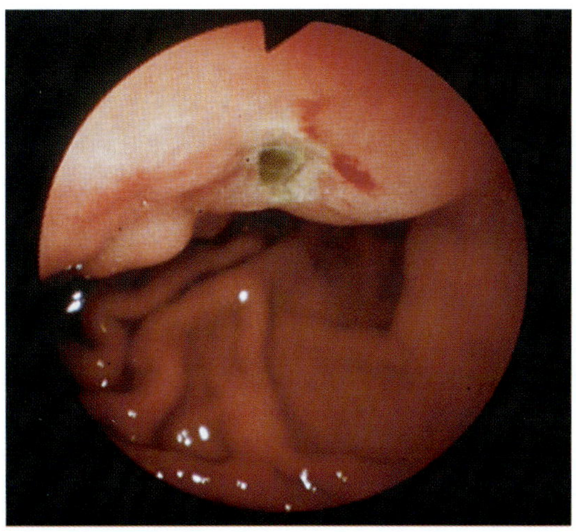

Abb. 6.**38** Magenfrühkarzinom, Subtyp IIc. Nur wenig eingesunkenes Areal, umgeben von minimal veränderter Mukosa.

Die Subtypen IIb und IIc können wie ein in Heilung begriffenes Magenulkus aussehen. Allerdings enden bei einem benignen Ulkus die glatten, sich verjüngenden Magenfalten an seinem Rand, während die Magenfalten bei einem Frühkarzinom trommelschlegelartige Abbrüche und Knötchen aufweisen. Außerdem erscheint die umgebende Mukosa eines heilenden Ulkus aufgrund der Areae gastricae filigran, beim Frühkarzinom dagegen intensiv rot oder irregulär mit roten und grauweißen Arealen. Diese Areale sind typischerweise von der Umgebung scharf abgesetzt und bei IIc-Läsionen leicht eingesunken.

Typ-III-Karzinom

Die Differenzierung eines benignen Ulkus von einem Typ-III-Magenfrühkarzinom ist schwierig. Der Tumor kann neben einem benigne erscheinenden klassischen Ulkus auftreten, enthält jedoch in den Innenseiten des Randes maligne Zellnester (Abb. 6.**39** und 6.**40**). Er kann auch nur in einem Ulkusquadranten lokalisiert sein und daher leicht übersehen werden, wenn nicht sämtliche Randpartien ggf. in Inversion untersucht und biopsiert werden. Der Ulkusgrund kann frei von malignem Gewebe sein. Malignitätssuspekte Befunde sind versenkte und verfärbte Areale und abnorme Mukosafalten der Umgebung. Bei Kombinationsformen (Typen IIc und III oder III und IIc, wobei das erste Symbol jedes Typenpaares das im Vordergrund stehende pathologische Bild des Tumors kennzeichnet) kommen scharf abgesetzte Ulzera in Kombination mit abnormer Nachbarmukosa mit irregulären, eingesunkenen und geröteten Arealen vor.

Bioptische Diagnose

Das Magenfrühkarzinom kann auf eine gewöhnliche Ulkusbehandlung ansprechen, abheilen und rezidivieren – ein Verlauf, der dem Zyklus eines benignen Magenulkus ähnelt. Aus diesem Grund biopsieren viele Endoskopiker jedes Magenulkus und wiederholen die Biopsie so lange, bis es vollständig ausgeheilt ist. Mindestens 2 Biopsieproben aus jedem Ulkusquadranten bedeuten eine Rate richtig-positiver Ergebnisse von mindestens 90%. Bei Ulzera ist die Ausbeute aus dem Rand jedes Quadranten am höchsten, der Grund ist weniger ergiebig. Bei Polypen sowie flachen und eingesunkenen Arealen (Typ I, IIa, IIb und IIc) sollte der Grund oder das Zentrum der Läsion biopsiert werden. Zytologische Untersuchungen sind beim Magenfrühkarzinom weniger hilfreich als bei anderen Tumoren. Die gezielte endoskopische Bürstenzytologie sollte vor allem aus den erythematösen, irregulären, eingesunkenen oder den Randgebieten des Tumors mit auffälliger Mukosa entnommen werden.

Endosonographie bei Magenkarzinom

Die Endosonographie ist zur vollständigen Beurteilung der Neoplasien im Magen hilfreich. Der Ultraschall gilt als akkurateste Methode zum Staging der Tiefenausdehnung eines Tumors; das Interesse an dieser Methode zur Diagnose des Magenfrühkarzinoms steigt (Abb. 6.**41**; die Abbildungen 6.**41** und 6.**43** bis 6.**46** wurden freundlicherweise von Dr. T. L. Tio genehmigt). Derzeit

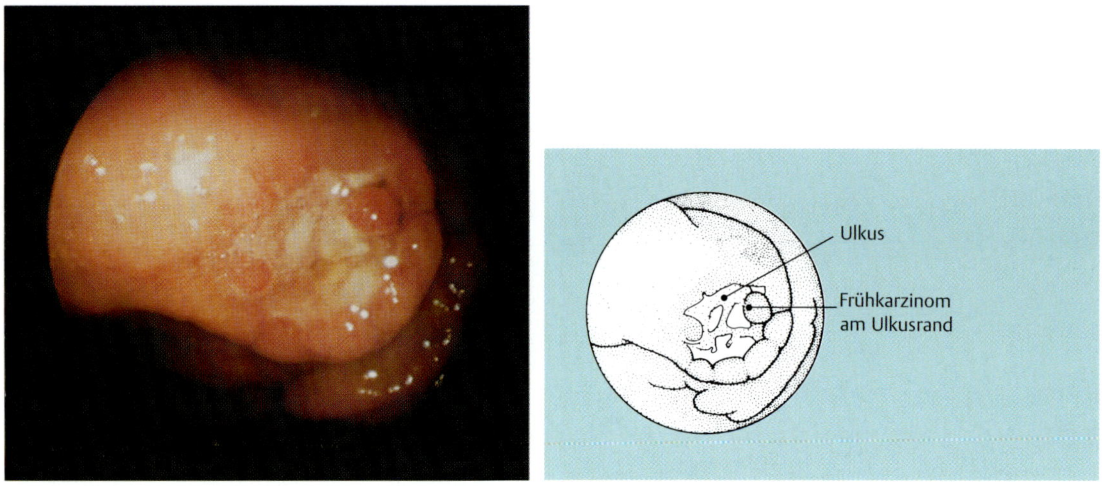

Abb. 6.**39** Magenfrühkarzinom, Typ III. Magenulkus und Frühkarzinom im Ulkusrand.

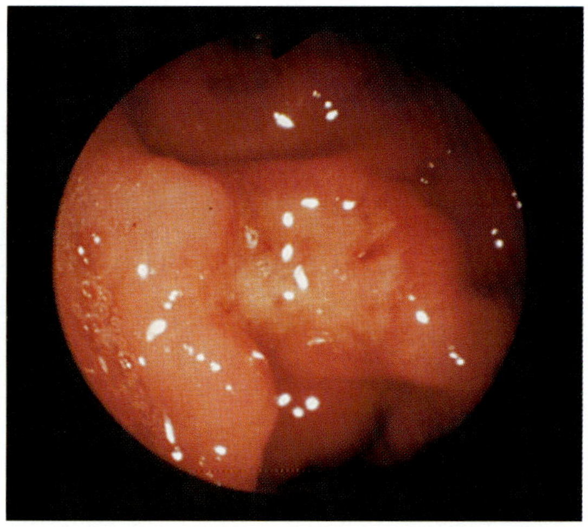

Abb. 6.**40** Magenfrühkarzinom, Typ III und Subtyp IIc. Ulzerierter Tumor mit geröteter und eingesunkener umgebender Mukosa. Abnorme, noduläre Magenfalten.

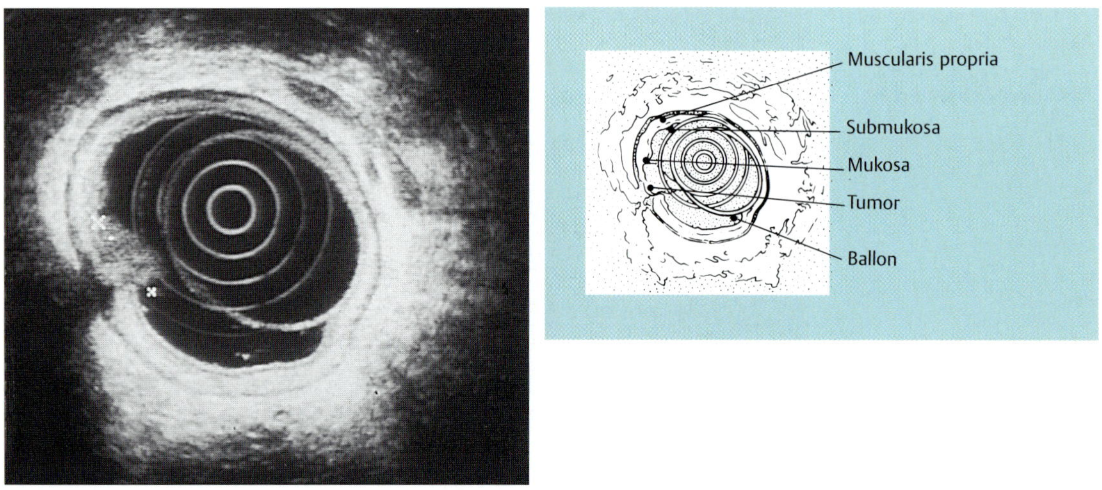

Abb. 6.**41** Magenfrühkarzinom der Mukosa mit fokaler Invasion der Submukosa (T1-Läsion).

werden nur Patienten mit inoperablem Magenfrühkarzinom lasertherapiert. In Zukunft wird die Endosonographie wahrscheinlich routinemäßig eingesetzt werden, um initial endoskopisch therapierbare Patienten ausfindig zu machen. Auf diese Weise kann die Endosonographie zur Methode der Wahl zur Bestimmung und begleitender Untersuchung der Therapie und zur Diagnose von Tumorrezidiven werden (Abb. 6.**42**).

Die Endosonographie erlaubt häufig die klare Darstellung von endoskopisch nicht erkennbaren Merkmalen des Magenkarzinoms, wie den Grad der Wandbeteiligung, den Befall benachbarter Strukturen oder das Vorliegen abnormer Lymphknoten (Abb. 6.**43** bis 6.**46**).

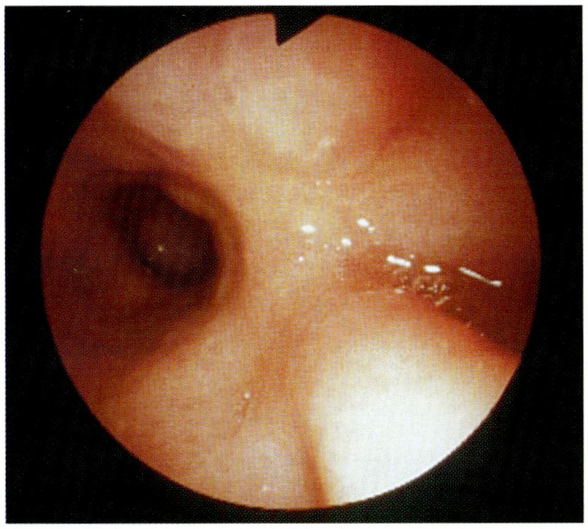

Abb. 6.**42** Magenfrühkarzinom nach Nd-YAG-Lasertherapie bei einem Patienten, der nicht zu operieren war. Der Tumor ist nicht mehr nachweisbar. Die Mukosa im behandelten Areal ist retrahiert, man erkennt radiär angeordnete Magenfalten.

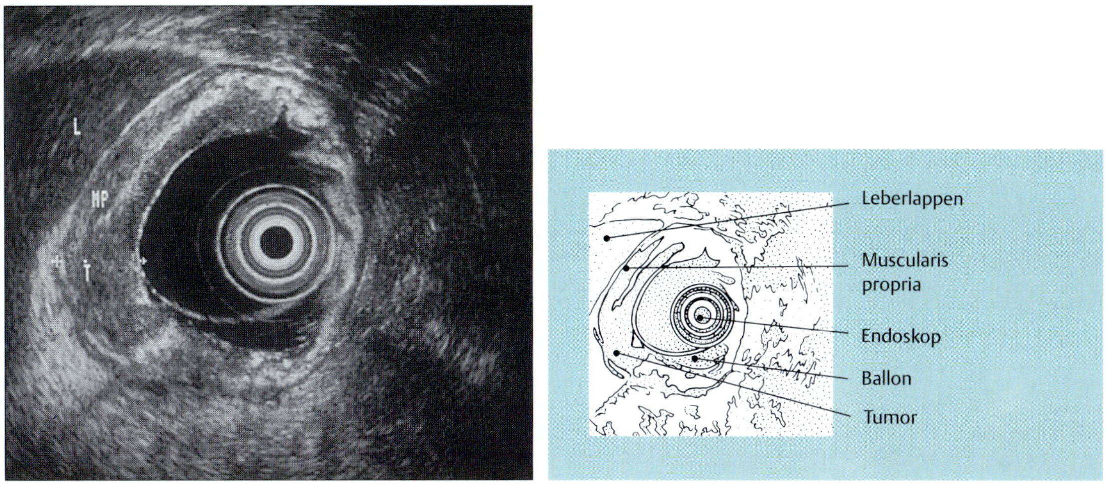

Abb. 6.**43** Magenkarzinom mit Infiltration der Muscularis propria (T2-Tumor).

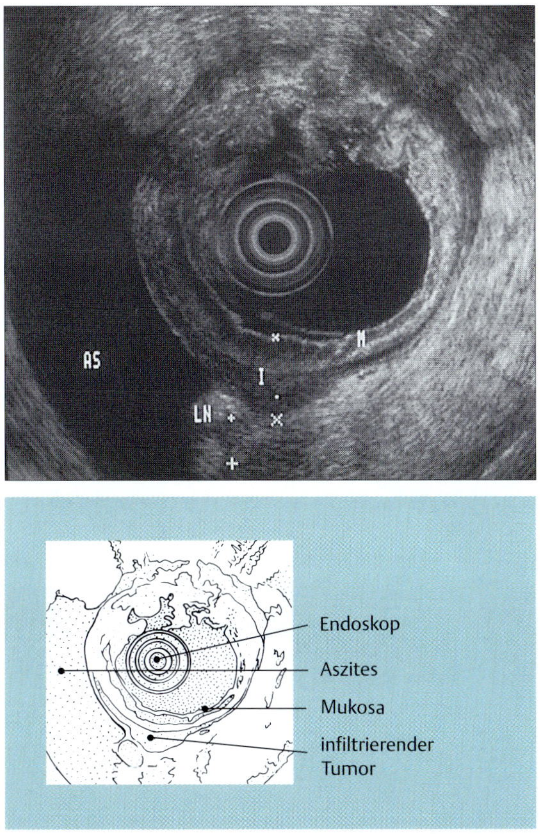

Abb. 6.**44** Magenkarzinom mit tiefer Infiltration der Muscularis propria über die Serosa hinaus (T3-Tumor).

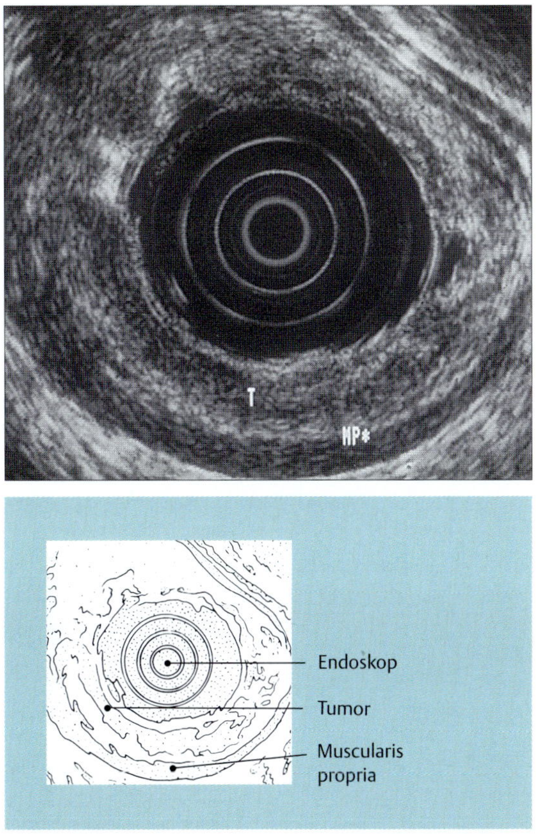

Abb. 6.**45** Magenkarzinom mit Infiltration über die Submukosa bis in die verdickte Muscularis propria (T2-Linitis-plastica).

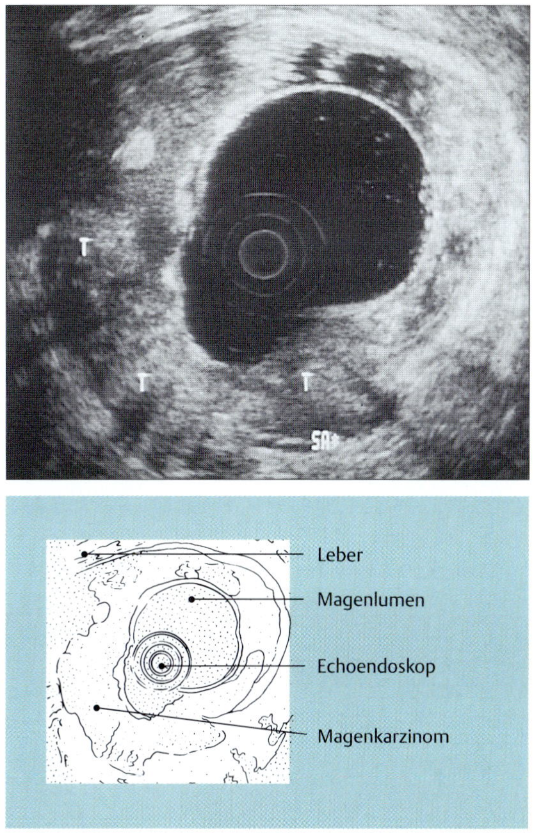

Abb. 6.**46** T4-Magenkarzinom mit tiefer Infiltration des benachbarten Gewebes.

Andere Magenmalignome

Das nach dem Magenkarzinom zweithäufigste Magenmalignom ist das Lymphom, gefolgt vom Leiomyosarkom; das Kaposi-Sarkom und Magenmetastasen sind selten.

Magenlymphom

Magenlymphome stellen 4–8% aller Magenmalignome. Das Magenlymphom spricht im Unterschied zum fortgeschrittenen Adenokarzinom gut auf die Therapie an, vor allem, wenn es früh erkannt wird. So beträgt die 5-Jahres-Überlebensrate für Stage-I-Tumoren (Tumor beschränkt auf die Magenwand) 80%; Patienten im Stadium IV dagegen überleben die 5 Jahre nur selten.

Das primäre Magenlymphom ist überwiegend ein Non-Hodgkin-, seltener ein Hodgkin-Lymphom. Magenlymphome sind vorwiegend diffus, manchmal nodulär; letztere haben die günstigste 5-Jahres-Überlebensrate. Eine präzise Diagnose ist Voraussetzung für eine optimale Therapie. Die Diagnose einer Magenbeteiligung durch ein ausgedehntes Lymphom im Abdomen ist von großer Bedeutung, da sie den Therapiemodus entscheidend beeinflußt.

Relativ neu und interessant ist die Assoziation zwischen der Helicobacter-pylori-Infektion und dem Lymphom vom mukosaassoziierten lymphatischen Gewebs-Typ (MALT). Möglicherweise bewirkt das H.-pylori-Antigen die Entstehung dieses Lymphom-Typs. Nach der Eradikation des H. pylori wurde bereits ein partieller oder vollständiger Rückgang dieses Lymphoms beobachtet.

Endoskopisches Bild

Endoskopisch läßt sich ein Magenlymphom oft schwer von einem Magenkarzinom oder Magenulkus differenzieren. In 75% der suspekten Tumoren gelingt die endoskopische Diagnose; bei den übrigen bleibt die Differentialdiagnose zwischen einem benignen Ulkus und einer anderen Erkrankung bestehen. Zur Differenzierung zwischen benignen und malignen Erkrankungen sind immer Biopsieentnahmen indiziert.

Charakteristischerweise präsentiert sich das Magenlymphom als infiltrierende Läsion der Mukosa, oft mit Ulzera (Abb. 6.**47** und 6.**48**). Polypöse Formen kommen auch vor (Abb. 6.**49**). Selten simuliert das Lymphom das infiltrative Wachstum eines Magenkarzinoms vom Linitis-plastica-Typ (Abb. 6.**50** und 6.**51**). Mit der Lymphominfiltration werden auch multiple oder solitäre,

A

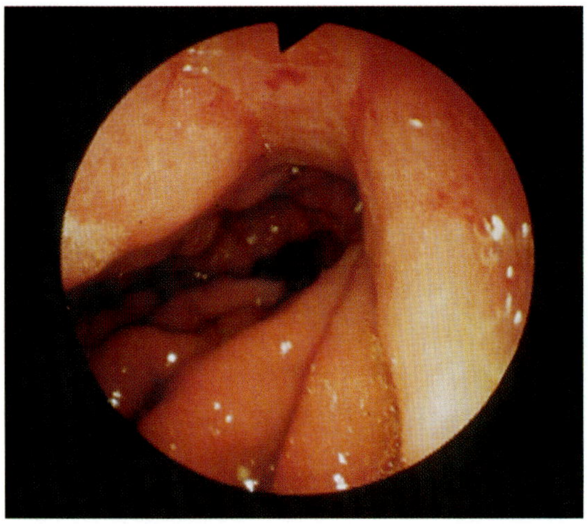

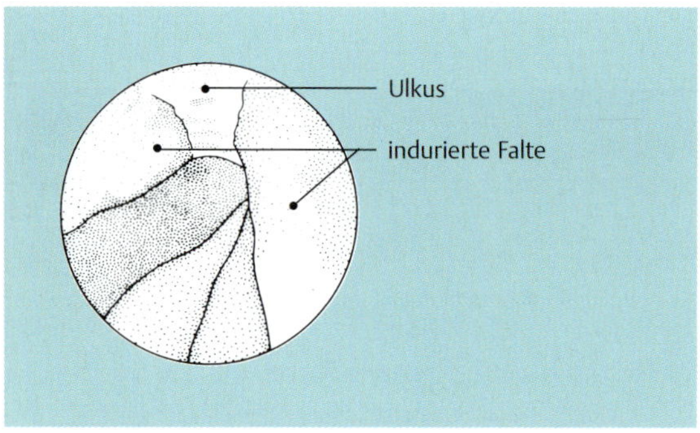

B

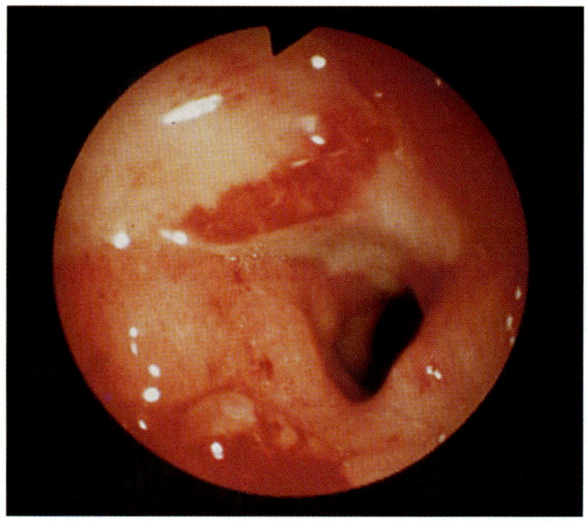

Abb. 6.**47** (**A**) Großes Magenulkus bei einem Patienten mit Non-Hodgkin-Lymphom; die umgebenden Falten sind induriert und infiltriert.(**B**) In einer anderen Ansicht werden Vulnerabilität und die Lumeneinengung durch die indurierten Falten deutlich.

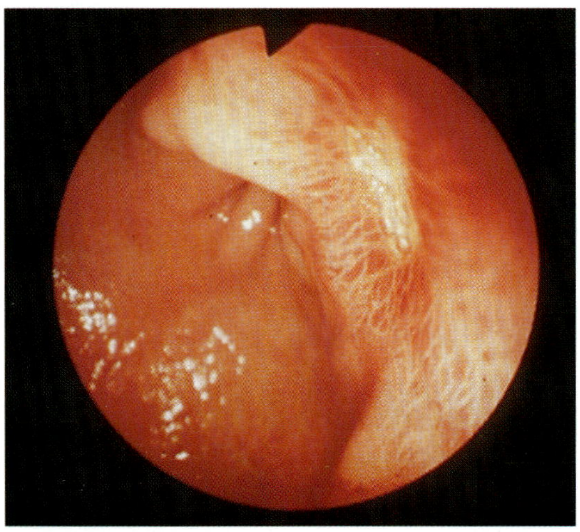

Abb. 6.**48** Magenlymphom, das sich als atypisches Ulkus mit sehr erythematöser umgebender Mukosa darstellt.

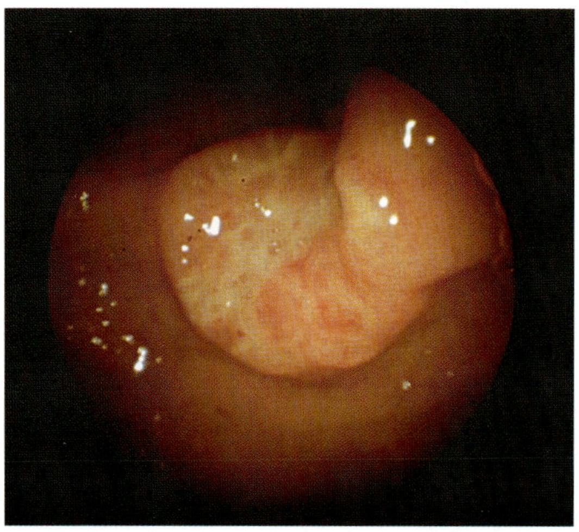

Abb. 6.**49** Polypöses Non-Hodgkin-Lymphom des Magens.

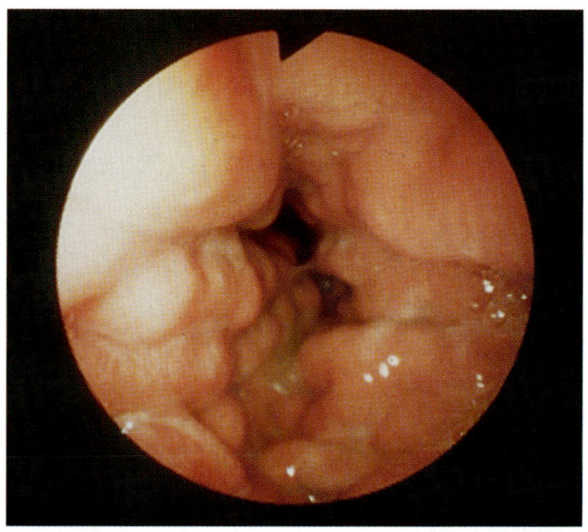

Abb. 6.**50** Bei diesem Magenlymphom können die infiltrierten Magenfalten mit einem Linitis-plastica-Karzinom verwechselt werden.

gelegentlich tiefe Ulzera, oft mit aufgeworfenen Rändern, beobachtet (Abb. 6.**52** bis 6.**55**). Das Vorliegen irregulärer Ulkusränder verstärkt den Malignitätsverdacht. Häufiges Bild ist das von infiltrierten, diffus ulzerierten Falten und unregelmäßig-nodulären Rändern (Abb. 6.**56** und 6.**57**). Das Lymphom kommt überall im Magen vor, jedoch häufig im Korpus und Antrum; es kann das Lumen einengen (Abb. 6.**58**).

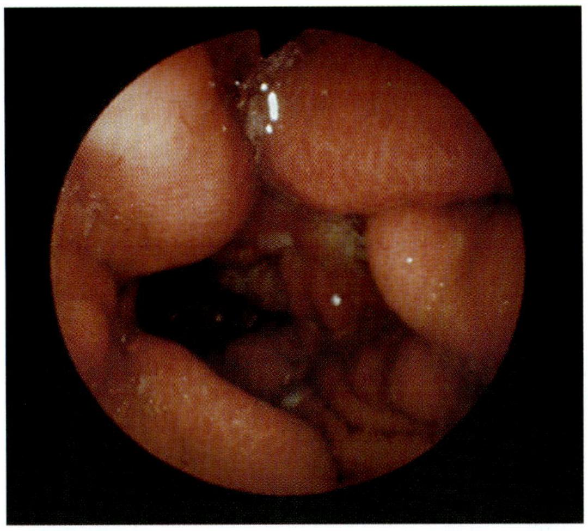

Abb. 6.**51** Magenlymphom; Lumenverengung durch infiltrierte Falten, erythematöse Oberfläche.

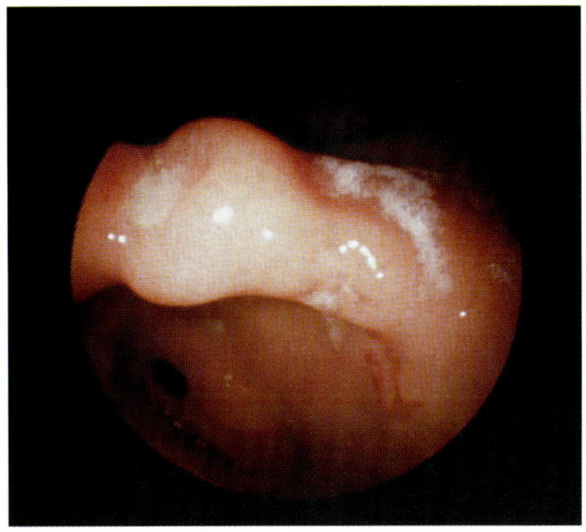

Abb. 6.**52** Non-Hodgkin-Lymphom des Magens mit zwei Ulzera im Angulusbereich; die umgebende Mukosa ist nodulär verändert.

A

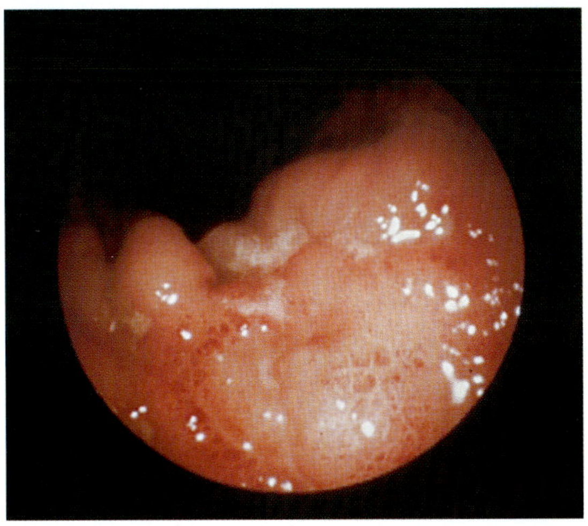

B

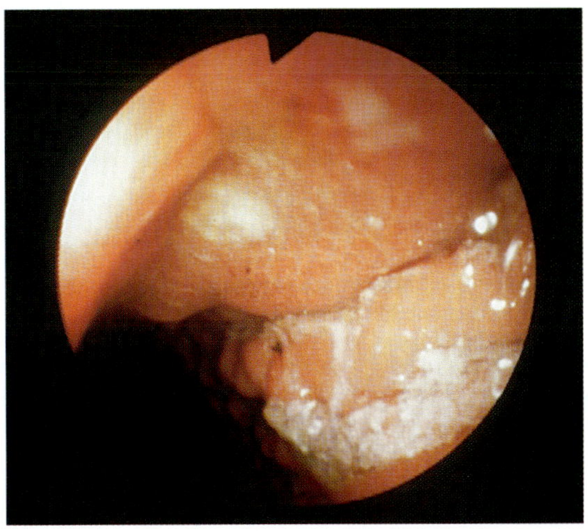

Abb. 6.**53** (**A** und **B**) Hodgkin-Lymphom des Magens. Multiple Ulzera, die von nodulärer, irregulär-erythematöser Mukosa umgeben sind.

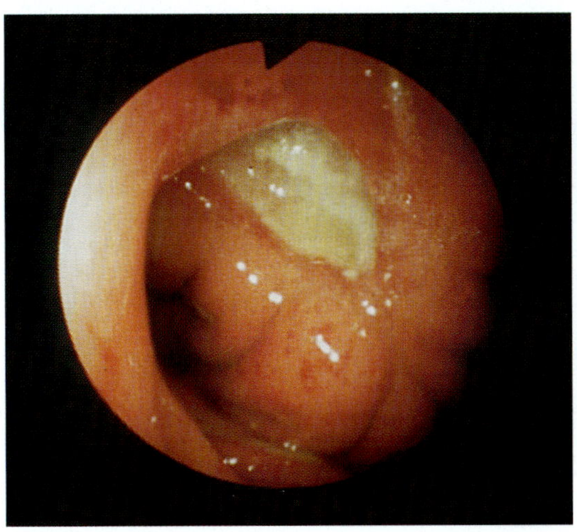

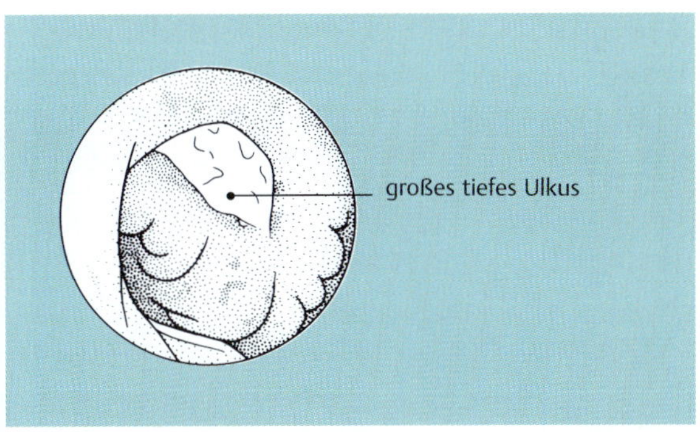

Abb. 6.**54** Großes, tiefes Ulkus bei einem Magenlymphom.

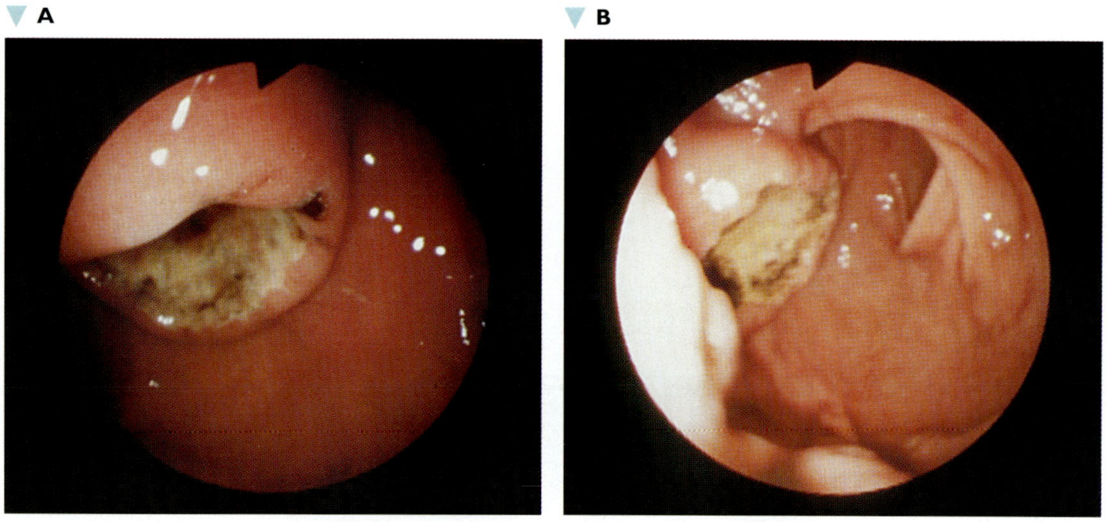

Abb. 6.**55** (**A** und **B**) Magenlymphome; zwei Beispiele tiefer Ulzera mit erhabenen Rändern.

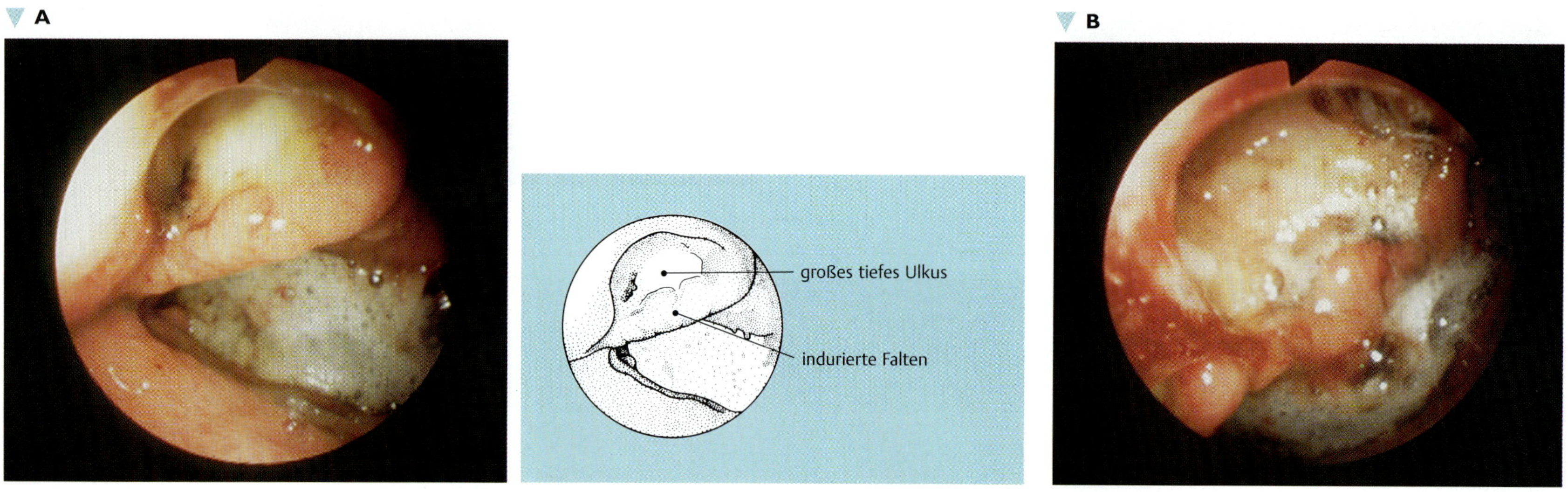

Abb. 6.**56** (**A**) Non-Hodgkin-Lymphomrezidiv mit diffuser, ausgedehnter Infiltration des Magens. Großes Ulkus mit brüchiger, nodulärer, deutlich infiltrierter umgebender Mukosa. (**B**) Knötchenbildung im Ulkusrandbereich.

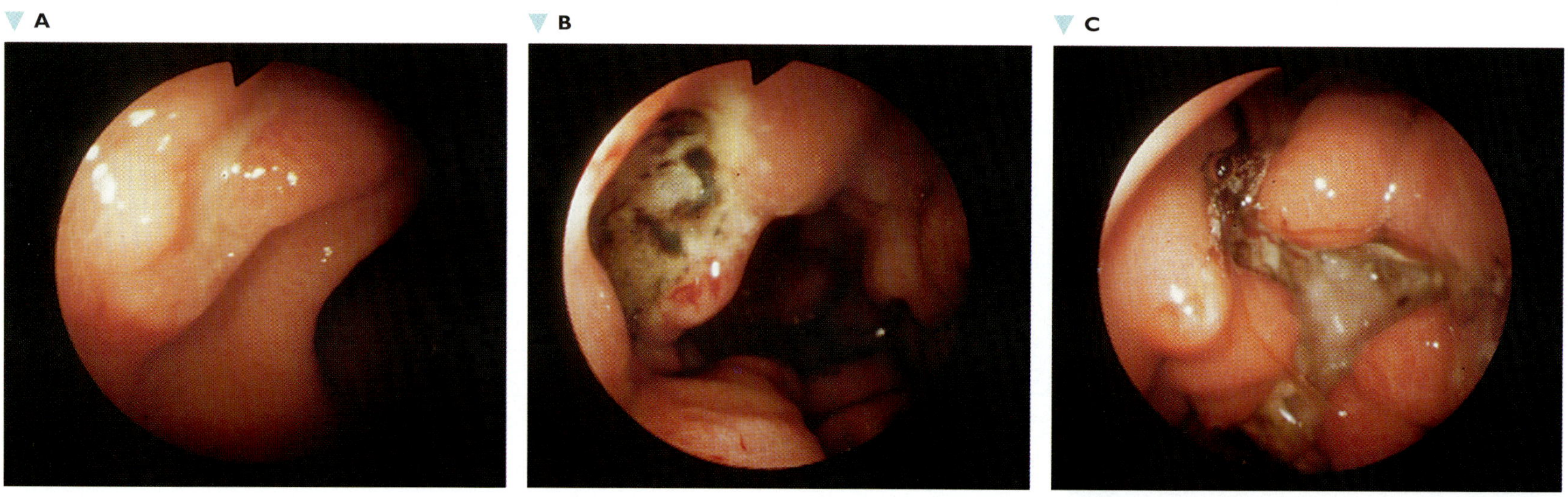

Abb. 6.**57** (**A**–**C**) Drei Beispiele eines Non-Hodgkin-Lymphoms mit zentralem Ulkus und verdickten benachbarten Mukosafalten.

Lymphome des Magens können auch als solitäre oder multiple Tumoren von derb-elastischer Konsistenz und mit normal erscheinender Mukosaauskleidung auftreten. Die Läsionen sind entweder groß, sessil und polypös oder 1–2 cm klein. Größere Läsionen können mit Eiweißverlust-Enteropathie assoziiert sein (Abb. 6.**59**). Das Burkitt-Lymphom kann als polypöser Tumor mit einer tiefen, zentralen Ulzeration imponieren (Abb. 6.**60**).

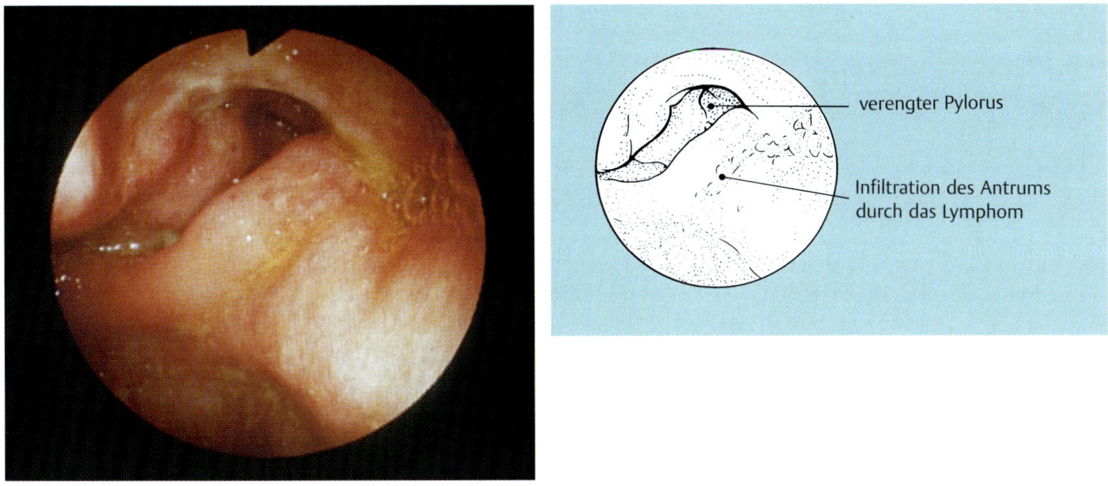

Abb. 6.**58** Magenlymphom im Antrum-Pylorus-Bereich, das den Pylorus stenosiert.

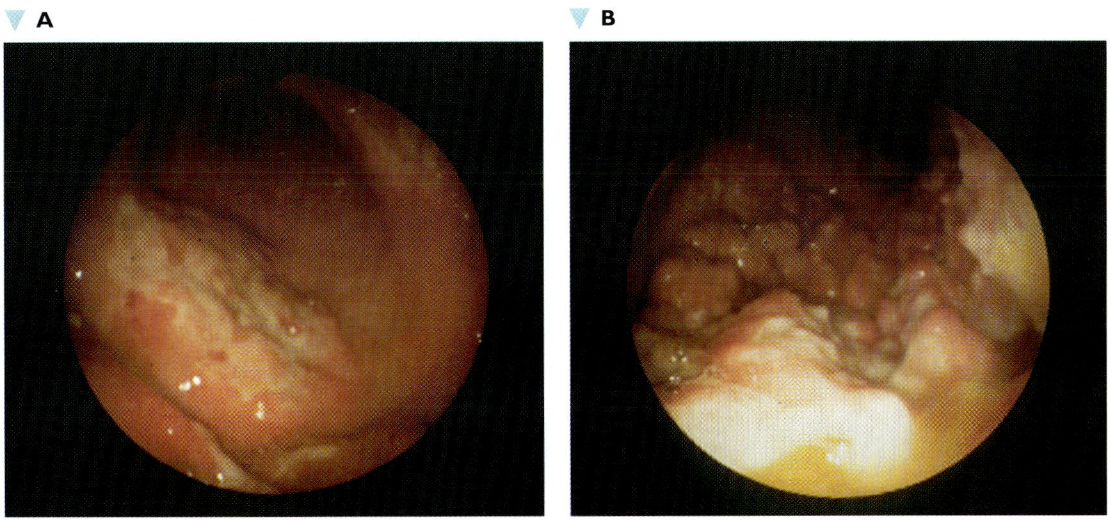

Abb. 6.**59** (**A**) Ausgeprägtes Non-Hodgkin-Lymphom mit nodulärem Befall der Magenwand bei einem Patienten mit Eiweißverlust-Enteropathie. (**B**) Besseres Bild des diffus-nodulären Befalls.

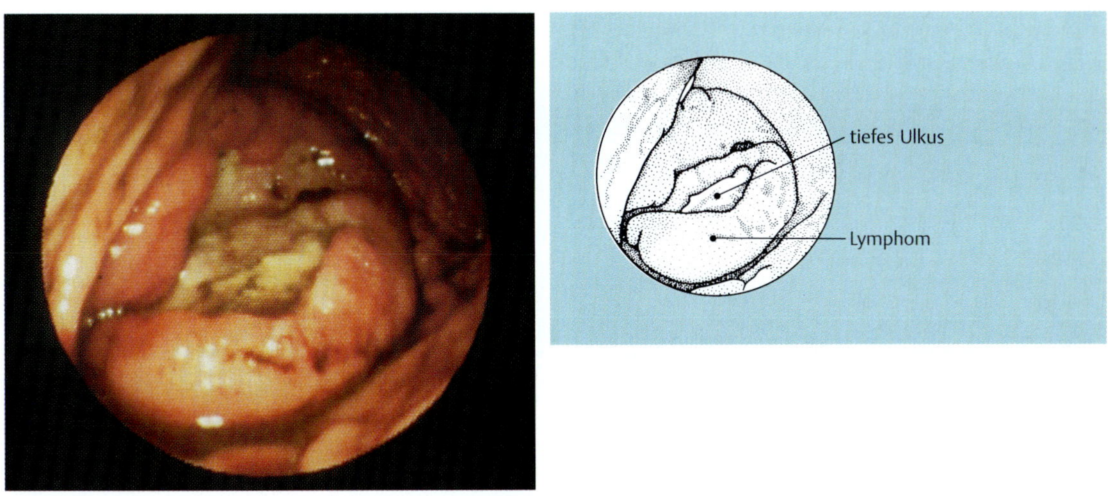

Abb. 6.**60** Burkitt-Lymphom mit zentralem Ulkus im Fundusbereich. (Mit freundlicher Genehmigung von Dr. Michael Priebe.)

Biopsie und andere diagnostische Methoden

Die Diagnose des Magenlymphoms wird endoskopisch und zytohistologisch gestellt. Die bioptische Trefferquote liegt bei 70–90% und damit etwas höher als für das infiltrierende Magenkarzinom; dies ist möglicherweise auf die leichtere Erreichbarkeit des Lymphoms aufgrund der diffusen Ulzeration zurückzuführen. Das Lymphom ist nicht so häufig vollständig submukös lokalisiert wie das Karzinom; nichtsdestotrotz werden multiple Gewebsproben aus den mit einer hohen Trefferquote assoziierten Arealen (Ulzera, Knötchen, abnorme Mukosa) empfohlen; bei Lymphomverdacht 10–15 Biopsien (Abb. 6.**61**). Endoskopisch geführte Materialentnahmen mittels kunststoffummantelter Zytologiebürsten und -nadeln erleichtern die Diagnosestellung, da darin enthaltene Lymphozyten manchmal auf die Lymphomart hinweisen.

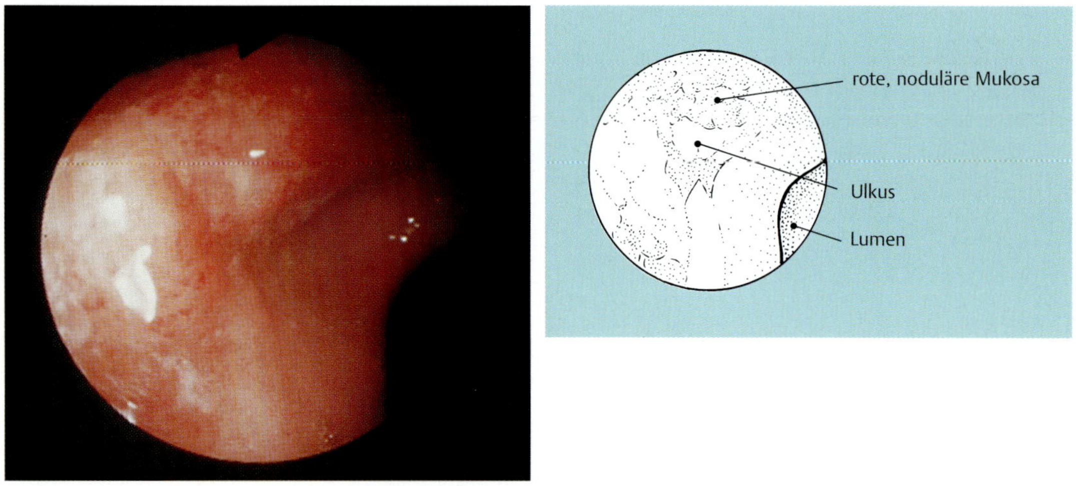

Abb. 6.**61** Magenlymphom mit geröteter, nodulärer Mukosa und kleinem zentralem Ulkus. Die veränderte Mukosa ist eine ideale Biopsiestelle.

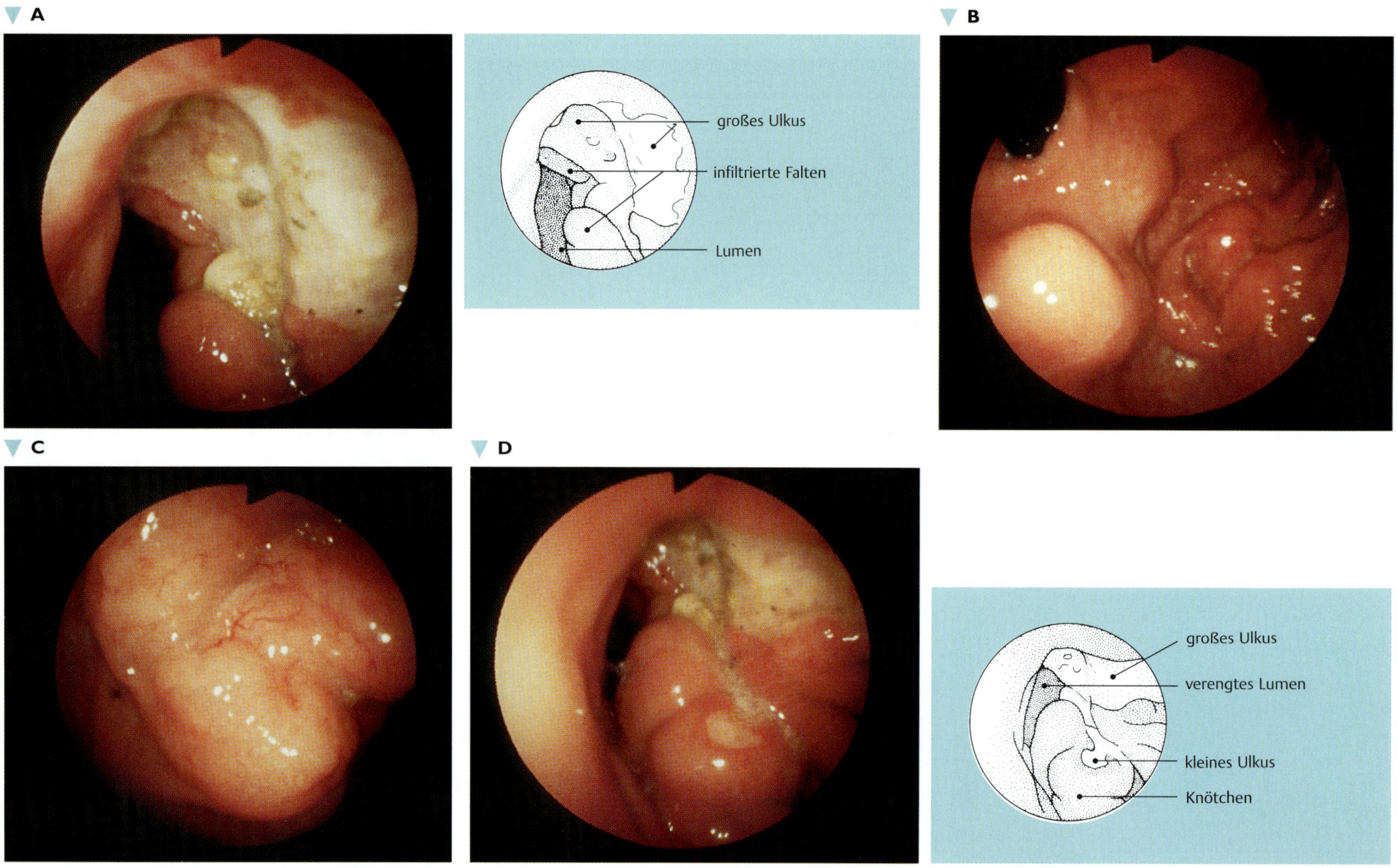

Abb. 6.**62** Strahlentherapie eines Magenlymphoms. (**A**) Großes, irreguläres Lymphom-Ulkus im Fundus. (**B**) In Inversion sind große Lymphomknötchen zu erkennen. (**C**) Im Übergangsbereich zwischen Korpus und Fundus sind abnorme Knötchen und lymphominfiltrierte, rauhe Magenfalten. (**D**) Multiple, unterschiedlich große Lymphom-Ulzera in der Korpusmitte.

Gelegentlich sind tiefe, ausgedehnte Biopsien während der Endoskopie oder einer Operation erforderlich.

Die Endoskopie kann auch zur Beurteilung des Radio- oder Chemotherapieerfolgs eingesetzt werden (Abb. 6.**62** bis 6.**64**). Die Ulzera heilen ab, die verdickte, infiltrierte Mukosa normalisiert sich.

Bildgebende Techniken wie die Computertomographie können den Tumor, eine verdickte Magenwand oder die tumorinfiltrierten regionalen Lymphknoten darstellen, während die Endosonographie eine exzellente Möglichkeit zur Verifizierung der Tiefenausdehnung der Tumoren und der Mitbeteiligung benachbarter Organe bietet (Abb. 6.**65**). Das hohe Auflösungsvermögen des Ultraschalls erleichtert darüber hinaus die Beurteilung des Therapieerfolgs, der sich an der Reduktion der Tumorgröße und der Wanddicke abzeichnet.

E

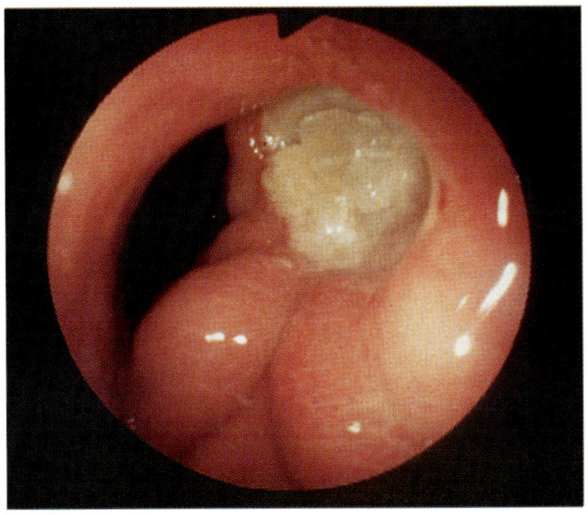

F

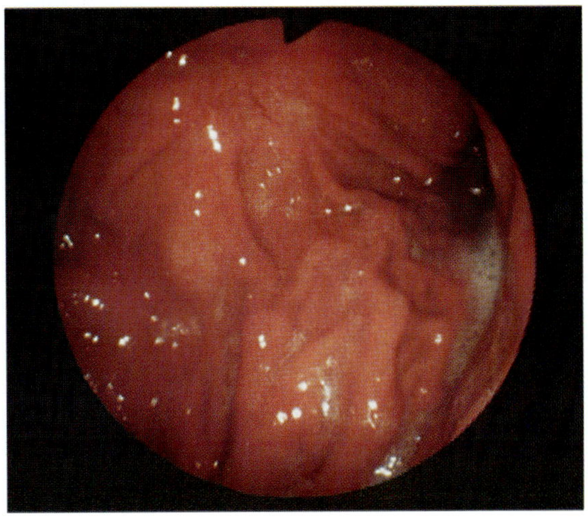

G

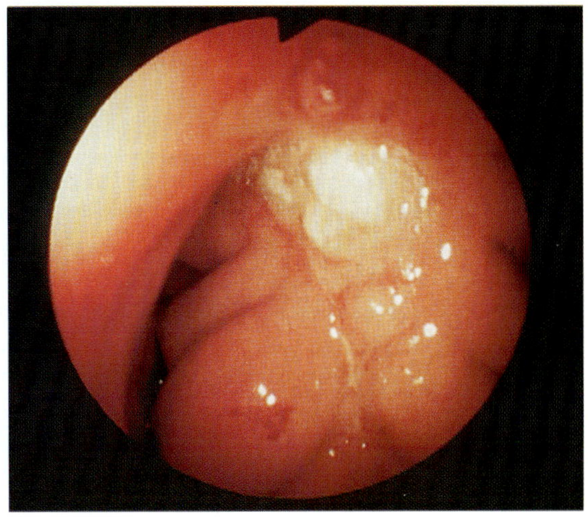

H

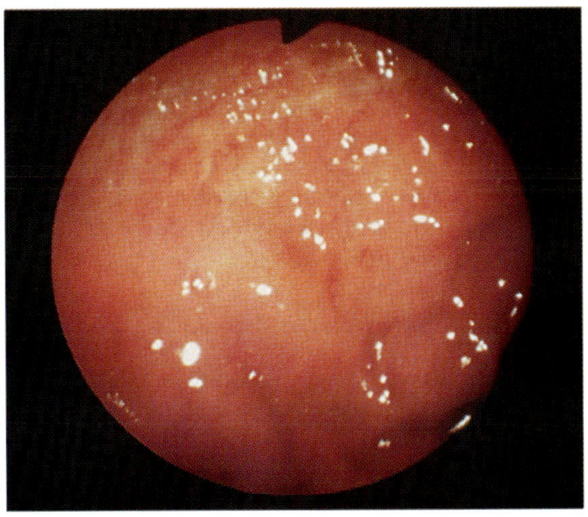

(**E**) Zwei Wochen nach der Therapie: Die kleinen Ulzera sind nicht mehr nachweisbar, die Falten konvergieren und das große Ulkus ist etwas kleiner geworden; die Mukosa ist durch indurierte Falten und Erythem noch verändert. (**F**) Fünf Wochen nach der Therapie: Normalisierung der Knötchen und groben Falten; es sind jedoch noch veränderte Mukosagefäße sichtbar. (**G**) Die kleinen Ulzera sind ausgeheilt, das große Ulkus ist verkleinert. Die Biopsie aus dem Ulkusbereich war negativ. (**H**) Weitere Normalisierung des Fundusbefundes mit geringerer Knötchenbildung und fast normalen Falten.

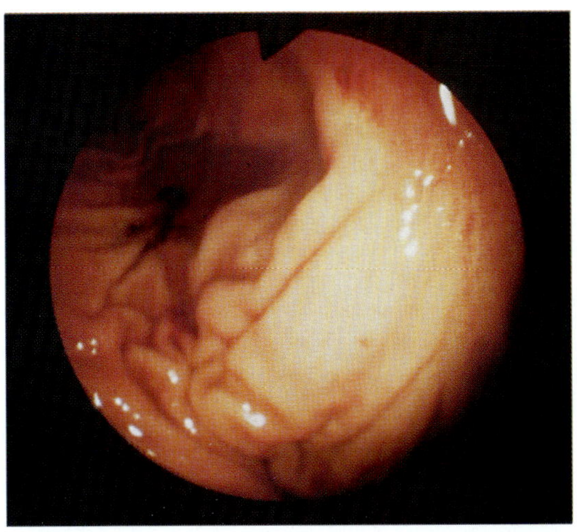

Abb. 6.**63** Chemotherapiertes Magenlymphom. Mit Ausnahme der gering vergrößerten Falten erscheint die Mukosa jetzt unauffällig.

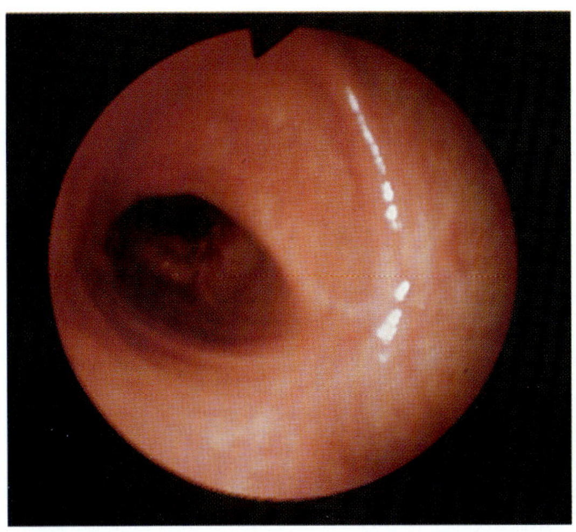

Abb. 6.**64** Magenlymphom nach Chemotherapie. Ein Tumorrest ist nicht nachweisbar; nur noch eine Gewebseinziehung.

Sarkome des Magens

Etwa 2% aller Magenmalignome sind Sarkome. Diese mesenchymalen Tumoren präsentieren sich charakteristischerweise als 4–5 cm große Tumoren mit primär submuköser Ausdehnung (Abb. 6.**66**), häufig über die Magenwand hinaus. Etwa 20% weisen eine flächige zentrale Nekrose und Einsenkung auf (Abb. 6.**67** bis 6.**69**); diese Sarkome können GI-Blutungen hervorrufen (Abb. 6.**70**). Kleinere Läsionen ähneln Leiomyomen (submuköse Polypen). Das Leiomyosarkom ist der häufigste Vertreter maligner mesenchymaler Magentumoren. Die Diagnosesicherung kann sogar mit bioptischer Untersuchung Schwierigkeiten bereiten, da im bioptisch gewonnenen Material aufgrund des submukösen Wachstum des Leiomyoms nicht so häufig wie bei anderen Tumoren malignes Gewebe nachweisbar ist; auch die Zytologie ist von geringer

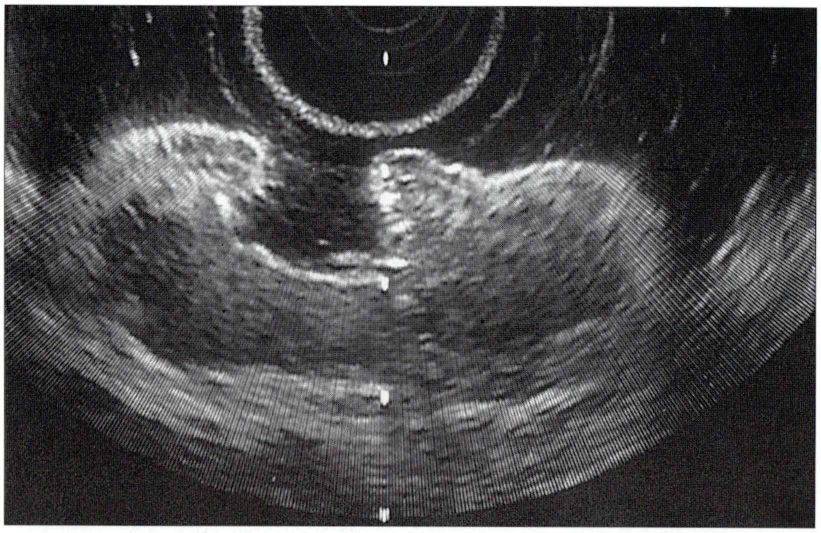

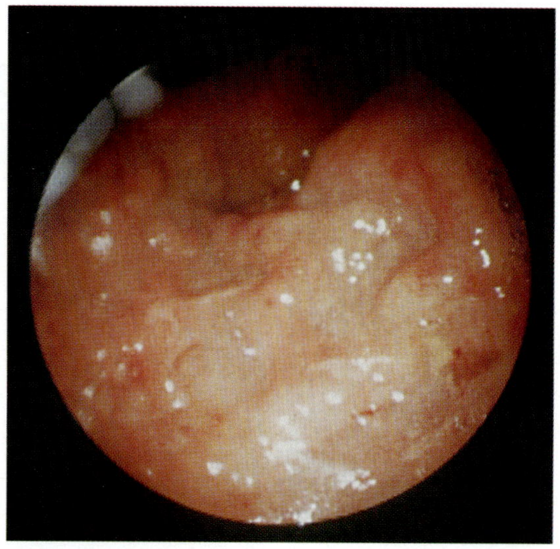

Abb. 6.**66** Generalisiertes Lymphosarkom mit Magenbeteiligung: Multiple vergrößerte Falten und oberflächliche Ulzera. Die diffuse Knötchenbildung deutet auf einen submukösen Tumor hin.

Abb. 6.**65** Endosonographie eines Magenlymphoms; tiefes Ulkus mit einer Tumorgeschwulst am Grund und Rand.

A **B**

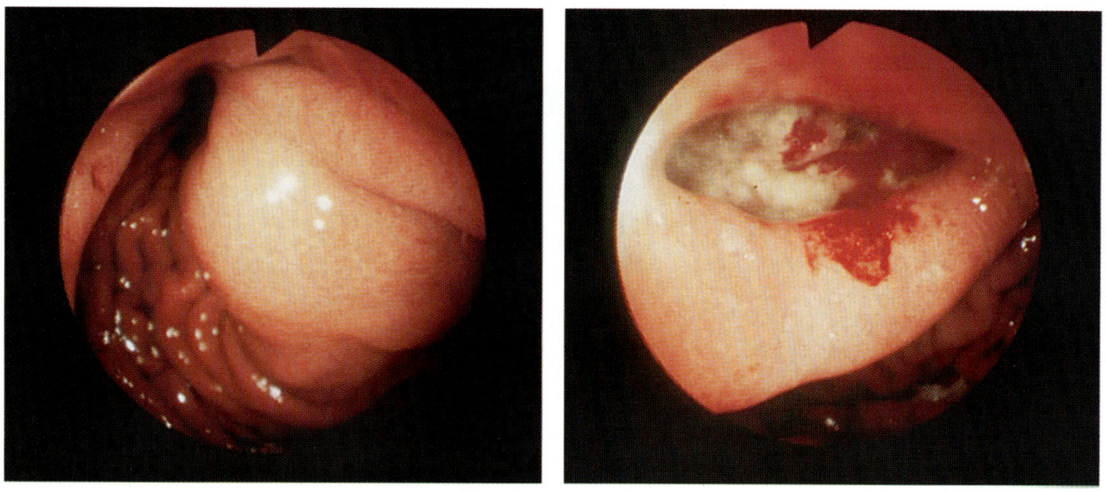

Abb. 6.**67** (**A**) Großer mesenchymaler Magentumor, der ins proximale Lumen hineinragt. (**B**) Bringt man das Endoskop näher an die betroffene Stelle, sieht man die Nekrose im Zentrum der Geschwulst, die sich als tiefer Krater oder vulnerables Ulkus zeigt.

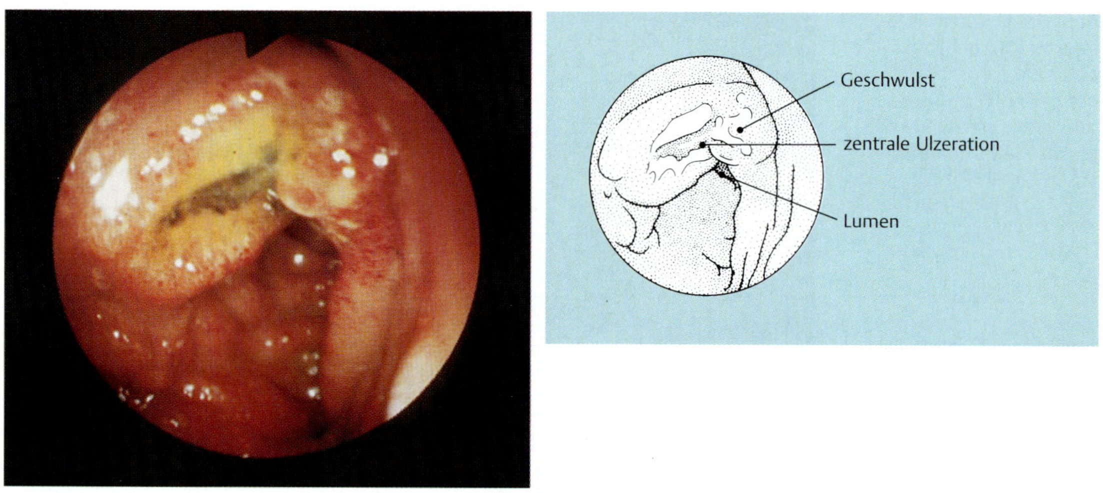

Abb. 6.**68** Leiomyosarkom des Magens mit pathologisch veränderter Mukosa und zentraler Ulzerierung.

Bedeutung. Histologisch erkennt man mitosereiche Spindelzellen. Andere, seltenere, maligne mesenchymale Magentumoren sind Lipo-, Rhabdomyo- und Spindelzellsarkome; sie sind endoskopisch nicht voneinander differenzierbar.

Kaposi-Sarkom

Dieses systemisch auftretende Sarkom befällt die Haut (vor allem Fußsohlen und Nase) und kann den Gastrointestinaltrakt betreffen, bevorzugt Magen und Kolon. Typischerweise kommt es bei AIDS-, selten bei alten Patienten vor.

A B

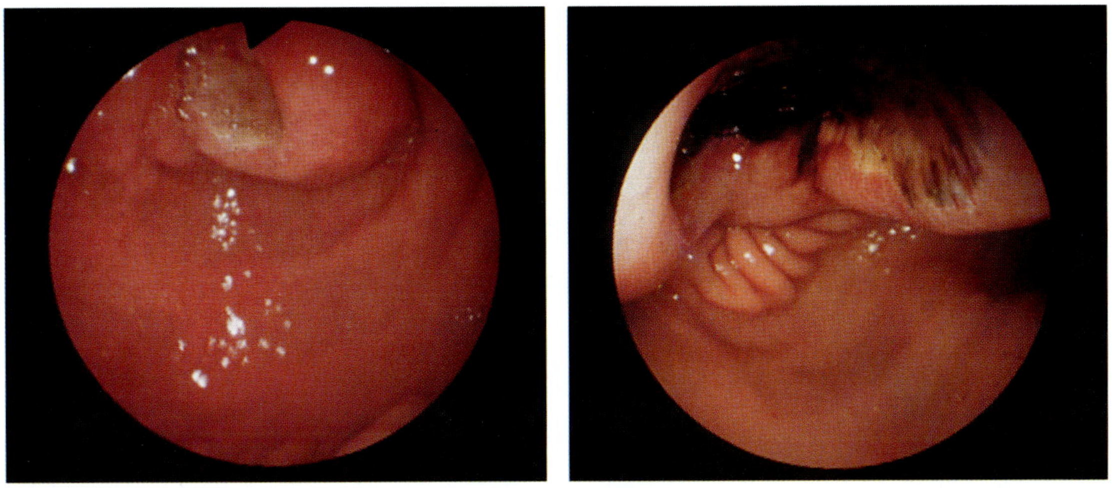

Abb. 6.**69** (**A** und **B**) Leiomyosarkom mit zentraler Ulzeration, zwei Fälle.

A B

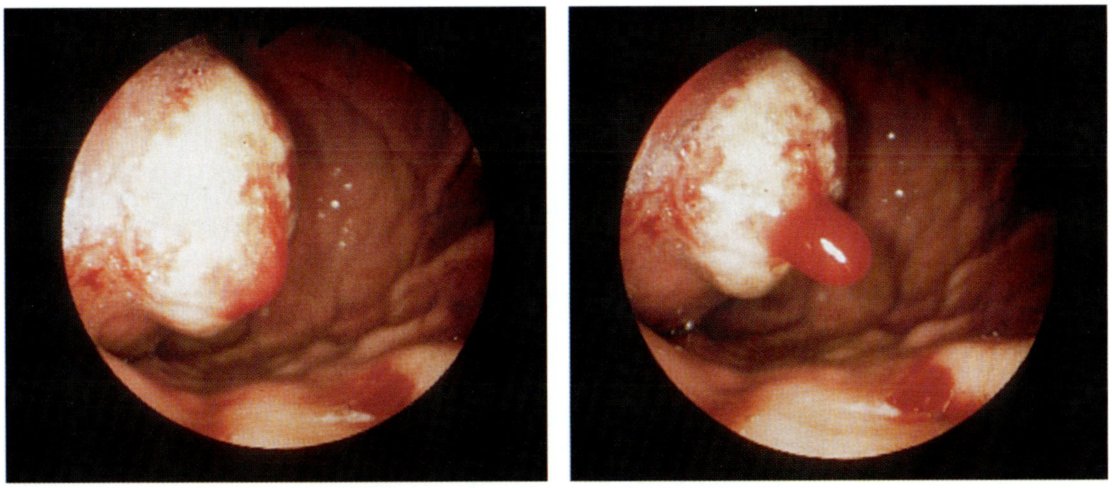

Abb. 6.**70** (**A**) Sarkom im Magenfundus, das ins Lumen ragt; (**B**) während der Untersuchung begann eine Tumorblutung.

A B

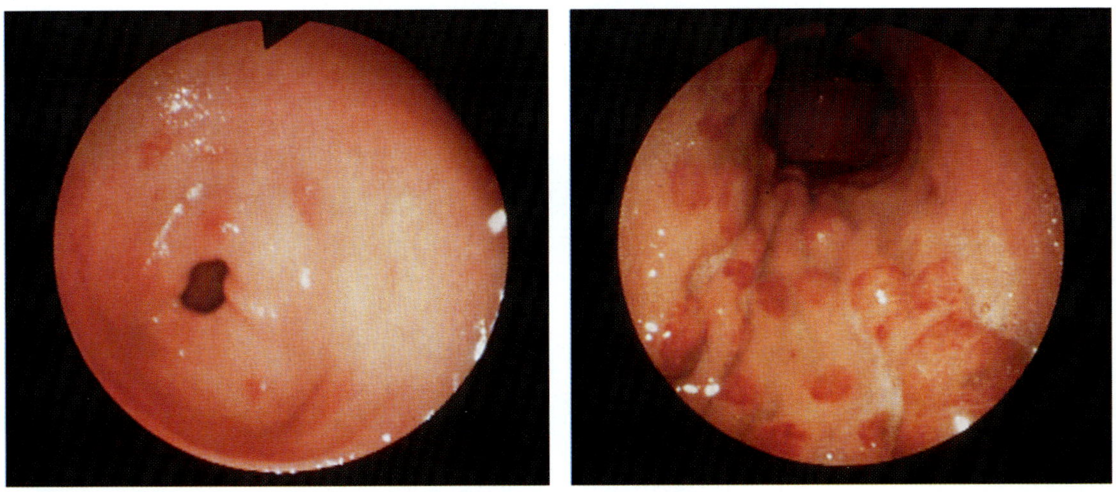

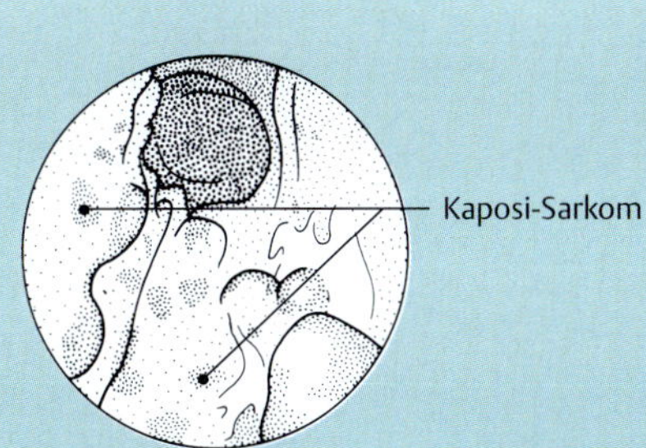

Abb. 6.**71** Multiple Läsionen bei Kaposi-Sarkom des Magens, zwei Patienten mit AIDS. (**A**) Kleine, frühe und (**B**) große, spätere Läsionen.

Bei etwa der Hälfte der AIDS-Patienten mit kutanem Kaposi-Sarkom ist auch der GI-Trakt involviert.

Man unterscheidet endoskopisch drei Formen: solitäre oder multiple makulopapulöse, polypöse und ulzeröse Läsionen (Abb. 6.**71** bis 6.**73**); das Sarkom kann auch diffus auftreten (Abb. 6.**74**). Der Tumor erscheint typischerweise aufgrund der proliferierenden Kapillarendothelien des zugrundeliegenden Hämangiosarkoms intensiv rot. Oft imponieren rotfarbene, sessile Polypen, gelegentlich mit ulzeriertem Zentrum (Abb. 6.**75** bis 6.**77**). Biopsien sind nicht immer positiv, es sei denn, der Tumor liegt oberflächennah. Mikroskopisch charakteristisch ist mesenchymales Gewebe mit Gefäßen und Endothel- und Spindelzellen.

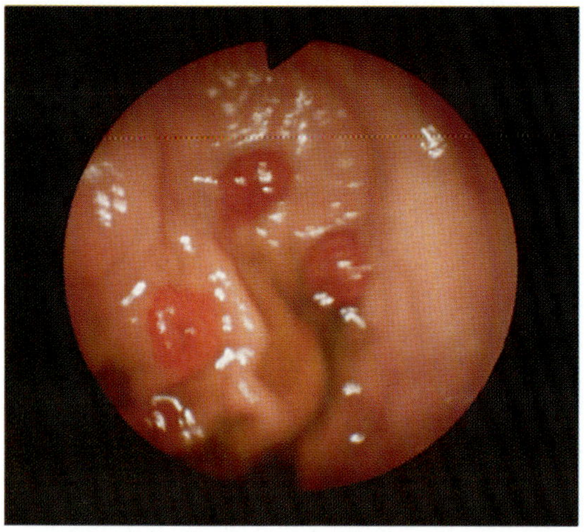

Abb. 6.**72** Kaposi-Sarkom des Magens: Die Läsionen erscheinen rot, erhaben und makulopapulös.

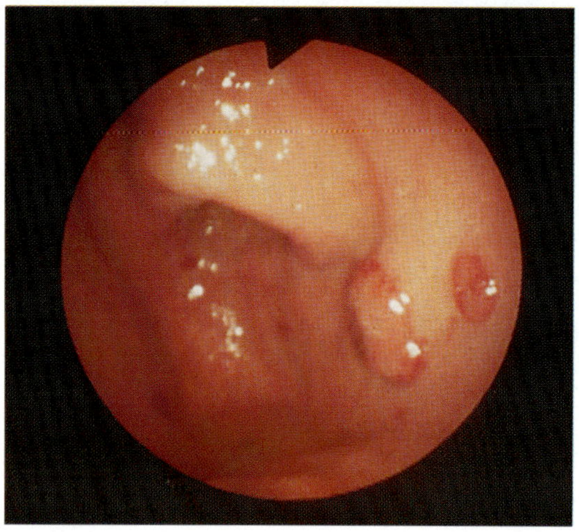

Abb. 6.**73** Kaposi-Sarkom des Magens; zahlreiche sessile Polypen.

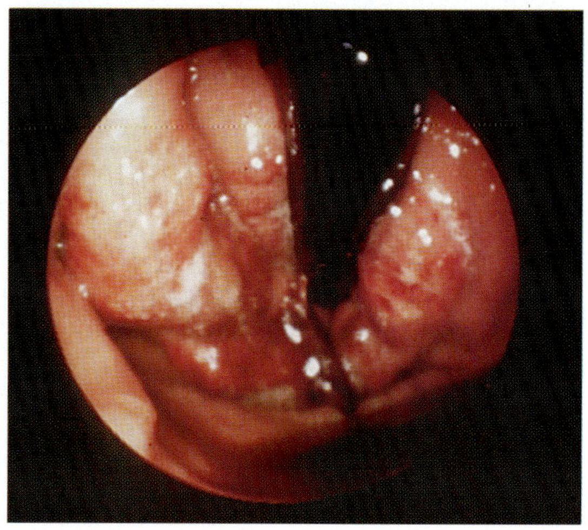

Abb. 6.**74** Diffuse Veränderungen der Kardia bei Kaposi-Sarkom, in Inversion.

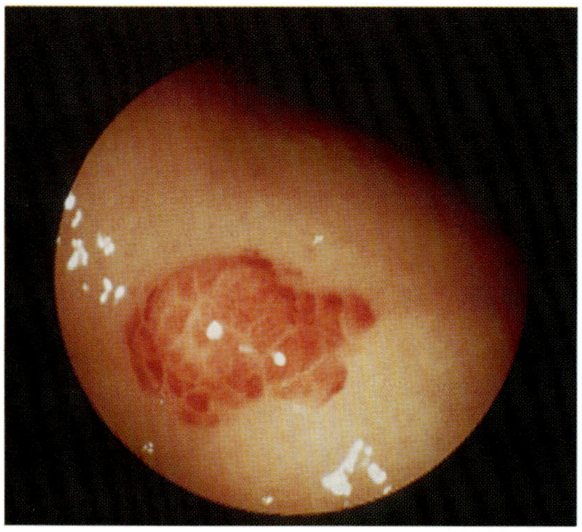

Abb. 6.**75** Kaposi-Sarkom des Magens bei AIDS-Patient. Es besteht Verwechslungsgefahr mit einem Polypen; die ausgeprägt rote Färbung ist jedoch charakteristisch für das Kaposi-Sarkom.

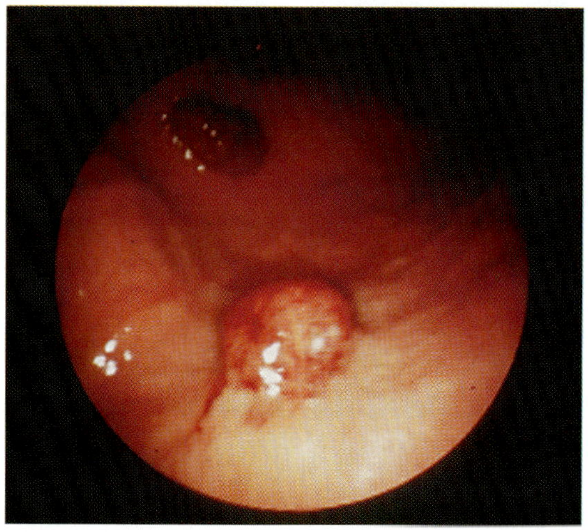

Abb. 6.**76** Kaposi-Sarkom des Magens im Antrum. Erhabener roter Tumor; Pylorus im Hintergrund.

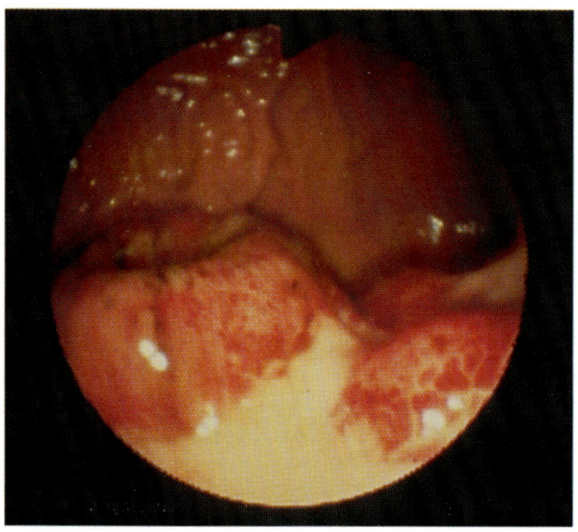

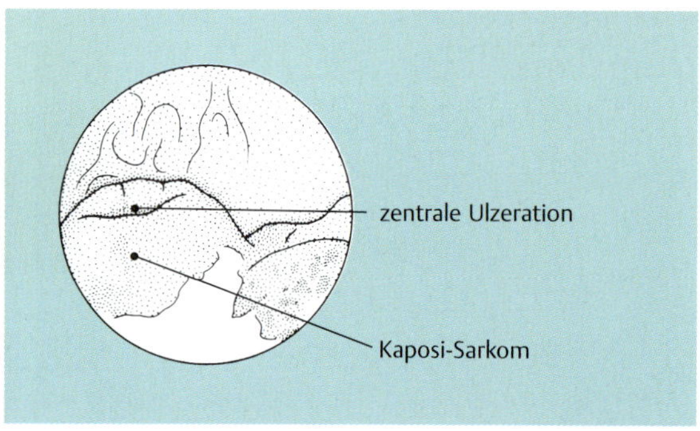

Abb. 6.**77** Kaposi-Sarkom bei AIDS-Patient; zentrale Ulzeration in der größeren der beiden Läsionen (mit freundlicher Genehmigung von Dr. Fred Weinstein).

Sekundäre Magentumoren (Metastasen)

Zu den in den Magen metastasierenden primären malignen Tumoren gehören in erster Linie Lungen- und Brustkarzinome sowie Melanome; seltener Karzinome des Pankreas, des Hodens, der Schilddrüse und der weiblichen Genitalorgane. Der Nachweis einer Magenmetastase kann der erste Hinweis auf eine Metastasierung sein. Klinisch klagen die Patienten primär über Magenschmerzen oder eine -blutung, deren endoskopisches Korrelat auf die Metastasierung hinweist.

Endoskopisch zeigen sich kleine (1–2 cm), multiple, submuköse Läsionen (Abb. 6.**78**) oder protuberante Tumoren mit einer zentralen Ulzeration, die wahrscheinlich eine Folge mangelnder Blutversorgung infolge der Tumorüberwucherung darstellt und GI-Blutungen verursachen kann. Melanome weisen die charakteristische dunkelbraune Pigmentierung auf; größere Läsionen können kein oder nur wenig Pigment enthalten (Abb. 6.**79** und 6.**80**). Andere Tumormetastasen, z. B. des Mammakarzinoms, erscheinen infiltrativ wachsend, sessil oder polypös (Abb. 6.**81**–6.**83**).

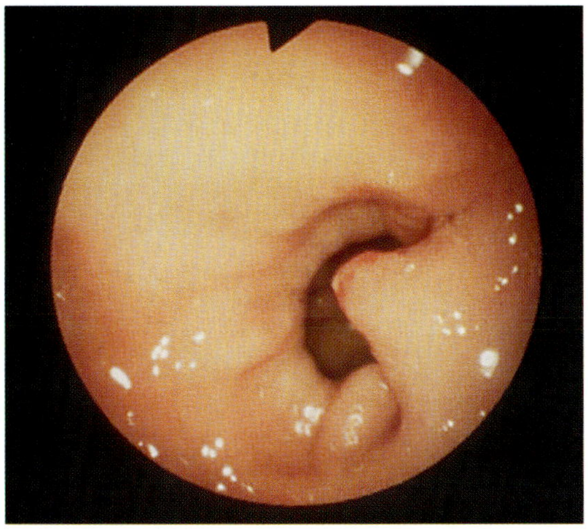

Abb. 6.**78** Intramurale Metastase im Antrum bei einem Patienten mit einem Plattenzellkarzinom des Ösophagus.

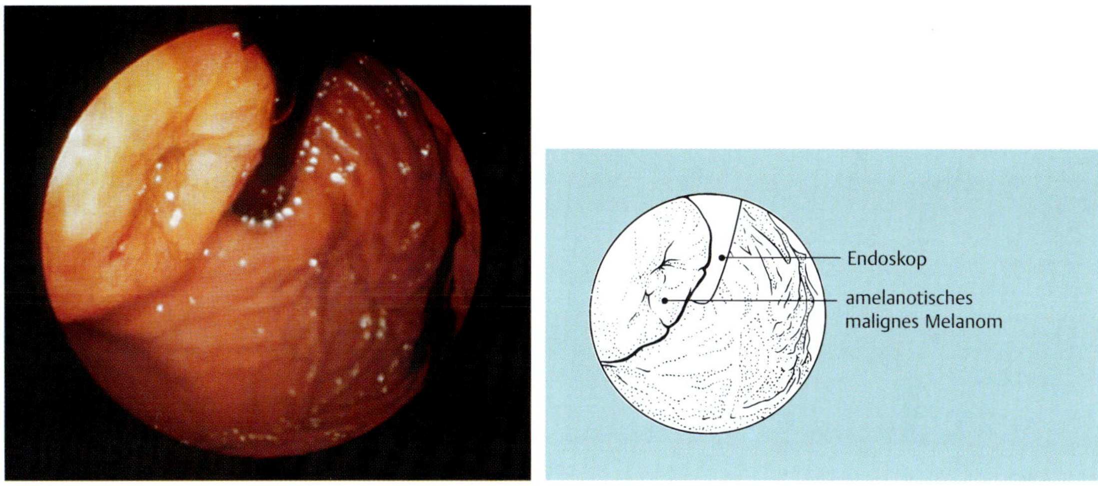

Abb. 6.**79** Magenmetastase eines amelanotischen, malignen Melanoms: Eingedellte Läsion neben der Endoskopspitze (Gastroskopie mit invertierter Spitze).

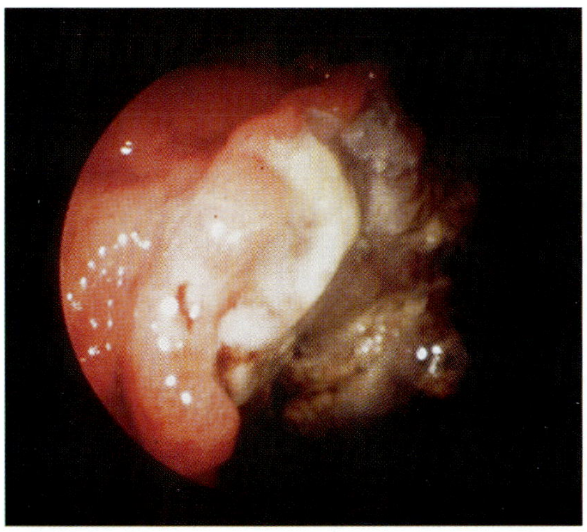

Abb. 6.**80** Große Magenmetastase eines malignen Melanoms: Verformte Falten; Hinweis auf Pigmenteinlagerung im oberen Teil der Läsion.

A B

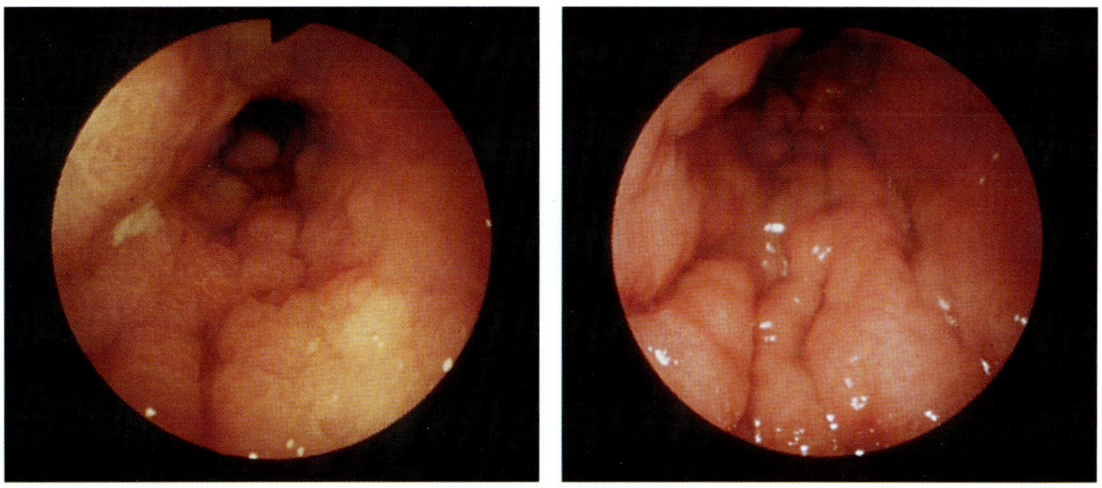

Abb. 6.**81** (**A** und **B**) Magenmetastasen bei zwei Patientinnen mit einem Mammakarzinom. Noduläre und vulnerable Mukosa, diffuse Tumorinfiltration. In beiden Fällen wurde die Diagnose bioptisch gesichert.

Magenpolypen

In 2–3% der Magenendoskopien werden Polypen nachgewiesen, oft als Zufallsbefund; gelegentlich werden sie bei der Röntgenkontrastdarstellung des Magens entdeckt und sind Anlaß für die Endoskopie. Magenpolypen sind in der Regel klein (1–2 cm im Durchmesser); größere können zu diffusen Magenbeschwerden, Blutungen und in seltenen Fällen wegen prolabierender Antrumpolypen zur Magenausgangsobstruktion führen.

Magenpolypen können neoplastisch oder nichtneoplastisch sein. Zu den neoplastischen Polypen gehören das Adenom (relativ selten), das Karzinom (die häufigste polypöse neoplastische Läsion) und einige ungewöhnliche Tumoren wie Karzinoide. Jede Magenneoplasie kann als Polyp imponieren. Die sich als Polypen präsentierenden Magenkarzinome wurden bereits in diesem Kapitel behandelt.

Etwa 80–90% der Magenpolypen sind nichtneoplastischer Natur; man unterscheidet epitheliale und nichtepitheliale Formen. Zu den epithelialen Läsionen zählen hyperplastische (die häufigsten ihrer Art im Magen), und Polypen bei verschiedenen Erkrankungen wie z. B. bei juveniler Polypose, bei dem Peutz-Jeghers- oder dem Cronkhite-Canada-Syndrom. Diese Polypenarten sind histologisch und endoskopisch schwer auseinanderzuhalten, mit Ausnahme der Peutz-Jeghers-Polypen, wenn der ganze Polyp untersucht werden kann. Peutz-Jeghers-Polypen sind größer als die anderen zwei (Abb. 6.**84**); alle drei Typen sind darüber hinaus charakteristischerweise größer als ein typischer hyperplastischer Polyp (3–4 cm im Vergleich zu 1–2 cm).

Die Drüsenkörperzysten (fundic gland polyps) stellen einen weiteren benignen epithelialen Magenpolypen dar. Sie treten ohne oder in Verbindung mit familiärer Polyposis coli (FPC) auf; Merkmale sind aufgeweitete Foveolae und Korpusdrüsen. Das Risiko der Entwicklung von Adenomen im Magen und Drüsenkörperzysten ist bei FPC-Patienten erhöht. Adenomatöse Polypen werden als Präkanzerose betrachtet, Drüsenkörperzysten nicht. Auch bei Patienten mit Gardner-Syndrom lassen sich manchmal multiple Adenome finden.

Die Patienten können multiple Magenpolypen aufweisen. Bei multiplen adenomatösen Polypen ist das Krebsrisiko erhöht; bei multiplen hyperplastischen Polypen nicht; im Falle hyperplastischer Polypen kann jedoch ein Malignom in der umgebenden atrophischen Gastritis entstehen.

A B

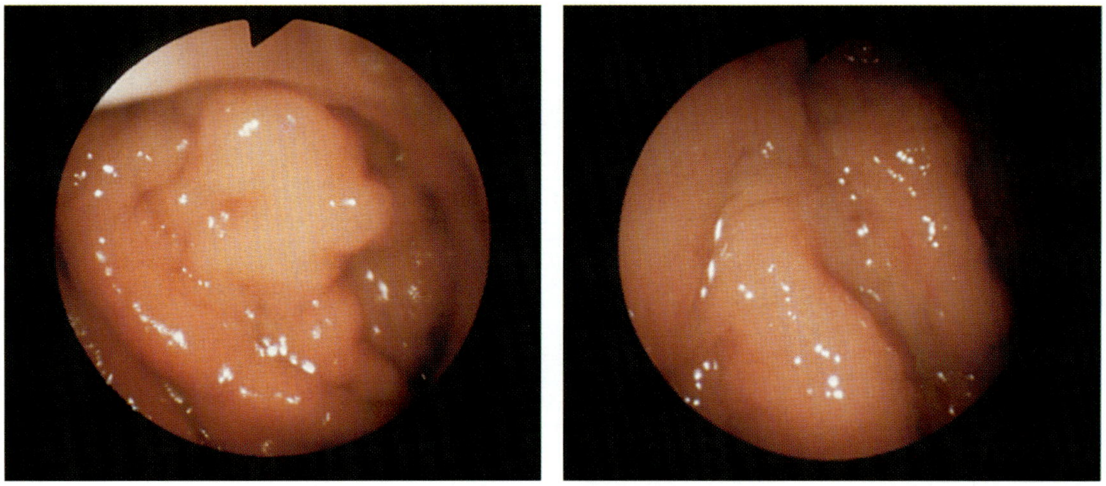

Abb. 6.**82** (**A** und **B**) Infiltrative Magenmetastasen eines Mammakarzinoms, die einer Linitis plastica ähneln.

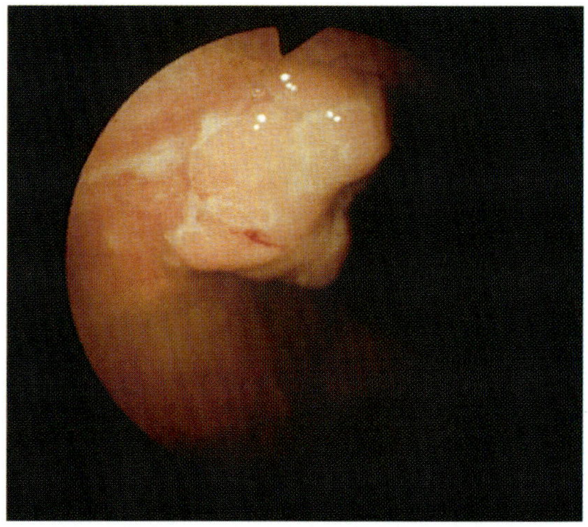

Abb. 6.**83** Magenmetastase eines Mammakarzinoms: Polypöse, sessile Läsion mit irregulärer, nodulärer Oberfläche.

A B

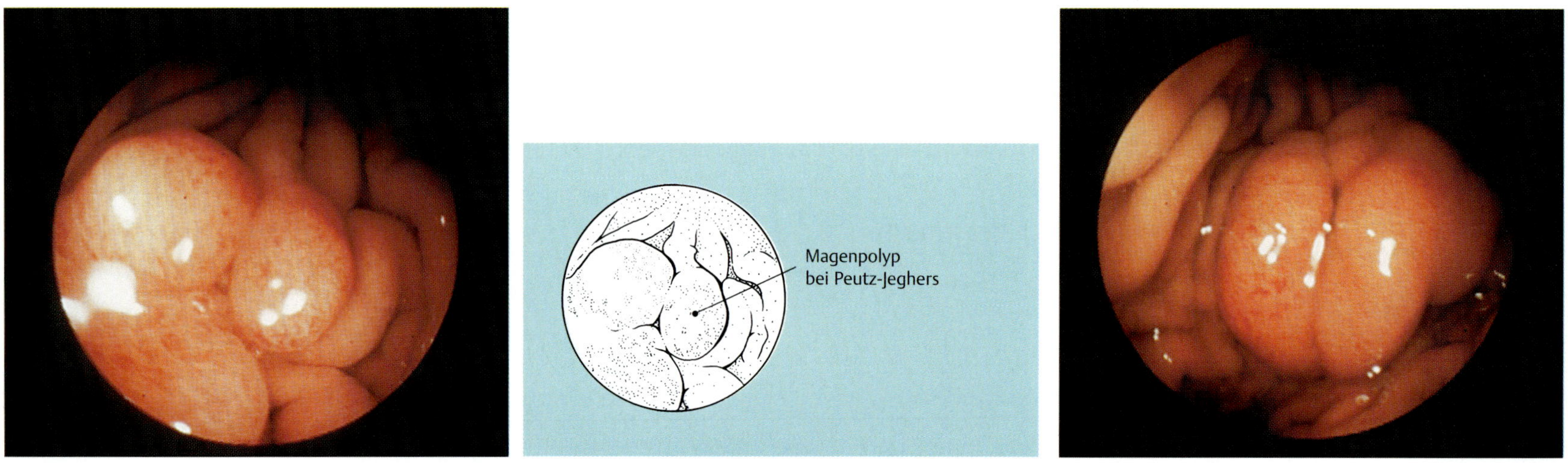

Abb. 6.**84** (**A** und **B**) Peutz-Jeghers-Magenpolyp mit gelappter und erythematöser Oberfläche, zwei Ansichten. Basis oder Stiel des Polypen sind nicht sichtbar.

Zu den benignen, nichtepithelialen Polypen mesenchymalen Ursprungs gehören Leiomyome, Adenomyome, Hamartome und Lipome; sie werden separat am Ende dieses Kapitels behandelt.

Neoplastische Polypen

Adenomatöse Polypen (Adenome)

Mit 5–10% aller polypösen Magenläsionen sind Adenome selten. Davon entwickeln sich in bis zu 40% fokale karzinomatöse Strukturen, vor allem in den über 2 cm großen villösen Läsionen, die mit der Zeit langsam entarten können. Das Risiko der Karzinomentwicklung in der benachbarten Mukosa beträgt bis zu 30%. Diese Polypen sind bei der Erstuntersuchung mit über 1 cm in zwei Dritteln der Fälle größer als die hyperplastischen. Die durchschnittliche Größe eines Magenadenoms (in den Vereinigten Staaten) beträgt 3–4 cm. Adenomatöse Polypen sind mit chronisch-atrophischer Gastritis und FPC assoziiert, obwohl die Mehrzahl der FPC-Polypen im Magen keine Adenome, sondern glanduläre Zysten sind. Das Risiko der Krebsentstehung in den Magenadenomen bei FPC wird kontrovers diskutiert und variiert wahrscheinlich von Land zu Land.

Magenadenome zeigen dieselben drei histologischen Typen wie Kolonadenome: tubulär, villös und tubulovillös; die beiden letztgenannten tragen das höchste Entartungsrisiko. Villöse Adenome sind häufig antral lokalisiert, groß, sessil, oberflächlich erodiert, mit Blutverlust assoziiert und können den Magenausgang obstruieren.

Die Frage der Weiterentwicklung der hyperplastischen Magenpolypen zu Adenomen ist noch ungeklärt. Die Meinungsverschiedenheit basiert darauf, daß ein Magenpolyp in seltenen Fällen sowohl hyperplastische als auch adenomatöse Komponenten aufweisen kann.

Endoskopisches Bild

Das Adenom hat häufig eine gelappte, rote, glatte oder oberflächlich-erodierte Oberfläche (Abb. 6.**85** und 6.**86**). Der Nachweis einer Ulzeration oder die Feststellung von Erosion und Zellatypien in einem Adenom erhöhen das Krebsrisiko (Abb. 6.**87** und 6.**88**). Die Adenome sind mehrheitlich sessil, manche gestielt wie die hyperplastischen Polypen. Sie treten überwiegend im Antrum, seltener im Korpus auf und sind zu 60% singulär; die umgebende Mukosa ist oft atrophisch verändert (Abb. 6.**89**).

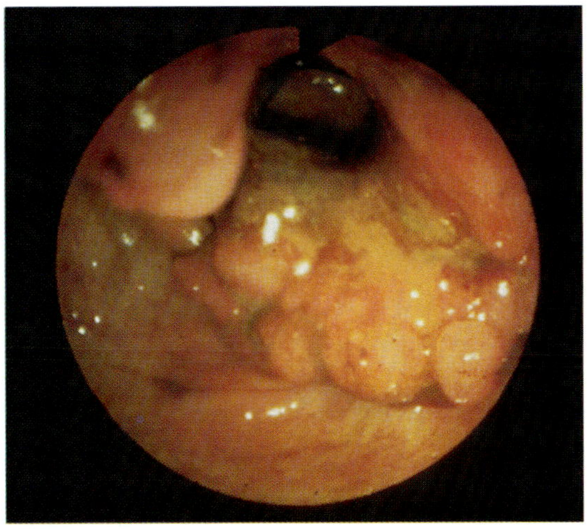

Abb. 6.**85** Multipel gelapptes Magenadenom.

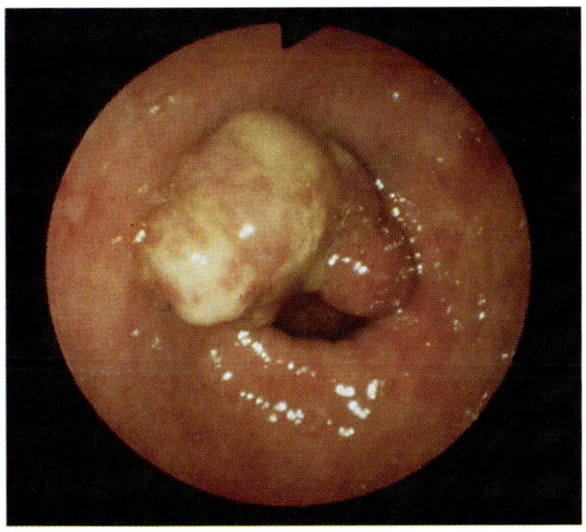

Abb. 6.**86** Antrumadenom mit erodierter Oberfläche und Exsudat.

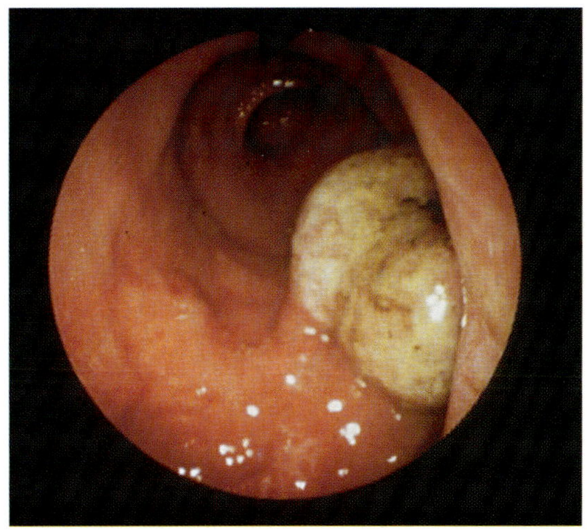

Abb. 6.**87** Antrumadenom mit leicht erodierter Oberfläche. Proximal des Adenoms lag ein diffus infiltrierendes Magenkarzinom vor.

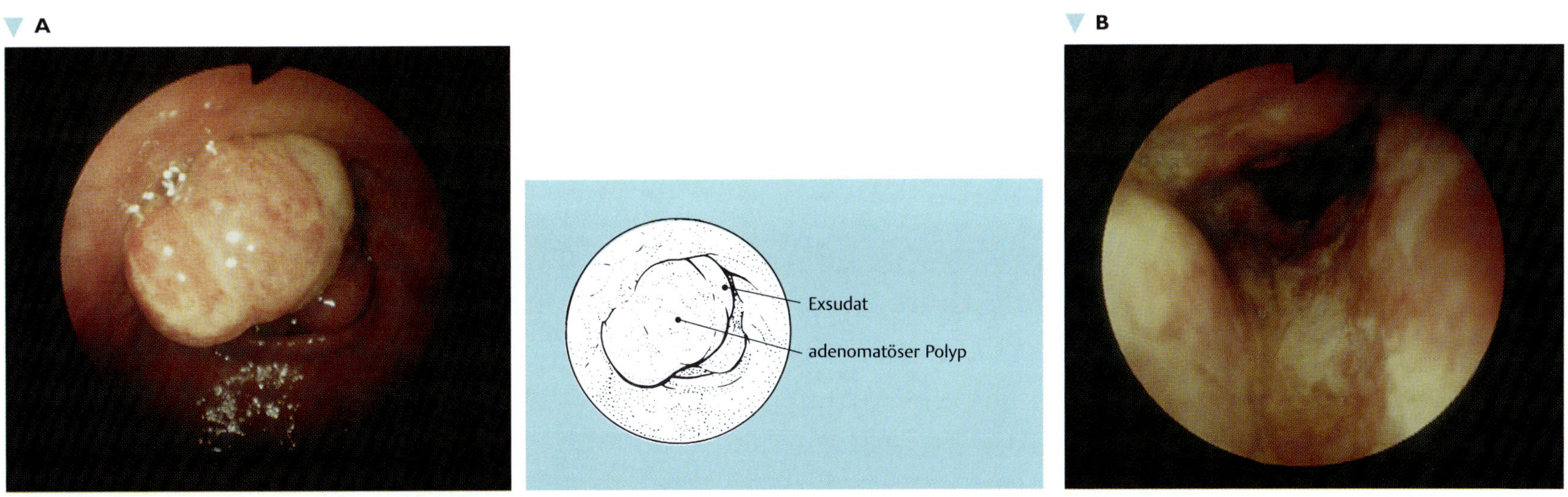

Abb. 6.**88** (**A**) Adenomatöser Magenpolyp mit oberflächlicher Erosion und Exsudation. Histologisch zeigten sich Zellatypien. (**B**) Das Karzinom umfaßte die gesamte Zirkumferenz im proximalen Magen.

Nichtneoplastische epitheliale Polypen

Hyperplastische Polypen

Sie stellen die häufigsten Magenpolypen und kommen zahlenmäßig weitaus häufiger vor als die Adenome. Im Unterschied zu den Adenomen werden sie vermutlich mit der Zeit nicht viel größer. Herde karzinomatösen oder adenomatösen Gewebes sind in hyperplastischen Polypen ganz selten. Histologisch bestehen sie aus foveolärem Epithel. Sie werden auch gelegentlich im Magenstumpf beobachtet.

Sowohl hyperplastische Polypen als auch Adenome sind mit chronischer Gastritis und unterschiedlich starker Atrophie assoziiert. Die Zahl hyperplastischer Polypen ist direkt proportional zur Assoziation mit der atrophischen Gastritis; die Inzidenz beträgt bis zu 30% bei 10 oder mehr Polypen. Die Wahrscheinlichkeit ihrer malignen Entartung ist sehr gering, das Krebsrisiko für den restlichen atrophierten Magen ist jedoch geringfügig erhöht.

Endoskopisches Bild

Hyperplastische Polypen entstehen überall im Magen. Sie sind meist kleiner als 1,5 cm, solitär oder multipel, gelegentlich sessil oder mit einem langen Stiel ausgestattet (Abb. 6.**90** bis 6.**92**). Kleinere Polypen sind häufig von normal erscheinender Mukosa bedeckt, größere von roter, brüchiger, im Polypenspitzenbereich ulzerierter oder erodierter Mukosa. Die Mukosa, in der sie entstehen, ist oft atrophisch oder entzündet. Bei den 10–20% der über 2 cm großen Polypen besteht Verwechslungsgefahr mit Adenomen oder Karzinomen.

Die endoskopisch diagnostizierte erhaben-erosive (varioliforme) Gastritis kann histologisch wegen der foveolären Hyperplasie einem hyperplastischen Polypen ähneln. In beiden Fällen kann es sich um eine Reaktion auf eine Mukosaschädigung handeln. Bei der erhaben-erosiven Gastritis verursacht die Schädigung eine Erosion, gefolgt von Hyperplasie der umgebenden Mukosa (Abb. 6.**93**); beim hyperplastischen Polypen liegt meist eine Hyperplasie ohne Erosion vor (Abb. 6.**94**).

Drüsenkörperzysten

Sie erscheinen als solitäre, multiple oder rasenartig angelegte Polypen im Magenfundus (Abb. 6.**95** bis 6.**98**). Histologisch zeigen sich dilatierte Fundusdrüsen und foveoläre Epithelien. Sie entstehen bei Patienten mit oder ohne FPC und können auch bei Peutz-Jeghers-Patienten vorkommen. In der Regel entsteht weder ein Karzinom im Polypen noch im übrigen Magen.

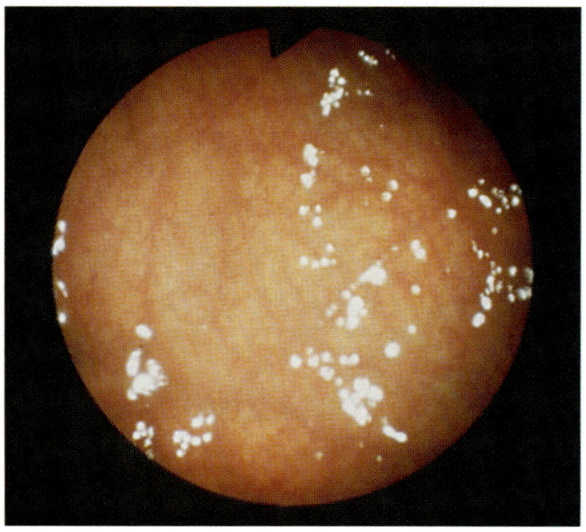

Abb. 6.**89** Atrophische Magenmukosa bei einem adenomatösen Polypen. Durch die Mukosa sind Blutgefäße zu erkennen, aber nicht der Polyp.

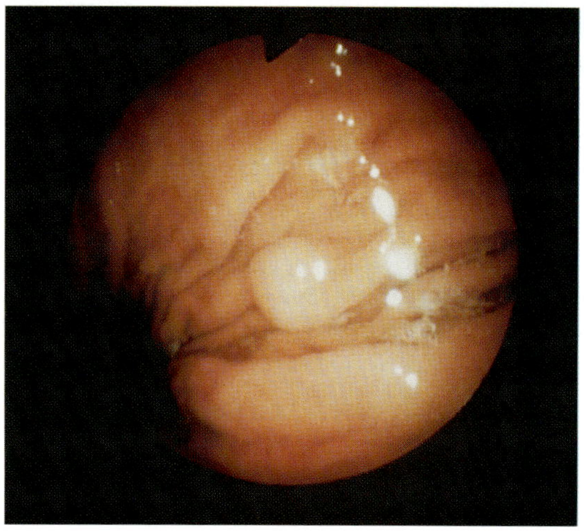

Abb. 6.**90** Kleiner, hyperplastischer Magenpolyp bei atrophischer Gastritis.

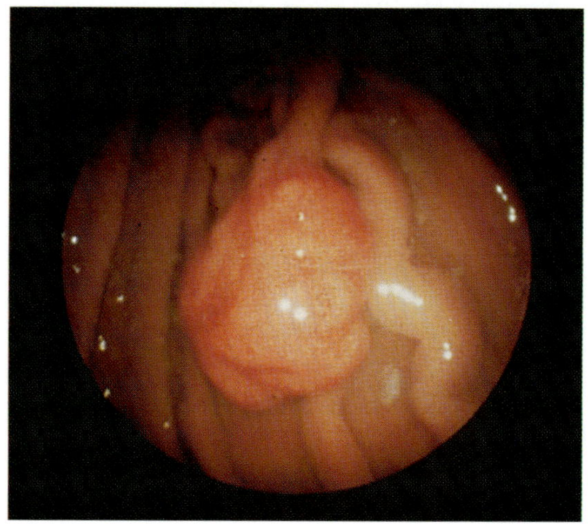

Abb. 6.**91** Sessiler, hyperplastischer Magenpolyp.

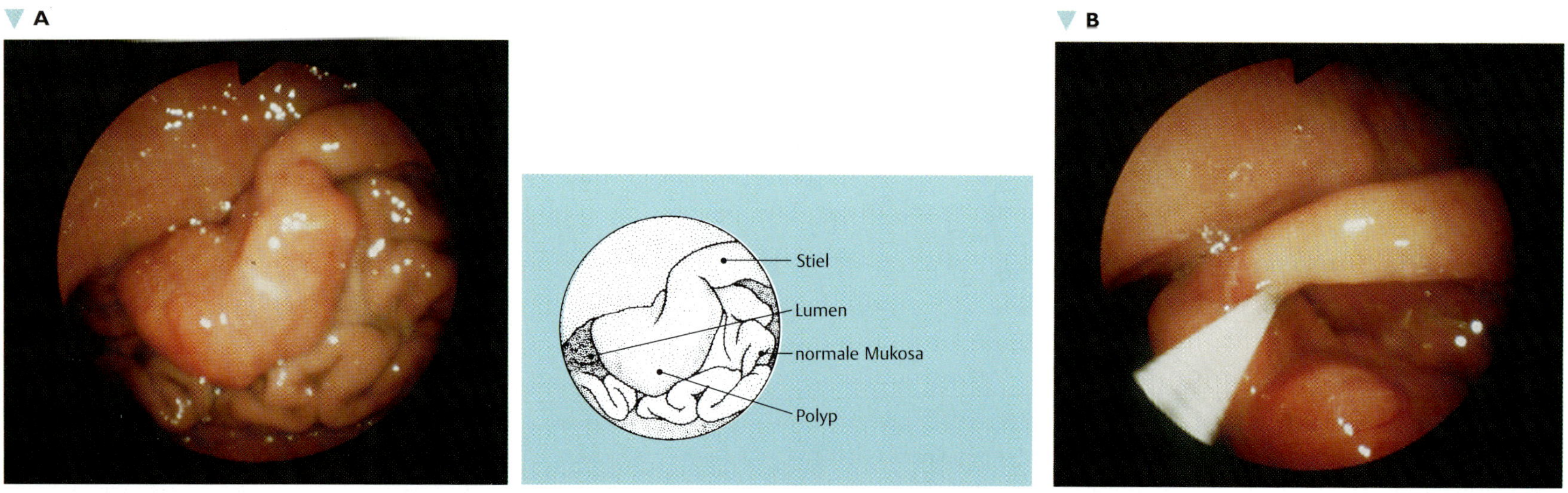

Abb. 6.**92** (**A** und **B**) Hyperplastischer Magenpolyp, dessen langer Stiel nach einiger Manipulation sichtbar wird.

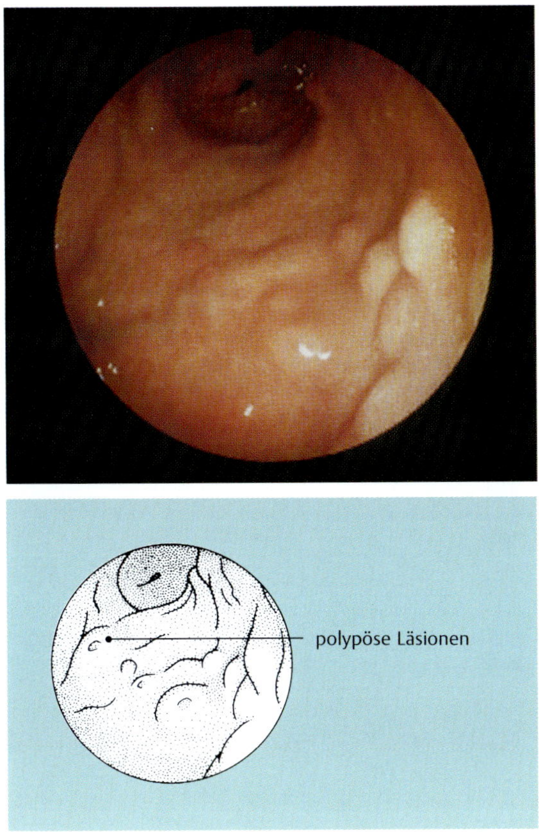

Abb. 6.**93** Magenkarzinom und varioliforme Gastritis im Antrum (Zusammenhang unbekannt). Typisch polypöse Läsionen mit zentraler Delle.

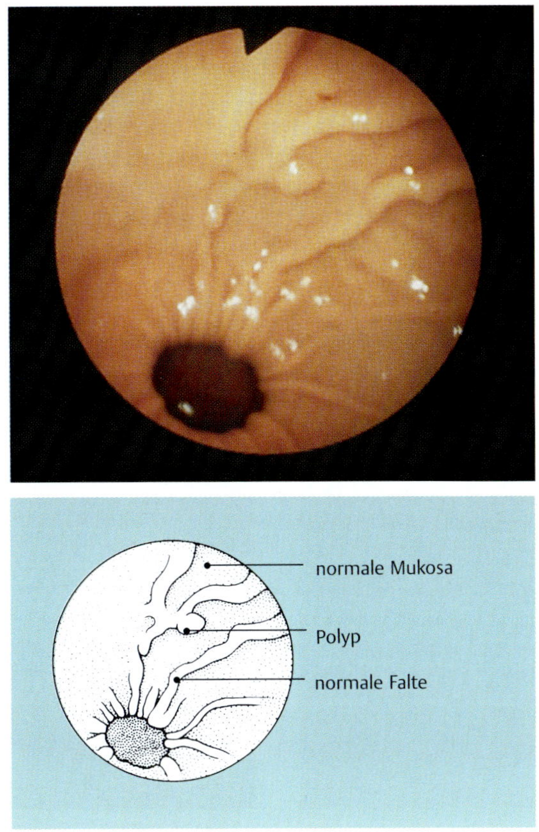

Abb. 6.**94** Hyperplastischer Antrumpolyp. Normale Mukosa der Umgebung. Histologisch unterscheidet sich der Polyp von der varioliformen Gastritis.

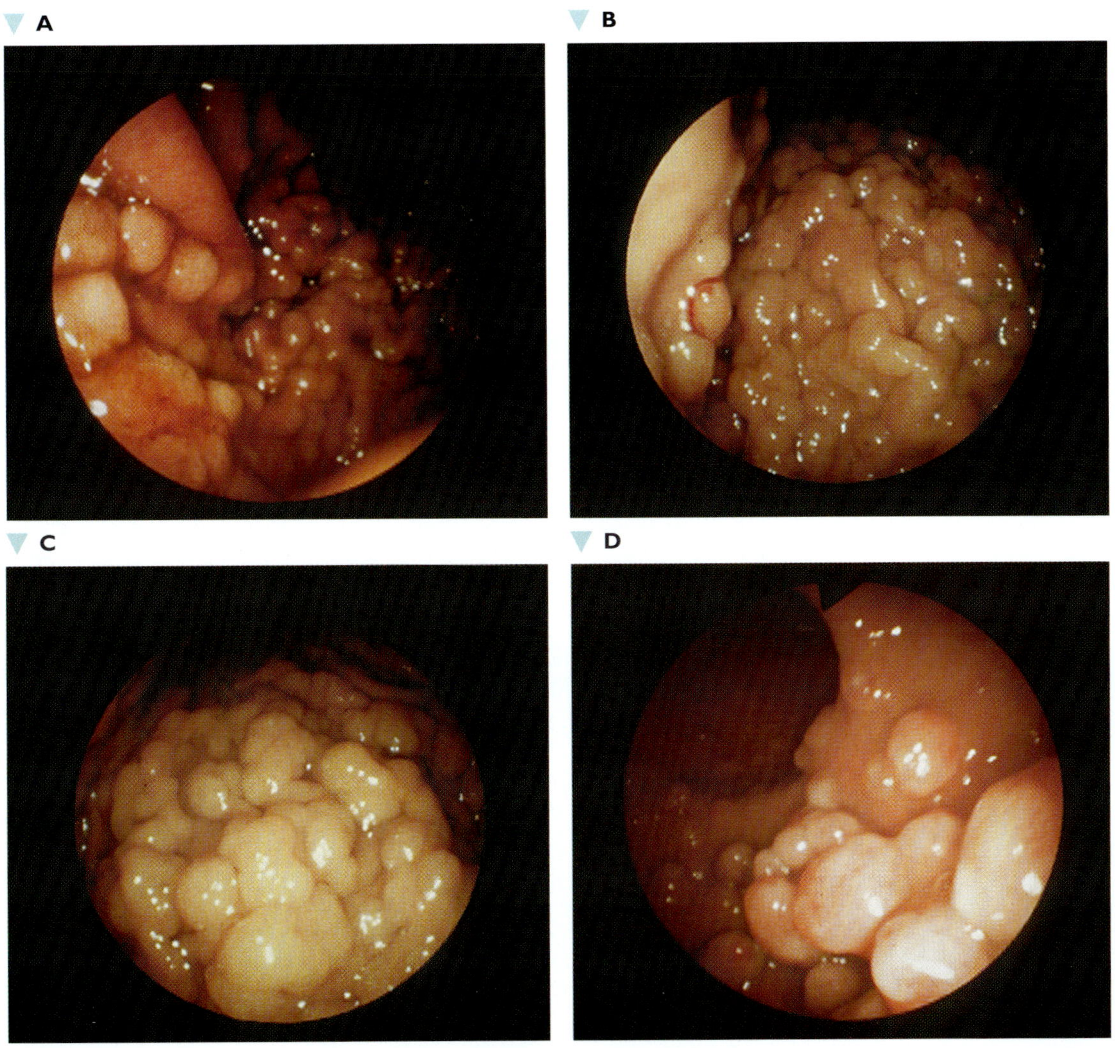

Abb. 6.**95** (**A**–**D**) Multiple, kleine Drüsenkörperzysten bei einem Patienten mit FPC.

Behandlung der Magenpolypen

Neo- und nichtneoplastische Polypen lassen sich endoskopisch nicht differenzieren. Das Zangenbiopsiematerial allein ist nicht ausreichend, da zur histologischen Diagnosesicherung oft der ganze Polyp untersucht werden muß. In vielen Fällen kann der Polyp schlingenektomiert werden (Abb. 6.**99**); besonders nach der Abtragung größerer Polypen besteht jedoch Blutungsgefahr. In Zukunft wird die endosonographische Untersuchung der Gefäßverhältnisse im Stiel großer Polypen die Entscheidung über eine endoskopische Polypektomie erleichtern. Für die über 2 cm im Durchmesser großen Polypen empfiehlt sich eine große Biopsiezange oder eine Teil- statt einer Total-Schlingenektomie. Im Falle hyperplastischer Polypen erübrigt sich eine weitere Polypektomie; jedoch sollte der Patient wegen des Karzinomrisikos im übrigen Magen endoskopisch überwacht werden. Besonders im Falle sessiler, großer, villöser oder tubulovillöser Polypen ist die Resektion (z. B. endoskopische Schlingenektomie) in Betracht zu ziehen (Abb. 6.**100**). Nach submuköser Injektion von Kochsalz oder verdünnter Adrenalinlösung (1:10 000) läßt sich die Schlingen-

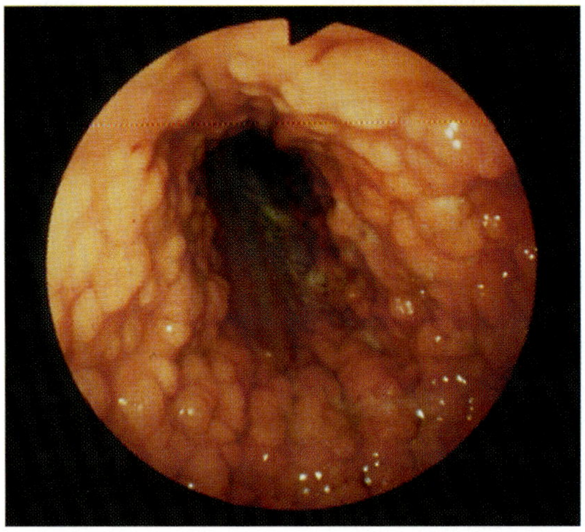

Abb. 6.**96** Teppichartig ausgebreitete Drüsenkörperzysten bei einem Patienten mit FPC.

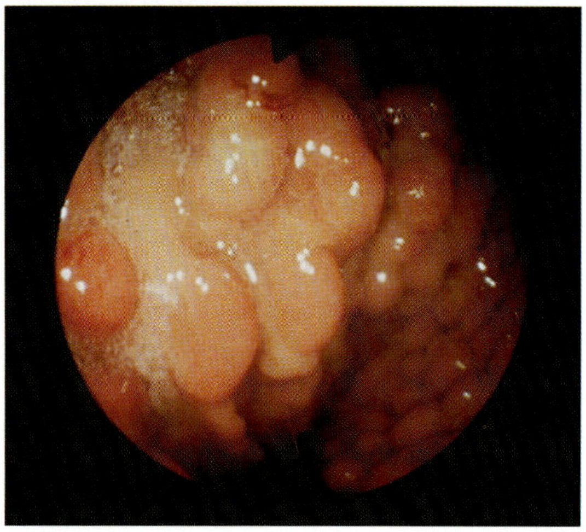

Abb. 6.**97** Drüsenkörperzysten bei einem Patienten ohne FPC.

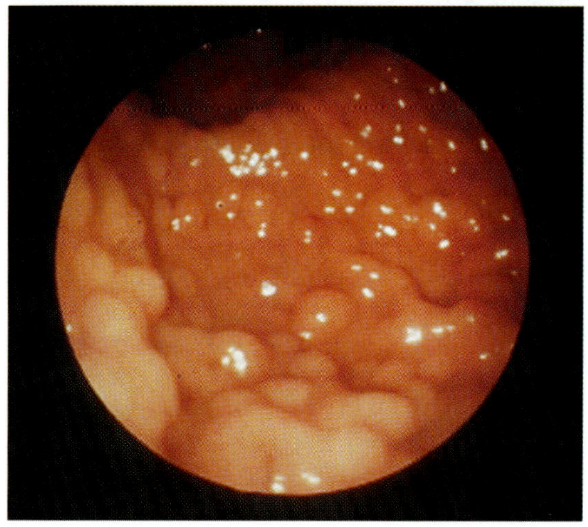

Abb. 6.**98** Teppichartig ausgebreitete Magenpolypen bei einem Patienten mit Peutz-Jeghers-Syndrom.

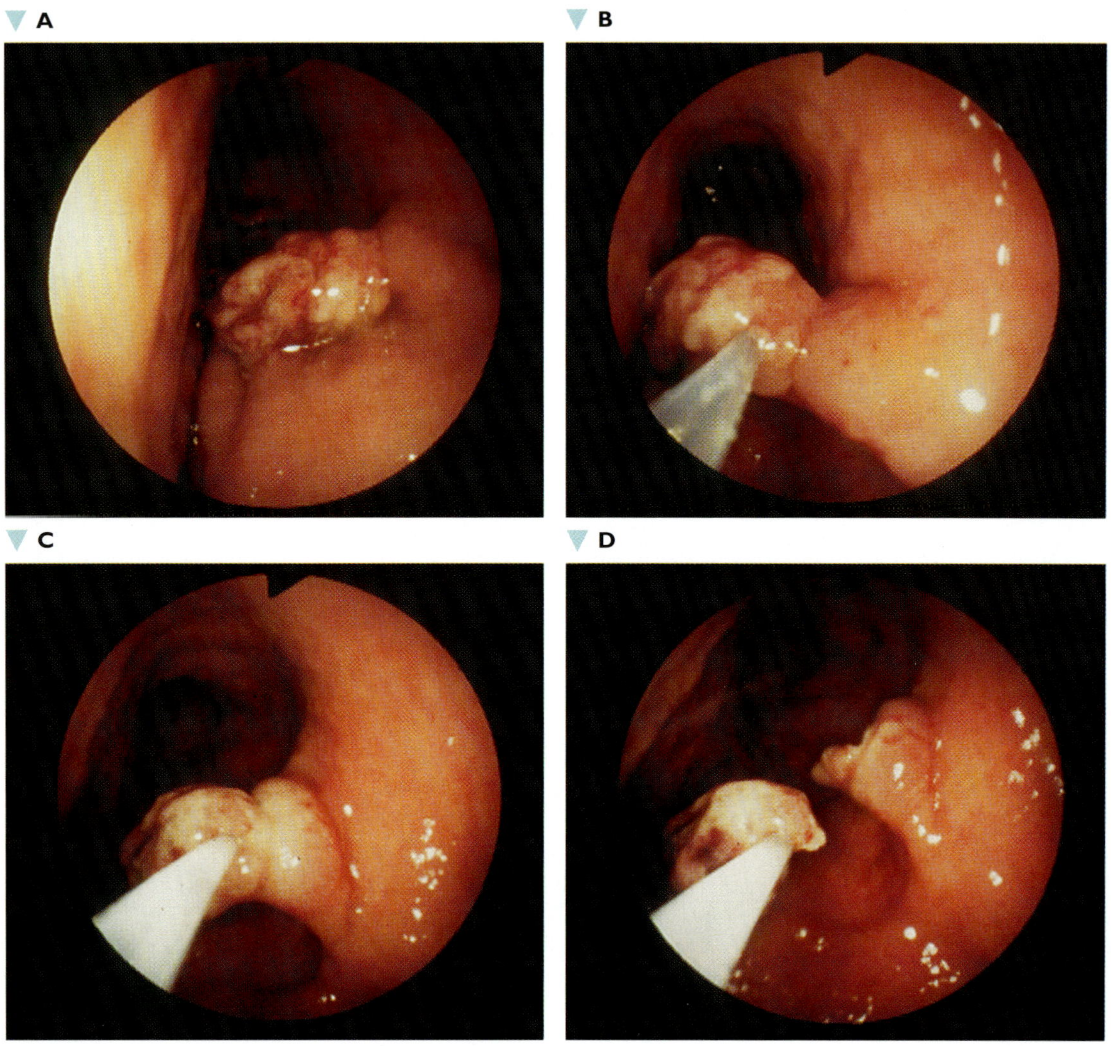

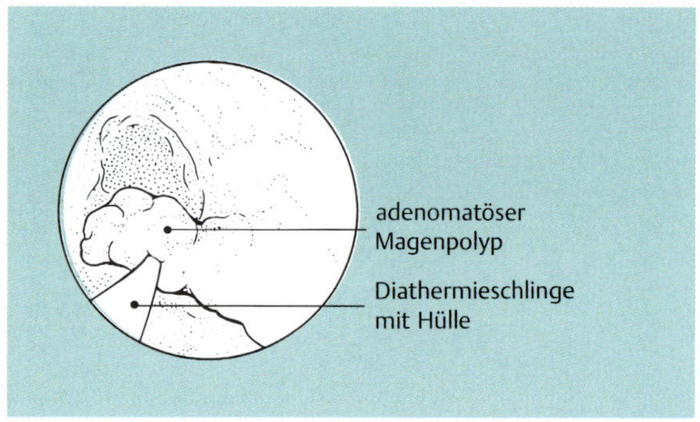

Abb. 6.**99** Polypektomie. (**A**) Adenomatöser Polyp mit vulnerabler Oberfläche; Stiel nicht gut sichtbar. (**B**) Schlingenektomie. (**C**) Blasse Verfärbung des Polypen nach Applikation des elektrochirurgischen Stroms. (**D**) Abgetragener Polyp.

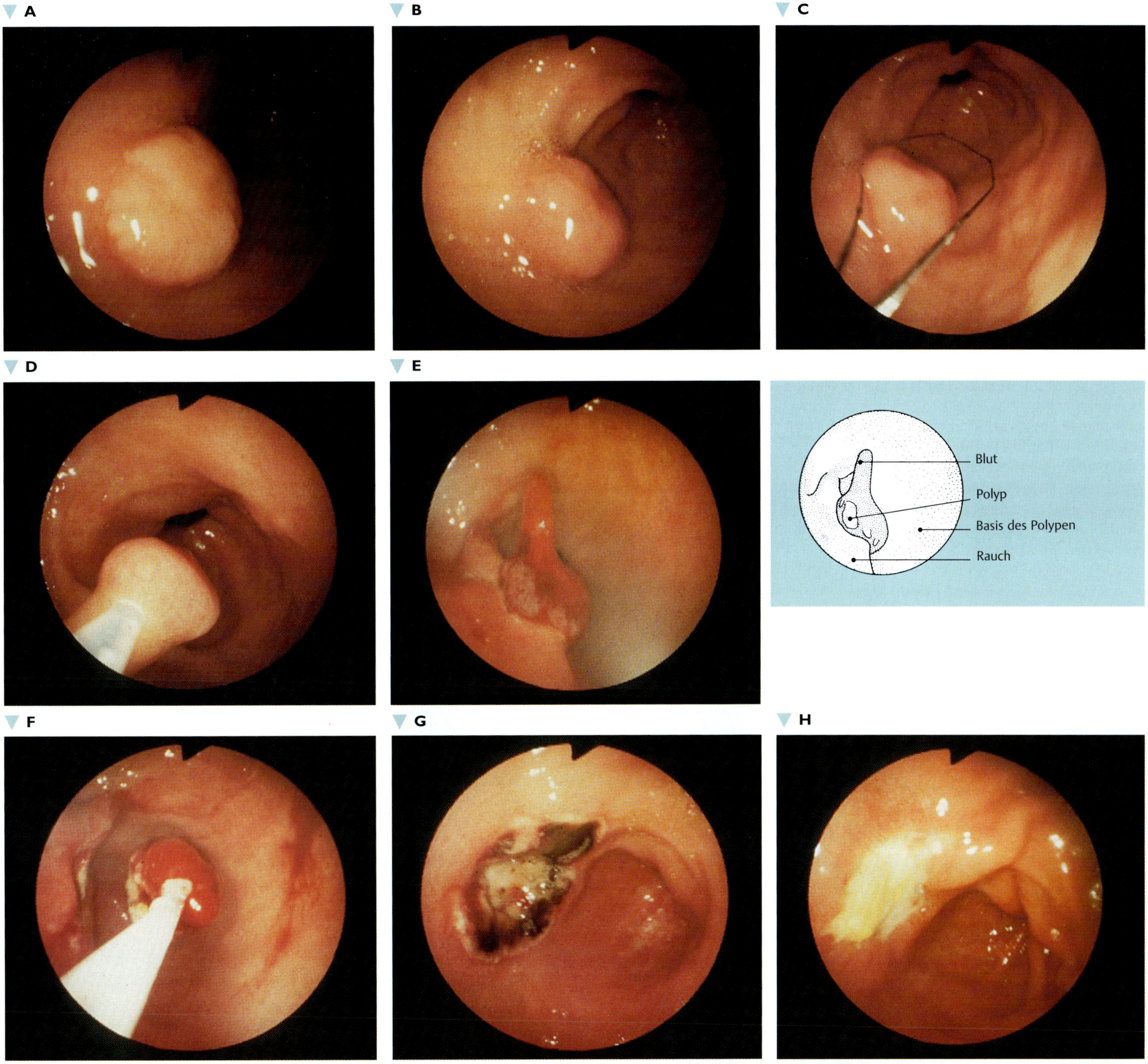

Abb. 6.**100** Endoskopische Schlingenektomie. (**A**) Sessiler Polyp mit ungewöhnlicher Färbung der Oberfläche und Dysplasie bei einem Patienten mit perniziöser Anämie. (**B**) Polyp im Profil. (**C**) Plazierung der Schlinge um den Polypen. (**D**) Die Schlinge ist zugezogen. (**E**) Elektrokoagulation mit Rauchentwicklung. Der Polyp hängt noch an der Basis. Kleine Blutung kurz nach der Exzision und Retraktion der Schlinge in das Endoskop. (**F**) Erneutes Anlegen der Schlinge; der Polyp wurde von der koagulierten Basis entfernt. (**G**) 24 Stunden nach der Polypektomie: Nekrotische Polypenbasis. (**H**) Eine Woche nach der Polypektomie: Die Polypektomiestelle heilt ab.

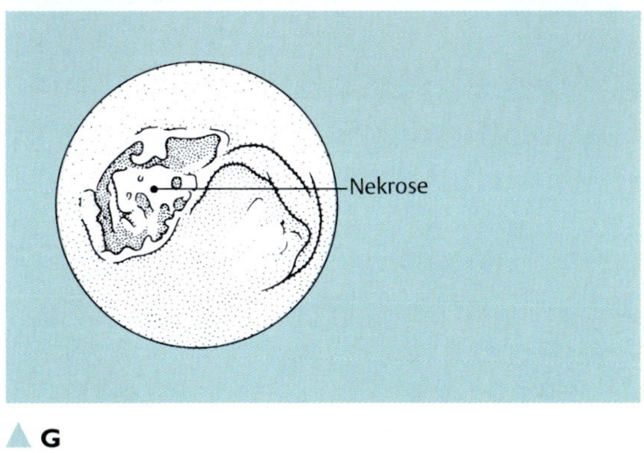

ektomie stückweise effizient und zuverlässig durchführen. Bei manchen großen, sessilen Polypen ist die chirurgische Resektion indiziert; auch diese Patienten sollten des Krebsrisikos und der Entwicklung weiterer Polypen wegen endoskopisch überwacht werden. Das Krebsrisiko nach Adenomektomie beträgt 2–3%.

Submuköse Tumoren

Es gibt einige Magenläsionen, die zwar gelegentlich Symptome, z. B. Blutungen, hervorrufen, aber meist zufällig während der Endoskopie entdeckt werden. Hierzu zählen Karzinoide, heterotopes Pankreasgewebe, Leiomyome, Adenomyome, Hamartome und Lipome. Alle diese Läsionen sind klein und von hyperplastischen Polypen und Adenomen schwer unterscheidbar. Häufiger Befund ist eine zentrale Delle mit normaler Mukosa in der Umgebung, im Unterschied zum erodierten Areal an der Oberfläche zahlreicher hyperplastischer Polypen und Adenome. Im Falle submuköser Tumoren ist das Ulkus in der Regel von der umgebenden normalen Mukosa scharf abgesetzt. Als Ursache der zentralen Delle vermutet man eine Nekrose als Folge des sehr raschen Tumorwachstums, wodurch die Blutversorgung nicht mehr ausreicht. Die submuköse Lokalisation dieser Tumoren führt oft zur Entstehung von Brükkenfalten auf jeder Tumorseite.

Die histologische Diagnose wird entweder durch die Untersuchung der Probe nach Polypektomie oder durch zahlreiche, aus derselben Stelle entnommene Biopsieproben gestellt, so daß tiefgelegenes Gewebe erfaßt wird. Gestielte Tumoren können problemlos schlingektomiert werden; sessile werden belassen oder chirurgisch reseziert. Nach der Diagnosesicherung ist eine Überwachung der Patienten angezeigt. Große oder blutende Tumoren müssen zumeist chirurgisch entfernt werden.

Endosonographie

Der Anwendungsbereich der Endosonographie zur Untersuchung submuköser Tumoren ist vielfältig. Sie ermöglicht die Tumordarstellung, die Feststellung seiner Größe und Ausdehnung und in einigen Fällen eine Aussage darüber, in welcher Wandschicht der Tumor entstanden ist. Diese Aussagen sind diagnostisch und therapeutisch bedeutsam; zudem kann die Endosonographie auch zur Führung von Biospie- oder Zytologienadeln herangezogen werden.

Karzinoide

Karzinoide des Magens sind mit einer Inzidenz von 1–2% aller Polypen selten. Sie sind in der Regel sessil und weisen ein kleines Ulkus im Spitzenbereich auf; sie können auch als multiple kleine Polypen oder als flache, gelegentlich ulzerierte Läsionen auftreten. Multiple Karzinoide oder enterochromaffinähnliche (ECL) Tumoren kommen bei Gastrinomen und bei Patienten mit dem Syndrom der multiplen endokrinen Neoplasien vom Typ I (MEN-I) vor. Vermutlich verursacht die gesteigerte Ausschüttung von Gastrin die Proliferation und Knötchenbildung der ECL-Zellen. Eine Karzinoidsymptomatik wird nur bei wenigen Patienten beobachtet. Kleine Läsionen haben eine niedrige, größere (über 2,5 cm im Durchmesser) eine höhere Metastasierungstendenz. Kleine Läsionen werden gelegentlich endoskopisch, große, sessile und maligne Tumoren chirurgisch entfernt. Die Überwachung der Patienten nach der Exzision ist indiziert.

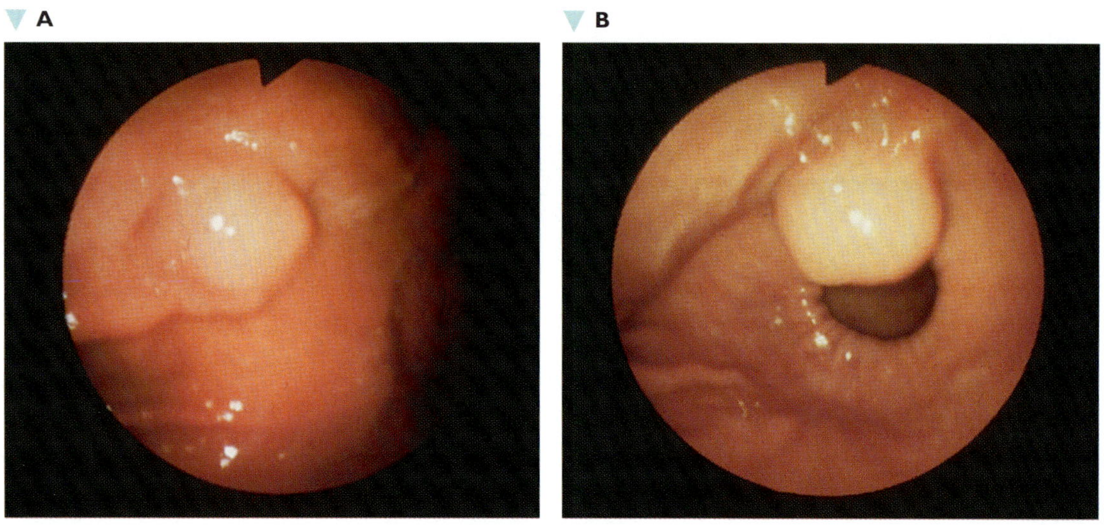

Abb. 6.**101** (**A** und **B**) Kleiner, submuköser, für ein Leiomyom typischer Tumor; angedeutete Brückenfalten.

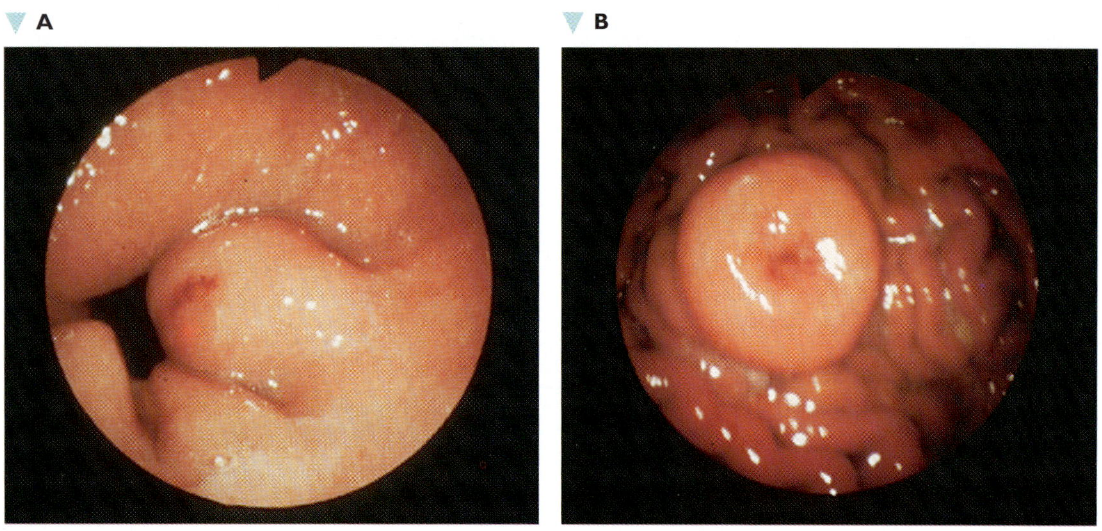

Abb. 6.**102** Zwei Leiomyome des Magens. (**A**) Kleine Delle im Tumorspitzenbereich. (**B**) Größere Tumorversenkung.

Leiomyome

Leiomyome zählen zu den häufig vorkommenden submukösen Magentumoren. Sie sind in der Regel klein (1–2 cm im Durchmesser), im proximalen Magen lokalisiert und fest in der Magenwand verankert (Abb. 6.**101** und 6.**102**). In seltenen Fällen sind sie 15–20 cm groß, erstrecken sich über die Magenwand hinaus und ragen ins Magenlumen (Abb. 6.**103**). Die bedeckende Mukosa ist nicht mit dem Tumor verwachsen, oft glatt und manchmal, besonders bei großen Tumoren, zentral eingedellt (Abb. 6.**102** und 6.**103**). Bei dieser zentralen Delle kann es sich um ein Ulkus handeln, das bluten kann (Abb. 6.**104**). Brückenfalten werden beobachtet (Abb. 6.**105** und Abb. 6.**106**). Das histologische Korrelat besteht aus spindelartigen Zellen. Differentialdiagnostisch kommt vor allem das Leiomyosarkom in Betracht, ein ähnlich aussehender Tumor mit höherer Mitoserate als das Leiomyom und erhöhtem Malignitätsrisiko.

Die Endosonographie erleichtert die Differenzierung zwischen dem lokalisierten Leiomyom und einem malignen Leiomyosarkom; das Hauptkriterium ist die Größe, da über 5 cm große Läsionen eher maligne sind.

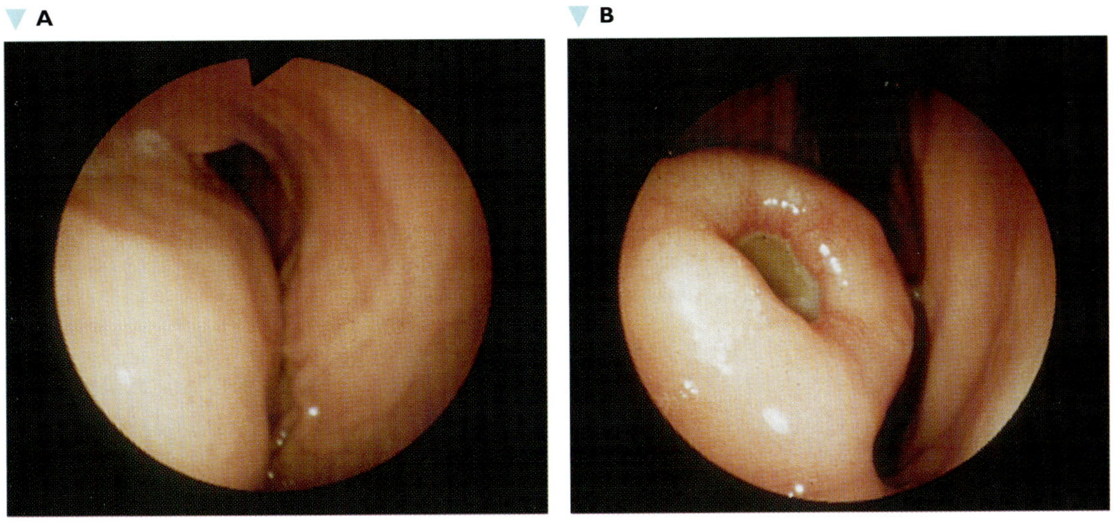

Abb. 6.**103** Leiomyom des Magens. (**A**) Der große, submuköse Tumor ragt ins Lumen; Patient mit GI-Blutung. (**B**) Nach Repositionierung des Endoskops wird ein Ulkus in der Tumorspitze sichtbar.

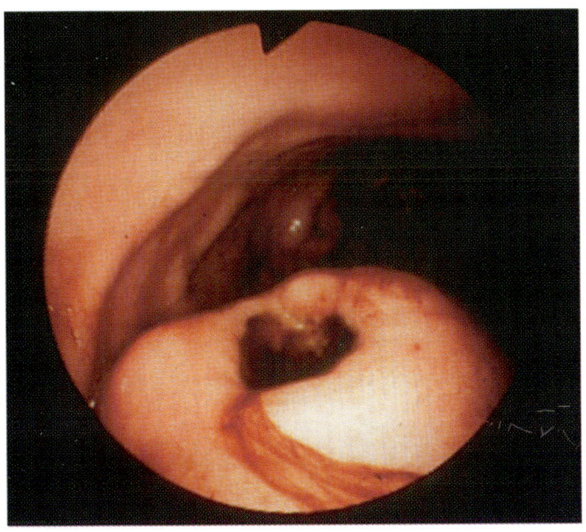

Abb. 6.**104** Leiomyom des Magens mit zentral ulzerierter Einsenkung und aktiver Ulkusblutung.

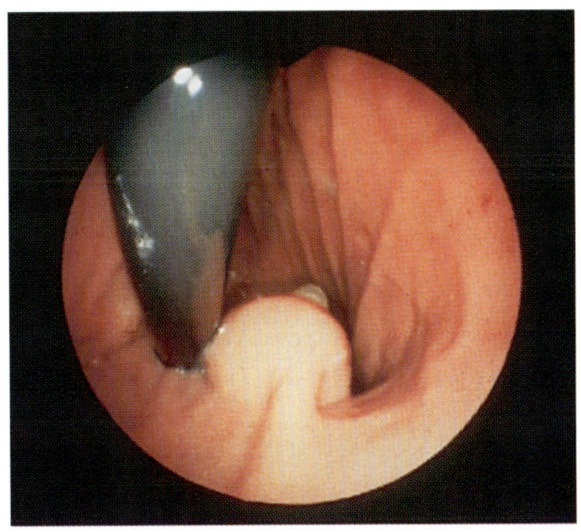

Abb. 6.**105** Leiomyom des Fundus mit Brückenfalten.

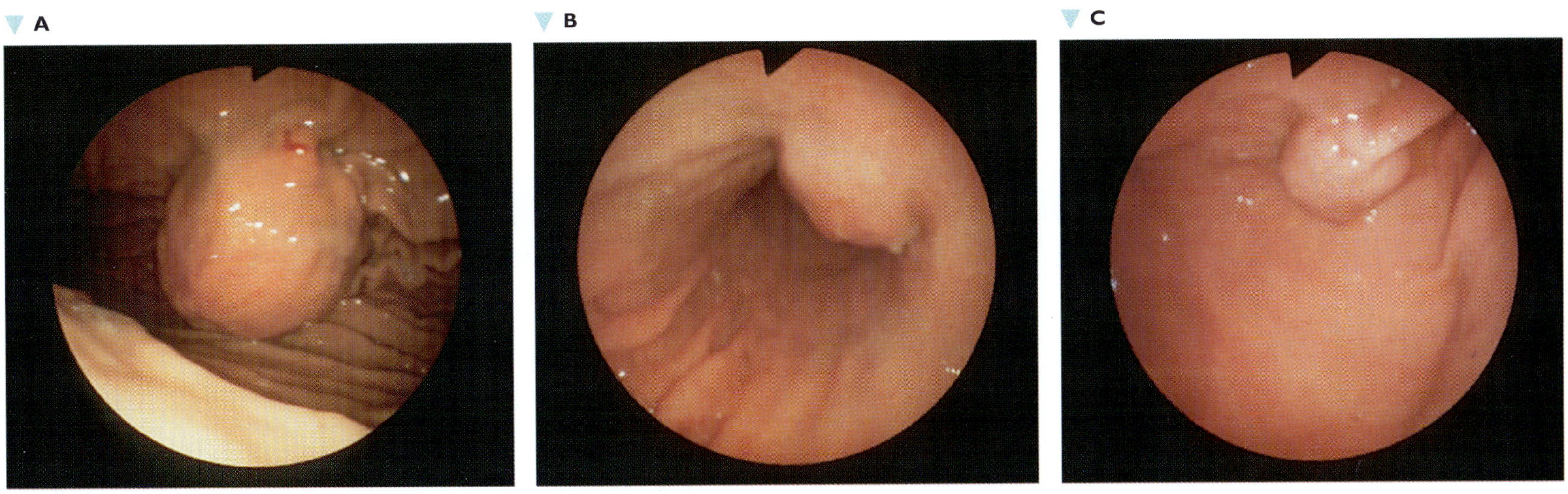

Abb. 6.**106** (**A–C**) Leiomyom des Magens bei drei Patienten. Normal erscheinende, das Leiomyom bedeckende Mukosa mit Brückenfalten.

Adenomyome und Hamartome

Diese Läsionen können endoskopisch von anderen Magenpolypen nicht unterschieden werden. Sie entsprechen in der Größe (1–2 cm) einem typischen Magenpolypen, sind sessil oder gestielt und mit normaler oder oberflächlich erodierter Mukosa bedeckt. Adenomyome weisen als histologisches Substrat Pankreasganggewebe und glatte Muskelfasern auf. Im Unterschied zum heterotopen Pankreas enthalten sie selten Azinusformationen, sind jedoch wie jenes im Antrum im Bereich der großen Kurvatur lokalisiert. Tumoren ohne die Pankreasgewebskomponente werden Hamartome genannt; sie kommen beim Peutz-Jeghers-Syndrom und als Magenpolypen auch bei der juvenilen Polypose vor. Diese Läsionen sind nicht präkanzerös, ein erhöhtes Krebsrisiko für den restlichen Magen ist auch nicht gegeben.

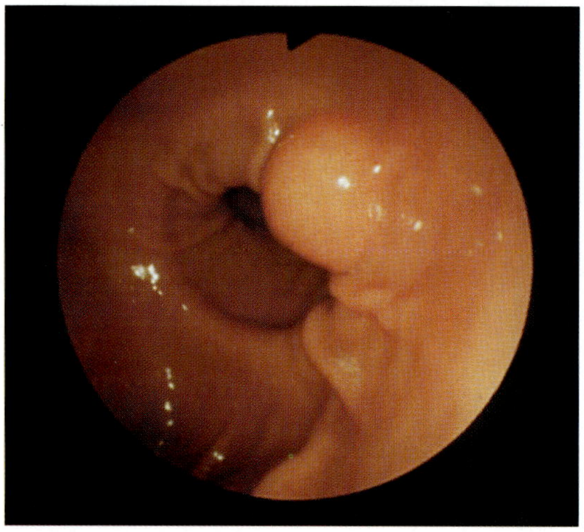

Abb. 6.**107** Lipom des Magens; weicher, gelblicher, submuköser Tumor.

Andere Tumoren

Andere Tumoren des Magens sind Hämangiome, Lipome und Neurofibrome. Derbe Tumoren entsprechen typischerweise vaskulären Tumoren, Fibromen oder Neurofibromen. Lipome sind gelb, oft mit anderen Lipomen im GI-Trakt assoziiert und sessil oder gestielt (Abb. 6.**107**). Sie sind gelegentlich sehr groß und erscheinen weich beim Betasten mit der Biopsiezange. Bei der Differentialdiagnose eines Magenpolypen sollte auch an das eosinophile Granulom gedacht werden, das sich histologisch aus eosinophilen Leukozyteninfiltraten, Fibroblasten und Histiozyten zusammensetzt.

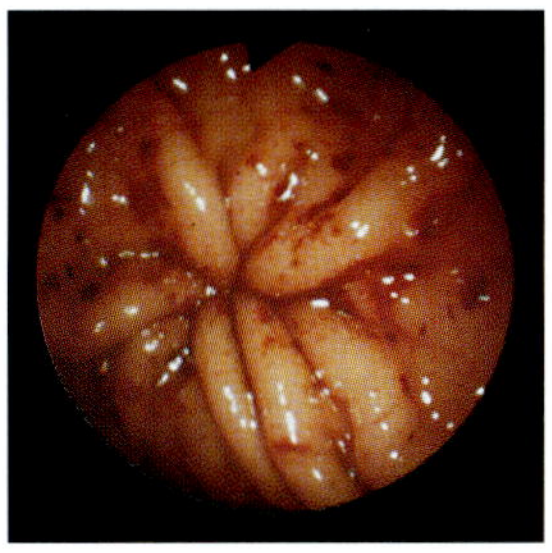

7

Magen III: Gastritis und obere Gastrointestinalblutung

In diesem Kapitel behandeln wir entzündliche Erkrankungen der Magenmukosa wie die akute und chronische Gastritis, die Bedeutung des Helicobacter pylori, die atrophische, erosive, medikamenten- und streßinduzierte, hämorrhagische, radiogene sowie die mit Riesenfalten assoziierte Gastritis. Es folgen die Veränderungen im Magen bei Morbus Crohn sowie die Laugenverätzung. Abschließend stellen wir kurz die endoskopische Technik zur Diagnostik der oberen gastrointestinalen (GI-)Blutung dar.

Gastritis

Die normale Magenmukosa ist glatt, glänzend und braunrot; ihre regelmäßig angeordneten Falten verschwinden leicht bei Insufflation mit Luft. Aufgrund der Vielfalt der entzündlichen Veränderungen bei Gastritis ist die Diagnose gelegentlich nicht einfach.

Es gibt mehrere charakteristische Merkmale der Gastritis. Die Mukosarötung ist wahrscheinlich durch die oberflächliche, histologisch häufig nicht erkennbare Hyperämie bedingt. Vor allem im Antrum zeigen sich Herde verdickter Mukosa und eine weißliche Verfärbung zwischen den geröteten Arealen. Die Mukosa ist meist rauh und granulär und mit muzinösem grau-, gelb-, braun- oder grünfarbenem Material bedeckt; die Areae gastricae können irregulär und prominent erscheinen (Abb. 7.**1** und 7.**2**). Die Mukosafalten sind entweder verkleinert oder außerordentlich vergrößert und gewunden. Übermäßig vorhandene Gallenflüssigkeit kann den Magensaft verfärben oder die Mukosa mit einer dicken Schicht bedecken. Gelegentlich kommen submuköse Blutgefäße zum Vorschein. Intra- oder submuköse Petechien und größere Blutungen sind ebenfalls zu beobachten. Epithelnekrosen imponieren als flache oder leicht erhabene Defekte unterschiedlichen Schweregrads je nach Magenabschnitt. In der Regel besteht kaum eine Korrelation zwischen endoskopischem und histologischem Befund.

Akute Gastritis

Patienten mit akuter Gastritis entwickeln plötzlich einsetzende Magenschmerzen, Übelkeit und Erbrechen. In den meisten Fällen besteht ein Zusammenhang zwischen den Gastritisbeschwerden und einer exzessiven Nahrungseinnahme oder Alkoholgenuß, aber manchmal findet sich keine Ursache für die Gastritis. Manche Gastritisfälle können allerdings auch durch eine beginnende H.-pylori-Infektion bedingt sein. Aufgrund der Flüchtigkeit der Symptome werden nur wenige dieser Patienten endoskopisch untersucht.

Man unterscheidet drei Formen akuter Gastritis: Typ I, die mildeste Form, ist charakterisiert durch ein generalisiertes Mukosaödem, wodurch das Antrum verlegt ist, und eine samtige Mukosa ohne Erosionen oder andere Veränderungen. Typ II, der hämorrhagische Typ, ist gekennzeichnet durch aufgetriebene Falten, reduzierte Dehnbarkeit, diffus hämorrhagische Flecken und erosive Defekte. Merkmale des Typs III, dem ulzerativen Typ, sind ausgeprägte Erosionen und mit Blutungen assoziierte Ulzera. Meist werden nach dem Sistieren der Blutung die unregelmäßig gestalteten, bevorzugt an der Hinterwand des Antrum lokalisierten Ulzera prominent.

Chronische Gastritis

Bei der endoskopischen Untersuchung des Patienten mit chronischer Gastritis ist die akute Phase bereits abgeklungen; statt dessen bietet sich eine der vielen Variationen einer chronischen Entzündung.

Erythematöse exsudative Gastritis

Der Hauptbefund bei der chronisch-erythematösen, exsudativen Gastritis ist das Mukosaerythem, das diffus, fokal oder linear sein kann. Diese Veränderungen treten charakteristischerweise auf den Faltenkämmen im Korpus und/oder Antrum auf. Zusätzlich beobachtet man herdförmige Ödeme, gelegentlich ein aufgerauhtes Faltenrelief (Abb. 7.**3** bis 7.**6**). Die Areae gastricae sind oft irregulär und akzentuiert (Abb. 7.**7**). Granulierte und rauhe Mukosa sowie fleckförmige opaleszente Areale zwischen den geröteten Arealen der Antrummukosa sind häufig. Die Mukosa erscheint gelegentlich granulär, uneben und verliert an Glanz. Gelegentlich zeigen sich im Antrum, wahrscheinlich bedingt durch den gastroduodenalen Reflux, radiär auf den Pylorus zulaufende rötliche Streifen, die nicht mit den antralen Gefäßektasien verwechselt werden dürfen. Die ödematösen und erythematösen Veränderungen werden vor allem bei Magenstase wie bei diabetischer Gastroenteropathie angetroffen (Abb. 7.**8**).

Die histologischen Befunde variieren. In den meisten Fällen ist eine Dilatation der Kapillaren sowie eine Verarmung an Muzin zu beobachten. Histologische Zeichen einer chronischen Gastritis mit unterschiedlich ausgeprägter Entzündungsaktivität und Atrophie sind häufig. Diese Form der chronischen Gastritis kommt bevorzugt im Antrum, seltener diffus oder herdförmig in Korpus und Fundus vor.

Die pathophysiologischen Phänomene bei Gastritis bedürfen noch einiger Klärung; allerdings steigt das Interesse an der Bedeutung des Helicobacter pylori. Dieser Organismus wird als wichtigster prädisponierender oder kausaler Faktor bei der Entstehung einer Gastritis, möglicherweise auch von Magen- und Duodenalulkus, angesehen. H. pylori (frühere Bezeichnung: Campylobacter pylori) ist ein gramnegatives Bakterium, das sich histologisch – vorzugsweise mit Giemsa- und immunozytochemischen Färbungen – in der Magenmukosa nachweisen läßt. Es produziert große Mengen von Urease und kann daher mittels Analyse des Biopsiematerials oder durch den ^{13}C-Atemtest identifiziert werden. Ferner können immunologisch Serumantikörper gegen H. pylori (ELISA-Test) nachgewiesen werden.

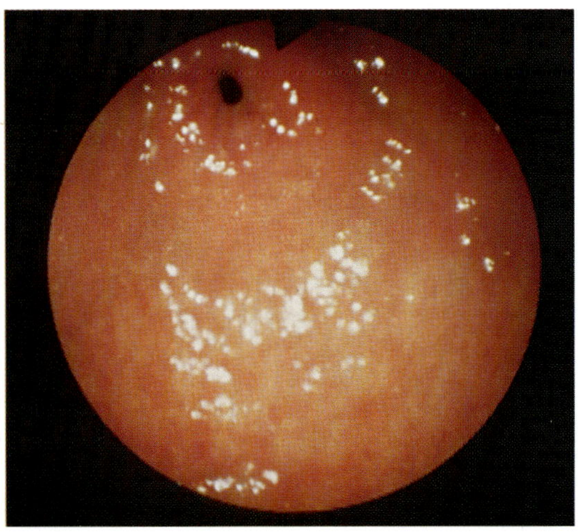

Abb. 7.**1** Antrumgastritis; leichte Entzündung mit fleckförmiger Rötung und diskreter Unregelmäßigkeit, was an den irregulären Lichtpünktchen erkennbar ist.

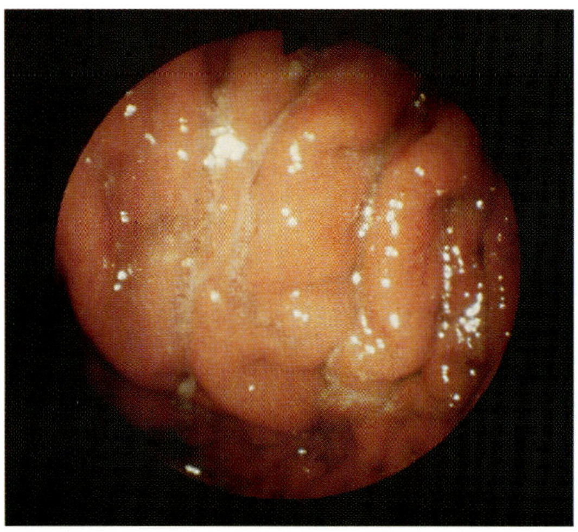

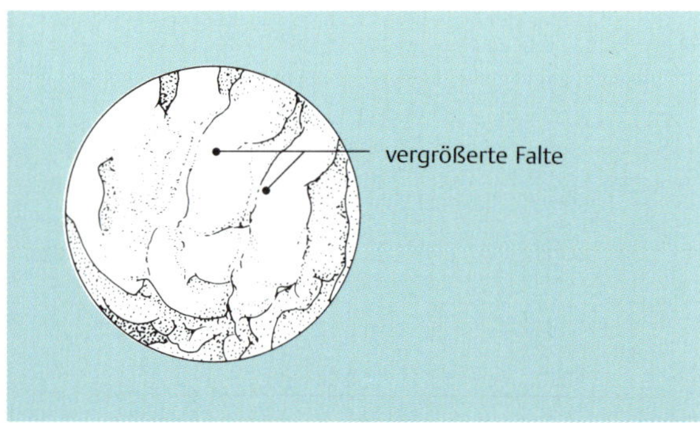

Abb. 7.**2** Gastritis; schleimbedeckte Mukosa, leicht vergrößerte Falten mit irregulärem Muster.

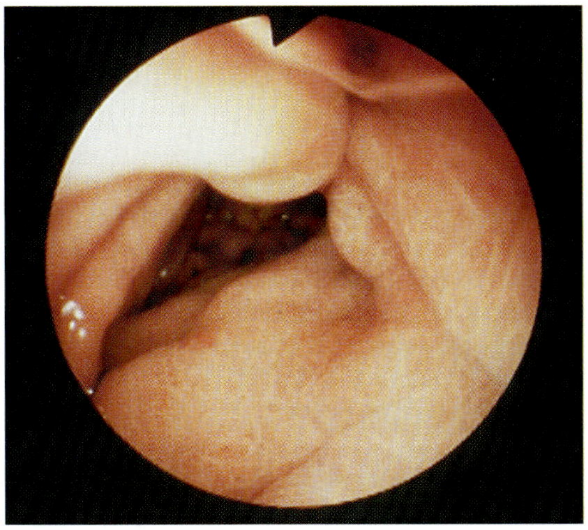

Abb. 7.**3** Erythematöse Korpus-Fundus-Gastritis bei einem Patienten mit Niereninsuffizienz.

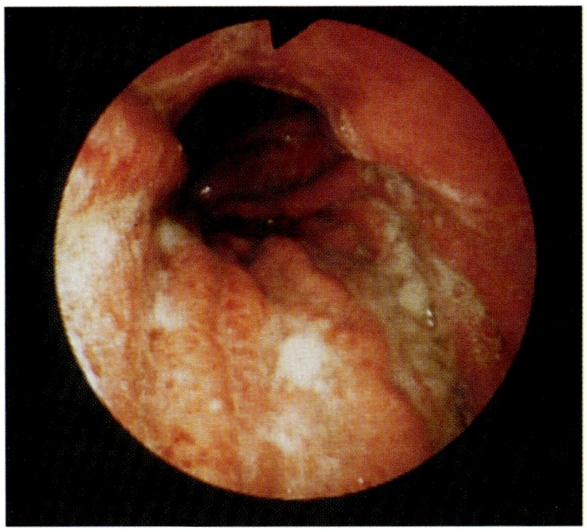

Abb. 7.**4** Erythem und ausgeprägte Schwellung des Korpus und Fundus. Diese Veränderungen sind wahrscheinlich durch eine Portalvenenthrombose bedingt; der Patient hat eine schwere Colitis ulcerosa.

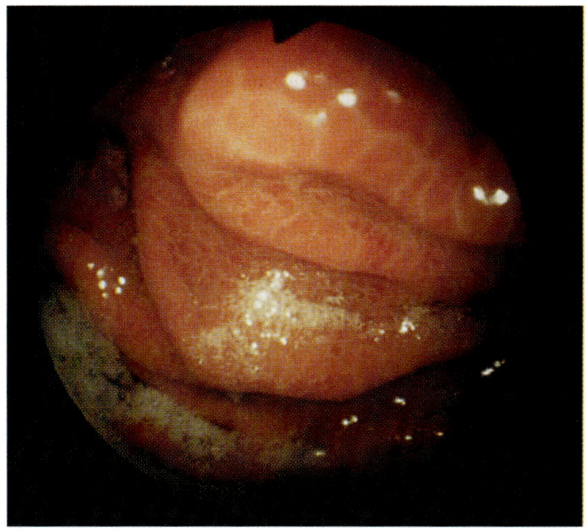

Abb. 7.**5** Ausgeprägte erythematöse Gastritis mit deutlicher Schwellung, Ödem und Faltenvergröberung.

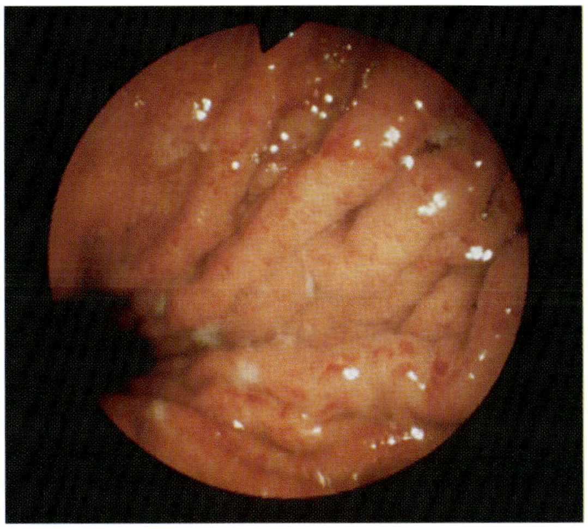

Abb. 7.**6** Ausgeprägte erythematös-exsudative Gastritis des Korpus und Fundus; Faltenvergröberung, Erythem, mukopurulentes Exsudat.

A **B**

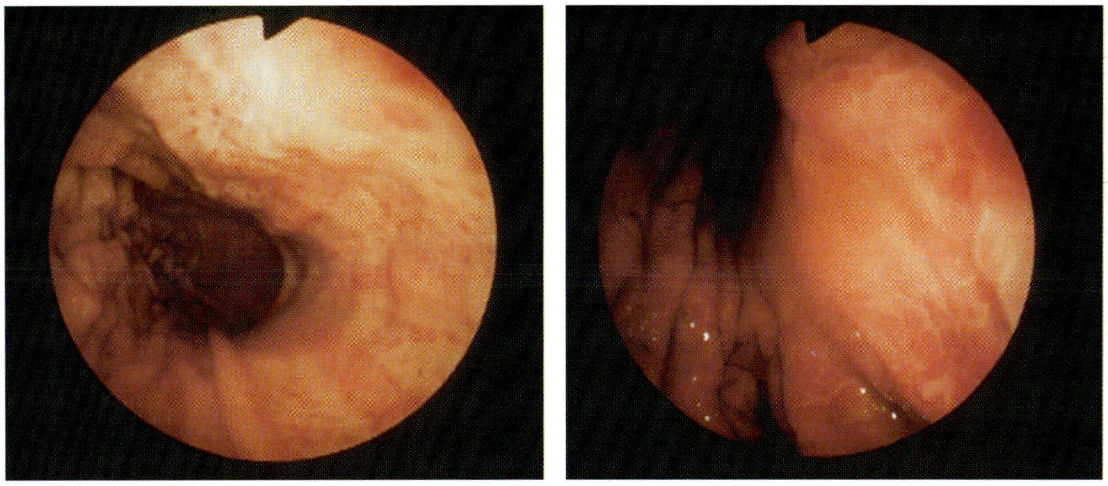

Abb. 7.**7** (**A** und **B**) Stauungsbedingte Gastroenteropathie im Korpus und Fundus; Erythem, akzentuierte Areae gastricae. Diese Veränderungen werden bei Zirrhotikern mit Ösophagusvarizen beobachtet und sind möglicherweise durch Pfortaderhochdruck bedingt.

A **B**

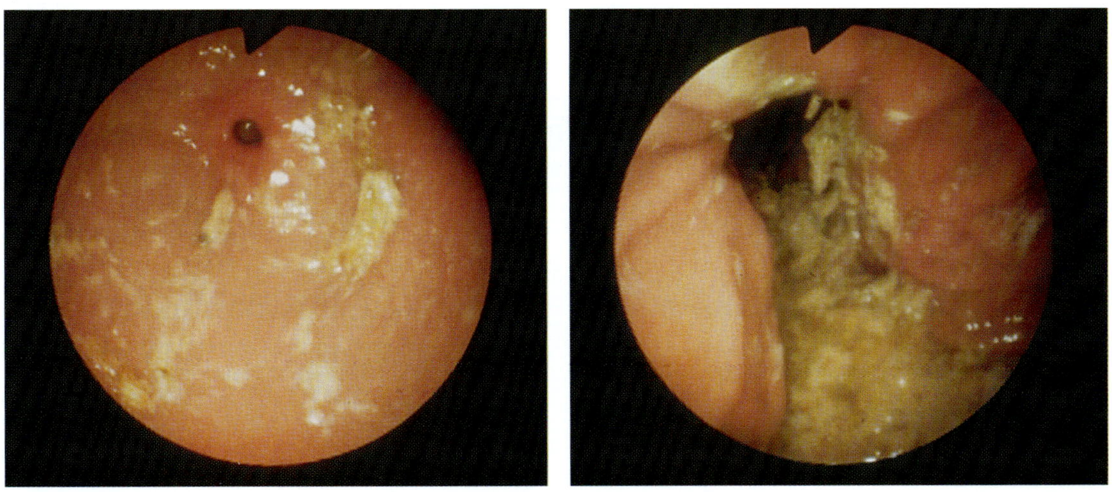

Abb. 7.**8** Diabetische Gastroparese führt zu Stagnation des Nahrungsbreis und Gastritis. Diese Veränderungen werden häufig bei Patienten mit einer Stase beobachtet.

Die Beziehung zwischen H. pylori und der Entwicklung der peptischen Ulkuskrankheit in Magen und Duodenum sowie der antiphlogistika-induzierten Ulzera ist nicht ganz geklärt. Problematisch ist beispielsweise die Tatsache, daß eine signifikante Zahl Erwachsener altersabhängig H. pylori in der Magenmukosa aufweist.

Endoskopischer Befund bei Helicobacter-pylori-Gastritis

Das endoskopische Bild der H.-pylori-Gastritis ist nicht spezifisch; es korrespondiert wahrscheinlich mit dem der erythematös-exsudativen Gastritis. Sie imponiert in der Regel im Antrum als Erythem der Mukosa, im Duodenum zusätzlich als Erosion (erythematös-exsudative Duodenitis); die Areae gastricae können bei H.-pylori-Gastritis akzentuiert sein. (Abb. 7.**9** bis 7.**12**). Andere assoziierte Erkrankungen sind eine Gastritis mit granulärer oder reiskornartiger Oberfläche (varioliform) und das Magenulkus mit umgebender Helicobacter-pylori-positiver Gastritis (Abb. 7.**13** und 7.**14**).

Atrophische Gastritis

Im normalen Magen werden die Mukosagefäße, vor allem im Fundusbereich, typischerweise erst bei vollständiger Insufflation (cave: Überdistension) sichtbar; bei der atrophischen Gastritis sind die mukösen und submukösen Kapillaren und Gefäße infolge der ausgeprägten Mukosaatrophie und -verschmälerung auch bei geringerem Insufflationsgrad sichtbar (Abb. 7.**15** und 7.**16**). Weitere Befunde sind die Höhenabnahme der Magenfalten bis hin zum Verschwinden, Unebenheiten der Schleimhaut, leichte Knötchenbildung (Abb. 7.**17**), hyperplastische oder adenomatöse Polypen.

A B

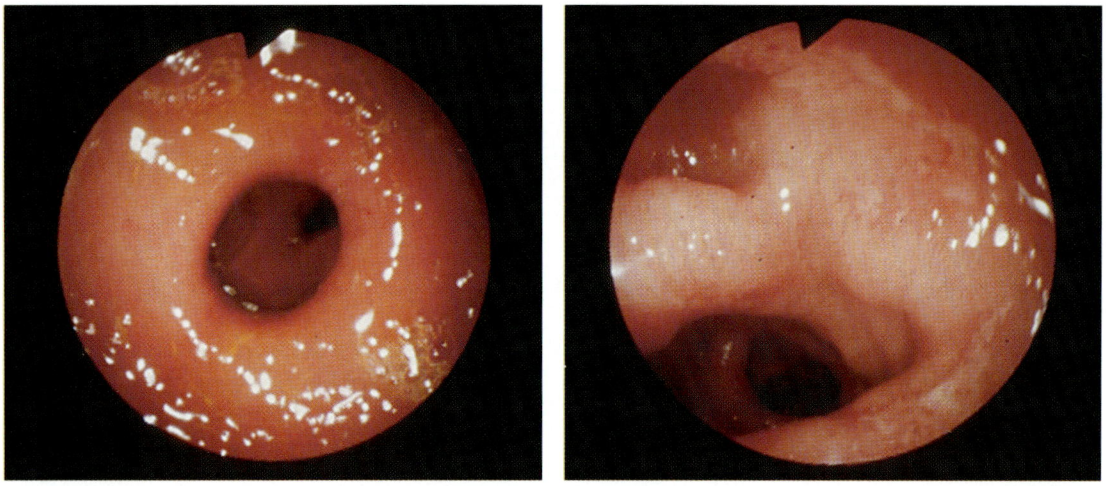

Abb. 7.**9** (**A** und **B**) Helicobacter-pylori-Gastritis, erythematös-exsudativ; zwei Beispiele. Antrummukosa mit kleinen Erosionen.

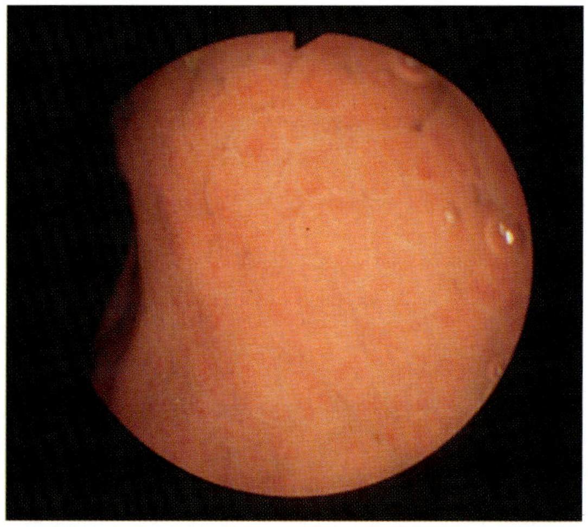

Abb. 7.**10** Helicobacter-pylori-Gastritis, grobe Areae gastricae.

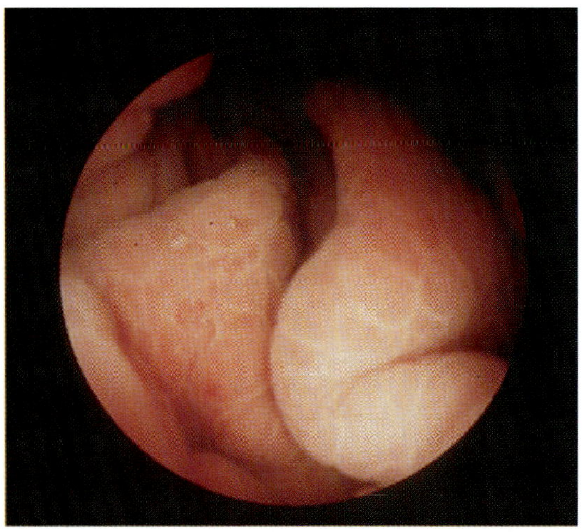

Abb. 7.**11** Erythematös-exsudative Bulbitis mit retikulierter Mukosa bei einem Patienten mit H.-pylori-Gastritis.

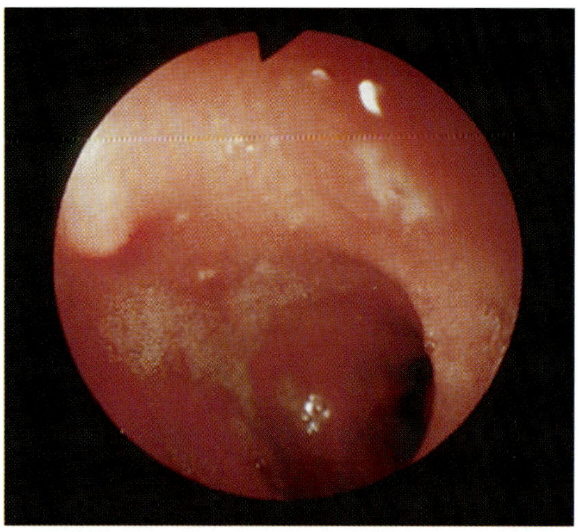

Abb. 7.**12** Flach-erosive Duodenitis bei einem H.-pylori-positiven Patienten; Erythem, Knötchenbildung und kleine Erosionen.

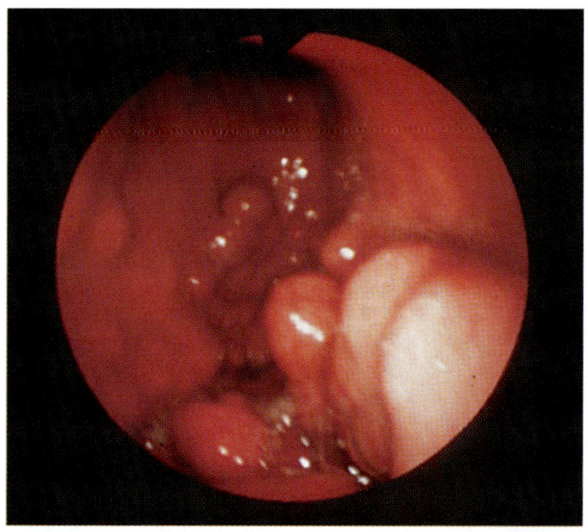

Abb. 7.**13** Erhaben-erosive Gastritis bei einem Patienten mit erythematös-exsudativer H.-pylori-Gastritis.

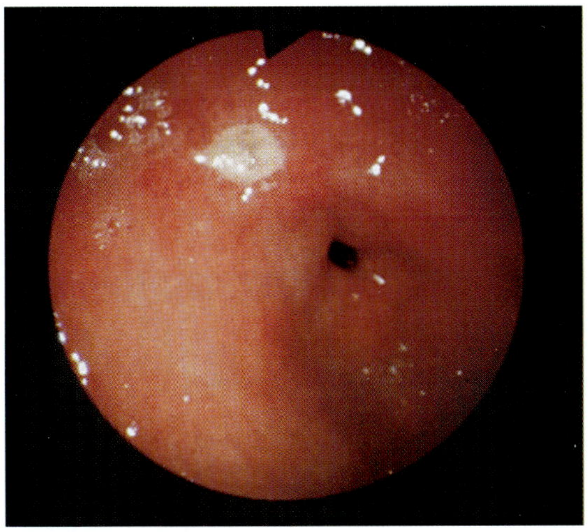

Abb. 7.**14** Antrumgastritis und -ulkus bei H. pylori; kleines benignes Ulkus mit diffusem Erythem der Umgebung.

Man unterscheidet zwei Formen der atrophischen Gastritis. Die atrophische Autoimmungastritis ist charakterisiert durch Schleimhautatrophie im Korpus-Fundus-Bereich; die Antrummukosa erscheint unauffällig oder nur gering entzündet. Beim zweiten, dem H.-pylori-assoziierten Gastritistyp, ist die Entzündung hauptsächlich im Antrum lokalisiert.

Die in Verbindung mit der atrophischen Gastritis auftretende intestinale Metaplasie zeigt sich als grauweiße Herde mit villösem und leicht opaleszentem Aspekt (Abb. 7.**18** und 7.**19**), die etwas erhaben oder eingesunken sein können (Abb. 7.**20** und 7.**21**) und mit der Farbsprühtechnik (z. B. mit 0,5%iger Methylenblaulösung) deutlicher hervortreten (Abb. 7.**22**). Nicht selten werden gelb imponierende Xanthome oder hyperplastische Polypen beobachtet (Abb. 7.**23** und 7.**24**). Die intestinale Metaplasie wird als Präkanzerose eines Magenkarzinoms (vom intestinalen Typ) angesehen. Außerdem wird bei inte-

A

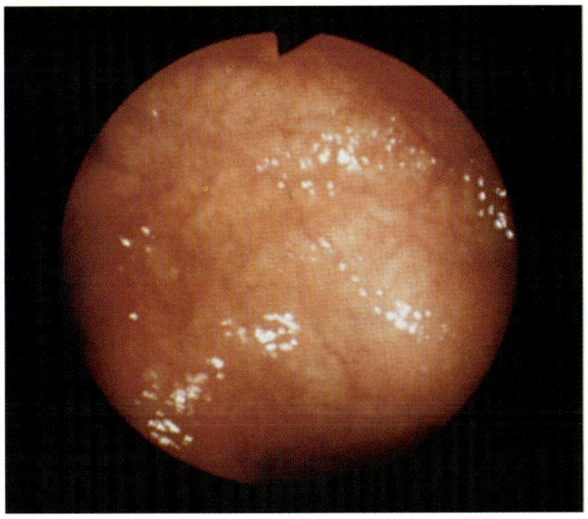

B

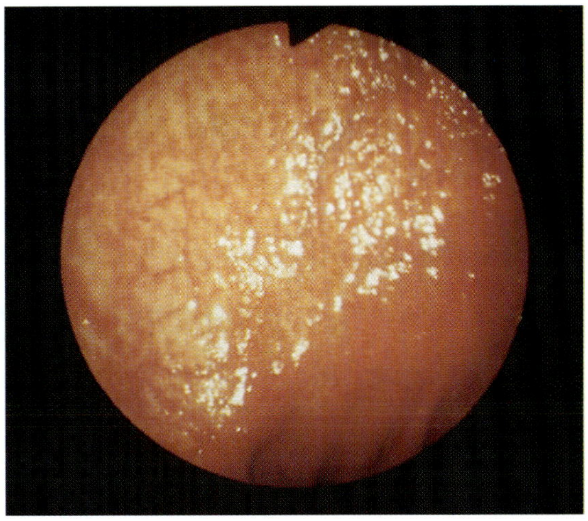

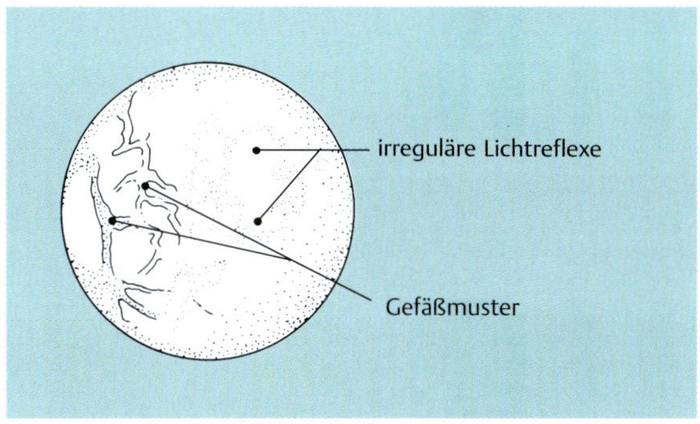

Abb. 7.**15** (**A**) Atrophische Gastritis im Frühstadium mit feinem Gefäßmuster im Korpusbereich. (**B**) Ausgeprägtere atrophische Gastritis mit auffälligem Gefäßmuster und Mukosairregularität (unregelmäßige Lichtreflexionen).

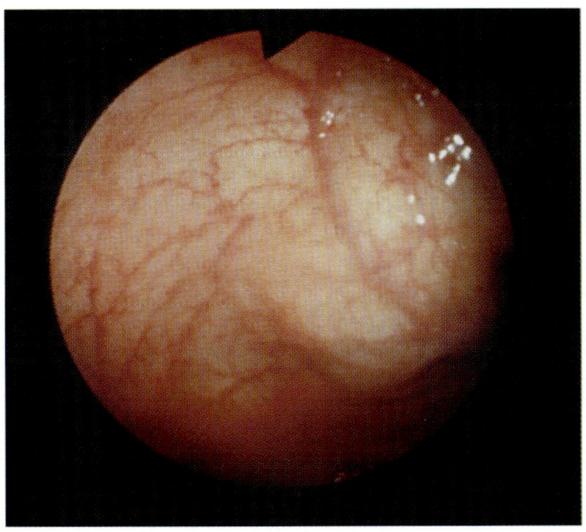

Abb. 7.**16** Schwere atrophische Gastritis mit deutlich sichtbarem Gefäßmuster. Normalerweise sieht man die Gefäße nur, wenn der Magen durch Luftinsufflation gedehnt wird.

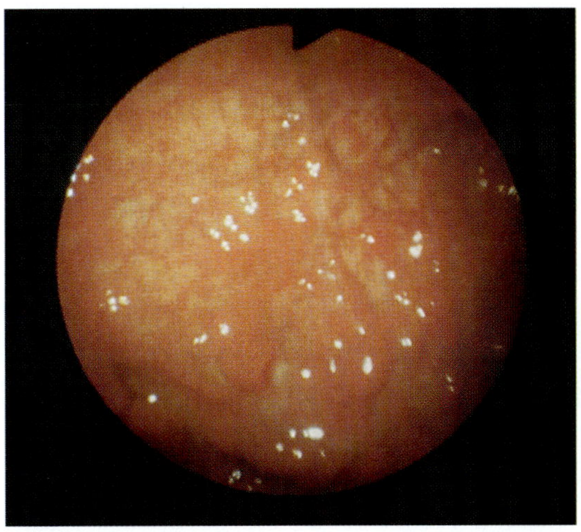

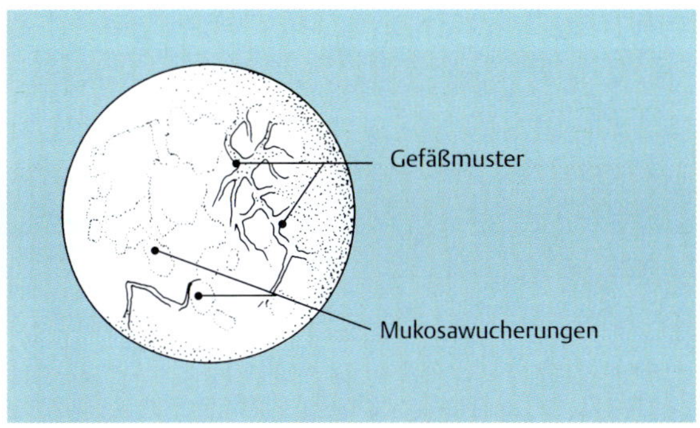

Abb. 7.**17** Atrophische Gastritis. Winzige, mukosale Wucherungen und alternierend gering versenkte Areale. Die Gefäße erscheinen rarifiziert.

stinaler Metaplasie häufig, aber auch bei autoimmun-atrophischer Gastritis und perniziöser Anämie, das mit dem Risiko karzinomatöser Entartung behaftete Magenadenom beobachtet (Abb. 7.**25**). Darüber hinaus wird in Verbindung mit der intestinalen Metaplasie eine höhere Prävalenz endokrinartiger Zellen der Mukosa in Korpus und Fundus und Magenkarzinoiden angenommen.

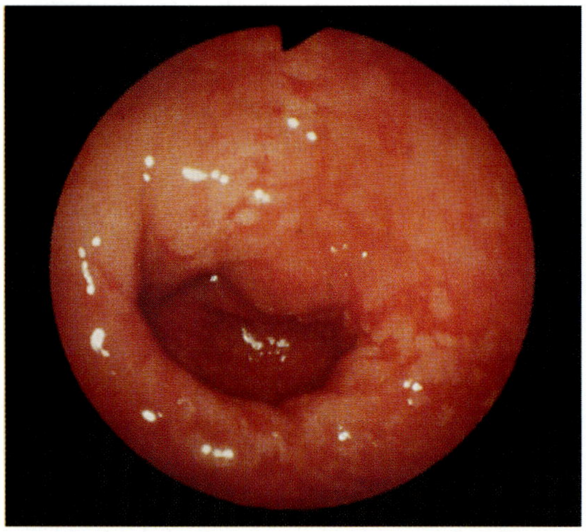

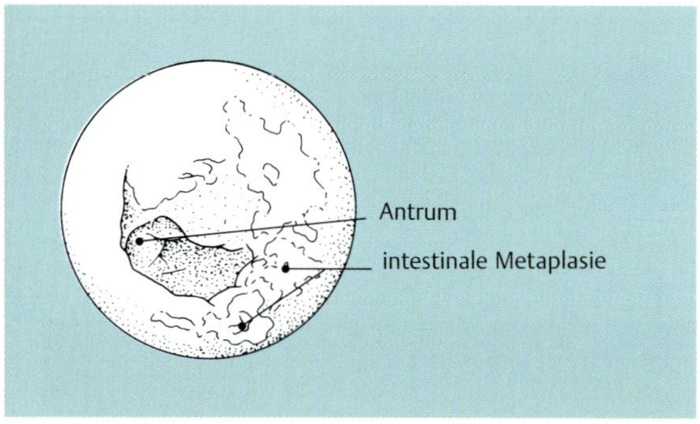

Abb. 7.**18** Atrophische Antrumgastritis mit intestinaler Metaplasie (grauweiße Areale). Die intestinale Metaplasie ist wahrscheinlich eine Präkanzerose des Adenokarzinoms.

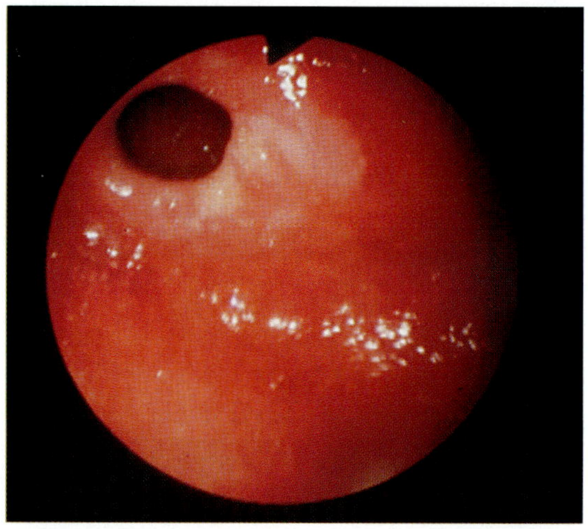

Abb. 7.**19** Intestinale Metaplasie im distalen Antrum. Weißfarbene, gering erhabene Areale dehnen sich bis in den Pyloruskanal aus und sind von rötlichen Mukosaarealen umgeben.

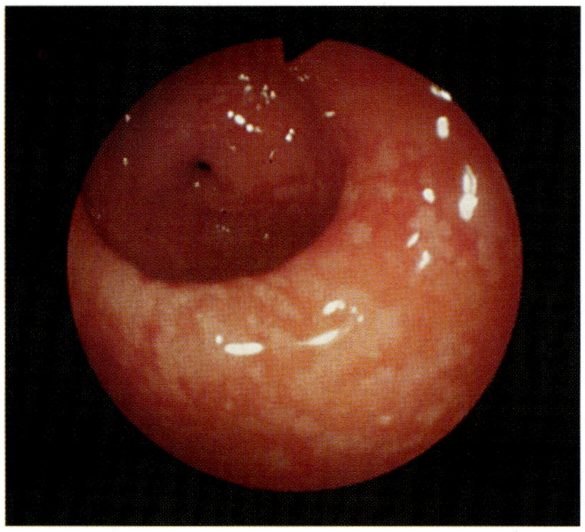

Abb. 7.**20** Intestinale Metaplasie; flache, fleckförmig weiß verfärbte Mukosa.

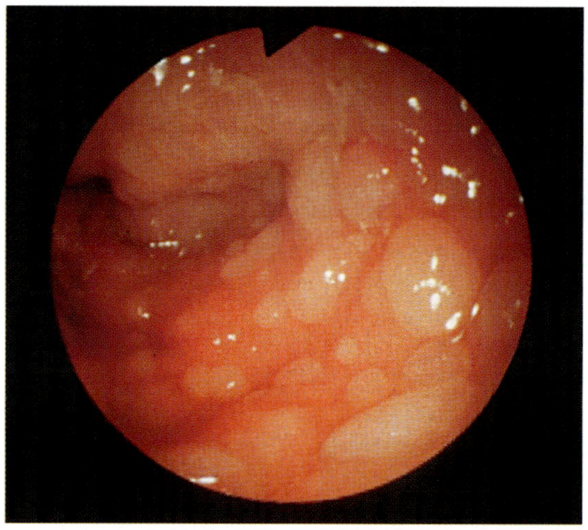

Abb. 7.**21** Ausgeprägt erhabene Areale bei intestinaler Metaplasie.

A

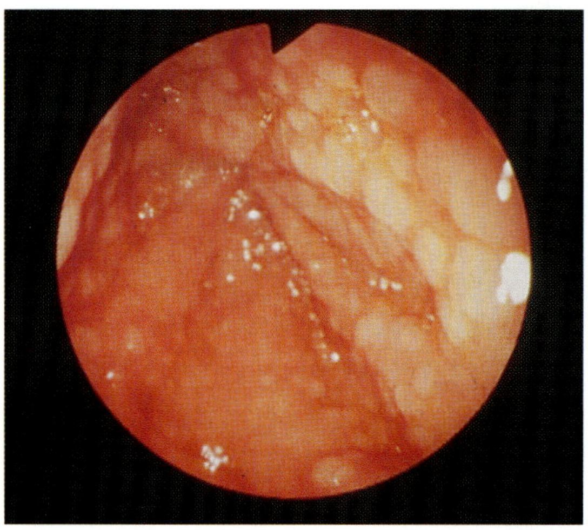

B

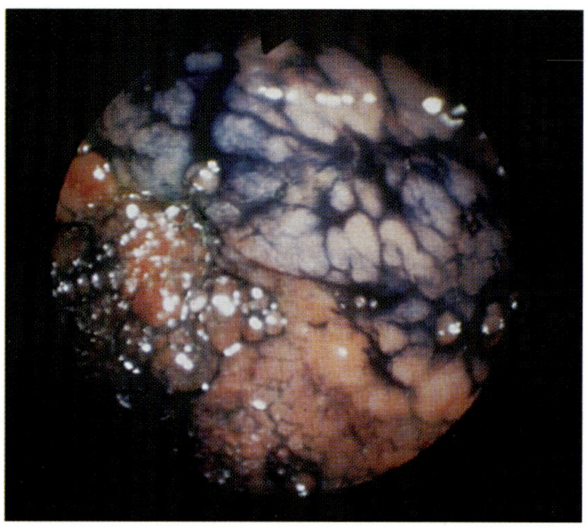

Abb. 7.**22** (**A**) Intestinale Metaplasie im Antrum; leicht erhabene Areale, die (**B**) nach Besprühen mit Methylenblau deutlicher werden.

Einige Untersucher empfehlen des erhöhten Karzinomrisikos wegen die regelmäßige endoskopische Überwachung von Patienten mit atrophischer Gastritis und Achlorhydrie (mit oder ohne perniziöse Anämie), während andere das Risiko für zu gering für ein solches Screening halten.

Benigne Ulzera kommen oft in Assoziation mit der Atrophie der Korpus-/Antrummukosa vor. Bei diesen Patienten wird häufig eine Hypochlorhydrie beobachtet; die Magenulzera sind vermutlich eher durch verminderten Mukosaschutz als durch übermäßige Säuresekretion bedingt.

Flach-erosive Gastritis

Die flachen Erosionen stellen oberflächliche, nekrotische, auf die Muscularis mucosae begrenzte Schleimhautdefekte dar (Abb. 7.**26**). Ihre Basis ist typischerweise weißgelb, der schmale Randsaum erythematös. Sie treten häufig auf den Faltenkämmen dicht proximal des Pylorus auf, kommen oft multipel vor und sind unterschiedlich groß (Abb. 7.**27**). Aufgrund ihrer eindeutigen Grenze zwischen dem Exsudat im Grund und der umgebenden erythematösen Mukosa sind sie endoskopisch leicht erkennbar. Sie heilen oft innerhalb einiger Tage, selten persistieren sie länger.

Erhaben-erosive Gastritis

Die erhabenen oder varioliformen Erosionen sind gekennzeichnet durch einen kleinen, eingesunkenen zentralen Fleck, der von einem erhabenen entzündlichen Rand umgeben ist (Abb. 7.**28**). Das anfangs oft hämorrhagische Zentrum verwandelt sich binnen 1–2 Tagen in einen graugelblich fibrinös-exsudativen Fleck. Diese nodulären Elevationen messen in der Regel 5–10 mm, sind multipel und kommen vorwiegend im Antrum, aber auch im Korpus und Fundus vor. Sehr häufig sind erhabene Erosionen entlang einer auf den Pylorus zulaufenden Magenfalte angeordnet (Abb. 7.**29**). Das spezifische endoskopische

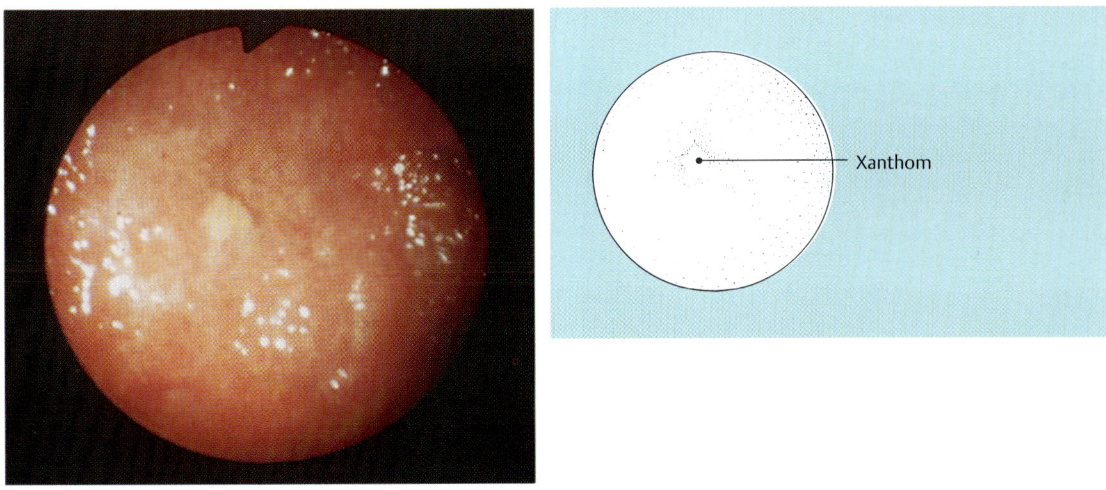

Abb. 7.**23** Atrophische Gastritis mit Xanthom (gelbe Läsion).

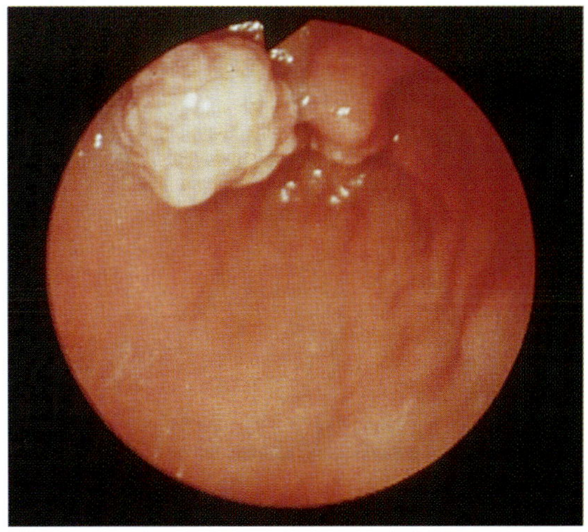

Abb. 7.**24** Atrophische Gastritis mit einem hyperplastischen Polypen. Zur histologischen Differenzierung von einem Adenom ist eine Biopsie oder Polypektomie indiziert.

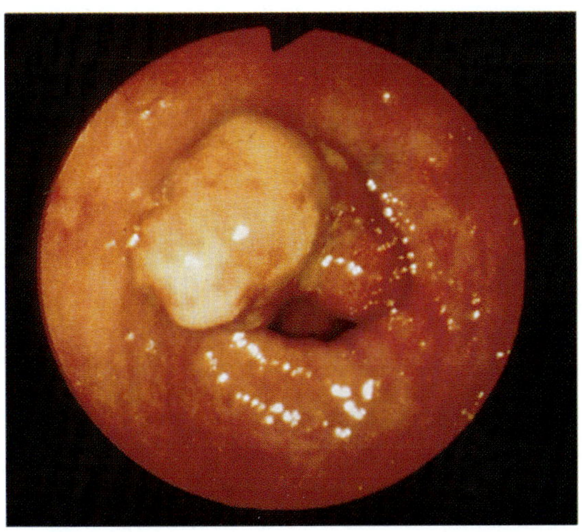

Abb. 7.**25** Adenomatöser Polyp bei einem Patienten mit atrophischer Gastritis bei perniziöser Anämie.

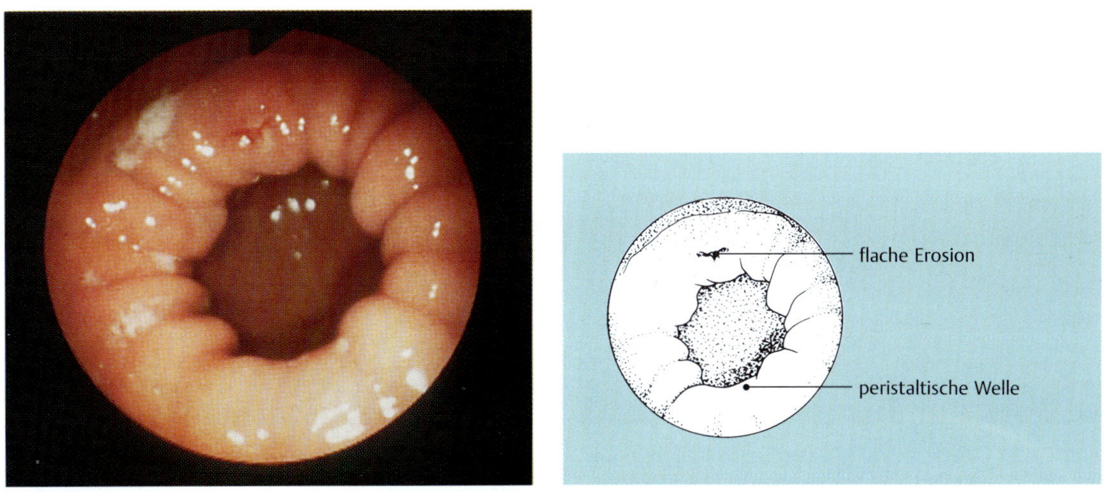

Abb. 7.**26** Flache Erosion auf einer peristaltischen Welle; geringfügige Blutung. Das mukoide Exsudat in der Umgebung ist von den Erosionen unterscheidbar. Die peristaltische Welle ermöglicht eine bessere Darstellung der Mukosadetails.

Bild dieser Erosionen besteht in einer Reihe von Knötchen und Auftreibungen auf den Faltenkämmen, besonders im Antrumbereich. Das endoskopisch und radiologisch feststellbare Charakteristikum ist die zentrale Delle oder Erosion. Unverheilte Erosionen sind häufig von weißem oder braunem Exsudat, verheilte von normaler Mukosa bedeckt. Die Läsionen verheilen meist innerhalb weniger Tage, persistieren jedoch mitunter monate- oder jahrelang.

Erhabene Erosionen können, vermutlich als Folge einer foveolären Hyperplasie in den Randbereichen zentraler Krater, in hyperplastische Polypen übergehen (Abb. 7.**30**). Manche Untersucher meinen, diese Entwicklung an dem Aussehen der Spitze des Polypen erkennen zu können, die dann einer abgeheilten Erosion ähnelt (Abb. 7.**31** bis 7.**34**); andere dagegen betrachten die erhabenen Erosionen und hyperplastischen Polypen als unterschiedliche Reaktionen auf eine Schädigung.

Lymphatische und metastatische Läsionen ähneln gelegentlich den erhabenen Läsionen (Abb. 7.**35**), weshalb bei jeder atypisch imponierenden Läsion multiple Biopsien empfohlen werden.

Medikamenteninduzierte Mukosaschädigung

Die Magenmukosa ist gegenüber einer Schädigung durch Medikamente anfällig, das gilt besonders für Aspirin und nichtsteroidale Antiphlogistika (NSAID = Nonsteroidal Antiinflammatory Drugs). Zu Beginn einer Aspirintherapie entwickeln sich bei fast allen Patienten endoskopisch identifizierbare Läsionen, die jedoch durch einen akuten, topischen Effekt verursacht sind. Das eigentliche Problem ist das NSAID-induzierte Magen- oder Duodenalulkus; ersteres wird in 15–20% der Patienten beobachtet, die aufgrund einer Arthritis chronisch NSAID einnehmen, das zweite weniger häufig. Beide Ulkustypen können ernsthafte Komplikationen wie z. B. Blutungen oder eine Perforation hervorrufen. Die Ursache dieser chronischen Läsionen liegt in einer Prostaglandin-Depletion, einer systemisch vermittelten Wirkung der NSAID. Man vermutet, daß als Folge der Prostaglandin-Depletion der Schutzmechanismus der Magenmukosa reduziert wird und infolgedessen das Risiko der Entwicklung eines Ulkus steigt.

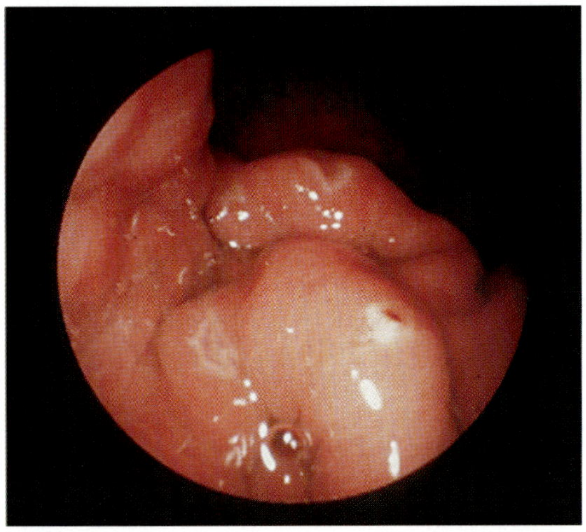

Abb. 7.**27** Flache Erosion auf einem Faltenkamm, umgeben von erythematöser Mukosa.

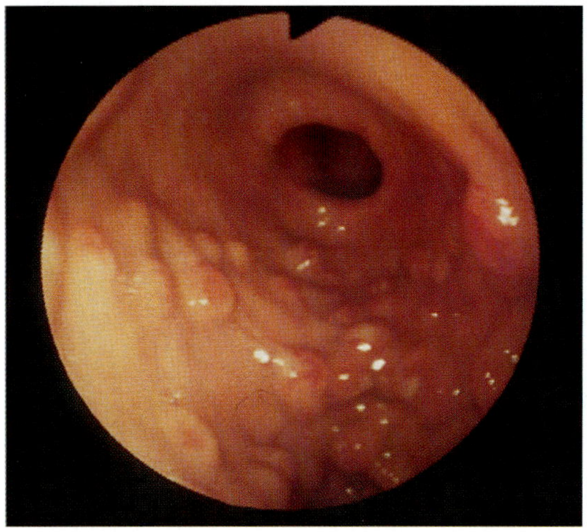

Abb. 7.**28** Erhaben-erosive Gastritis mit zahlreichen, verstreut liegenden, erhabenen Erosionen im Korpus. Zentral versenkte Stellen mit weißlicher oder rötlicher Verfärbung.

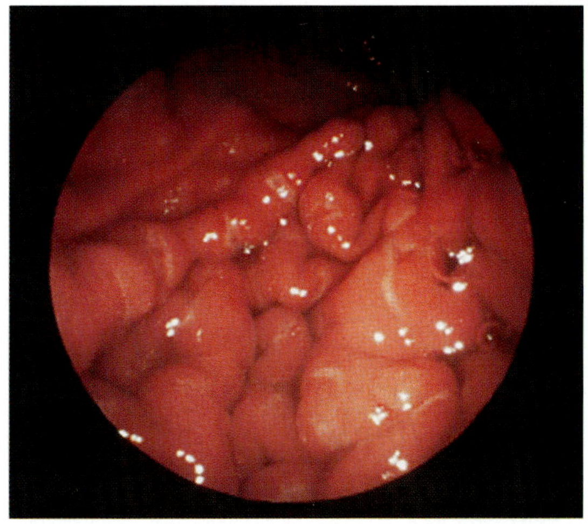

Abb. 7.**29** Erhaben-erosive Gastritis. Die entlang einer Falte angeordneten, diskret nodulären Protuberanzen zeigen zentrale Erosionen.

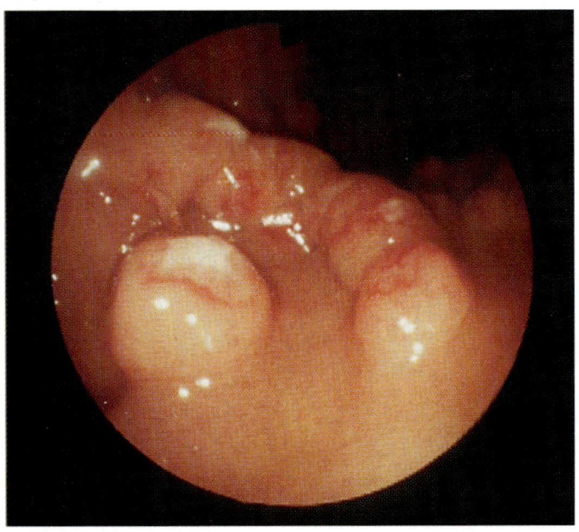

Abb. 7.**30** Erhaben-erosive Gastritis. Große Erosionen mit tiefen zentralen, mit fibrinösem Exsudat belegten Defekten, aus denen sich nach Meinung einiger Endoskopiker nach der Heilung hyperplastische Polypen bilden.

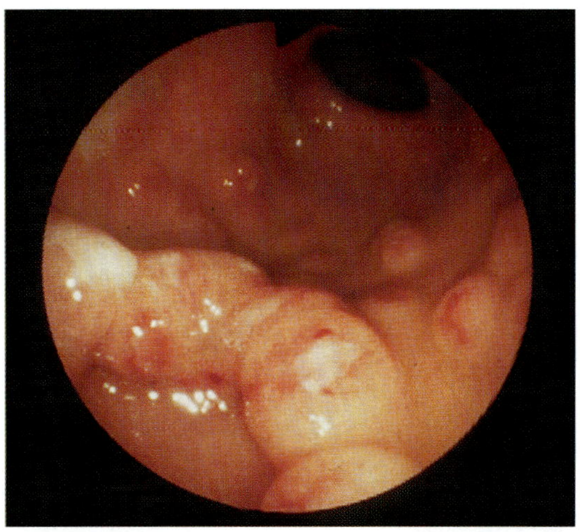

Abb. 7.**31** Erhaben-erosive Gastritis, beginnende Heilung einiger Anteile. Proximal weisen die Erosionen noch weißen, nekrotischen Schorf auf; distal erkennt man am intensiv roten Fleck inmitten eines Knötchens eine ausgeheilte Erosion.

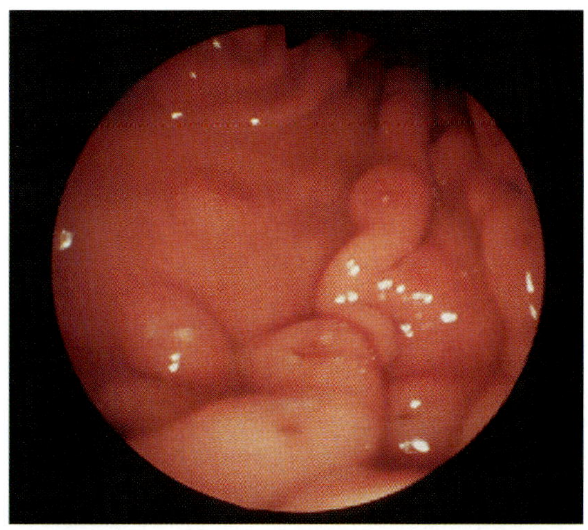

Abb. 7.**32** Erhaben-erosive Gastritis (dieselbe Läsion wie Abb. 7.30 während einer Kontrolluntersuchung). Die zentrale Nekrose ist kleiner geworden, an ihrer Stelle findet sich ein roter Fleck (Regenerationsepithel).

Wir beginnen erst jetzt, das Ausmaß der NSAID-induzierten Ulzera und ihrer Komplikationen zu verstehen. Von 37 Millionen Arthritiskranken in den Vereinigten Staaten nehmen 17 Millionen NSAID zur Linderung der Symptome, und es kommen immer mehr NSAID, darunter viele extrem wirksame, auf den Markt. Nach Schätzungen der amerikanischen „Food and Drug Administration" unterliegen 2–4% der Patienten, die ein Jahr lang NSAID einnehmen, dem Risiko eines symptomatischen Ulkus oder einer Ulkusblutung oder -perforation. Ferner werden in den Vereinigten Staaten schätzungsweise jährlich 200 000 Patienten aufgrund der Komplikationen eines NSAID-induzierten Ulkus stationär aufgenommen; jährlich sterben bis zu 20 000 an den Folgen dieser Erkrankung.

Die aspirinbedingte Schädigung ist vorwiegend im unteren Korpus und im Antrum lokalisiert; in der akuten Phase kann der ganze Magen involviert sein. Das endoskopische Bild der Medikamentenschädigung variiert; man beobachtet häufig vom Pylorus ausstrahlende, einzelne rote Pünktchen, die konfluieren können, bis zu ausgedehnten roten Streifen (Abb. 7.**36**). Ebenso typisch

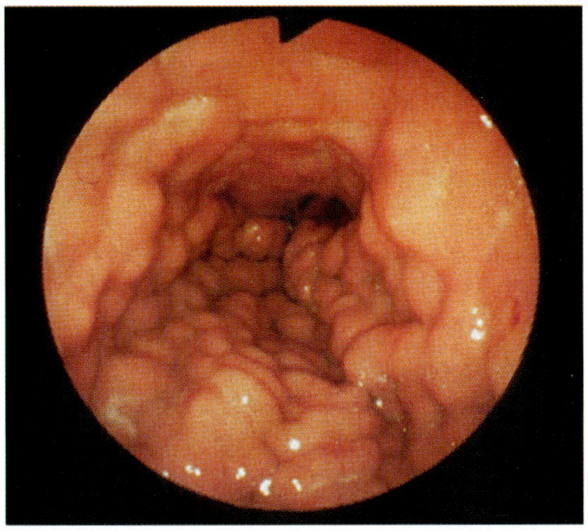

Abb. 7.**33** Erhaben-erosive Gastritis, ausgeheilt. Nur noduläre Erhebungen, die die Mukosa knotig erscheinen lassen, sind geblieben; Epitheldefekte sind nicht mehr nachweisbar.

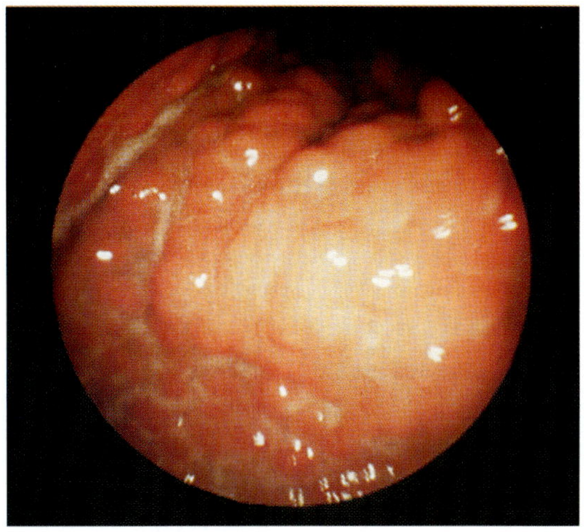

Abb. 7.**34** Erhaben-erosive Gastritis, ausgeheilt. Grob-noduläre, pflastersteinähnliche Deformität (Detailbild).

A

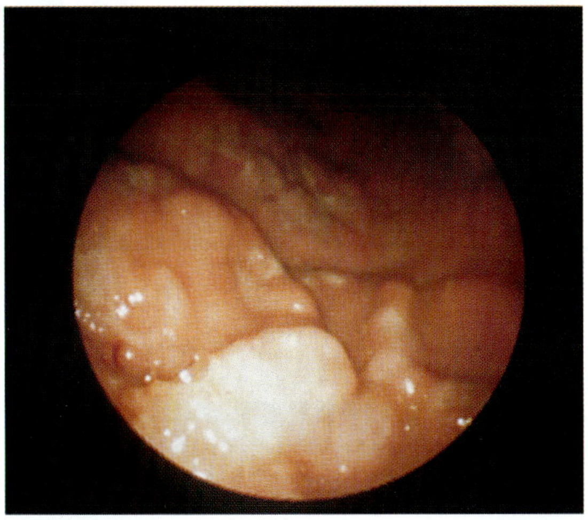

B

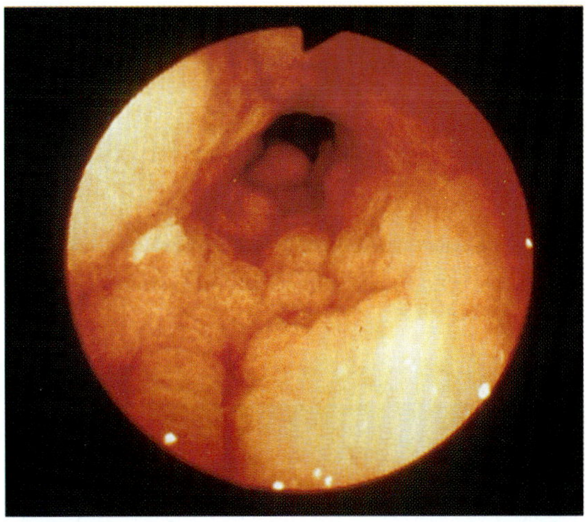

Abb. 7.**35** Der erhaben-erosiven Gastritis ähnelnde maligne Erkrankungen: (**A**) Non-Hodgkin-Lymphom; (**B**) metastasiertes Mammakarzinom.

A

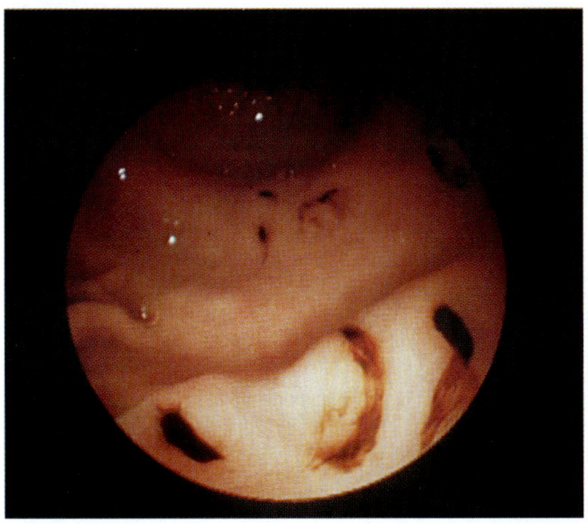

B

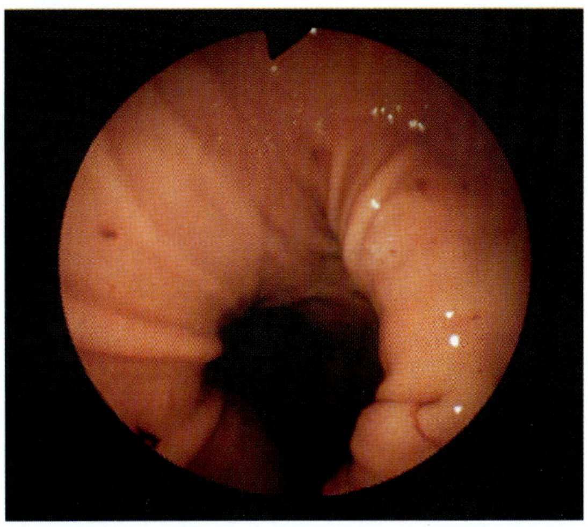

Abb. 7.**36** (**A** und **B**) Aspirininduzierte, akute Mukosablutung. Kleine Petechien sowie kleine blutende Erosionen.

für die NSAID-bedingte Schädigung sind kleine Erosionen mit weißem Zentrum und erythematöser Umgebung (Abb. 7.**37**), die sich vergrößern und ulzerieren können (Abb. 7.**38** bis 7.**40**). Bei Patienten, die nach Billroth-II gastrektomiert wurden, können auch Jejunalulzera entstehen (Abb. 7.**41**).

Aspirin und andere NSAID können auch über 1,5 cm große Ulzera verursachen. Diese sind häufig weder von endoskopisch sichtbarem Erythem oder Erosionen der umgebenden Mukosa begleitet, noch ist histologisch eine chronische Gastritis der umgebenden Mukosa feststellbar. Histologisch zeigt sich beim H.-pylori-assoziierten Ulkus eine chronische Gastritis. Bei NSAID-induzierten Magenulzera ist die Inzidenz der H.-pylori-Gastritis gleich groß wie bei der altersentsprechenden Normalbevölkerung.

Erosive, medikamenteninduzierte Läsionen können trotz fortgesetzter Antiphlogistikaeinnahme innerhalb einiger Tage abheilen. Große medikamenteninduzierte Ulzera dagegen heilen nur nach Absetzen des schädigenden Medikaments und einer therapeutischen Säureblockade vollständig ab (Abb. 7.**42** und 7.**43**), weshalb die Einnahme von Aspirin oder NSAID eingestellt werden sollte.

Hämorrhagische Gastritis

Die hämorrhagische Gastritis wird in der Regel medikamentös, vor allem durch Aspirin und verwandte Medikamente induziert. Die Befunde sind muköse oder submuköse Blutflecken, die rötlich oder braunschwarz, unterschiedlich groß und meist scharf demarkiert imponieren (Abb. 7.**44** bis 7.**46**); die Differenzierung von fokal dilatierten Blutgefäßen ist gelegentlich schwierig (Abb. 7.**47**). Nekrotisch-erosive Areale können auch vorkommen. Differentialdiagnostisch ist die mit Magenpurpura einhergehende Thrombozytopenie von der Medikamentenschädigung und der hämorrhagischen Gastritis zu unterscheiden (Abb. 7.**48**).

Man unterscheidet drei Schweregrade der hämorrhagischen Gastritis. Der leichteste Grad zeigt eine oder zwei, der mittlere mehrere hämorrhagische, mit einem Ödem einhergehende Flecken; die schwere Form weist ein großes hämorrhagisches Areal mit aktiver Blutung auf oder umfaßt ausgedehnte Mukosagebiete.

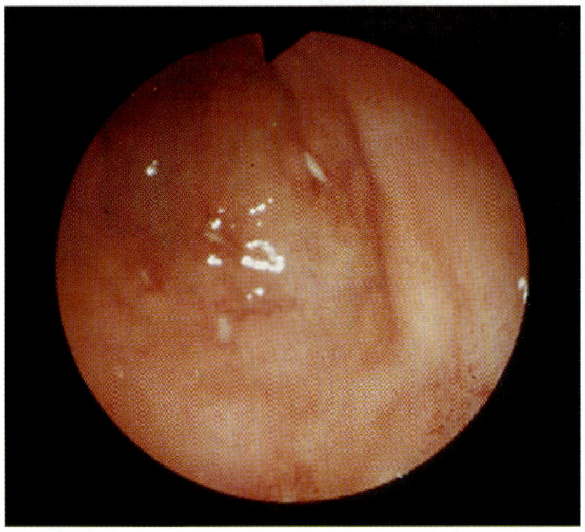

Abb. 7.**37** NSAID-bedingte Erosionen im Antrum mit geröteter Umgebung.

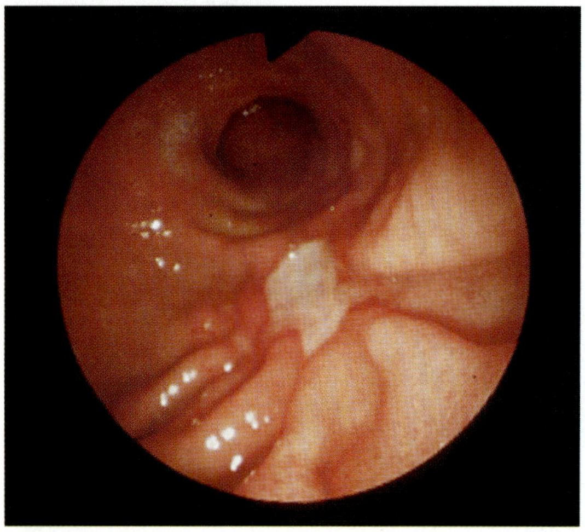

Abb. 7.**38** NSAID-bedingtes Magenulkus mit gut sichtbaren Radiärfalten.

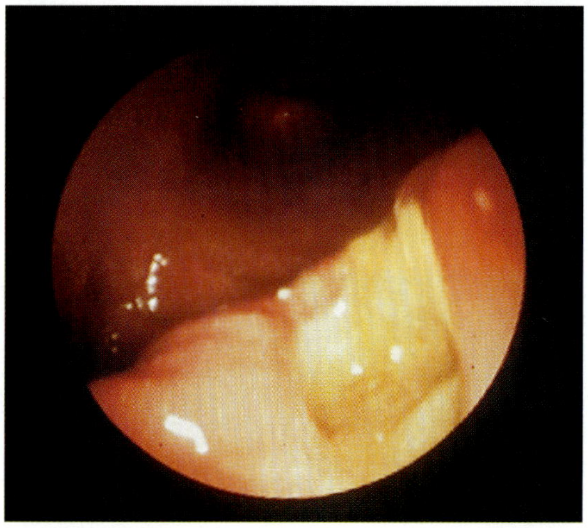

Abb. 7.**39** NSAID-bedingtes tiefes Magenulkus; gallig tingiertes Exsudat im Ulkusgrund.

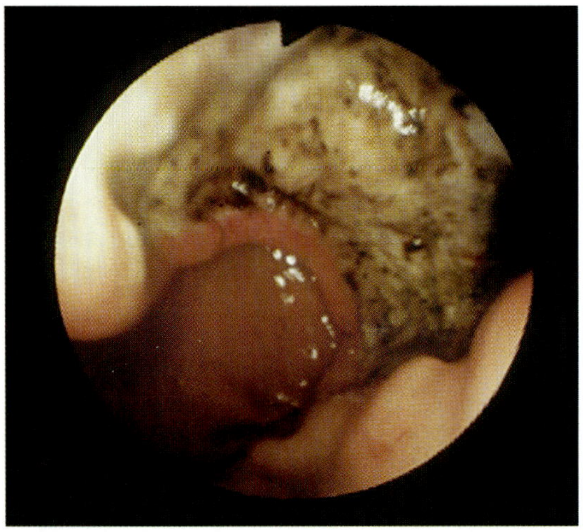

Abb. 7.**40** Sehr großes, NSAID-bedingtes Magenulkus mit Blutungsnachweis.

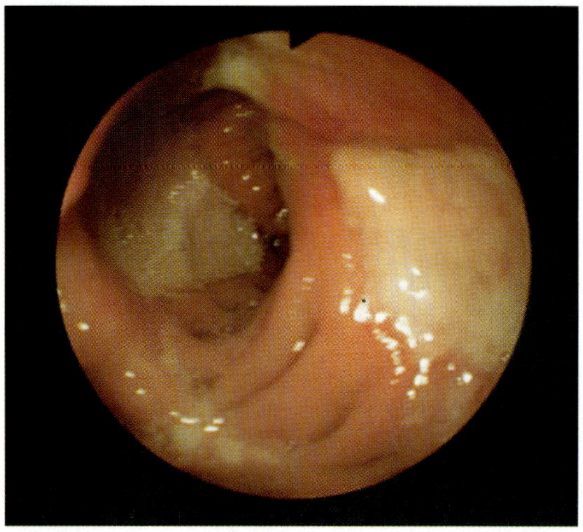

Abb. 7.**41** NSAID-bedingtes Ulkus in einem Billroth-II-Magen; das Magenulkus ähnelt einem peptischen Jejunalulkus, aber es fehlt die Entzündung der umgebenden Mukosa.

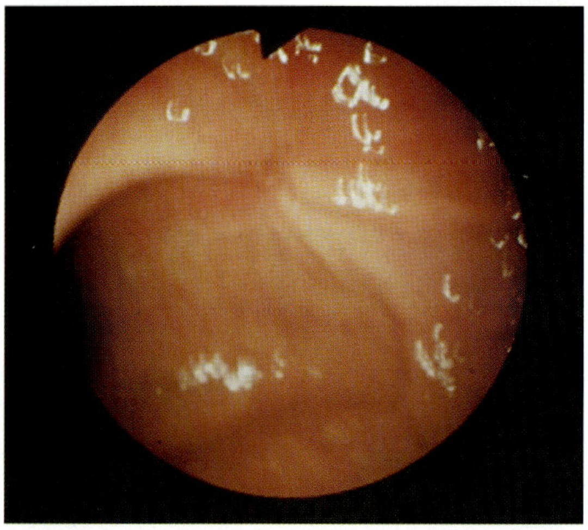

Abb. 7.**42** NSAID-bedingtes Magenulkus, das 6 Wochen nach entsprechender Therapie und Absetzen der NSAID geheilt ist; zurück bleibt eine eingesunkene Narbe mit Radiärfalten. Große NSAID-bedingte Magenulzera brauchen zum Heilen mehrere Monate; kleine Ulzera heilen schneller.

Streßinduzierte Mukosaschädigung

Die streßinduzierte Schädigung der Magenmukosa tritt in der Regel auf bei schwerem Trauma, Hypotension, Sepsis, Ikterus, Nieren- und respiratorischer Insuffizienz, schweren Verbrennungen (Curling-Ulzera), chirurgischen und neurochirurgischen (Cushing-Ulzera) Eingriffen. Oft geht ein Schock voraus, der vermutlich zu einer Mangeldurchblutung der Magenmukosa führt. Nach

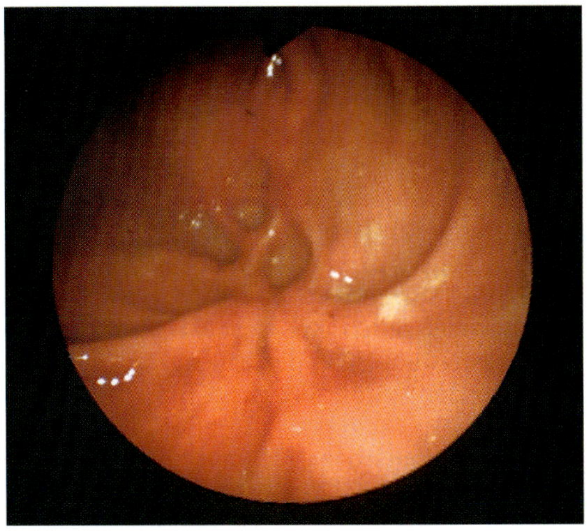

Abb. 7.**43** Ausgeheiltes NSAID-bedingtes Magenulkus mit ausgeprägter Vernarbung und Deformierung der großen Kurvatur.

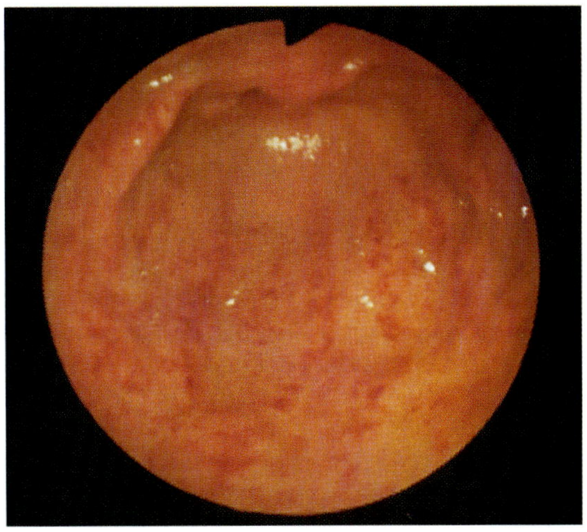

Abb. 7.**44** Aspirininduzierte, hämorrhagische Antrumgastritis mit linearen Petechien.

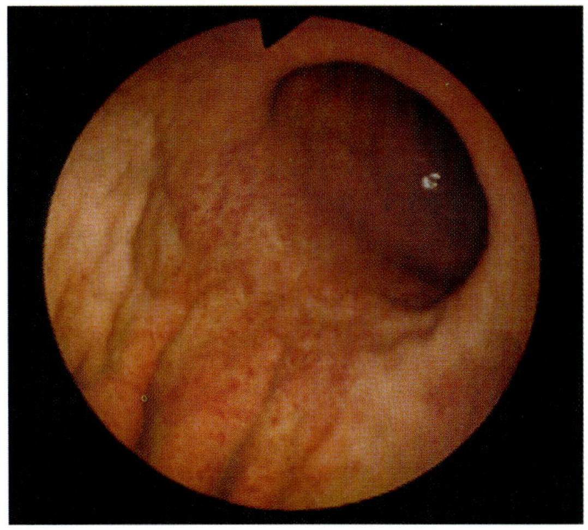

Abb. 7.**45** Hämorrhagische Gastritis: Braunschwarze Flecken in einem scharf begrenzten Areal.

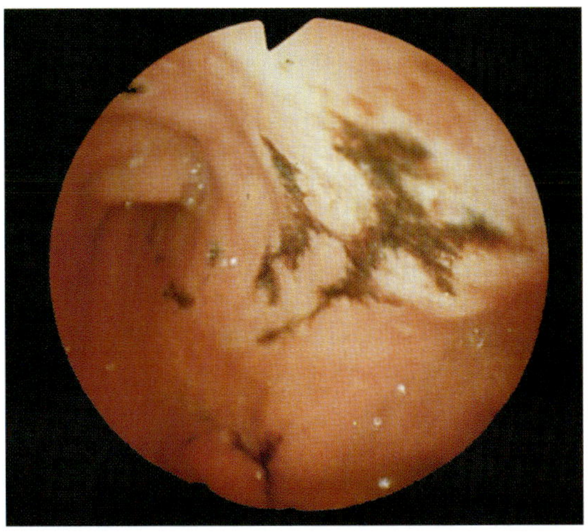

Abb. 7.**46** Hämorrhagische Gastritis mit einem Areal aktiver Blutung.

A

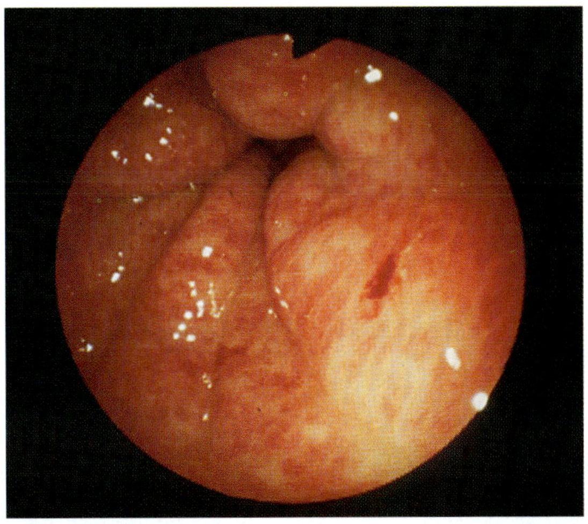

B

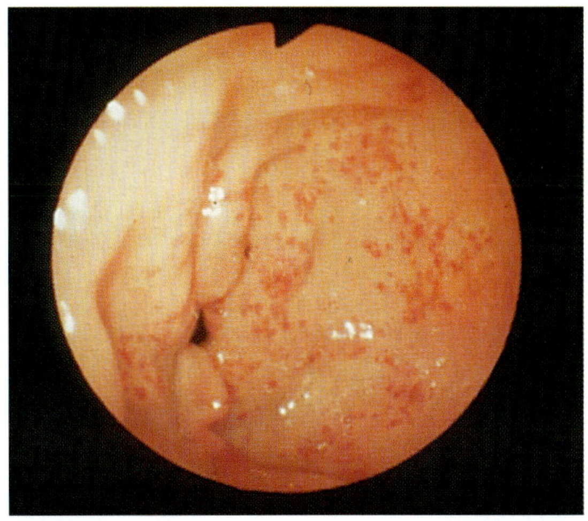

Abb. 7.**47** (**A** und **B**) Zwei Beispiele einer antralen Teleangiektasie bei Patienten mit Leberzirrhose, die einer hämorrhagischen Gastritis stark ähnelt.

A

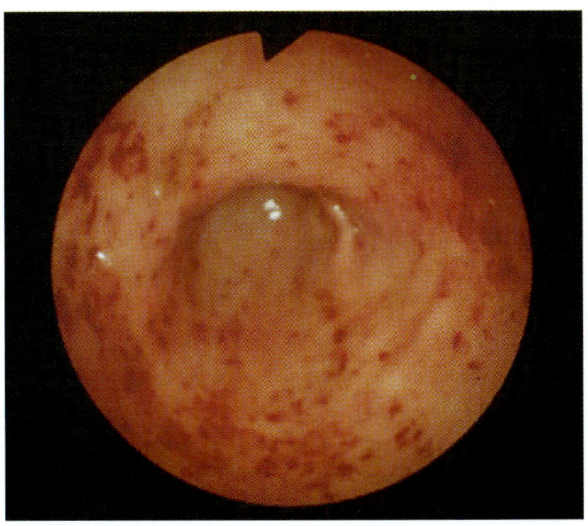

B

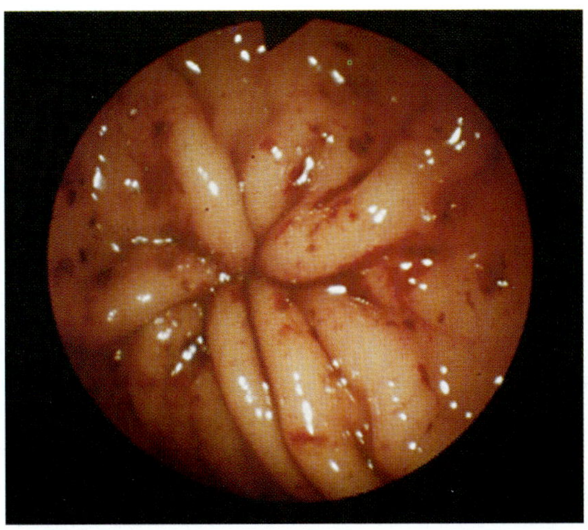

Abb. 7.**48** (**A** und **B**) Magenpurpura, bedingt durch schwere Thrombozytopenie bei Leukämie.

erfolgreicher Therapie der Primärerkrankung setzt meist die Mukosaregeneration ein, die Integrität der Mukosa wird wiederhergestellt. Läsionen infolge intrakranieller Traumen sind oft tiefer als Läsionen anderer Herkunft. Akute streßbedingte Läsionen erscheinen Minuten oder Stunden nach dem Trauma, vor allem in den blassen (anämischen) Mukosaarealen. Im Magenfundus treten flache Erosionen auf, im Verlauf von 24 Stunden folgen Petechien und multiple, flache, rotgrundige Erosionen. Nach 48 Stunden verwandeln sich diese Läsionen in tiefe, schwarzgrundige Erosionen mit elevierten Rändern, die den gesamten Antrum-Korpus-Bereich erfassen können. Die Nekrosen können bis in die Submukosa reichen und zu Ulzera führen. Aufgrund der in der Submukosa verlaufenden, gelegentlich größeren Blutgefäße besteht bei diesen tiefen Läsionen die Neigung zu schweren Blutungen.

Die Patienten werden aufgrund einer oberen GI-Blutung, in der Regel auf die Intensivstation, aufgenommen und während der endoskopischen Untersuchung intubiert und künstlich beatmet. Es bedarf einer gewissen Erfahrung, auch nur ein kleinkalibriges Endoskop an dem Endotrachealtubus vorbei in den hinteren Pharynx zu führen; die Passage durch den M. cricopharyngeus ist unter laryngoskopischer Sicht erleichtert.

Riesenfaltengastritis

Riesenfalten sind über 8–10 mm breite Mukosafalten (Abb. 7.**49**). Wenn solche Falten auch nach maximaler Insufflation nicht verstreichen, weist das auf ein entzündliches oder infiltratives Geschehen hin. Sie können im gesamten Magen vorkommen, sind jedoch gewöhnlich im Korpus-Fundus-Bereich lokalisiert. Die Riesenfaltenbildung beginnt allmählich oder abrupt (Abb. 7.**50**).

Eine gewöhnliche Zangenbiopsie kann die für die Diagnose notwendige, tiefer gelegene foveoläre und glanduläre Hyperplasie nicht erfassen; aus diesem Grund empfehlen sich große Biopsiezangen. Mit der Diathermieschlinge gewonnene Biopsieproben erfassen 1–3 mm tiefe, bis in die Submukosa reichende, etwa 10 mm im Durchmesser große Gewebsproben. Nachdem die Schlinge um eine Riesenfalte gelegt ist, wird sie angezogen; die Falte wird von der Unterlage angehoben, um die Diathermieschädigung zu minimieren; anschließend wird das Biopsat mit der Zange gefaßt und extrahiert. Mit dieser Technik gewinnt man überraschend große und tiefreichende Biopsieproben; allerdings ist die Komplikationsrate höher als bei der Verwendung großer Biopsiezangen.

Zu den häufigsten Erkrankungen mit Riesenfalten zählen Morbus Ménétrier, „hypertrophische (hypersekretorische) Gastritis", Zollinger-Ellison-Syndrom, Lymphome, Karzinome, peptische Ulkuskrankheit, der operierte Magen, granulomatöse Erkrankungen und Magenvarizen.

Morbus Ménétrier ist gekennzeichnet durch eine ausgeprägte foveoläre Elongation mit Hyperplasie der schleimproduzierenden Zellen, was zur zystischen Drüsendilatation mit Abnahme der Ausführungsgänge führt. Durch die Verringerung der Parietal- und Hauptzellen kommt es zur reduzierten Säuresekretion (Hypochlorhydrie). Die Zahl intraepithelialer Lymphozyten kann erhöht sein. Endoskopisch imponieren vor allem im Korpus-, selten im Antrumbereich erheblich vergrößerte, im Antrum oft polypöse Mukosafalten (Abb. 7.**52**), die sogar durch maximale Insufflation nicht verstreichen (Abb. 7.**49**). Die unterschiedlich großen Falten erscheinen gewunden, gelegentlich erythematös. Die auffällig gesteigerte Schleimbildung resultiert in einer schleimigen Auskleidung der Falten (Abb. 7.**51**). Die Riesenfalten können

A

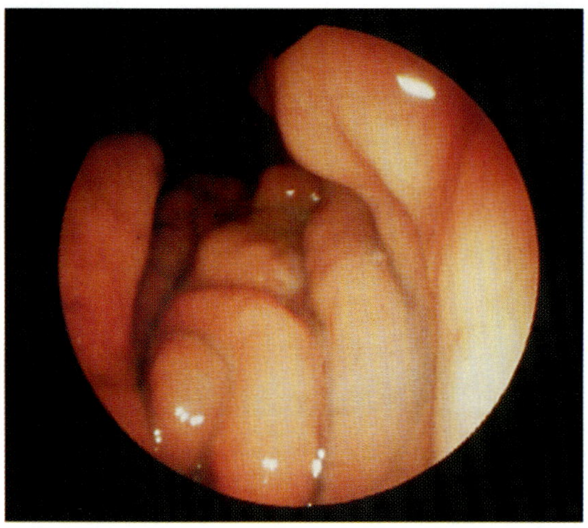

B

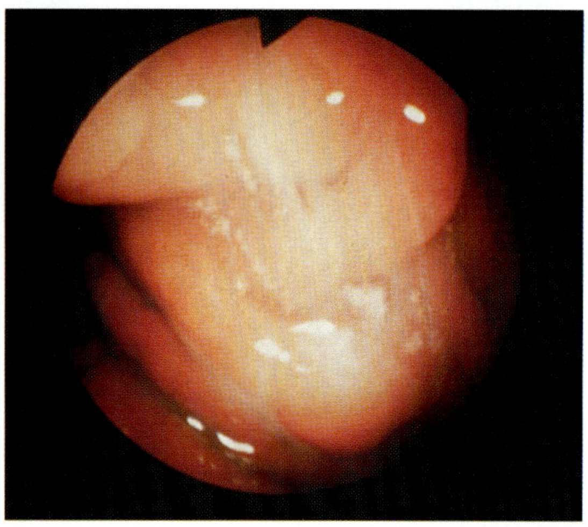

Abb. 7.**49** Morbus Ménétrier. (**A**) Die Riesenfalten im Korpus verstreichen trotz maximaler Luftinsufflation nicht; (**B**) adhärente Mukusstreifen im Detail.

A

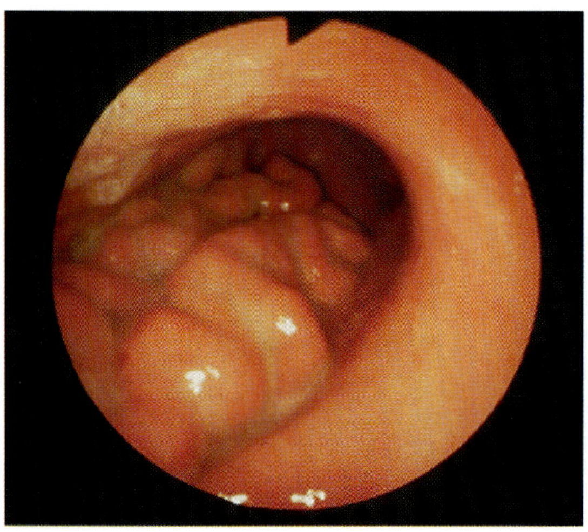

B

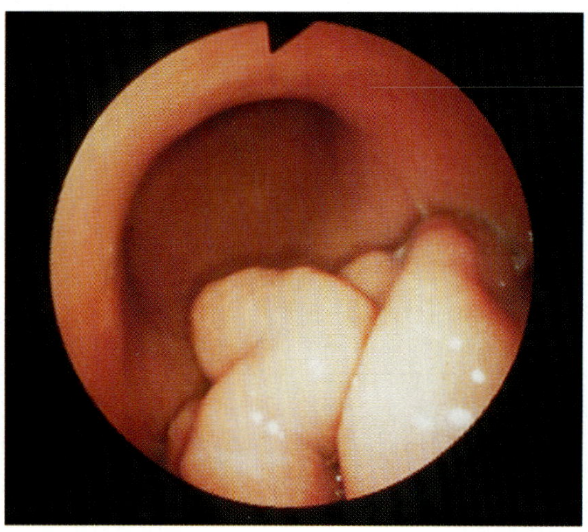

Abb. 7.**50** Morbus Ménétrier. (**A**) Die Riesenfalten entlang der großen Kurvatur verstreichen trotz maximaler Luftinsufflation nicht. Man erkennt adhärente Mukusstreifen. (**B**) Hier wird der abrupte Beginn der Riesenfalten deutlich.

eine Malignität simulieren (Abb. 7.**53**); ihre eventuelle maligne Entartung wird kontrovers diskutiert.

Kennzeichen der dem Morbus Ménétrier ähnelnden „hypertrophischen (hypersekretorischen) Gastritis" ist eine glanduläre und foveoläre Hypertrophie (Abb. 7.**54** und 7.**55**).

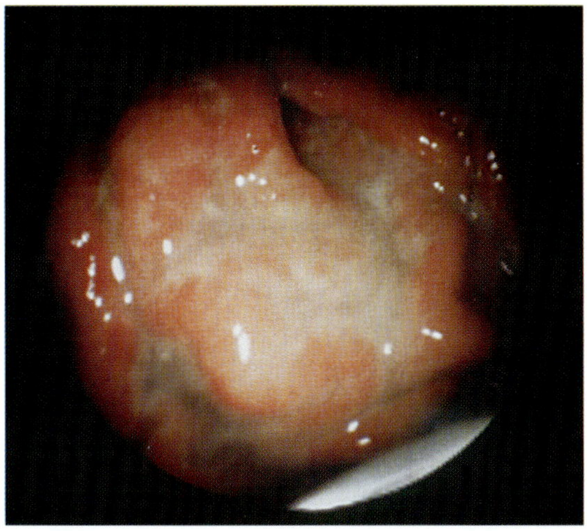

Abb. 7.**51** Riesenfalten nach Pankreaszystogastrostomie; Faltenbild wie bei Morbus Ménétrier entlang der großen Kurvatur.

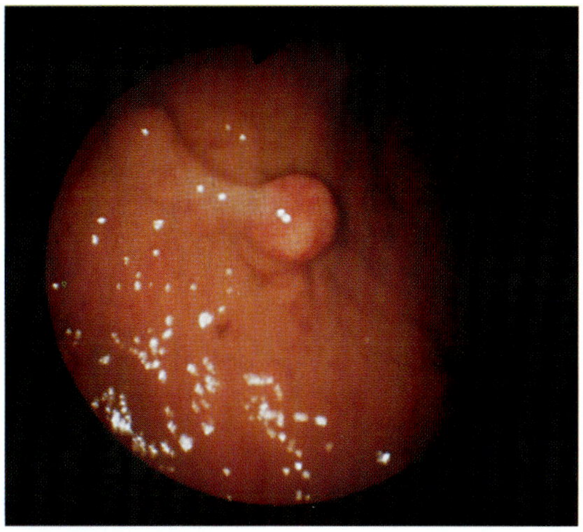

Abb. 7.**52** Morbus Ménétrier; polypöse Antrumläsionen. Seltener als Polypen sind Riesenfalten im Antrum.

A

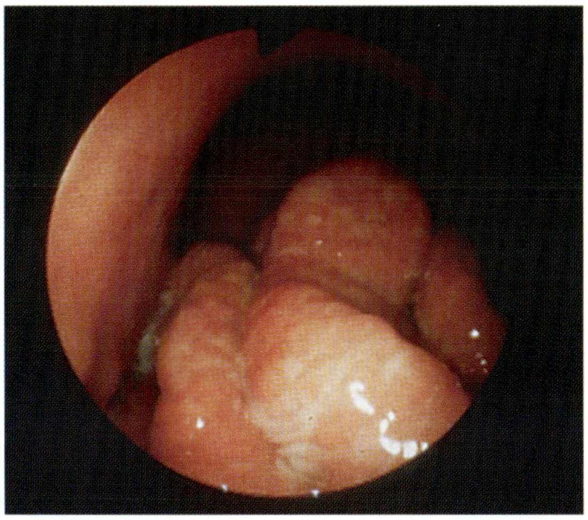

B

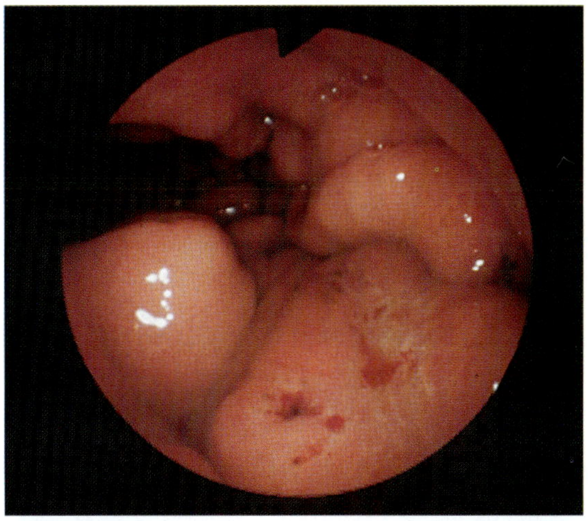

Abb. 7.**53** Morbus Ménétrier (**A** und **B**). Die Riesenfalten ähneln einem malignen Prozeß.

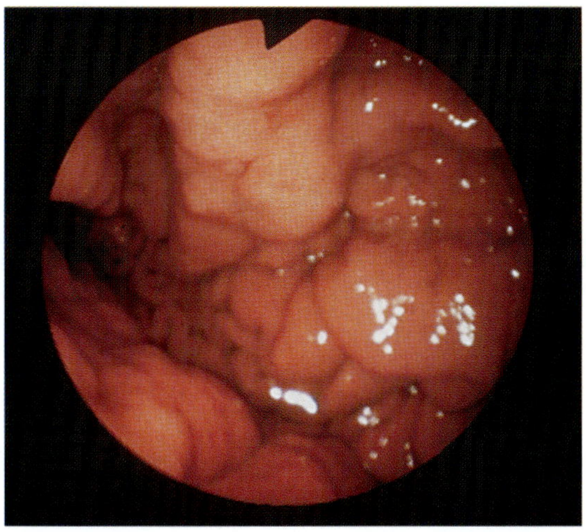

Abb. 7.**54** „Hypertrophische Gastritis"; grob vergrößertes Faltenrelief.

A

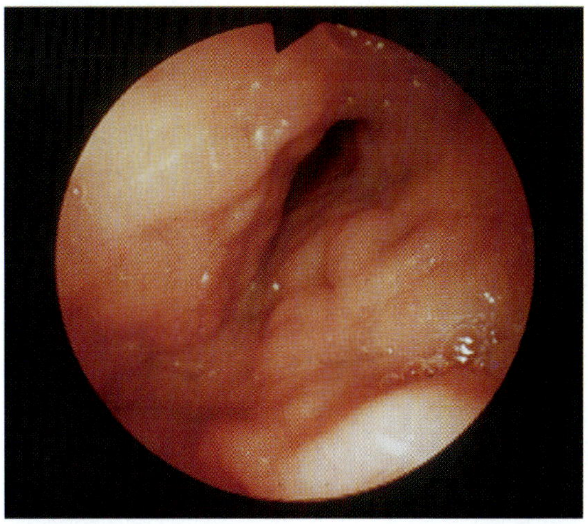

B

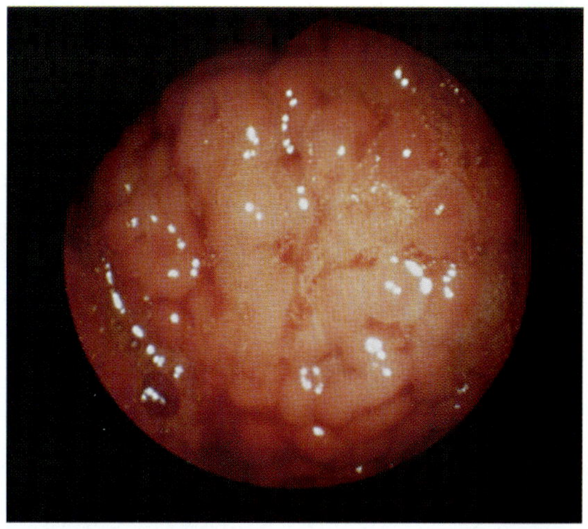

Abb. 7.**55** „Hypertrophische Gastritis". (**A**) Lumenverengung, grobe Knötchenbildung, verbreitertes Faltenrelief. (**B**) Detailbild der groben Knötchenbildung mit Mukusstreifen inmitten des pflastersteinähnlichen Reliefs der verbreiterten Falten.

Beim Zollinger-Ellison-Syndrom führt die trophische Wirkung des bei einem Gastrinom im Überschuß produzierten Gastrins zur glandulären Hyperplasie der Magenmukosa. Die Höhe der Mukosa kann 2–3 mm betragen (Abb. 7.**56**). Bei der Mehrzahl der Patienten sind die Falten nur mäßig vergrößert und mit reichlich klarer, stark saurer Flüssigkeit bedeckt; gelegentlich sind die Falten leicht unregelmäßig und feinknotig. Die Areae gastricae können merklich vergrößert sein (Abb. 7.**57** und 7.**58**). Ein gleichzeitig auftretendes Magenulkus wird nur selten beobachtet; das kommt allerdings bei einer Stase vor, die durch eine verzögerte Magenentleerung wegen Ulkus oder Vernarbung im Bulbus oder postbulbären Duodenum bedingt ist. Bulbus duodeni und Duodenum descendens können auch diffus entzündet sein und Erosionen aufweisen (Abb. 7.**59**); hier finden sich gelegentlich auch tiefe, große Ulzera, die bis zum duodenojejunalen Übergang reichen können (Abb. 7.**60**).

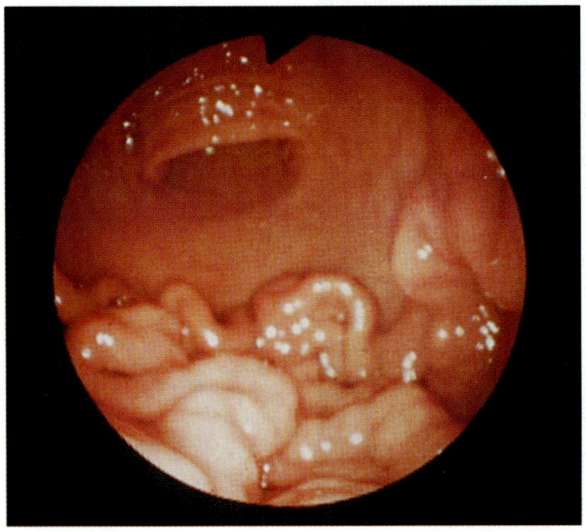

Abb. 7.**56** Zollinger-Ellison-Syndrom: Vergrößertes Faltenrelief.

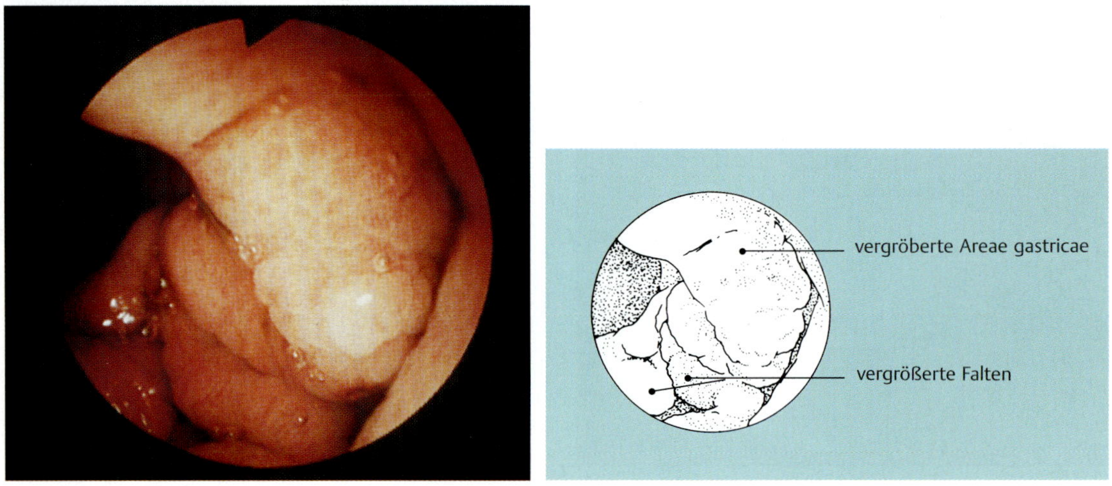

Abb. 7.**57** Zollinger-Ellison-Syndrom: Massive Faltenvergrößerung und akzentuierte Areae gastricae.

A B

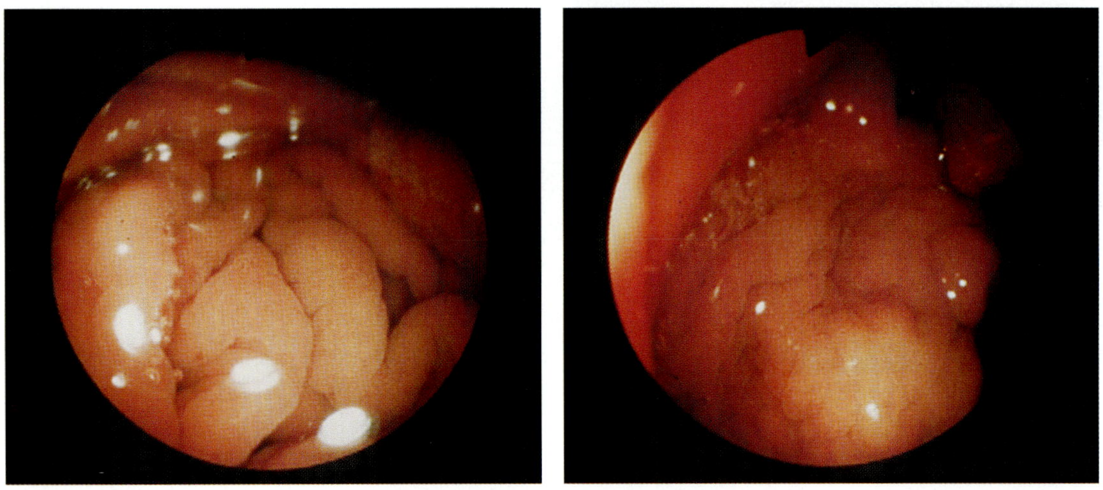

Abb. 7.**58** (**A**) Zollinger-Ellison-ähnliches Relief akzentuierter Falten nach Billroth-II-Operation bei Ulcus pepticum jejuni. (**B**) Akzentuierte Areae gastricae.

A B

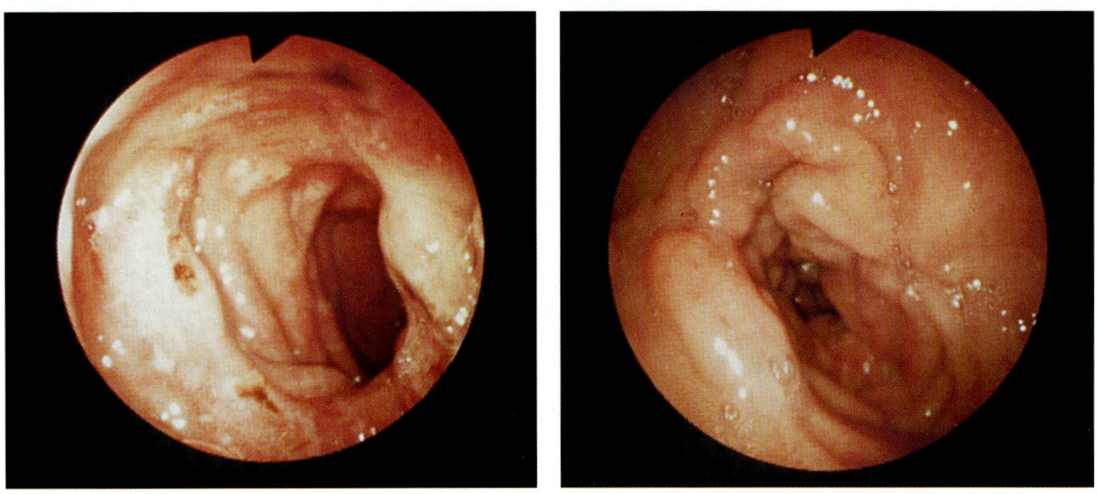

Abb. 7.**59** (**A**) Zollinger-Ellison-Syndrom mit ausgeprägter Bulbusduodenitis; (**B**) Ausheilung nach dreiwöchiger Therapie mit Omeprazol.

Irreguläre Magenfalten können auch bei lymphoretikulären Malignomen vorkommen. Gelegentlich ist die Faltenvergrößerung von atypisch konfigurierten Ulzera und Erosionen begleitet (Abb. 7.**61** und 7.**62**).

Faltenvergrößerung kann auch bei Pseudolymphomen (benign lymphatic hyperplasia) beobachtet werden. Gelegentlich treten zusätzlich zur Faltenvergrößerung oberflächliche oder tiefe, irregulär geformte Epitheldefekte auf. In Antrum und Korpus findet man manchmal pflastersteinähnliche Mukosadeformierungen (Abb. 7.**63**). Das charakteristische histologische Substrat dieser Erkrankung besteht aus reifen Lymphfollikeln mit Keimzentren; das Entzündungsinfiltrat besteht aus polyklonalen Zellen.

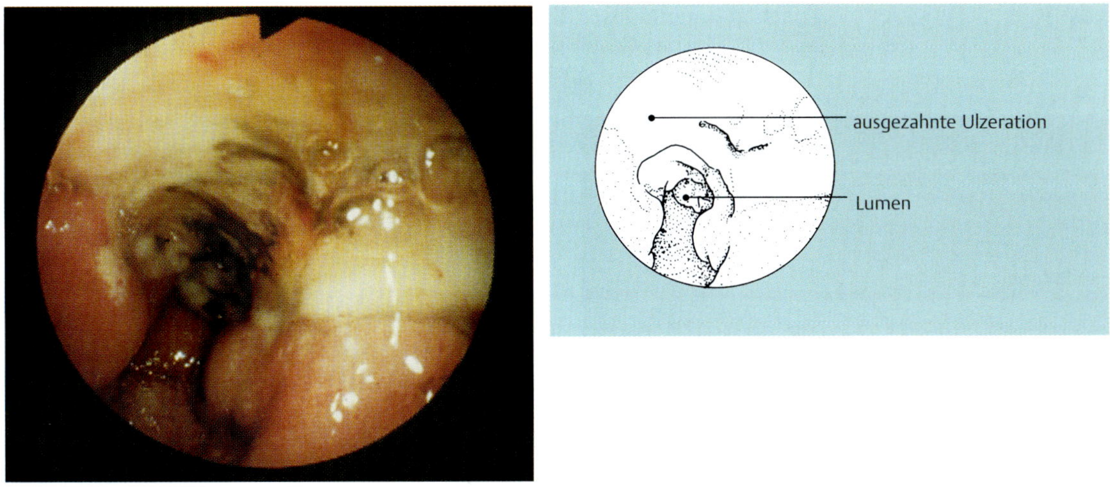

Abb. 7.**60** Zollinger-Ellison-Syndrom. Die ausgeprägte Ulzerierung im absteigenden Duodenum ist durch Säureüberproduktion bedingt.

A B

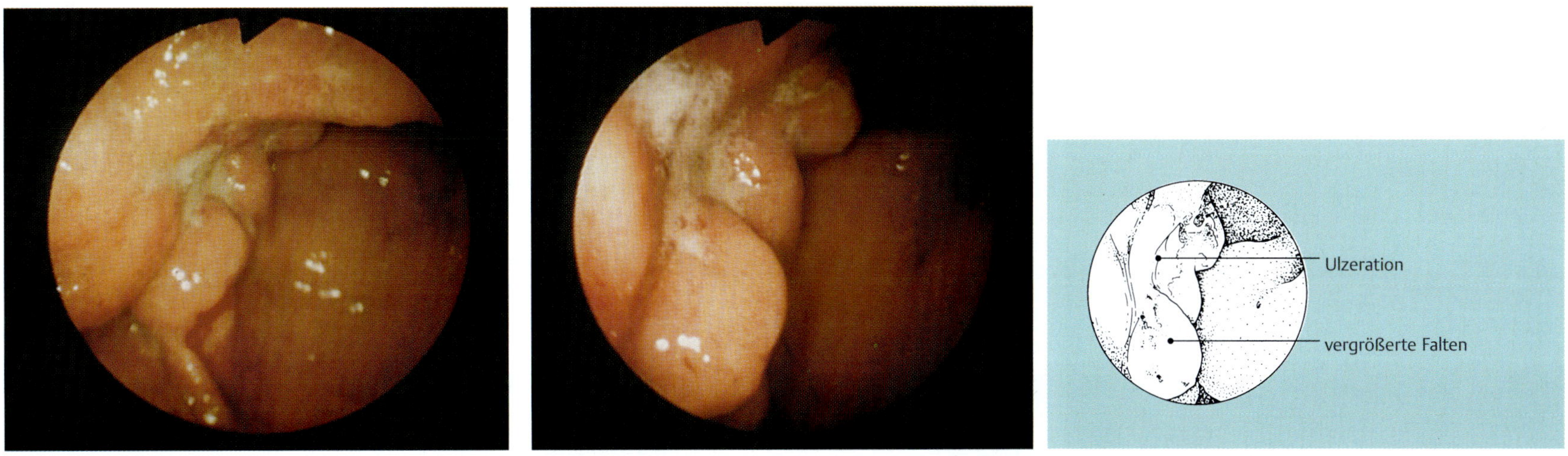

Abb. 7.**61** Irreguläre Faltenvergrößerung beim Magenlymphom. (**A**) Grobnodulär vergrößerte Falten; (**B**) irreguläre Ulzeration inmitten vergrößerter Falten im Detail.

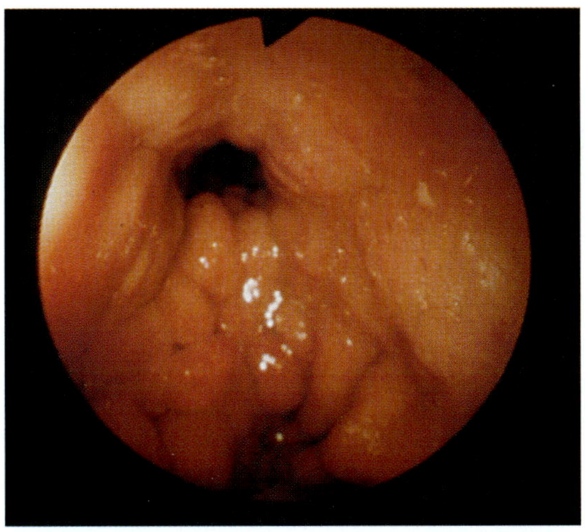

Abb. 7.**62** Faltenabnormität bei Linitis plastica. Ein ähnliches Faltenrelief kommt am häufigsten beim Adenokarzinom, aber auch bei benignen Erkrankungen, z. B. bei Syphilis, vor.

Radiogene Mukosaschädigung

Die Röntgentherapie im Bereich des Oberbauchs kann die Mukosa schädigen, was sich in einem Erythem unterschiedlichen Grades sowie Vulnerabilität äußert (Abb. 7.**64**). Initial zeigt sich eine akute Entzündung mit Erythem, unter Umständen gefolgt von flachen oder tiefen Ulzera, die perforieren können (Abb. 7.**65**). Die mit dem Abheilen der Ulzera einhergehenden Vernarbungen und die ausgeprägte Lumenretraktion können zur Magenausgangsstenose führen. Ein charakteristisches Merkmal der radiogenen Magenschädigung (ähnlich der des Kolons) ist die Entwicklung von Teleangiektasien. Mehrere dieser charakteristischen Veränderungen können bei demselben Patienten kombiniert auftreten (Abb. 7.**66** und 7.**67**).

Eine Differenzierung zwischen einer radiogenen Schädigung und einem Karzinomrezidiv bereitet gelegentlich Schwierigkeiten, da prominente, ulzerierte und verdickte Magenfalten sowohl bei der radiogenen Schädigung als auch bei Tumoren wie z. B. Lymphomrezidiven beobachtet werden. Die Diagnose eines invasiven Lymphoms erfordert multiple Biopsien; hier kann auch die Endosonographie helfen.

Granulomatöse Erkrankungen

Zu den granulomatösen Erkrankungen des Magens zählen die granulomatöse Gastritis, Morbus Crohn und Sarkoidose (Morbus Boeck).

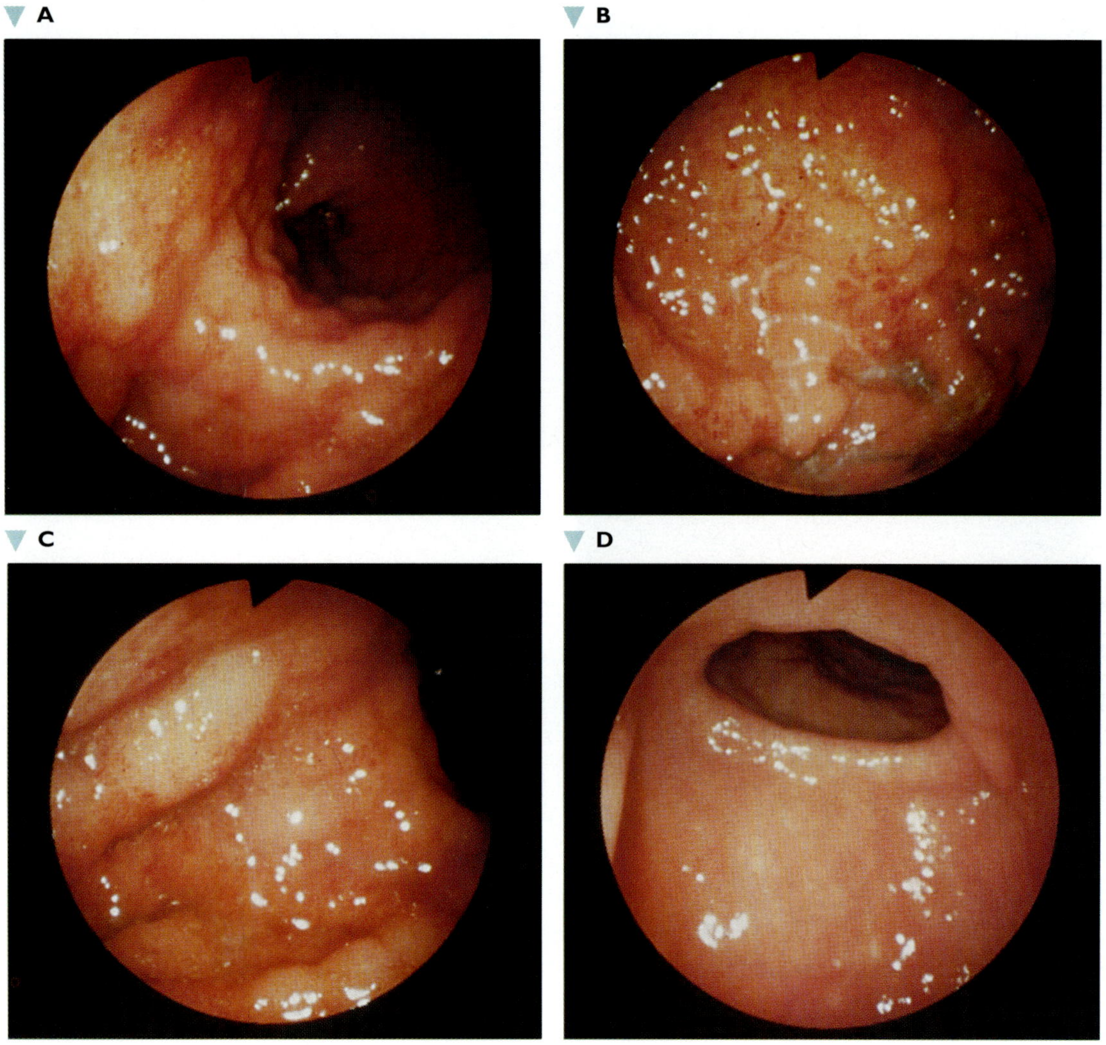

Abb. 7.**63** Pseudolymphom, Magen. (**A** und **B**) Grobe, pflastersteinähnliche und noduläre Faltendeformität. (**C**) Nahaufnahme: noduläre Faltendeformität und Entzündung. (**D**) Aufgeweiteter, immobiler Pylorussphinkter.

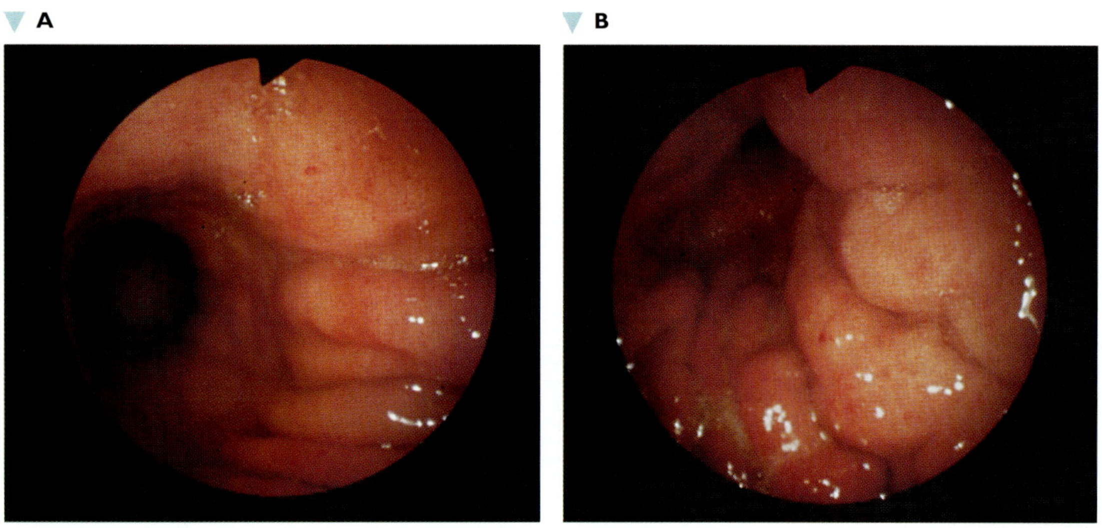

Abb. 7.**64** Radiogene Gastritis (**A** und **B**). Vergrößerte Magenfalten und erythematöse Herde bei demselben Patienten.

Die primäre idiopathische granulomatöse Gastritis tritt bei älteren Patienten auf und befällt den proximalen Magen. Die unspezifischen endoskopischen Befunde reichen von normaler Mukosa, verstreuten Erythemarealen, fein- bis grobgranulierter Mukosa bis zu sichtbar irregulär-nodulärer Faltendeformität (Abb. 7.**68** und 7.**69**).

Der Befall des oberen GI-Trakts durch Morbus Crohn geschieht zumeist in Verbindung mit dem Crohn-Befall anderer Anteile des Darms. Die Häufigkeit der Crohn-Gastritis variiert. Crohn-Läsionen sind schwer von anderen, z. B. medikamenten-(NSAID-)induzierten, Läsionen zu unterscheiden. Der isolierte Morbus Crohn des Magens ohne Darmbeteiligung ist kaum diagnosti-

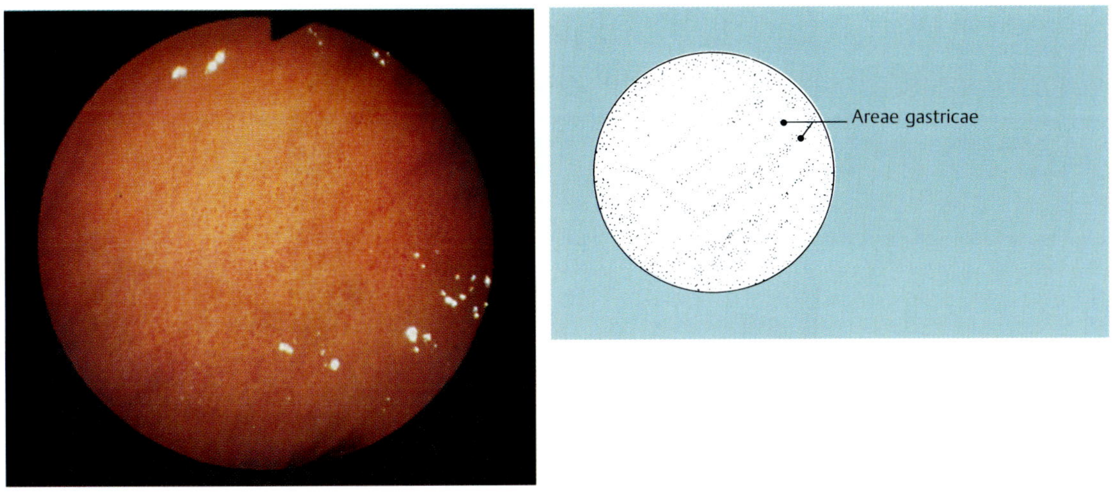

Abb. 7.**65** Gering ausgeprägte radiogene Schädigung. Zahlreiche gerötete Areae gastricae, die durch blasse, lineare Lineae gastricae unterbrochen werden.

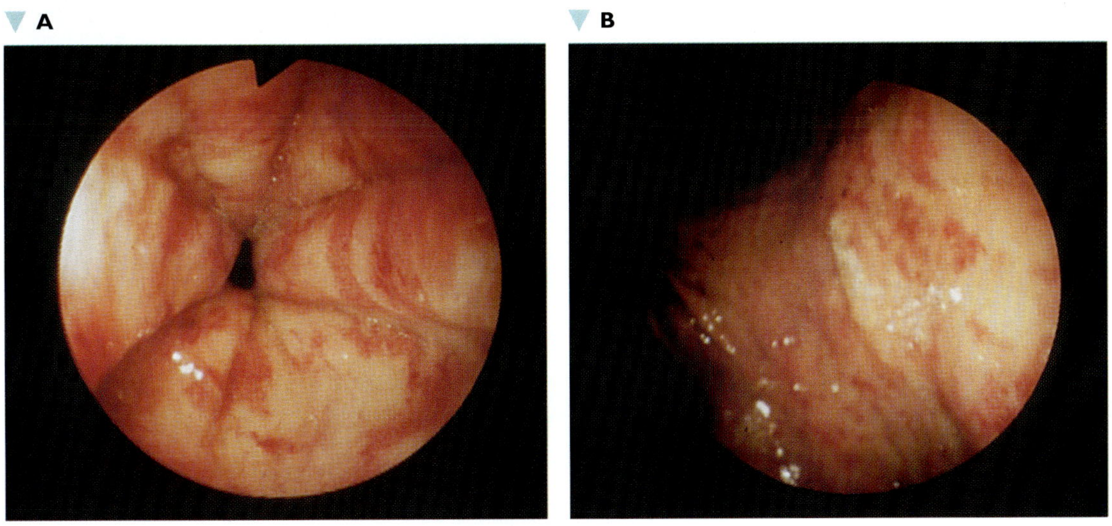

Abb. 7.**66** Radiogene Mukosaschädigung. (**A**) Auffällige Teleangiektasie und Antrumstenose. (**B**) Entsprechende Veränderungen im Korpus-Fundus-Bereich.

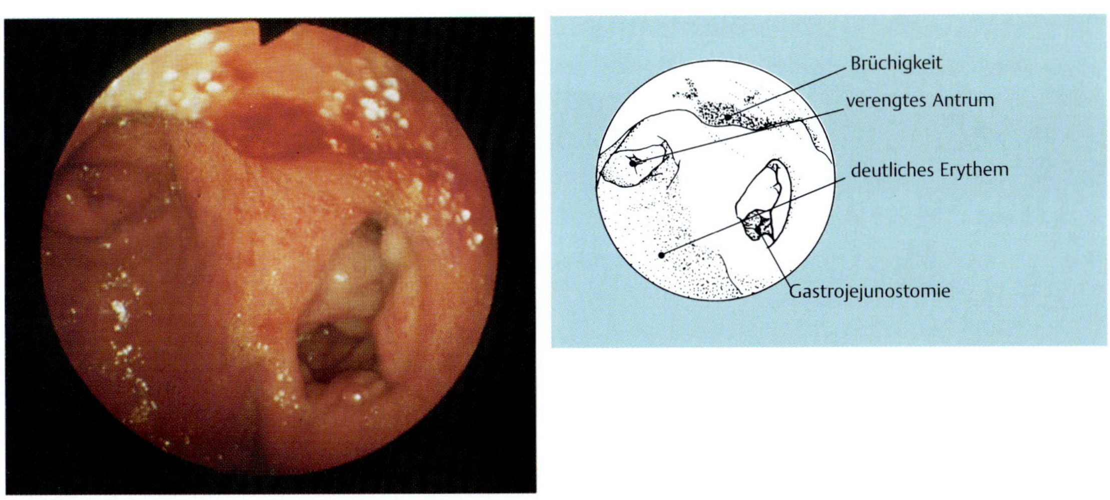

Abb. 7.**67** Schwere radiogene Schädigung mit stark ausgeprägtem Ödem und Vulnerabilität. Aufgrund der schweren Antrumstenose mußte eine Gastrojejunostomie vorgenommen werden.

zierbar. Endoskopisch imponieren in der Regel Erythem, Knötchenbildung, aphthöse Erosionen und lineare oder gewundene Ulzera. Meist ist das präpylorische Antrum involviert; fokal-aphthöse Erosionen mit normaler, umgebender Mukosa sind charakteristisch (Abb. 7.**70**). Die Mukosa zwischen den Ulzerationen kann auch nodulär oder polypös erscheinen, wodurch ein pflastersteinähnliches Relief entsteht. Ferner kann es zu einer starken Antrumvernarbung und -deformierung kommen. Bei stenosiertem Pyloruskanal ist der Magen häufig dilatiert. Die Antrumperistaltik ist reduziert. Die Striktur kann zu einer Magenausgangsstenose mit entsprechender Symptomatik führen (Abb. 7.**71**). Aphthöse Erosionen sowie kleine oder große, gewundene Ulzera können auch im Korpus oder im Bereich einer aufgrund einer Magenausgangsstenose angelegten Gastrojejunostomie auftreten (Abb. 7.**72**).

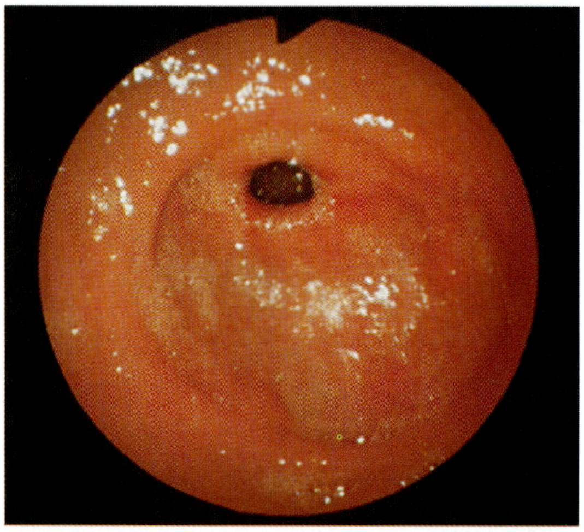

Abb. 7.**68** Granulomatöse Antrumgastritis mit fleckförmigem Erythem.

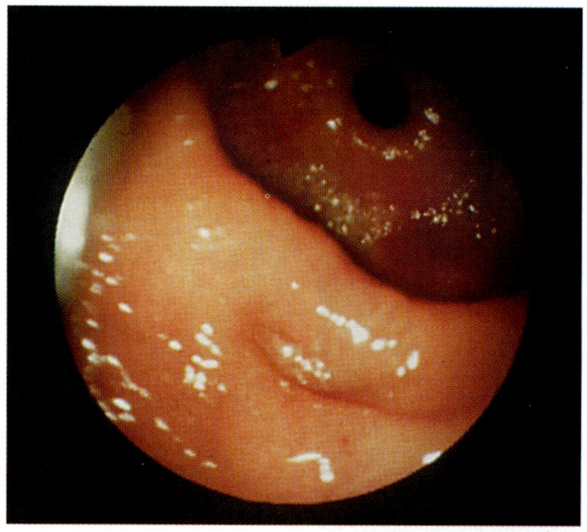

Abb. 7.**69** Granulomatöse Korpusgastritis mit kleinem, ausgestanztem Ulkus.

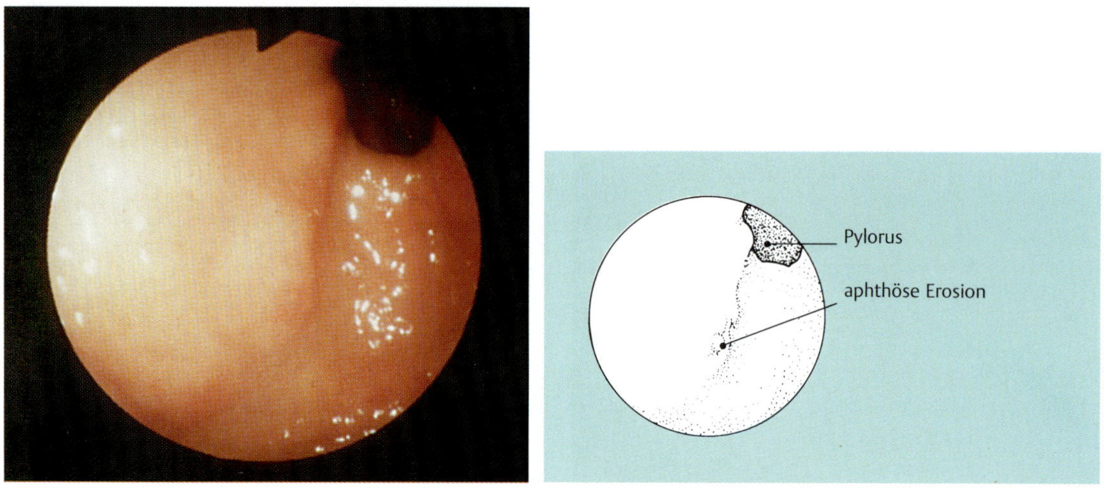

Abb. 7.**70** Morbus Crohn des Magens. Die kleine, aphthöse Antrumerosion ist typisch.

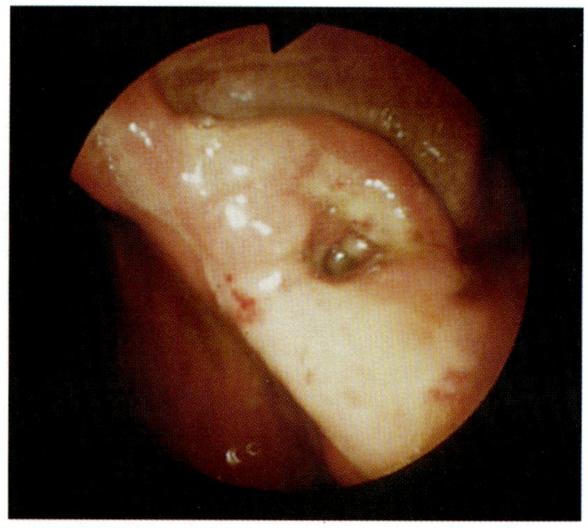

Abb. 7.**71** Morbus Crohn des Magens mit erheblicher Magenausgangsstenose; Ulkus mit umgebender Knötchenbildung.

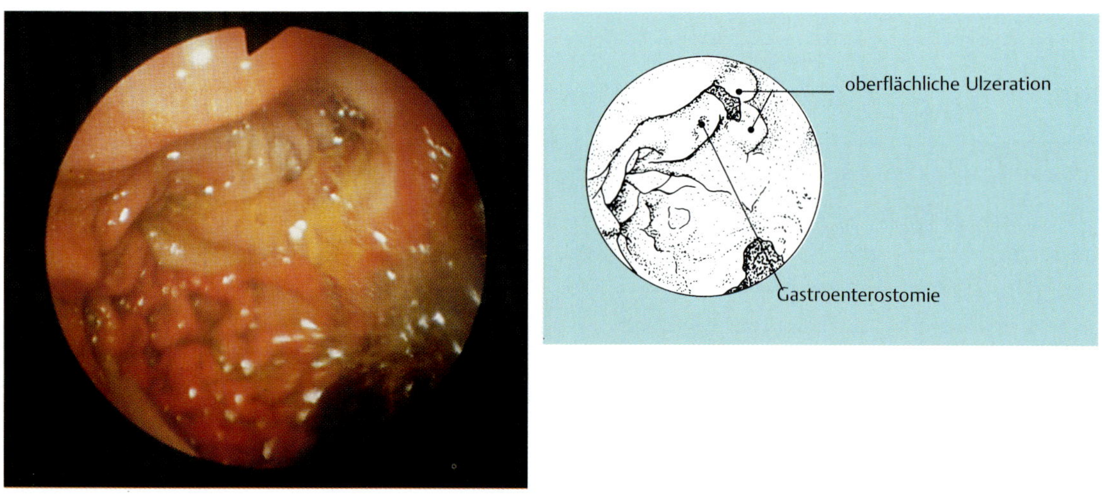

Abb. 7.**72** Morbus Crohn des Magens. Um das Gastroenterostoma, das aufgrund einer Magenausgangsstenose notwendig war, sind oberflächliche Ulzerationen zu erkennen.

Der Magen kann auch von Sarkoidose befallen sein, weshalb bei einer granulomatösen Erkrankung auch an Sarkoidose gedacht werden sollte. Man findet im Antrum prominente Falten und Deformierung, oft auch Ulzera. Die Knotenbildung und der Verlust der Faltenbeweglichkeit erschweren die differentialdiagnostische Unterscheidung von einer Tumorinfiltration (z. B. Linitis plastica).

Enterogastrale Refluxgastritis

Bei insuffizientem Pylorus kann sich eine durch rezidivierenden alkalischen Reflux oder Gallereflux bedingte Gastritis entwickeln. In der Regel wird ein Ödem und eine ausgeprägte Hyperämie beobachtet (Abb. 7.**73**) – Veränderungen wie nach protrahiertem Erbrechen. Eine gerötete Mukosa ist charakteristisch für einen Billroth-II-Magen (Abb. 7.**74** und 7.**75**).

Andere Mukosaabnormitäten

Mastozytose

Die Magen- und Duodenalmastozytose kann zu Erosionen oder Ulzerationen, gelegentlich mit Blutungen, führen. Die Magenfalten sind häufig verdickt, fokal erythematös, ödematös und weisen flache, runde, quaddelähnliche Läsionen auf.

Schädigung durch ätzende Substanzen

Magenverätzungen werden häufig durch Schwefel-, Essig- und Salzsäure, seltener durch Salpeter-, Ameisen- und Chromsäure verursacht. Die Ursache von Laugenverätzungen sind häufig Ätznatron und Bleichmittel. Ausdehnung und Schweregrad der Verletzung werden endoskopisch bestimmt; eine sichere Untersuchung, wenn keine Hinweise auf eine Perforation oder transmurale Nekrose vorliegen. Meist verwendet man ein kleinkalibriges Endoskop. Eine gründliche Untersuchung des Oro- und Hypopharynx sollte der Endoskopie vorausgehen, da eine Verätzung im Oropharynx das Vorliegen einer ähnlichen Verätzung im ösophagogastralen Bereich erhöht. Es besteht jedoch keine Korrelation zwischen dem Schweregrad der Oropharynx-, dem des Ösophagus- und dem der Magenschädigung.

Da die Verätzung in der Regel am stärksten die physiologischen Engen befällt, während der proximale Ösophagus relativ oft verschont bleibt, ist der distale Ösophagus meist am stärksten geschädigt. Im Magen ist meist das Antrum und die kleine Kurvatur am deutlichsten betroffen. Konzentrierte Säuren und Bleichmittel rufen häufig isolierte Magenschäden hervor.

Anhand des endoskopischen Erscheinungsbilds unterscheidet man drei Schweregrade:

- Bei Verätzung 1. Grades findet man nur eine fokale oder streifenförmige Mukosarötung (Abb. 7.**76**).

A

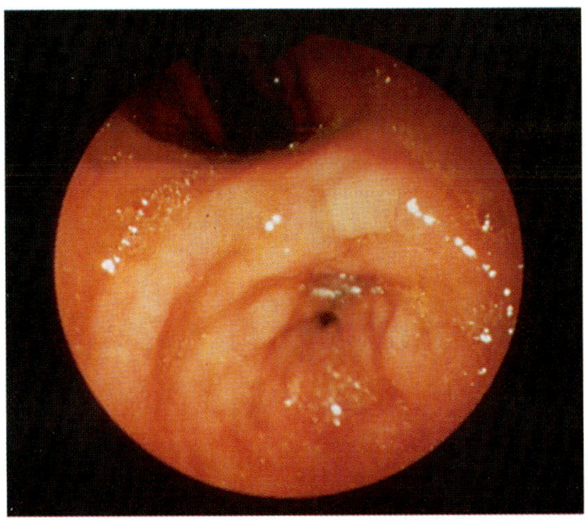

B

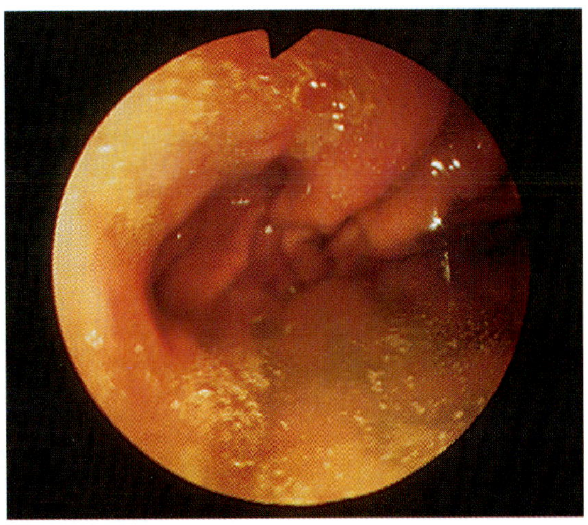

Abb. 7.**73** Enterogastrischer Reflux im intakten Magen. (**A**) Fleckförmiges Erythem im Antrum; (**B**) Erythem und reichlich gallig gefärbte Flüssigkeit im Korpus-Fundus-Bereich.

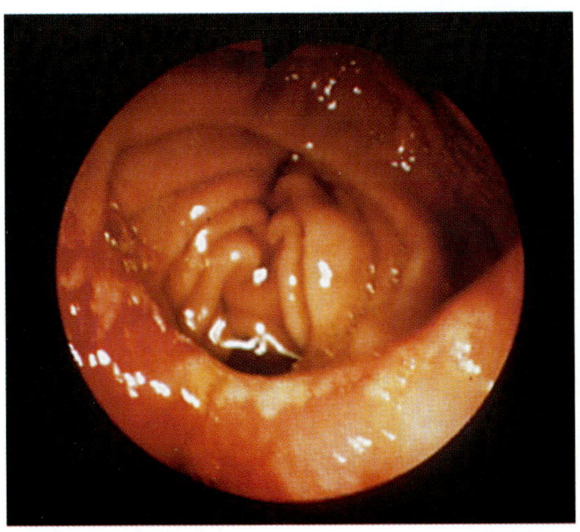

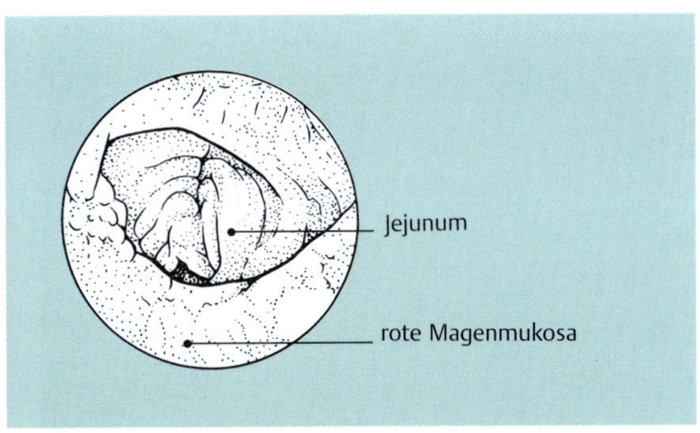

Abb. 7.**74** Enterogastrische Refluxgastritis nach Billroth-II-Operation. Mukosarötung proximal der Anastomose.

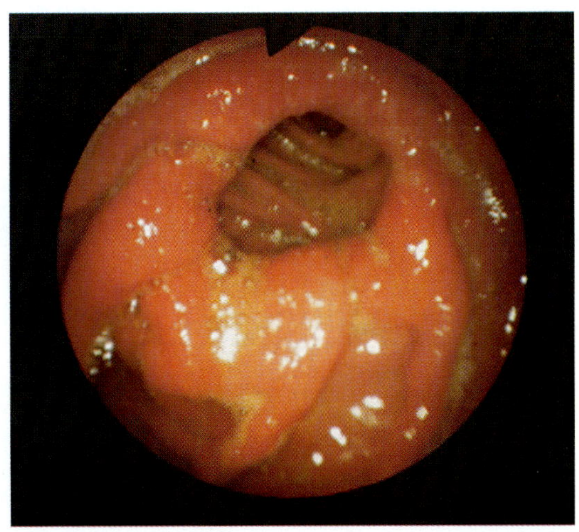

Abb. 7.**75** Billroth-II-Magen mit geröteter Mukosa proximal der Anastomose.

- Bei Verätzung 2. Grades findet man zusätzlich einige flache, unter 5 mm große Ulzera; eventuell geringe Blutungen. Die nekrotischen Areale im Ösophagus und Magen sind segmental begrenzt.
- Bei Verätzung 3. Grades zeigen sich multiple, die gesamte Magen- und Ösophagusmukosa oder weite Teile des oberen GI-Trakts erfassende multiple Erosionen und ausgedehnte Nekrosen (Abb. 7.**77**). Massive Blutungen sind möglich.

Zu den Komplikationen solcher Schädigungen gehören Ösophagusstrikturen, Magenperforation, Vernarbung und Magenausgangsstenose (Abb. 7.**78**).

Obere Gastrointestinalblutung

Die obere Gastrointestinalblutung ist in der klinischen Medizin ein häufiges Problem. Die Inzidenz beträgt in den USA jährlich etwa 100 pro 100 000 Einwohner; die Mortalität in den letzten 40 Jahren unverändert 10% – eine Angabe, die allerdings angesichts der alternden US-Bevölkerung und den sich daraus ergebenden veränderten Grunderkrankungen in Frage gestellt werden kann.

Die Sklero- und Gummibandligatur-Therapie der Ösophagusvarizen wurde in Kapitel 4 behandelt. Im ösophagogastrischen Übergangsbereich befindliche Magenvarizen können auch sklerotherapiert werden; eine erfolgreiche Sklerotherapie von Fundusvarizen ist schwieriger. Fundusvarizenblutungen können jedoch durch Einspritzung von Cyanoacrylat (Histoacryl, Aethoxysklerol) direkt neben der Blutungsstelle gestillt werden (Abb. 7.**79** und 7.**80**).

Endoskopische Diagnose

Ösophagusvarizen sowie Magen- und Duodenalulzera gehen häufig mit der GI-Blutung einher. In 80–95% der Fälle kann eine definitive Diagnose gestellt werden, wenn binnen 24 Stunden nach Einsetzen der Blutung endoskopiert wird. Abb. 7.**81** zeigt die Blutungsursachen bei 2225 Patienten (gesammelt und analysiert von der „American Society for Gastrointestinal Endoscopy" [Amerikanische Gesellschaft für gastrointestinale Endoskopie]).

Die Routineendoskopie bei allen hospitalisierten Patienten mit oberer GI-Blutung ist umstritten, weil die präzise Diagnose nicht immer die Prognose beeinflußt. So wurde in einer prospektiven, randomisierten Studie an hospitalisierten Patienten, die 6 Stunden nach der Aufnahme nicht mehr aktiv bluteten, keine Mortalitäts- und Morbiditätsdifferenz zwischen den endoskopisch und den radiologisch untersuchten Patienten festgestellt.

Der fehlende Einfluß auf die Prognose in diesen früheren Studien ist eventuell darauf zurückzuführen, daß die damals verfügbare hämostatische Therapie weder spezifisch hinsichtlich der Diagnose noch effektiv war. Neuere klinische Studien haben unterdessen zahlreiche endoskopische Hämostasemetho-

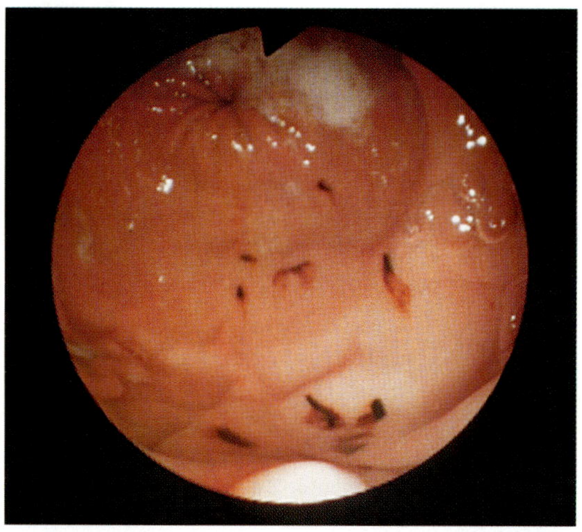

Abb. 7.**76** Schädigung durch Chemikalien, Grad I, lineare Streifung.

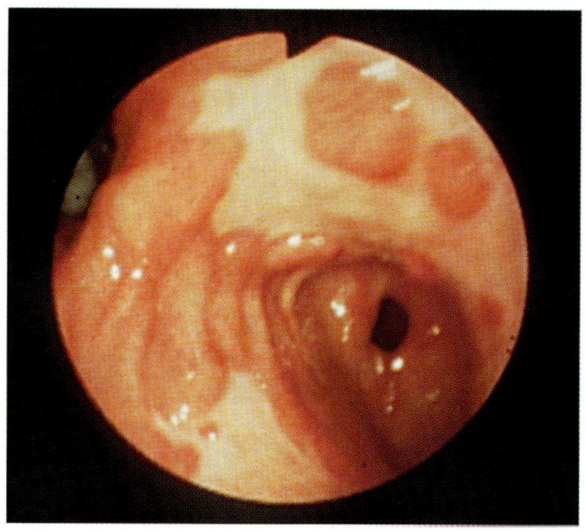

Abb. 7.**77** Säureverätzung: Ausgedehntes, distales Magenulkus nach Abschilferung des nekrotischen Schorfs.

A

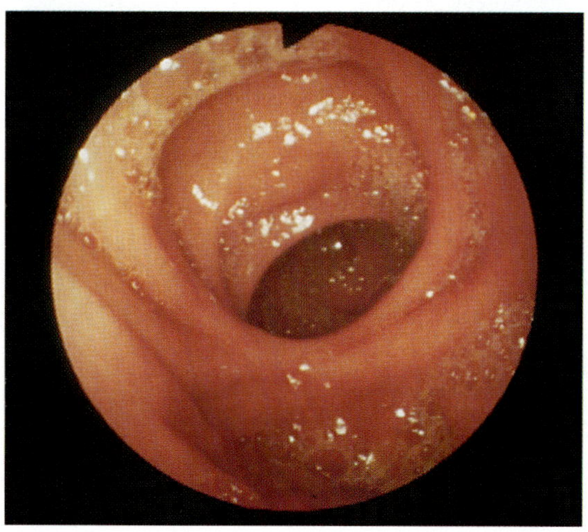

B

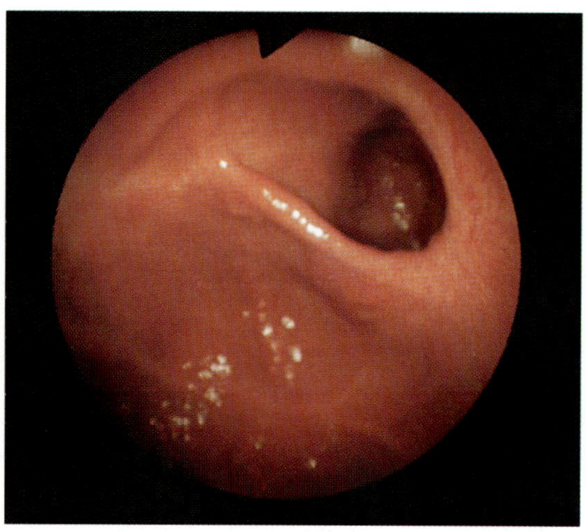

Abb. 7.**78** Laugenverätzung (**A** und **B**, zwei Beispiele). Stark ausgeprägte Vernarbung, Retraktion und Deformität der Magenwand.

den analysiert und die Effizienz und Sicherheit einiger Methoden bestätigt. Diese Ergebnisse haben die diagnostische Endoskopie bei der oberen GI-Blutung sinnvoller erscheinen lassen, mit der Folge, daß nun auf der Basis einer endoskopisch gesicherten Diagnose therapiert werden kann, was den Patienten mit oberer GI-Blutung zugute kommt.

Therapeutische Techniken

Die Einsatzmöglichkeiten der Endoskopie zur Hämostasetherapie sind vielfältig (Abb. 7.**82**). Grob unterscheidet man berührungsfreie Techniken (Laser- und topische Sprühtherapie), berührende Techniken unter Hitzeanwendung (Elektrokoagulation, bzw. „Heater probe") und die Injektions-(Sklero-)Therapie.

Laser-Photokoagulation

Sowohl der Argon- wie der Nd-YAG-Laser wurden auf ihre Wirksamkeit bei der endoskopischen Hämostase ausgewertet. Der Vorteil des Argon-Lasers liegt darin, daß er nicht so tief in das Gewebe eindringt und dadurch weniger tiefe Schäden als der Nd-YAG-Laser verursacht. Bei schweren Blutungen, die in der Regel arterieller Natur sind, wird daher der Nd-YAG-Laser bevorzugt, während der Argon-Laser primär zur thermalen Koagulation angiomatöser Läsionen und anderer Tumoren eingesetzt wird, bei denen die Tiefe der Penetration kontrolliert werden muß. Zur endoskopischen Therapie der aktiven oberen GI-Blutung wird der Argon-Laser nicht empfohlen.

Es gibt jedoch einige mit Lasersystemen verbundene Nachteile. Die Geräte sind meist nicht portabel, weshalb die Patienten zu ihnen gebracht werden müssen. Die Laser-Behandlung ist teuer, die Technik nicht leicht erlernbar. Andererseits beträgt die Komplikationsrate beim Nd-YAG-Laser nur 1–2%, statistisch vergleichbar mit anderen effektiven Methoden der Blutstillung. Außerdem haben klinische Studien erwiesen, daß die Nd-YAG-Laserung zur Therapie von GI-Blutungen signifikant effektiver ist als ein Plazebo.

Topische Sprays

Von der Vielzahl getesteter Sprays zur lokalen Hämostase hat sich keiner als effektiv erwiesen, weshalb zur Zeit kein topischer Spray zur Blutstillung empfohlen werden kann.

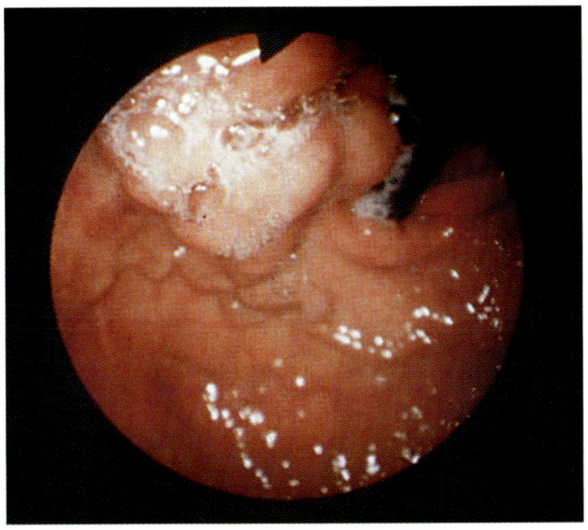

Abb. 7.**79** Fundusvarizen.

A

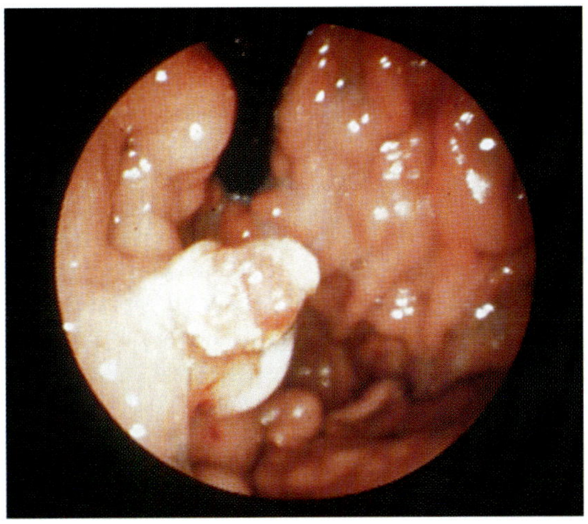

B

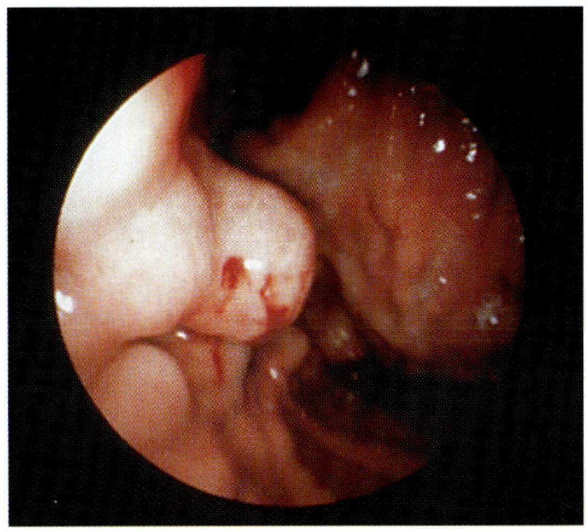

Abb. 7.**80** Sklerotherapie von Fundusvarizen. (**A**) Aspekt sofort nach der Histoacryl-Injektion; die Injektionslösung ist auf der Varizenoberfläche erkennbar. (**B**) Unauffällige Varizenoberfläche im Injektionsbereich vier Tage danach; die Blutung aus dieser Varize sistierte.

Ursachen einer Gastrointestinalblutung

Ursache	%
Duodenalulkus	24,3
Erosionen im Magen	23,4
Magenulkus	21,3
Varizen	10,3
Mallory-Weiss-Riß	7,2
Ösophagitis	6,3
Erosive Duodenitis	5,8
Neoplasma	2,9
Anastomosenulkus	1,8
Ösophagusulkus	1,7
Osler-Rendu-Weber-Teleangiektasie	0,5
Sonstige	6,3

Abb. 7.**81** Ursachen einer Gastrointestinalblutung (nach der „American Society of Gastrointestinal Endoscopy").

Monopolare Elektrokoagulation

Bei der monopolaren Elektrokoagulation fließt Strom von der Koagulationselektrode an der Blutungsstelle durch den Patienten zur externen Elektrode. Kontrollstudien haben die im Vergleich zum Plazebo größere Wirksamkeit dieser Methode bei der Therapie der Ulkusblutung nachgewiesen. Aufgrund der nicht absehbaren Tiefe der Gewebsdestruktion kann diese Technik jedoch nicht zur routinemäßigen endoskopischen Hämostase empfohlen werden.

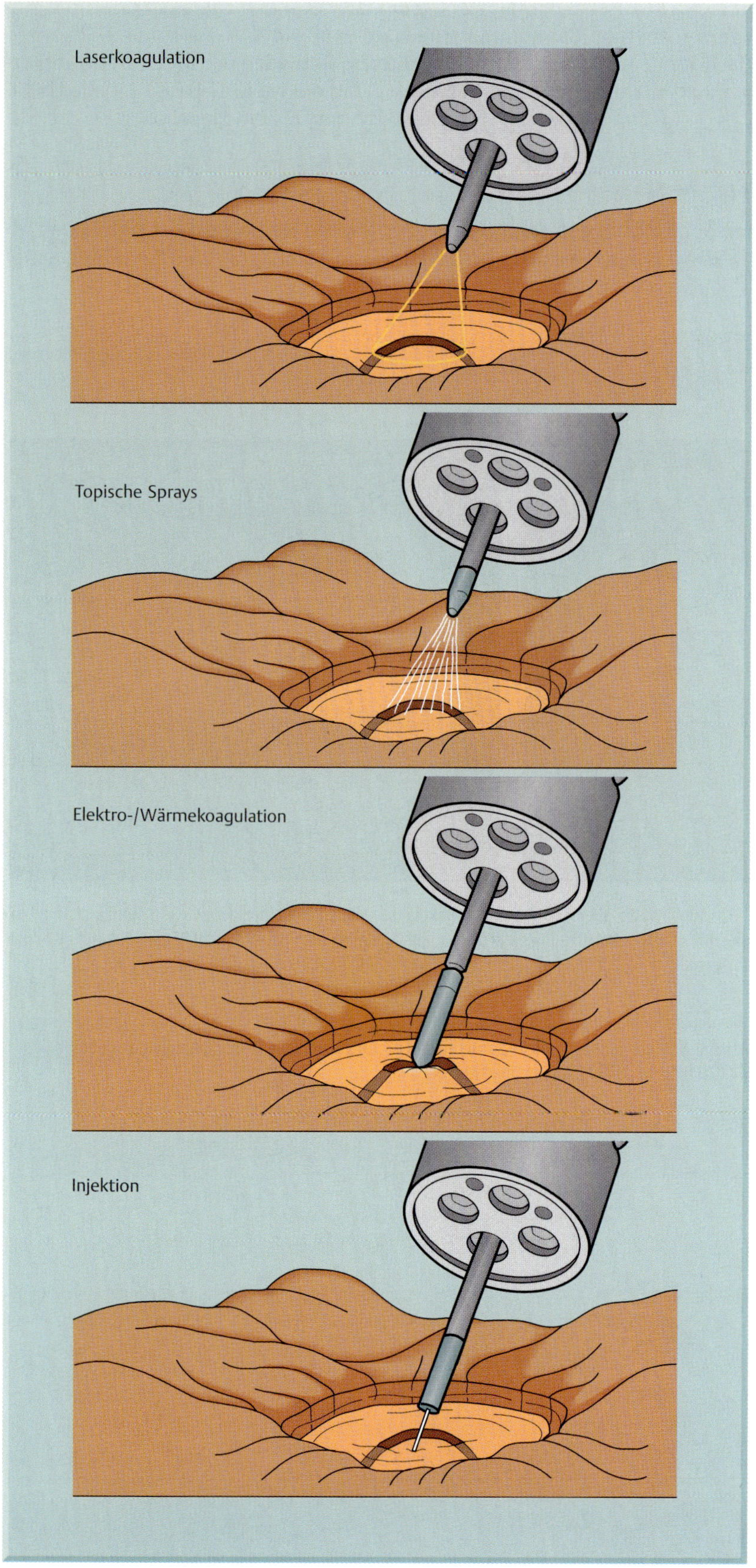

Abb. 7.**82** Endoskopische Hämostasetechniken.

Bipolare Elektrokoagulation

Es sind mehrere bipolare Koagulationsgeräte im Handel, darunter auch BICAP- und Goldsonden. Ein Vorteil dieser Methode liegt darin, daß das Gewebe nicht über 100 °C erhitzt werden kann. Mit der Applikation von Strom erhitzt sich das Gewebe, das Wasser kocht so lange, bis das Gewebe ausgetrocknet ist und keinen Strom mehr leitet. Bipolare Koagulationssonden werden ähnlich wie die „Heater probe" verwendet. Ein Wasserstrahl ermöglicht das genaue Lokalisieren der Blutungsquelle, die Sondenspitze wird fest aufgesetzt und die Sonde intermittierend kurzzeitig aktiviert, bis das blutende Gefäß vollständig koaguliert ist. Die BICAP-Sonde wurde von Laine in klinischen Kontrollstudien sorgfältig evaluiert; sie kontrolliert die obere GI-Blutung sicher und signifikant wirksamer als das Plazebo.

„Heater probe" (Hitzesonde)

Die „Heater probe" macht sich die direkte Applikation von Wärme an die Blutungsstelle zunutze. Zur Lokalisierung eines blutenden Gefäßes ist sie mit einem Wasserstrahl ausgestattet. Nach der Lokalisierung des blutenden Gefäßes wird die Spitze der inaktiven „Heater probe" mit mäßigem Druck gegen das Gefäß gepreßt, bis eine weitere Spülung zeigt, daß das Gefäß verschlossen ist. Nun wird so lange Hitze um die Läsion appliziert, bis die Blutungsquelle versiegelt ist (Abb. 7.**83**). Da die Spitze der Sonde kontrolliert auf maximal 250 °C aufgeheizt werden kann, ist die Tiefe der Gewebsschädigung limitiert.

In einigen sorgfältig durchgeführten klinischen Kontrollstudien hat Jensen gezeigt, daß die „Heater probe" bei der Stillung von Ulkusblutungen aus einem sichtbaren Gefäß signifikant effektiver ist als das Plazebo. Im Vergleich zum Laser bieten die bipolare Elektrokoagulation und die „Heater probe" einige Vorteile: Bei ähnlicher Sicherheit und Wirksamkeit kosten die Sonden nur 5–10% des Lasers, sind portabel und können daher zum Patienten, aber auch zu anderen Krankenhäusern transportiert werden, was zusätzlich Kosten erspart. Ein weiterer Vorteil der „Heater probe" und der bipolaren Sonde ist, daß sie während der Koagulation das blutende Gefäß zusammenpressen, was besser zur Hämostase führt als die Wärmeentwicklung allein. Zwar kann auch mit der Laser-Sondenspitze vor und während der Laserung Druck auf die Blutungsquelle ausgeübt werden, aber es ist wenig sinnvoll, für die Wärmeapplikation einen Laser statt der viel kostengünstigeren und portablen „Heater probe" zu benutzen. Schließlich sind die Thermosonden auch dann effektiv, wenn die Sondenspitze nur tangentiell appliziert werden kann, da es oft sehr schwierig oder unmöglich ist, ein blutendes Ulkus frontal zu erreichen. „Heater probes" sind bei der tangentiellen Applikation (mit der Seite) der Spitze an die Blutungsquelle genauso wirksam wie bei der direkten.

Sklerotherapie

Die Injektionstherapie zur Blutstillung gewinnt zunehmend Interesse. Vorläufige Ergebnisse einiger unkontrollierter Studien, die die Effizienz und Sicherheit der Hämostase durch Sklerotherapie belegten, wurden in Kontrollstudien bestätigt. Zu den Injektionssubstanzen zählen (1:10 000 oder 1:20 000) verdünnte Adrenalinlösung, absoluter Alkohol, Kochsalz und Sklerosierungsmittel. Der Mechanismus der Hämostase ist im einzelnen noch nicht geklärt; folgende Hypothesen werden angeboten: die Wirkung des direkten Drucks des Volumens des Injektionsmittels auf das blutende Gefäß; die chemische Gewebsfixierung; Gefäßspasmus und Vasokonstriktion.

Ergebnisse vergleichender Untersuchungen belegen, daß hinsichtlich Sicherheit und hämostatischer Wirksamkeit die Sklerotherapie und die Thermosonden etwa gleich effizient sind. Die Injektionstherapie ist auch vergleichsweise kostengünstig, da die einzig notwendigen Instrumente (die Sklerosierungsnadel und -kanüle) durch den Biopsiekanal eines Standardendoskops eingeführt werden können.

Zusammenfassung der technischen Möglichkeiten

Die Diskussion über die endoskopische Hämostasetherapie der oberen GI-Blutung auf der kürzlich stattgefundenen „USA National Institute of Health Consensus"-Konferenz resultierte in ihrer Beurteilung als sicherer und effektiver Therapiealternative, wobei der „Heater probe“ und den bipolaren Sonden der Vorzug gegeben wurde. Der Nd-YAG-Laser wurde als effektiv und sicher beurteilt, galt aber als kostenungünstiger und schwieriger zu handhaben als die „Heater probe“. Die Injektionstherapie gilt als erfolgversprechend; man empfahl weitere kontrollierte Studien.

Die monopolare Elektrokoagulation, die topische Sprühtechnik sowie der Argon-Laserstrahl wurden in Anbetracht vorhandener preisgünstigerer Techniken für nicht geeignet gehalten.

Die endoskopische Hämostasetherapie wird jetzt insgesamt häufiger eingesetzt, besonders bei aktiv blutenden, sichtbaren Gefäßen. Mit wachsender Vertrautheit mit den vorhandenen Techniken und der Häufung von Daten, die ihre Wirksamkeit bei nicht blutenden, sichtbaren Gefäßen bestätigen, sollte die endoskopische Therapie auch bei Ulkuspatienten mit Blutungsrezidivrisiko häufiger werden. Die Entwicklung einer effizienten und sicheren endoskopischen Hämostasetherapie hat der diagnostischen Endoskopie beim blutenden Patienten einen festen Platz verschafft; weshalb jetzt endoskopisch die präzise Diagnose gestellt und gegebenenfalls die entsprechende endoskopische Therapie eingeleitet werden kann.

Technische Aspekte

Die Durchführung der oberen GI-Endoskopie beim blutenden Patienten erfordert besondere Erfahrung, weshalb sie von versierten Endoskopikern vorgenommen werden sollte. Vor der Endoskopie wird der Patient durch Anlegen eines intravenösen Katheters und Volumenersatz stabilisiert. Blut und Blutkoagel sollten so vollständig wie möglich aus dem Magen entfernt werden. Hierzu benutzen wir in der Regel einen dicklumigen (34 French = 11 mm), zu diesem Zweck speziell mit Löchern im Spitzenbereich versehenen Magenschlauch. Der Patient wird in Linksseitenlage, mit dem Kopf tiefer als die Beine, gelagert. Danach wird der Magentubus per os eingeführt. Eine Absaugvorrichtung beseitigt Blut und Flüssigkeit aus dem Oropharynx (auch während der Endoskopie) und verhindert die Aspiration von Regurgitat. Nach der Plazierung des Magenschlauchs kann der Mageninhalt passiv drainiert werden. Übermäßiges Ziehen am Schlauch sollte vermieden werden, da es Mukosaverletzungen verursacht und die endoskopische Interpretation beeinträchtigt. Bei unzureichender Übersicht kann der Magen zur Säuberung von Blut und Koageln mit Wasser und Kochsalzlösung gespült werden. Vor der Intubation wird der Oropharynx mit einem Anästhetikum besprüht; dies erhöht zwar die Aspirationsgefahr geringfügig, ist aber in der Regel problemlos. Die Sedierung des Patienten ist von dessen Allgemeinzustand abhängig; bei hypotensiven Patienten sollten blutdrucksenkende Medikamente nicht verabreicht werden.

Die Auswahl der Geräte hängt von der klinischen Ausstattung ab. Soll anschließend endoskopisch therapiert werden, ist ein großlumiges Endoskop empfehlenswert, dessen weiter Instrumentierkanal die Entfernung von Mageninhalt und Blutgerinnseln und die Passage von Hilfsinstrumenten erleichtert.

Der Patient wird in Linksseitenlage intubiert. Ein erfahrener Endoskopieassistent überwacht ihn und hält seine Luftwege frei, um die Aspirationsgefahr zu verringern. Unter risikoreichen Bedingungen werden Herztätigkeit (Blutdruck, Puls und EKG) und Sauerstoffsättigung des Blutes (Oxymetrie) kontinuierlich über den Monitor verfolgt. In einigen Abteilungen werden alle Patienten, vor allem die mit einer Gastrointestinalblutung, während der Endoskopie per Monitor überwacht. Zuerst wird der Ösophagus auf Ösophagitis, Ulzera und Varizen hin inspiziert. Der Magen wird unter Direktsicht und in Inversion gespiegelt. Beim Nachweis eines Koagulums wird die Gerätespitze über das Koagulum hinaus in den unteren Korpus und ins Antrum hinuntergeschoben. Liegt ein blutendes Duodenalulkus vor, kann Blut vom Duodenum durch den Pylorus fließen; gegebenfalls wird das Endoskop ins Duodenum eingeschoben. Die Feststellung eines Blutgerinnsels oder blutenden Gefäßes in einem Duodenal- oder Magenulkus ist wichtig, da der Nachweis eines sichtbaren Blutgefäßes ein erhöhtes, endoskopisch therapierbares Rezidivblutungsrisiko impliziert.

Das Endoskop wird nach Möglichkeit zur Entdeckung postbulbärer Ulzera bzw. Läsionen auch ins absteigende Duodenum vorgeschoben. Während der Retraktion werden absteigendes Duodenum, Bulbus, Pylorus, Antrum und Korpus inspiziert. Es folgt die Spiegelung der kleinen Kurvatur, Fundus und Kardia (in Inversion). Durch Umlagerung des Patienten kann ein unter Umständen vorhandener Sekret- bzw. Blutsee verlagert und weitere Areale können untersucht werden. Bei aktiver Blutung kann der Blutstrahl die Blutungsquelle verraten. Ein Wirbel im Blutsee kann durch eine spritzende arterielle Blutung bedingt sein; auch in diesem Fall läßt sich die Blutungsquelle durch Repositionierung des Patienten sichtbar machen. Danach kann die Entscheidung über die endoskopische Hämostasetherapie gefällt werden. Umlagerungen des Patienten sollten unter Vermeidung von Erbrechen und Aspiration vorgenommen werden. Zum Schutz der Luftwege ist gegebenenfalls eine endotracheale Intubation indiziert. In diesem Zusammenhang ist die wichtige Rolle eines gut ausgebildeten, erfahrenen Endoskopieassistenten zu betonen. Nach einer Laserung färbt sich eine koagulierte angiodysplastische Läsion blaßweiß (Abb. 7.**84**). Abb. 7.**85** zeigt eine sklerotherapierte Dieulafoy-Läsion.

Abschließend sei betont, daß wir die Endoskopie bei signifikanter oberer GI-Blutung empfehlen. Bei der überwiegenden Mehrzahl der Patienten lassen sich folgende Faktoren der Blutung eruieren: 1. Der Patient hat eine obere GI-Blutung; 2. die Blutungsquelle ist im Ösophagus, Magen oder Duodenum lokalisiert; 3. die Art der blutenden Läsion; 4. ob die Blutung anhält. Alle diese Informationen spielen bei der Therapieplanung eine wichtige Rolle. Ein Chirurg sollte vor der Operation an einem Patienten mit massiver Blutung die genaue Diagnose kennen. Außerdem ist die endoskopisch gewonnene Information auch prognostisch bedeutsam (Rezidivblutungsgefahr).

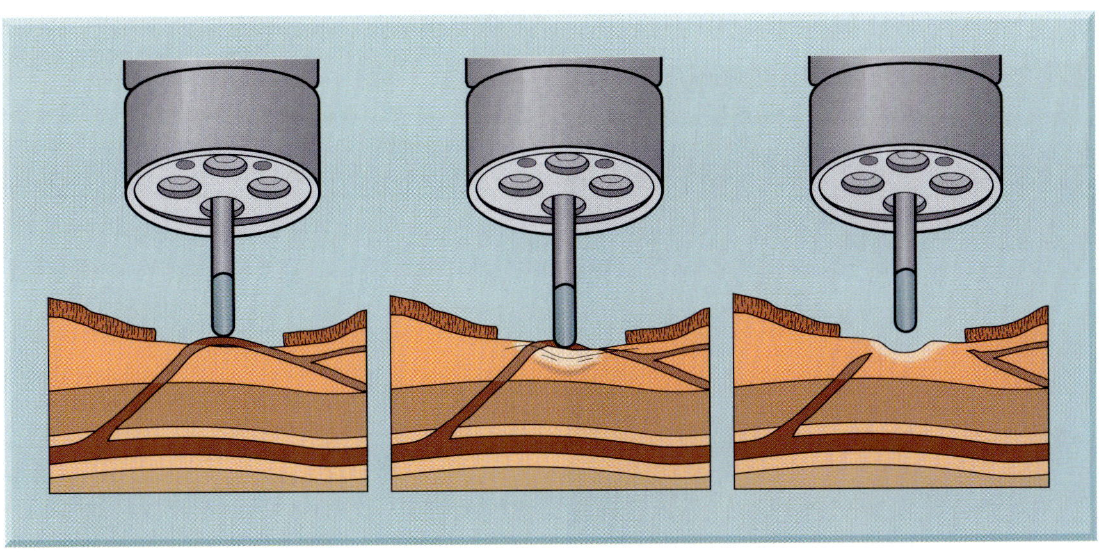

Abb. 7.**83** Endoskopische Hämostase, schematische Darstellung. Druck mit der „Heater probe“ auf ein Blutgefäß im Ulkusgrund. Wasserstrahlspülung vor Applikation der „Heater probe“. Mechanischer Druck (und Verschluß) des Blutgefäßes mit der „Heater probe“; Sistieren der Blutung. Die Aktivierung der Sonde führt zur Gefäßkoagulation.

Wichtig ist die Tatsache, daß wir nun bei Patienten mit oberer GI-Blutung eine endoskopische Hämostasetherapie durchführen können. Die Hämostasemethoden sind, wie klinische Tests nachweisen, hocheffizient; das Komplikationsrisiko ist niedrig. Viele aktive Blutungen können permanent gestillt, andere zwar nur vorübergehend kontrolliert werden, doch kann aufgrund der endoskopischen Hämostase statt einer Notfall- eine elektive Chirurgie vorgenommen werden, die mit einer viel geringeren Morbidität und Mortalität verbunden ist. In Zukunft werden wahrscheinlich pharmakologische Medikamente zur Blutstillung eingesetzt werden, jedoch sind noch weitere klinische Studien zur vollständigen Evaluation der pharmakologischen Mittel und endoskopischen Hämostasemethoden erforderlich. Entscheidend ist, daß sie als sichere und wirksame Therapiemethoden akzeptiert sind und dem Patienten mit einer oberen GI-Blutung zugute kommen.

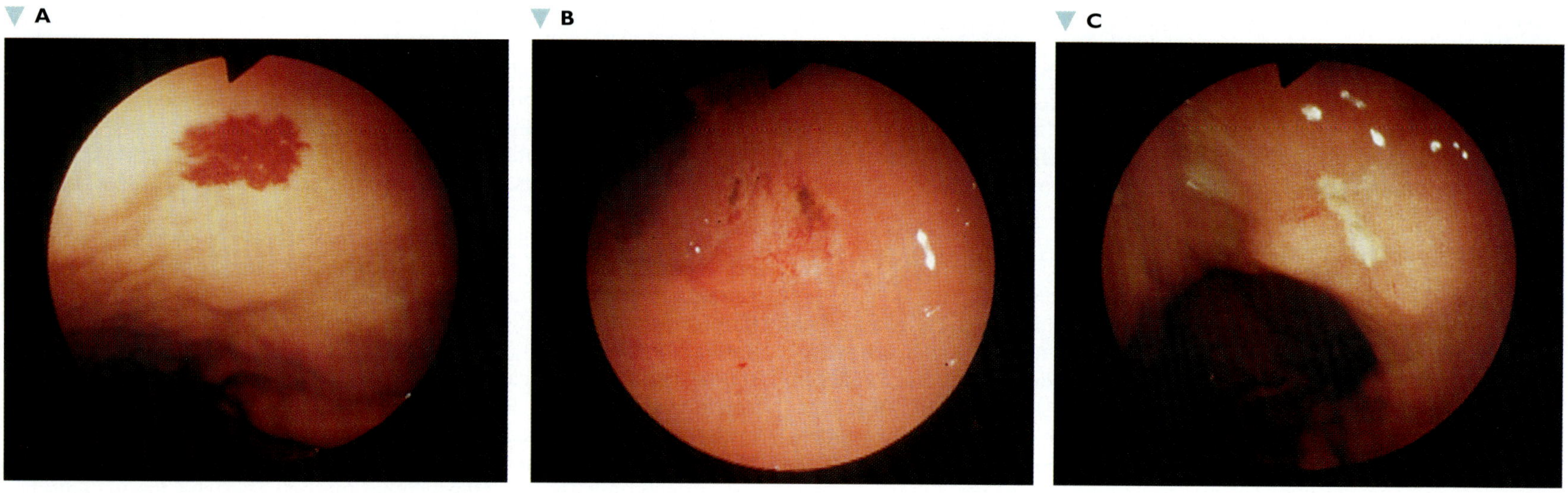

Abb. 7.**84** Laser-Koagulation einer angiodysplastischen Läsion im Magen. (**A**) Vor der Behandlung. (**B**) Kurz nach der Behandlung. (**C**) Kleines, abheilendes Ulkus an der Stelle der gelaserten Angiodysplasie.

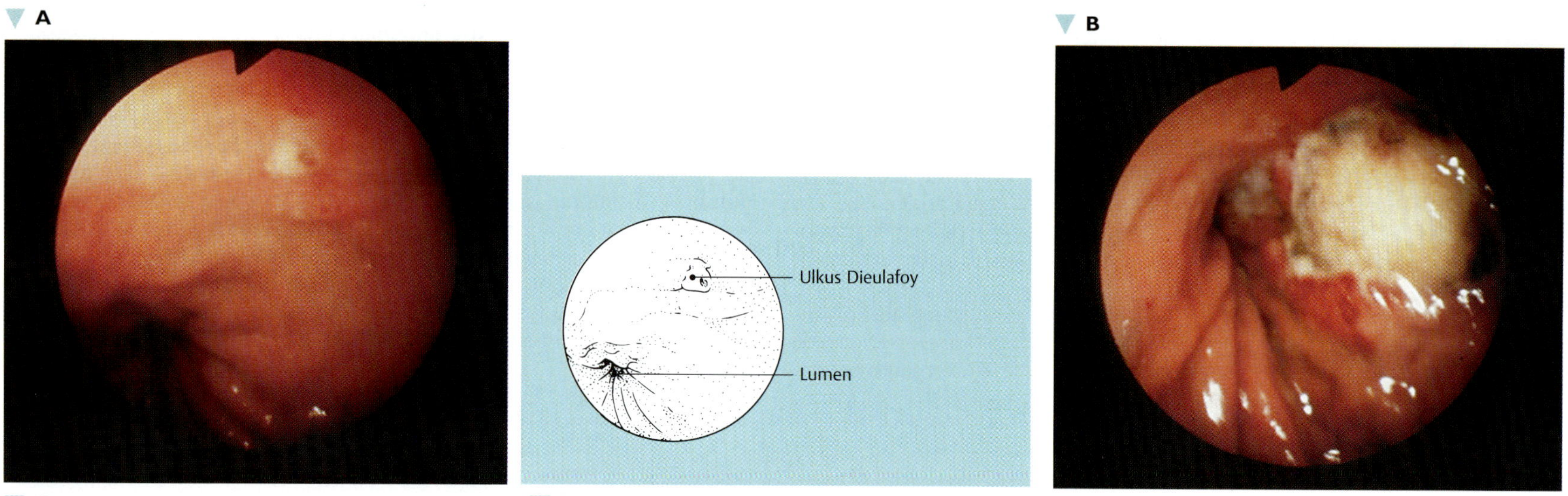

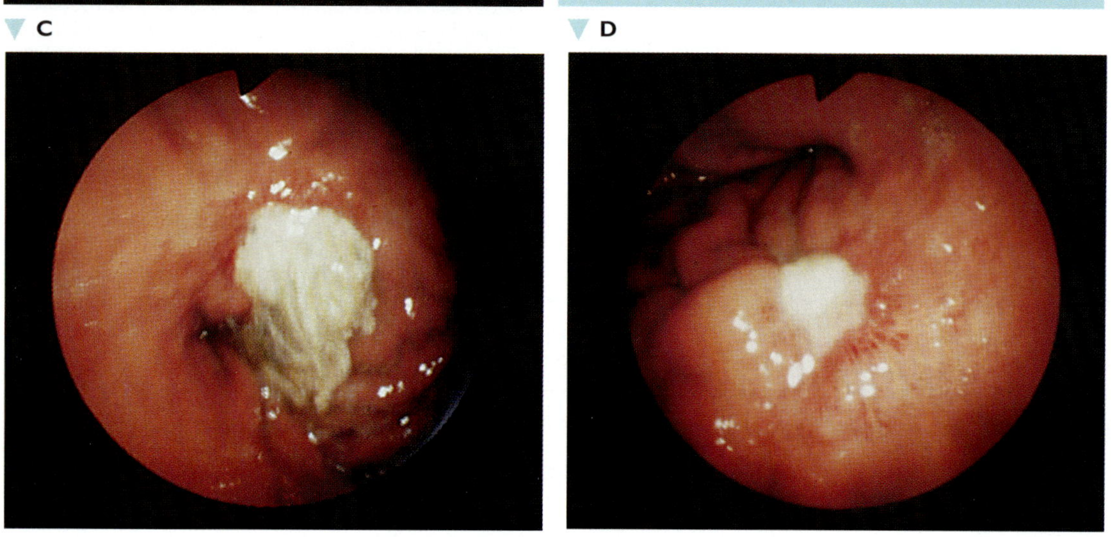

Abb. 7.**85** Exulceratio simplex Dieulafoy, die (**A**) nicht aktiv blutet. (**B**) Unmittelbar nach der Injektionssklerotherapie, keine Rezidivblutung. (**C**) Eine Woche nach der Behandlung: noch keine Verschorfung der Injektionsstelle. (**D**) Ein Monat nach der Behandlung: abheilendes Ulkus ohne Hinweis auf eine Blutung der Läsion.

8

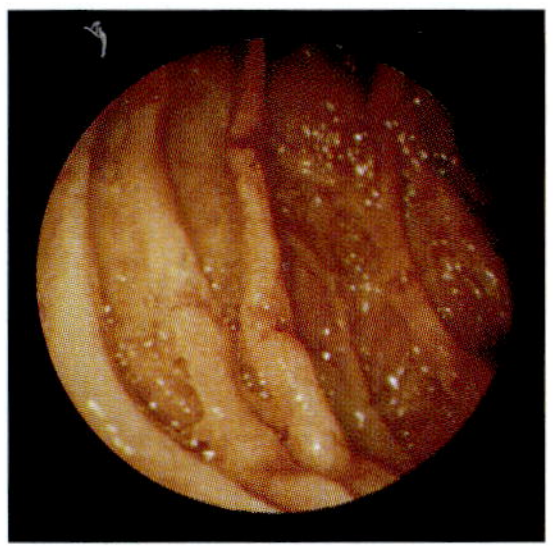

Der Dünndarm

In diesem Kapitel wird zunächst der endoskopische Befund des normalen Pylorus und Duodenums besprochen. Im Anschluß daran werden jene pathologischen Befunde dargestellt, die mit externen Faktoren, peptischen und nichtpeptischen Erkrankungen assoziiert sind, sowie die Gefäßabnormitäten und Tumoren des Dünndarms.

Der Pylorus

Endoskopisches Bild des normalen Pylorus

Der Pyloruskanal ist ein tubuläres Gebilde, etwa 5 mm lang und 1–1,5 cm im Durchmesser (im Ruhezustand). Ein größerer Kanal ist als erweitert anzusehen. Das den Pylorus umgebende Antrum zeigt entweder vom Pylorus ausstrahlende Falten oder hat eine relativ flache Mukosa (Abb. 8.**1**). Eine gelegentlich erkennbare überhängende Falte im mittleren Pylorusbereich läßt den Pylorus deformiert erscheinen, während er in Wirklichkeit symmetrisch ist (Abb. 8.**2**). In der Regel ist der Pylorus im Zentrum des distalen Antrums lokalisierbar; er kann jedoch auch exzentrisch neben der großen oder kleinen Kurvatur zu finden sein (Abb. 8.**3**). Der Pyloruskanal ist mit einem 13 mm-Endoskop meist leicht zu passieren.

Endoskopisches Bild des erkrankten Pylorus

Das peptische Ulkus stellt die häufigste Erkrankung des Pyloruskanals dar (Abb. 8.**4**). Bei Ulkusverdacht wird der Pyloruskanal mehrmals mit dem Endoskop passiert, so daß im gesamten Areal gründlich nach verdeckten Ulzera gesucht werden kann. Dies ist bei einem deformierten Kanal besonders wichtig. Großkalibrige Geräte eignen sich nicht zur einmaligen gründlichen Spiegelung des Pyloruskanals; ein 9 mm-Gerät ist hier vorzuziehen.

Ein glattes, vollkommen symmetrisches präpylorisches Antrum mit intakter Mukosa deutet bei einem Patienten mit eingeengtem Pylorus auf eine benigne Ulkusstenose hin; dagegen weist ein asymmetrisches Antrum oder ein Ulkus mit atypischen Merkmalen auf eine Malignität hin. Bei prominenten Pylorusfalten kann der Rand eines benignen Pylorusulkus – vor allem wenn es tief ist – nodulär oder tumorös erscheinen. Ein Pylorusulkus ist kaum von einem Karzinom zu unterscheiden, wenn die Ulkusränder sehr unregelmäßig und aufgeworfen sind, der Ulkusgrund nicht gut sichtbar ist und sich nicht eindeutig von der umgebenden Mukosa abgrenzen läßt. Die Unterscheidung zwischen malignen und ulkusbedingten vergrößerten Falten ist nicht immer leicht. Indurierte, irreguläre Falten, assoziiert mit einem breitbasig aufsitzenden oder polypösen Tumor, und eine benachbarte flache oder tiefe Ulzeration weisen auf eine Malignität hin (Abb. 8.**5**). Die Endosonographie kann zur Klärung der Ursache einer Wandveränderung durch eine Ulkusnarbe oder durch einen an der Mukosa nicht erkennbaren Tumor entscheidend beitragen.

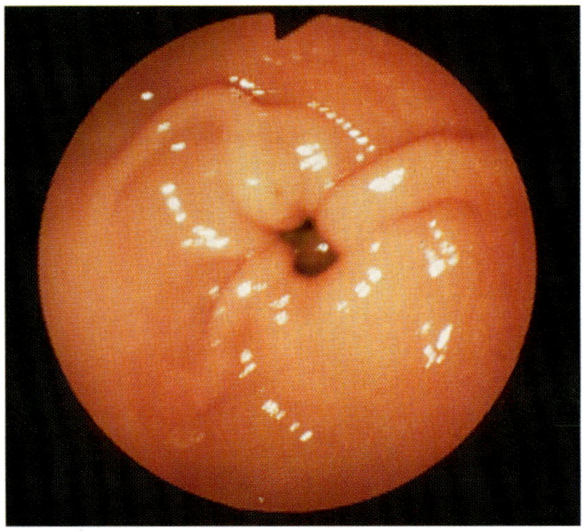

Abb. 8.**1** Pyloruskanal. Magenausgang mit prominenten Radiärfalten.

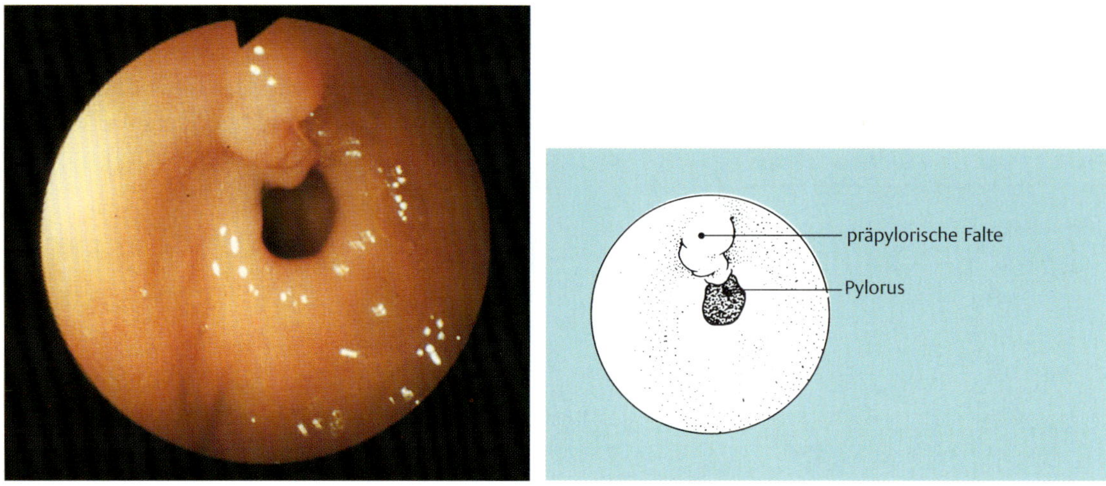

Abb. 8.**2** Pyloruskanal mit einer in seiner Mitte gelegenen präpylorischen Falte.

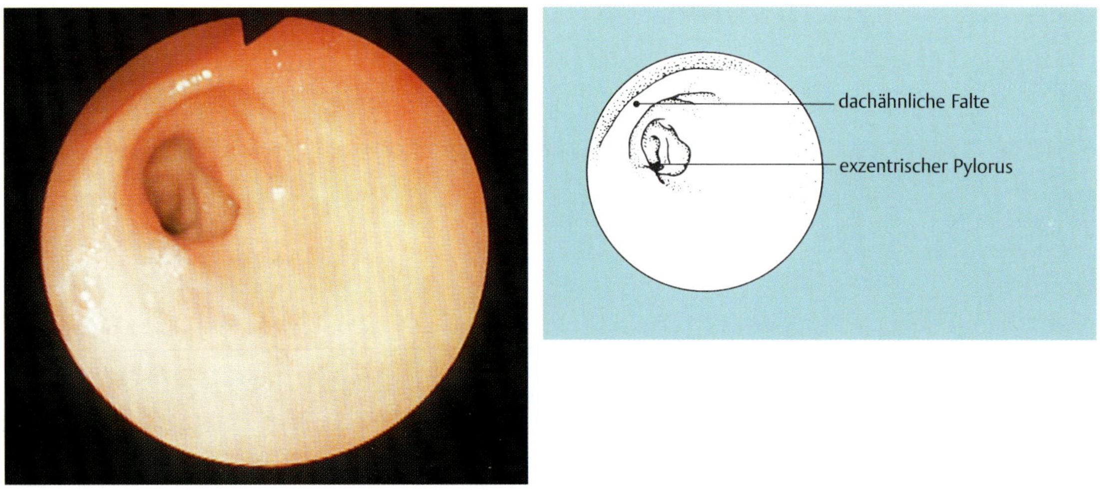

Abb. 8.**3** Pylorus, exzentrisch gelegen, mit einer dachähnlichen Falte.

Zu den möglichen Folgen von Ulkusnarben zählen die Pyloruseinengung und -deformierung. Auch eine im Pyloroduodenalübergang lokalisierte, die vordere Pyloruswand mit der hinteren Bulbuswand verbindende Querfalte kann ihre Ursache in einer Narbendeformierung haben (Abb. 8.**6**). Eine solche Falte kann den vorderen Rezessus des Bulbus akzentuieren. Außerdem zählen Pylorusveränderungen, z. B. eine exzentrische Lage oder Schlüsselloch-Verziehungen (Abb. 8.**7**) zu den Folgen von Vernarbungen und Verziehungen durch Bulbusulzera.

Ein doppelläufiger oder gespaltener Pylorus liegt vor, wenn sich zwischen dem präpylorischen Antrum und dem Bulbus duodeni eine durch ein penetrierendes Ulkus entstehende Fistel bildet. Solch eine Fistel findet sich neben dem ursprünglichen Pyloruskanal (Abb. 8.**8**). Die abgeheilte Fistel wird später häufig von einer normal erscheinenden Mukosa überzogen. Dadurch entsteht ein Doppelpylorus ohne deutlichen Hinweis auf die vorangegangene Ulkus- und Fistelbildung.

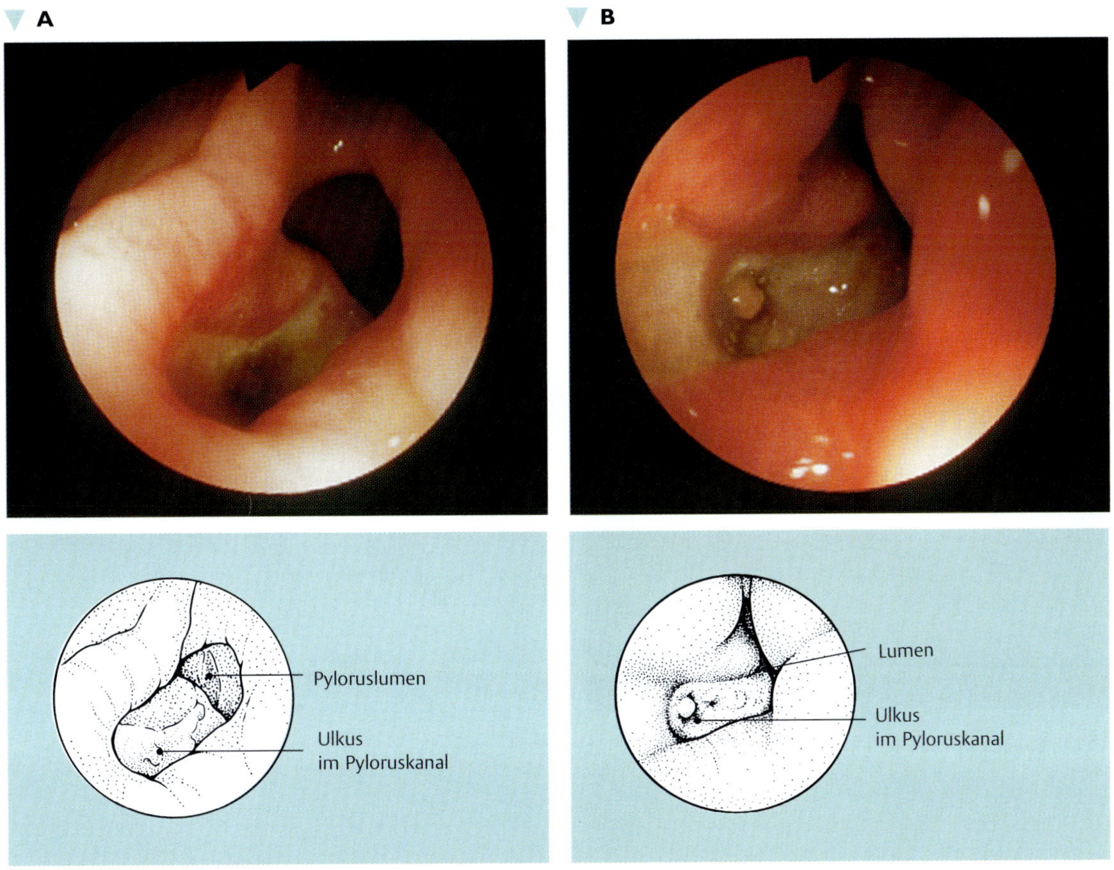

Abb. 8.**4** (**A** und **B**) Pyloruskanalulzera.

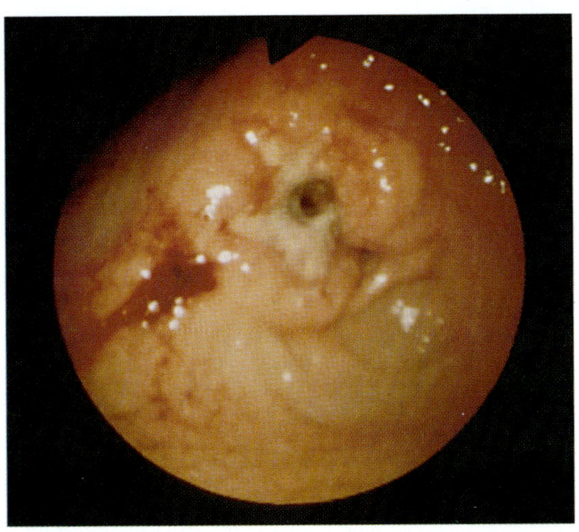

Abb. 8.**5** Antrumkarzinom mit Infiltration und Verengung des Pyloruskanals.

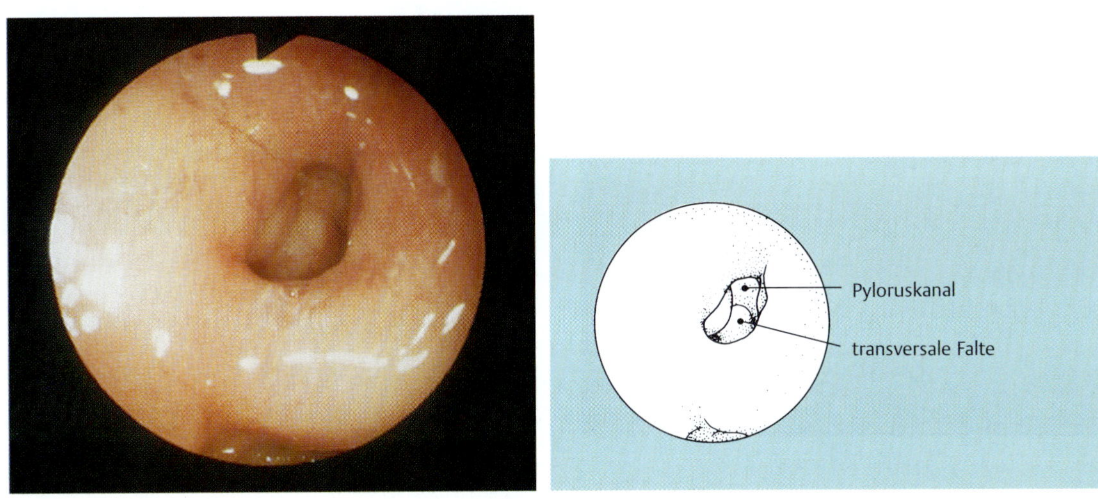

Abb. 8.**6** Pyloruskanaldeformität. Pyloruseinengung aufgrund einer pyloroduodenalen Querfalte, bedingt durch eine Ulkusnarbe.

Man bezeichnet einen Pyloruskanal als verengt, wenn er weniger als 1 cm im Durchmesser mißt, seine Dehnbarkeit verloren hat und sogar für ein 9 mm-Endoskop nicht mehr passierbar ist (vorausgesetzt, eine technische Ursache dafür ist ausgeschlossen). Es ist nicht immer leicht, den Pylorus ständig im Zentrum des endoskopischen Blickfelds zu halten, während das Endoskop vorangeschoben wird. Eine Pylorusstenose liegt vor, wenn der Pylorusdurchmesser weniger als 6 mm beträgt und mit einem kleinkalibrigen Endoskop (Durchmesser bis 9 mm) nicht passierbar ist (Abb. 8.**9**). Gelegentlich ist der Pylorus so eng, daß selbst seine Identifikation schwierig ist.

Zu den möglichen Folgen der Pylorusverlegung zählt die Bildung von Magenbezoaren. Ein Ulkus in oder neben dem bereits verengten Pylorus kann den Pyloruskanal durch Entzündung und Ödem vollständig obstruieren (Abb. 8.**10**).

Bei der hypertrophischen Pylorusstenose des Erwachsenen ist der Pyloruskanal bis zu mehr als 2 cm verlängert. Ferner ragen prominente zirkuläre, präpylorische Falten ins Lumen hinein. Der Pylorus stülpt sich wie eine tumoröse Deformität ins Antrum vor (Abb. 8.**11**). Verantwortlich dafür ist die hypertrophierte Pylorusmuskulatur, die die pylorische und präpylorische Mukosa ins Lumen drückt.

Das Duodenum

Endoskopisches Bild

Bulbus duodeni

Der Bulbus duodeni ist ein kleines, 4–6 cm langes und 2–3 cm breites konisches Gebilde, das den vorderen, intraperitoneal gelegenen Pylorus mit der retroperitonealen Pars descendens duodeni verbindet. Der Rezessus ist im Bulbusboden lokalisiert; Vorder- und Hinterwand verlaufen distal zum dritten Konuswinkel, der Bulbusspitze.

Bei einigen Patienten kann in Inversion im Bulbusinneren der Rezessus direkt beurteilt werden.

Da der Bulbus nach hinten verläuft, erscheint sein distalster Punkt, die Bulbusspitze, häufig bei 3 Uhr im Blickfeld. Das Bulbusdach ist in der 12-, der -boden in der 6-Uhr-Position.

Die Bulbusspitze trifft oft im Bereich einer Falte auf die mediale Wand der Pars descendens und bildet einen abrupten Winkel – das obere Duodenalknie. Prominente Falten der Bulbusspitze können dicht proximal des Eingangs von der Pars descendens vorkommen. Die Pars descendens wird durch promi-

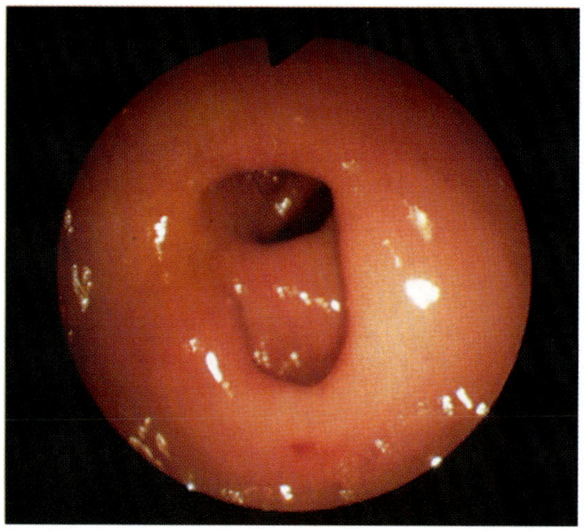

Abb. 8.**7** „Schlüsselloch"-Deformierung des Pyloruskanals als Folge einer durch Bulbusulzera bedingten Vernarbung und Retraktion.

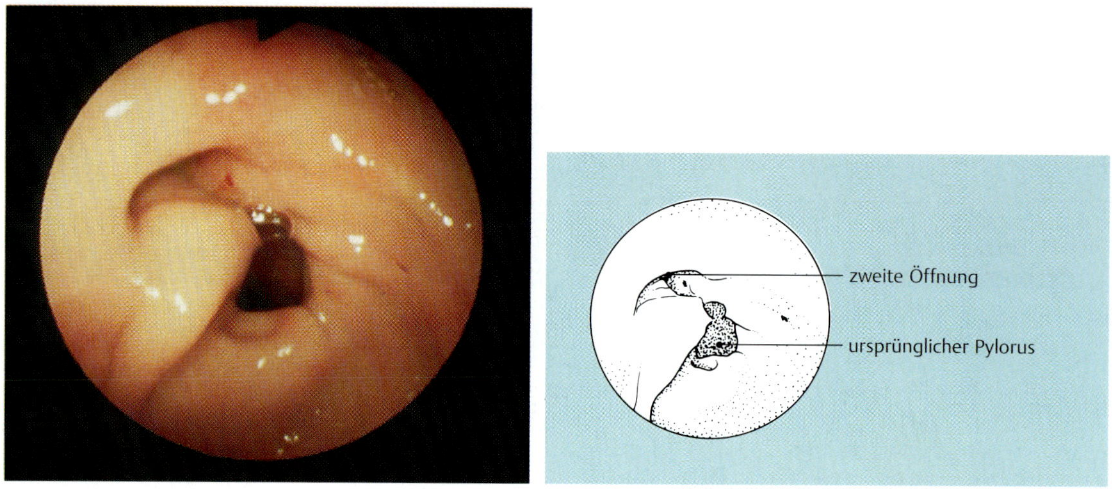

Abb. 8.**8** „Doppelläufiger" Pylorus mit Fistelbildung über dem echten Pylorus, bedingt durch ein penetrierendes Ulkus.

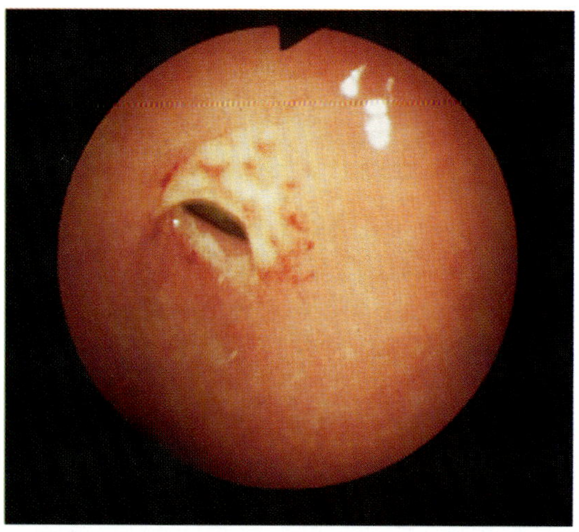

Abb. 8.**9** Pylorusstenose nach Pyloroplastik.

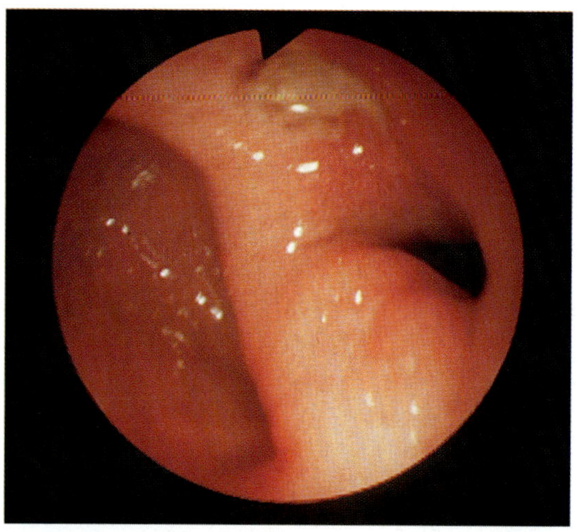

Abb. 8.**10** Benignes Ulkus und Deformität des Pyloruskanals, das radiologisch maligne erschien.

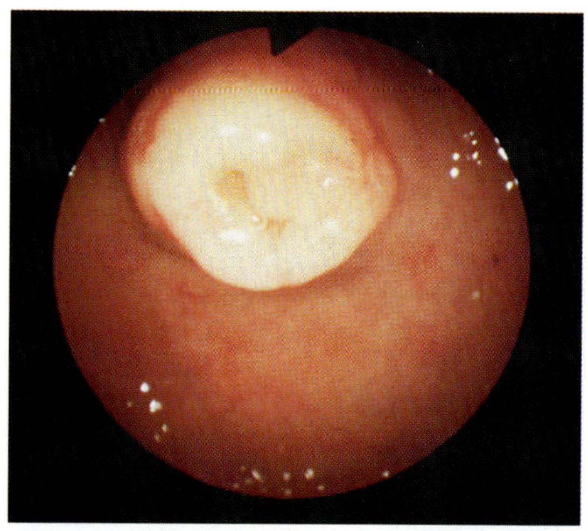

Abb. 8.**11** Hypertrophische Pylorusstenose des Erwachsenen. Die verdickte Pylorusmuskulatur dringt ins Antrumlumen vor, das endoskopisch jedoch leicht durchgängig ist.

nente Kerckring-Falten gekennzeichnet, die kurz unterhalb der Bulbusspitze beginnen. Dieser Anhaltspunkt hilft bei der Feststellung, wann die Gerätspitze die glatte Bulbusmukosa verläßt und in die mit konzentrischen Kerckring-Falten versehene Pars descendens eintritt. Die Bulbusmukosa ist im Vergleich zur rosa-orangen Mukosa des Magens eher blaß, gelblich-grau.

Die feinzottige Architektur erscheint in Nahsicht granulär, mit winzigen Pünktchen reflektierten Lichts bedeckt (Abb. 8.**12**). Bei Luftinsufflation besteht das Gefäßmuster aus kleinen, kurzen Blutgefäßen.

Da der Bulbus klein ist, erfordert er eine systematische und sorgfältige Untersuchungstechnik. Zu empfehlen ist – besonders bei begründetem klinischem Verdacht auf einen pathologischen Bulbusbefund – die Benutzung eines kleinkalibrigen Geräts wegen seines kleineren Beugungsradius. Zur Spiegelung des pyloroduodenalen Übergangs und des Rezessus ist meist die Inversion angezeigt. Diese wird durch Aufwärtsflexion unter Vorschieben von der Bulbusmitte aus erzielt, wofür ein Endoskop mit besonders biegsamer Spitze benötigt wird.

Pars descendens duodeni

Die Pars descendens unterscheidet sich von Magen und Bulbus duodeni in mehrerer Hinsicht. Gallenflüssigkeit und eine wesentlich lebhaftere Motilität sind zu beobachten. Hypotone Medikamente erleichtern die Erweiterung des Duodenums und die Untersuchung. Zirkuläre Falten sind erkennbar (Abb. 8.**13**). Die Duodenalpapillen können mit einer Geradeausoptik oft lokalisiert werden, sind aber mit Seitoptik besser zu erkennen. Die Papilla Vateri (Papilla major duodeni) befindet sich an der medialen Wand in der Mitte der Pars descendens. Eine kleinere, fleischig erscheinende Papilla duodeni minor (Santorini) liegt gelegentlich etwas proximal der Papilla major.

Im Unterschied zur gelb-grauen Farbe des Bulbus ist die Mukosa der Pars descendens gelb-orange. In der Regel ist kein Gefäßmuster der Mukosa zu erkennen. Bei verzögerter Magenentleerung weist die Mukosa eine gewisse weißliche Verfärbung auf, die durch Lipide in den Lymphgefäßen der Lamina propria bedingt ist (Abb. 8.**14**).

Kompression des Duodenum von außen

Abnormitäten des Bulbus duodeni

Dem Bulbus anliegende Organe können auf ihn drücken und seine Form verändern. Hierzu gehört die Vergrößerung des Pankreaskopfs, die den Bulbus im Bereich der Spitze und entlang der unteren Wand (Bulbusboden) verformt. Eine massive Dilatation des Ductus choledochus kann den Bulbus an der oder über die Spitze hinaus komprimieren. Eine vergrößerte Gallenblase kann eine Deformierung der Bulbusvorderwand verursachen. In seltenen Fällen kann ein Gallenblasenstein die Bulbusvorderwand penetrieren (Abb. 8.**15**). Eine durch ein peptisches Ulkus bedingte stenotische Deformierung der Spitze kann den Bulbus erweitern, wodurch die Bulbusspitze auf ein stecknadelkopfgroßes Lumen kontrahiert erscheint. Sklerodermie kann ebenfalls eine Bulbuserweiterung verursachen.

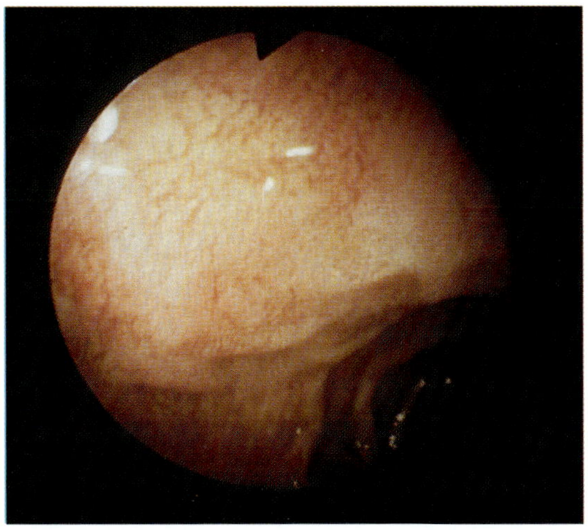

Abb. 8.**12** Bulbusmukosa, Normalbild mit Zottenrelief.

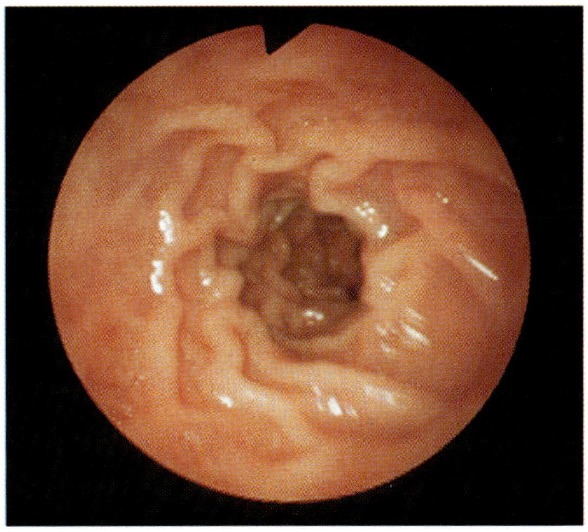

Abb. 8.**13** Normalbild der Pars descendens duodeni mit gut dargestellten Mukosafalten

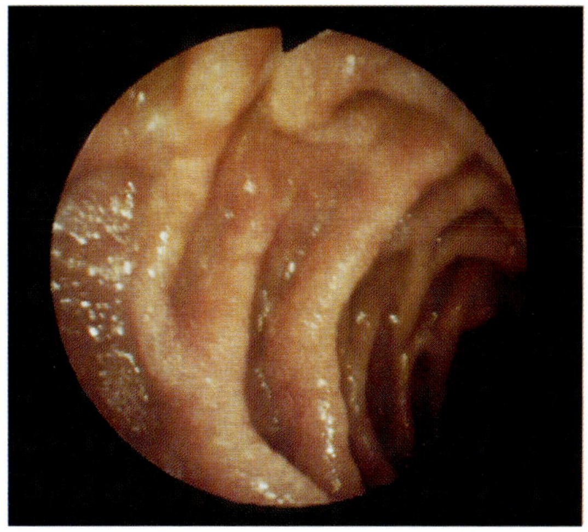

Abb. 8.**14** Lipideinlagerungen in der Bulbusmukosa rufen diese weißliche Verfärbung der Kerckring-Falten hervor (Detail).

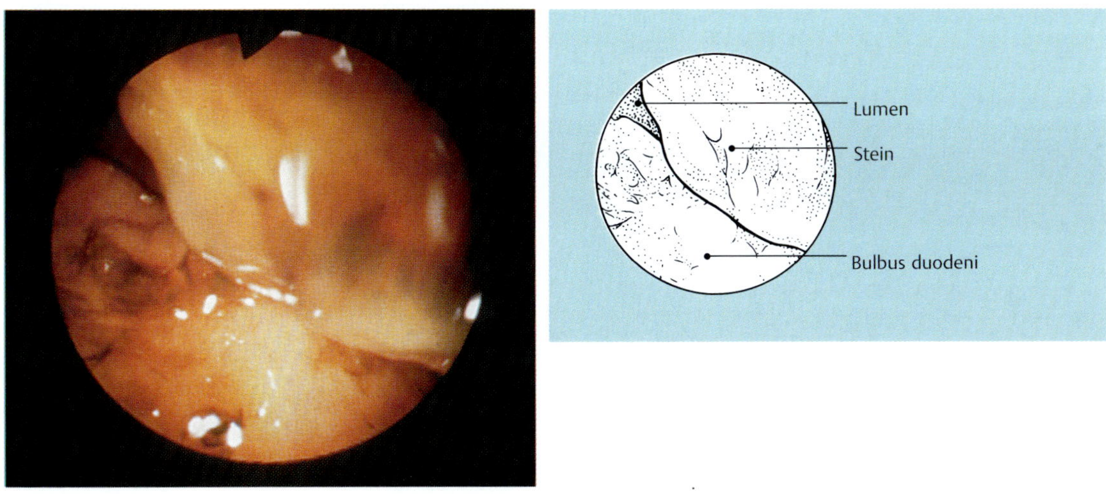

Abb. 8.**15** Gallenstein, der die Bulbusvorderwand erodiert und penetriert.

Ein dem Bulbus benachbarter, maligner Prozeß imprimiert in der Regel die Bulbusvorderwand. Hierdurch entsteht eine tumoröse Deformität, die das Lumen im Bereich der Bulbusspitze obstruiert, während der proximal davon lokalisierte Bulbus erweitert erscheint. Gelegentlich verursacht auch eine benachbarte, physiologische Struktur (Abb. 8.**16**) eine unspezifische Impression der Bulbushinterwand. Zur Unterscheidung einer Kompression dieser Art von der durch einen Tumor verursachten Kompression ist die Echoendoskopie besonders geeignet.

Abnormitäten der Pars descendens duodeni

Die Abnormitäten der Pars descendens umfassen Veränderungen der Papilla Vateri und ihrer Umgebung. Zu den papillären Veränderungen zählen das Papillenkarzinom, -adenom und die peripapillären Divertikel. Auch benachbarte Strukturen können die retroperitoneal fixierte Pars descendens komprimieren. So kann z. B. eine Pankreaszyste oder -pseudozyste oder ein Pankreaskopfkarzinom durch Kompression das Duodenallumen verformen. In solchen Fällen ist es schwierig, die anatomischen Verhältnisse zu erkennen, die Papille zu lokalisieren und zu kanülieren.

Eine Kompression von außen wird zumeist durch das Pankreaskopfkarzinom hervorgerufen (Abb. 8.**17**). Auch eine durch einen Pankreasabszeß bedingte Schwellung kann endoskopisch sichtbar werden, obwohl eine aus dem Abszeß ins Duodenallumen drainierende Spontanfistel selten ist (Abb. 8.**18**). Der in der Duodenalwand verlaufende terminale Abschnitt des Ductus choledochus kann sich ins Lumen hineinwölben, wenn er durch einen Stein oder ein Karzinom des Pankreas, der Papille oder des distalen Gallengangs verlegt wird. In einem solchen Fall ist die Öffnung der Papilla Vateri meist am distalen Ende der Vorwölbung erkennbar (Abb. 8.**19**).

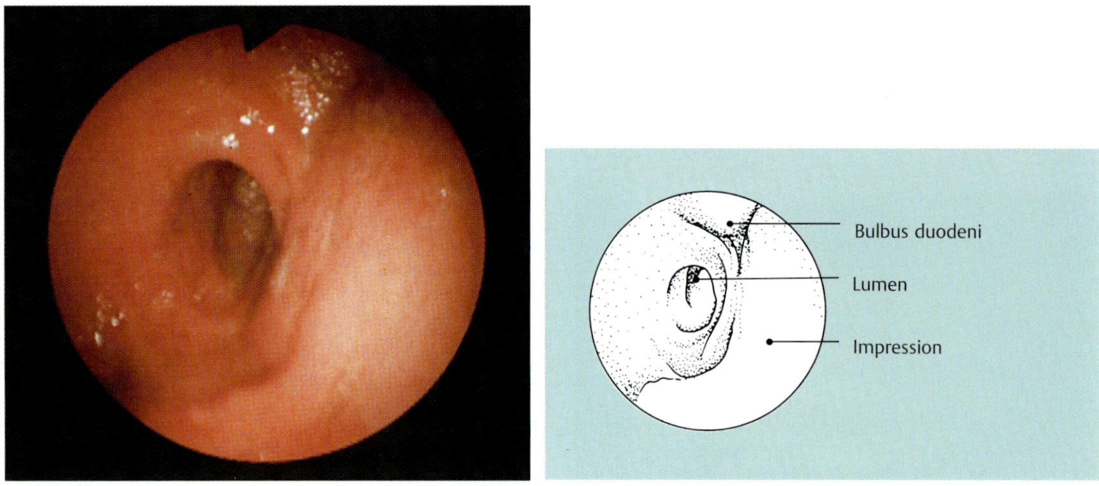

Abb. 8.**16** Unspezifische Kompression der Bulbushinterwand.

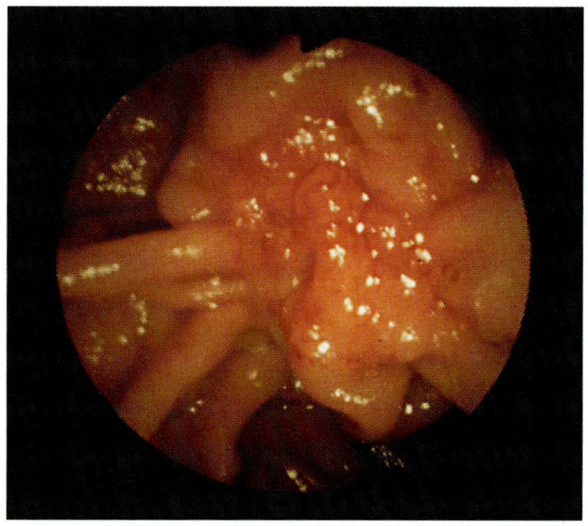

Abb. 8.**17** Duodenalwanddeformität, die durch ein infiltrierendes, suprapapilläres Pankreaskarzinom verursacht wird.

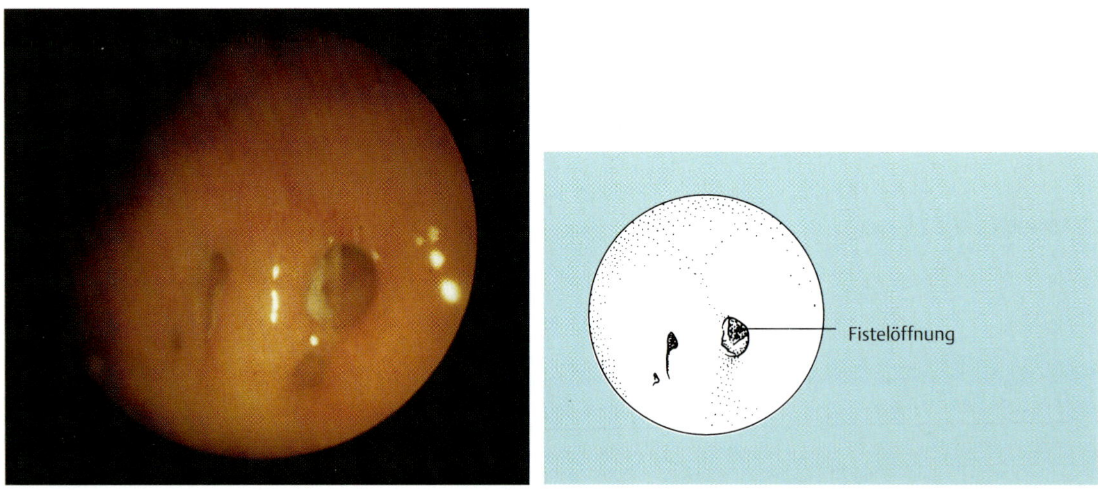

Abb. 8.**18** Fistelbildung in der Duodenalwand nach spontaner Einschmelzung eines Pankreasabszesses.

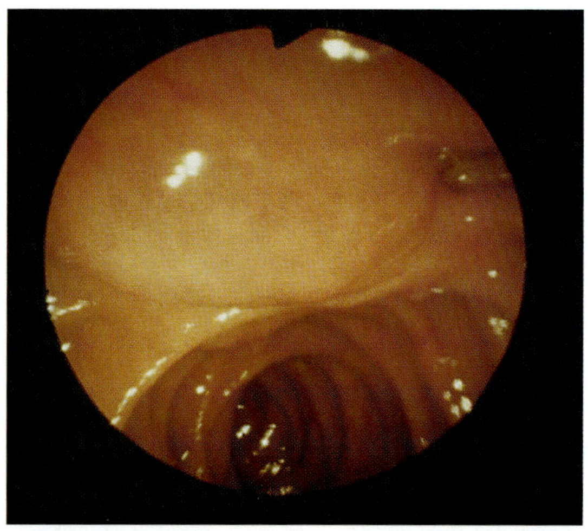

Abb. 8.**19** Dieser Impression der Duodenalwand liegt ein dilatierter Ductus choledochus zugrunde.

Die Penetration des Ductus choledochus durch die Duodenalwand verursacht eine schwache Wandstelle, an der ein Divertikel entstehen kann. Es ist daher verständlich, daß die meisten Divertikel juxtapapillär lokalisiert sind (Abb. 8.**20**). Ein ungewöhnlicher Divertikeltyp – das invertierte oder „Luftsackdivertikel" – hat seine Mündung neben dem Lumen des absteigenden Duodenums (Abb. 8.**21**). Diese Divertikel können entzündet sein, Speisereste oder Konkremente enthalten oder leer erscheinen (Abb. 8.**22** bis 8.**24**).

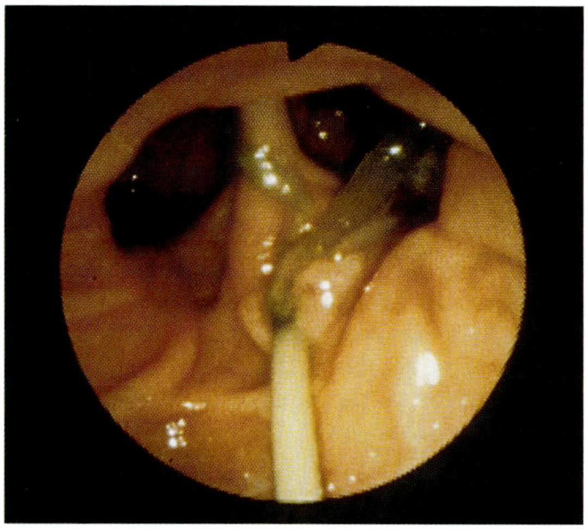

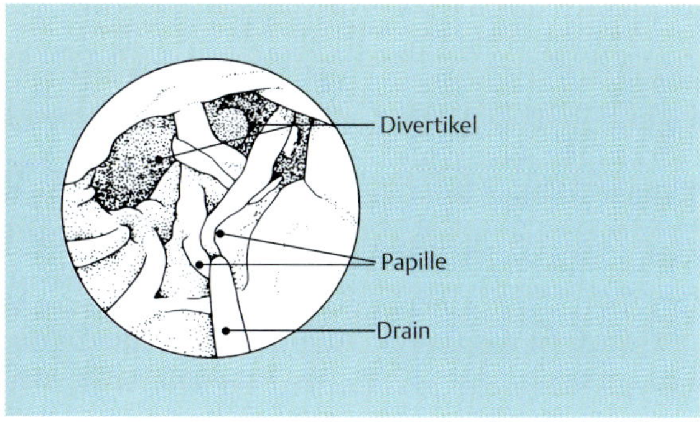

Abb. 8.**20** Zwei neben der Papilla Vateri liegende Duodenaldivertikel; endoskopisch eingeführter Drain in der Papillenmündung.

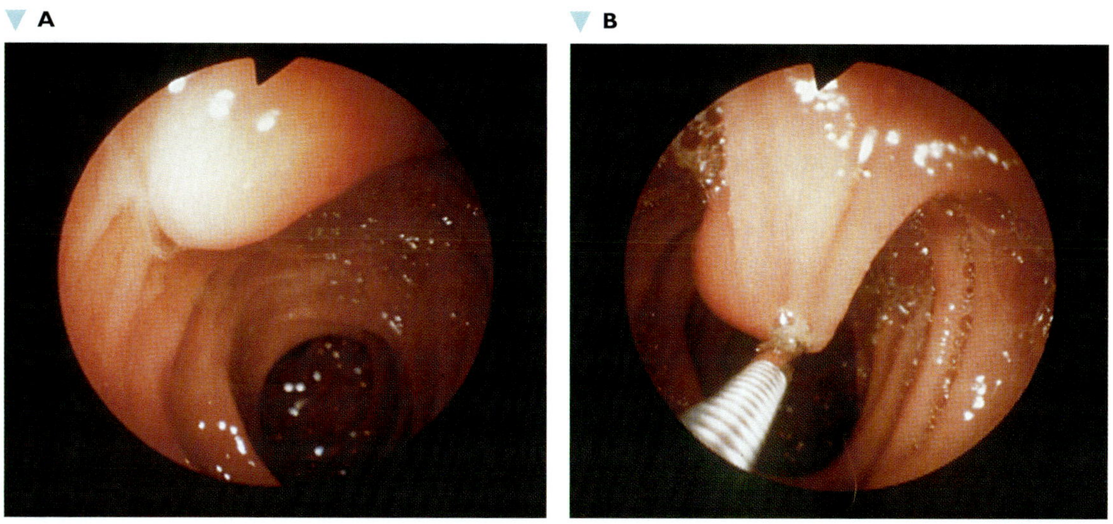

Abb. 8.**21** (**A**) „Luftsackdivertikel", der sich ins Lumen des absteigenden Duodenums vorwölbt. (**B**) Das Divertikel erweist sich als dehnbar; die Divertikelöffnung ist hier nicht sichtbar.

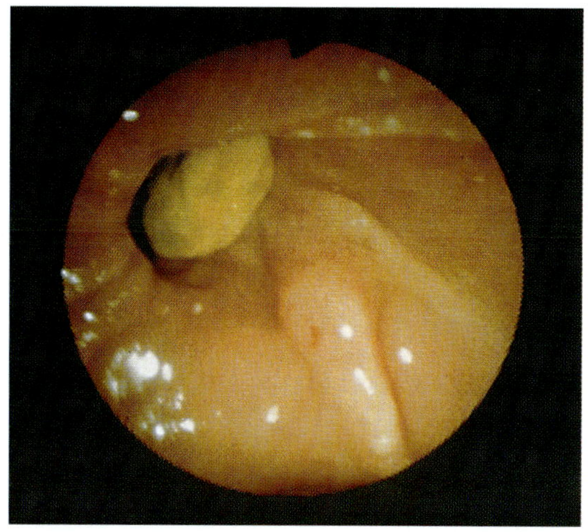

Abb. 8.**22** Peripapilläres Divertikel mit einem Konkrement in der Papillenöffnung.

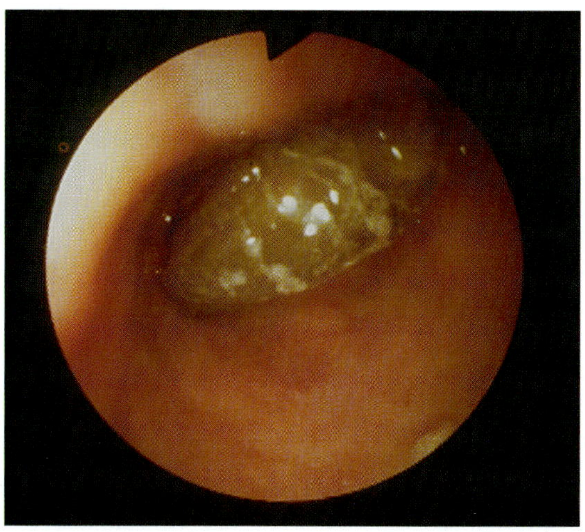

Abb. 8.**23** Duodenaldivertikel, gefüllt mit gallig tingiertem Konkrement.

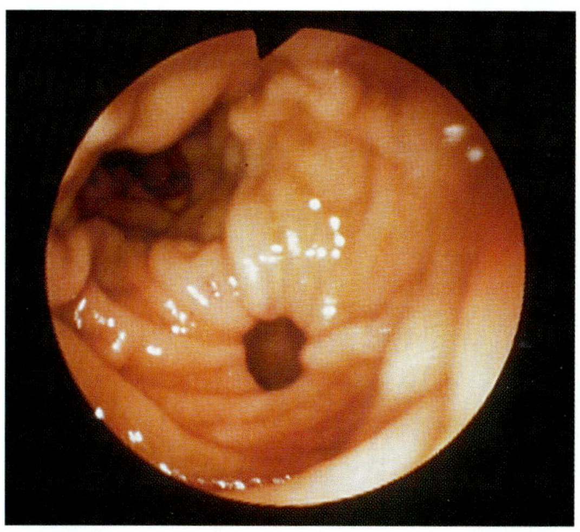

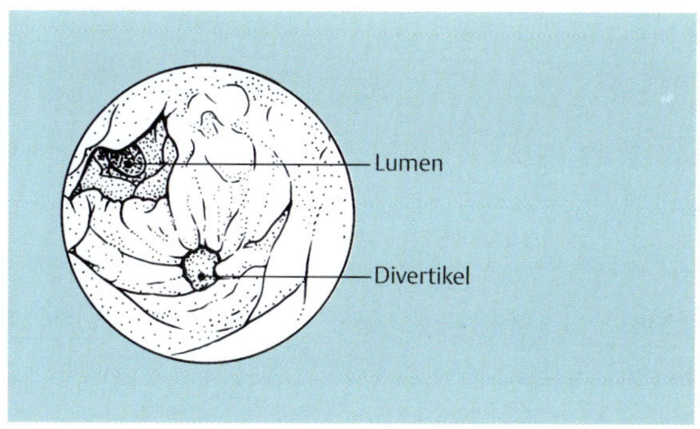

Abb. 8.**24** Divertikel in der Pars descendens duodeni bei einem Patienten mit multiplen Duodenal- und Jejunaldivertikeln.

Im Falle des selten vorkommenden Pancreas anulare umschließt ein kongenitales Band oder ein Ring aus Pankreasgewebe den distalen Abschnitt des absteigenden Duodenums und drückt es zusammen. Endoskopisch sieht man entweder eine Stenosierung oder eine komplette Obstruktion, die 3 cm von der Bulbusspitze entfernt einsetzt (Abb. 8.**25**). Eine Kompression der Lateralwand von außen dicht oberhalb der Stenose kann vorhanden sein. Die Konstriktion liegt meist proximal der Duodenalpapille. Die endoskopische retrograde Cholangiopankreatographie (ERCP) weist – wenn technisch durchführbar – den das Duodenum umschließenden Pankreasgang des Pancreas anulare nach. Sonstige endoskopisch abnorme Befunde werden meist nicht erhoben.

Eine kongenitale Duodenalmembran oder ein -septum stellt sich als 5–10 mm weite, ringförmige Einschnürung dar, die erst im adulten Alter symptomatisch werden kann (Abb. 8.**26**). Die häufig schlitzförmige Öffnung ist im mittleren Teil des absteigenden Duodenums lokalisiert.

Die Dilatation des absteigenden Duodenums kann als Folge einer mechanischen Obstruktion des dritten oder vierten Duodenalabschnitts durch einen Tumor, Morbus Crohn oder durch Mesenterialgefäße entstehen. Ist das Duodenum betroffen, kann sich das Duodenallumen bis auf 7 cm oder mehr erweitern, wodurch die Kerckring-Falten abflachen oder ganz verstreichen.

Postoperative Abnormitäten

Die Choledochoduodenal-Anastomose ist die häufigste Ursache einer Duodenaldeformität. Im Falle einer proximalen Choledochoduodenostomie ist die Anastomose an der Bulbushinterwand lokalisiert (Abb. 8.**27**). Endoskopisch lassen sich an der Hinterwand im Spitzenbereich konvergierende Falten nachweisen; oft fließt Galle aus diesem Areal. Im Fall einer distalen Choledochoduodenostomie ist eine chirurgisch angelegte Öffnung proximal und dorsal der normal erscheinenden Papille erkennbar (Abb. 8.**28**). Die dicht über der Papilla Vateri lokalisierte peripapilläre Fistel ist eine weitere postoperative Abnormität (Abb. 8.**29**). Sie entsteht meist infolge einer Verletzung des Ductus choledochus durch einen Stein oder während einer Operation der Gallenblase.

Eine Choledochoduodenostomie ist meist leicht zu katheterisieren. Oft sind Speisereste durch die Anastomose zu erkennen. Mittels eines Papillotomiedrahtes oder -messers ist eine Erweiterung der strikturierten Anastomose bis auf eine maximale Länge von 3–4 mm möglich. Wegen Blutungs- und Perforationsgefahr sollte dieses Verfahren mit größter Vorsicht angewendet werden. Alternativ kann die Öffnung durch einen Ballonkatheter erweitert werden.

Bei Patienten nach einer Billroth-II-Operation tritt das Endoskop in die afferente Schlinge ein und bewegt sich auf die Papille zu. Das Erkennen der Papille oder des chirurgisch verschlossenen invertierten Duodenalstumpfes ist entscheidend zur Klärung, ob die afferente Schlinge vollständig durchquert worden ist (Abb. 8.**30**).

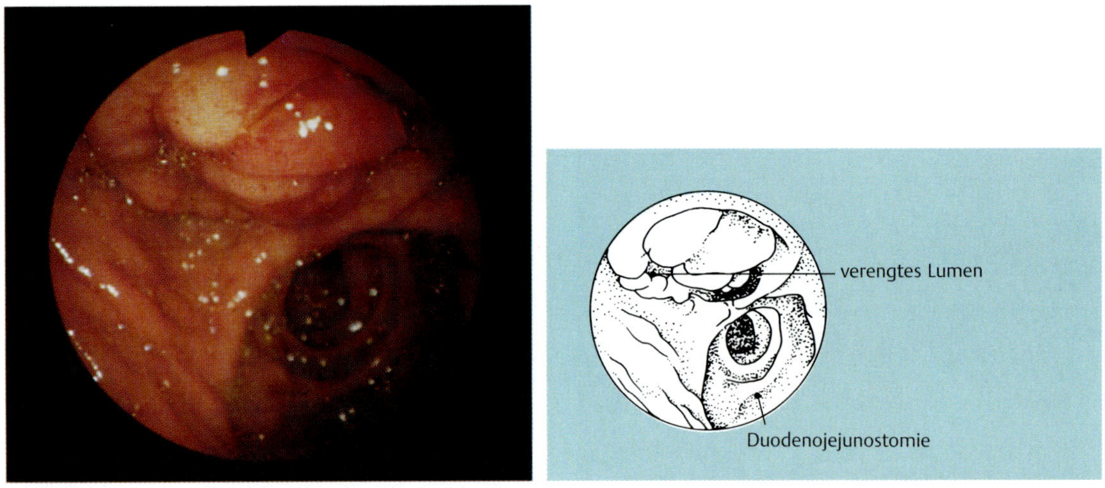

Abb. 8.**25** Pancreas anulare mit erheblicher Stenosierung des Duodenallumens. Zur Umgehung der Stenose wurde eine Duodenojejunostomie angelegt.

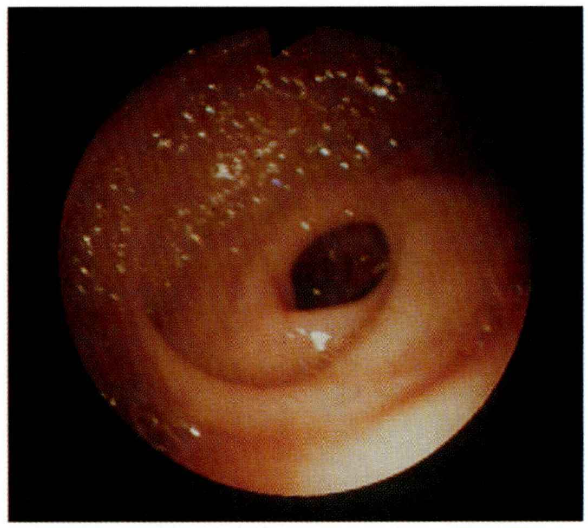

Abb. 8.**26** Kongenitale Duodenalmembran. Diese Abnormität manifestiert sich erst im Erwachsenenalter.

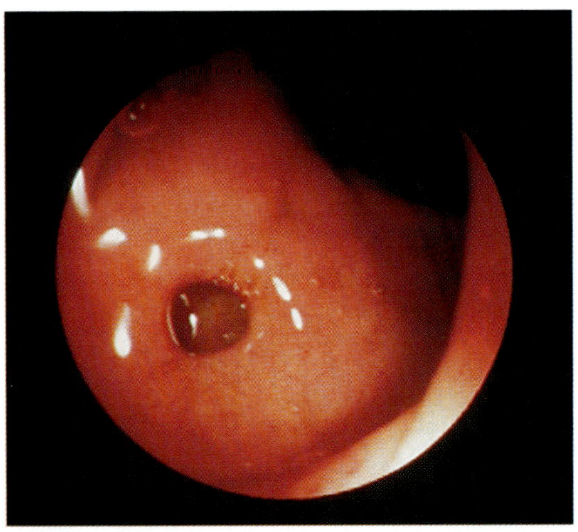

Abb. 8.**27** Choledochoduodenostomie der Bulbushinterwand, Normalbild.

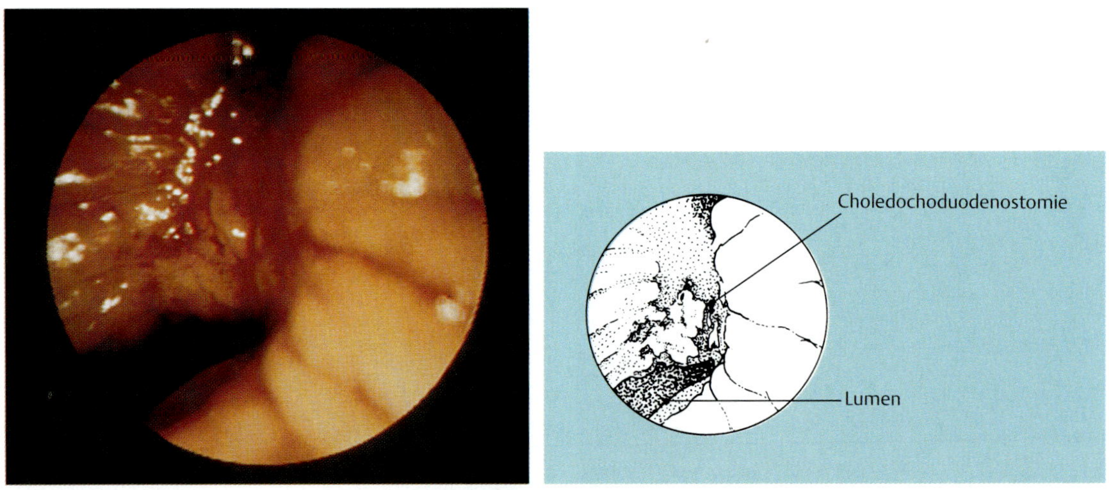

Abb. 8.**28** Postoperative Deformität nach kürzlich durchgeführter suprapapillärer Choledochoduodenostomie. Leichte Entzündungszeichen sichtbar.

Duodenitis

Die Duodenitis kann als Teil der peptischen Ulkuskrankheit aufgefaßt werden. Unklar ist jedoch, ob sie die Vorstufe oder die Heilungsphase des Ulkus darstellt. Die Korrelation zwischen dem Beschwerdebild und dem Nachweis oder Schweregrad der endoskopisch oder histologisch diagnostizierten Duodenitis variiert. Dies hat zur Unklarheit über die Bedeutung dieser Erkrankung beigetragen. Nach heutigem Kenntnisstand entspricht die Duodenitis einem Stadium der Entstehung eines Ulkus.

Erythematös-exsudative Duodenitis

Der häufigste Befund bei endoskopisch erythematös-exsudativer Duodenitis ist ein im Durchmesser 0,3–1,5 cm großes fleckförmiges oder diffuses Mukosaerythem. Das Erythem wird meist von Hypermotilität begleitet, wobei die Bulbusfalten hin und her prolabieren (Abb. 8.**31**).

Flach-erosive Duodenitis

Mit zunehmender Entzündungsintensität kommt es bei flach-erosiver Duodenitis zur Epithelzerstörung mit diskreten, fokalen Erosionen; gelegentlich auch zu Duodenalblutungen (Abb. 8.**32**). Diese Blutungen sind jedoch nicht so profus wie jene aus dem Duodenalulkus mit einer Arterie im Ulkusgrund. Die etwa 1–3 mm kleinen oder größeren Erosionen imponieren aufgrund der Fibrindepots als weißliche Areale und sind oft von einem stark geröteten Saum umgeben (Abb. 8.**33**). Bei ausgeprägter erosiver Duodenitis besteht häufig eine Hypersekretion des Magens. Endoskopisch findet man große Mengen

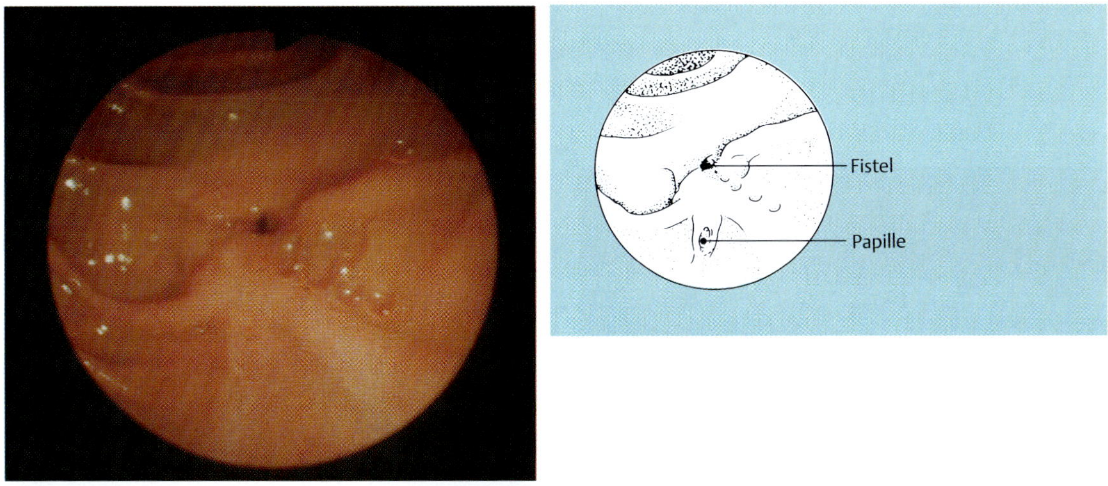

Abb. 8.**29** Iatrogene peripapilläre Fistel, unmittelbar proximal der Papilla Vateri.

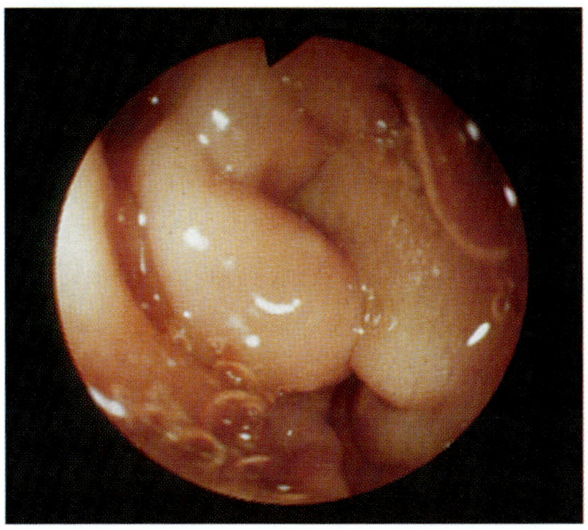

Abb. 8.**30** Geschlossener, invertierter Duodenalstumpf mit unauffälliger Mukosa bei einem Patienten mit Billroth-II-Anastomose.

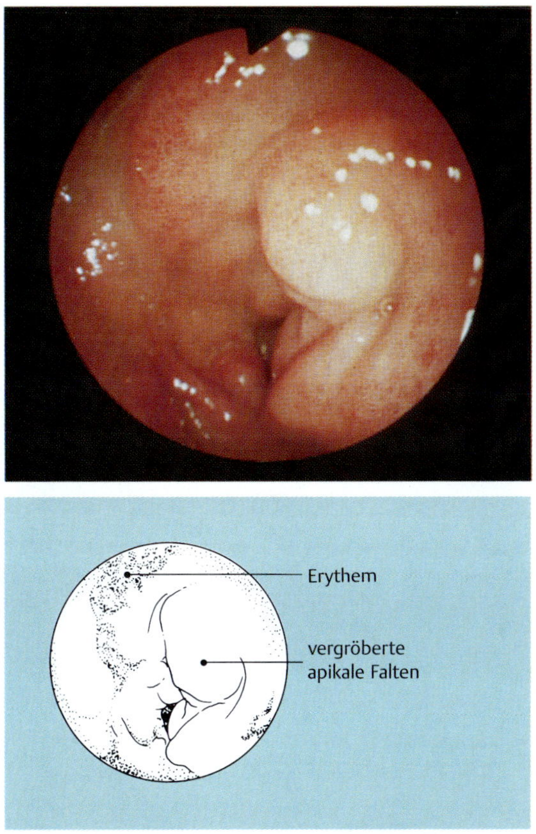

Abb. 8.**31** Erythematös-exsudative Bulboduodenitis, geringgradig. Die geschwollenen Apikalfalten prolabieren hin und her; fleckförmiges Erythem. Der Patient wurde zuvor wegen eines Duodenalulkus behandelt.

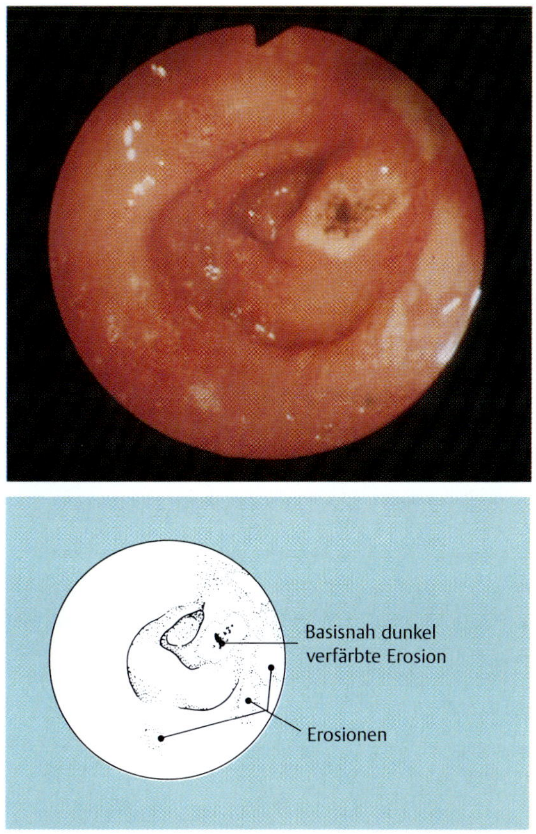

Abb. 8.**32** Flach-erosive Bulboduodenitis; multiple flache Erosionen, darunter eine mit kurz zuvor erfolgter Blutung.

Magensäure und im Korpus-Fundus-Bereich akzentuierte Areae gastricae (Abb. 8.**34**). Bei vorliegender Hypersekretion können sich die Erosionen bis ins absteigende Duodenum fortsetzen und zu Blutungen führen (Abb. 8.**35**). Diese Läsionen sind beim Zollinger-Ellison-Syndrom besonders ausgedehnt; sie erstrecken sich oft über den Bulbus duodeni hinaus.

Erhaben-erosive Duodenitis

Nur wenige Patienten mit einer Duodenitis weisen noduläre Veränderungen oder Wucherungen der Mukosa auf. Diese im Durchmesser 2–10 mm großen Knötchen häufen sich meist im Bulbus. Setzen sie sich ins absteigende Duodenum fort, werden sie oft von verdickten Kerckring-Falten begleitet. Diese Knötchen können ein apikales Erythem – mit oder ohne Spitzenerosionen – aufweisen; die Mukosafarbe bleibt jedoch gelegentlich unauffällig. Generell ist histologisch eine akute und chronische Entzündung unterschiedlicher Intensität vorhanden. Dieses Bild einer Duodenitis ist besonders häufig bei fortgeschrittener Nierenerkrankung oder bei Dialysepatienten (Abb. 8.**36**).

NSAID-assozierte Duodenitis

Die erythematös-exsudativen und flach-erosiven (aphthöse) Formen einer Duodenitis können auch durch die Einnahme von nichtsteroidalen Antiphlogistika (Nonsteroidal Anti-inflammatory Drugs, NSAID) hervorgerufen werden (Abb. 8.**37** und 8.**38**).

Peptisches Duodenalulkus

Inzidenz und Ätiologie

Die peptische bulboduodenale Ulzeration ist ein Prozeß, bei dem die Gewebsnekrosen auf die Submukosa oder die Muscularis propria übergreifen. Diese Erkrankung ist in den USA häufig; etwa 10% der Bevölkerung erkranken irgendwann im Leben einmal daran, vorwiegend Männer. Aus bisher ungeklärten Gründen ist jedoch die Inzidenz in den letzten drei Dekaden gesunken.

Bei der Entstehung des Duodenalulkus ist die Helicobacter-pylori-Infektion von allen möglichen pathogenetischen Faktoren der wichtigste, weil die The-

A B

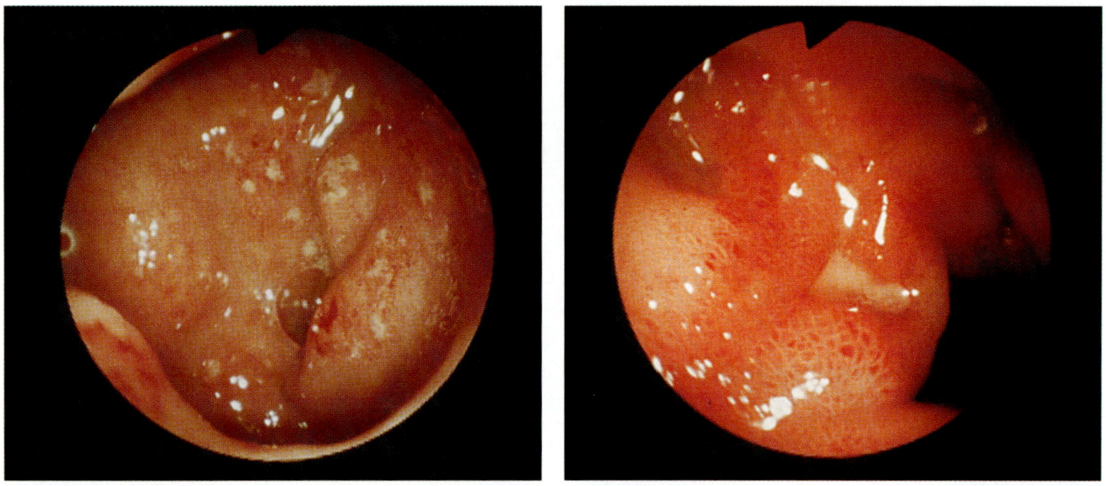

Abb. 8.**33** (**A**) Flach-erosive Bulboduodenitis; erythematöser Randsaum um die Läsionen. (**B**) Ein kleines Ulkus mit schwerer Bulbitis und Erythem.

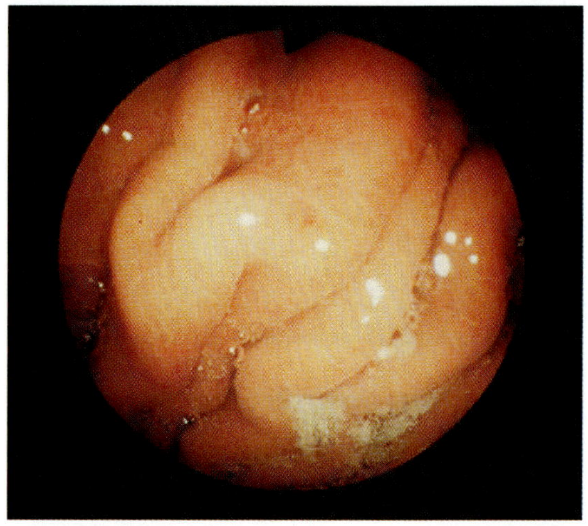

Abb. 8.**34** Gastrale Hypersekretion bei flach-erosiver Bulboduodenitis; prominente Areae gastricae und reichlich saurer Mageninhalt.

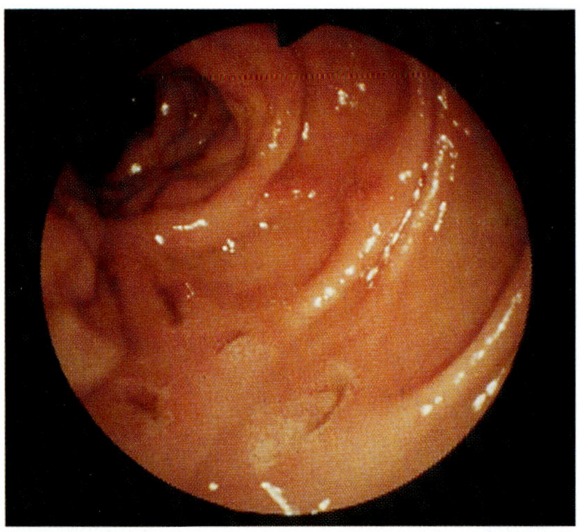

Abb. 8.**35** Erosionen der Pars descendens mit geringgradiger Blutung.

A B

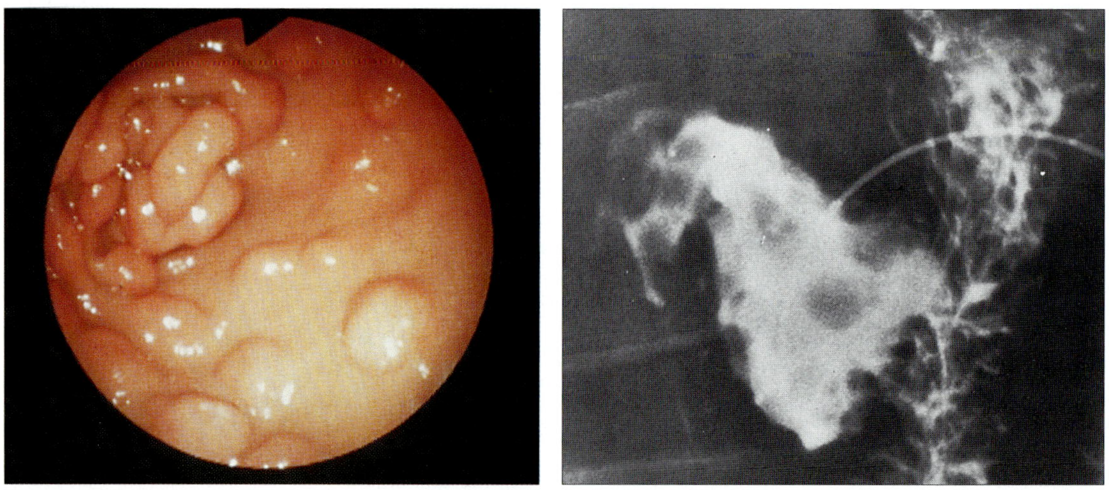

Abb. 8.**36** (**A**) Typisches Bild einer erhaben-erosiven Duodenitis mit nodulärer Bulbusdeformierung bei einem Dialyse-Patienten, unauffällige Mukosa. (**B**) Entsprechende Knötchenbildung des Bulbus im Röntgenbild.

rapie der Infektion auch die Ulkusblutung behandelt. Die Infektion und schwere Entzündung im Magen ist weitgehend auf das Antrum beschränkt; die Korpusmukosa und die Parietal- und Hauptzellen bleiben intakt. Einige Untersuchungen unterstützen die These von einer gesteigerten bakteriellen Virulenz bei Patienten mit einem Duodenalulkus (bessere Adsorption, gesteigerte Aktivität der Phospholipase, die die Phospholipid-Barriere zerstört, ausgedehntere Vakuolisierung, etc.)

Infolge der antralen Entzündung ist die Gastrinhomöostase schwer gestört. Besonders nach den Mahlzeiten kommt es zu einer massiven Gastrin-Ausschüttung als Konsequenz der versagenden Gegenregulierung durch die Somatostatin produzierenden D-Zellen. Die sich daraus ergebende Hypergastrinämie veranlaßt die Foveolarzellen zu einer hohen Säureproduktion und, auf Dauer, zu einer Vermehrung der Parietalzellen wegen des trophischen Effekts auf die letztgenannten. Als Folge der erhöhten Säureproduktion und schnelleren Magenentleerung kommt es zu erhöhtem Säurefluß im Bulbus. Diese Übersäuerung im Bulbus ist verantwortlich für eine ausgedehntere Metaplasie vom Magenmukosa-Typ, die die optimale Nische für die Ausbreitung des H. pylori vom Magen aus bildet. Die mit H. pylori infizierten metaplastischen Mukosaareale entzünden sich; es folgt Epitheldegeneration und -abschilferung. Die darauffolgenden Erosionen verschmelzen; schließlich bildet sich ein Ulkuskrater.

Medikamente wie Azetylsalizylsäure und andere NSAID oder Kaliumchlorid (KCl) wirken auch ohne gleichzeitig vorliegende Infektion mit H. pylori ulzerogen (Abb. 8.**39** und 8.**40**). Nach Absetzen des entsprechenden Medikaments heilen die Ulzera rasch.

Symptome

Die Symptome des Duodenalulkus variieren. Das klassische Symptom ist ein brennender, epigastrischer Schmerz etwa 2–3 Stunden nach Nahrungsaufnahme. Dieser Schmerz kann so heftig sein, daß er den Patienten aus dem Schlaf weckt, ist aber morgens selten und verschwindet meist nach Nahrungszufuhr und der Einnahme von Antazida. Gelegentlich sind diese Ulzera schmerzlos und werden infolgedessen erst bei Komplikationen, z. B. Blutungen, primär diagnostiziert. Plötzliches Auftreten von Ulkuskomplikationen kommt vorwiegend bei Patienten vor, die NSAID einnehmen. Weniger als 50% dieser Patienten, aber 75% der Patienten, die nicht mit NSAID behandelt werden, zeigen eine Ulkussymptomatik vor der Komplikation.

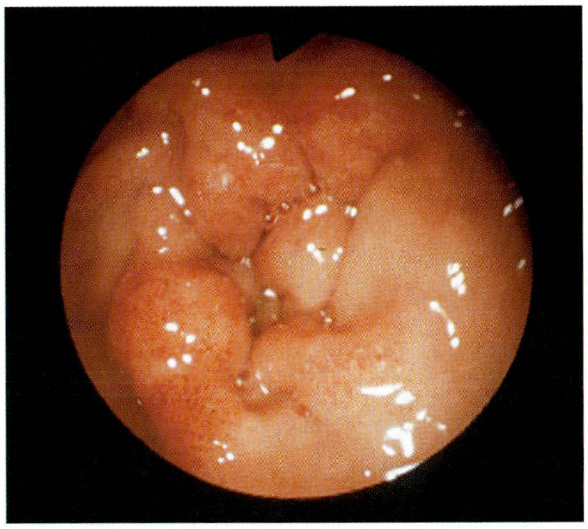

Abb. 8.**37** Erythematös-exsudative Duodenitis, aspirininduziert, mit erythematöser Mukosa und ödematösen Falten.

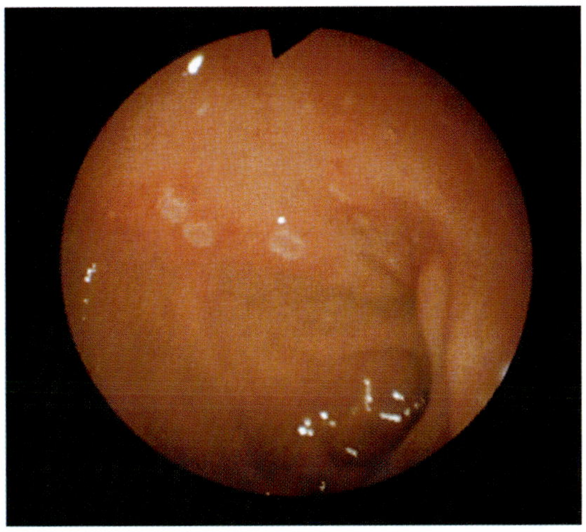

Abb. 8.**38** Flach-erosive Bulboduodenitis, NSAID-induziert, mit aphthösen Veränderungen im Bulbus.

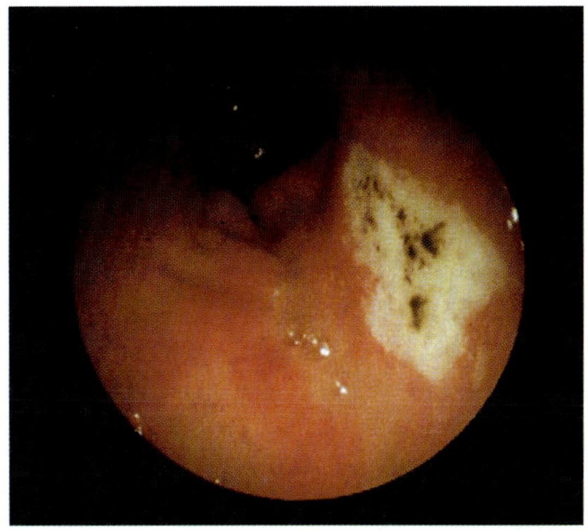

Abb. 8.**39** Zusammen auftretende Duodenal- und Magenulzera, medikamenteninduziert. Das Duodenalulkus zeigt Zeichen einer kurz zuvor erfolgten Blutung.

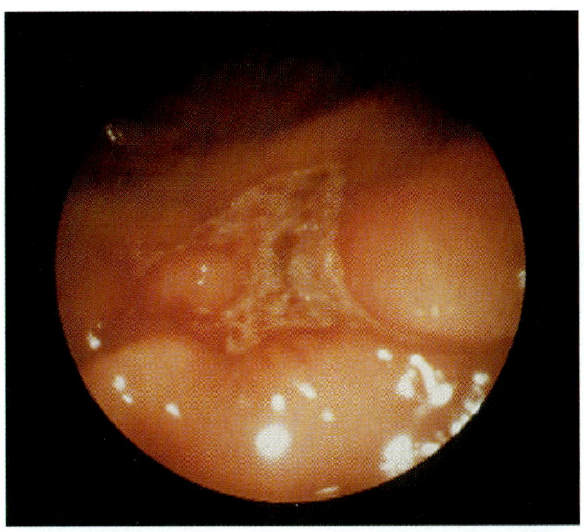

Abb. 8.**40** Bulbusulkus, KCl-induziert: Unregelmäßige Ulkuskonturen, Entzündungszeichen der umgebenden Mukosa fehlen.

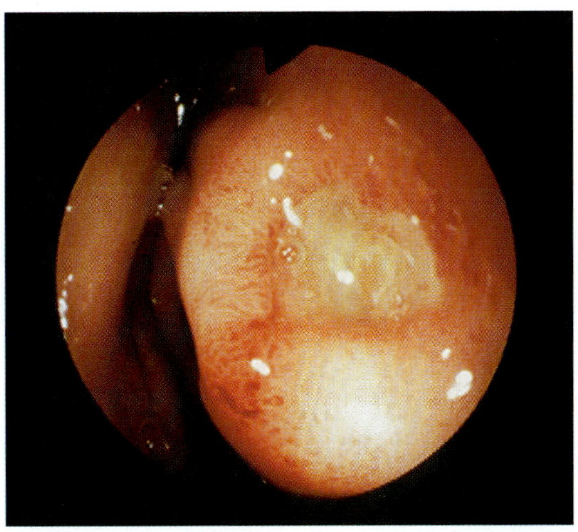

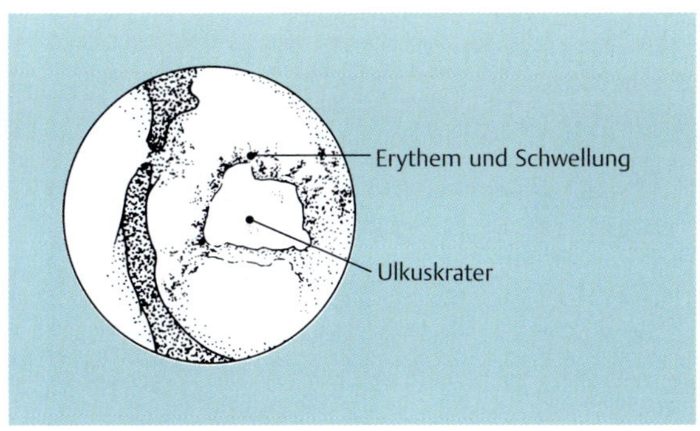

Abb. 8.**41** Duodenalulkus, Hinterwand, mit auffälligem Erythem und Schwellung.

Nachuntersuchungen aller mit Antazida therapierten Patienten, ob symptomfrei oder nicht, ein Jahr nach Abheilen des Duodenalulkus belegen eine Rezidivrate von über 80%.

Lokalisation

Etwa 50% aller Duodenalulzera sind in der Bulbusvorderwand, seltener an der -hinterwand lokalisiert (Abb. 8.**41**). Etwa 20% kommen in der oberen und unteren Bulbuswand vor. Ulzera in der Bulbusspitze sind relativ selten und mit prominenten Falten und Narbendeformität assoziiert.

In 15% der Patienten mit einem Duodenalulkus wird ein Zweitulkus, oft wenig entfernt von dem Primärulkus beobachtet. Die häufigsten Lokalisationen multipler Ulzera sind der pyloroduodenale Übergang, die vordere und hintere Bulbuswandmitte und die Bulbusspitze. Multiple Ulzera an gegenüberliegenden Wänden, aber in gleicher Lokalisation, sind als „Abklatsch-Ulzera" („kissing ulcers") bekannt (Abb. 8.**42**).

Ulkusgröße und -form

Die Ulkusgröße kann unter direkter Sicht ziemlich genau gemessen werden. Generell wird die Größe eher unterschätzt. Eine noch präzisere Messung kann entweder mittels des definierten Abstands der beiden Branchen einer offenen Biopsiezange oder durch eine Meßsonde vorgenommen werden (Abb. 8.**43**).

Die meisten Duodenalulzera messen 10 mm, etwa die Hälfte 5–9 mm, und ein Viertel 10–20 mm im Durchmesser (Abb. 8.**44**). Riesenulzera können eine Größe von 20–25 mm überschreiten. Die meisten Duodenalulzera sind 1–2 mm, andere mehr als 3 mm tief. Eine oberflächliche Ulzeration kann von einer Erosion schwierig zu unterscheiden sein.

Die Kraterform ist das auffälligste Merkmal eines Duodenalulkus und ist in etwa mit dem Therapieerfolg korreliert. Das runde oder ovale Ulkus ist der häufigste Typ und reagiert am besten auf die medikamentöse Therapie (Abb. 8.**45**). Der Ulkuskrater erscheint gelbgrau, der Rand in der Regel hyperämisch und erythematös. Gelegentlich verschmilzt der Krater mit einer Erosion. Histologisch liegt im Ulkusgrund eine fibrinoide Nekrose, im erythematösen Rand eine akute Duodenitis, vor.

Unregelmäßig begrenzte Ulzera machen 10% aller Duodenalulzera aus; sie sind in der Regel mit einer Narbendeformität assoziiert (Abb. 8.**46**), die Indikator für einen schlechten Heilungsverlauf trotz Therapie sein kann.

10–20% der Ulzera sind linear- oder strichförmig. Sie gehen häufig mit Narbendeformierungen einher und werden entlang der Kämme einer oder mehrerer deformierter Falten gefunden (Abb. 8.**47**). Der Therapieerfolg ist hier am wenigsten vorhersagbar.

Multiple, fleckförmige Ulzera sind eher selten. Ihre Hauptmerkmale sind diskrete, multiple, winzige Ulzerationen auf intensiv rotem Hintergrund (Abb. 8.**48**). Diese Ulzera sind in der Regel kleiner als 1 cm, heilen am langsamsten und haben eine starke Rezidivneigung.

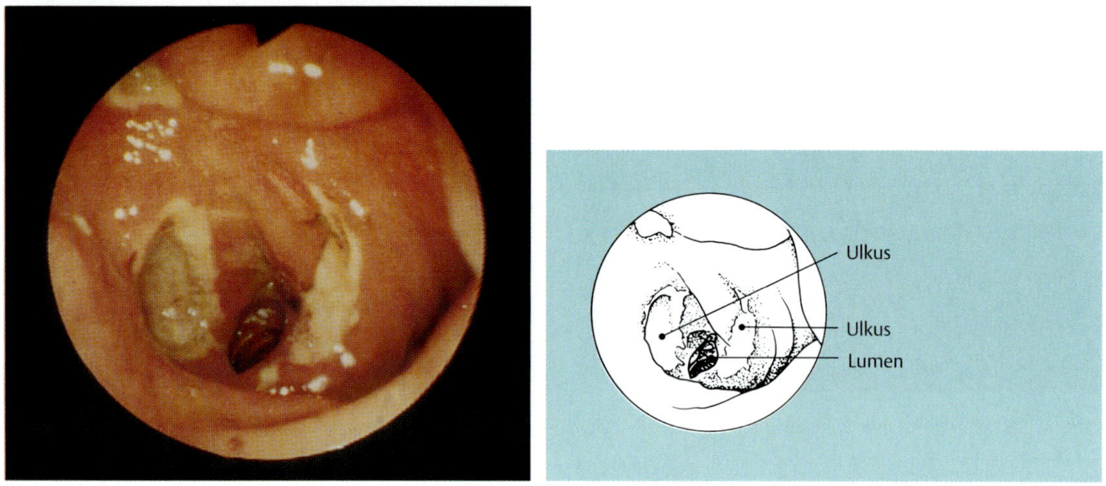

Abb. 8.**42** Abklatsch-, „Kissing"-Ulzera an gegenüberliegenden Bulbuswänden.

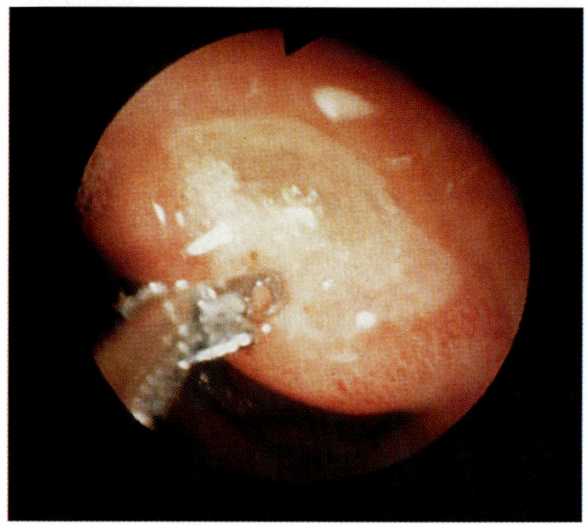

Abb. 8.**43** Messung der Ulkusgröße mittels einer geöffneten Biopsiezange. Dieses Ulkus rezidivierte nach 6monatiger Erhaltungstherapie mit Ranitidin innerhalb von 10 Tagen.

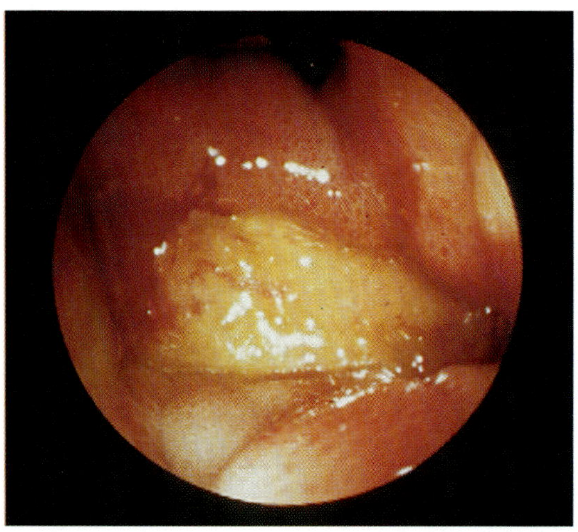

Abb. 8.**44** Großes Ulkus der Duodenalhinterwand mit ausgeprägtem Erythem und Brüchigkeit der Randzone.

A

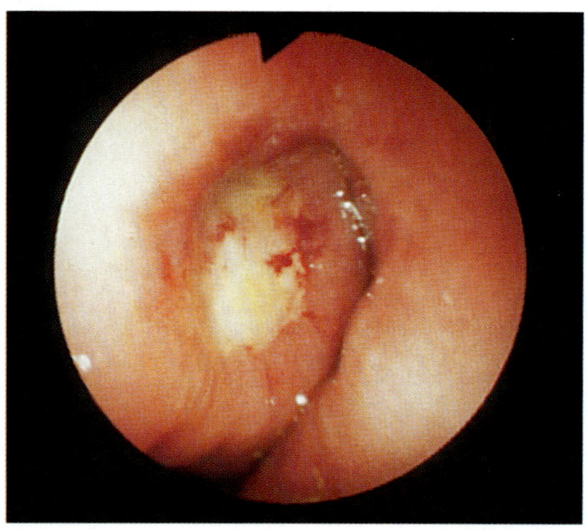

B

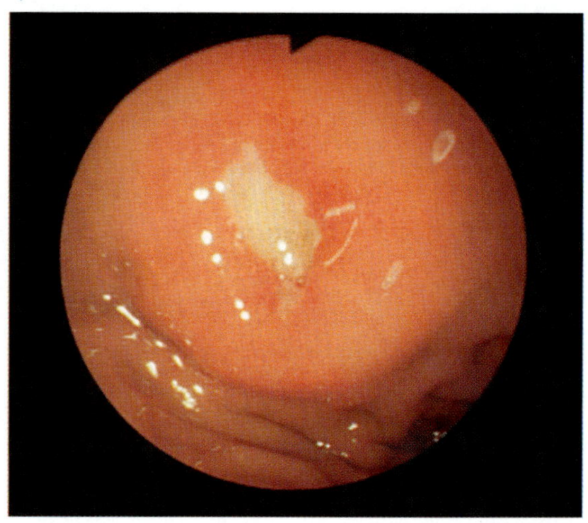

Abb. 8.**45** (**A** und **B**) Typisch runde Duodenalulzera.

Das seltene Ulkus vom gemischten Typ zeigt eine Kombination von zwei oder mehreren der obengenannten Formen, meistens des runden und des linearen Typs. Sie gehen häufig mit Narbendeformierungen einher.

Ulkusheilung und -narbendeformität

Ein Duodenalulkus heilt durch Reepithelialisierung von der Peripherie her. Während der Heilungsphase wird der Ulkusgrund schrittweise – durchschnittlich 1–4 mm pro Woche – kleiner und flacher. Endoskopisch ist dieser Prozeß durch einen deutlich erythematösen Randsaum gekennzeichnet (Abb. 8.**49**). Nach der Ausheilung können prominente Falten in einem hyperkontraktilen Bulbus persistieren (Abb. 8.**50**).

Eine verzögerte Heilung kann bei Narbendeformierung beobachtet werden und spricht für eine rezidivierende Ulkuskrankheit. Da Duodenalulzera zu Rezidiven neigen, liegen frühere Ulzerationen und Narben oft gleichzeitig mit frischem Ulkusgrund vor (Abb. 8.**51**). Daher sollte der Endoskopiker bei Vorliegen einer Ulkusnarbe auch nach einem aktiven Ulkuskrater suchen. Eine Narbe entsteht wahrscheinlich durch die auf ein und derselben Stelle stattfindende Gewebsschädigung, die um den Ulkusgrund zu muköser und submuköser Fibrose und Muskelhypertrophie führt; diese bewirken ihrerseits, daß Mukosa und Submukosa als Ort wiederholter Ulzeration miteinbezogen werden. Die Folge ist die Bildung prominenter Falten, die sich radiär vom Ulkusgrund zur Peripherie erstrecken.

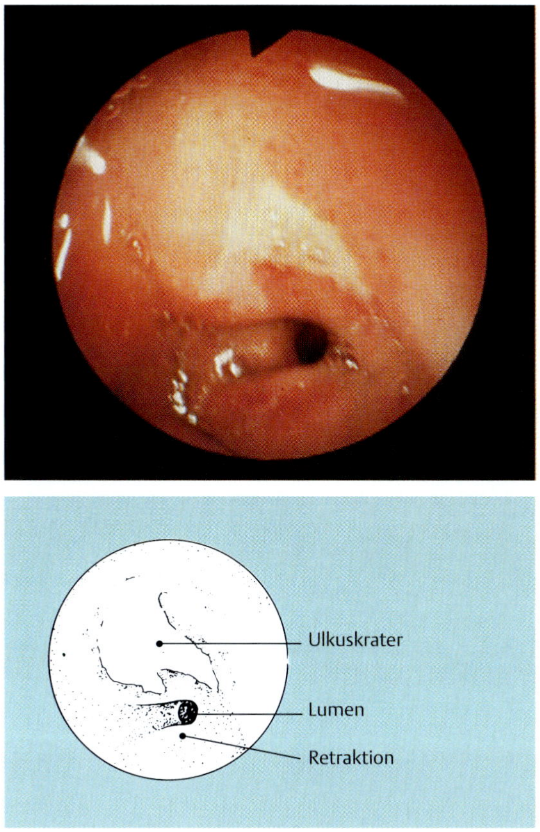

Abb. 8.**46** Unregelmäßiges Ulkus im vernarbten Bulbus.

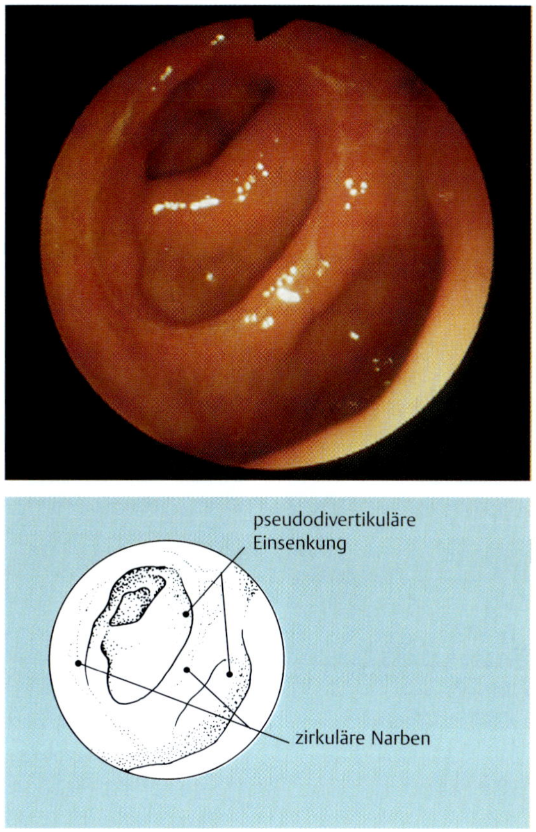

Abb. 8.**47** Lineares Ulkus in der Heilungsphase auf einem Faltenkamm mit charakteristischen, pseudodivertikulären Läsionen.

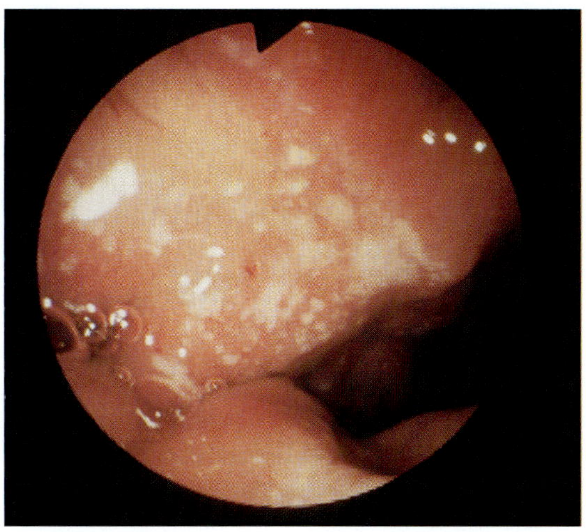

Abb. 8.**48** Multifokale, fleckförmige Ulzeration des Duodenums; Mukosaerythem im Hintergrund.

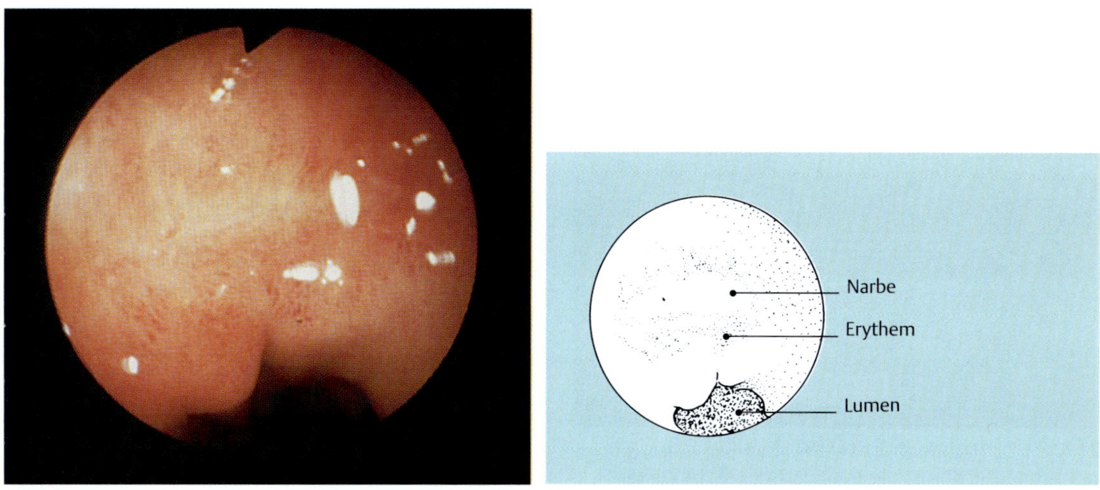

Abb. 8.**49** Vollständig ausgeheiltes Duodenalulkus. Erythem im Randgebiet der Vernarbung.

Zwischen diesen radiären Falten können Pseudodivertikel vorliegen. Hierbei handelt es sich um eine oder mehrere Ausbuchtungen der Bulbuswand im Bereich einer Narbendeformität. Pseudodivertikel entstehen möglicherweise infolge des Pulsationseffekts im Bereich von kaum oder gar nicht betroffenen Anteilen der Duodenalwand (Abb. 8.**52**) oder stellen einfach eine Folge der Dehnung der unbeteiligten Bulbuswand durch die Einlagerung von Material zwischen den fest vernarbten Stellen dar. Die Fornices und der mittlere Bulbusabschnitt sind die bevorzugten Lokalisationen der Pseudodivertikel (Abb. 8.**53**).

Eine Deformität der Bulbusmitte oder -spitze oder eine kombinierte Deformität kann eine Schrumpfung und Verkürzung des Bulbus auf weniger als 3 cm zur Folge haben (Abb. 8.**54**); in fortgeschrittenen Fällen kann der Bulbus vollständig verschwinden. Nach Abheilung des Ulkus kann im Bereich der Bulbusspitze eine Falte erhalten bleiben, die die gesamte Zirkumferenz bedeckt (Abb. 8. **55**).

Während einer prolongierten H_2-Blocker-Therapie zu beobachtende „durchbrechende" Ulzera des Bulbus haben ein eigenartiges Erscheinungsbild. Sie sind meistens klein und oberflächlich; ein intensives Erythem oder eine Schwellung der umgebenden Mukosa fehlt (Abb. 8.**56** und 8.**57**). Gelegentlich sind sie kaum von einer großen Erosion zu unterscheiden. Ein auffällig vernarbtes und deformiertes Duodenum ist besonders prädisponiert für die Entwicklung von solchen Ulzera (Abb. 8.**58**).

Gleichzeitig vorliegende Magen- und Duodenalulzera

Peptische Bulbusulzera können gleichzeitig mit Magenulzera vorkommen. Solche Magenulzera sind charakteristischerweise im präpylorischen Antrum, bis zu 2 cm vom Pyloruskanal entfernt, lokalisiert (s. Abb. 8.**4**). Eine weitere häufige Lokalisation von Zweitulzera des Magens ist der Angulus an der kleinen Kurvatur. Der Nachweis eines präpylorischen Ulkus sollte daher stets Anlaß zu einer detaillierten Spiegelung des Bulbus sein. Solche Ulzera sind für ihre schwierige Heilung und hohe Rezidivrate berüchtigt.

Bei Patienten mit gewöhnlichen Duodenalulzera erscheint die Magenschleimhaut in der Regel unauffällig. Eine sorgfältige Inspektion zeigt jedoch gelegentlich eine üppige Magenmukosa mit etwas verdickten Falten und prominenten Areae gastricae (Abb. 8.**59**), insbesondere im Korpus-Fundus-Bereich.

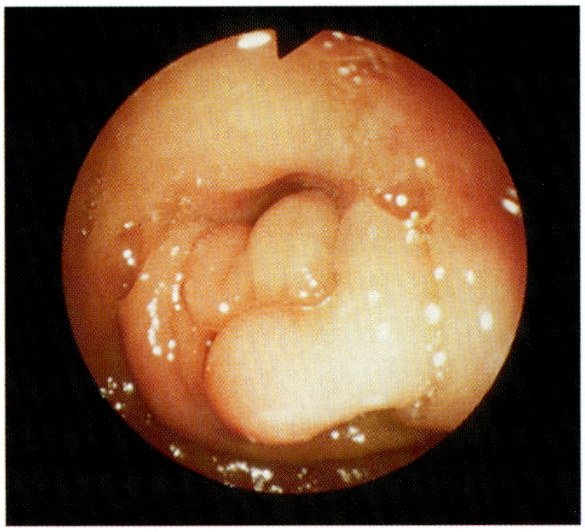

Abb. 8.**50** Abgeheiltes Duodenalulkus; prominente Falten in einem hyperkontraktilen Bulbus.

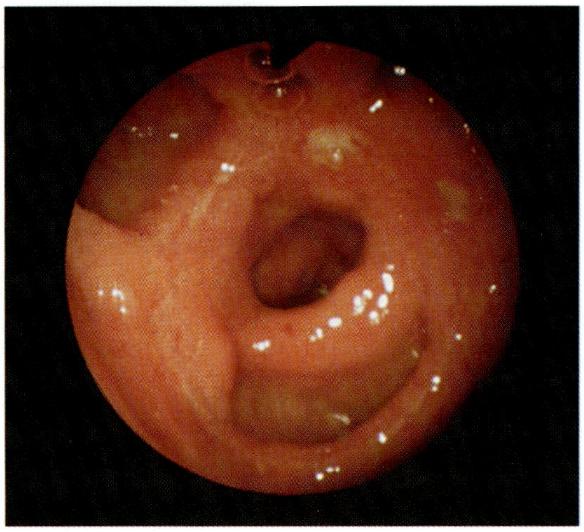

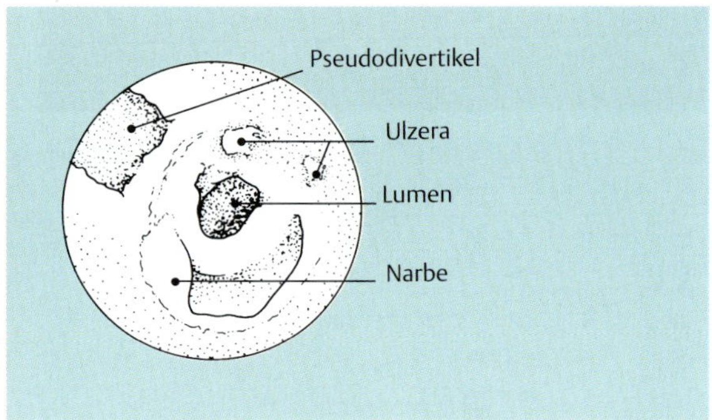

Abb. 8.**51** Rezidivulkus; zu erkennen sind das aktive Ulkus sowie durch frühere Ulzera hervorgerufene Vernarbung und Deformierung.

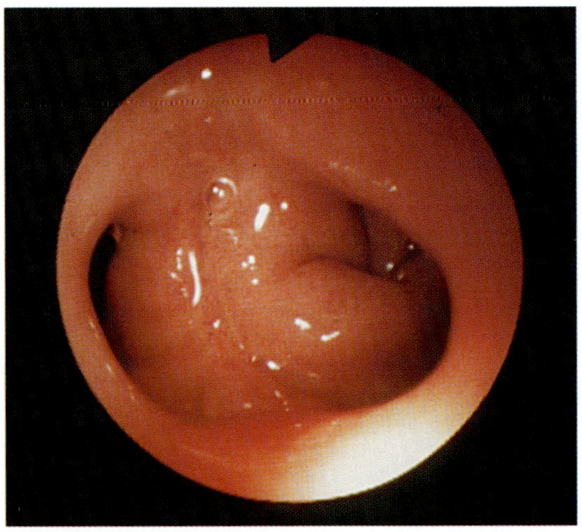

Abb. 8.**52** Pseudodivertikel mit dem Bild eines „doppelläufigen" Pylorus, die durch ausgeprägte Vernarbung und Retraktion des Duodenums entstanden.

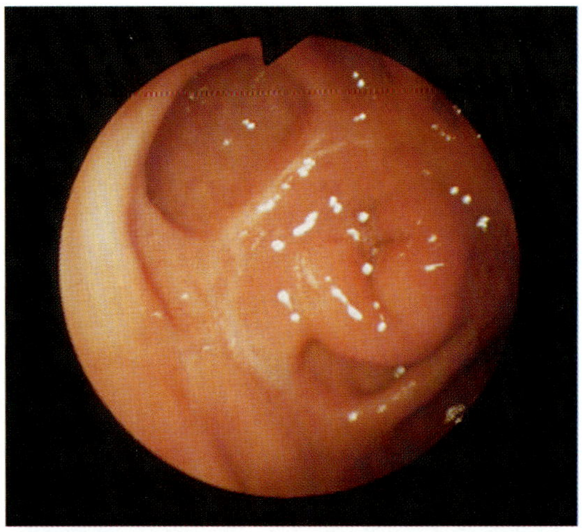

Abb. 8.**53** Narbendeformierung mit Pseudodivertikeln; Bulbus duodeni.

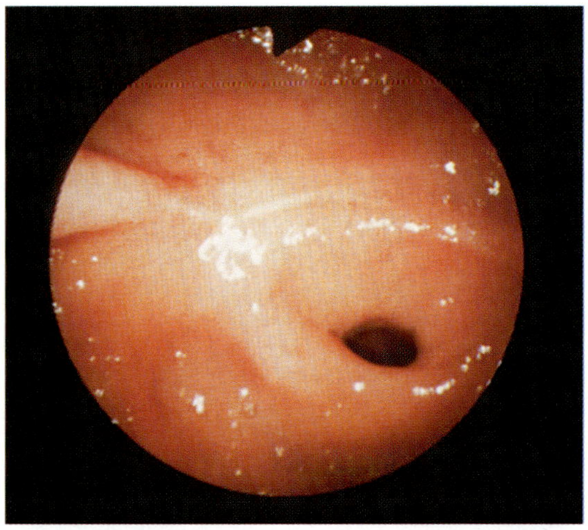

Abb. 8.**54** Bulbusverkürzung durch erhebliche Narbenbildung und Retraktion.

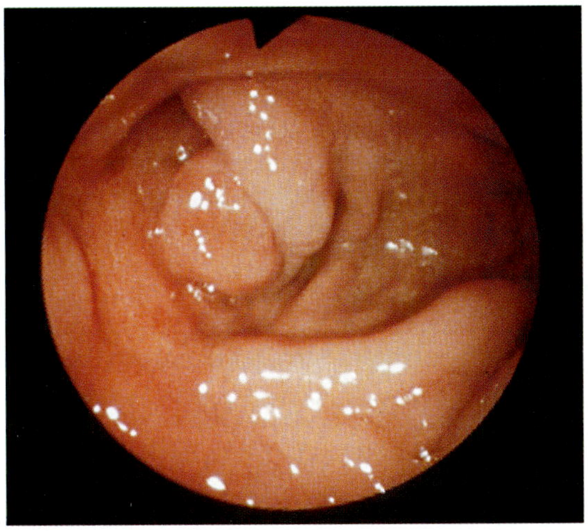

Abb. 8.**55** Abgeheiltes Duodenalulkus mit einer durch Narbenbildung und Retraktion bedingten, zurückbleibenden zirkulären Apikalfalte.

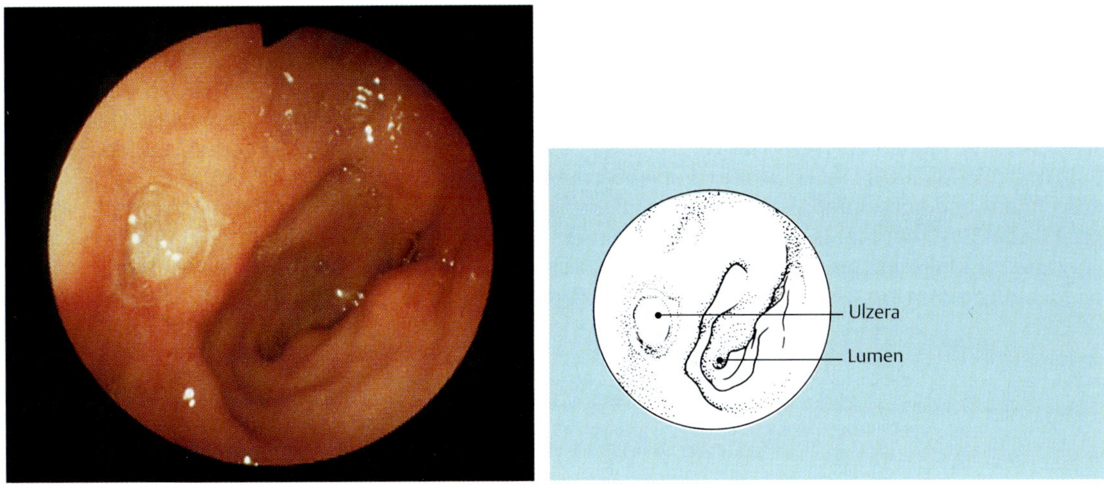

Abb. 8.**56** „Durchbrechendes" Ulkus im Duodenum: Das während einer H_2-Rezeptorenblocker-Therapie festgestellte Ulkus ist klein und oberflächlich und zeigt keine wesentlichen Entzündungszeichen in der umgebenden Mukosa.

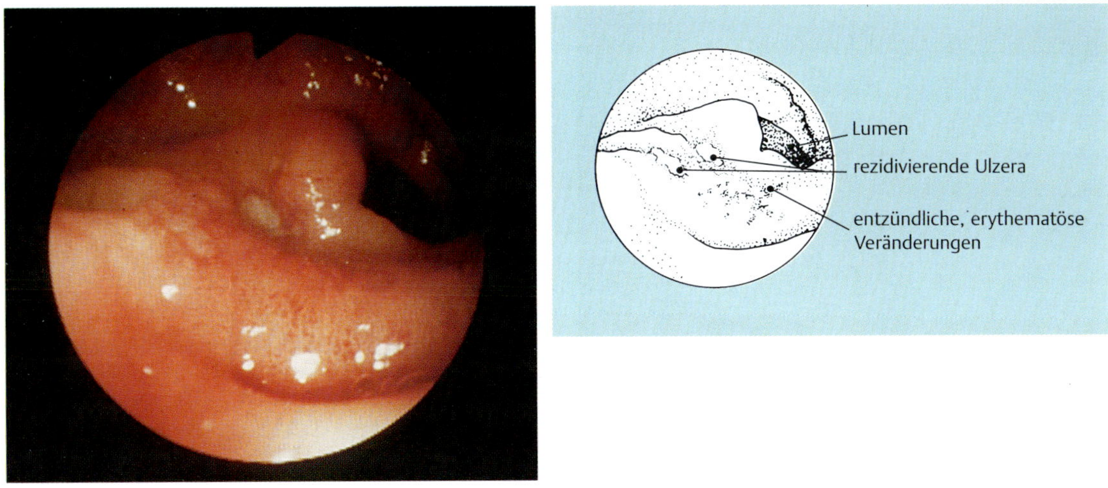

Abb. 8.**57** „Durchbrechende" Ulzera mit ausgeprägteren entzündlichen Veränderungen.

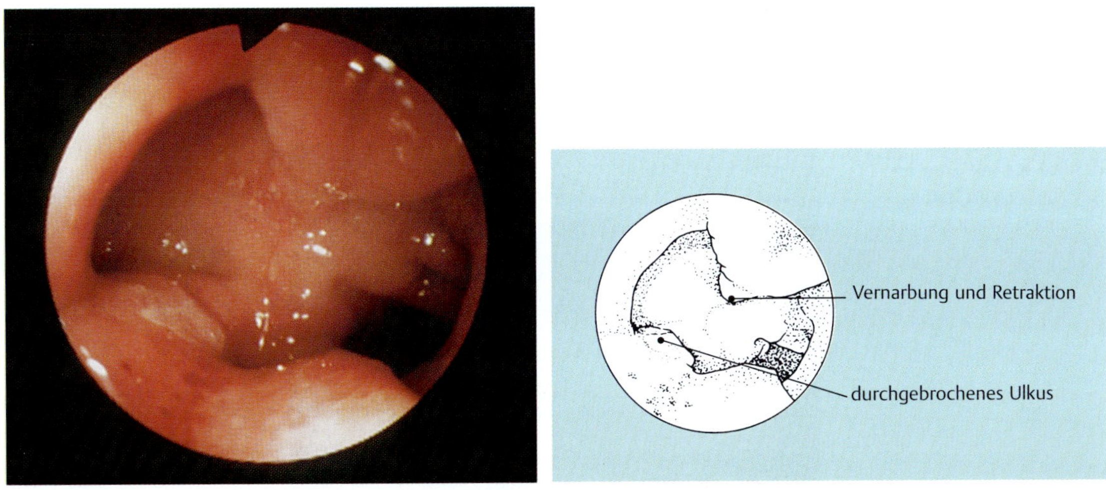

Abb. 8.**58** „Durchbrechendes" Ulkus mit Bulbusvernarbung und -retraktion, den Indizien für das Auftreten solcher Ulzera.

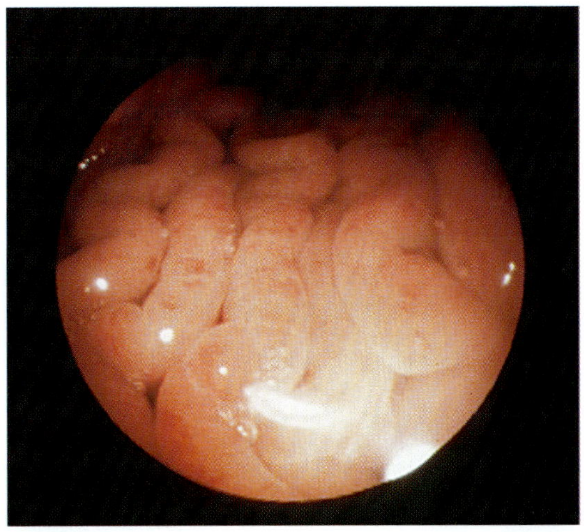

Abb. 8.**59** Dieses Bild einer üppigen Magenmukosa mit prominenten Areae gastricae sieht man gelegentlich bei Patienten mit einer Ulkuskrankheit des Duodenums. Das Bild ist kompatibel mit einer Säureüberproduktion.

Gastrinom-assoziierte Ulzera

Multiple, ausgedehnte Duodenalulzera können assoziiert mit Gastrinomen und Säureüberproduktion vorkommen (Abb. 8.**35**, 8.**60** und 8.**61**). Die oberflächliche, erosive oder ulzerative Gewebszerstörung manifestiert sich auf den Spitzen der prominenten und etwas vergrößerten Kerckring-Falten. Eine postbulbäre, oberflächliche oder große und ausgedehnte Ulzeration der Pars descendens und horizontalis inferior weist auf ein Gastrinom oder das Zollinger-Ellison-Syndrom hin. In solchen Fällen zeigt die Endoskopie des Magens vergrößerte Mukosafalten und akzentuierte Areae gastricae. Ausgiebige Untersuchungen zum Ausschluß eines gastrinproduzierenden Tumors sind angezeigt.

Hinweise zur Endoskopie

Bei dringendem Verdacht auf ein Ulkus, besonders im proximalen Teil des Bulbusdachs, sollte ein kleinkalibriges Endoskop mit Geradeaus- oder Seitoptik verwendet werden. Die Ulzera sind mehrheitlich 1–2 cm unterhalb des pyloroduodenalen Übergangs lokalisiert; gelegentlich zwischen den geschwollenen Bulbusfalten versteckt (Abb. 8.**62**). Eine sorgfältige Untersuchung und, wenn angezeigt, Gaben von Spasmolytika, ermöglichen in der Regel die Identifikation dieses Ulkus.

Bei Patienten mit starken Beschwerden ist es aufgrund des Risikos, ein tiefes, penetrierendes Ulkus zu rupturieren, ratsam, die Bulboskopie zu limitieren oder ganz auszulassen. Dies trifft besonders dann zu, wenn sich der Bul-

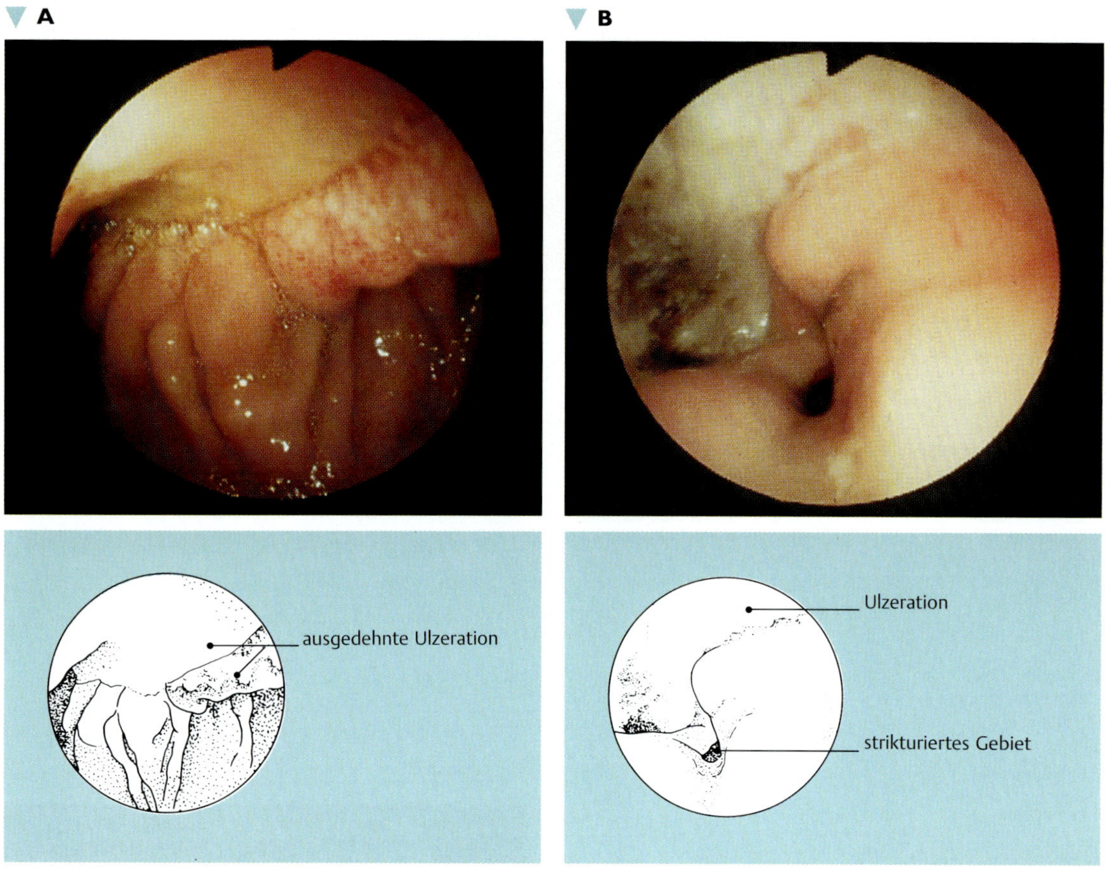

Abb. 8.**60** (**A**) Sehr großes Ulkus der Pars horizontalis duodeni, bedingt durch ein Gastrinom; (**B**) Striktur im Bereich des duodenojejunalen Übergangs bei demselben Patienten.

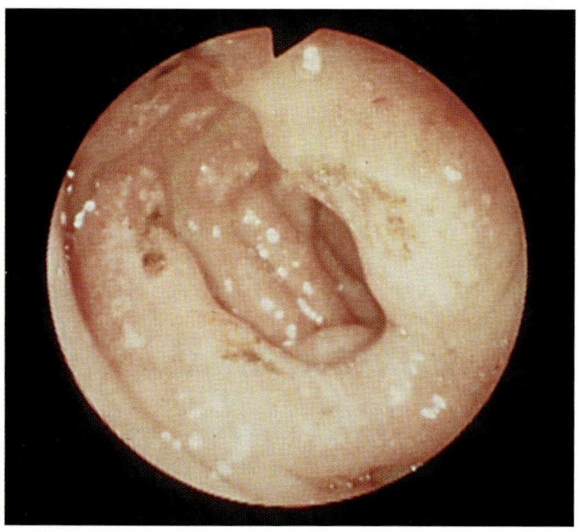

Abb. 8.**61** Ausgedehnte erosive Duodenitis bei einem Patienten mit Gastrinom.

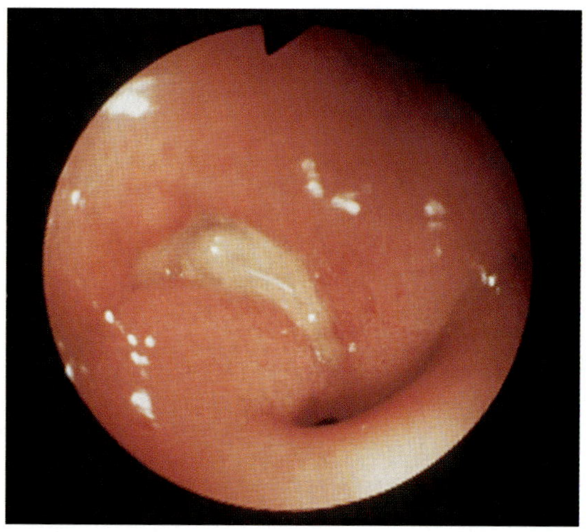

Abb. 8.**62** Dieses ovalgeformte Bulbusulkus lag zunächst zwischen geschwollenen Falten versteckt und wurde erst bei genauerer Untersuchung erkennbar.

bus nach Gaben von Spasmolytika nicht ausreichend relaxieren läßt, um mit einem kleinkalibrigen Endoskop leicht passieren zu können. In jedem Fall sollte eine sehr starke Luftinsufflation vermieden werden.

Komplikationen

Eine schwere Ulkuserkrankung führt zu den wichtigsten folgenden Hauptkomplikationen: Hartnäckigen Schmerzen (aufgrund der H_2-Rezeptorenblocker-Therapie jetzt nicht mehr so häufig), vernarbungsbedingter Magenausgangsobstruktion, Penetration, Perforation und Blutung. Eine veränderte Symptomatik kann einer Komplikation vorausgehen. Zum Beispiel kann eine Obstruktion vorliegen, wenn der Schmerz nach Nahrungsaufnahme nicht mehr verschwindet und von Übelkeit und Erbrechen begleitet wird.

Da Ulzera der Bulbushinterwand unmittelbar neben den großen Arterien (Stamm oder Äste der A. gastroduodenalis) lokalisiert sind, sind Blutungen in diesem Bereich besonders gefährlich. Gelegentlich findet man ein sichtbares Gefäß an der Ulkusbasis (Abb. 8.**63**). Besonders bei schwerer Blutung können auf der Krateroberfläche liegendes Blut oder Blutgerinnsel oder beide den Ulkuskrater verdecken. Eine ausreichend klare Sicht des Ulkuskraters und der Blutungsquelle kann durch Abspülen des Ulkusgebiets erzielt werden. Bei einem geschrumpften Bulbus ist es sehr schwierig oder unmöglich, eine komplette Sicht der Blutungsstelle zu erzielen; dies ist jedoch Voraussetzung für die Ulkustherapie mit Laser-, Bipolarsonden- oder „Heater-probe"-Koagulation oder lokaler Injektions-(Sklerosierungs-)Behandlung; die Anwendung der letztgenannten Therapieform ist etwas weniger schwierig.

Nichtpeptische Duodenalerkrankungen

Zu den nichtpeptischen Duodenalerkrankungen zählen degenerative oder von Viren, Bakterien, Pilzen und Parasiten verursachte infektiöse Erkrankungen, Morbus Crohn und Erkrankungen, die mit einer Malabsorption einhergehen, wie die gluten-sensitive Enteropathie. Eine Reihe anderer Krankheitsbilder können zudem charakteristische Duodenalveränderungen hervorrufen.

Parasitäre Infektionen

Die durch Hakenwurm, Strongyloides stercoralis, Giardia lamblia oder Ascaris lumbricoides hervorgerufene parasitäre Duodenitis imponiert als ausgeprägtes fokales Erythem mit Ödem und partieller oder kompletter Atrophie der Kerckring-Falten (Abb. 8.**64**). Gelegentlich besteht noduläre Deformität. Im Regelfall beginnen die Läsionen im postbulbären Bereich und sind diffus verbreitet. Eine ungeklärte, bulbusaussparende Duodenitis sollte, besonders wenn es sich um einen Patienten mit kürzlichem Auslandsaufenthalt in tropischen Gebieten handelt, Anlaß zu einer diagnostischen Duodenalaspiration sein.

A B

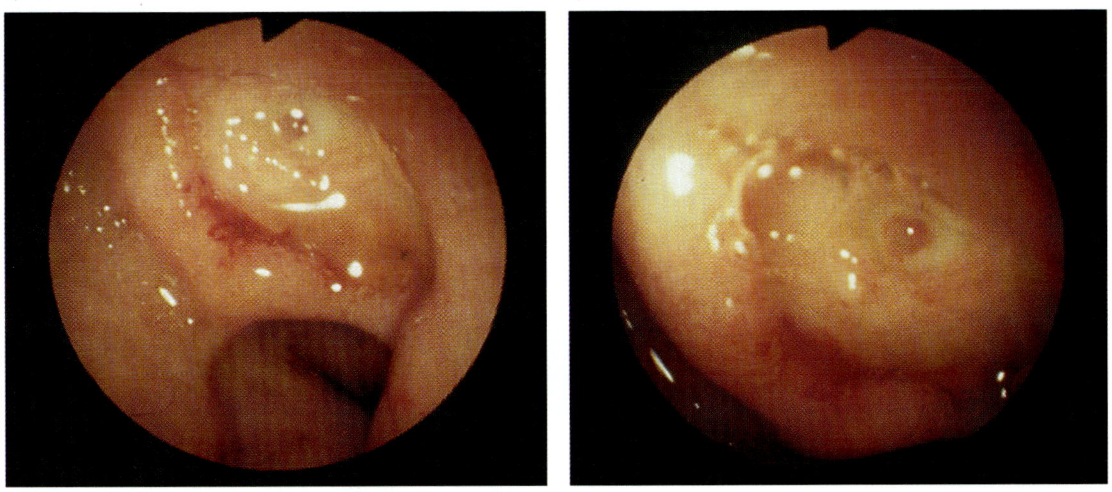

Abb. 8.**63** (**A**) Ulkus der Duodenalhinterwand mit einem sichtbaren Ast der A. gastroduodenalis; (**B**) Blutung am Ulkusrand.

A B

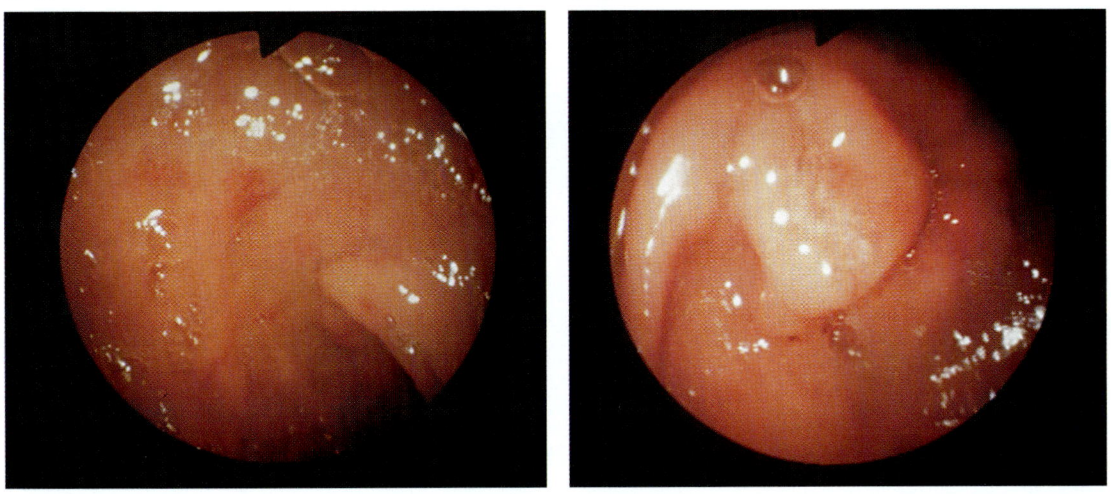

Abb. 8.**64** Parasitäre (Strongyloides-) Duodenitis. (**A**) Fokale Erytheme. (**B**) Die winzigen, weißlichen Fäden entsprechen Strongyloides-Würmern.

Morbus Crohn

Bei 0,5–4% aller Patienten mit M. Crohn wird das Duodenum befallen. Ob es eine isolierte Crohn-Duodenitis gibt, ist ungewiß. In der Regel ist der Bulbus zusammen mit dem absteigenden Duodenum oder dem präpylorischen Antrum befallen. Bulbus, präpylorisches Antrum und das proximale oder das gesamte Duodenum können diskrete aphthöse Erosionen und flache Ulzerationen aufweisen (Abb. 8.**65**). Die Erosionen sind von erythematösen Rändern umgeben; die Mukosa zwischen den Läsionen kann unauffällig erscheinen. Die gelegentlich auftretende noduläre Deformität kann als Pflastersteinrelief imponieren. Innerhalb dieser Pflastersteinareale können sich lange oder tiefe, gewunden aussehende Ulzera entwickeln. Selten liegen diskrete Ulzera um eine Fistelöffnung vor (Abb. 8.**66**). Bei anderen Patienten manifestiert sich nur eine unspezifische Duodenitis mit Erythem, Exsudatbildung und geringer nodulärer Deformität.

Eine strikturbedingte Obstruktion des proximalen Dünndarms ist bei Crohn-Duodenitis nicht selten (Abb. 8.**66** und 8.**67**). Die Duodenalspitze kann ulzeriert und stenosiert sein. Die Veränderungen reichen oft bis zur Mitte der Pars descendens und imponieren ulzeriert und nodulär. Das Biopsiematerial weist in 50% Epitheloidzell-Granulome auf.

Gluten-sensitive Enteropathie

Bei den meisten Patienten mit gluten-sensitiver Enteropathie sieht die Mukosa bei oberflächlicher Betrachtung normal aus; Petechien liegen nicht vor, die Mukosa ist nicht leicht verletzlich. Die genauere Beobachtung der Mukosa ergibt jedoch eine Zottenatrophie (Abb. 8.**68** und 8.**69**). Bei einigen Patienten erscheint die Mukosa blaß und atrophisch mit ausgeprägter Gefäßzeichnung; in anderen Fällen ist sie merklich erythematös; gelegentlich imponiert sie blaß-erythematös marmoriert.

Das häufigste Schleimhautmerkmal ist der Verlust der samtartigen, feinen Granulierung. Bedingt durch die Zottenatrophie erscheint die Mukosa statt dessen glatt und glänzend, vor allem im Bulbus. Gelegentlich tritt ein mosaikartiges oder fein gewundenes Muster hervor. Manchmal werden die Kryptenöffnungen erkennbar; diese Areale eignen sich besonders zur Biopsieentnahme. In der Pars descendens erscheinen die Kerckring-Falten normal, mäßig prominent und gerötet oder selten abgeflacht.

Ein detailliertes Mukosabild gewinnt man durch Aufsprühen von Farbstoff („dye scattering"), z. B. Indigokarmin oder Methylenblau. Die für das Krankheitsbild charakteristische Zottenatrophie („flaches Mosaikmuster") kommt gut zum Vorschein, da die insufflierte Luft den Farbstoff in die zwischen den

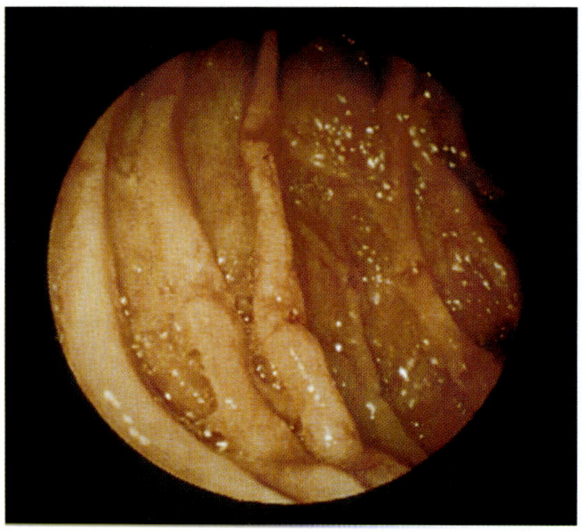
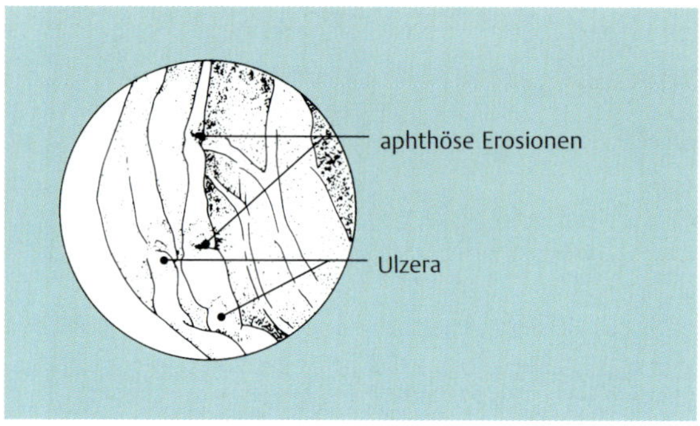

Abb. 8.**65** Morbus Crohn des Duodenums: Diskrete, aphthöse Erosionen und kleine Ulzera auf den Kämmen der Kerckring-Falten.

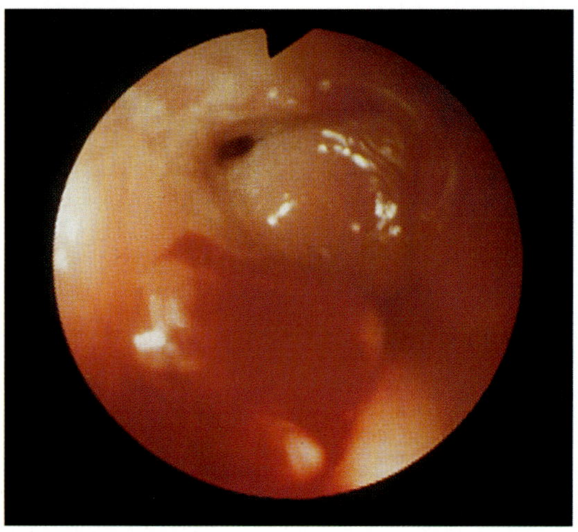
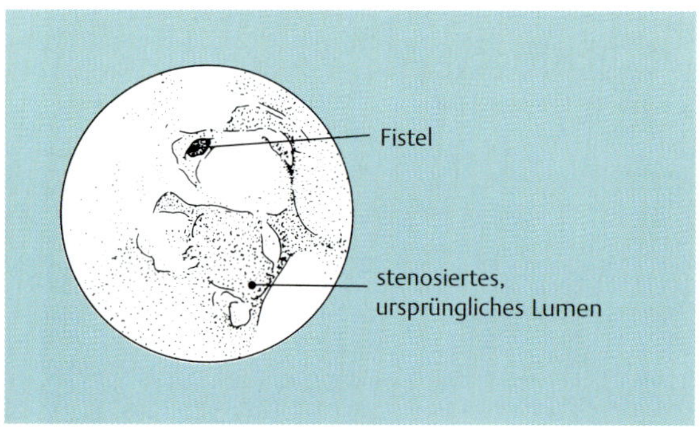

Abb. 8.**66** Morbus Crohn des Duodenums: Im postbulbären Bereich kann es zu einer Striktur kommen; hier erkennt man neben der Stenose des Lumens eine Fistel, die zu einem intramuralen Sinus führt.

leicht erhabenen, zottenlosen Feldern gelegenen Sulci hineindrückt (Abb. 8.**68**). Gelegentlich gelangt der Farbstoff in die dilatierten Lieberkühn-Krypten. Die Mukosa des terminalen Ileums kann bei gluten-sensitiver Enteropathie atrophisch erscheinen; häufig sind die Veränderungen der Mukosa jedoch auf das proximale Jejunum beschränkt (Abb. 8.**69**).

Andere nicht-peptische Erkrankungen

Das Duodenum von Patienten mit variabler (erworbener) Hypogammaglobulinämie kann eine abgeflachte, zottenlose Mukosa und/oder noduläre lymphatische Hyperplasie aufweisen (Abb. 8.**70** und 8.**71**). Die Mukosa kann teil-

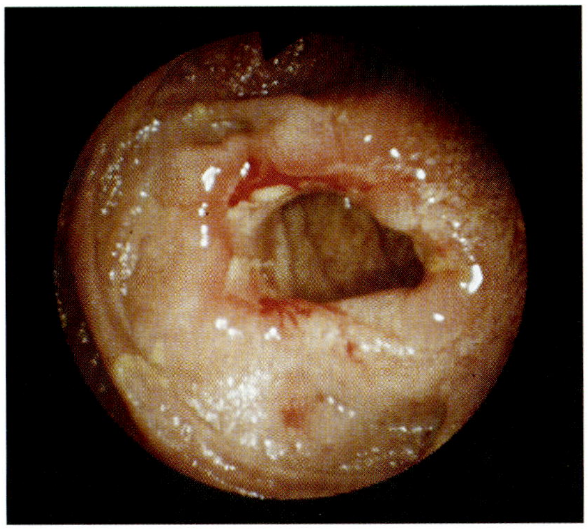

Abb. 8.**67** Dünndarmstriktur bei Morbus Crohn: ulzerierte Striktur mit nodulär-erythematöser benachbarter Mukosa.

A

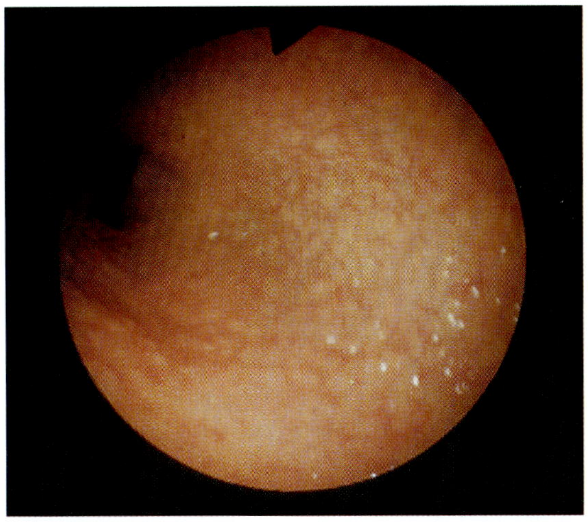

B

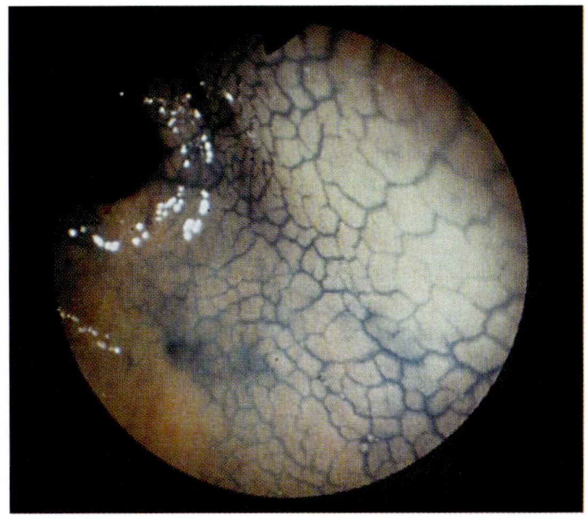

Abb. 8.**68** Gluten-sensitive Enteropathie. (**A**) Totale Zottenatrophie, Nahaufnahme. (**B**) Das entsprechende Bild nach „Dye-scattering"-Verfahren mit Methylenblau zeigt das charakteristische Mosaikmuster der flachen Mukosa.

A

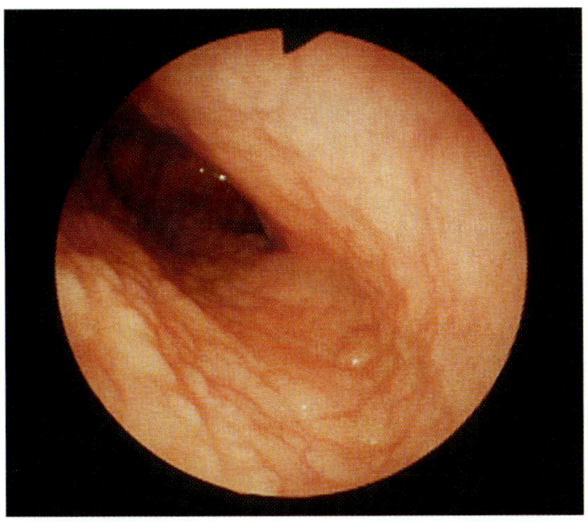

B

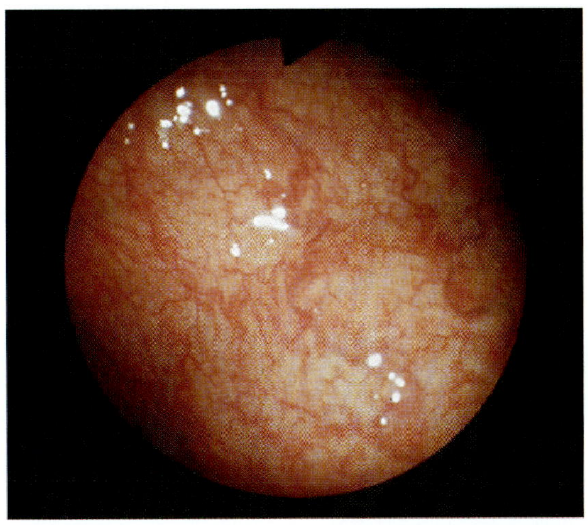

Abb. 8.**69** (**A**) Gluten-sensitive Enteropathie; flache Mukosa ohne Zotten. (**B**) Zottenatrophie und prominentes Gefäßmuster des terminalen Ileums.

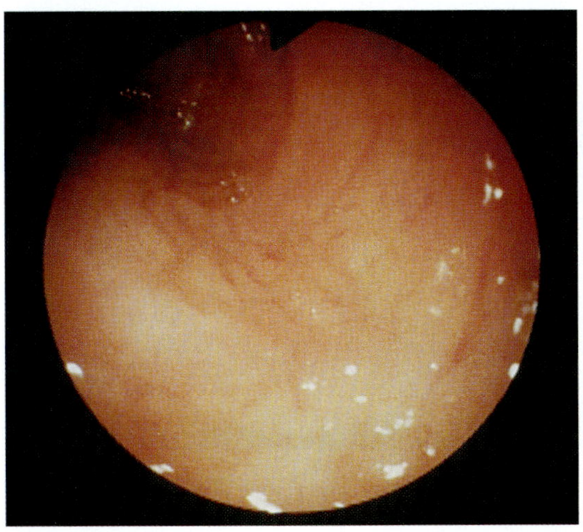

Abb. 8.**70** Hypogammaglobulinämie. Totale Zottenatrophie im Duodenum, Giardia war nachweisbar.

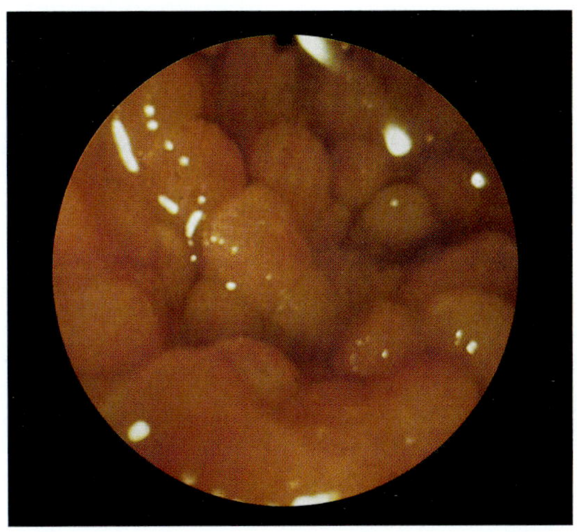

Abb. 8.**71** Hypogammaglobulinämie mit nodulärer, lymphatischer Hyperplasie.

weise von 2–5 mm großen, erhabenen Knötchen überzogen sein, deren Farbe heller ist als die der umgebenden Mukosa. Die Farbe der Kerckring-Falten ist normal oder aufgrund der Vielzahl von aufsitzenden Knötchen rosa. Bei Agammaglobulinämie vom Typ Bruton besteht meist eine totale Zottenatrophie ohne noduläre lymphatische Hyperplasie (Abb. 8.**72**).

Das charakteristische endoskopische Mukosabild bei Morbus Whipple zeigt eine fleckörmige, weißliche Verfärbung, Alteration des Zottenreliefs und seltener ein stark unregelmäßiges, mosaikartiges Mukosarelief (Abb. 8.**73**). AIDS-Patienten entwickeln gelegentlich eine dem M. Whipple ähnliche Erkrankung, eine durch Mycobacterium avium intracellulare hervorgerufene Infektion. Beide Erkrankungen führen zu Lipid-Ablagerungen in der Lamina propria (Abb. 8.**74**) und infolgedessen zur Auftreibung (Vergröberung) und weißlich-inhomogenen Verfärbung der Zotten.

Endoskopische Kennzeichen der Lymphangiektasie oder Chylangiektasie sind glänzende, weißliche Flecken auf der normal erscheinenden Mukosa. Diese Flecken entstehen durch Lichtreflexion der ektatischen, mit Chylomi-

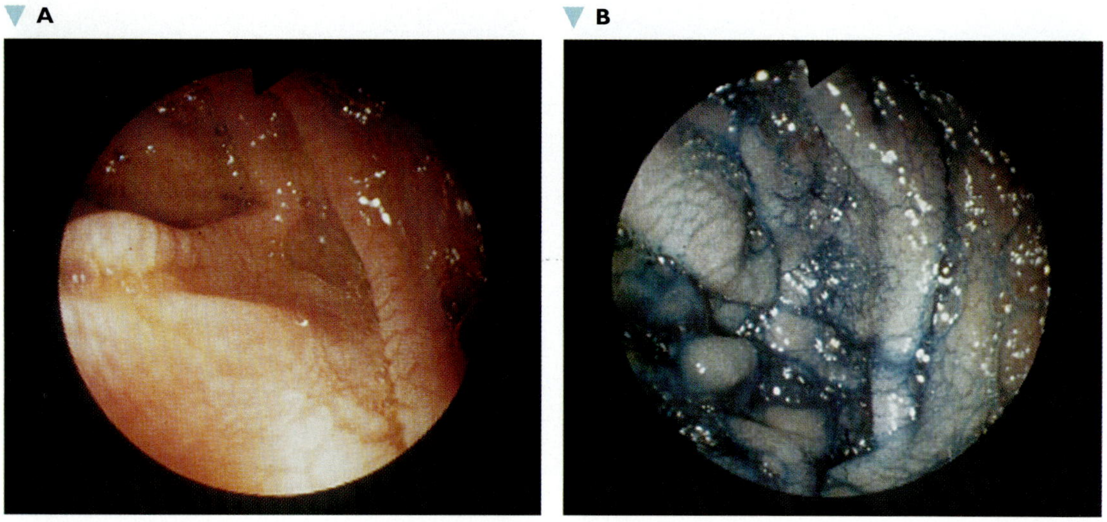

Abb. 8.**72** Agammaglobulinämie vom Typ Bruton. (**A**) Die totale Zottenatrophie wird durch das (**B**) Mosaikmuster nach „dye scattering" mit Methylenblau bestätigt.

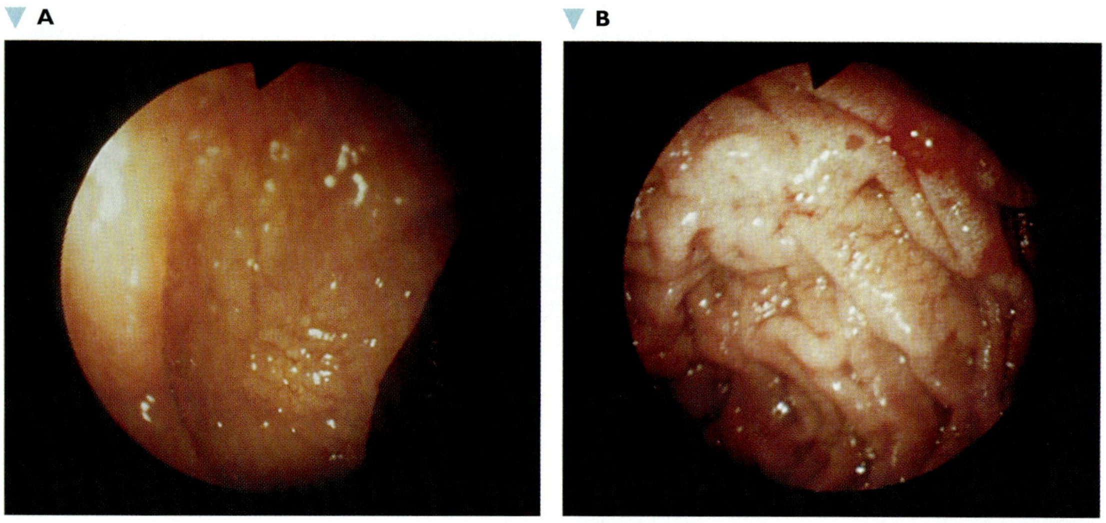

Abb. 8.**73** Morbus Whipple (zwei Beispiele, **A** und **B**). Vergröberte Zotten und fleckförmige, weißliche Mukosaverfärbung.

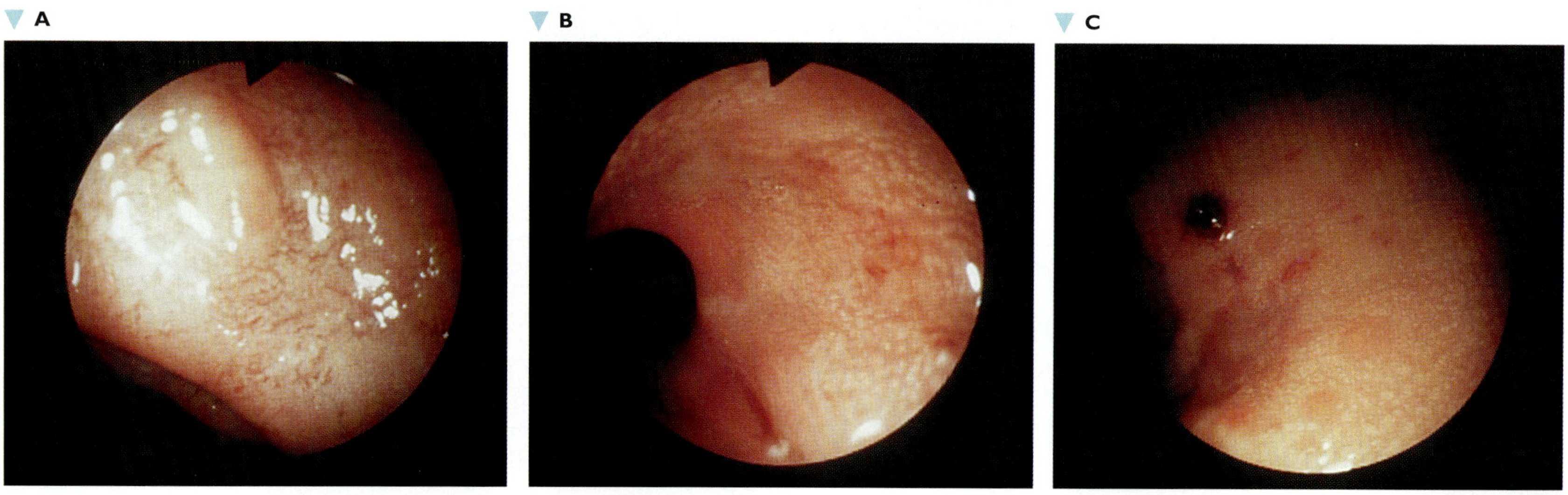

Abb. 8.**74** Pseudo-Whipple (drei Beispiele, **A** bis **C**), bedingt durch Mycobacterium avium intracellulare bei AIDS-Patienten.

kronen gefüllten Lymphgefäße (Abb. 8.**75**). Andere Patienten entwickeln noch größere, deutlich erkennbare Lymph- oder Chyluszysten. Bei Punktion dieser Zysten tritt häufig eine gelbweiße, milchige Flüssigkeit aus.

Bei der selten vorkommenden Melanosis duodeni lagert sich fokal im Zottenstroma ein bioptisch nachweisbares, braunschwarzes Pigment an (Abb. 8.**76**).

Gefäßabnormitäten des Duodenums

Charakteristisch für die bei Morbus Osler-Rendu-Weber vorkommenden Teleangiektasien sind 2–4 mm große kirschrote Mukosaflecken (Abb. 8.**77**). Andere Gefäßanomalien können sowohl im Duodenum als auch anderswo im Intestinaltrakt beobachtet werden (Abb. 8.**78** und 8.**79**).

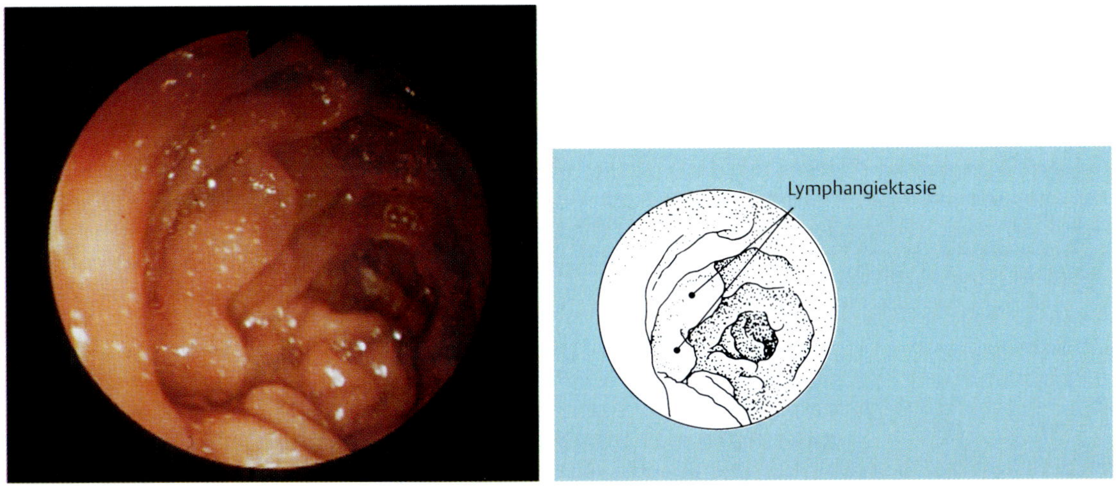

Abb. 8.**75** Gering ausgeprägte, idiopathische Lymphangiektasie im Dünndarm; charakteristische glänzend-weiße Flecken, bedingt durch ektatische Lymphgefäße.

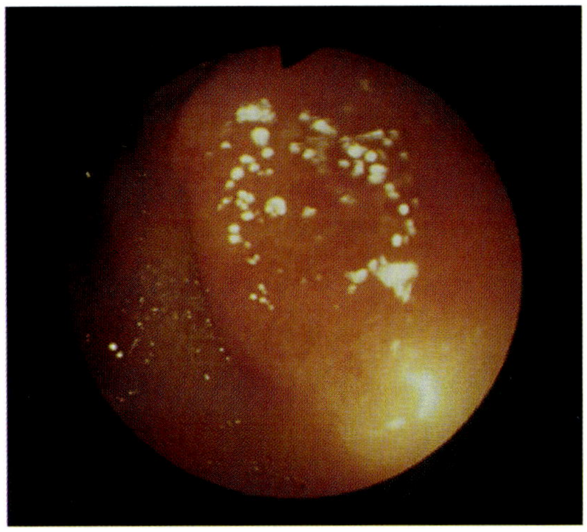

Abb. 8.**76** Duodenalmelanose mit brauner Mukosaverfärbung.

A B

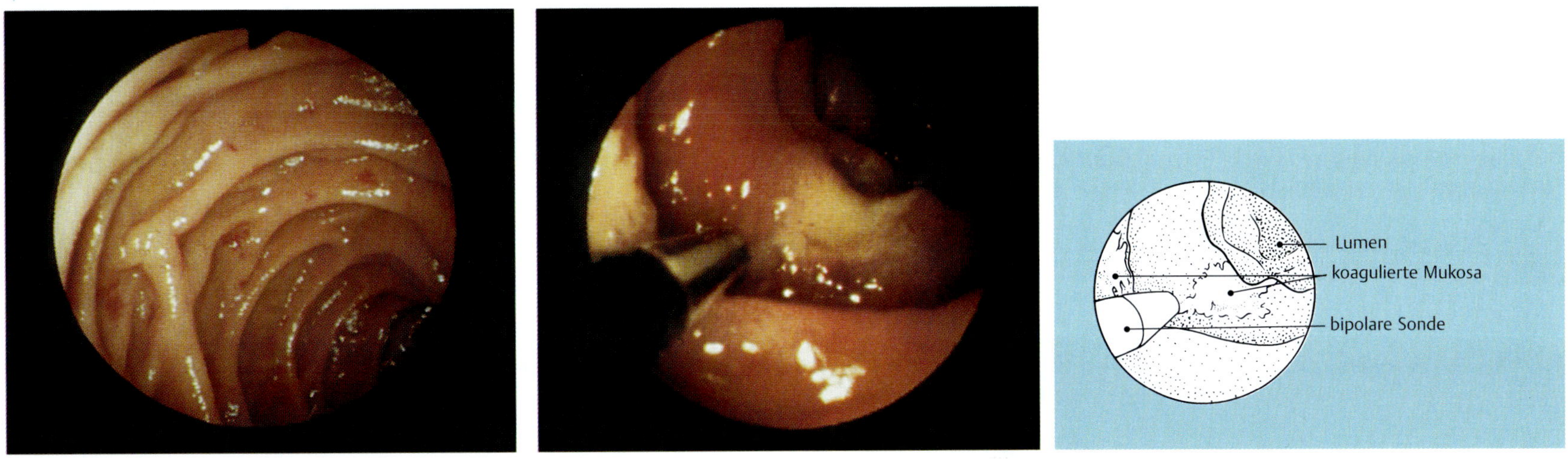

Abb. 8.**77** Osler-Rendu-Weber-Syndrom. (**A**) Hämorrhagische Teleangiektasie des Duodenum als mögliche Folge der Erkrankung. (**B**) Blutstillung mit bipolaren Elektroden.

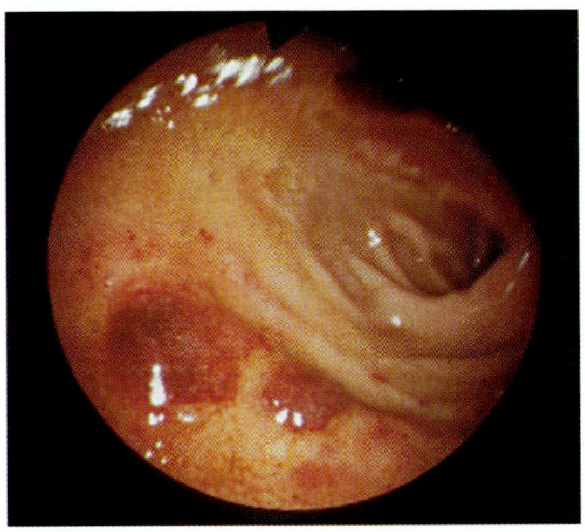

Abb. 8.**78** Kongenitale Gefäßanomalie im Bulbus duodeni; dieses kavernöse Hämangiom ist ein Beispiel für das „Blue rubber Nevus Syndrome".

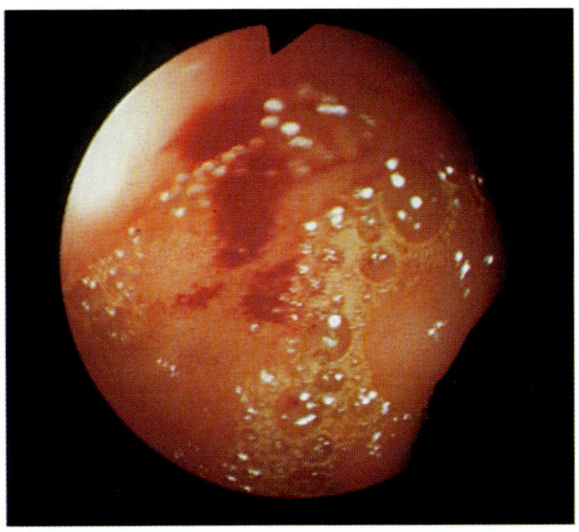

Abb. 8.**79** Hämangiome im Bulbus duodeni.

Die nicht sehr häufigen Duodenalvarizen entstehen durch extrahepatische portale Hypertension oder einen massiven malignen Tumor im Bereich des Pankreas. Man findet besonders an der Hinterwand der Bulbusspitze große, gewunden-undulierend verlaufende, erhabene Strukturen (Venenäste) zwischen den Kerckring-Falten (Abb. 8.**80**). Manchmal sind sie graublau oder blaßblau, oder aber von der gleichen Farbe wie die umgebende Mukosa. Die erhabenen, knotigen Strukturen sind weich und durch Druck mit der geschlossenen Biopsiezange leicht zu komprimieren – ein für die Diagnose hilfreiches Merkmal. Bei portaler Hypertension kann man eine hypertensive Duodenopathie mit geschwollenen Mukosafalten und gestauten Gefäßen beobachten (Abb. 8.**81**).

Eine ischämische Schädigung des Duodenum ist selten. Das endoskopisch unspezifische Bild ist gekennzeichnet durch den Verlust des Faltenreliefs, ein fleckförmiges Erythem und gering ausgeprägte Mukosavulnerabilität. In schweren Fällen kommt es zu einer diffusen, erosiv-ulzerativen Mukosaschädigung, die von einem schmutziggrauen Exsudat bedeckt ist. In der Regel ist die Ätiologie unbekannt.

Tumoren des Duodenum

Benigne wie maligne Tumoren des proximalen Dünndarms sind selten.

Benigne Polypen des Duodenum

Duodenalpolypen stellen sich zumeist als multiple kleine Mukosaknötchen dar. Fehlt flache normale Mukosa zwischen den Erhebungen, so bezeichnet man die Läsionen eher als Knötchenbildung oder Mamillation; andernfalls werden sie polypöse Wucherungen genannt. Es gibt kaum ein sichtbares Merkmal zur Unterscheidung der Polypen vom epithelialen und vom submukösen Typ.

Multiple Polypen

Zu diesen zählen hyperplastische, adenomatöse und entzündliche Polypen, heterotope Magenmukosa, Brunner-Drüsen- oder lymphatische Hyperplasie.

Ein hyperplastisch-entzündlicher Polyp entspricht wahrscheinlich einer abheilenden nodulären Bulbitis. Histologisch ist die Mukosa entweder normal oder unspezifisch entzündet. Endoskopisch zeigen sich die Polypen als diskrete, 2–4 mm große Elevationen mit normaler Mukosa. Sie kommen ausschließlich im Bulbus oder auch im absteigenden Duodenum vor. Größere Polypen dieser Art können erythematös erscheinen oder oberflächlich erodiert sein.

Ein Polyp kann gänzlich aus heterotoper Magenmukosa bestehen. Diese Mukosa wird häufig in Gewebsproben aus bulboduodenalen Gebieten angetroffen. Meistens liegen mehrere, 1–3 mm große, breitbasige Wucherungen eng zusammen und bilden eine granuläre, leicht erhabene Plaque. Diese Wucherungen sind meist konisch oder rund, durchsichtig, blaßrosa oder leicht rot (Abb. 8.**82** bis 8.**84**). In anderen Fällen beobachtet man leicht erhabene, irreguläre, unscharf begrenzte Mukosaareale mit einem feinen, pflastersteinähnlichen Relief (Abb. 8.**85**). Die bevorzugte Lokalisation heterotoper Magenmukosa ist der proximale Bulbus. Im absteigenden Duodenum wird gelegentlich ein einzelner, etwa 5 mm großer, weißlicher Polyp beobachtet.

Histologisch besteht der Polyp aus kompletter Korpusmukosa mit parietalen und Hauptzellen. Die heterotope Magenmukosa sollte nicht mit einer Metaplasie vom Korpus- oder Antrummukosa-Typ verwechselt werden; die letztgenannte Veränderung stellt wahrscheinlich eine säurerefluxbedingte Läsion im Bulbus dar.

Bei Brunner-Drüsen-Hyperplasie sind multiple, etwa 5 mm große Knötchen über das ganze absteigende Duodenum verstreut. Der Bulbus bleibt meist ausgespart. Die Knötchen entstehen hauptsächlich durch Ansammlung leicht vergrößerter Brunner-Drüsen (Abb. 8.**86**). Die noduläre lymphatische Hyperplasie imponiert endoskopisch als multiple, kleine, sessile Knötchen, die von einer glänzenden, aber sonst unauffälligen Mukosa überzogen werden.

Solitäre Polypen

Zahlreiche bulboduodenale Erkrankungen führen zur Bildung von solitären Polypen. Singuläre hyperplastisch-entzündliche Polypen werden in der normalen Mukosa häufig gefunden. Ihre Größe (3–6 mm) und erodierte Oberfläche verleiten den Untersucher dazu, ein Adenom zu vermuten. Solitäre submuköse Polypen stellen entweder ein Leiomyom, Lipom, Karzinoid, Brunner-Drüsen-Adenom, Hamartom oder ein Adenom dar. Andere gutartige Tumoren wie Fibrome, Angiome, Lymphangiome und Myome werden selten beobachtet.

A B

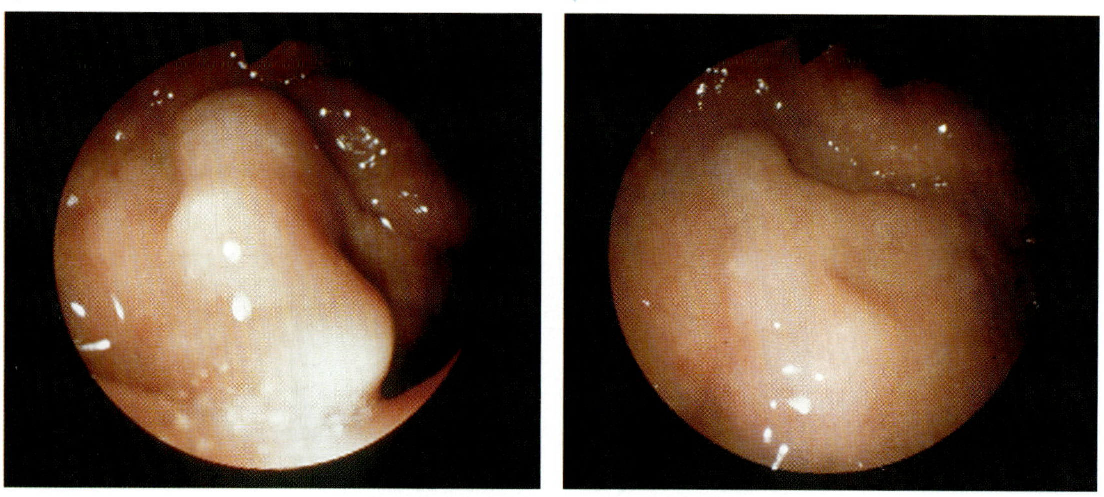

Abb. 8.**80** (**A** und **B**) Diese Duodenalvarizen erscheinen als große, geschlängelte, leicht bläuliche Erhebungen.

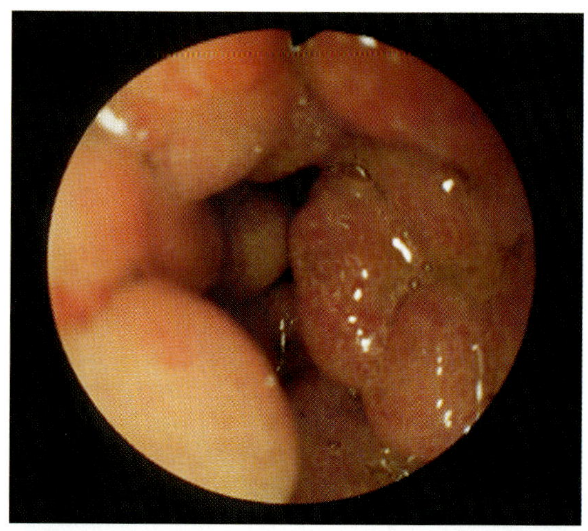

Abb. 8.**81** Portale hypertensive Duodenopathie. Die Blutstauung verursacht die Schwellung und Rötung der Mukosafalten.

Leiomyome sind größer als 1 cm und am Übergang zwischen der Bulbusspitze und dem proximalen absteigenden Duodenum lokalisiert (Abb. 8.**87**). Gelegentlich sind sie zentral ulzeriert oder eingedellt („Umbilicus"). Lipome kommen auch gehäuft im bulboduodenalen Übergangsbereich vor. Sie sind gelblich und glatt. Im Gegensatz zu Leiomyomen sind sie weder ulzeriert noch eingedellt. Das Gros der Lipome ist 1–6 cm groß und bildet intramuköse, sessile Formationen, die nach einiger Zeit Stiele entwickeln. Der gestielte Polyp ist weich, frei beweglich und von glänzender normaler Duodenalmukosa überzogen.

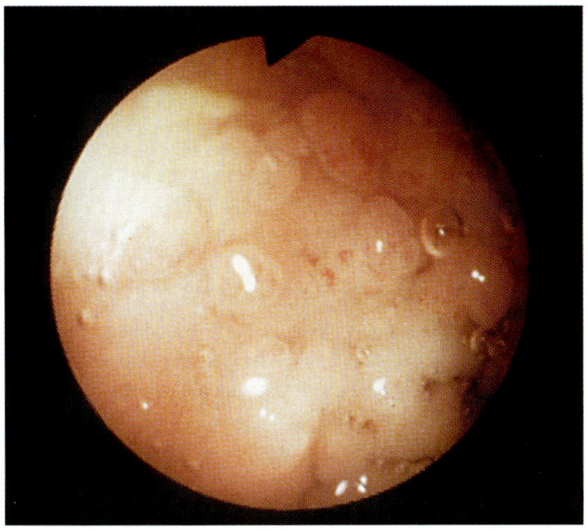

Abb. 8.**82** Heterotope Magenmukosa im Bulbus duodeni. Leicht erhabene, rosafarbene, opaleszierende, 5 mm große Polypen mit zentraler Rötung sind gruppenweise angeordnet.

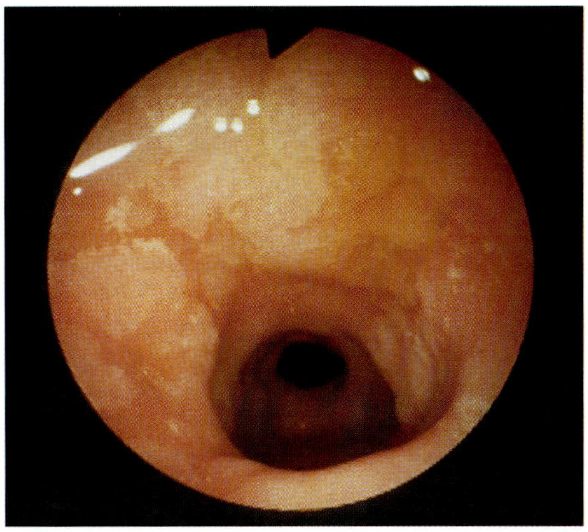

Abb. 8.**83** Heterotope Magenmukosa im Duodenum, die als flache Mukosa imponiert.

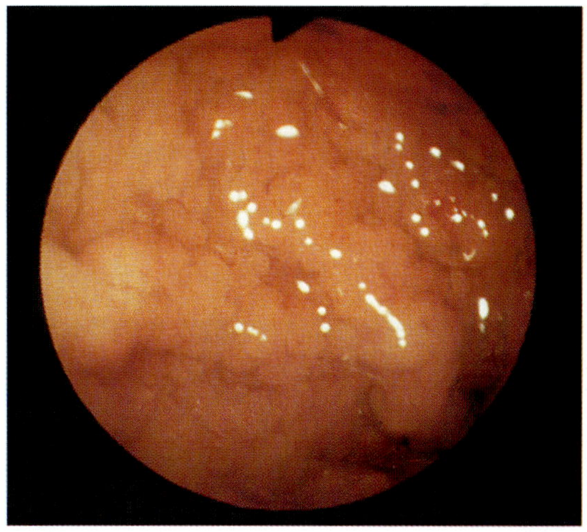

Abb. 8.**84** Heterotope Magenmukosa im Bulbus duodeni mit diffus-nodulärem Erscheinungsbild.

A

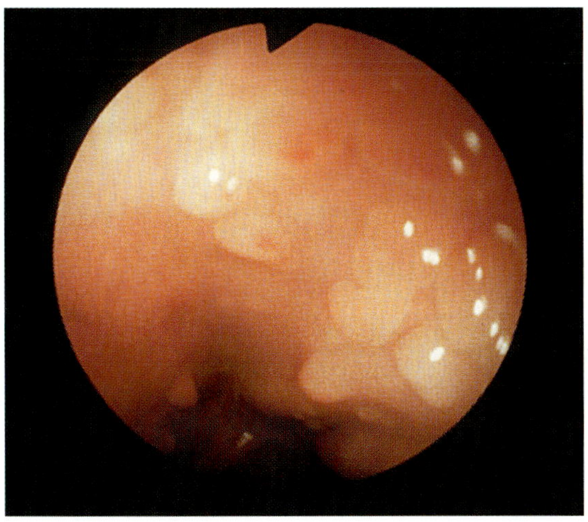

B

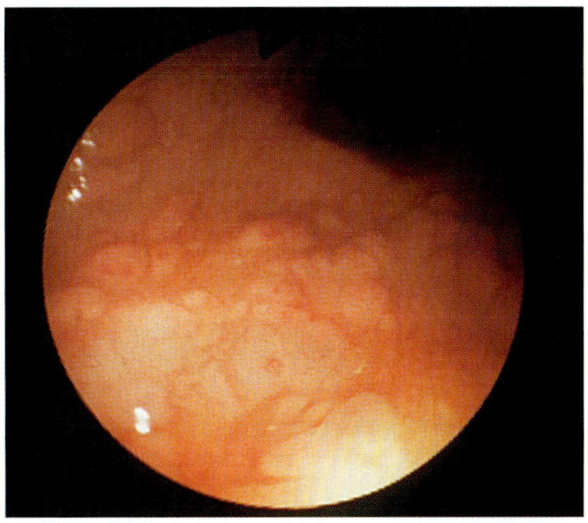

Abb. 8.**85** Heterotope Magenmukosa im Bulbus duodeni mit Mukosaerhebung bei zwei Patienten (**A** und **B**).

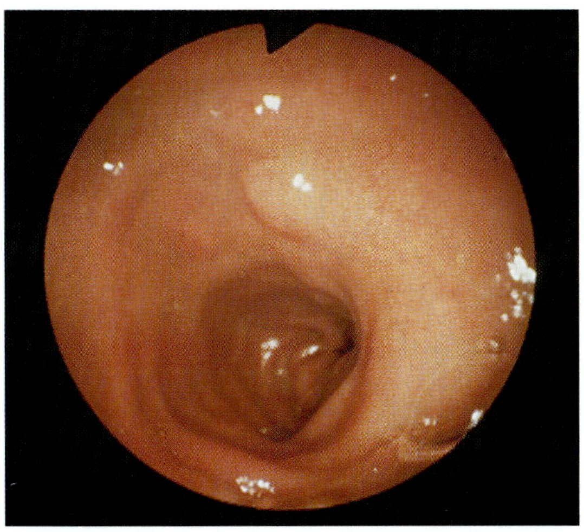

Abb. 8.**86** Brunner-Drüsen-Hyperplasie mit einer einzigen nodulären Erhebung in der Bulbusspitze.

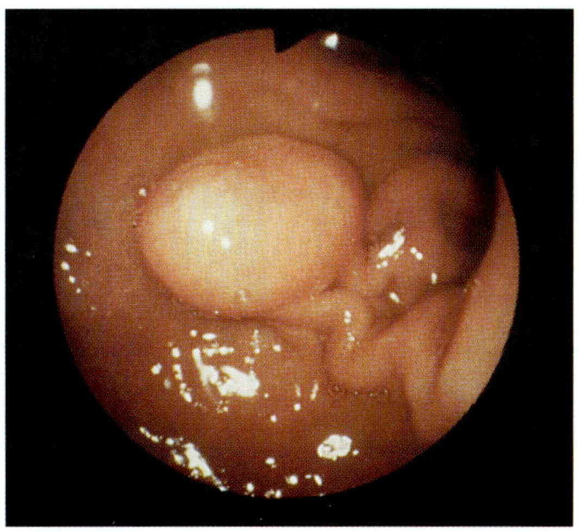

Abb. 8.**87** Dieses Leiomyom in der Bulbusspitze erscheint als submuköse polypöse Läsion.

Das Brunner-Drüsen-Adenom stellt sich als 2–4 cm großer sessiler oder gestielter Tumor dar. Diese raren Tumoren sind zumeist auf das proximale Duodenum beschränkt und von normaler oder leicht geröteter Mukosa überzogen (Abb. 8.**88** und 8.**89**).

Die beim Peutz-Jeghers-Syndrom auftretenden Hamartome sind unterschiedlicher Größe, unregelmäßig konfiguriert und, im Vergleich zur umgebenden Mukosa, dunkelbraun (Abb. 8.**90**).

Duodenaladenome sind selten, zumeist 1 cm oder größer, singulär oder multipel und sessil oder gestielt. Die Oberflächenmukosa ist in der Regel fein granuliert. Diese Polypen sind selten so groß, daß sie das Lumen obstruieren. Eine Intussuszeption ist wegen der fixierten Lage des Duodenums auch kein Problem. Ein endoskopisch erreichbarer gestielter Polyp sollte polypektomiert werden. Gelegentlich werden bei familiärer Polyposis coli (FPC) kleine Adenome im Duodenum angetroffen (Abb. 8.**91**). Multiple Dünndarmadenome werden sowohl bei FPC als auch beim Gardner-Syndrom beobachtet (Abb. 8.**92** und 8.**93**).

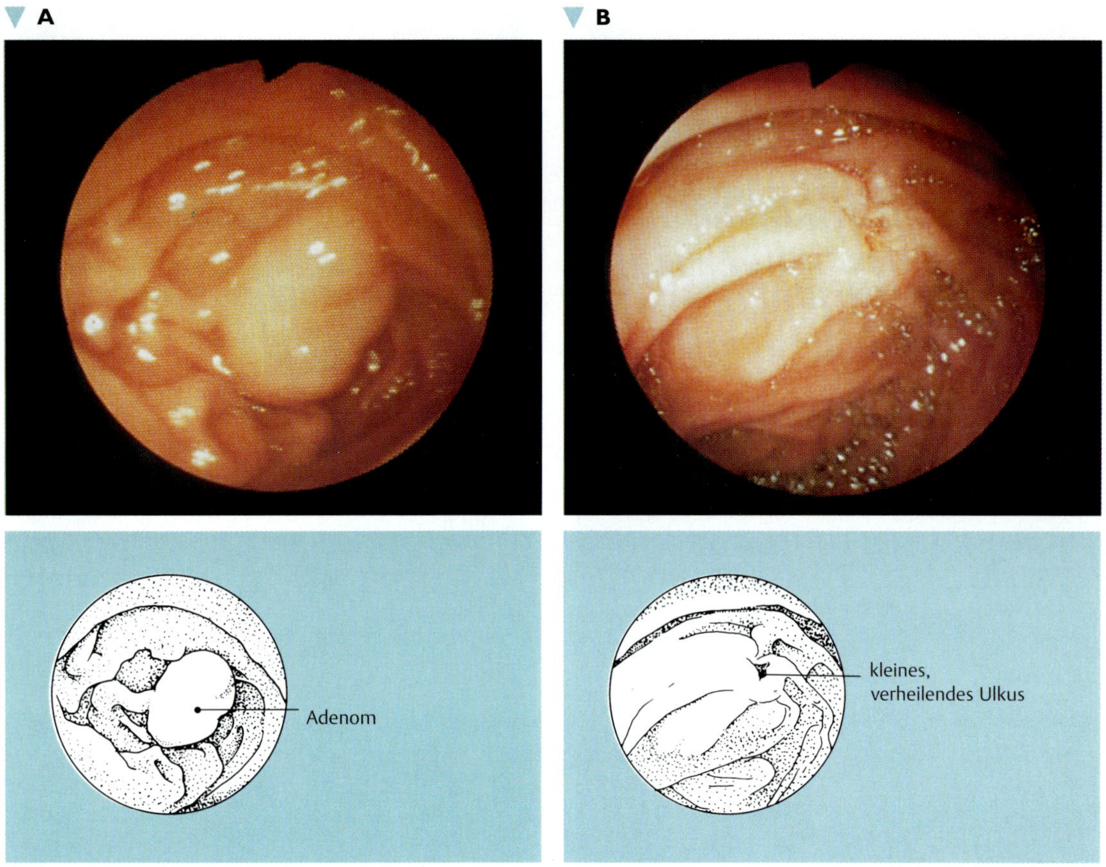

Abb. 8.**88** (**A**) Brunner-Drüsen-Adenom des proximalen Duodenum. (**B**) Nach endoskopischer Adenomabtragung bleibt ein kleines, heilendes Ulkus mit konvergierenden Falten zurück.

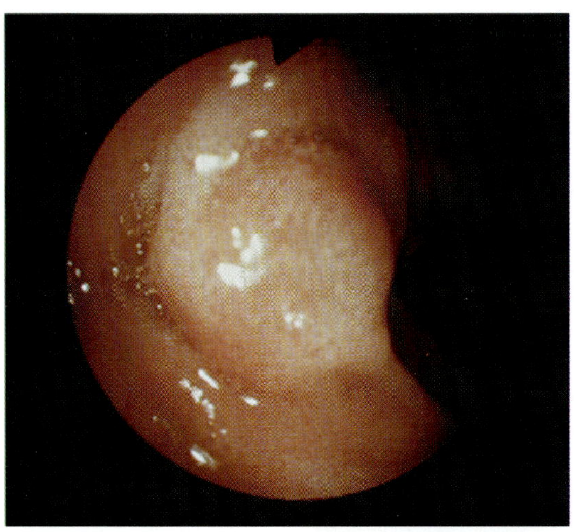

Abb. 8.**89** Brunner-Drüsen-Adenom mit leichtem Mukosaerythem.

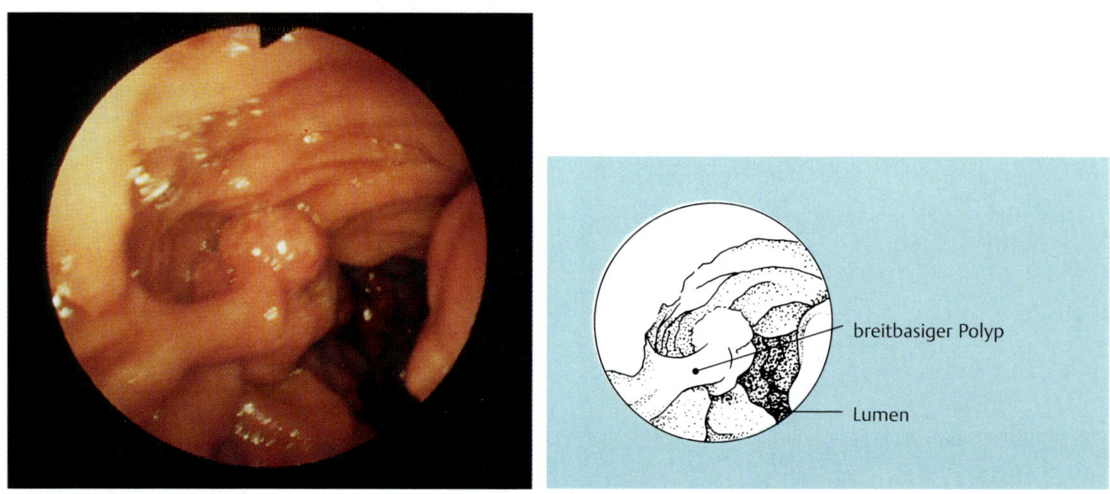

Abb. 8.**90** Peutz-Jeghers-Syndrom mit Hamartom des Duodenums.

Es besteht eine oft zu beobachtende Beziehung zwischen FPC oder Gardner-Syndrom und einem Adenom der Papilla Vateri. Diese Läsionen können als Präkursor des Papillenkarzinoms angesehen werden. Daher sollte zum Ausschluß eines Papillenadenoms oder -karzinoms bei Patienten mit FCP und Gardner-Syndrom als Screening eine Duodenoskopie mit Seitoptik durchgeführt werden. Ergibt sich bei der Duodenoskopie die Frage nach einer Papillenneoplasie, ist eine bioptisch-zytologische Untersuchung indiziert.

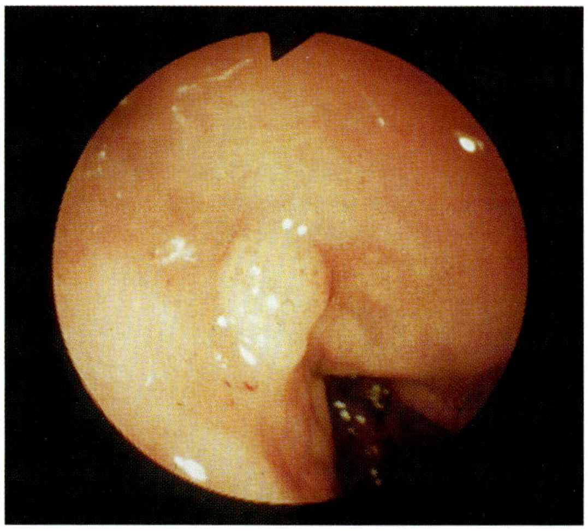

Abb. 8.**91** Kleiner, adenomatöser Polyp am Bulboduodenalübergang bei familiärer Polyposis coli und Magenpolyposis.

Auffällig ist ferner eine Beziehung zwischen der FPC und den Neoplasien des oberen Intestinaltrakts. Bei FPC-Patienten findet man gehäuft polypöse Formationen im Magen und Duodenum. Im Magen handelt es sich meist um nicht adenomatöse Korpus-Fundus-Polypen; im Duodenum zumeist um Adenome.

Eine Untersuchung an FPC-Patienten aus dem St. Mark's Hospital in London fand Duodenalpolypen bei 88 von insgesamt 102 untersuchten Patienten. Die Polypen waren mehrheitlich im zweiten und dritten Duodenalschenkel lokalisiert. Die meisten Patienten wiesen multiple Polypen auf; 39 Patienten hatten 5–20, 37 mehr als 20 Polypen. Die Duodenalpolypen (Durchschnittsgröße 9,4 mm; Streubreite 1–50 mm) waren größer als die Magenpolypen. Bei 86 der 88 Patienten handelte es sich um Adenome. Die bioptische Untersuchung wies in 87 von 97 Fällen pathologische Veränderungen in der periampullären Region nach; 72 dieser 87 Patienten hatten Adenome. Die bioptische Untersuchung der Papilla Vateri erbrachte eine höhere Adenomrate (81%) als die der periampullären Region (41%). Diese eindrucksvollen Daten bestätigen das vergrößerte Risiko der Entstehung von besonders periampullär lokalisierten Duodenaladenomen und -karzinomen bei FPC-Patienten. Nach dem Screening-Verfahren des St. Mark's Hospitals wird das Gros der Patienten mit leichter oder moderater Duodenalpolypose jedes dritte Jahr, Patienten mit schwerer Polypose jedes Jahr endoskopisch untersucht.

Es gibt noch keine optimale Therapie für Duodenaladenome. Da die Adenome multipel vorkommen und rezidivieren können, ist die Therapie kompliziert. Anhand von Screening-Ergebnissen wie die des St. Mark's Hospitals werden die Zusammenhänge zwischen FPC und Duodenaladenomen und -karzinomen bald besser verstanden. Wir hoffen, in Zukunft in der Lage zu sein,

A

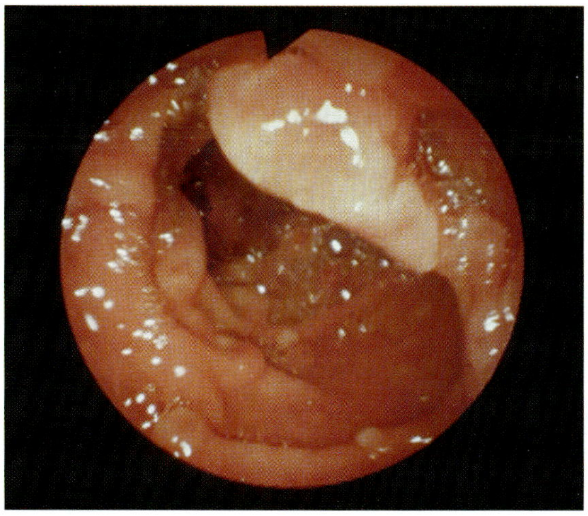

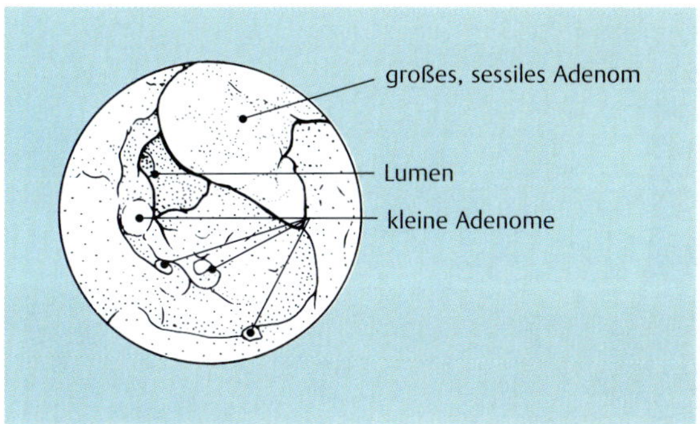

B

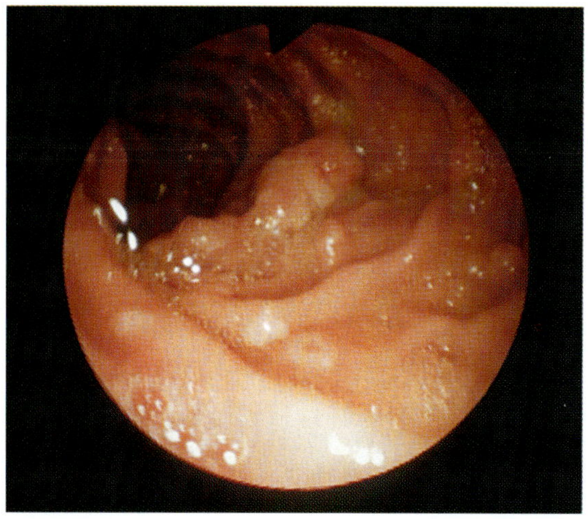

Abb. 8.**92** (**A** und **B**) Diffuse, adenomatöse Polypen des Dünndarms bei familiärer Polyposis coli; die Polypen sind unterschiedlich groß.

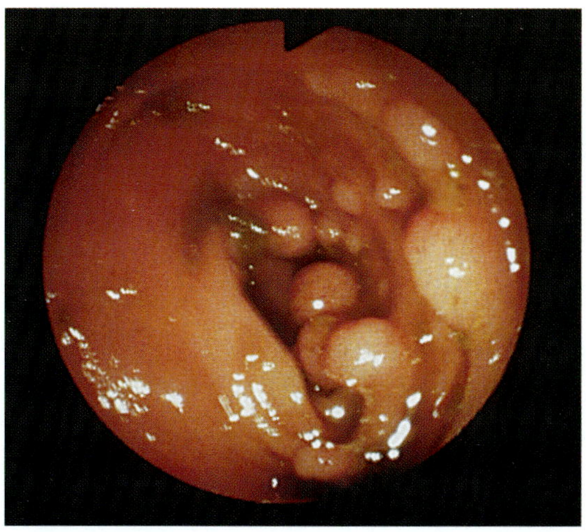

Abb. 8.**93** Polypose bei Gardner-Syndrom im Dünndarm mit Adenomen unterschiedlicher Größe.

klare Richtlinien für Screening-Intervalle anbieten und Methoden zur Identifizierung jener FPC-Patienten entwickeln zu können, die ein hohes Risiko der Entwicklung eines Duodenalkarzinoms tragen. Darüber hinaus sollte durch weitere Forschung die optimale Therapieform für diese Patienten entwickelt werden.

Das selten im Duodenum vorkommende villöse Adenom ähnelt dem des Kolons. Es ist meist sessil, mit unregelmäßiger Oberfläche und oft größer als 1–2 cm. Endoskopisch stellt es sich typischerweise als ein mehrlappiger, sessiler, weicher Polyp mit rauher Oberfläche dar (Abb. 8.**94**). Gelegentlich ist ein villöses Adenom auf einen Teil einer einzigen Kerckring-Falte beschränkt (Abb. 8.**95**). Bei FPC zeigt sich in Ausnahmefällen im gesamten oberen Dünndarm eine diffuse Adenomatose (Abb. 8.**96**). Wegen der transmuralen Schädigung sollte der Polyp nur dann endoskopisch abgetragen werden, wenn er klein und gestielt ist. Die Biopsie kann ein tiefgelegenes Karzinom verfehlen.

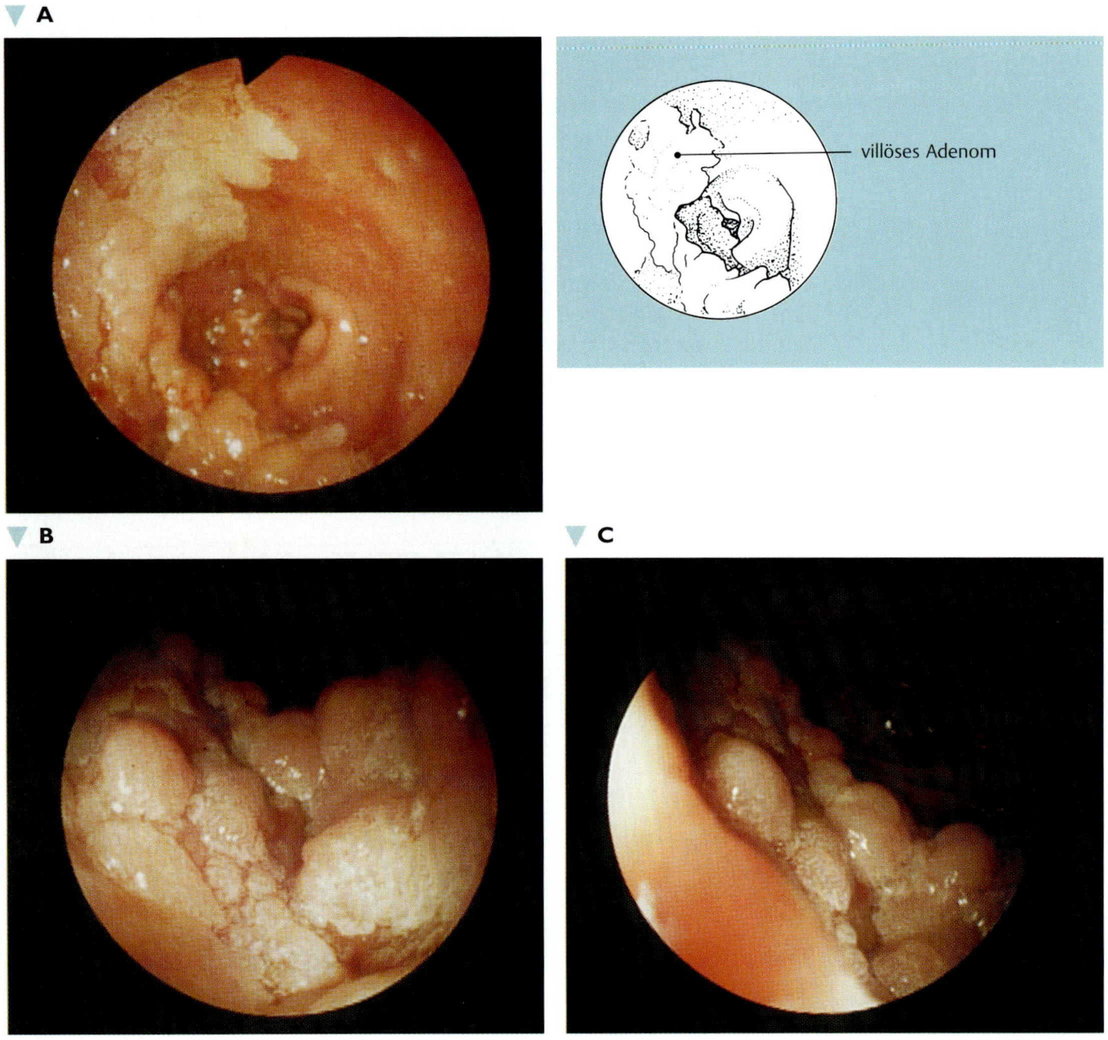

Abb. 8.**94** Villöses Adenom des Bulbus. (**A**) Multilobuläre, weiche Polypen. (**B** und **C**) Nahaufnahme: Blumenkohlartiges Erscheinungsbild des Adenoms.

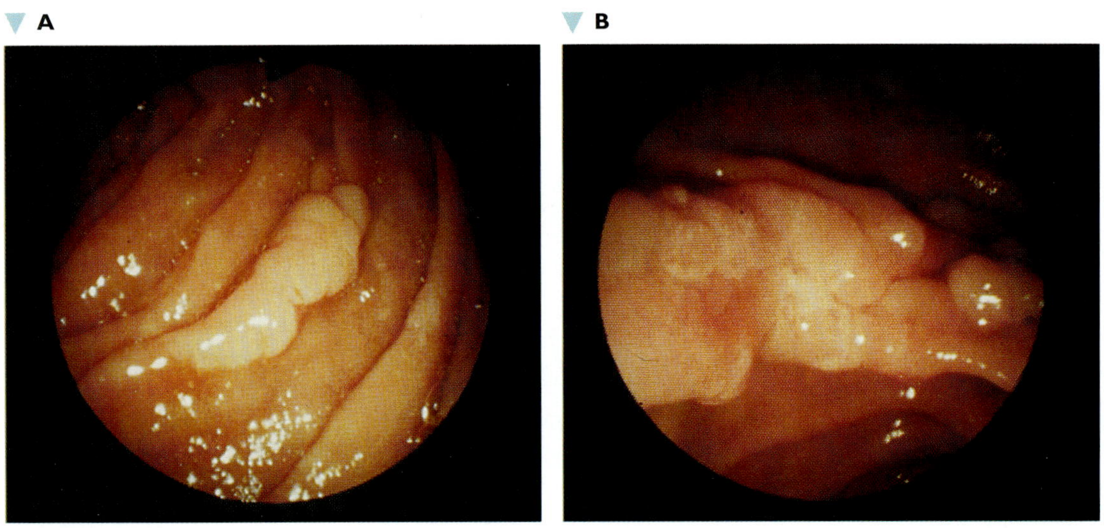

Abb. 8.**95** (**A**) Solitäres, villöses Adenom mit schwerer Dysplasie: (**B**) Auf eine Mukosafalte beschränktes Adenom mit rauher, unregelmäßiger, verfärbter Tumoroberfläche.

Maligne Tumoren des Duodenums

Das primäre Duodenalkarzinom ist selten. Es stellt sich in der Regel als ein nodulär ulzerierter, exophytisch-polypöser Tumor dar, der auf die Medialwand der Pars descendens beschränkt ist (Abb. 8.**97**). Dieser Tumor kann begrenzt sein oder ein ganzes Segment der Duodenalwand befallen.

Häufiger entsteht ein Duodenalkarzinom direkt aus der Papilla Vateri (Abb. 8.**98**). Die Papille ist auf das Zwei- bis Dreifache der Norm vergrößert; in der Regel ragt ein voluminöser Tumor aus der Querfalte heraus. Im typischen Fall befällt das Karzinom die Papille in der gesamten Zirkumferenz, wobei die peripheren Anteile der Papille angehoben werden, während das Zentrum eingesunken ist. Dadurch entsteht das Bild eines exkavierten Tumors, in dem Knötchen und Ulzeration nachweisbar sein können.

Gewebsproben sollten vorzugsweise den nodulären und tieferliegenden Anteilen des Tumors entnommen werden. Ist der papilläre Tumor weitgehend von normal erscheinender Mukosa überzogen, ist zur Freilegung tieferer Schichten und zur Verbesserung der bioptisch-diagnostischen Ausbeute eine limitierte Papillotomie (mit Standard- oder „Precut"-Papillotom oder mit dem Papillommesser) indiziert.

Das infiltrierende Pankreaskopfkarzinom ist das häufigste Dünndarmkarzinom. Es stellt sich mehrheitlich als ausgedehnter, unscharf begrenzter, knotiger Tumor der Medialwand dar, der in der Regel die Papille befällt und oft die ganze Medialwand einnimmt (Abb. 8.**99**). Die Tumorknoten messen 2–3 cm im Durchmesser.

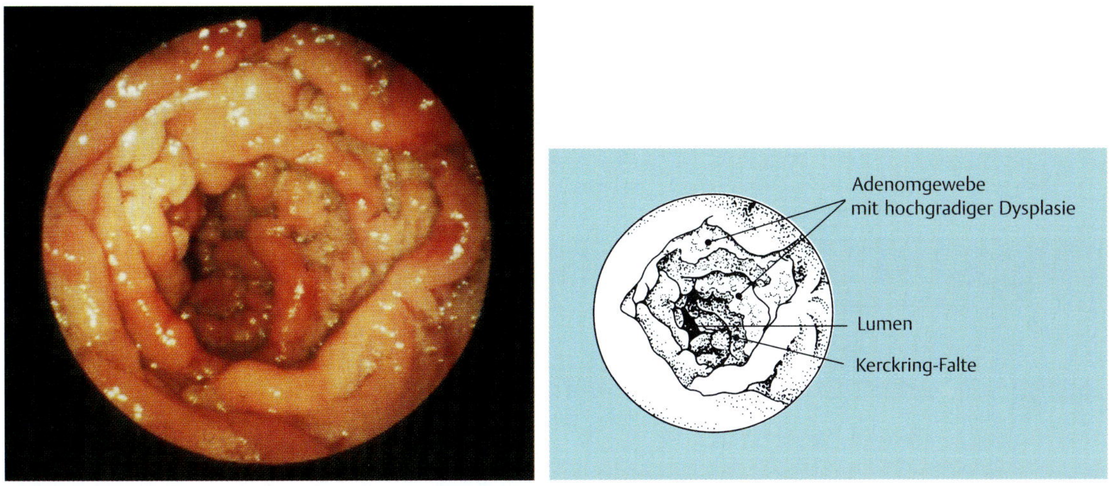

Abb. 8.**96** Diffus-adenomatöse Polypen mit Dysplasie des gesamten proximalen Dünndarms. Das adenomatöse Gewebe ist deutlich anders gefärbt als die gesunden Kerckring-Falten; ein Befund wie bei FPC.

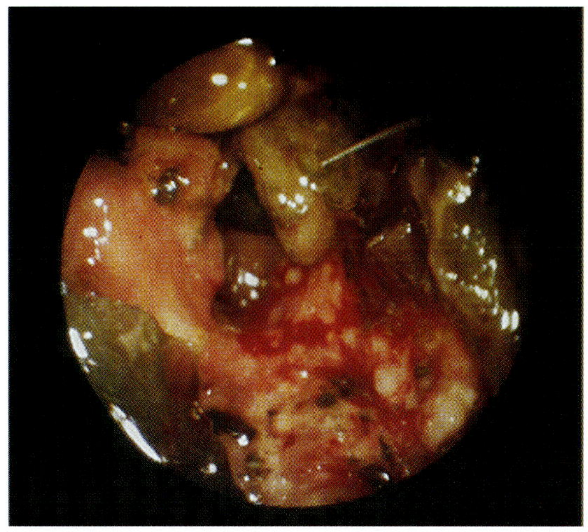

Abb. 8.**97** Primäres Karzinom der Bulbusspitze mit exophytisch ulzerierendem Tumor.

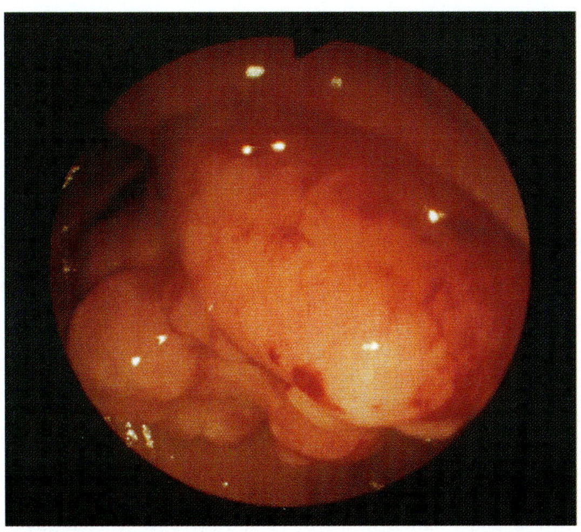

Abb. 8.**98** Ampullenkarzinom: Großer, multilobulierter, brüchiger Tumor.

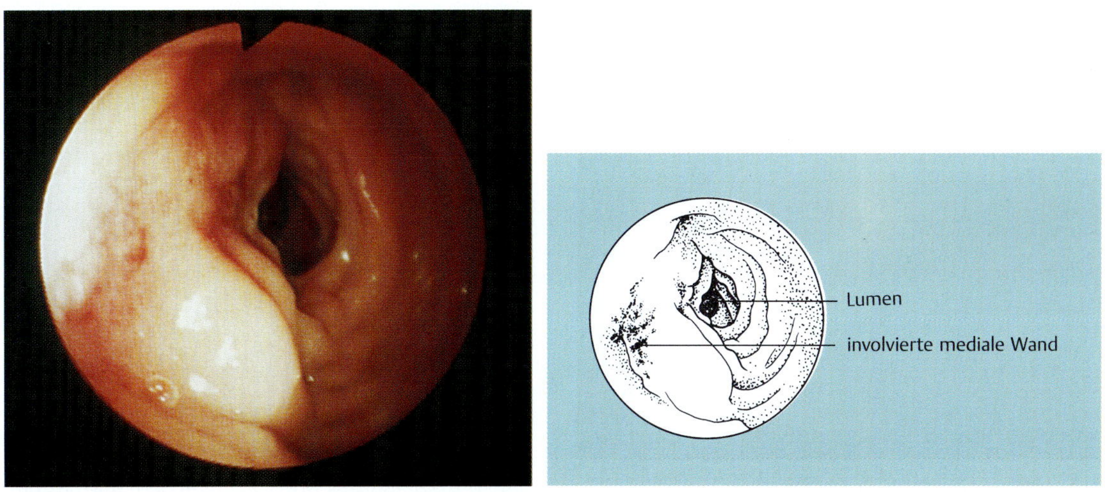

Abb. 8.**99** Pankreaskarzinom mit Invasion der medialen Duodenalwand. Asymmetrisches Duodenallumen.

Fernmetastasen im Duodenum sind selten und stammen in der Regel von einem malignen Melanom. Die Melanommetastasen können klein und pigmentiert oder groß und zentral ulzeriert und peripher pigmentiert sein. Andere ins Duodenum metastasierende Tumoren sind Bronchial-, Mamma-, Nieren- und Zervixkarzinome. Typische Metastasenherde sind 1–2 cm große, ulzerierte, etwas entfernt von der Papille liegende Tumoren (Abb. 8.**100**).

Ein Duodenallymphom kommt meist zusammen mit einem Magenlymphom vor; das letztere infiltriert das Duodenum über den Pylorus. Multiple polypöse Tumoren (Abb. 8.**101**) oder große Ulzerationen können weite Teile des Bulbus oder des absteigenden Duodenums befallen und völlig ersetzen; die befallene Mukosa kann andererseits eine diffuse Tumorinfiltration mit Knötchenbildung aufweisen (Abb. 8.**102**). Das primäre Duodenallymphom kann als ein sessiler, nodulär-ulzerierter Tumor imponieren (Abb. 8.**103**). Beim generalisierten Lymphom können die charakteristischen multiplen, kleinen, weißen, leicht erhabenen Duodenalläsionen leicht übersehen werden (Abb. 8.**104**). Zumeist ist der Magen mitbefallen (Abb. 8.**105**).

Einige andere maligne Prozesse können sich im Duodenum abspielen. Leukämische Infiltrate erscheinen als plaqueartige Faltenverdickung oder als diffus-erhabene, noduläre oder polypöse Tumoren.

Das Kaposi-Sarkom manifestiert sich als rotbraune Läsion unterschiedlicher Größe; der Patient hat oft ähnliche Läsionen im Magen (Abb. 8.**106**). Die Tumoren im Duodenum sind im Bulbus und der Pars descendens lokalisiert (Abb. 8.**107** und 8.**108**). Im typischen Fall gleicht die hellrote oder retikulierte Oberfläche den Läsionen anderswo im Darm. Die Leiomyosarkome sind zumeist nodulär und zentral ulzeriert und rufen eine massive Zerstörung der Duodenalwand hervor. Solche Läsionen kommen gelegentlich gleichzeitig in den benachbarten Strukturen, beispielsweise dem Magen, vor (Abb. 8.**109**).

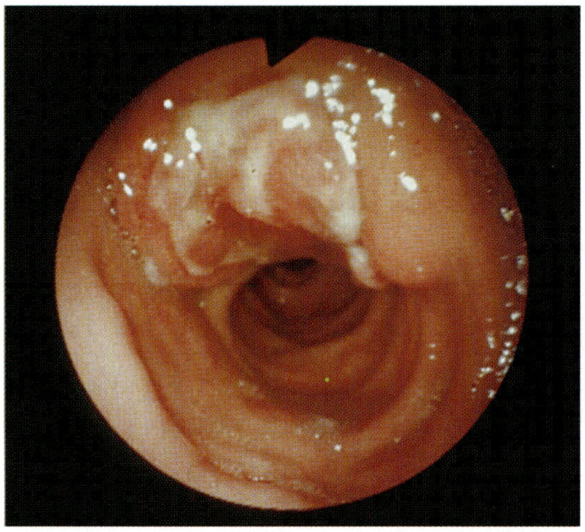
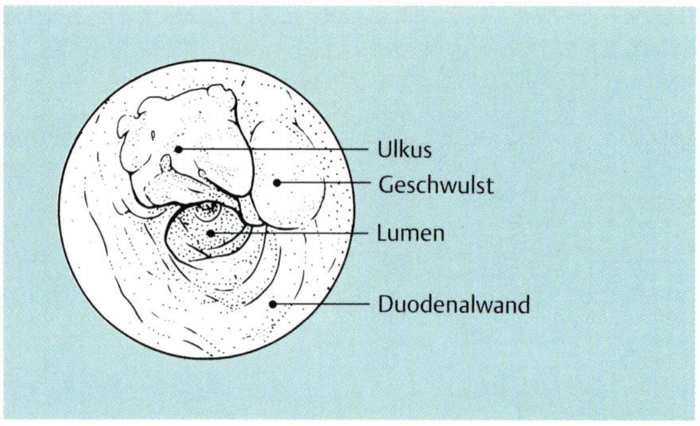

Abb. 8.**100** Tumorinfiltration der Duodenalwand durch ulzeriertes Nierenzellkarzinom. Der Patient kam aufgrund einer oberen GI-Blutung in die Klinik.

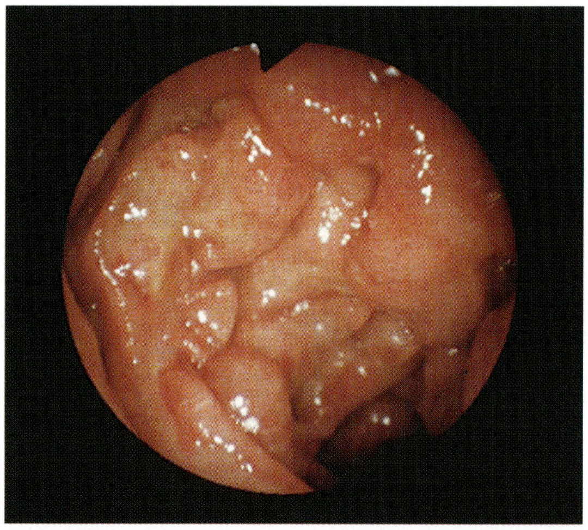

Abb. 8.**101** Duodenallymphom mit multiplen, polypösen Knötchen.

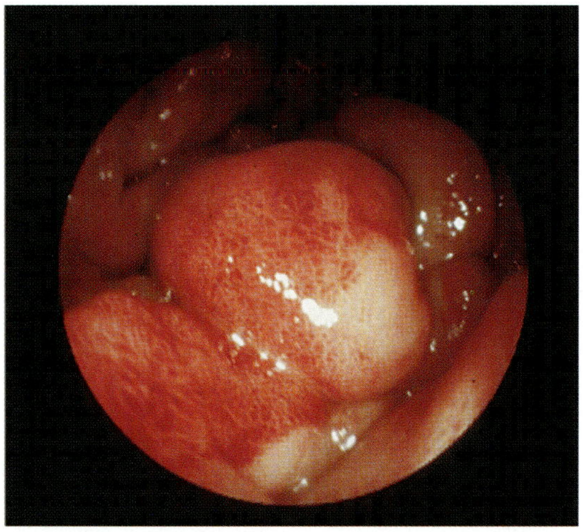

Abb. 8.**102** Lymphom des Duodenums mit infiltrierten, vergrößerten erythematös-nodulären Falten.

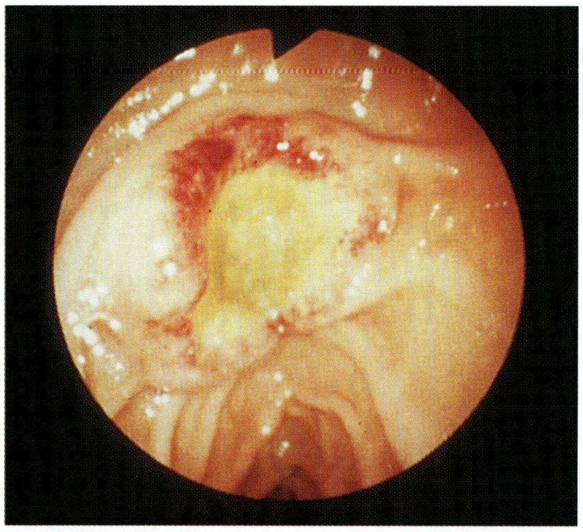

Abb. 8.**103** Primäres Duodenal-Lymphom mit zentral ulzeriertem Tumor.

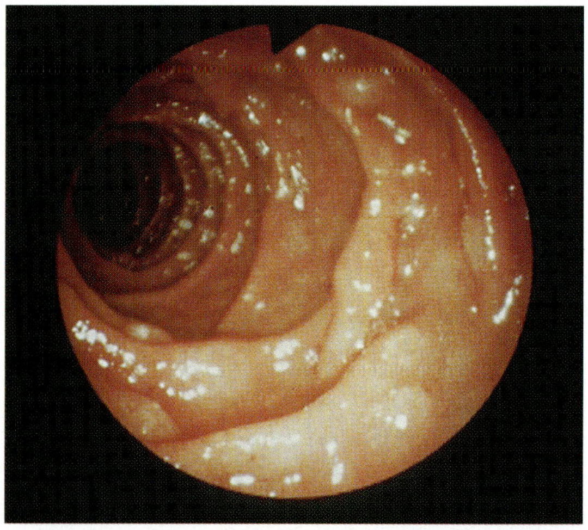

Abb. 8.**104** Generalisiertes Lymphom des Duodenums mit diskreten, fleckförmigen, weißen Läsionen.

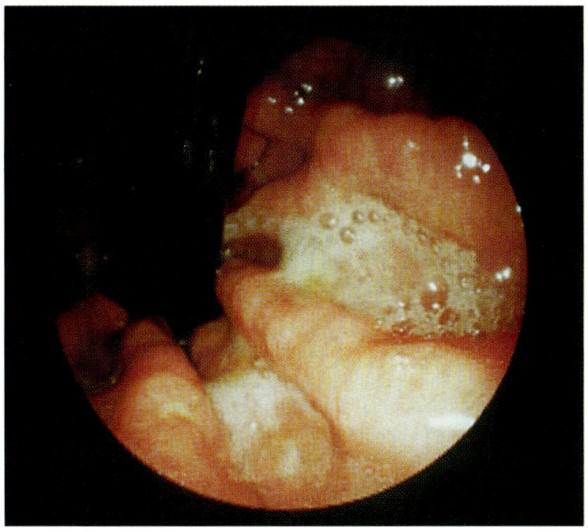

Abb. 8.**105** Generalisiertes Magenlymphom des Patienten von Abb. 8.**104** mit unregelmäßig verdickten Falten.

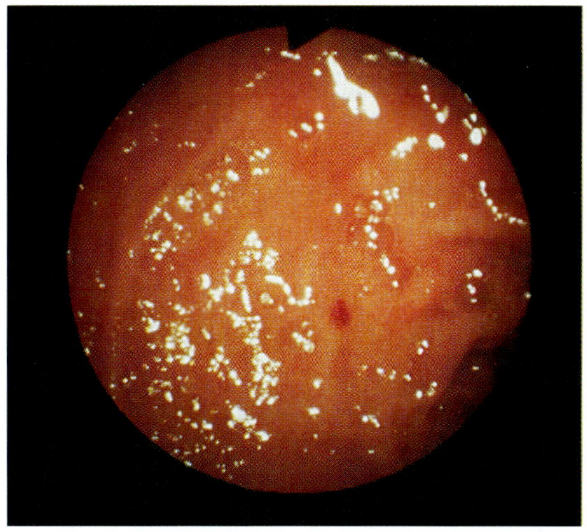

Abb. 8.**106** Kaposi-Sarkom im Duodenum mit charakteristischer, winziger, rotbrauner Läsion.

A

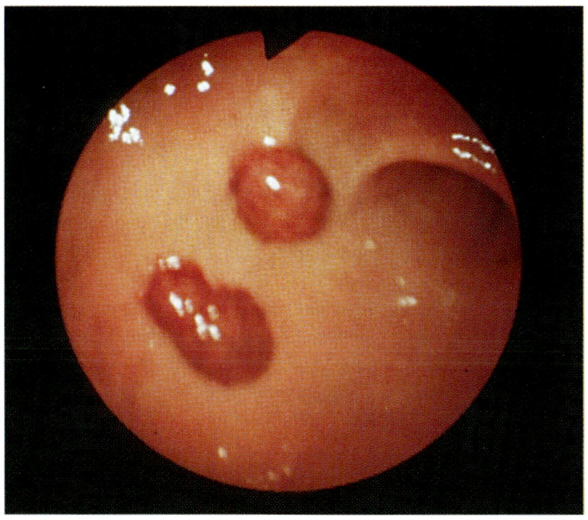

B

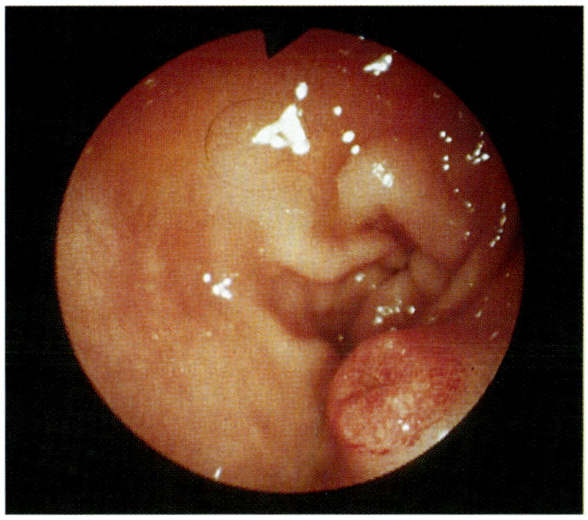

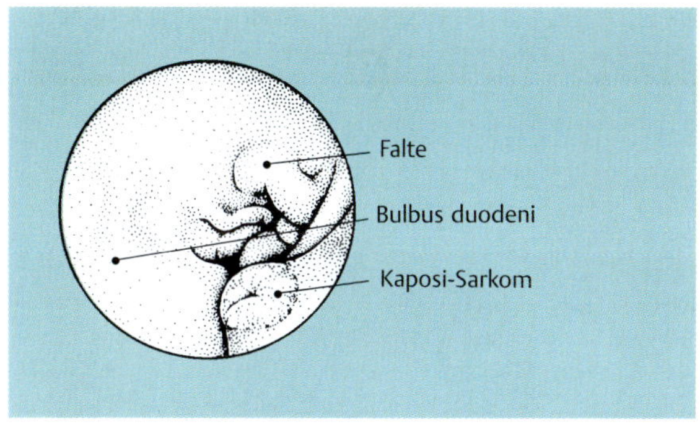

Abb. 8.**107** (**A** und **B**) Kaposi-Sarkom des Bulbus duodeni bei einem AIDS-Patienten: Erhabene, rote oder retikulierte Oberfläche (5-Uhr-Position).

A

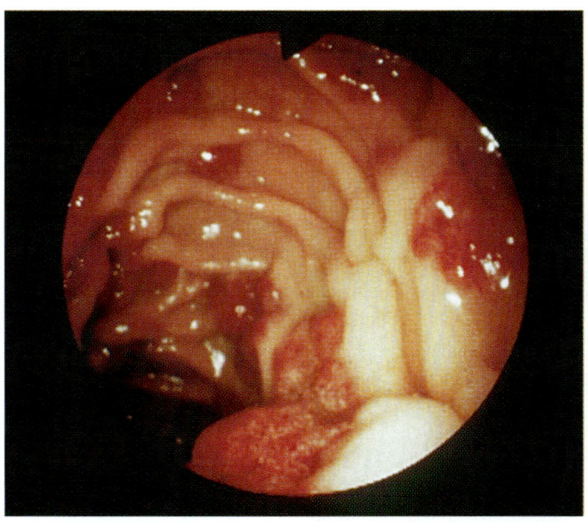

B

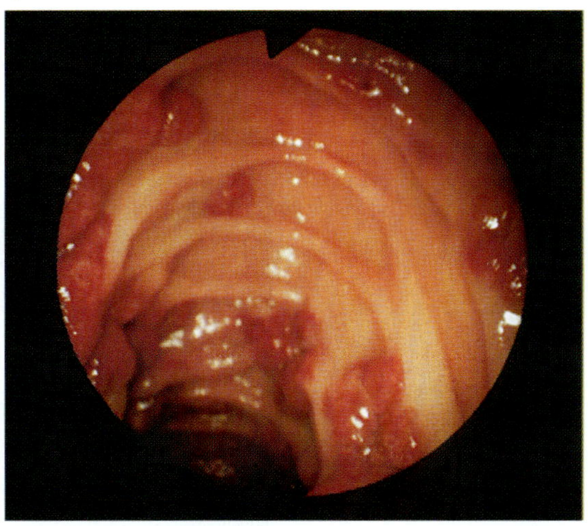

C

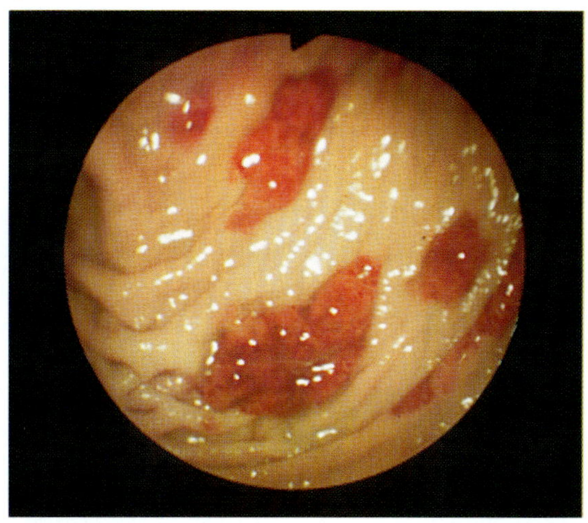

Abb. 8.**108** (**A** bis **C**) Kaposi-Sarkom des absteigenden Duodenums bei drei AIDS-Patienten: Multiple, rote, erhabene Läsionen.

Endosonographie der Duodenaltumoren

Die Endosonographie kann die Auswertung von Duodenalwand, Papilla Vateri sowie von Strukturen wie Pankreaskopf, Gallengängen, periduodenalen Blutgefäßen und Leber signifikant erleichtern. Einige dieser Beispiele werden in Kapitel 9 behandelt. Abb. 8.**110** erläutert die endosonographische Untersuchung eines Leiomyoms der Duodenalwand.

■ Polypöse Läsionen des terminalen Ileums

Das terminale Ileum hat ein relativ enges Lumen. Manchmal sind Mukosazotten nachweisbar (Abb. 8.**111**). Bei Jugendlichen und jungen Erwachsenen ergeben die prominenten Lymphfollikel oft das Bild weitverstreuter, kleiner, nodulärer Mukosaerhebungen (Abb. 8.**112**). Manchmal ist die Mukosa mit 1–2 mm großen Lymphknötchen tapeziert, wodurch die Oberfläche flach, granuliert oder pflastersteinähnlich erscheint (Abb. 8.**113**). Das endoskopische Bild läßt sich in folgende vier Stadien einteilen:

▼ **A** ▼ **B**

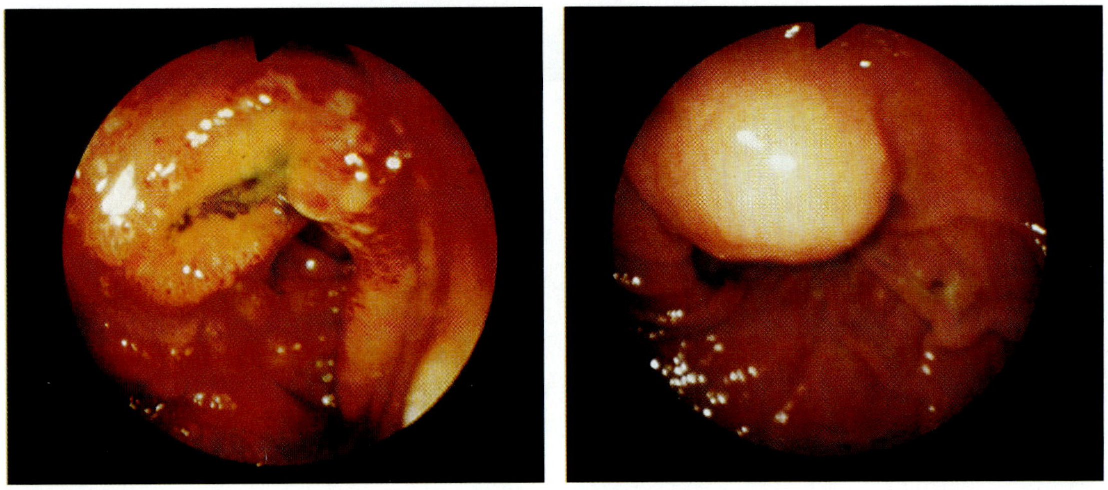

Abb. 8.**109** (**A**) Leiomyosarkom, das die Duodenalwand zerstört; (**B**) Impression des Antrums durch ein Leiomyosarkom. Die Endosonographie eignet sich besonders zur Untersuchung einer solchen Läsion.

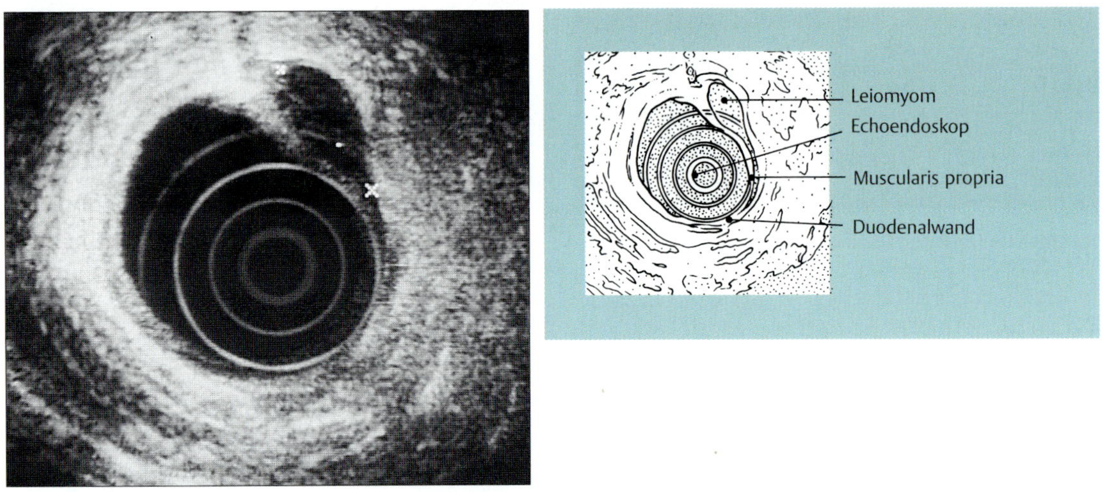

Abb. 8.**110** Leiomyom des Duodenums. Homogen echoarme Läsion, die auf die Duodenalwand beschränkt ist, die periduodenalen Gewebe nicht infiltriert und mit der Muscularis propria in Verbindung steht. (Mit freundlicher Genehmigung von Dr. T.L. Tio.)

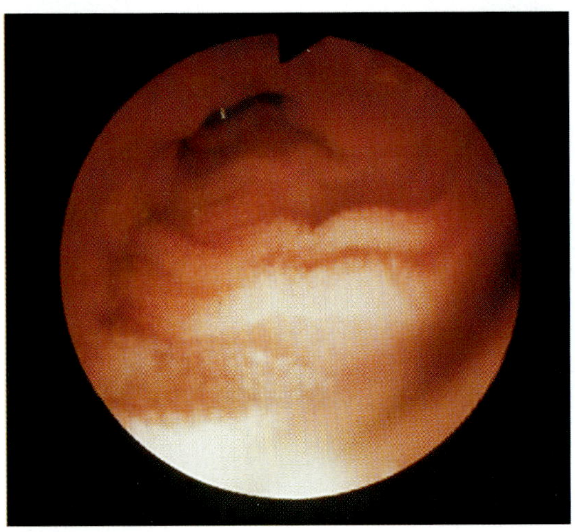

Abb. 8.**111** Terminales Ileum, Normalbild mit Mukosazotten.

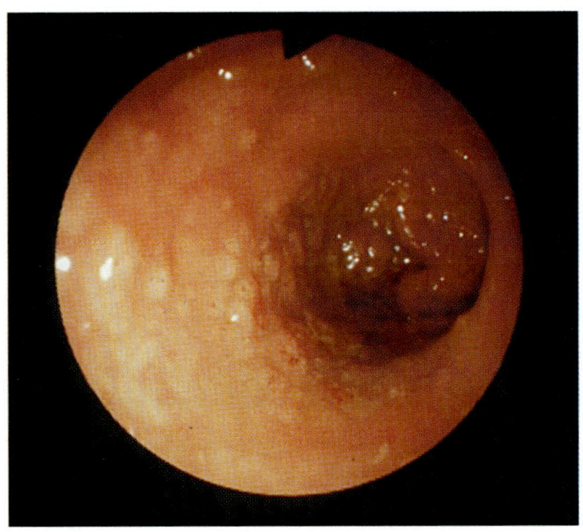

Abb. 8.**112** Lymphfollikel im terminalen Ileum.

Stadium 0 Die Lymphfollikel fehlen oder sind winzig und ganz vereinzelt vorhanden.

Stadium 1 Die Lymphfollikel sind klein, diffus verteilt, aber spärlich verbreitet.

Stadium 2 Die Lymphfollikel sind dicht und diffus verbreitet, aber es gibt meistens keine Konglomerate.

Stadium 3 Die Lymphfollikel sind groß, diffus verteilt und dicht vorhanden; Konglomerate (Peyer-Plaques, Abb. 8.**114**) oder verschmolzene Follikel sind evident; die Mukosa ist manchmal hyperämisch oder blaß.

Andere Läsionen des terminalen Ileums

Zu den im terminalen Ileum vorkommenden Läsionen gehören: Vaskuläre Anomalien, die rezidivierende Intestinalblutungen hervorrufen können (Abb. 8.**115**); Morbus Crohn (Abb. 8.**117**); sowie Peyer-Plaques, die mit M. Crohn verwechselt werden können (Abb. 8.**117**).

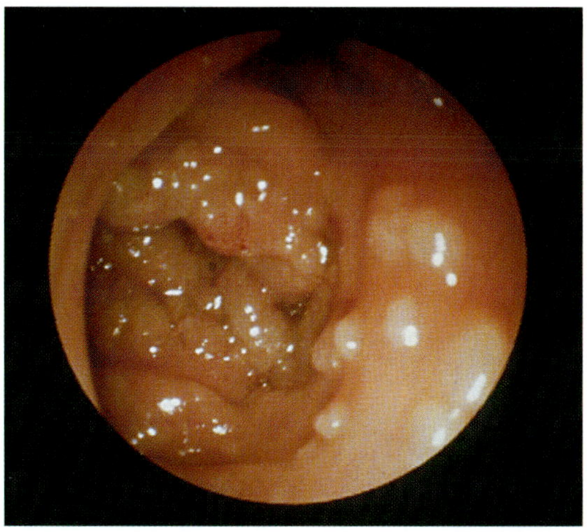

Abb. 8.**113** Noduläre lymphatische Hyperplasie mit pflastersteinähnlichem Relief im terminalen Ileum.

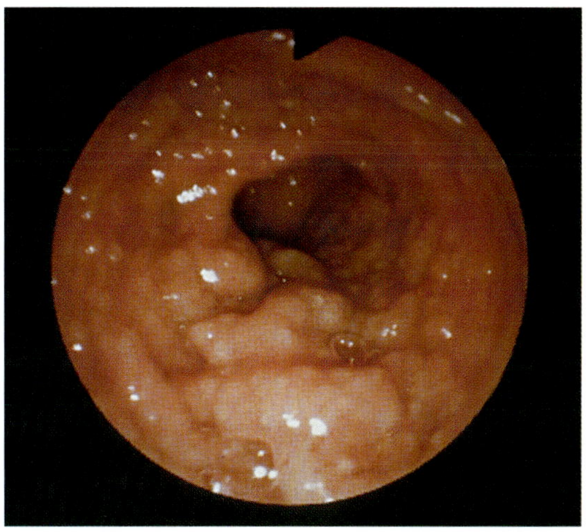

Abb. 8.**114** Peyer-Plaques mit leicht erythematöser Oberfläche im terminalen Ileum.

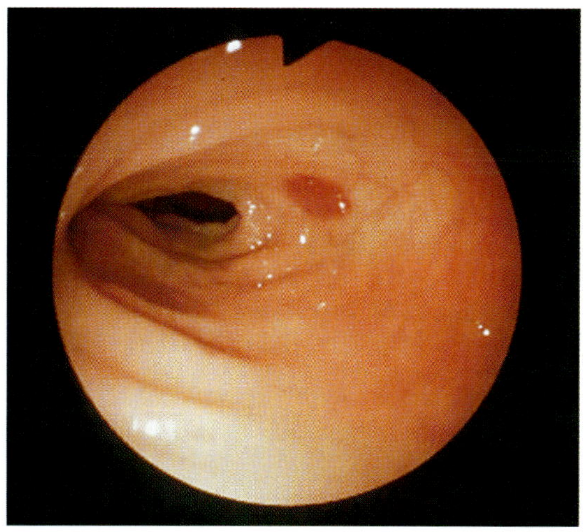

Abb. 8.**115** Kleine Gefäßanomalie im terminalen Ileum.

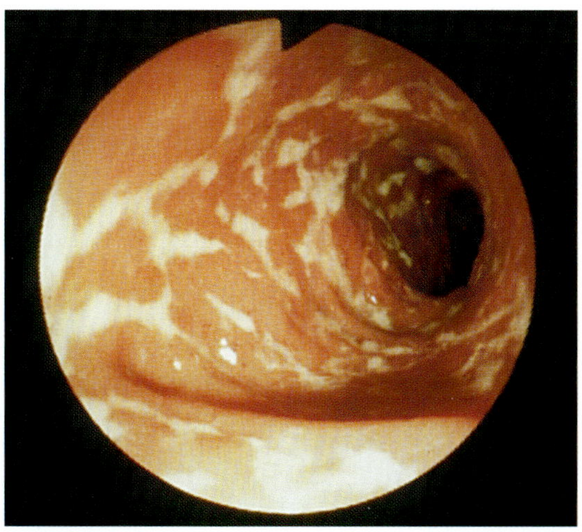

Abb. 8.**116** Ileitis Crohn: Multiple, lineare Ulzerationen im Residualileum nach Ileumresektion und -anastomose.

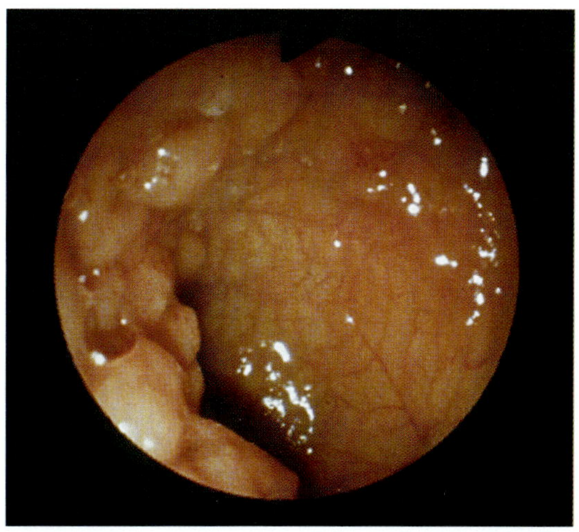

Abb. 8.**117** Peyer-Plaque im terminalen Ileum, typisches Bild. Zunächst war fälschlich die Diagnose Morbus Crohn gestellt worden.

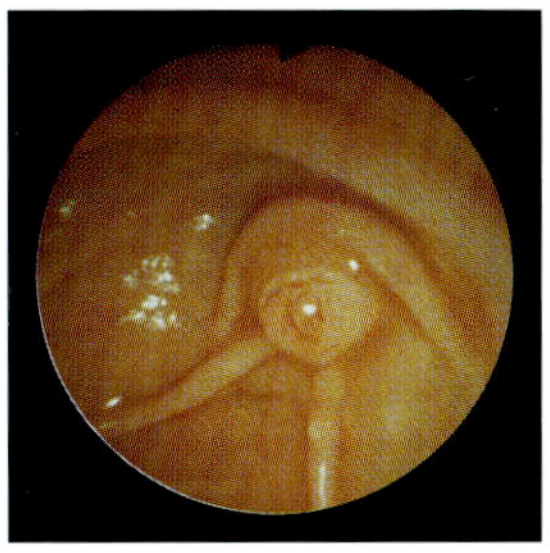

9

Endoskopische retrograde Cholangiopankreatographie und Sphinkterotomie (Papillotomie)

Die endoskopische Behandlung pankreatobiliärer Erkrankungen ist derzeitig eines der interessantesten Gebiete in der klinischen Medizin. Die endoskopische retrograde Cholangiopankreatographie (ERCP) ermöglicht anhand der Inspektion der Papilla duodeni major und der Injektion von Röntgenkontrastmitteln in die Gallen- und Pankreasgänge eine präzise Diagnostik, während die endoskopische retrograde Sphinkterotomie (ERS)* die Therapie pankreatobiliärer Erkrankungen erleichtert. So kann man heutzutage endoskopisch Gallengangsteine entfernen, Stenosen mit Ballonkathetern dilatieren und Drains und Stents (Endoprothesen) bei benignen und malignen obstruierenden Gallengangserkrankungen einlegen. Zu den neueren Entwicklungen der Steinextraktion gehören die Anwendung von Ultraschall und Laser sowie die mechanische Lithotripsie. Man kann davon ausgehen, daß die Zukunft weitere Anwendungsbereiche dieser Methoden eröffnen wird.

Dieses Kapitel ist der ERCP und der endoskopischen Papillotomie (EPT) gewidmet, aber nicht als technischer Leitfaden gedacht. Der Darstellung normaler und pathologischer Papillenbefunde folgen Beispiele erfolgreich durchgeführter Papillotomien. Zahlreiche Röntgenbilder von Pankreas- und Gallengängen sollen der Einführung in die radiologische Interpretation dienen.

** In diesem Atlas wird der in Europa, Japan und anderen Ländern bevorzugte Begriff „endoskopische Papillotomie“ (EPT) statt des in den Vereinigten Staaten gebräuchlichen Terminus „endoscopic sphincterotomy“ (ES oder EST) verwendet.*

Anatomie

Die Einführung der ERCP als diagnostische Methode Anfang der siebziger Jahre weckte das Interesse an der Anatomie des Pars descendens und der Papilla duodeni. Es gibt zwei Duodenalpapillen – die Papilla duodeni major und minor. Die erstere, die Papilla Vateri, entwickelt sich aus der ventralen Anlage des Duodenums, die auch zur Bildung ventraler Anteile des Pankreas und der Gallengänge führt. Diese Papille wird routinemäßig kanüliert. Die Papilla duodeni minor (Papilla accessoria, Santorini) stellt embryologisch einen Überrest der dorsalen Duodenalanlage dar, aus der sich der Korpus des Pankreas entwickelt. Bei normaler embryologischer Entwicklung fusionieren die beiden Pankreasgänge, so daß die Papilla duodeni major den Gallengang und die aus den ventralen und dorsalen Pankreasanteilen stammenden Gänge drainiert. Das akzessorische Gangsystem bleibt häufig erhalten und dient als zweites System zur Drainage des Ductus pancreaticus major (Wirsungi).

Die Papilla duodeni major läßt sich 3–4 cm distal der Bulbusspitze auf der medialen Wand des absteigenden Duodenums lokalisieren. Die Papilla duodeni minor befindet sich auf derselben Wandseite, meist 1–2 cm proximal der Papilla duodeni major. Die typischerweise rote, retikulierte Papilla duodeni major mißt bis zu 2 cm im Durchmesser und ist damit praktisch immer weitaus größer als die oft weniger als 2 mm kleine, fleischig-blasse Papilla duodeni minor. Die Kenntnis des charakteristischen Erscheinungsbilds der Papilla duodeni major ist von kritischem Belang, da auf der Suche nach der Papille oft nur ein kurzer Blick zu ihrer Lokalisierung möglich ist. Ist die Papille ausfindig gemacht, kann es einige Zeit dauern, bis eine direkte Ansicht und Kanülierung möglich ist.

Die Kenntnis der Anatomie der Papilla duodeni major ist besonders relevant für die Durchführung der EPT. Charakteristischerweise verlaufen eine oder mehrere Vertikalfalten proximalwärts und enden an der Papilla duodeni major. Die Papille ist meist verdeckt; sie kann sogar unter einer Querfalte versteckt sein. Proximal der Papille gibt es gelegentlich einen Wulst der Duodenalwand, der dem intramural verlaufenden Abschnitt des Ductus choledochus entspricht (Abb. 9.**1**).

Endoskopisch ist die Papilla duodeni minor von geringer Bedeutung. In letzter Zeit ist das Interesse am Pancreas divisum gewachsen, bei dem die zwei Pankreasgänge nicht fusionieren. Der ventrale Pankreasteil drainiert über die Papilla Vateri, der Korpus und Schwanz über die Papilla duodeni minor. Bei einigen Patienten kann diese anatomische Variante zur Pankreatitis prädisponieren.

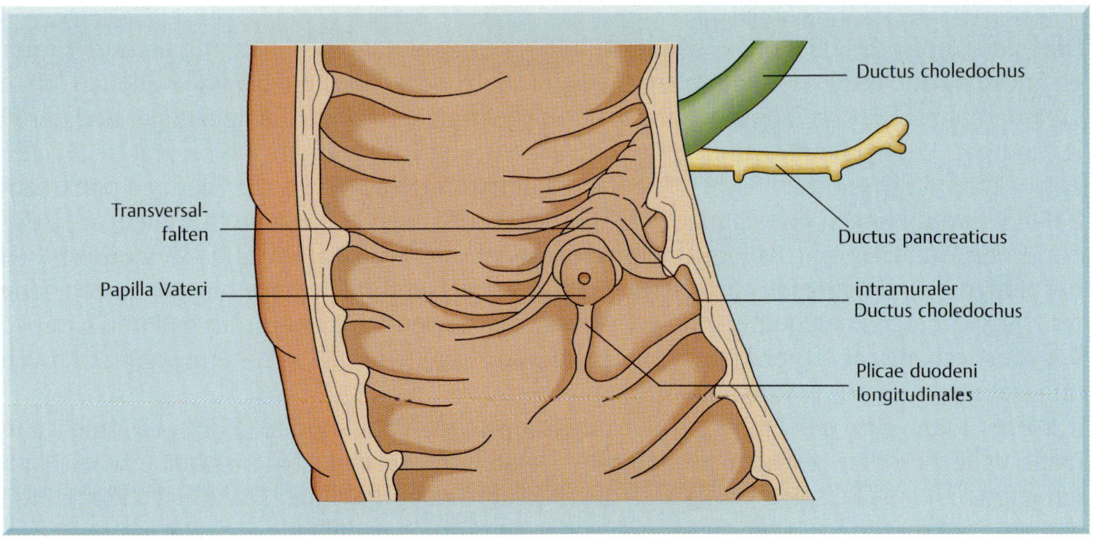

Abb. 9.**1** Anatomie des absteigenden Duodenums mit intramuralem Choledochusabschnitt proximal der Papilla duodeni major. Die Plicae longitudinalis duodeni verlaufen proximalwärts und enden an der Papille.

Erscheint die Papilla duodeni minor bei der Endoskopie pathologisch verändert, sollte sie kanüliert werden. Sie läßt sich bei einigen Patienten mittels eines spitz zulaufenden (Metallspitzen-) Katheters durchführen, bei anderen wegen zu kleiner Papille jedoch nicht. Einige Untersucher haben zur Behandlung von Stenosen der Papilla duodeni minor bei Pancreas divisum mit Pankreatitis an dieser Papille eine EPT durchgeführt, sie dilatiert und Drains plaziert.

Ein Ast der A. gastroduodenalis – die A. pancreaticoduodenalis superior – ist unmittelbar über dem intramural verlaufenden Segment des Ductus choledochus lokalisiert. Dieses Gefäß verläuft außerhalb der Duodenalwand und überkreuzt den D. choledochus. Bei 85% der Patienten befindet es sich mehr als 3 cm, bei 15% bis etwa 1 cm proximal der Papilla duodeni major. Eine Verletzung dieses Gefäßes während einer EPT kann zu massiven, ja lebensbedrohlichen Blutungen führen. In 1–3% der Individuen entsteht während der EPT eine moderate bis schwere Blutung aus diesem oder anderen Gefäßen. Wahrscheinlich wird es in Zukunft möglich sein, mittels Doppler-Sonde oder Endosonographie eine nahe der Papille liegende Arterie zu identifizieren und damit die Gefahr einer massiven Blutung zu reduzieren.

Endoskopie mit der Seitoptik

ERCP und EPT sind die einzigen endoskopischen Verfahren, für die die Seitoptik routinemäßig eingesetzt wird. Der Blickwinkel steht senkrecht zur Längsachse des Endoskops. Neuere Geräte haben sogar einen Blickwinkel von mehr als 90 Grad in kranialer Richtung, was eine bessere Sicht und Kanülierung der Papilla duodeni major ermöglicht. Die Benutzung des Endoskops mit Seitoptik erfordert besondere Einweisung und Geduld. Mit einiger Erfahrung kann ein solches Gerät leicht über Antrum und Pylorus ins absteigende Duodenum vorgeschoben werden. Unter Berücksichtigung der oben erwähnten anatomischen Verhältnisse wird die Papille identifiziert und kanüliert. Das distale Ende des Endoskops ist mit einem Hebel versehen, der die Bewegungen der Kanülenspitze bei der ERCP und EPT bis zu einem gewissen Grad kontrolliert. Der Durchmesser des Gerätekanals ist variabel; weite Kanäle (4,2 mm im Durchmesser) erlauben die Passage von 1–15 French Stents.

ERCP

Einer der großen Vorteile der ERCP gegenüber anderen bildgebenden Techniken ist die Möglichkeit der Spiegelung der Papilla Vateri. Die perkutane transhepatische Cholangiographie (PTC) erlaubt zwar mittels Injektion von Kontrastmitteln die Darstellung der Gallengänge, aber weder die Darstellung des Pankreasgangs noch die Inspektion der Papille.

Die normale Papilla duodeni major

Die normale Papilla duodeni major kann papillär oder relativ flach erscheinen (Abb. 9.**2**). Die Longitudinalfalten (Plicae duodeni longitudinales) konvergieren oft auf sie zu. Die Papille kann proximal, sogar unmittelbar unterhalb des Bulbus lokalisiert sein; in allen Lokalisationen ist die Longitudinalfalte erkennbar (Abb. 9.**3**). Die Papilla duodeni minor ist zumeist in demselben Quadranten der Duodenalwand, 1–2 cm proximal der Papilla duodeni major (im folgenden „Papille" genannt) lokalisiert (Abb. 9.**4**).

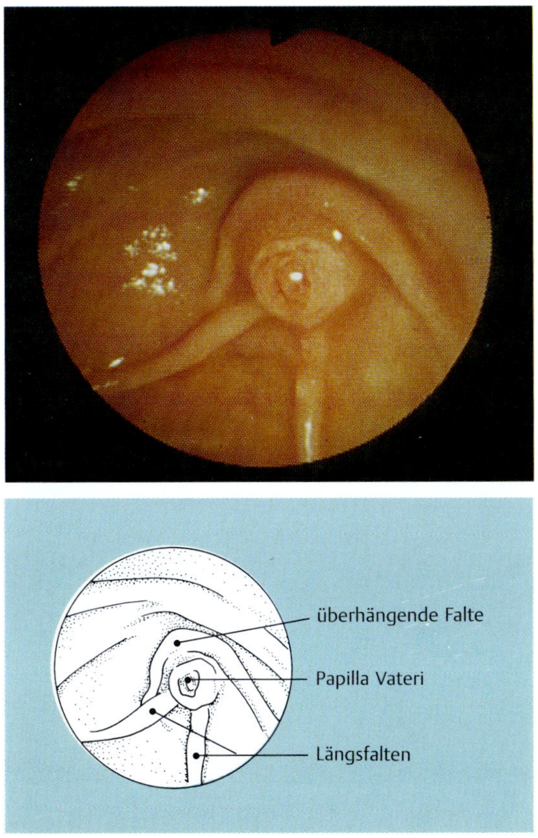

Abb. 9.**2** Papilla duodeni major, Normalbild; Lokalisation an der Medialwand, Längsfalten dicht darunter; Papille vom papillären Typ.

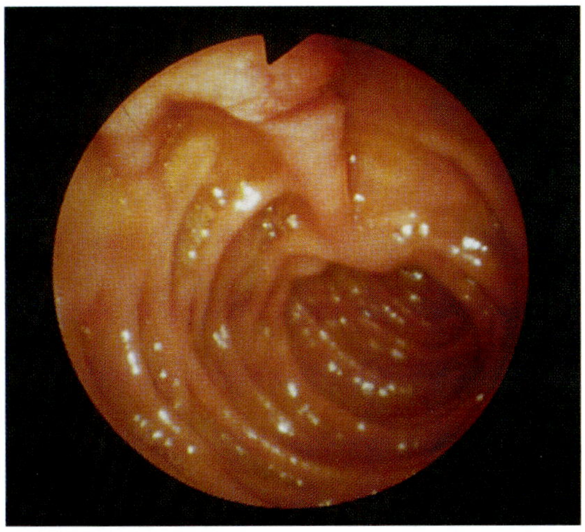

Abb. 9.**3** Papilla duodeni major, Normalbild; Lokalisation unmittelbar unter dem Bulbus; Longitudinalfalte dicht unterhalb der Papille.

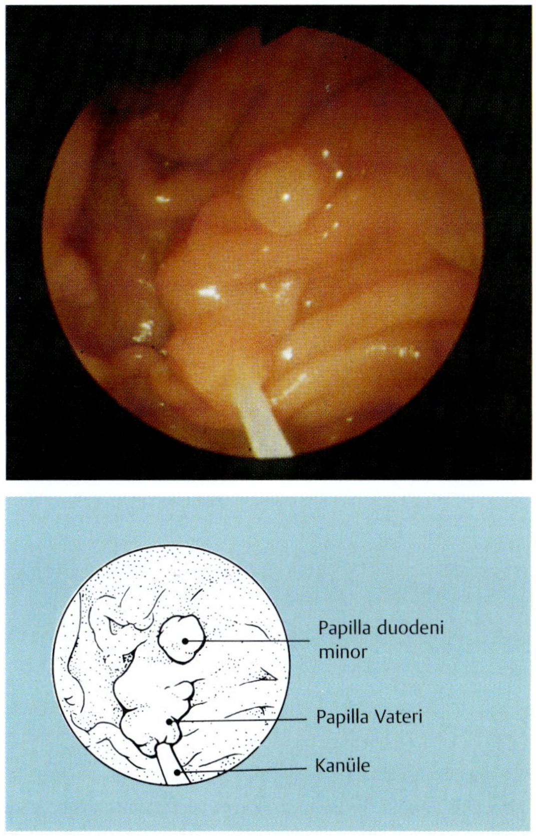

Abb. 9.**4** Papillen-Kanülierung während ERCP, Normalbild. Man erkennt die blasse und fleischige Papilla duodeni minor auf derselben Wandseite und proximal der Papilla duodeni major.

Der Pankreasgang befindet sich in der Regel im Zentrum oder auf der rechten Seite der Papille, der D. choledochus meist im linken oberen Segment der Papille (Abb. 9.**5**). Die Zielrichtung zur Kanülierung des Pankreasgangs ist rechts horizontal; zur Kanülierung des D. choledochus kranialwärts und links am oberen Rand der Papille (Abb. 9.**6** und 9.**7**). Während der ERCP und der Kanülierung kann es zu leichten Verletzungen der Papille, zu Ödembildung und Blutungen kommen (Abb. 9.**8**).

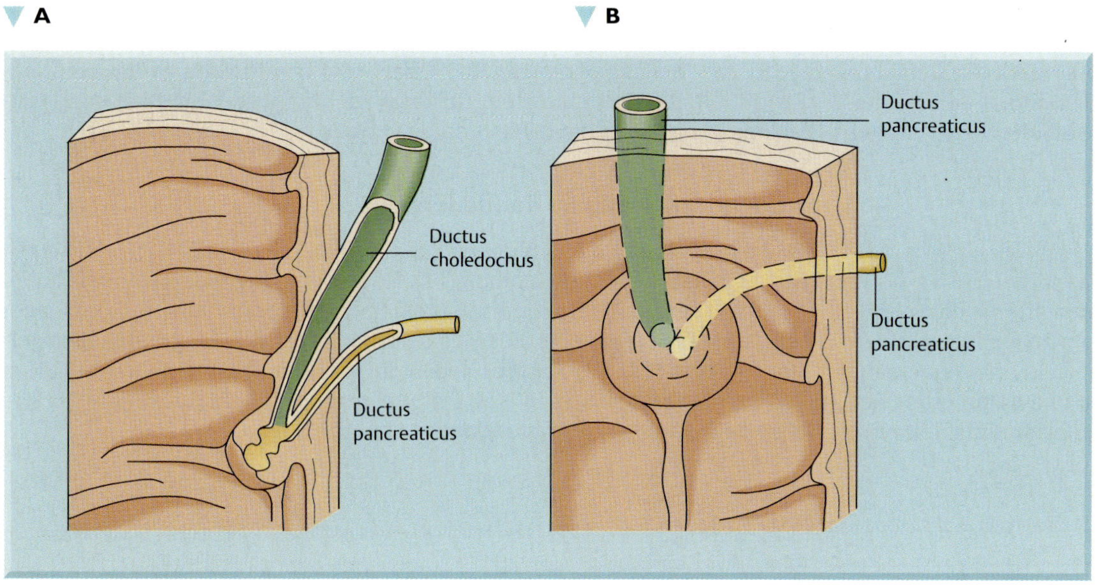

Abb. 9.**5** Papilla duodeni major, (**A**) Längsschnitt; (**B**) Ansicht von vorne. Die Choledochusöffnung liegt links proximal, der Pankreasgang im Zentrum der Papille.

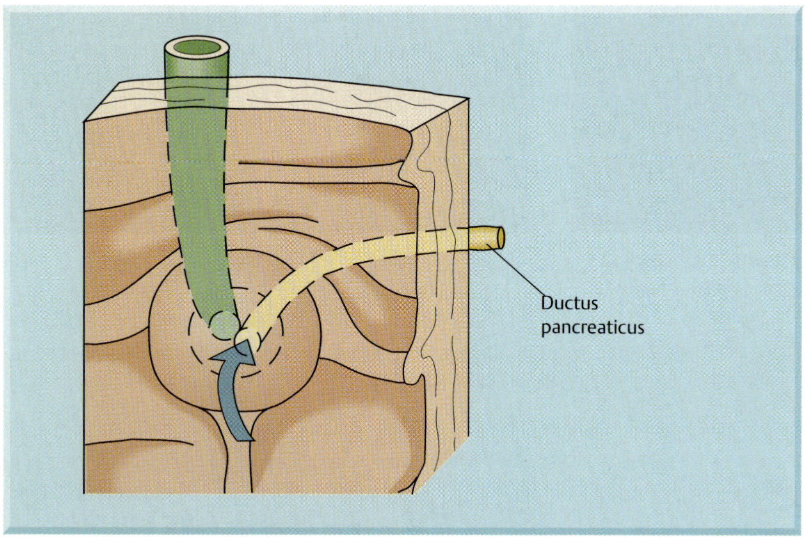

Abb. 9.**6** Papilla duodeni major, Ansicht von vorne. Kanülierungshinweis für den Pankreasgang: rechts horizontal.

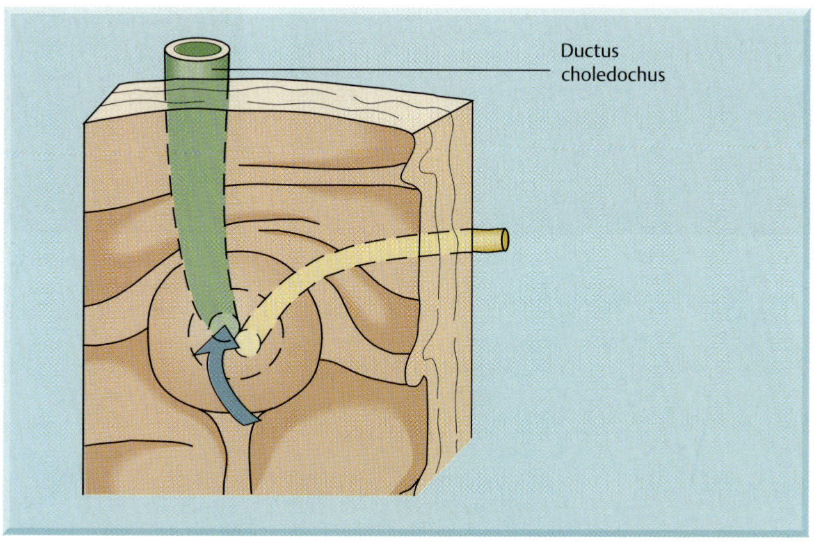

Abb. 9.**7** Papilla duodeni major, Ansicht von vorne. Kanülierungshinweis für den D. choledochus: links proximal. Die Abwinkelung des Katheters ermöglicht die Orientierung nach kranial.

Die abnorme Papille

Die Vertrautheit mit den normalen anatomischen Verhältnissen der Papille erleichtert das Erkennen von Abnormitäten. Bei fraglichen Befunden können zytohistologische Untersuchungen einen Tumor (Adenom oder Karzinom) ausschließen. Ergeben beide Untersuchungen einen Normalbefund, so empfiehlt sich eine Wiederholung der Untersuchung; in manchen Fällen sollte ein Einschnitt der Papille (EPT) vorgenommen werden, um die Biopsie tiefer gelegener Gewebe zu ermöglichen. Die Endoskopie kann nach einigen Wochen oder Monaten wiederholt werden. Bei endoskopisch gesicherter Papillenabnormität sollte, ungeachtet eines evtl. normalen zytohistologischen Befundes, nach einem periampullären Karzinom gefahndet werden. Zum Nachweis eines Tumors, Steins, einer Gangdilatation oder benachbarten Geschwulst kann die Endosonographie hilfreich sein.

Die Papille mit eingeklemmtem Stein

Ein in der Papille eingeklemmter Gallenstein kann die Ursache von Entzündungen und einem Erythem der Papillenmukosa sein; die Folge ist gelegentlich eine lokale Mukosanekrose (Abb. 9.**9**). Die Papille kann wie ein Wulst – der dem deutlich obstruierten und dilatierten intramuralen D. choledochus entspricht – ins Duodenallumen vortreten (Abb. 9.**10**). Die Papillenöffnung findet sich am kaudalen Rand dieses Wulstes. Eine kleine Menge Exsudat ist entweder an der Papillenmündung sichtbar oder tritt aus ihr heraus.

Eine akute Gallengangsinfektion (Cholangitis) stellt eine dringende Indikation zur Durchführung von ERCP und zur Therapie mit EPT dar. Bei den meisten Patienten gehen die Steine nach der Papilleninzision spontan ab, gefolgt von sofortiger Entlastung der Obstruktion und Infektion. Bei schwerer Cholangitis kann Eiter aus der Papille heraustropfen (Abb. 9.**11**).

Das Papillenadenom

In der Gastroenterologie gewinnt die genetische Prädisposition zu gastrointestinalen Tumoren als Thematik ständig zunehmende Bedeutung. Die klinischen Implikationen vererbter Polypose-Syndrome werden immer klarer. Als Beispiel sei die Beziehung zwischen den duodenalen und periampullären Adenomen und Karzinomen und der familiären Polyposis coli (FCP) erwähnt. Bei der FCP sieht die Papille charakteristischerweise wie ein „Lavafluß" aus. Dieses Bild weist häufig auf ein Papillenadenom – eine mögliche Präkanzerose – hin (Abb. 9.**12**). Die Korrelation zwischen der FPC und dem Auftreten einer Papillenneoplasie ist genügend ausgeprägt, um ein mit Seitoptik durchgeführtes periodisches Screening des Duodenums und der Papille zu rechtfertigen.

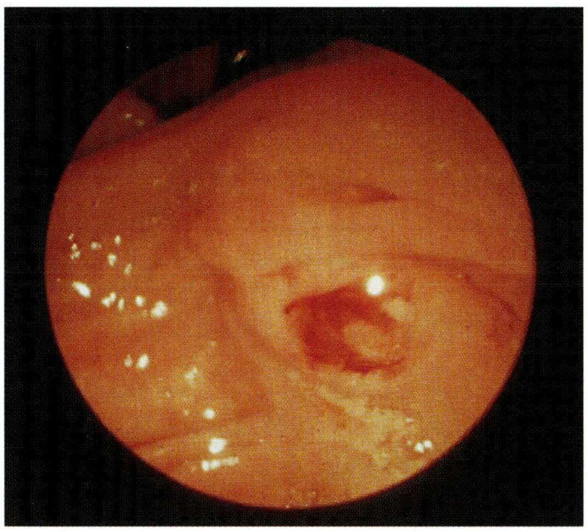

Abb. 9.**8** Papilla duodeni major, leicht traumatisiert während ERCP.

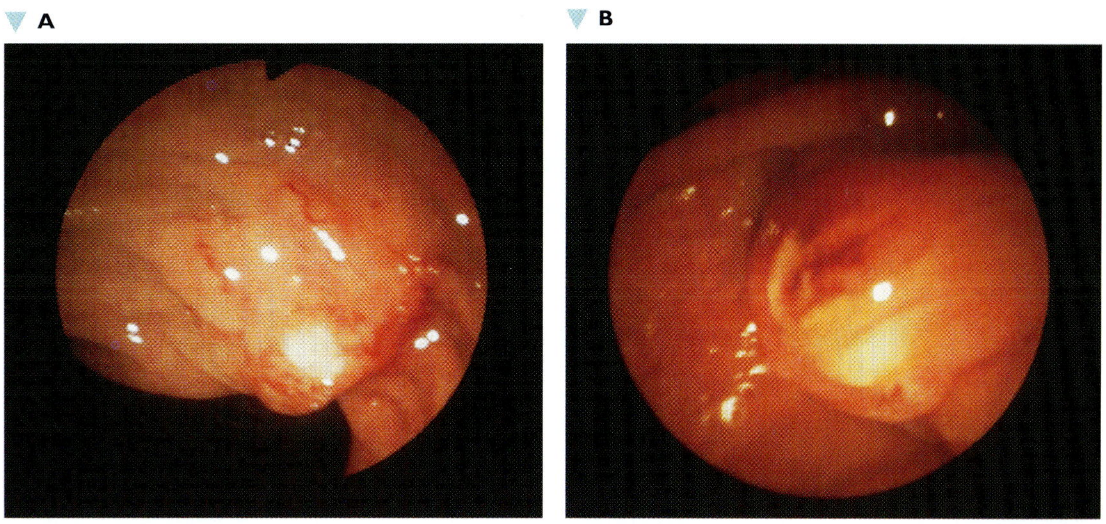

Abb. 9.**9** (**A** und **B**) Man erkennt eine Nekrose an dem weißlichen Areal an der Papillenspitze; die Ursache ist ein eingekeilter Choledochusstein.

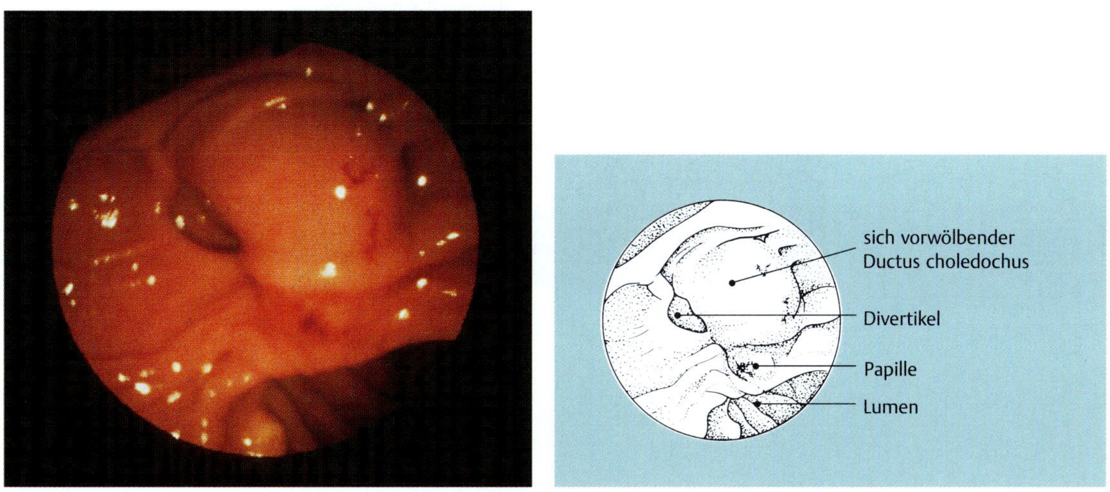

Abb. 9.**10** Durch einen festgesetzten Choledochusstein wölbt sich der intraluminale D. choledochus vor; an der Wulstspitze sieht man die Öffnung der Papille, daneben ein kleines, peripapilläres Divertikel.

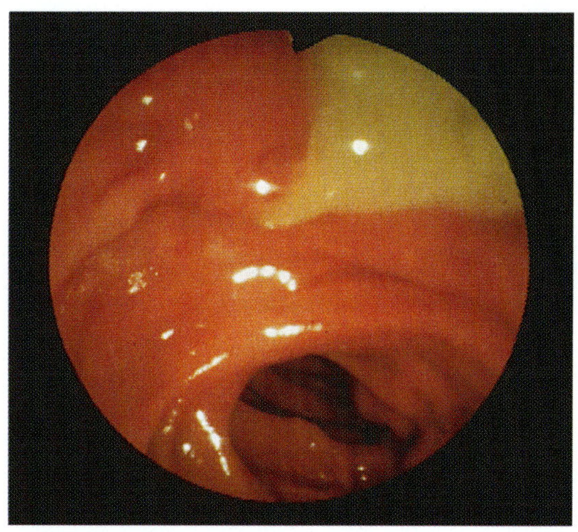

Abb. 9.**11** Schwere, durch einen Choledochusstein bedingte Cholangitis: Aus der Papille tritt Eiter aus.

Sezernierender Pankreastumor mit Beteiligung der Papille

Bei Pankreaskarzinompatienten kann die Papille mit dem aus dem Karzinom gebildeten Schleim überzogen sein (Abb. 9.**13**).

Suprapapilläre Fisteln

Fistulierungen zwischen dem D. choledochus und dem Duodenum stellen Komplikationsfolgen einer Choledocholithiasis oder eines chirurgischen Eingriffs in das Gallengangsystem dar (Abb. 9.**14**).

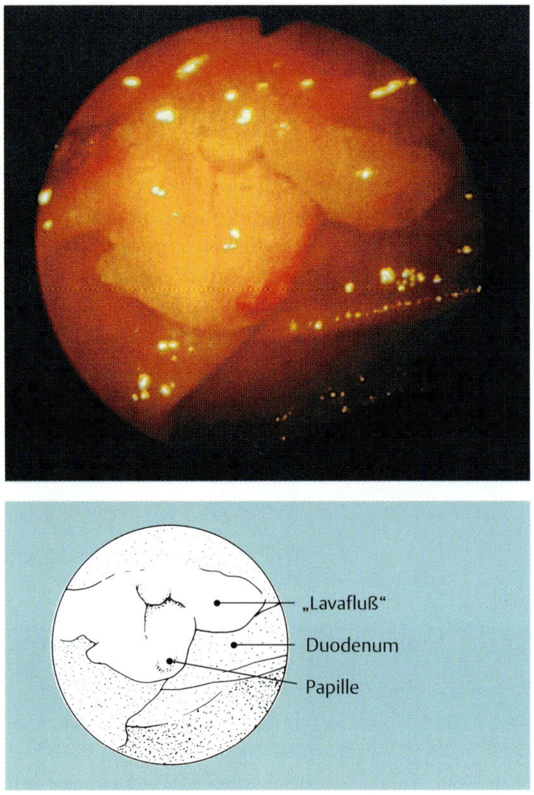

Abb. 9.**12** Papillenadenom mit dem typischen „Lavafluß"-Erscheinungsbild bei einem FPC-Patienten; die blasse Papillenmukosa scheint über die Papille und ihre Umgebung zu fließen.

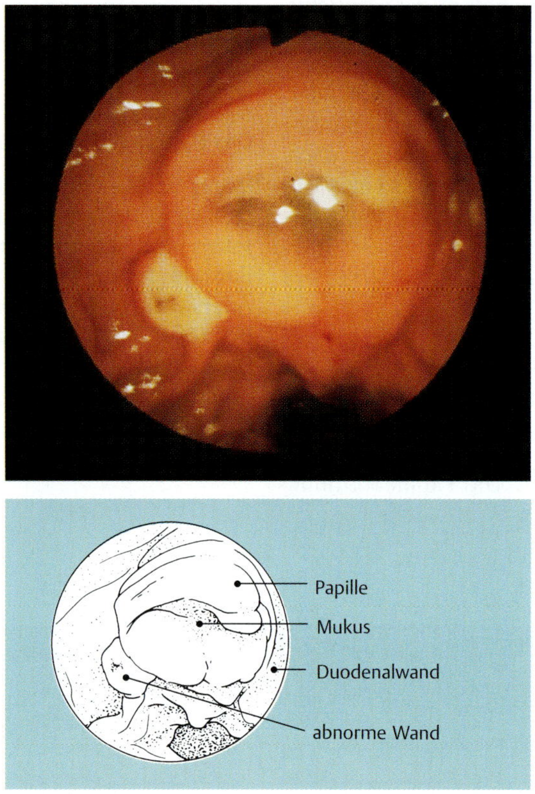

Abb. 9.**13** Muzinöses Pankreaskarzinom mit Schleimüberzug der vergrößerten Papille. Dieser pathologische Befund von Schleim über der Papillenmukosa deutet auf die Erkrankung hin. Das abnorme weiße Areal neben der Papille sollte zytohistologisch untersucht werden.

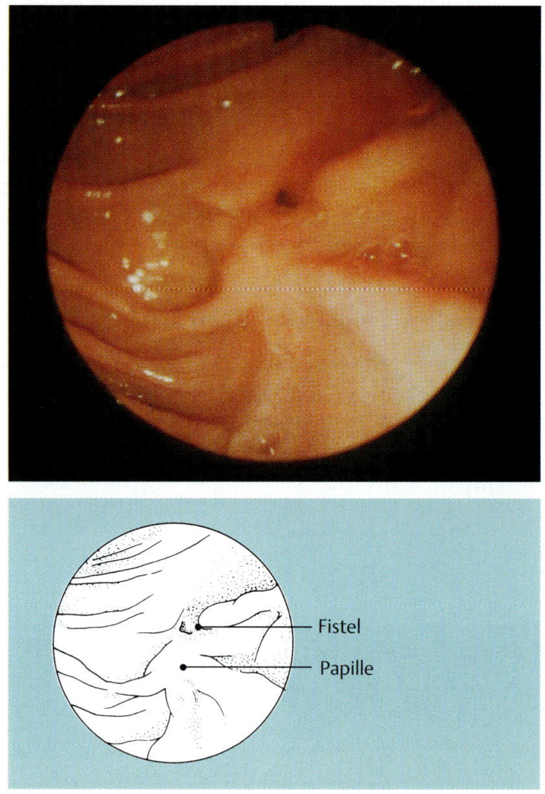

Abb. 9.**14** Suprapapilläre Choledochoduodenalfistel mit ausfließender Galle.

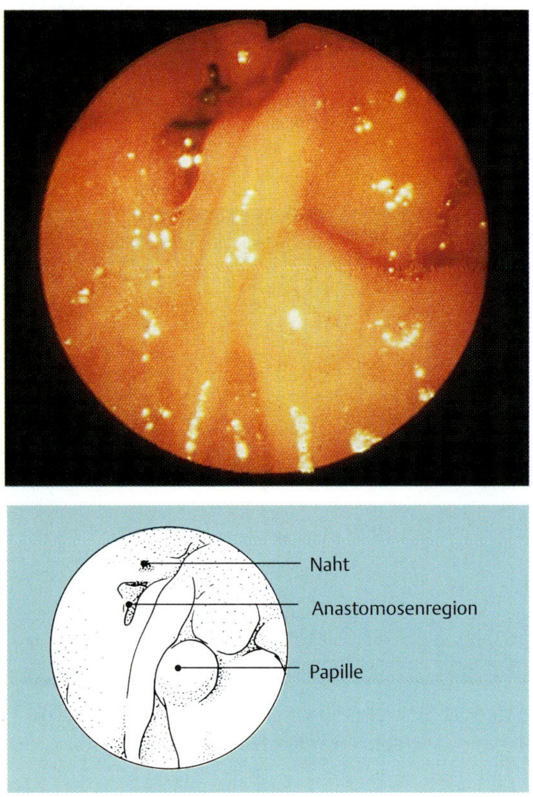

Abb. 9.**15** Operationsfaden einer vorangegangenen Choledochoduodenostomie; die Anastomose ist nicht gut zu erkennen.

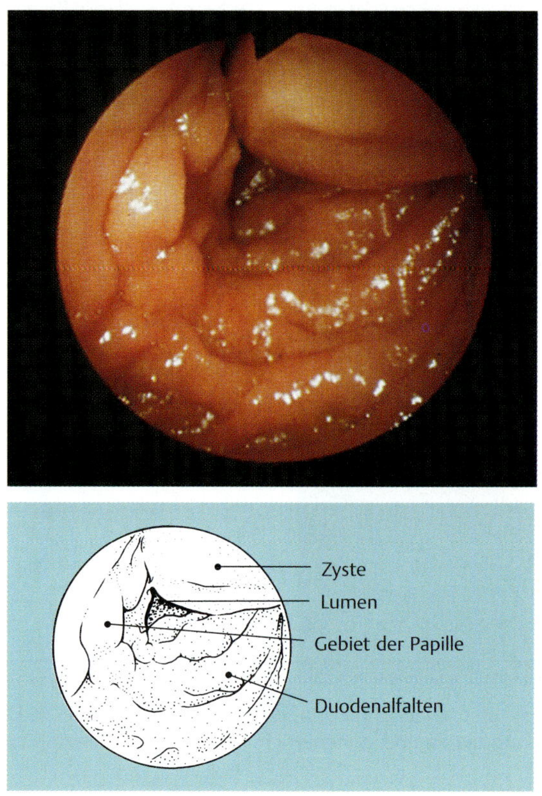

Abb. 9.**16** Periampullär gelegene, große Duodenalzyste; die Papille ist nicht gut sichtbar.

Postoperatives Bild

Postoperative Veränderungen werden gelegentlich beobachtet. In Abb. 9.**15** ist ein Operationsfaden proximal der Papille dargestellt, der in dem zurückgebliebenen Gewebe einer einige Jahre zurückliegenden chirurgischen Choledochoduodenostomie liegt.

Periampulläre Duodenalzyste

Eine in der Duodenalwand befindliche Zyste kann das anatomische Bild des Duodenums verformen (Abb. 9.**16**).

Ballondilatation der Papille

Eine strikturierte Papillenöffnung, z. B. nach chirurgischer Sphinkterotomie (Abb. 9.**17**), kann mittels eines Ballonkatheters mit flach zulaufender Spitze erweitert werden.

Endoskopische Papillotomie – EPT

Die ERCP ermöglicht eine präzise Diagnose von Erkrankungen der Leber und Gallengänge sowie des Pankreas. Ebenso wichtig ist ihre gleichzeitige therapeutische Funktion. Dieses Therapieverfahren der ERCP wird endoskopische Papillotomie (EPT) genannt.

Durch EPT wurde die endoskopische Chirurgie an den Gallengängen möglich. In den Gallengängen inkarzerierte Steine können mittels Ballonkatheter oder Dormiakorb extrahiert werden. Ultraschall- und Lasersonden unterschiedlicher Frequenz können zur Steinzertrümmerung in den Gallengängen eingesetzt werden. Metallkörbchen können zur mechanischen Zertrümmerung von Steinen genutzt werden. Gegenwärtig wird zur Fragmentierung größerer Steine die mechanische Lithotripsie eingesetzt; die Steinfragmente werden anschließend eingefangen und extrahiert. Benigne oder maligne Strikturen lassen sich mittels eines endoskopisch angelegten temporären, nasobiliären Drains behandeln; außerdem ermöglicht die EPT die Plazierung permanenter, biliärer Stents.

Technik der EPT

Die EPT macht von endoskopischen wie radiologischen Techniken Gebrauch. Die Radiologie ist notwendig, um die Gänge zu beurteilen, die Ausdehnung der Erkrankung zu bemessen und die Katheterspitze während der EPT zu verfolgen. Die Endoskopie dient dazu, die Papilla duodeni major zu identifizieren und zu kanülieren, die EPT durchzuführen und die verschiedenen Katheter und Drains anzulegen.

Der erste Schritt während der EPT besteht in der Lokalisation der Papilla duodeni major. Das Endoskop muß ein direktes Bild der Papille wiedergeben. Zunächst wird die Papille wie bei der Routine-ERCP kanüliert. Danach wird das Kontrastmittel injiziert und die Diagnose erstellt. Zur Plazierung eines Papillotoms wird ein Führungsdraht durch diesen Katheter geschoben.

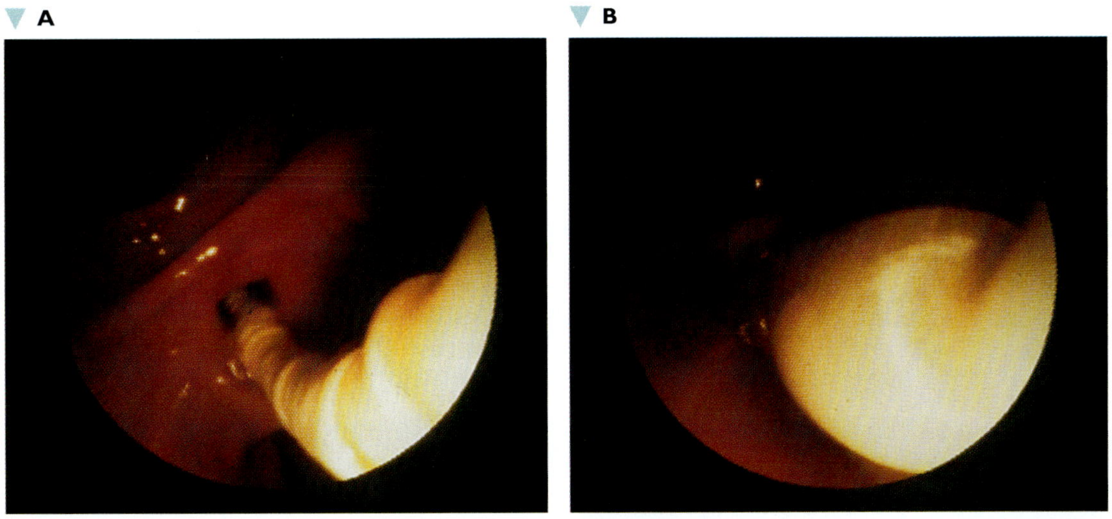

Abb. 9.**17** Papillenstriktur nach Papillotomie. (**A**) Einführen eines flach zulaufenden Ballonkatheters in die Papille. (**B**) Aufblasen des Ballons unter Direktsicht zur Strikturerweiterung.

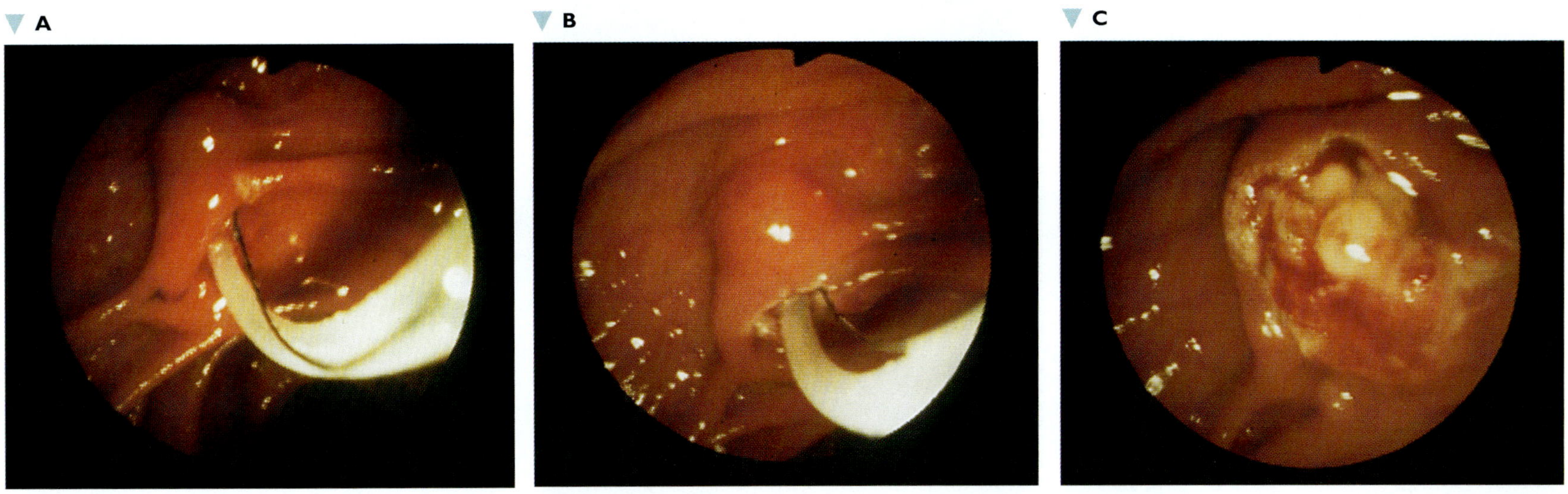

Abb. 9.**18** Precut-Papillotomie. (**A**) Einführung eines modifizierten Papillotoms in die Papille zwecks kleiner Inzision. (**B**) Die Inzision ermöglicht die Passage eines Standard-Papillotoms. (**C**) Abgeschlossene EPT.

Hat man sich für die EPT als therapeutische Maßnahme entschieden, wird der diagnostische Katheter durch das Papillotom ersetzt. Ein Papillotom ist ein Katheter mit einem aus der Spitze austretenden Stahldraht. Unter radiologischer Kontrolle sollte das Papillotom tief in die Papille und in den D. choledochus geschoben werden. Ist dies unmöglich, so ist zur Gewährleistung der Papillotompassage eine kleine Papilleninzision notwendig. Diese Prozedur wird als Precut bezeichnet (Abb. 9.**18**). Dieser Precut (Minicut) ist gerade so lang, daß das Papillotom passieren und die für die definitive EPT notwendige Position einnehmen kann. Manche Endoskopiker lassen sich zwischen Precut und der EPT einige Tage Zeit, andere führen die EPT unmittelbar nach dem Precut durch.

Eine Alternative zum Precut bietet die Benutzung des Papillotomie-Messers. Es dient, ähnlich wie beim Precut, zur Inzision der Papille bis zu einer Länge, die das Einführen eines Standardpapillotoms gestattet (Abb. 9.**19**).

Abb. 9.**20** gibt die Sequenz der EPT-Technik wieder. Nach der Lokalisierung und Kanülierung der Papille wird das Papillotom in den D. choledochus eingeführt. Im Anschluß an die radiologische Bestätigung der Lage des Papillotoms im D. choledochus wird der Metalldraht straff gezogen und die Spitze gebeugt. Die Lagebeziehung des Metalldrahts zur Papille ist von entscheidender Bedeutung. Endoskopisch erscheint der Draht in der 9- bis 12-Uhr-Position (im linken oberen Quadranten), was der Lage des intramural verlaufenden D. choledochus entspricht. Bei jeder anderen Position besteht die Gefahr einer Inzision durch den Draht lateralwärts – weg vom Papillendach – und damit einer Perforation oder Pankreasverletzung. Die einzige Struktur, die während der EPT komplikationslos inzidiert werden kann, ist der intramural gelegene Abschnitt des D. choledochus. Es folgt die Applikation des Diathermiestroms durch das Papillotom. Eine Erdplatte mit breitem Kontakt zum Patienten schließt den Stromkreis. Mittels des Schneidestroms, gelegentlich mit Koagu-

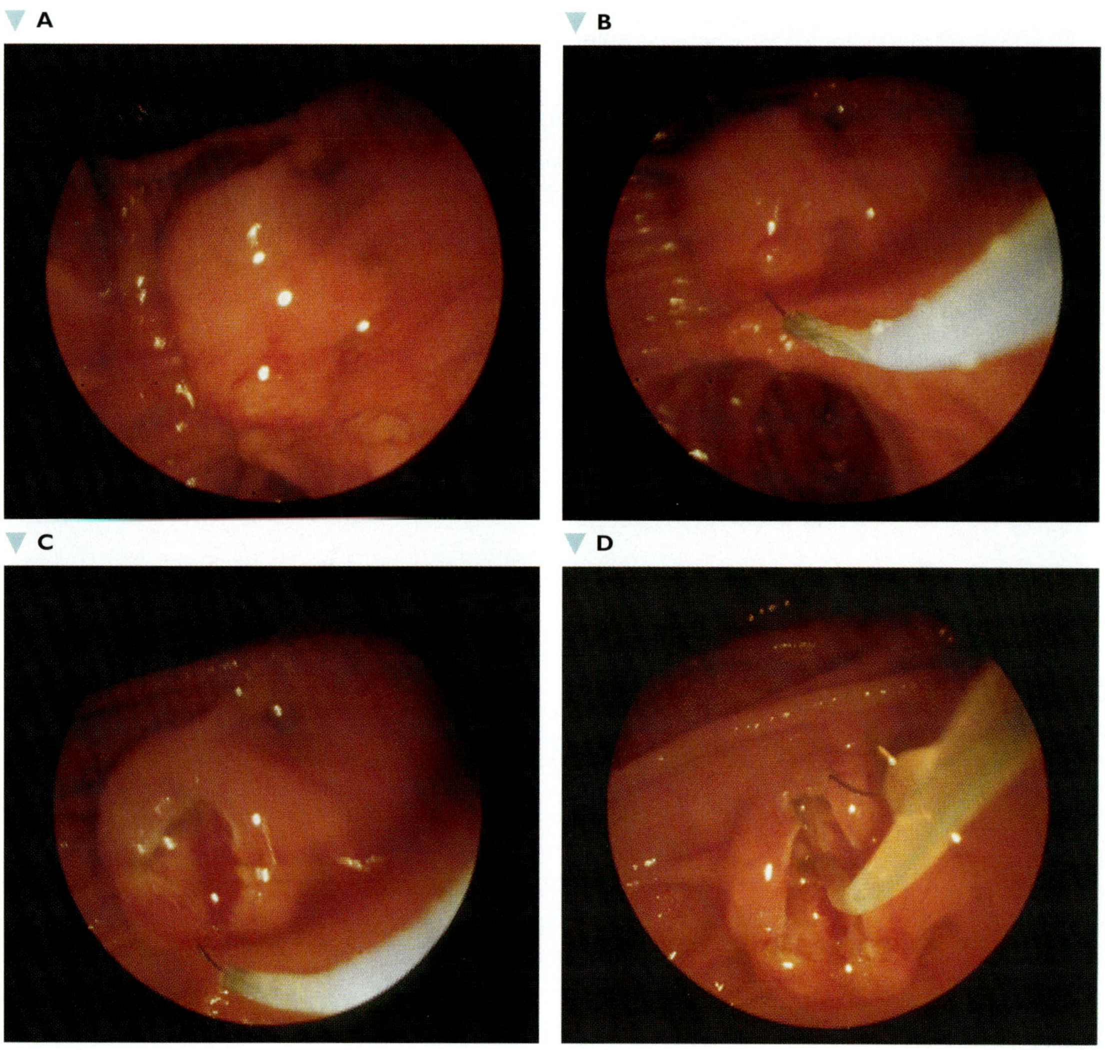

Abb. 9.**19** Papillotomie, Sequenz. (**A**) Insertion des Papillotoms in die Papille unmöglich. (**B**) Inzision der Papille mit Papillotommesser. (**C**) Initiale Inzision abgeschlossen. (**D**) Passage eines Standard-Papillotoms und Durchführung der endgültigen Inzision; der Draht ist am proximalen Inzisionsrand sichtbar.

lationsstrom kombiniert, werden die den distalen D. choledochus umschließenden Sphinkterfasern inzidiert. Unter Endoskopführung wird zunächst ein Partialschnitt angelegt, gefolgt von einer stufenweisen Schnittverlängerung bis auf 1–1,5 cm. Dies ermöglicht die Passage eines Ballonkatheters in den D. choledochus, der nun aufgeblasen und retrahiert wird, um die Größe der Papillotomie zu kalibrieren. Sollte ein Choledochusstein nicht spontan ins Duodenum abgehen, wird der Ballonkatheter bis über den Stein geschoben, aufgeblasen und dann retrahiert, wobei der Stein aus der Papille extrahiert wird.

Nach der EPT verändert sich das Bild der Papille mit der Zeit. Unmittelbar danach zeigt sich eine weißliche Verfärbung der Mukosa um die Inzisions-

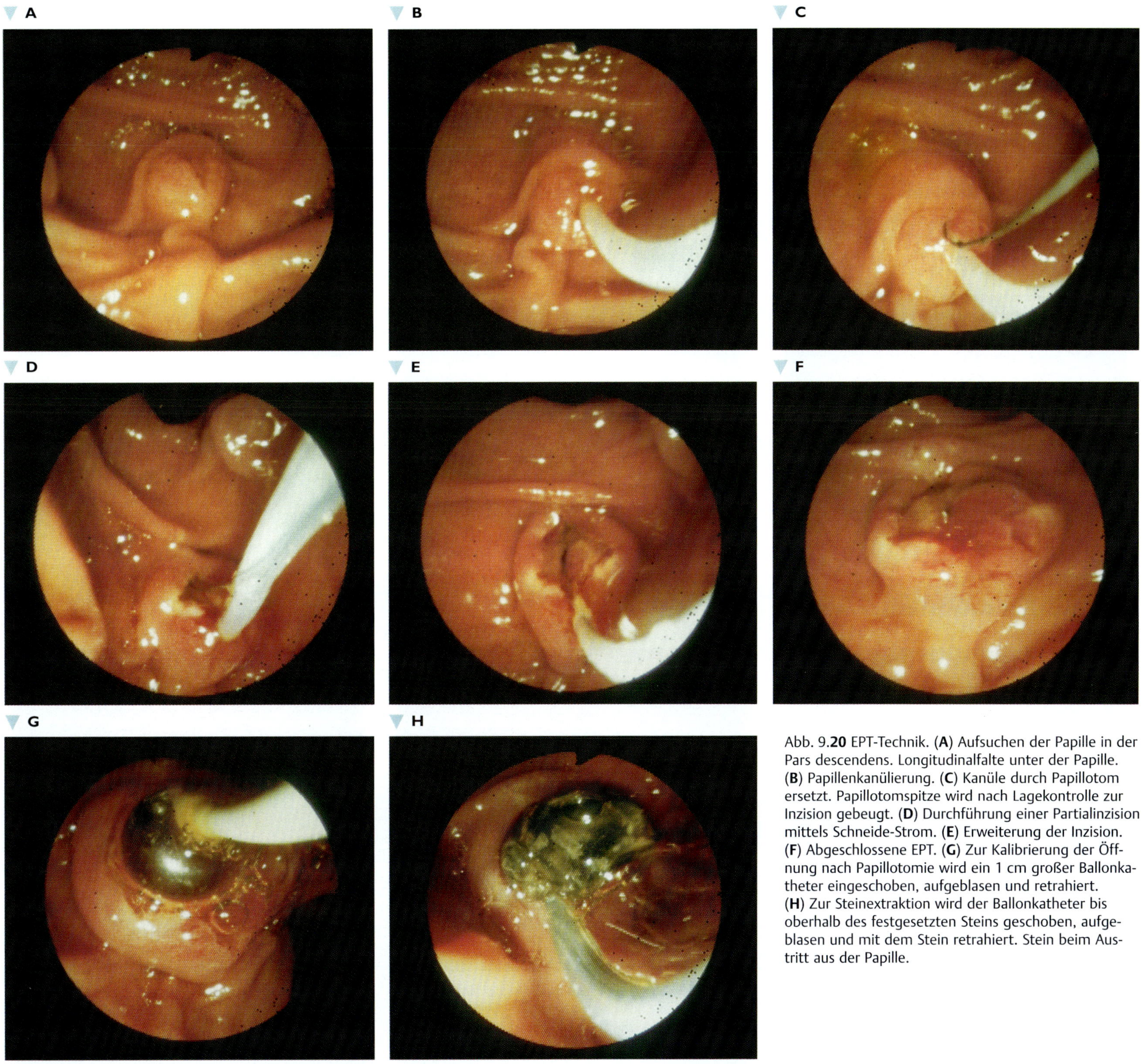

Abb. 9.**20** EPT-Technik. (**A**) Aufsuchen der Papille in der Pars descendens. Longitudinalfalte unter der Papille. (**B**) Papillenkanülierung. (**C**) Kanüle durch Papillotom ersetzt. Papillotomspitze wird nach Lagekontrolle zur Inzision gebeugt. (**D**) Durchführung einer Partialinzision mittels Schneide-Strom. (**E**) Erweiterung der Inzision. (**F**) Abgeschlossene EPT. (**G**) Zur Kalibrierung der Öffnung nach Papillotomie wird ein 1 cm großer Ballonkatheter eingeschoben, aufgeblasen und retrahiert. (**H**) Zur Steinextraktion wird der Ballonkatheter bis oberhalb des festgesetzten Steins geschoben, aufgeblasen und mit dem Stein retrahiert. Stein beim Austritt aus der Papille.

stelle, ein Ödem (Abb. 9.**21**) und selten eine kleine Blutung. Nach einer Woche ist das periampulläre Gebiet weniger ödematös; die weißkoagulierte Stelle wird von filigraner, erythematöser Mukosa ersetzt (Abb. 9.**22**). Die bei normaler, nicht inzidierter Papille nicht erkennbare Choledochusöffnung kann sichtbar werden (Abb. 9.**23**). Nach sechs Monaten ist die Papille in der Regel weniger entzündet und permanent offen. Gelegentlich kann man direkt in den distalen D. choledochus blicken (Abb. 9.**24**).

A

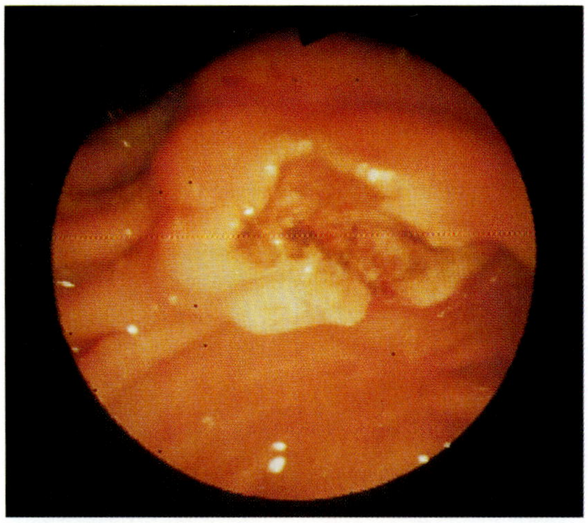

B

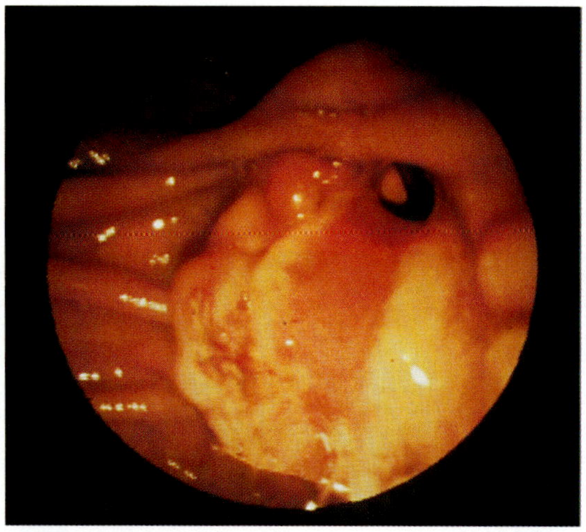

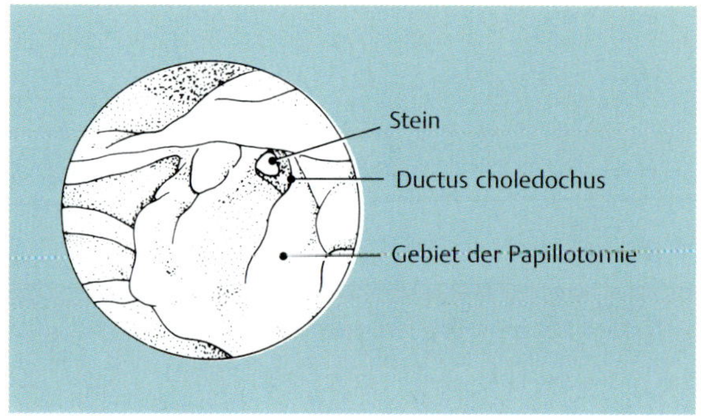

Abb. 9.**21** Postpapillotomiebefunde. (**A**) Ödem um die Inzisionsstelle kurz nach der EPT. (**B**) Nach Repositionierung des Endoskops gelingt eine direkte Sicht in den distalen Choledochus mit retiniertem Stein.

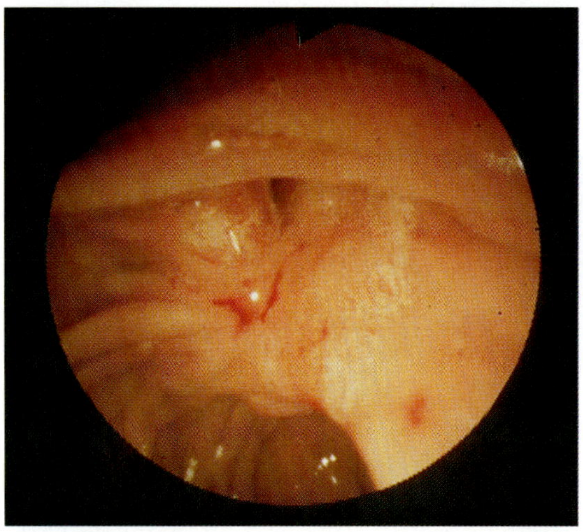

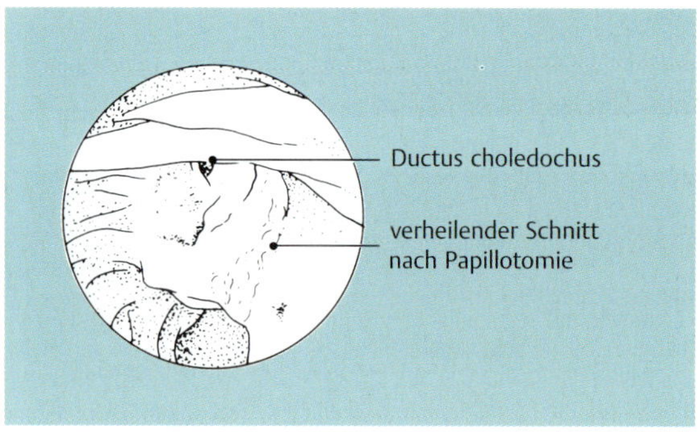

Abb. 9.**22** Postpapillotomiebefund nach einer Woche: Das Ödem nimmt ab; eine erythematöse Mukosa ersetzt die abgeblaßte Mukosa. Die Choledochusöffnung ist sichtbar.

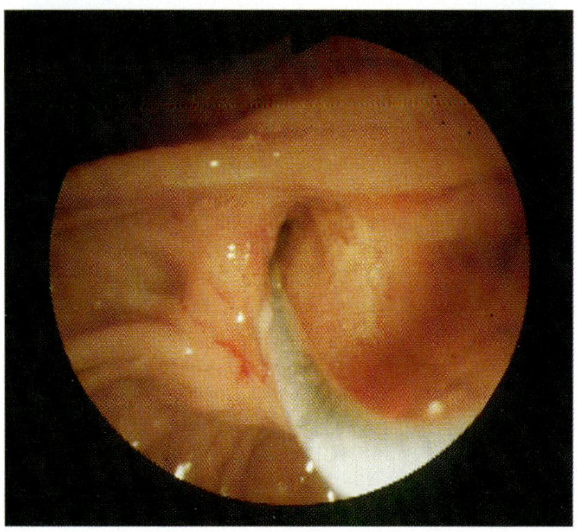

Abb. 9.**23** Eine Woche nach EPT läßt sich die Kanüle leicht in die Papille einführen.

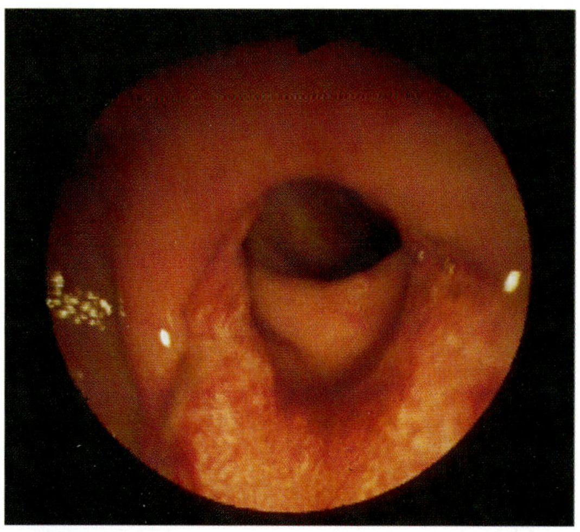

Abb. 9.**24** Postpapillotomiebefund nach 6 Monaten: Einsicht in den Choledochus durch die noch geöffnete Papille möglich; keine Stenose, keine Entzündungszeichen.

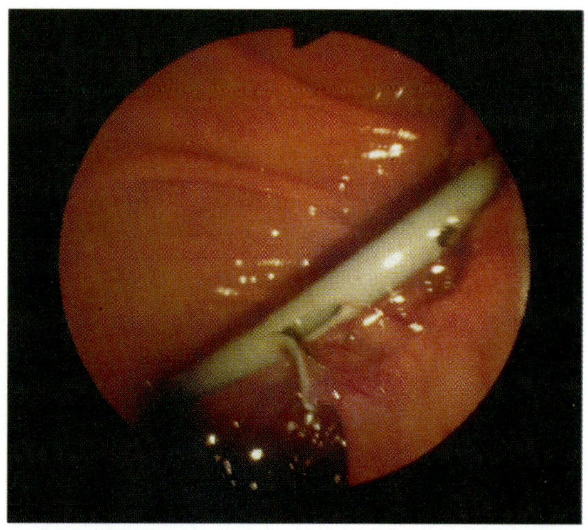

Abb. 9.**25** Biliäre Endoprothese, die bis ins Duodenum reicht. Die Widerhaken wirken der Dislokation entgegen.

Einsatz von Stents und Drains

Ein aufregendes Einsatzgebiet der EPT ist die Drainage bei Gallenwegsobstruktionen. Früher wurden Patienten mit nichtresezierbaren Tumoren palliativ operiert. Heutzutage ermöglicht die EPT einen palliativen Bypass ohne invasive Chirurgie.

Zunächst wird eine diagnostische ERCP zur Klärung der Röntgendiagnose, zur Lokalisation der Blockade, der Bestimmung des Stenosegrades sowie der Ausdehnung der Duodenalwandinvasion vorgenommen; sichtbare Tumoren werden zytologisch-bioptisch untersucht.

Die Stentplazierung kann mit oder ohne EPT vorgenommen werden. Zwar erleichtert die EPT die Passage von Drains und Stents, ist aber nicht immer notwendig. ERCP und EPT können mit einem Standardendoskop mit Seitoptik durchgeführt werden.

Nach Beendigung der Papillotomie wird das kleinkalibrige Endoskop extrahiert und ein Seitblickendoskop mit großkalibrigem Instrumentierkanal ins Duodenum vorgeschoben. Anschließend wird ein Teflonkatheter, oft mit einem Führungsdraht versehen, in Papille und Gallenweg eingeführt. Sollte die Obstruktion mit dem Katheter nicht passierbar sein, wird zunächst der Führungsdraht (evtl. mit gefederter Spitze) über die Katheterspitze hinaus vorgeschoben. Nach erfolgreicher Überwindung der Obstruktion mit dem Führungsdraht wird der Katheter unter ständiger radiologischer Kontrolle über den Führungsdraht nachgeschoben.

Der Pusher (Schubsonde) schiebt den Stent über den Katheter durch den Gerätekanal vorwärts in den Gallenweg. Dort wird der Stent unter radiologischer Führung so positioniert, daß die proximale Stentspitze oberhalb der Striktur zu liegen kommt. Katheter, Führungsdraht und Pusher werden anschließend der Reihe nach retrahiert; der Stent verbleibt so im Gallengang, daß sich sein distales Ende 1–2 cm von der Öffnung der Papille aus ins Lumen erstreckt. Mißlingt die Passage der Striktur mittels Katheter und Führungsdraht, sollten Ballonkatheter zur Erweiterung der Striktur verwendet werden, um die anschließende Einführung von Führungsdraht und Stent bis über die Striktur zu ermöglichen.

Bei einer nasobiliären, vorübergehenden Drainage des Ductus muß die distale Drainspitze proximal der Gallenwegsstenose plaziert werden. Nach Extraktion von Führungsdraht und Endoskop muß das oral hervortretende Sondenende transnasal repositioniert werden.

Zur Befestigung des Drains und zur Reduktion der Dislokationsgefahr benutzt man entweder Drains mit gekrümmter Spitze vom „Pig-tail"-Typ oder solche mit Widerhaken an jedem Ende (Abb. 9.**25**). Abb. 9.**26** demonstriert die wegen einer karzinombedingten Obstruktion durchgeführte EPT mit Passage eines Stents zu Drainagezwecken. Komplizierte Fälle – in der Mehrzahl maligne Gallenwegsobstruktionen – können multiple Stents und Drains erfordern (Abb. 9.**27**).

A

B

C

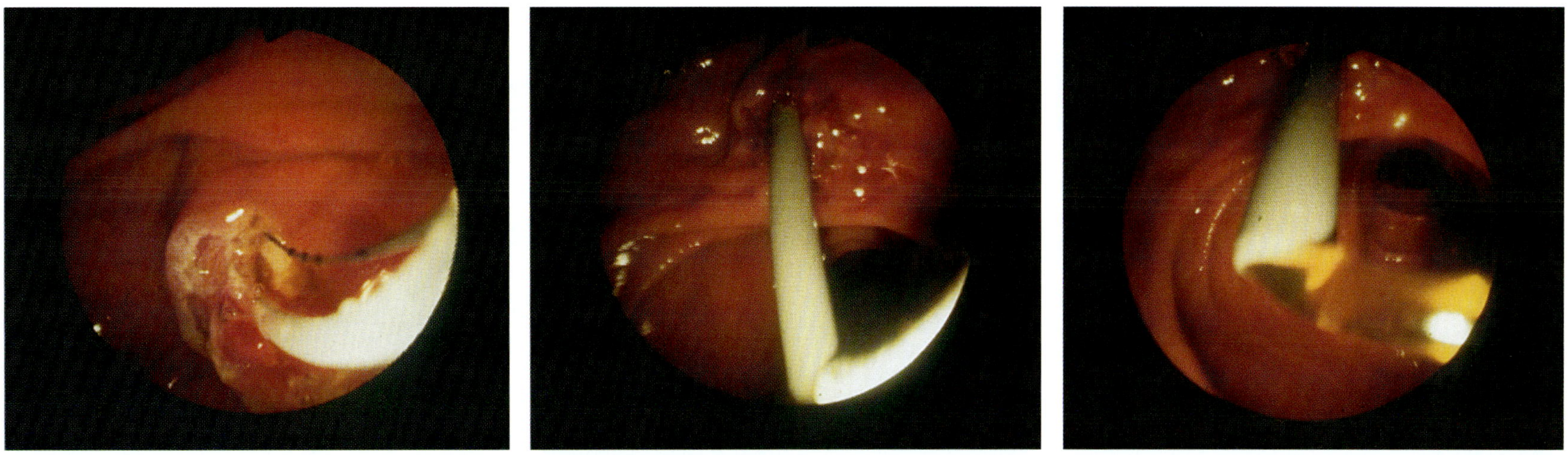

Abb. 9.**26** (**A**) EPT bei einem Patienten mit malignem Ikterus aufgrund eines inoperablen Tumors im Gallengang. (**B**) Einführen eines biliären Drains und des Pushers über den Führungsdraht (hier nicht sichtbar). (**C**) Nach Führungsdrahtentfernung sickert Galle aus dem Drain.

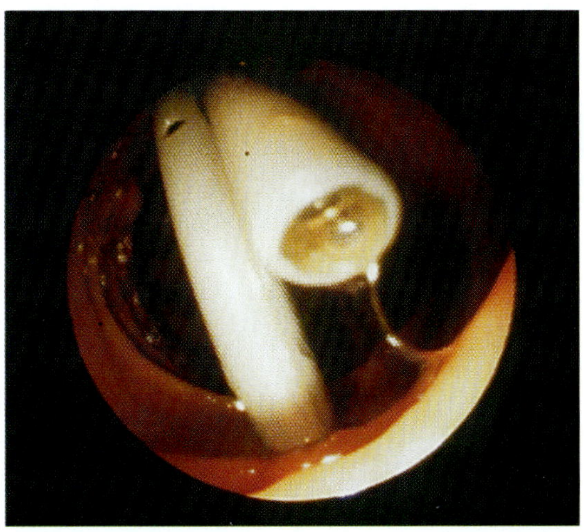

Abb. 9.**27** Zwei Drains in der Papilla duodeni major. Die Einführung multipler Drains ist indiziert, wenn ein Drain zur Behebung der Okklusion nicht ausreicht, z. B. wenn ein Tumor den linken und rechten D. hepaticus obstruiert.

Drains werden gelegentlich durch Detritus okkludiert (Abb. 9.**28**). Abb. 9.**29** veranschaulicht einen verlegten Gallengangstent, die endoskopische Retraktion und Plazierung eines neuen Stents. Der Durchmesser des Instrumentierkanals entscheidet über den Durchmesser endoskopisch eingeführter Drains oder Stents. Großkalibrige Endoskope mit 3,8 und 4,2 mm Kanaldurchmesser sind kommerziell erhältlich.

Um eine Okklusion der Plastikprothesen im Bereich des D. choledochus zu verzögern und das verlegte Gebiet zu umgehen, verwendet man (expandible) Metallstents, wovon einige Prototypen erhältlich sind. Sie können leicht korrekt in den D. choledochus korrekt eingesetzt werden, weil ihr Durchmesser im ungeöffneten Metallschlauch klein ist.

■ ERCP und EPT bei peripapillären Divertikeln

10–15% der Patienten, bei denen eine ERCP durchgeführt wird, haben ein peripapilläres Divertikel. Dies manifestiert sich zumeist als Öffnung neben, gelegentlich auch auf jeder Seite der Papille (Abb. 9.**30**). Charakteristischerweise befindet sich die Papille am Rand – oft in 4-Uhr-Position – des Divertikels. Pa-

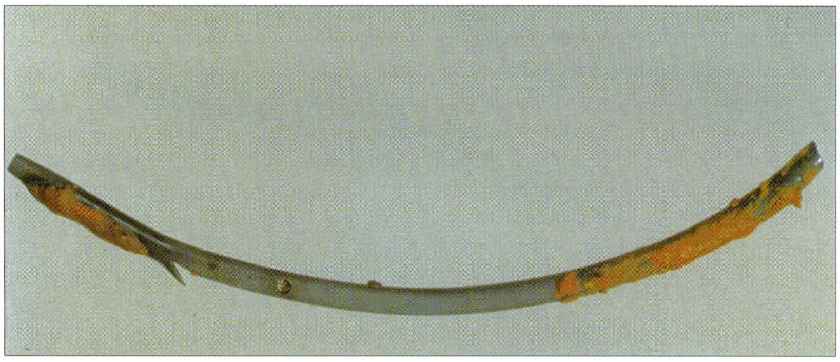

Abb. 9.**28** Okkludierter, biliärer Drain.

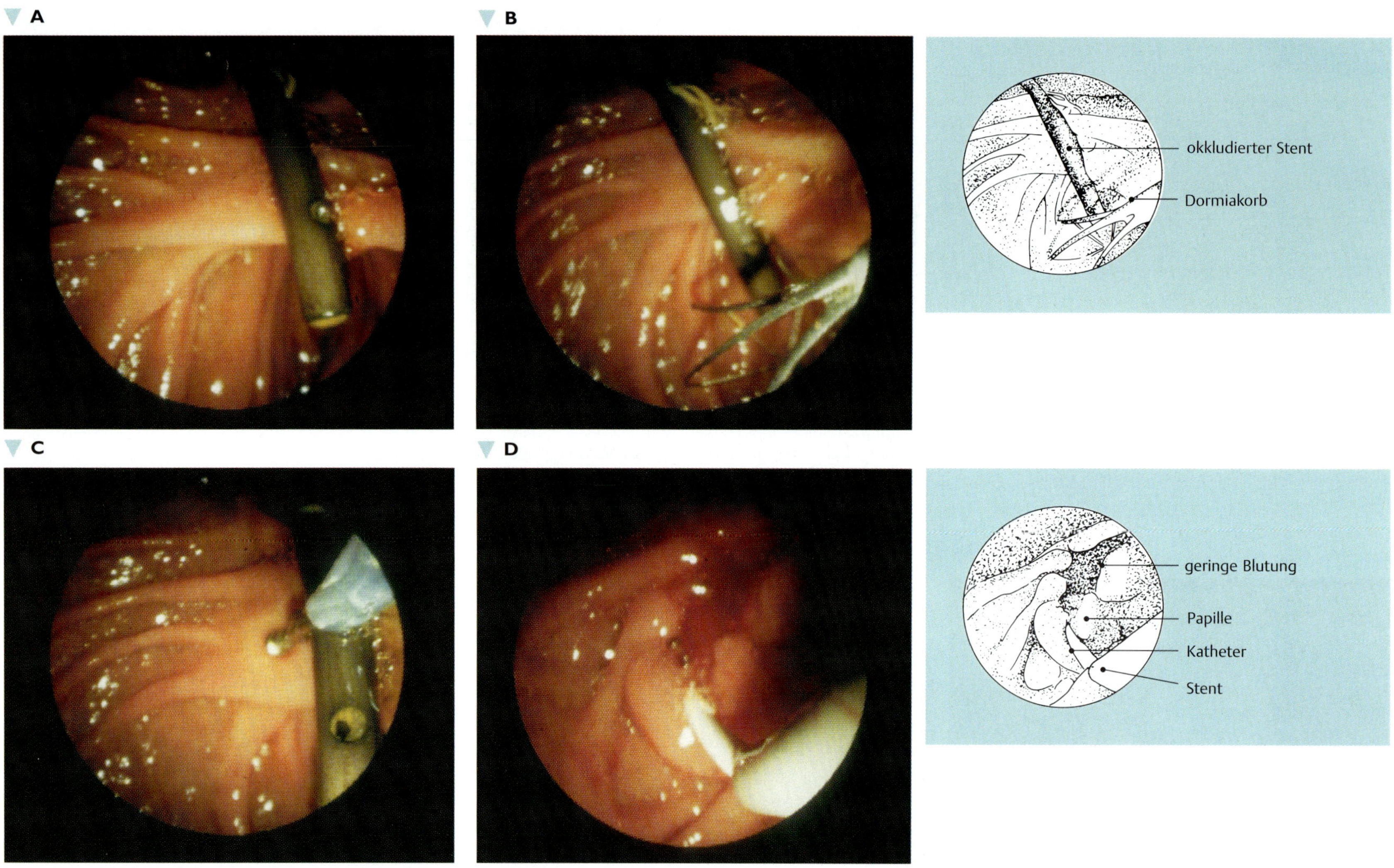

Abb. 9.**29** Entfernung eines verstopften Stents. (**A**) Verlegter, funktionsloser Stent in der Papille. (**B**) Einführung und Öffnung eines Körbchenkatheters zur Erfassung des Stentendes. (**C**) Heranziehen des Stents an das Körbchen; die Öffnung des Stent ist mit Detritus verlegt. (**D**) Nach Entfernung des verstopften Stents werden zur Plazierung eines neuen Stents Führungsdraht und Katheter in den Choledochus eingebracht.

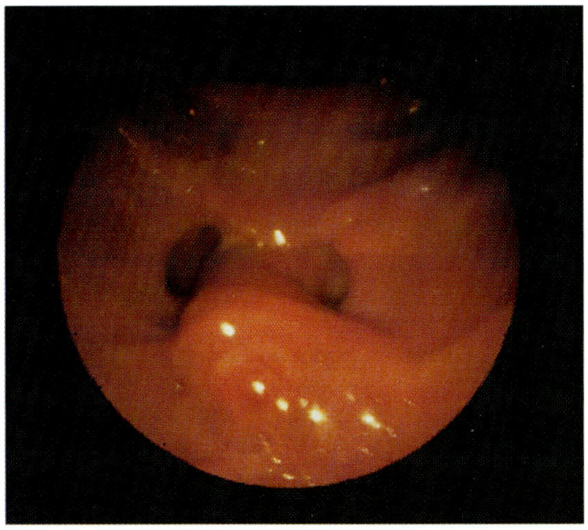

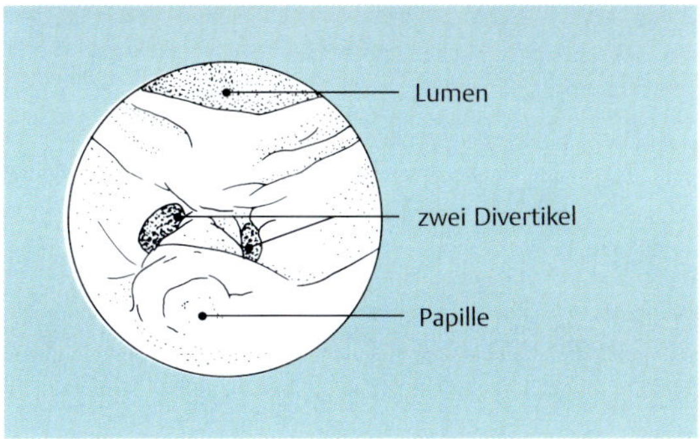

Abb. 9.**30** Divertikel auf jeder Papillenseite.

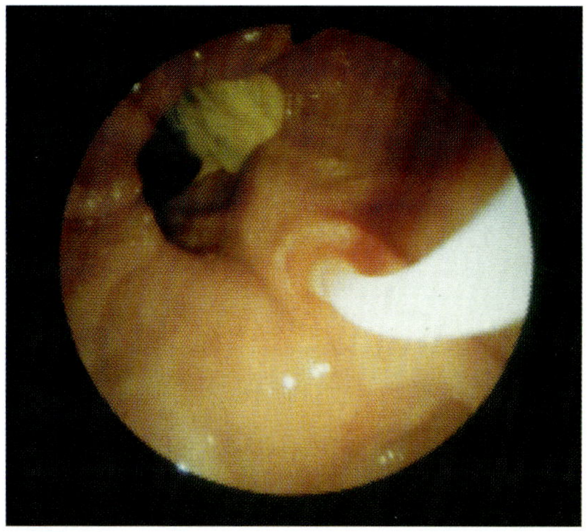

Abb. 9.**31** Duodenaldivertikel mit Papilla duodeni major im Randgebiet; im Divertikel befindet sich Detritus; die Papille ist leicht kanülierbar.

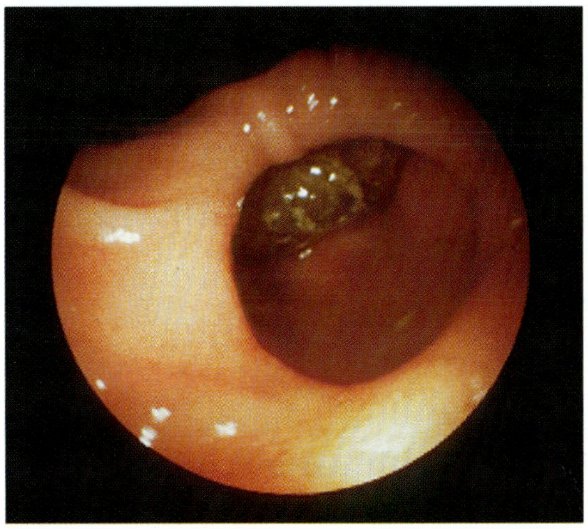

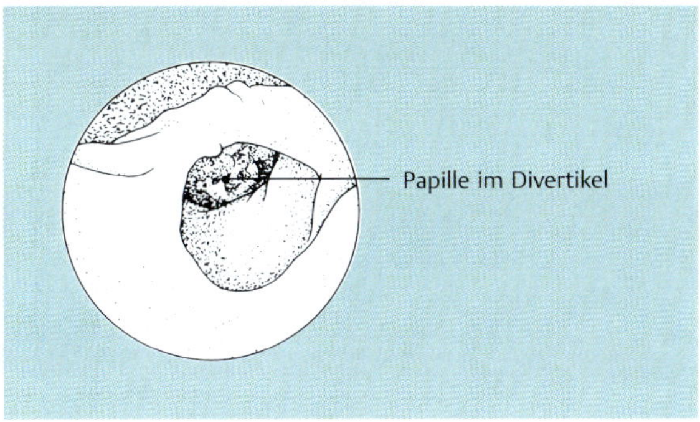

Abb. 9.**32** Papille inmitten eines Divertikels.

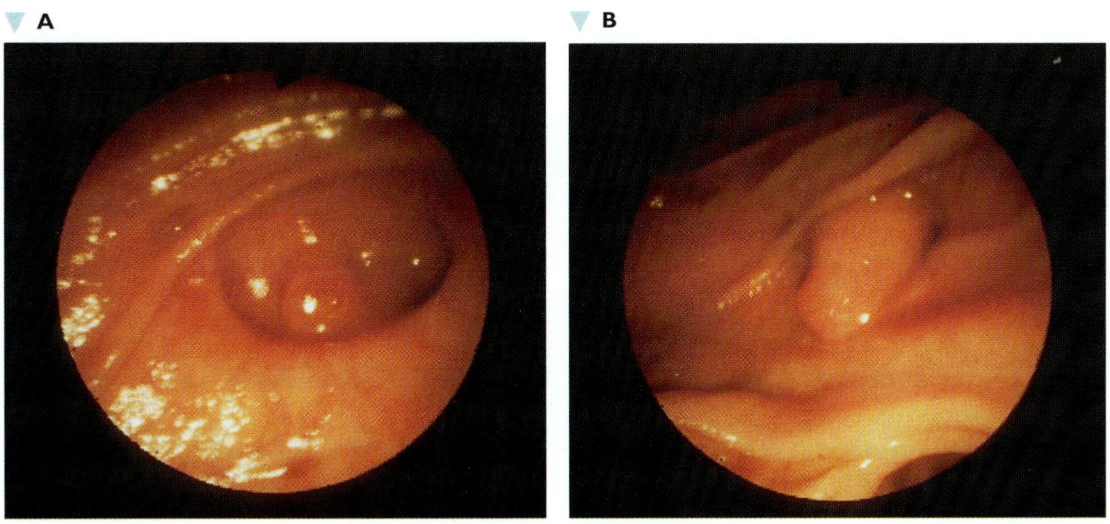

Abb. 9.**33** (**A**) Papille inmitten eines Divertikels, (**B**) die mittels Sog und Endoskop leicht manipulierte Papille stülpt sich nach außen.

pillen in dieser Lokalisation sind leicht (Abb. 9.**31**), die inmitten des Divertikels befindlichen enorm schwierig kanülierbar (Abb. 9.**32**). In einigen Fällen kann die Papille mit leichter Saugung (Abb. 9.**33**) oder sanfter Manipulation mit einem Katheter aus dem Divertikel nach außen gekehrt und kanüliert werden. Gelegentlich kann sogar die im Divertikel lokalisierte Papille kanüliert werden (Abb. 9.**34**).

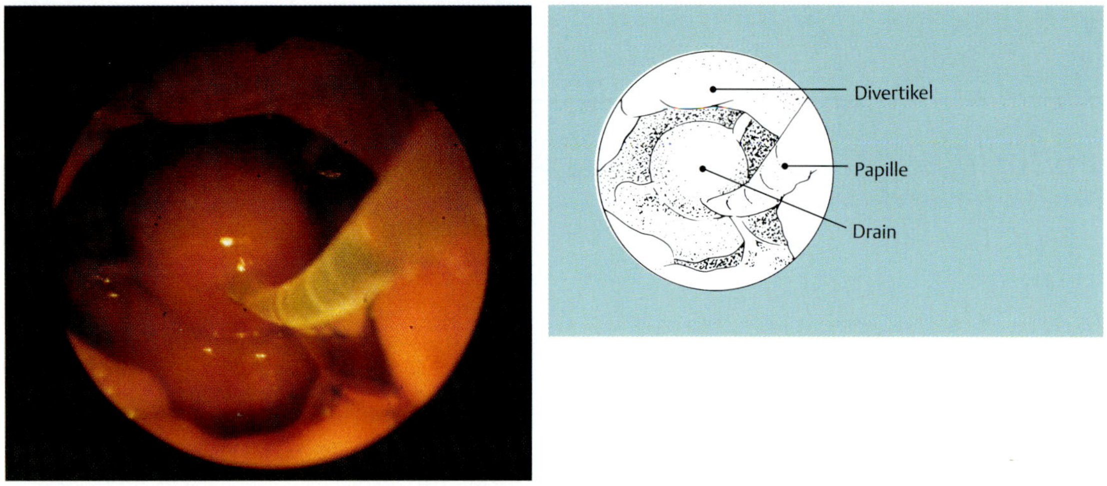

Abb. 9.**34** Kanülierung einer Papille inmitten eines Divertikels.

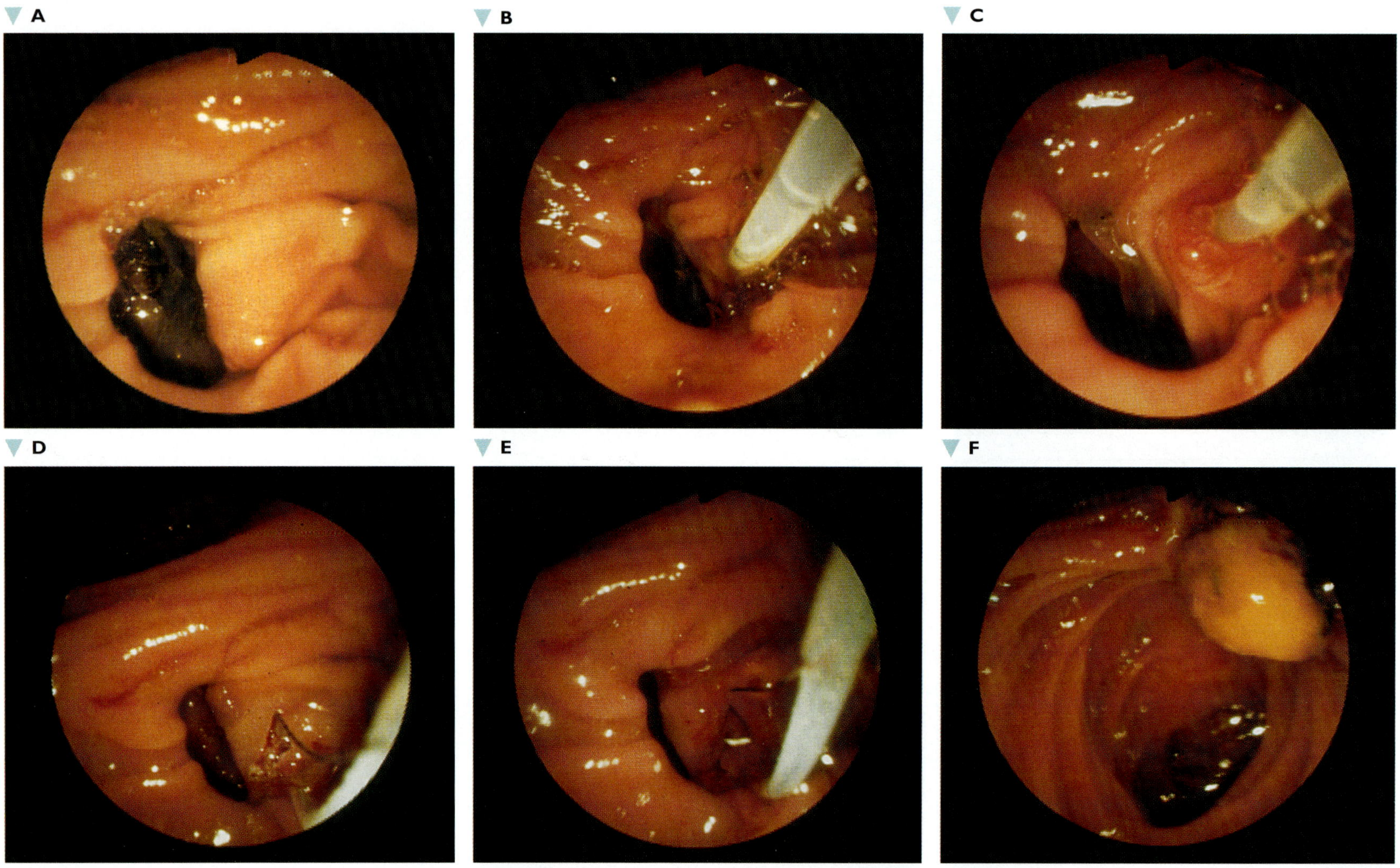

Abb. 9.**35** EPT bei peripapillärem Divertikel. (**A**) Peripapilläres Divertikel mit im Zentrum gelegener, nicht sichtbarer Papille. (**B**) Nach leichter Manipulation mit dem Katheter stülpt sich die Papille nach außen. (**C**) Kanülierung der Papille. (**D** und **E**) Durchführung der EPT. (**F**) Retrahierter Stein im Duodenallumen.

Wegen der Perforationsgefahr des Divertikels oder der Duodenalwand bei Patienten mit peripapillären Divertikeln waren die Endoskopiker anfangs abgeneigt, eine EPT vorzunehmen. Heute ist die EPT in solchen Fällen als sichere Methode allgemein akzeptiert (Abb. 9.**35**).

Darüber hinaus besteht die Möglichkeit, zur Umgehung einer Gallenwegsobstruktion bei Divertikel-Patienten Drains zu plazieren (Abb. 9.**36**).

Die Stelle, an der der D. choledochus und die Pankreashauptgänge in Höhe der Papilla duodeni major durch die Duodenalwand verlaufen, wird „Duodenalfenster" genannt. Dieses kann zu einer Schwachstelle werden, durch die sich die Duodenalmukosa nach außen stülpen und ein Divertikel bilden kann. Ein ähnlicher Mechanismus ist als Ursache für die Assoziation zwischen die Darmwand penetrierenden Blutgefäßen und Kolondivertikeln vorstellbar.

ERCP und EPT beim periampullären Karzinom

Das periampulläre Karzinom hat in der Regel ein ganz anderes Aussehen als die normale Papilla duodeni major. Die karzinombefallene Papille erscheint meist vergrößert, unregelmäßig, gelappt, verfärbt (d. h. nicht fein erythematös, sondern weißgelblich verfärbt), brüchig und manchmal nekrotisch (Abb. 9.**37** bis 9.**39**). Periampulläre Karzinoide erscheinen als Tumoren, oft mit ulzerierten Spitzen (Abb. 9.**40**); ein Pankreaskarzinom als ein die Duodenalmukosa und Ampulla invadierender Tumor (Abb. 9.**41** und 9.**42**).

Im Fall eines periampullären Karzinoms sollten endoskopisch bürstenzytologische und mehrere gezielte Biopsieproben entnommen werden. Zum selben Zeitpunkt müssen Entscheidungen über weitere diagnostische Maßnah-

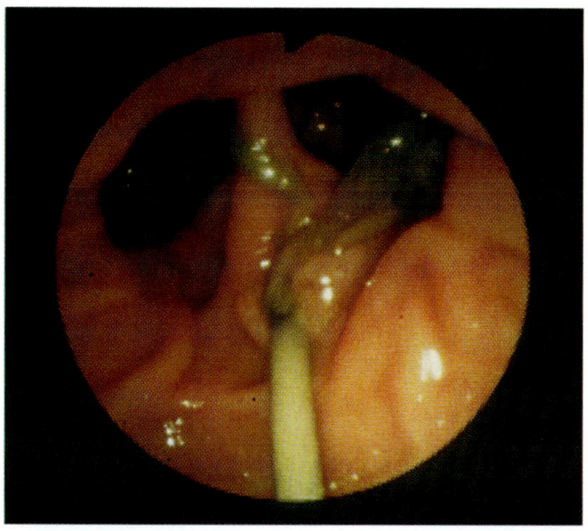

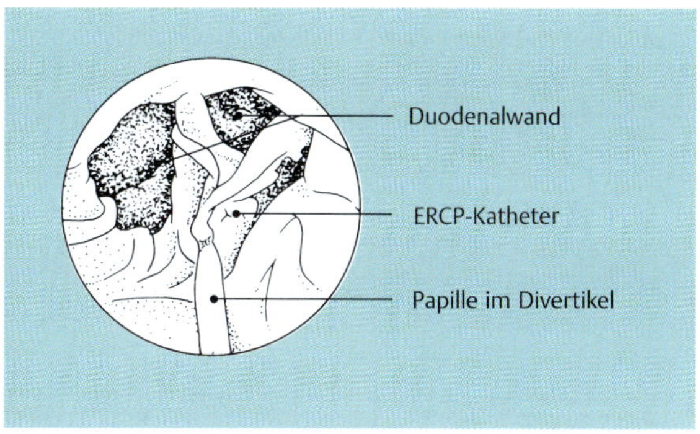

Abb. 9.**36** Plazierung eines nasobiliären Drains in die Papille oberhalb der Obstruktion; auf jeder Papillenseite befindet sich ein Divertikel.

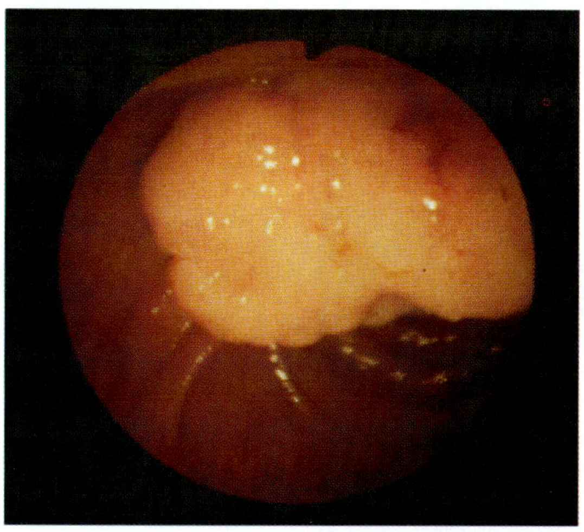

Abb. 9.**37** Periampulläres Karzinom als großer, blasser Tumor im Papillenbereich mit gelappter, leicht gelb gefärbter, unregelmäßiger Oberfläche.

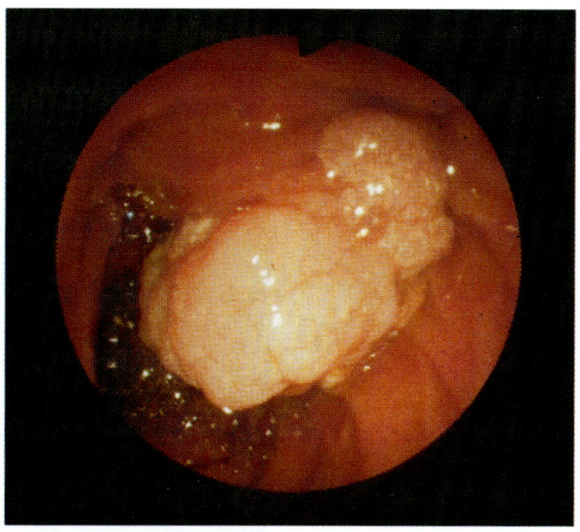

Abb. 9.**38** Gelapptes, periampulläres Karzinom, das sich oberhalb und rechts der Papille ausdehnt.

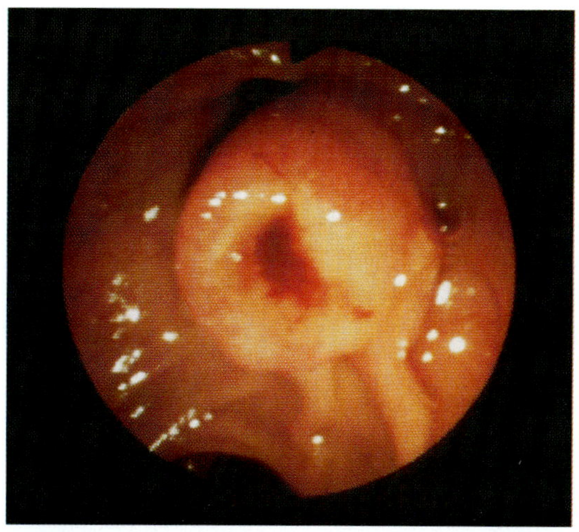

Abb. 9.**39** Periampulläres Karzinom mit brüchig-hämorrhagischem Zentrum und Papilleninfiltration.

A B

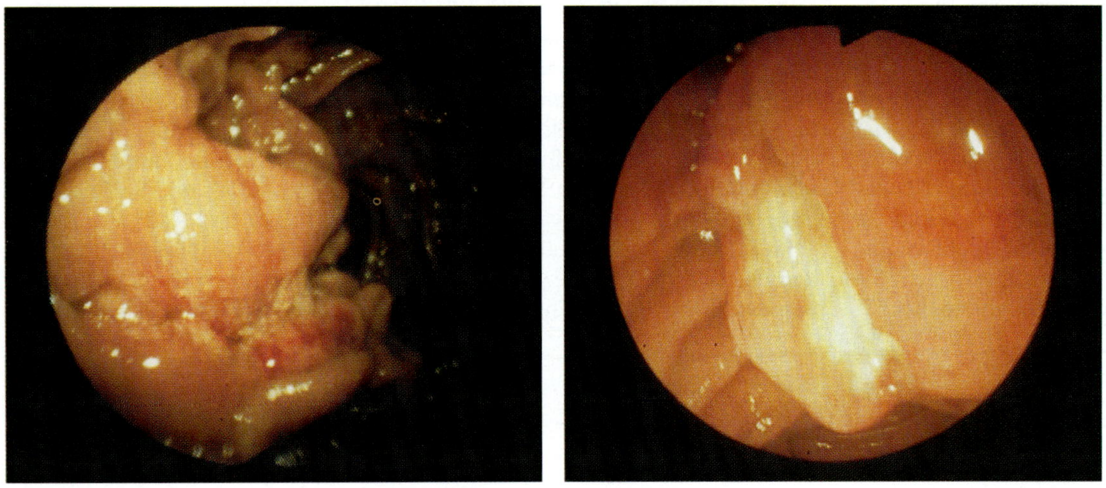

Abb. 9.**40** (**A**) Periampulläre Karzinoide imponieren als Geschwulst und (**B**) ulzerieren gelegentlich.

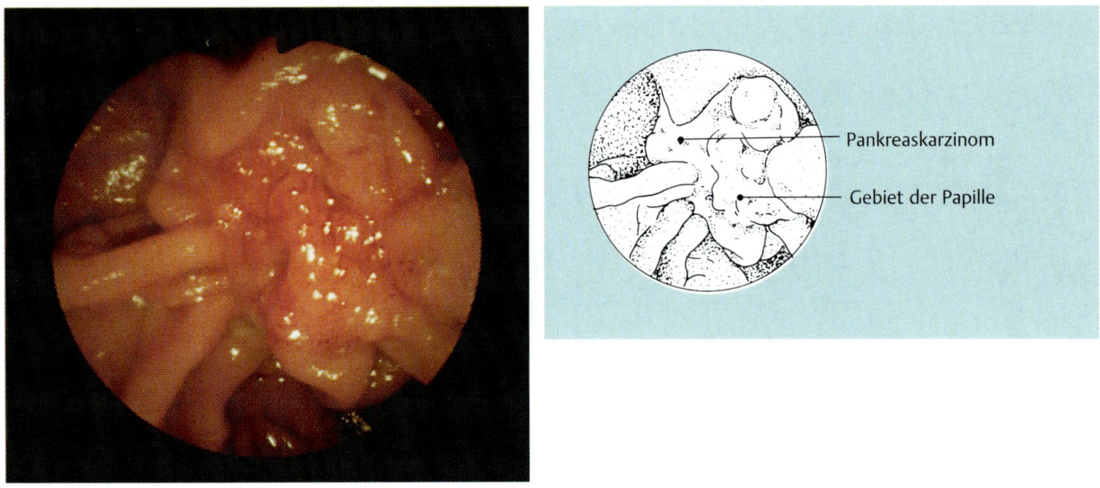

Abb. 9.**41** Pankreaskarzinom mit Duodenalwandinvasion dicht oberhalb der Papille. Unregelmäßige und noduläre Falten.

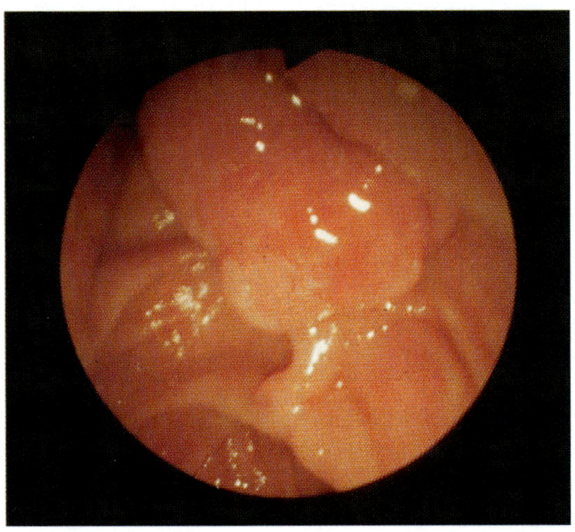

Abb. 9.**42** Infiltration der Papille durch ein Karzinom des Pankreas (ausgehend von den Azinuszellen).

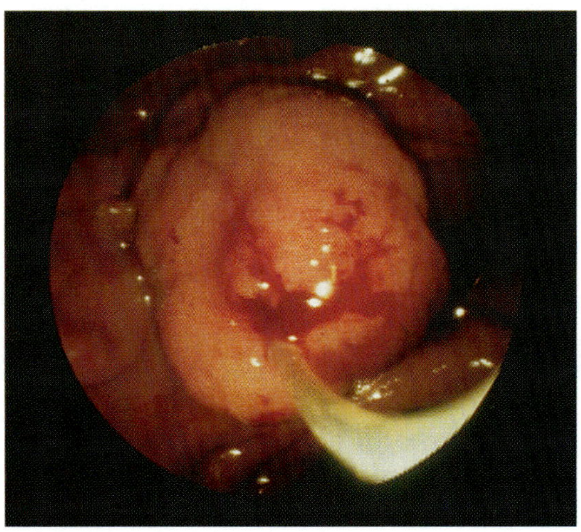

Abb. 9.**43** Periampulläres Karzinom mit minimaler Blutung während der Kanülierung und ERCP.

men getroffen werden. In der Regel wird die karzinomatöse Papille zur Diagnosestellung und Bestimmung des Obstruktionsgrades kanüliert (Abb. 9.**43**). Die Endosonographie ermöglicht die Bestimmung der Infiltrationstiefe des Tumors und ggf. die Diagnose vergrößerter Lymphknoten.

Es gibt zwei Gründe zur Untersuchung des periampullären Karzinoms mittels EPT: Erstens, zur Entnahme von Gewebsproben aus tiefgelegenen Papillenteilen; zweitens zur Plazierung von Drains und Stents, um eine Obstruktion vorübergehend (wenn ein chirurgisches Vorgehen geplant ist) oder langfristig zu beheben (bei nicht operablen Tumoren) (Abb. 9.**44** und 9.**45**).

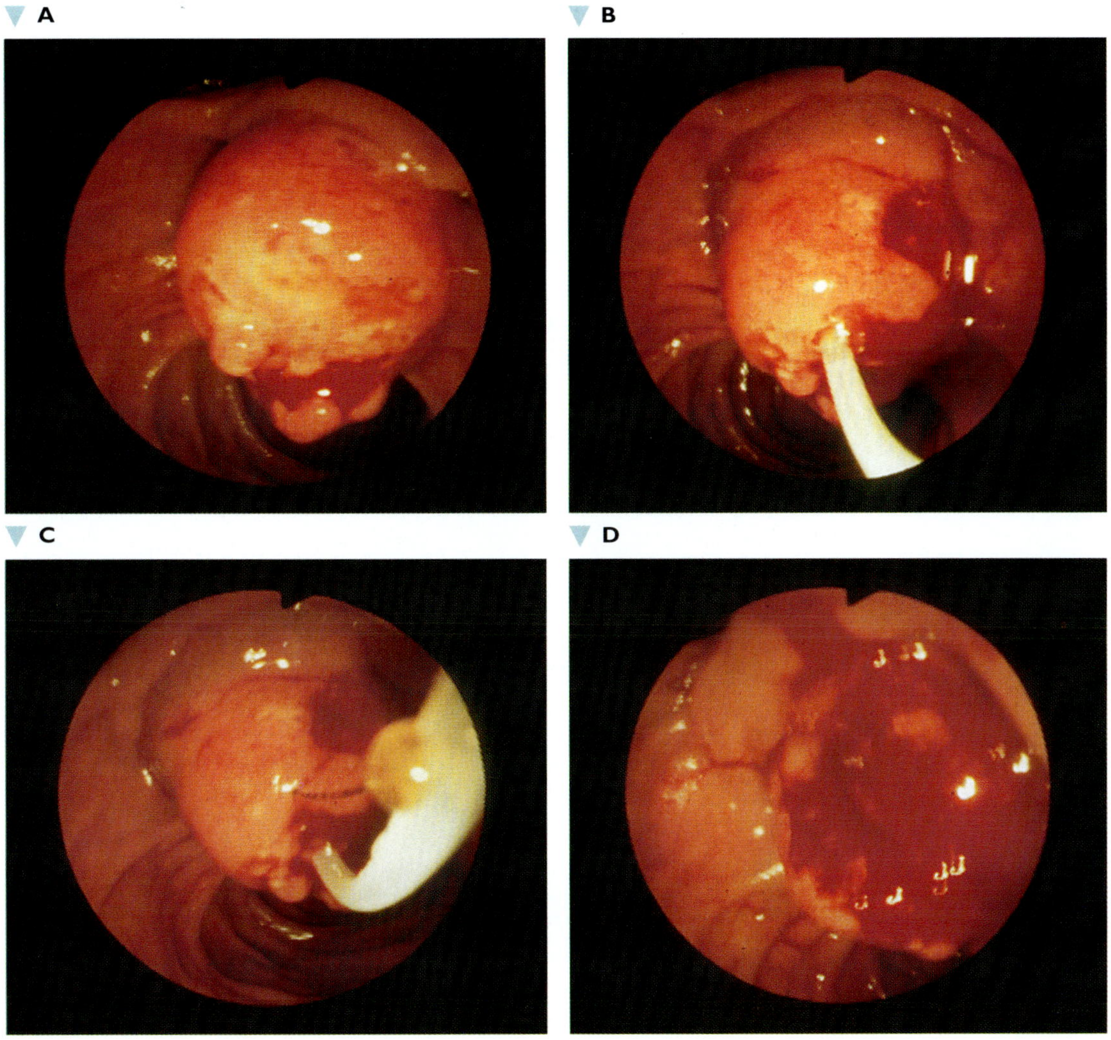

Abb. 9.**44** EPT beim periampullären Karzinom. (**A**) Brüchiges, blutendes Karzinom. (**B**) Kanülierung. (**C**) Nach ERCP Einführung eines Papillotoms zur EPT. Inzision mittels des gespannten Drahts. (**D**) Geringgradige Blutung nach EPT. Die offene Papille ermöglicht die Biopsieentnahme aus dem Tumor oder die Plazierung eines Drains oder Stents zur Behebung der Obstruktion.

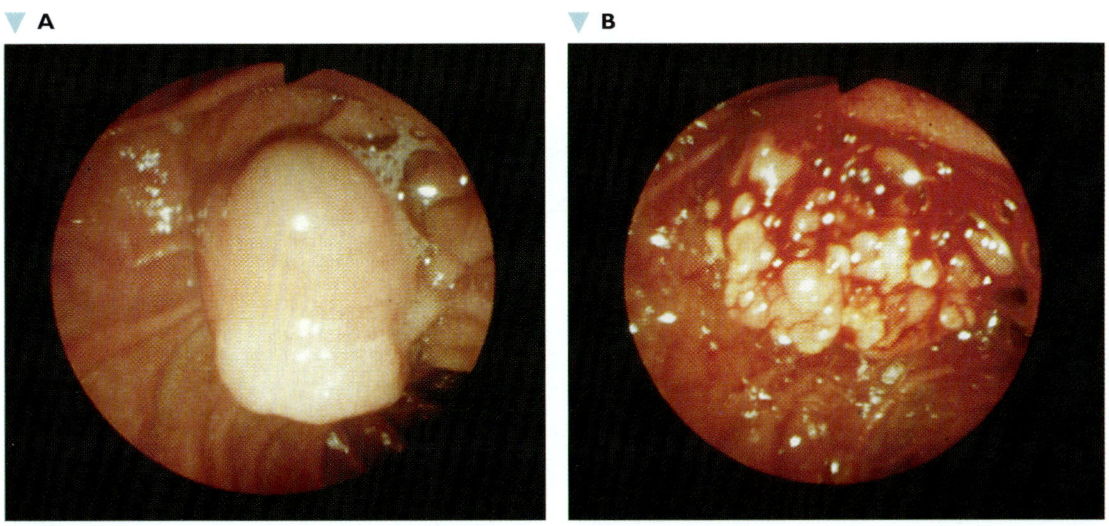

Abb. 9.**45** (**A**) Papillenkarzinom, das ins Duodenallumen hervortritt. (**B**) Geringe Blutung und Freilegung tieferen Tumorgewebes nach Papillotomie; Gewebsentnahme und Drainage werden möglich.

Choledochoskopie

In seltenen Fällen kann ein kleinkalibriges Endoskop mit Geradeausoptik entweder durch die Papille oder durch eine Choledochoduodenalanastomose in den D. choledochus eingeführt werden. Dies ermöglicht einen Blick in den D. choledochus, hepaticus communis und sogar in die Hepatikusgabel (mit den D. hepaticus sinister und dexter) (Abb. 9.**46**); gelegentlich auch die Betrachtung von Gallengangsteinen und anderen pathologischen Befunden, z. B. ein villöses Adenom oder Karzinom.

Hämobilie

Aktive Blutung

Die ERCP spielt beim Nachweis einer Hämobilie eine wichtige Rolle. Bei der akuten Blutung ist aus der Öffnung der Papille quellendes Blut, nach dem Sistieren der Blutung sind, wenn auch selten, aus der Papille austretende Blutkoagula zu beobachten. Die radiologisch charakteristischen Blutkoagula können anhand der retrograden Choledochographie in den Gallenwegen festgestellt werden.

Radiologische Interpretation

Nur eine enge Zusammenarbeit von Endoskopikern und Radiologen, die sich mit Aufnahmen des Gastrointestinaltrakts auskennen, gewährleistet die für die ERCP notwendige fundierte Interpretation der Röntgenbilder. Nachfolgend präsentieren wir eine Reihe von Röntgenbildern mit Darstellungen neoplastischer und nichtneoplastischer Erkrankungen der Gallen- und Pankreasgänge. Darüber hinaus werden Röntgenaufnahmen gezeigt, die während endoskopisch-therapeutischer Eingriffe an den Gallengängen angefertigt wurden (Abb. 9.**47** bis 9.**66**). (Alle Röntgenaufnahmen mit freundlicher Genehmigung von Dr. Charles Rohrmann.)

Endosonographie der Pankreas- und Gallengänge

Eines der ursprünglichen Ziele der Endosonographie war die Gewinnung von Bildern des Pankreas. Heute wird sie oft zur Untersuchung normaler und abnormer Pankreasstrukturen eingesetzt (Abb. 9.**67** bis 9.**71**). Die Endosonogra-

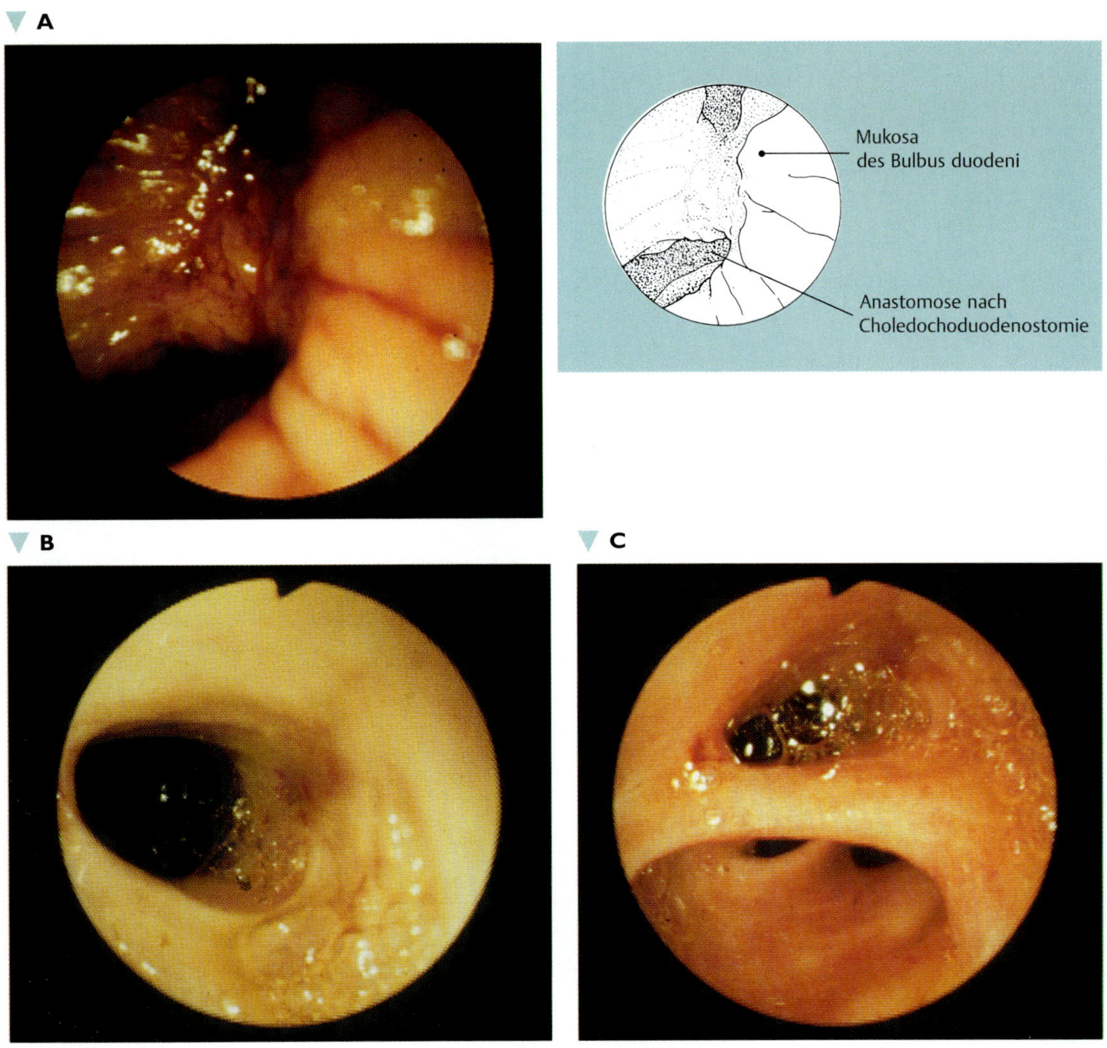

Abb. 9.**46** Choledochoskopie. (**A**) Choledochoduodenal-Anastomose im Bulbusbereich, (**B**) D. choledochus; (**C**) Hepatikusgabel.

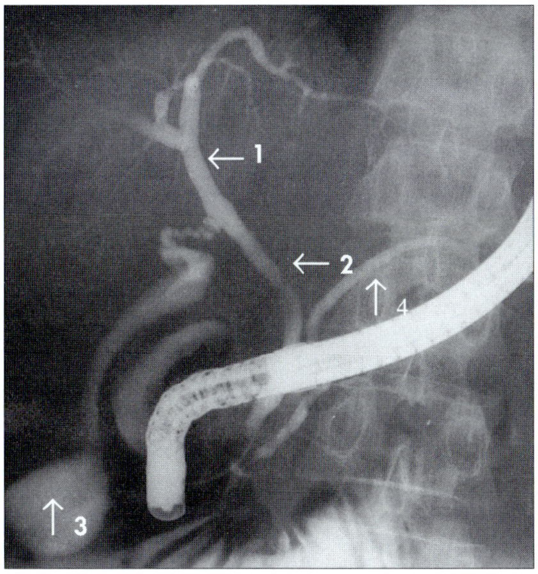

Abb. 9.**47** ERCP, Normalbild. Kanüle im D. hepaticus communis (1); D. choledochus (2); Gallenblase (3), D. pancreaticus (4).

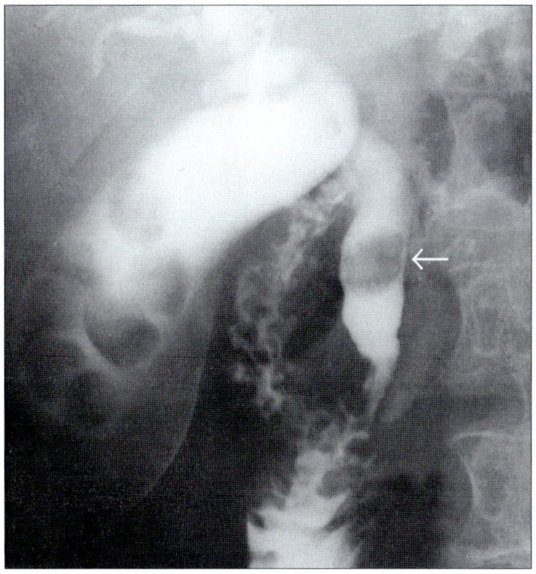

Abb. 9.**48** Cholezystolithiasis: Zahlreiche Gallenblasensteine, ein Choledochusstein (Pfeil).

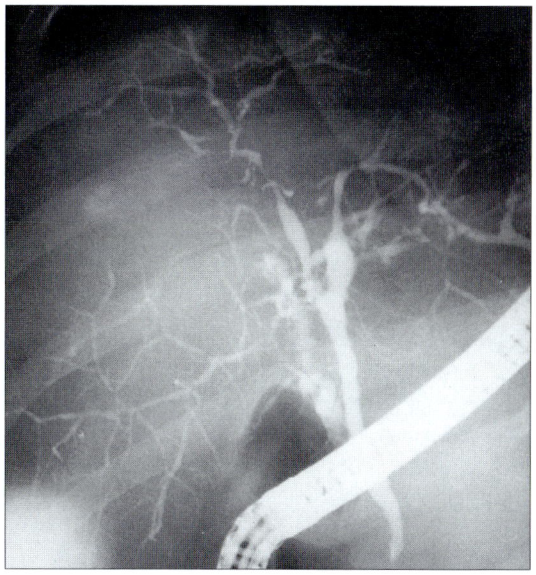

Abb. 9.**49** Sklerosierende Cholangitis mit fokaler Ektasie und Stenose der intrahepatischen Gänge. Im Röntgenbild erkennt man obliterierte Gallengänge im Bereich des rechten Leberlappens (links oben).

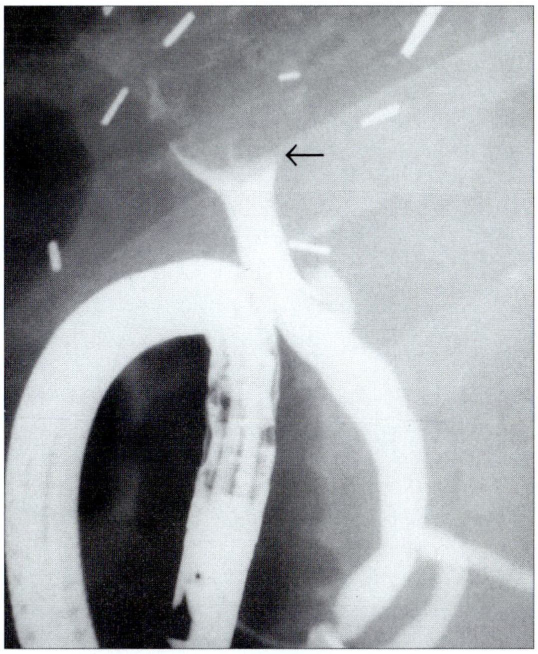

Abb. 9.**50** Fast vollständige Okklusion des D. hepaticus communis durch eine Metastase eines Kolonkarzinoms. Durch das Tumorwachstum hat sich der Gang stark erweitert (Pfeil). Bei steinbedingter Gangverlegung fehlt dagegen diese Gangvergrößerung !

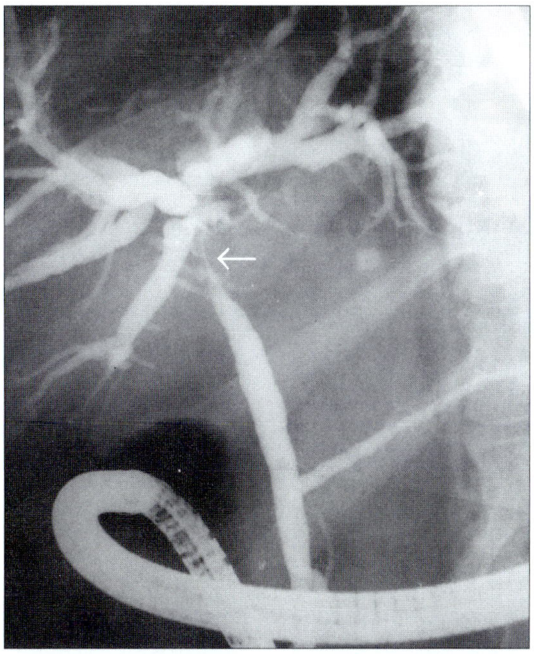

Abb. 9.**51** Cholangiokarzinombedingte Hepaticus-communis-Stenose an der Hepatikusgabel (Pfeil) mit dilatierten intrahepatischen Gallenwegen.

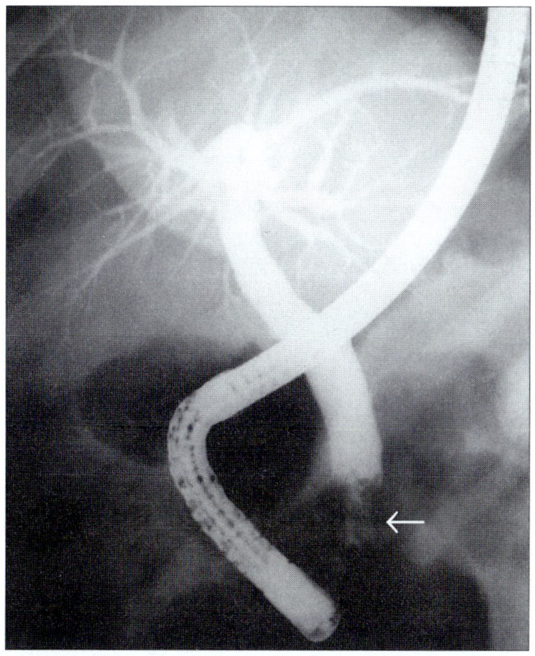

Abb. 9.**52** Choledochusinvasion (Pfeil) durch periampulläres Karzinom mit Zerstörung der Mukosa; die extrahepatischen Gallengänge proximal des Tumors erscheinen mäßig dilatiert.

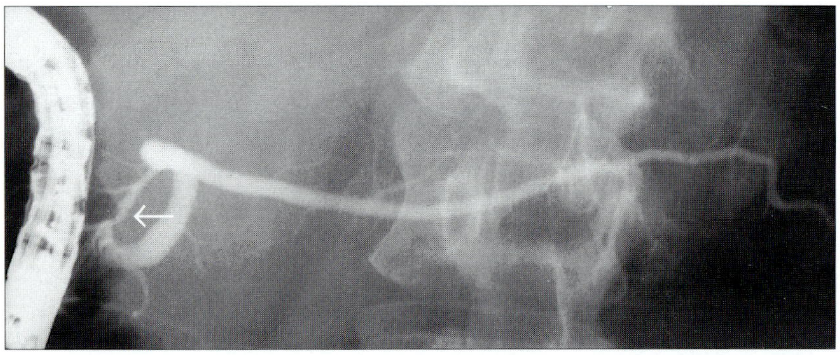

Abb. 9.**53** Pankreasgangsystem, Normalbild. Der Hauptgang des Pankreas (Wirsungi) ist mit der Papilla duodeni minor durch einen Pankreasnebengang (Santorini, Pfeil) verbunden.

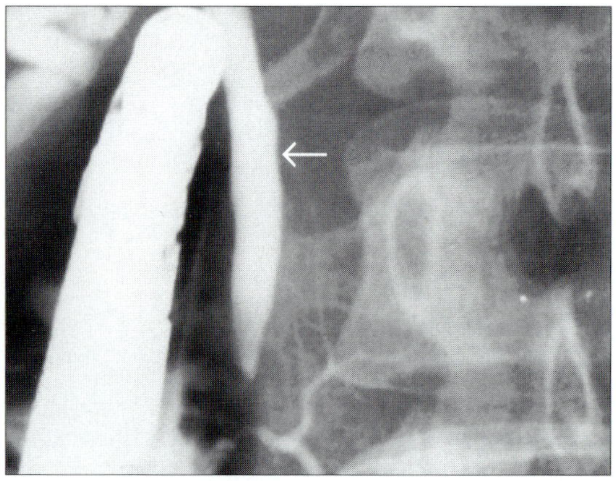

Abb. 9.**54** Ventrales Pankreas, Normalbild: Schlanke Gangäste, partiell gefüllter Choledochus (Pfeil).

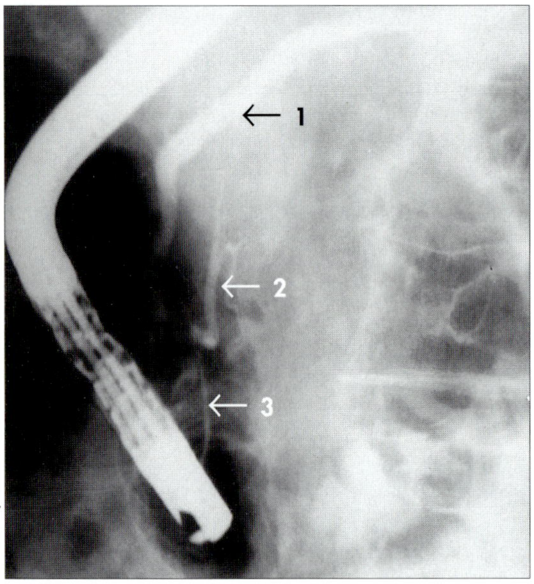

Abb. 9.**55** Pancreas divisum mit dorsalem (1) und ventralem (2) Gangsystem. In die Papillae duodeni major und minor wurde separat Kontrastmittel injiziert. Mittels der Kanüle (3) in der Papilla duodeni major wird der ventrale Gang gefüllt.

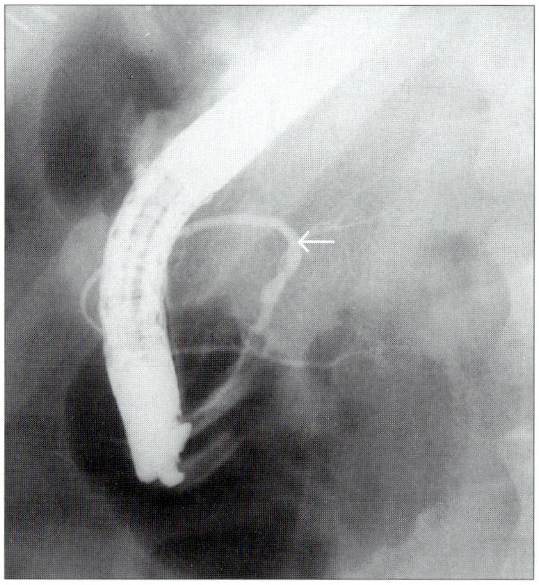

Abb. 9.**56** Pancreas anulare; radiologische Gangdarstellung via Papilla duodeni major. Die Pars descendens wird vom Anulargang umschlungen und durch das Pankreasgewebe eingeengt.

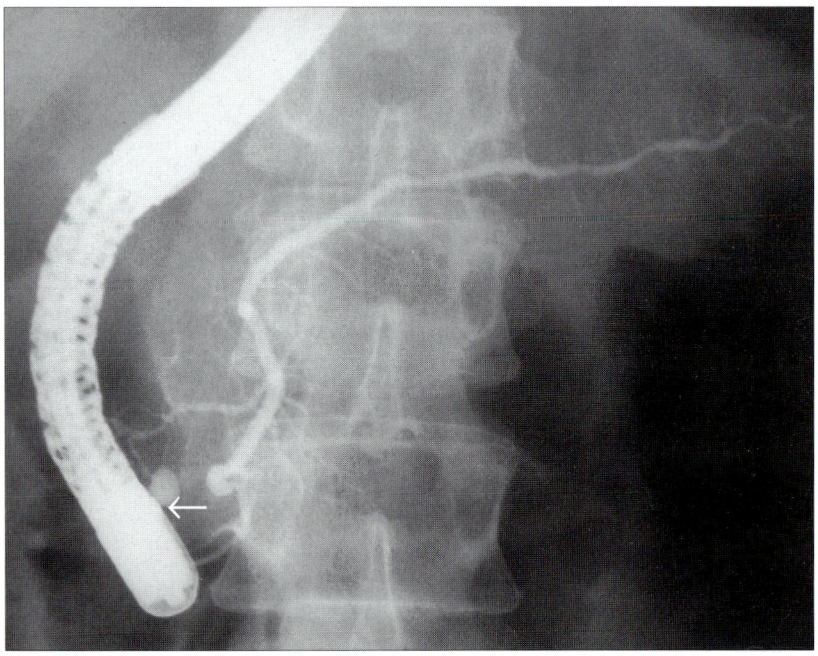

Abb. 9.**57** Mild ausgeprägte, fokale Pankreatitis. Sie manifestiert sich als fokale Kaliberirregularitäten des Hauptganges und Ektasie seiner Äste. Man erkennt eine kleine Pseudozyste (Pfeil) im Pankreaskopf.

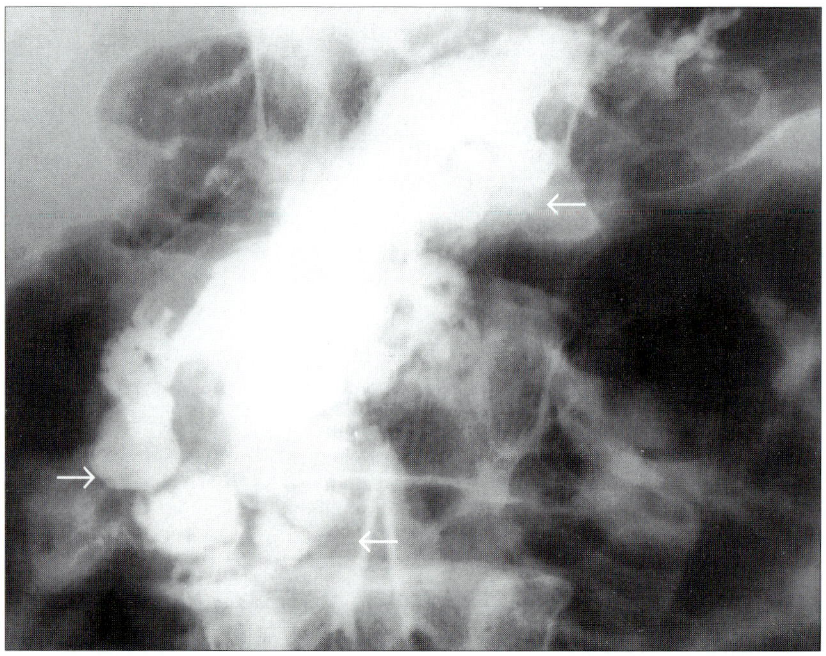

Abb. 9.**58** Schwere Pankreatitis mit zystischer Transformation des Gangsystems und ektatischen Gangästen (Pfeile).

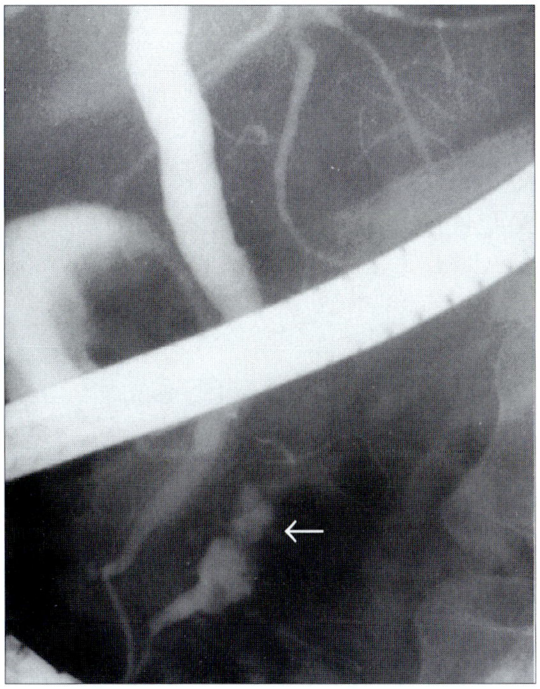

Abb. 9.**59** Chronisch-kalzifizierende Pankreatitis mit Pankreasgangverlegung durch einen Stein (Pfeil). Normaler Choledochus.

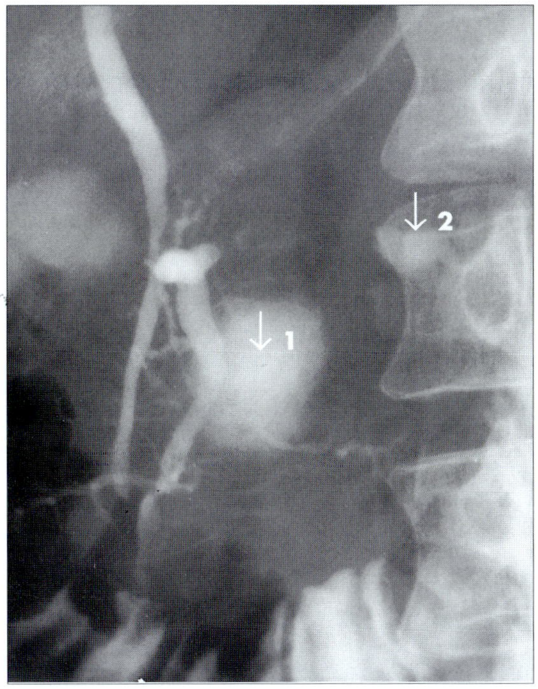

Abb. 9.**60** Chronische Pankreatitis mit Pseudozyste (1). Der Hauptgang ist im Pseudozystenbereich fast vollständig verlegt; man erkennt etwas Kontrastmittel im proximalen Gangsegment (2).

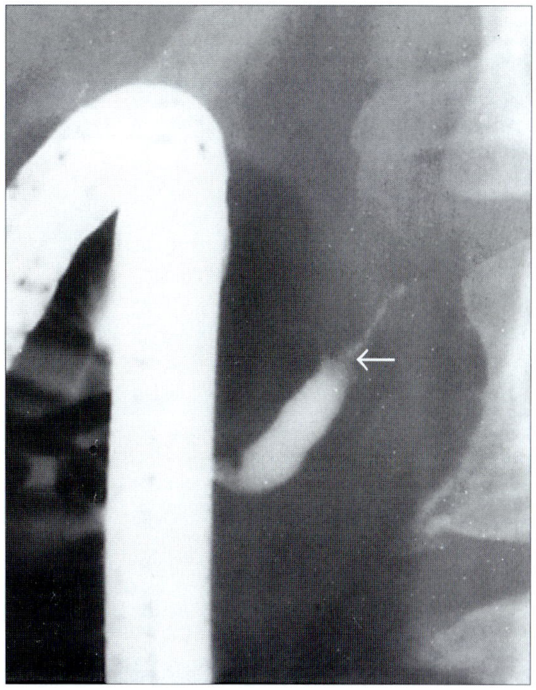

Abb. 9.**61** Spitz zulaufende, unregelmäßige Hauptgangobstruktion (Pfeil) durch Pankreaskarzinom.

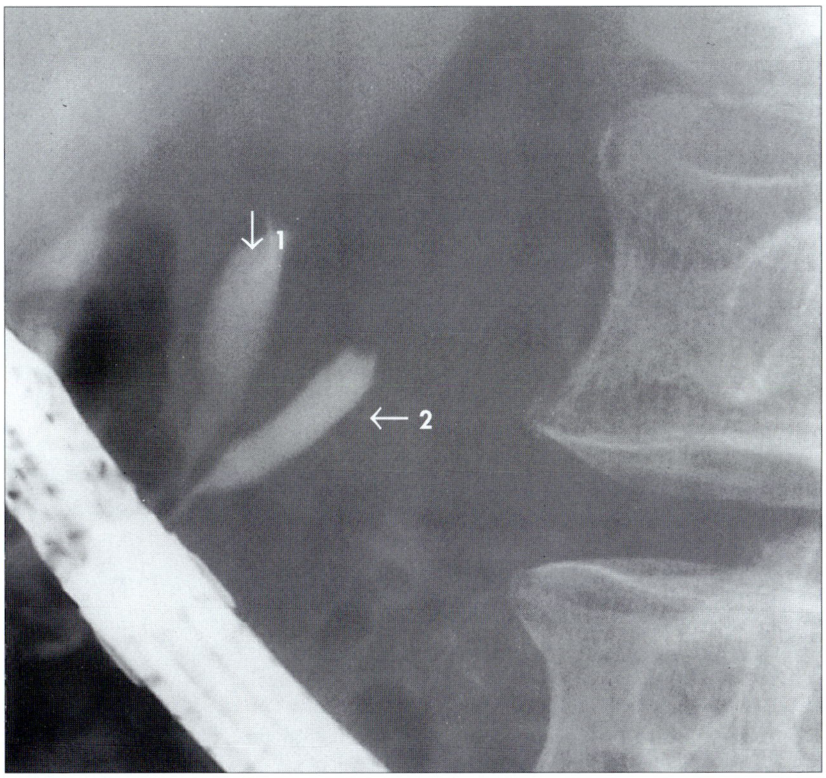

Abb. 9.**62** Choledochus- (1) und Pankreasgangverlegung (2) durch Pankreaskarzinom. Dieses „Doppelgang"-Zeichen ist nicht spezifisch für eine Tumorobstruktion; es wird auch bei entzündlichen Prozessen beobachtet.

A B C D

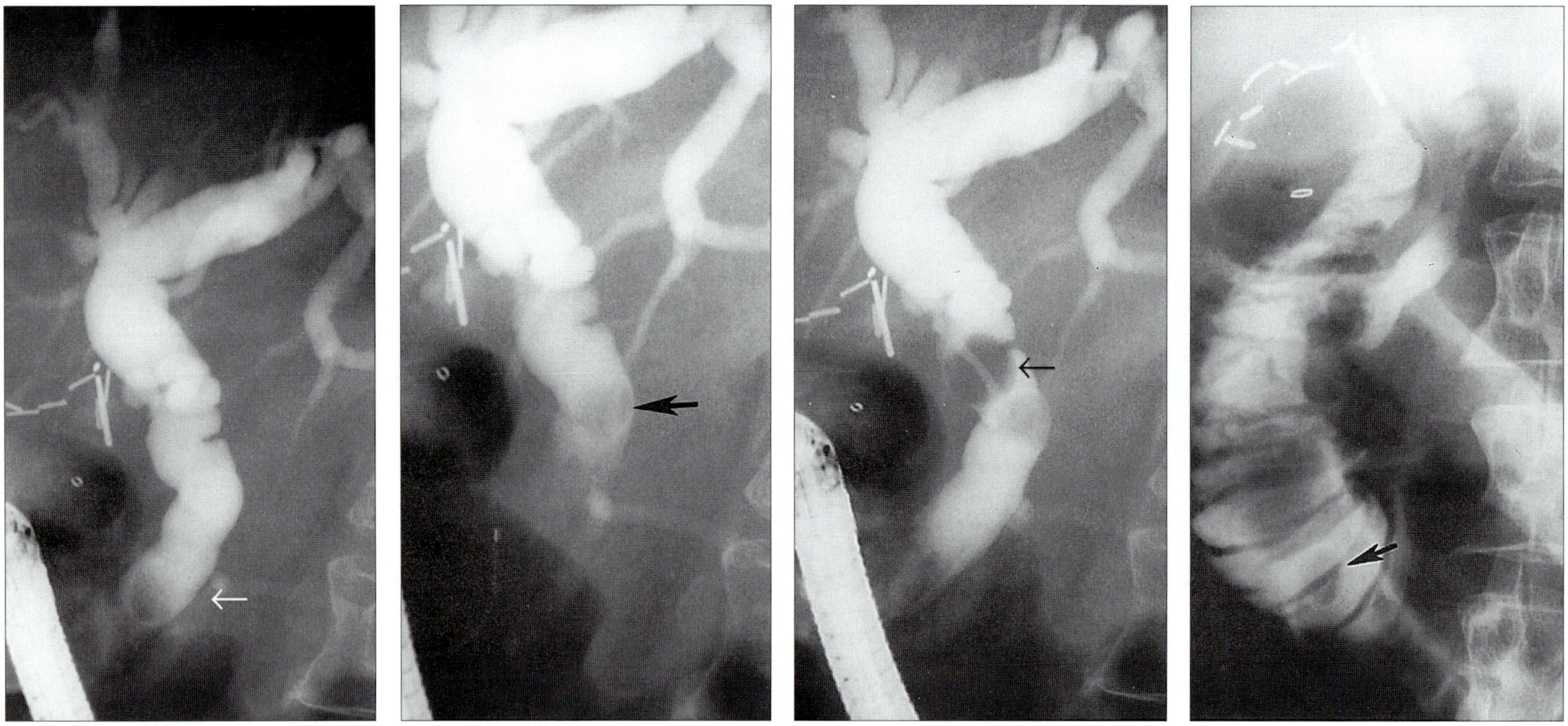

Abb. 9.**63** Steinextraktion aus dem D. choledochus. (**A**) Stein (Pfeil) im Choledochus; Z. n. Cholezystektomie. (**B**) Regelrechte Positionierung des Papillotoms; der Stein wandert proximalwärts (Pfeil). (**C**) Plazierung und Aufblasen des Ballonkatheters (Pfeil) oberhalb des Steins. (**D**) Extrahierter Stein im absteigenden Duodenum (Pfeil).

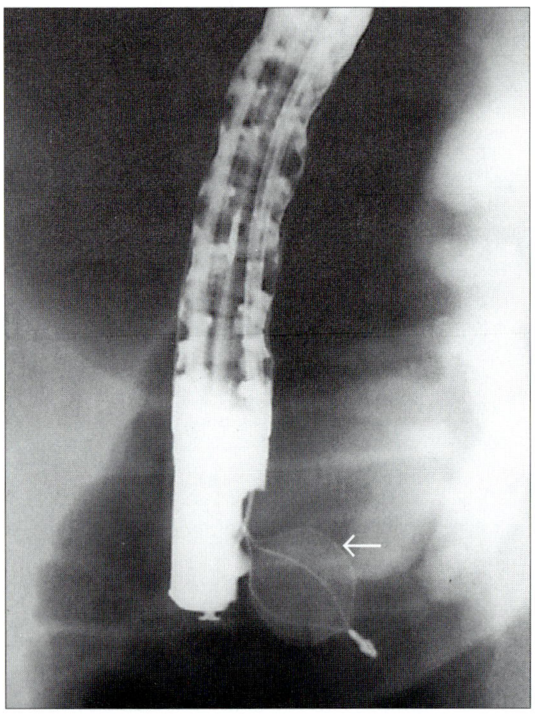

Abb. 9.**64** Extraktion des Choledochussteins mittels Dormia-Korb nach Papillotomie. Stein und Korb (Pfeil) in der Pars descendens.

A B

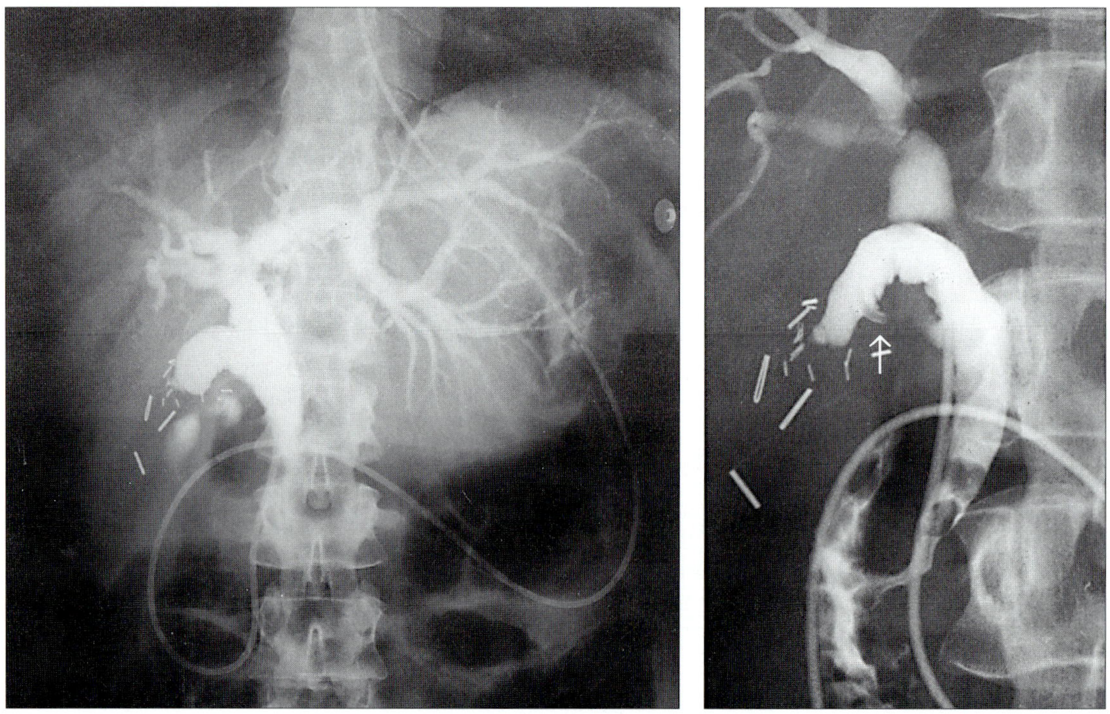

Abb. 9.**65** Katheterdrainage bei Choledochusstein. (**A**) Plazierung des nasobiliären Katheters zur Behebung der Obstruktion. (**B**) Katheterposition im Zystikus (Pfeil), Stein im Choledochus (Nahansicht).

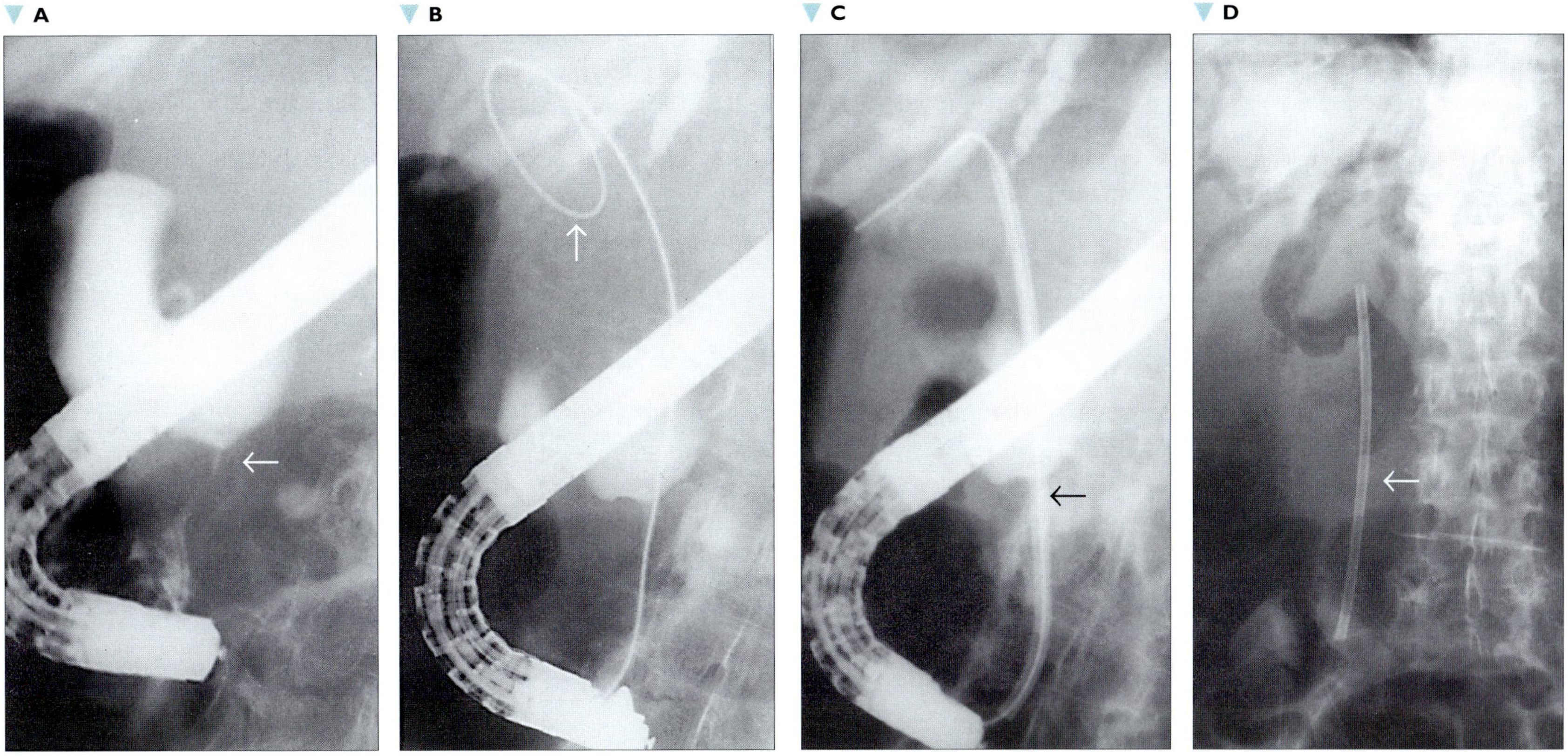

Abb. 9.**66** Katheterdrainage bei Pankreaskarzinom. (**A**) Karzinombedingte abrupte Choledochusstenose (Pfeil), malignitätstypisch. (**B**) Führungsdraht und Drain werden nach Papillotomie durch die Stenose gelegt. Die Spitze des Führungsdrahts bildet eine Schlaufe im dilatierten D. hepaticus communis (Pfeil). (**C**) Passage eines geraden Stents durch die Obstruktion (Pfeil). (**D**) Röntgenbild des Abdomens nach dem Eingriff: Regelrechte Stentplazierung und -positionierung in der Choledochusstenose (Pfeil). Die Luft in den Gallengängen entspricht einem Normalbefund nach Stentplazierung.

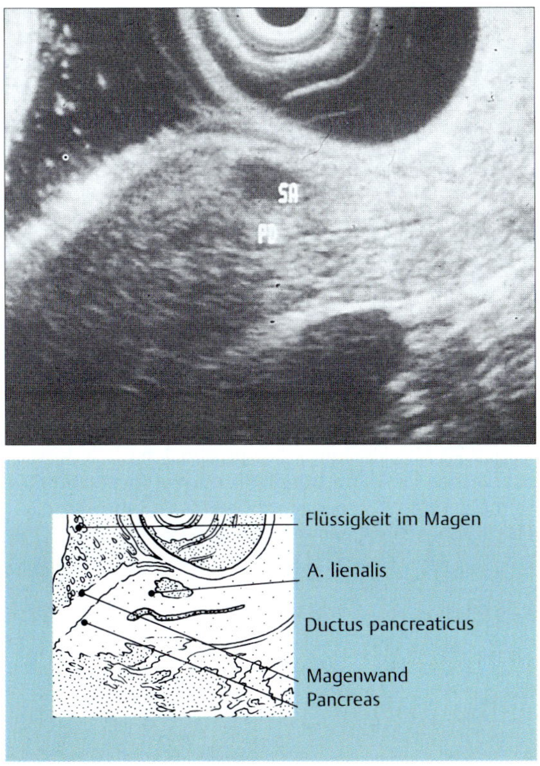

Abb. 9.**67** Pankreas, Normalbild. Abgebildet durch die Magenwand – die Struktur ist echohomogen, glatt konturiert, der Pankreasgang normalkalibrig. (Mit freundlicher Genehmigung von Dr. T.L. Tio).

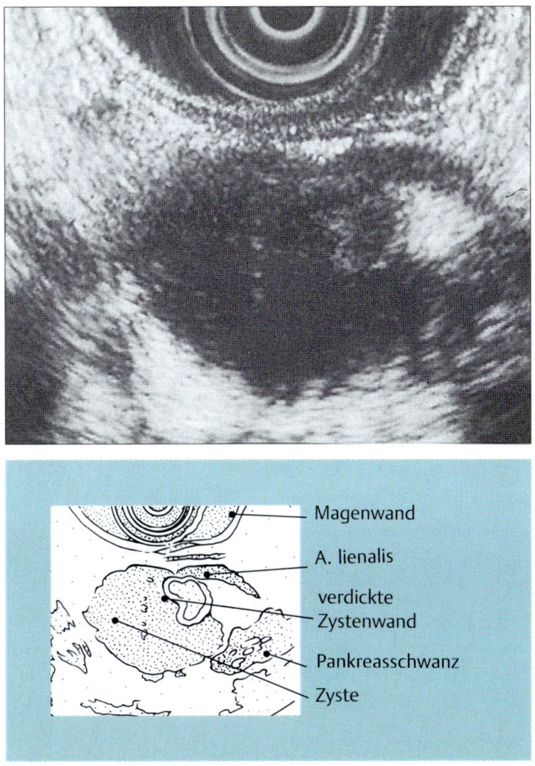

Abb. 9.**68** Pankreaspseudozyste – echoarmer, inhomogener Hohlraum mit etwas verdickter Wandung. Parenchymkalzifizierung. (Mit freundlicher Genehmigung von Dr. T.L. Tio).

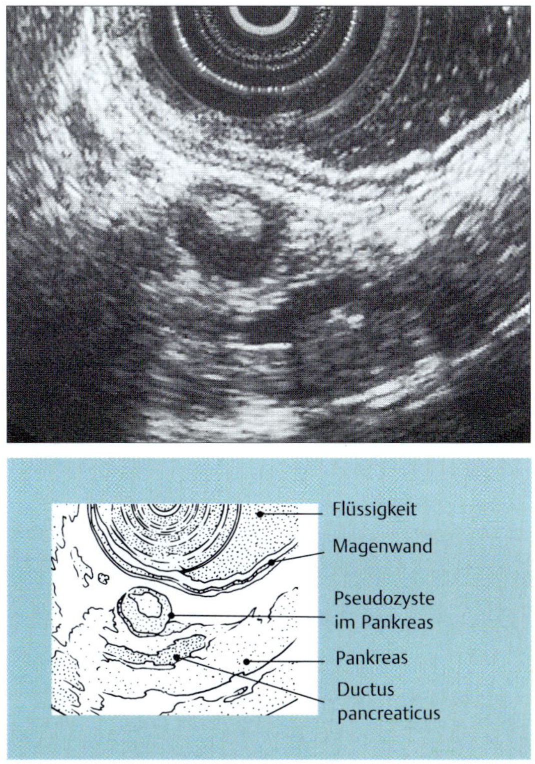

Abb. 9.**69** Pankreaspseudozyste (15 mm) mit geringer Wandverdickung; der Hauptgang ist leicht dilatiert, das Pankreasparenchym inhomogen und etwas irregulär konturiert. (Mit freundlicher Genehmigung von Dr. T.L. Tio).

phie leistet ferner große Hilfe bei Gallengangsuntersuchungen (Abb. 9.**72** und 9.**73**) und liefert ausgezeichnete Abbildungen der biliären Anatomie, der Ursache der Gangdilatation und der Ausdehnung von Gangtumoren. Auch die Beteiligung von Gefäßen kann nachgewiesen werden. Die endosonographischen Informationen über die anatomischen Verhältnisse werden im Laufe der Weiterentwicklung der Therapie pankreatobiliärer Erkrankungen für den behandelnden Arzt von unschätzbarem Wert für die richtige Therapiewahl sein.

Abschließende Bemerkungen

Im großen und ganzen stellen ERCP, EPT sowie assoziierte Methoden wie Drain- und Stentplazierungen einige der wichtigsten Fortschritte in der endoskopischen Diagnose und Therapie dar. Man kann sie als Vorläufer zukünftiger endoskopischer Therapiemethoden betrachten, die zur Behandlung dieser schwierigen medizinischen Probleme erheblich beitragen werden.

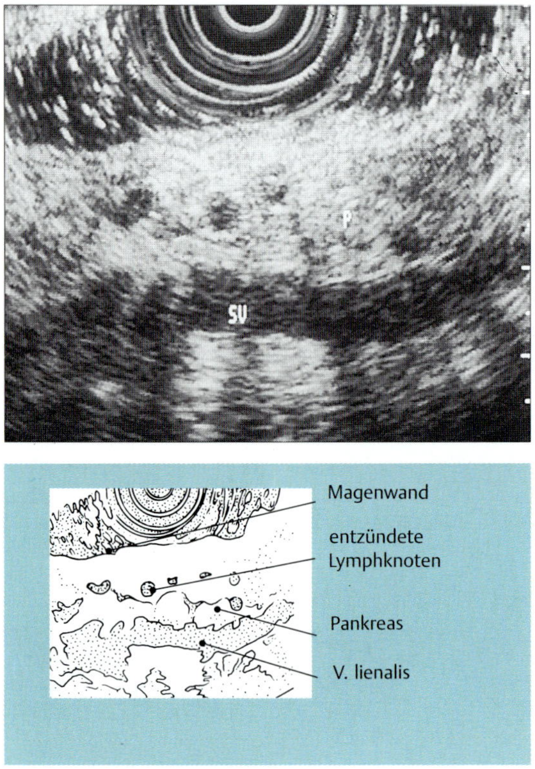

Abb. 9.**70** Pankreatitis. Inhomogenes Echomuster des Parenchyms, unregelmäßige Kontur, Pseudolobulierung. (Mit freundlicher Genehmigung von Dr. T.L. Tio).

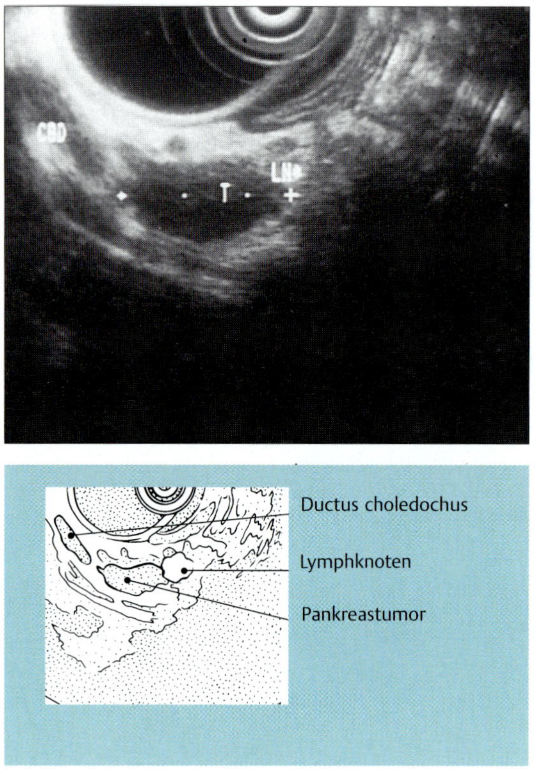

Abb. 9.**71** Pankreaskopfkarzinom (T2 N1) in unmittelbarer Nähe zum D. choledochus. Der benachbarte Lymphknoten scheint befallen zu sein. (Mit freundlicher Genehmigung von Dr. T.L. Tio).

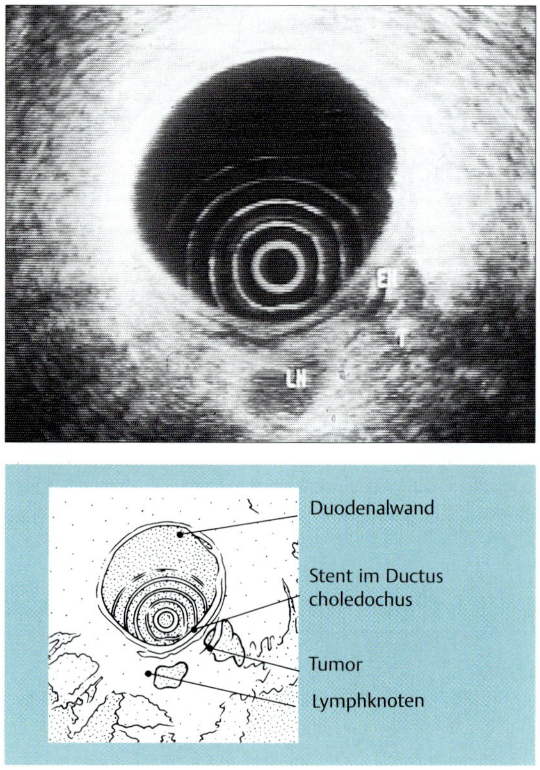

Abb. 9.**72** Choledochuskarzinom mit zentral gelegener Endoprothese und tiefer Penetration benachbarter Organe, inklusive der Portalvene (T3-Tumor). Der echoarme Lymphknoten mit scharfen Konturen ist malignitätsverdächtig. (Mit freundlicher Genehmigung von Dr. T.L.Tio).

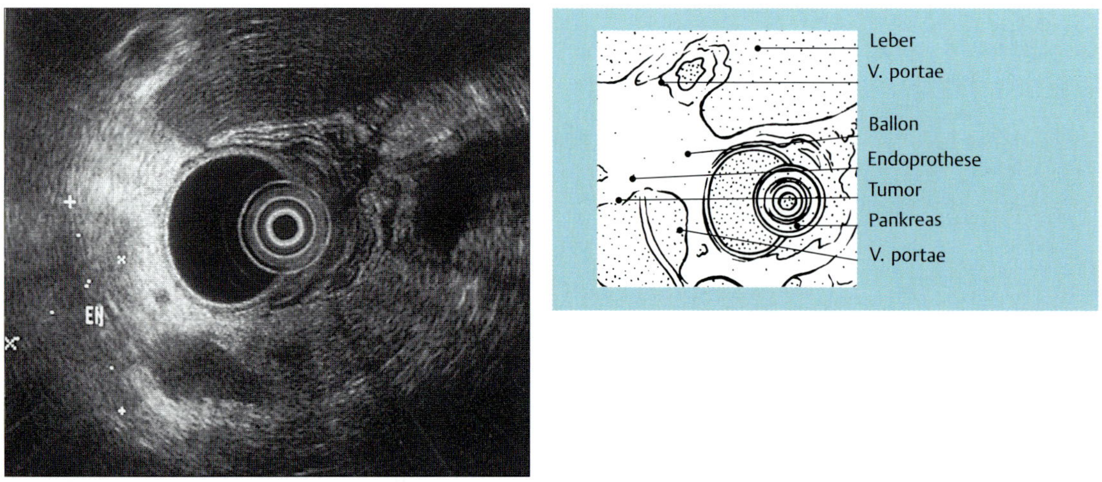

Abb. 9.**73** Klatskin-Tumor des proximalen Choledochus. Echoarmer Tumor im Leberhilus mit Portalveneninfiltration (T3-Tumor). Regelrecht plazierte Endoprothese. (Mit freundlicher Genehmigung von Dr. T.L. Tio).

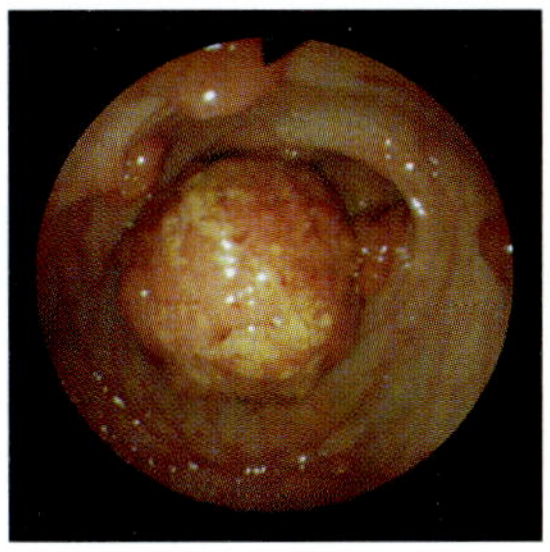

10

Kolon I: Polypen und Tumoren

Dieses Kapitel bietet eine detaillierte Diskussion folgender Aspekte: Zunächst werden allgemeine Hinweise zur Technik der Kolonintubation präsentiert. Es folgen die Einsatzmöglichkeiten der Koloskopie, zu denen die Erkennung adenomatöser Polypen, die Polypektomie und der Nachweis kolorektaler Karzinome gehören. Anschließend wird die Laser-Therapie bei kolorektalen Neoplasien besprochen. Schließlich stellt eine Reihe von Abbildungen das kolorektale Kaposi-Sarkom bei AIDS-Patienten dar.

Koloskopische Technik

Ein erfahrener Untersucher kann bei 80–90% der Patienten eine Koloskopie des gesamten Kolons (bis zum Zäkum) in maximal 20–30 Minuten durchführen, und zwar ohne radiologische Hilfe. Erschwert wird die Spiegelung des gesamten Kolons hauptsächlich durch anatomische Variationen wie ein überlanges Sigma oder Transversum, eine postoperative Darmfixation und andere intraabdominelle Erkrankungen, z. B. eine Divertikulitis. Die Radiologie ist nur in besonderen Fällen angezeigt, so bei Spezialmanövern (Alphaschlinge; siehe unten) oder bei Benutzung eines äußeren Tubus zur Versteifung des Darms und Minimierung der Schlingenbildung im Sigma. Sie ist ferner nützlich zur Lokalisation der Koloskopspitze im Zäkum, obwohl andere Indikatoren zum Nachweis der Zäkumintubation meist ausreichen.

Die meisten Patienten werden vor der Koloskopie mit Narkotika (Meperidin) und/oder Sedativa (oft ein Benzodiazepinderivat) prämediziert. Ein intravenös gelegter Katheter dient der eventuellen Verabreichung von Medikamenten wie Anticholinergika bei vasovagalen Episoden und kann zugleich zur Aufhebung der Wirkung obengenannter Medikamente genutzt werden. In der Tat verwenden die meisten Endoskopiker das Benzodiazepin Midazolam teilweise auch deswegen, weil dessen Wirkung durch den Antagonisten Flumazenil schnell wieder aufgehoben werden kann.

Die Patienten werden in Linksseitenlage mit angezogenen Knien untersucht. Während der Passage schwieriger Knickbildungen des Darms ist gelegentlich die Umlagerung in die Rücken-, Bauch-, oder Rechtsseitenlage hilfreich. Zur Vermeidung der Schleifenbildung im Sigma hilft in manchen Fällen der Druck des Assistenten mit der Hand auf den Bauch des Patienten. Eine ähnliche „Schienung“ kann bei der Passage des proximalen Transversums nützlich sein.

Zu Beginn und während der ganzen Untersuchung sollte im Anusbereich großzügig Gleitmittel appliziert werden, um Reibung im Analkanal zu reduzieren und auf diese Weise Verletzungen zu verhindern. Dies ist besonders wichtig bei sehr starkem Tonus des Analsphinkters oder großen Hämorrhoiden.

Nachdem die Koloskopspitze das Rektum erreicht hat, wird das Darmlumen durch Luftinsufflation vorsichtig distendiert und das Gerät unter Direktsicht vorgeschoben. Das Gros der erfahrenen Endoskopiker spiegelt das ganze Kolon in dieser Weise. Wenn auch nicht empfehlenswert, so wird doch gelegentlich fast blind intubiert, indem man das Koloskop mit leichtem Druck vorschiebt, während die Darmmukosa vorbeigleitet. Dieses blinde Vorschieben muß unverzüglich abgebrochen werden, wenn die Gerätspitze nicht mehr vorwärts gleitet oder die Mukosa sich verändert, da dies auf zu starke Druckausübung hinweist. Die Technik des „Vorbeigleitens“ darf nur kurzstreckig eingesetzt werden, vorausgesetzt, die Mukosa erscheint nicht durch Überdehnung abgeblaßt. Generell ist jedoch das Vorschieben unter direkter Lumensicht zu bevorzugen.

In aller Regel gilt das Prinzip des vorsichtigen Vorschiebens ohne intensiven Druck, immer unter Lumensicht und ohne falsche Lumina, wie das eines Divertikels, einzureißen. Es sollte so wenig Luft wie möglich insuffliert werden und das Gerät möglichst gerade gehalten werden. Erfahrene Endoskopiker praktizieren sehr häufig Vor- und Rückzugsaktionen mit dem Koloskop („jiggle“) zur Reduktion von Schleifenbildung, da unnötige Schleifen sich mit dem Vorschieben des Endoskops vergrößern und den weiteren Gerätevorschub behindern. Statt dessen sollte das Kolon während der Intubation ziehharmonikaartig auf dem Koloskop aufgefädelt werden, wodurch das Gerät weitgehend gerade gehalten wird. Die gerade Ausrichtung gewährt eine optimale Kontrolle über die Gerätspitze, wodurch schwierige Flexuren, vor allem der Übergang vom Sigma ins Deszendens, leichter intubiert werden können.

Bei Schwierigkeiten während der Intubation hilft die Retraktion des Koloskops über eine gewisse Strecke, da dies die Begradigung des Kolons und die Reduktion von Knickbildungen bewirkt und damit weiteres Vorschieben ermöglicht. Außerdem kann es angebracht sein, zur Minimierung der Darmüberdehnung und Schleifenbildung möglichst viel Luft abzulassen. Nach der Retraktion des Koloskops wird abgewartet, ob sich das Kolon begradigt. Durch leichten Druck von außen im Bereich der Schleifenbildung kann eine weitere Ausdehnung der Schleife verhindert werden. Mit einer Umlagerung des Patienten, z. B. in die Rechtsseiten- oder in die Bauchlage, kann eine bessere Passage vom Deszendens ins Transversum oder von dort ins Aszendens erzielt werden. Die Passage schwieriger Abschnitte ist auch durch eine Torquierung des Geräts im Uhrzeigersinn zu erreichen, da diese zur Reduktion von Sigmaschleifen beiträgt.

Sondermanöver wie die Alphaschlinge können scharfe Winkelbildungen begradigen und die Koloskoppassage erleichtern. Die mit radiologischer Unterstützung durchgeführte Alphaschlinge – genannt nach der dem Buchstaben ähnelnden Konfiguration der Schleife im Röntgenbild – wird durch Rotation

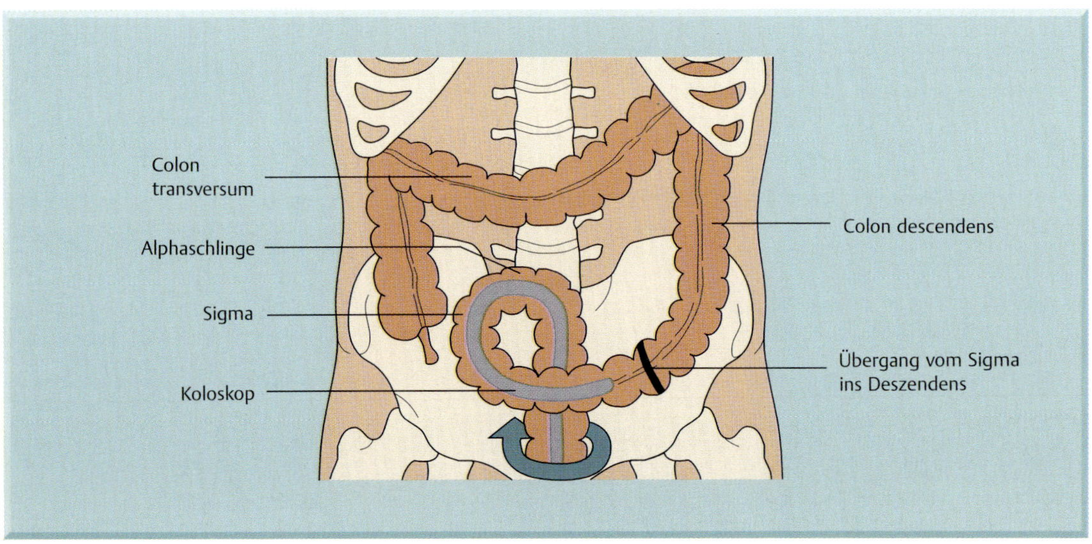

Abb. 10.**1** Alphaschlinge.

des Koloskops gegen den Uhrzeigersinn im Sigma gebildet (Abb. 10.**1**). Sie erleichtert die Passage des Winkels am Übergang vom Sigma ins Deszendens und dessen Intubation. Ist die linke Kolonflexur oder das linke Transversum erreicht, wird die Alphaschlinge unter radiologischer Sicht durch Drehung im Uhrzeigersinn bei gleichzeitiger Retraktion wieder aufgehoben (Abb. 10.**2**).

Durch Verbesserungen in der Technik der Koloskope sind äußere Tuben zur Versteifung nicht mehr so häufig notwendig. Die modernsten Geräte sind mit einer flexiblen Spitze und einem etwas weniger flexiblen Schaft nahe dem Kontrollteil ausgestattet, was die Schleifenbildung reduziert, wenn die Gerätspitze hoch im Kolon, z. B. in der linken Flexur, liegt.

Eine andere Technik zur Erleichterung der Intubation des Aszendens ist die Retraktion des Koloskops um eine gewisse Länge, um das Transversum anzuheben und eine Winkelbildung des Geräts kurz vor der rechten Flexur zu vermeiden. Weitere hilfreiche Maßnahmen sind das Ablassen von Luft, die Rotation des Geräts im Uhrzeigersinn und tiefes Einatmen des Patienten.

Das spezielle Faltenmuster des Zäkums ist auf die drei konvergierenden Tänien zurückzuführen. Die Appendixöffnung kann im Bereich der Konvergenz dieser Falten ausgemacht werden. Das durch den rechten Unterbauch durchscheinende Licht der Instrumentenspitze (Transillumination) indiziert die Zäkalregion als wahrscheinliche Position des Koloskops. Andere Zäkummerkmale sind eine etwa 7 cm proximal des Zäkumbodens befindliche schlingenartige Mukosafalte (der Frenulum valvulae ileocaecalis entsprechend) und die Ileozäkal-(Bauhin-)Klappe neben dem Frenulum. Die Position der Gerätspitze in der rechten Fossa iliaca kann auch radiologisch bestätigt werden.

Nach der Dokumentation der Stelle, die bei der Spiegelung mit dem Endoskop maximal erreicht wurde, wird das Gerät zurückgezogen. Die Spiegelung während des Rückzugs ist ein sehr wichtiger Teil der Koloskopie. Jeder Untersucher hat ein eigenes System zur Spiegelung der unterschiedlichen Darmsegmente. Alle Schleimhautoberflächen, besonders „blinde" Stellen hinter den Haustren und um die Flexuren und Knickbildungen, sollten sehr intensiv inspiziert werden. Regelmäßige Vorschub- und Rückzugsaktionen unterschiedlicher Länge („stop-and-go") sind angebracht, damit keine Abnormitäten übersehen werden. Außerdem sollte jeder Untersucher während der langsamen Retraktion der Koloskopspitze in Abständen von einigen Zentimetern bogenförmige Bewegungen ausführen. Dadurch kann das Darmlumen helixartig inspiziert werden, was eine bessere Beurteilung der Kolonmukosa gewährleistet.

Polypöse Läsionen

Polypöse Läsionen stellen den häufigsten pathologischen Befund bei der Koloskopie dar. Sie können singulär, multipel, epithelial oder nichtepithelial sein. Unter den epithelialen Polypen unterscheidet man adenomatöse, hyperplastische, juvenile und entzündliche Polypen. Darüber hinaus werden neoplastische und nichtneoplastische Polypose-Syndrome diskutiert.

■ Epitheliale Polypen

Adenome

Das charakteristische Erscheinungsbild der Kolonadenome variiert. Es ist nicht genau bekannt, warum diese Variationen vorkommen; möglicherweise stehen sie mit der Größe und Wachstumsrate in Zusammenhang. Die Differenzierung zwischen einem Adenom und einem hyperplastischen Polypen ist endoskopisch nicht möglich. Dies ist jedoch sogar bei kleinen Polypen wichtig, da bekanntlich auch kleine Adenome gleichzeitig oder zeitlich versetzt mit anderen Adenomen oder Karzinomen vorkommen. Einigen neueren Studien zufolge unterliegen auch Patienten mit hyperplastischen Polypen möglicherweise einem erhöhten Risiko, andere Kolonneoplasien zu entwickeln; eine definitive Beziehung ist aber nicht bekannt. Die meisten Endoskopiker betrachten jedoch Kolonadenome als Hinweis auf andere Kolonneoplasien und empfehlen daher die Spiegelung des gesamten Kolons.

Das kleinste Adenom mißt weniger als 5 mm, ist von normal erscheinender Mukosa überzogen und selten gestielt; nur gelegentlich erscheint es rot. Histologisch sind diese Adenome primär charakterisiert durch dicht gelagerte, verzweigte Tubuli, umgeben von Lamina propria.

Mit zunehmender Größe werden die Adenome sessil oder gestielt (Abb. 10.**3** und 10.**4**). Analog zu den kleinen Polypen erscheint die Oberflächenmukosa entweder normal oder leicht erythematös (Abb. 10.**5**). Die Kontur der über 1 cm großen Adenome variiert: Kleinere sind eher glatt, größere gelappt. Die größeren Adenome sind meist älter als die kleineren und besitzen oft einen langen Stiel.

Mit zunehmendem Wachstum bleiben die Adenome gestielt, was die Abtragung mittels Schlingentechnik ermöglicht. Das Risiko einer sofortigen oder verzögerten Blutung nach der Entfernung von über 2 cm großen Adenomen

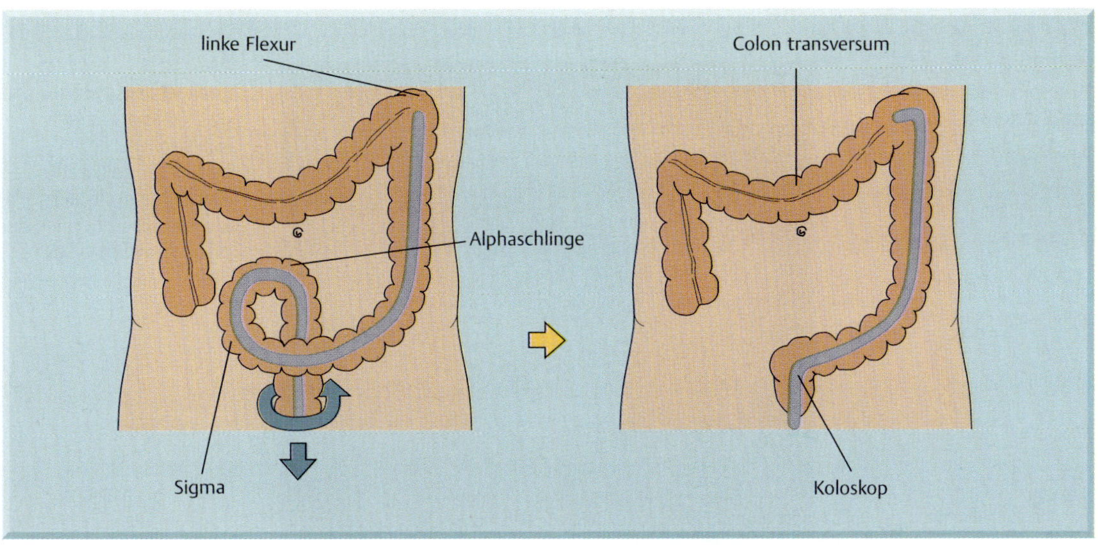

Abb. 10.**2** Auflösung der Alphaschlinge.

veranlaßt jedoch die meisten Endoskopiker zur Vorsicht. Es ist ratsam, die Patienten stationär aufzunehmen, Blutkonserven bereitzuhalten und auf eine eventuelle Spätblutung gefaßt zu sein.

Einigen Studien zufolge kann eine polypektomieassoziierte Blutung bis zu 12 Tagen nach dem Eingriff eintreten. Dieser Blutungsgefahr wegen unterbrechen die meisten Endoskopiker die Einnahme von Aspirin oder anderen nichtsteroidalen Antiphlogistika sowie Antikoagulanzien über einen großzügig bemessenen Zeitraum vor und bis zu zwei Wochen nach der Polypektomie, so daß die Gerinnungsparameter in den Normbereich gelangen. Manche Spätblutungen entstehen möglicherweise durch Abschilferung koagulierten Gewebes, verstärkt durch die thrombozyteninhibierende Wirkung von Aspirin.

Histologisch unterscheidet man zwei Hauptformen des Adenoms: villös und tubulär. Villöse Adenome sind stärkerer Anlaß zur Besorgnis als tubuläre, da sie oft über 3 cm im Durchmesser groß, sessil und häufiger entartet sind. Ihre Farbe ist oft blaßgelb im Gegensatz zum typischerweise erythematösen tubulären Adenom; ihre unregelmäßige Oberfläche ist von zahlreichen, bis zu einigen Millimetern großen Knötchen bedeckt (Abb. 10.**6** und 10.**7**).

Es gibt weitere häufig zu beobachtende Wachstumsmuster villöser Adenome. Ein Typ wächst diffus und röhrenförmig an einem Kolonabschnitt entlang (Abb. 10.**8** bis 10.**11**); die Mukosa am Rand dieser Adenome kann eine unscharfe Gefäßzeichnung aufweisen, weshalb dieses Erscheinungsbild inkomplette villöse Transformation genannt wird (Abb. 10.**12**).

Eine Mischform von tubulären und villösen Adenomen ist das tubulovillöse Adenom. Dieser Typ ist oft von mittlerer Größe und gestielt, wobei der Stiel dicker ist als der eines typischen tubulären Adenoms. Die Oberfläche ist nodulär, besonders in Bereichen mit villösen Anteilen (Abb. 10.**13** und 10.**14**).

Adenome können spontan verschwinden, z. B. durch Stieldrehung eines großen Adenoms oder durch exzessive Traktion (bedingt durch Hypermotili-

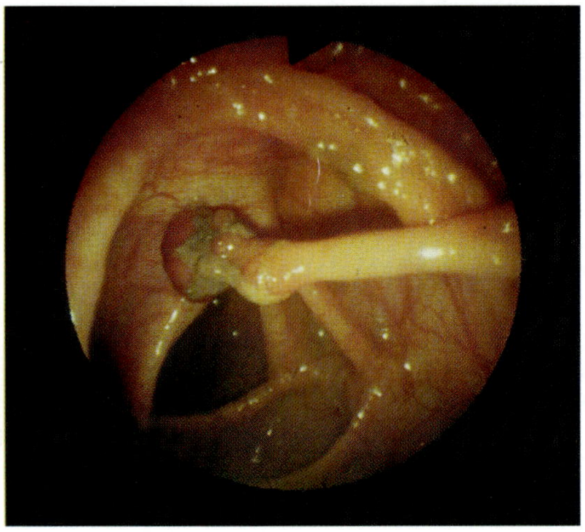

Abb. 10.**3** Kleines tubuläres Adenom mit langem Stiel und erythematöser Polypenspitze.

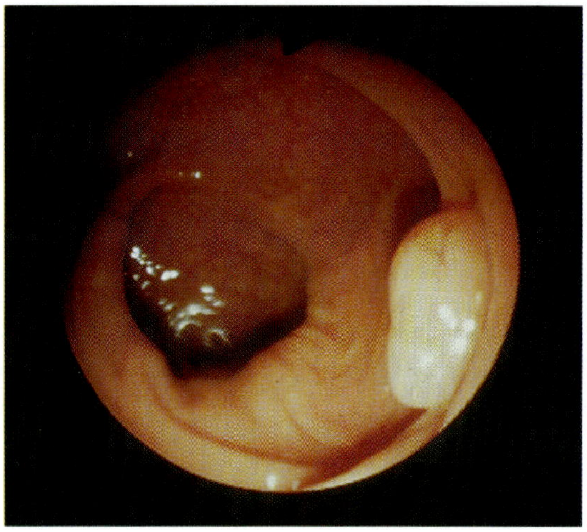

Abb. 10.**4** Kleines, sessiles tubuläres Adenom bei Patienten, der zuvor an einem Kolonkarzinom operiert worden war. Die Polypenoberfläche erscheint unauffällig.

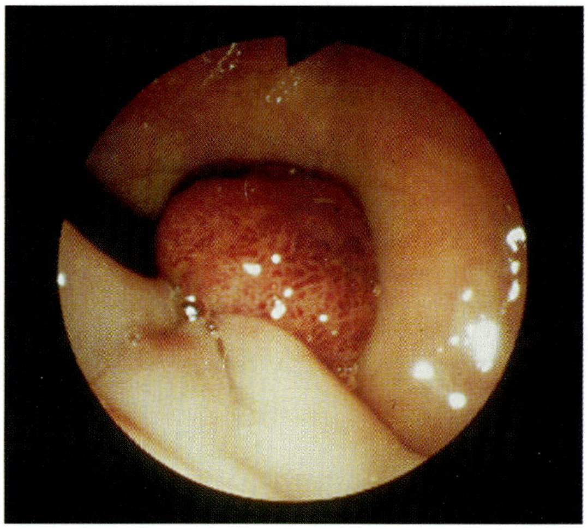

Abb. 10.**5** Tubuläres Adenom mittlerer Größe mit kurzem Stiel und auffälligem Erythem.

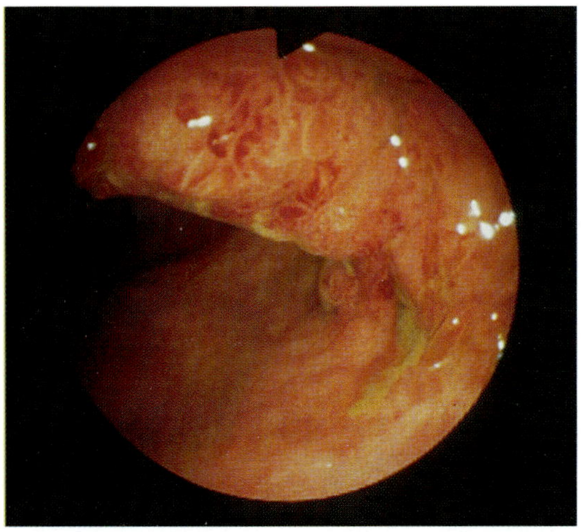

Abb. 10.**6** Villöses Adenom mit Erythem im distalen Rektum.

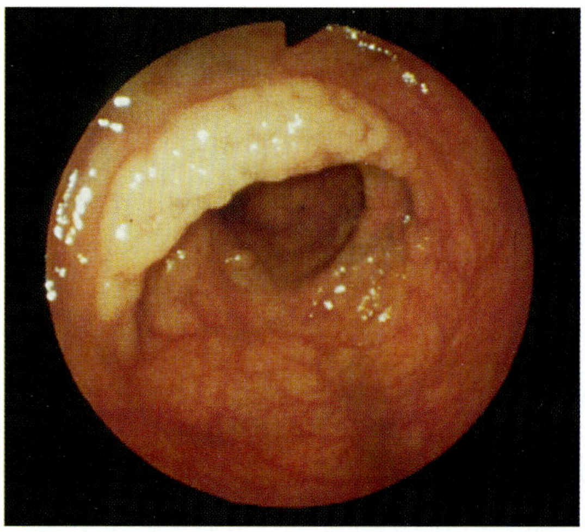

Abb. 10.**7** Sessil-flaches villöses Adenom, das sich nahe einer Rektumfalte entwickelte. Die gelbweiße Farbe der multiplen kleinen Knötchen ist typisch für villöse Adenome.

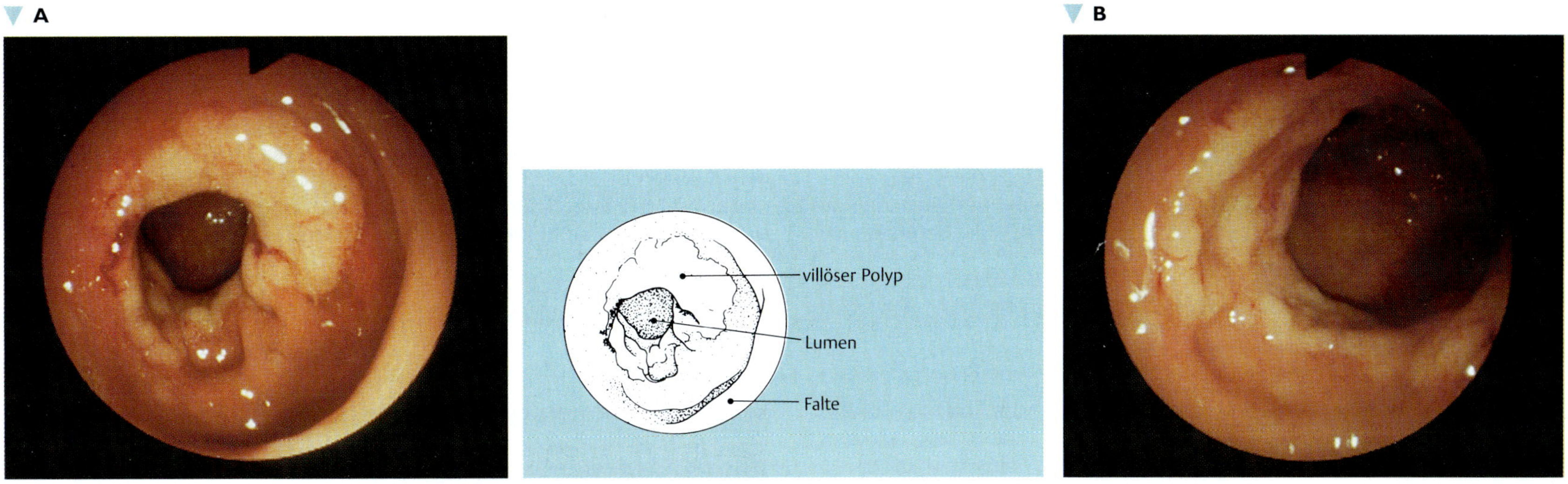

Abb. 10.**8** (**A** und **B**). Zwei Ansichten eines villösen Adenoms; zirkumferentielles Wachstum mit zahlreichen kleinen Oberflächenknötchen.

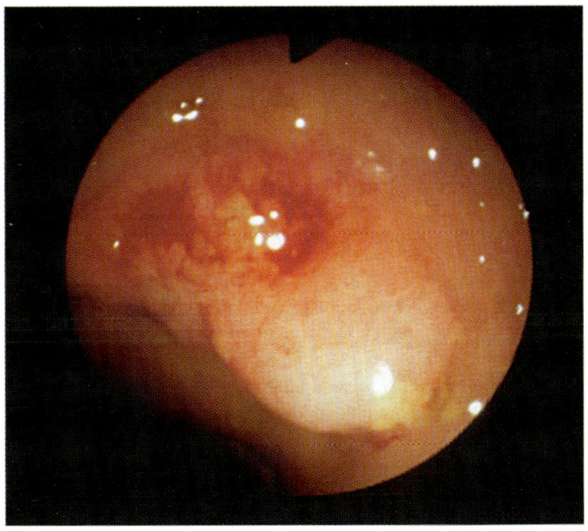

Abb. 10.**9** Blutender, sessiler villöser Polyp im Rektum.

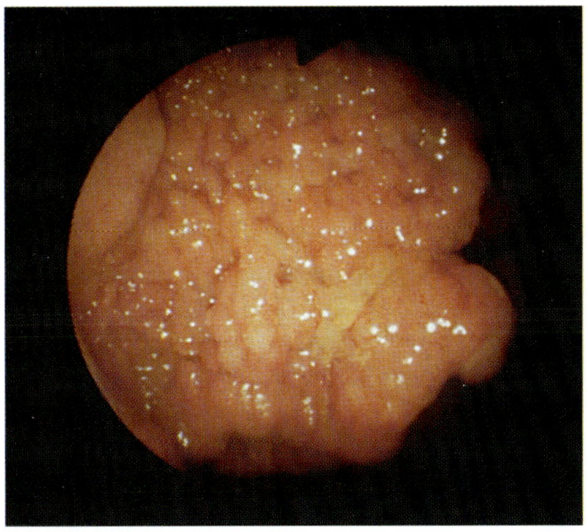

Abb. 10.**10** Dieses ausgedehnte villöse Adenom kleidet die Darmwand in ihrer gesamten Zirkumferenz tapetenartig aus.

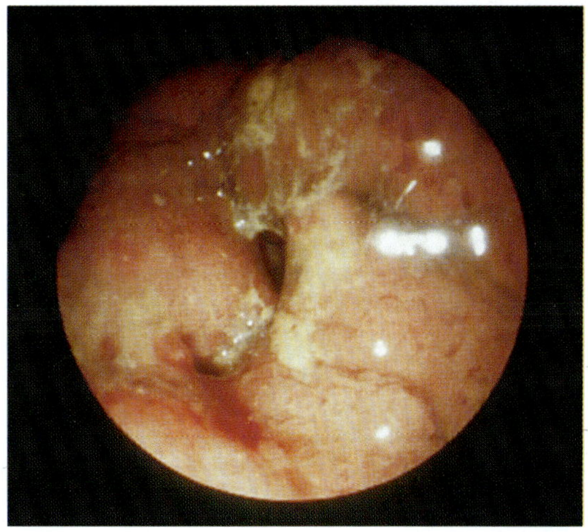

Abb. 10.**11** Villöses Adenom, das die Darmwand in ihrer gesamten Zirkumferenz über eine Länge von 5 cm befallen hat. Der Ausschluß eines Adenokarzinoms kann bei einer solchen Läsion schwierig sein.

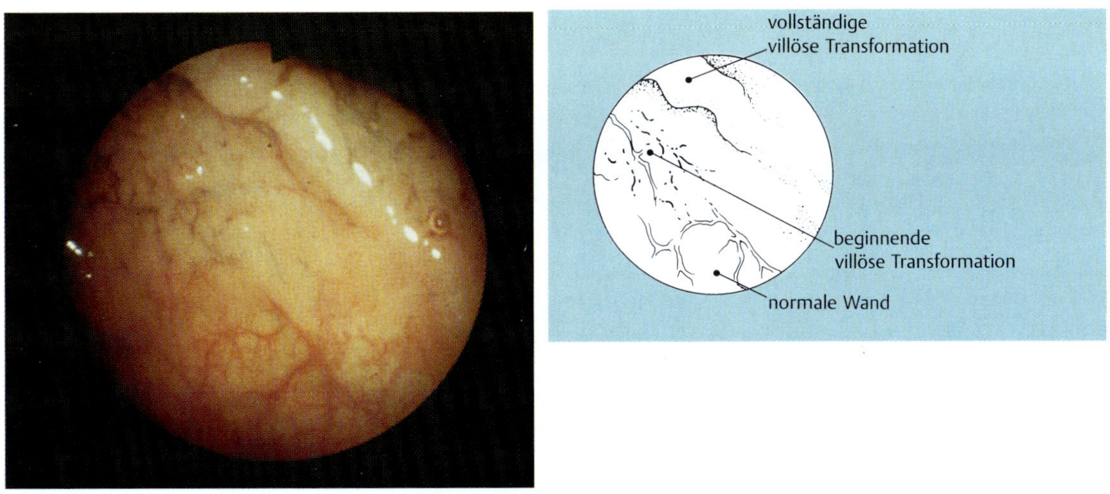

Abb. 10.**12** Villöses Adenom mit inkompletter villöser Transformation – charakterisiert durch unscharfe und irreguläre Gefäßzeichnung.

tät) mit anschließender Ischämie oder Autoamputation, deren Kennzeichen eine kurze, aber lebhafte Rektalblutung ist (Abb. 10.**15** und 10.**16**). Endoskopisch erkennt man einen kleinen Mukosadefekt mit entzündlicher Umgebung (Abb. 10.**17**); Veränderungen, die bei verspäteter Endoskopie kaum mehr nachweisbar sind. Da das autoamputierte tubuläre Adenom einen Karzinomherd beherbergen kann, ist eine Biopsie der Ulkus- oder Abtragungsstelle des Adenoms angezeigt.

Adenome können entarten. Einige polypöse Strukturen bestehen zum großen Teil aus Karzinomgewebe und enthalten wenig oder keine Adenomanteile. Diese Adenome sind sessil oder kurzstielig. Zu den charakteristischen Merkmalen der karzinomatös entarteten Polypen gehören subtile Veränderungen wie Deformierung, tiefe Ulzeration am Polypenkopf, eine ausgeprägt granuläre oder brüchige Oberfläche und Blutungen (Abb. 10.**18** und 10.**19**). Weitere auf Malignität hinweisende Veränderungen sind scharfe Kanten oder eine wachsartig-derbe Konsistenz. Bewegt sich der Polyp bei Berührung mit dem Katheter oder der Biopsiezange leicht von der Darmwand weg, ist die Tumorinvasion tieferer Schichten wenig wahrscheinlich. Ist der Polyp dagegen so an der Darmwand fixiert, daß sich Polyp und Kolonmukosa gemeinsam be-

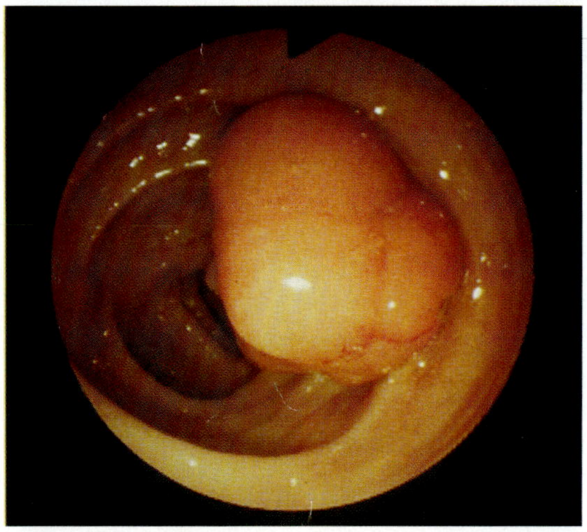

Abb. 10.**13** Sessiles, tubulovillöses Adenom mittlerer Größe mit einigen Läppchen.

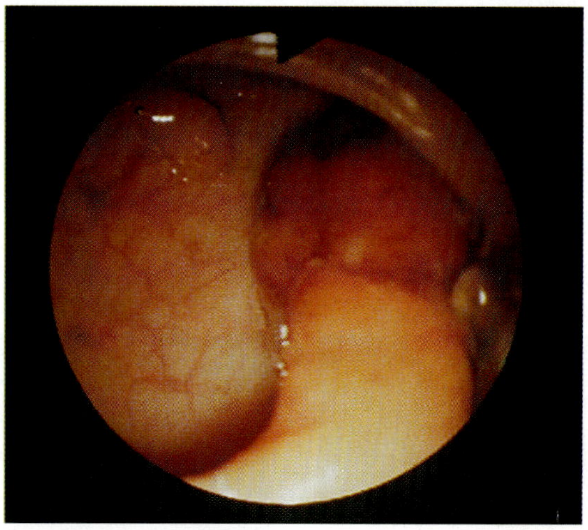

Abb. 10.**14** Großes tubulovillöses Adenom im Sigma: Breiter Stiel, erythematös-nodulärer Polypenkopf.

A

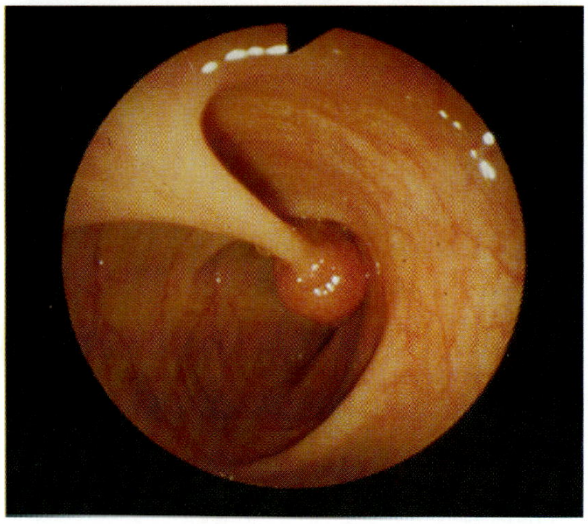

B

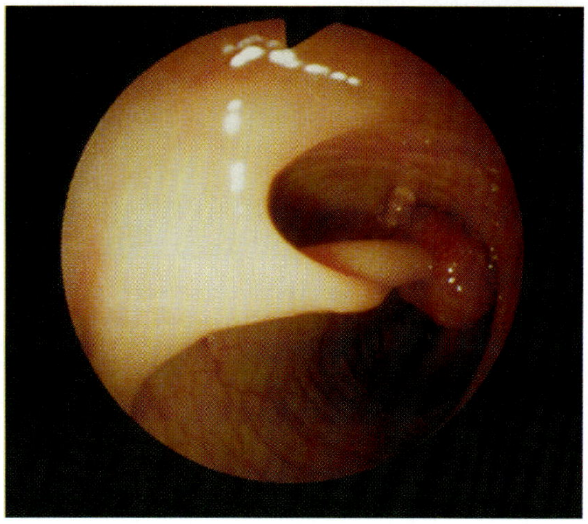

Abb. 10.**15** (**A**) Gestieltes tubuläres Adenom. (**B**) Die spontane Stieldrehung kann, wenn sie länger anhält und rezidiviert, zu Ischämie und Autoamputation führen.

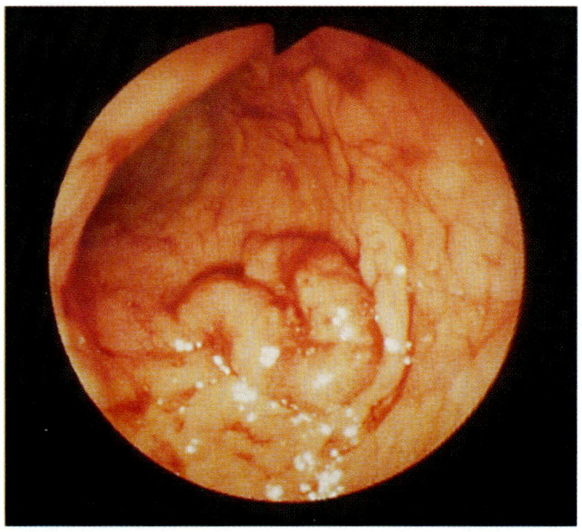

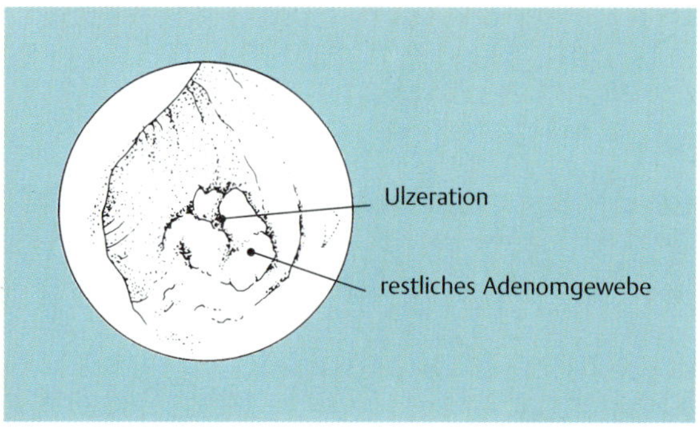

Abb. 10.**16** Autoamputation eines gestielten tubulären Adenoms mit spontaner massiver Kolonblutung. Man erkennt residuales Adenomgewebe um den zentralen Ulkusdefekt.

wegen, erscheint die Tumorinfiltration bis zur und weiter als die Muscularis propria wahrscheinlich. Die Verfärbung des Polypenkopfes deutet auf einen invasiven Karzinomfokus hin. Durch die Peristaltik entstandene Pseudo- oder sessile Stiele sind malignitätsverdächtig, besonders wenn der Stiel eine unscharf begrenzte Basis aufweist.

Die endosonographische Untersuchung eines tumorverdächtigen Polypen kann die Frage nach invasivem Wachstum klären helfen und unterstützt den Endoskopiker bei der Entscheidung über eine eventuelle endoskopische Therapie.

Hyperplastische Polypen

Hyperplastische Polypen sind sessile, in der Regel mehr als 5 mm große epitheliale, meist im Rektum lokalisierte Wucherungen. Sie sind blaß oder, häufiger, vom gleichen Farbton wie die umgebende Mukosa (Abb. 10.**20** und 10.**21**). Selten werden Hunderte dieser kleinen Polypen, vorwiegend im linken Kolon, angetroffen. Außerordentlich selten kommen Riesenpolypen vor, die einem Karzinom sehr ähneln können. Hyperplastische Polypen sind zumeist singu-

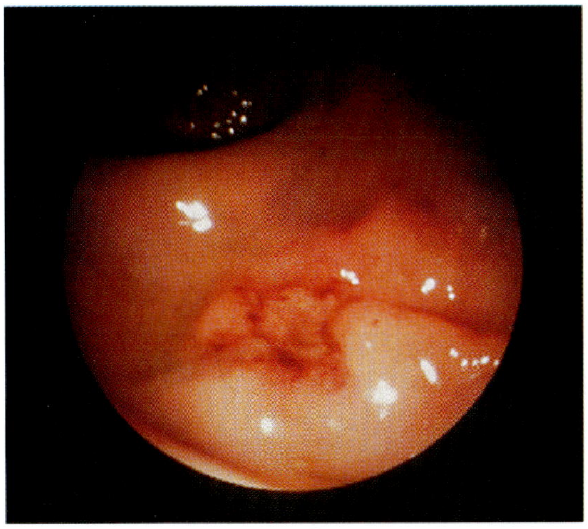

Abb. 10.**17** Nach der Autoamputation eines Polypen bleibt ein kleines Ulkus mit leicht entzündlicher Umgebung im Kolon zurück.

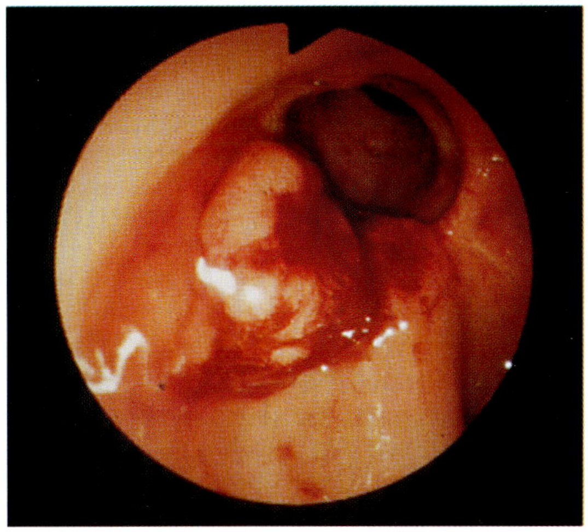

Abb. 10.**18** Maligne entarterter Rektumpolyp mit diskret zentralem Ulkus und brüchiger Oberfläche: Nach der Polypektomie war in der Dissektionslinie Karzinomgewebe zu finden.

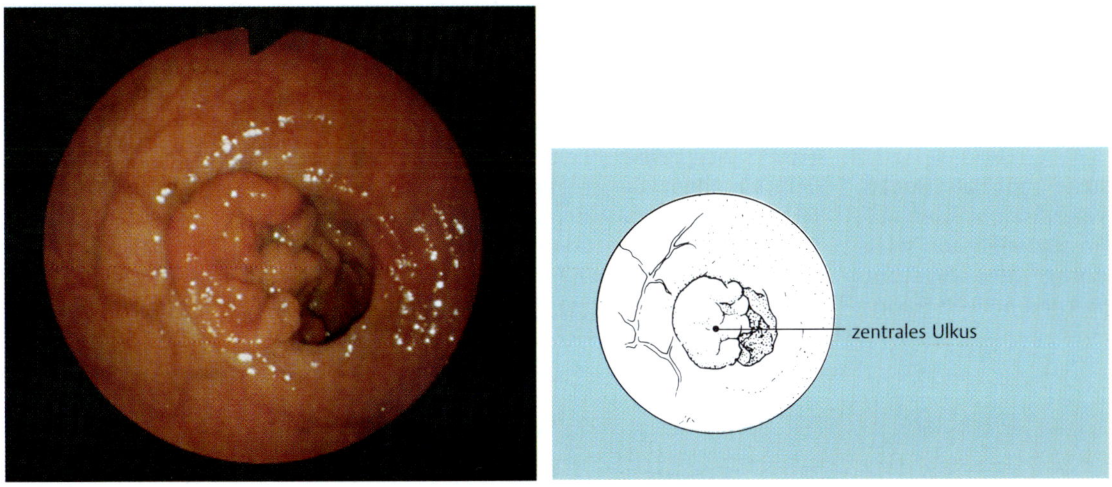

Abb. 10.**19** Das zentrale, oberflächliche Ulkus dieses villösen Rektumpolypen weist auf ein Rektumkarzinom hin.

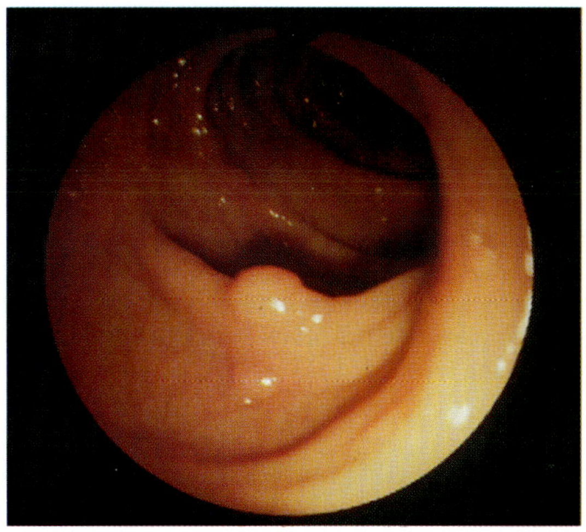

Abb. 10.**20** Kleiner hyperplastischer Polyp auf einer Mukosafalte.

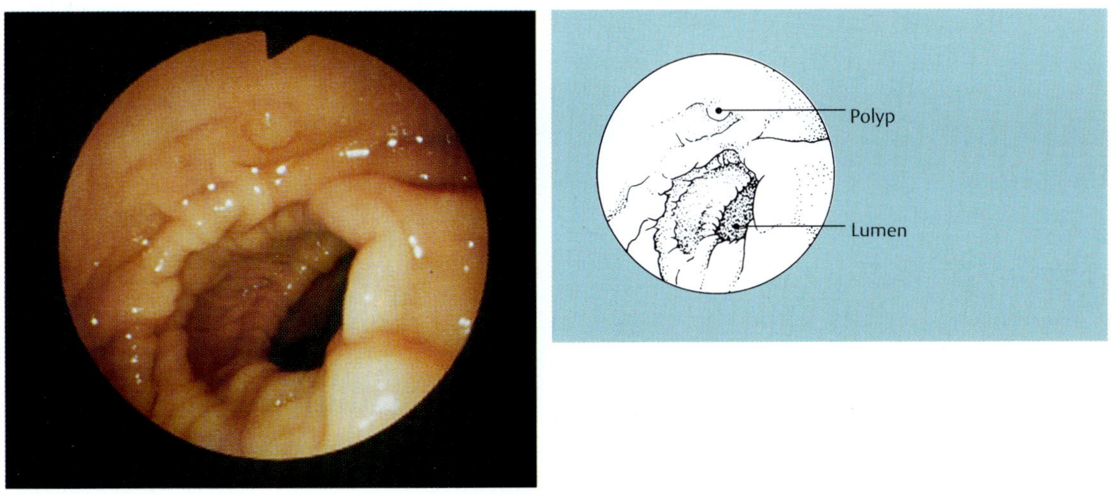

Abb. 10.**21** Winziger hyperplastischer Polyp, der sich in der Farbe nicht von der benachbarten Sigmamukosa unterscheidet.

lär; jedoch in bis zu 10% der Fälle können 5–10 oder mehr in einem Darmsegment vorkommen.

Obwohl kleine hyperplastische Polypen ausnahmslos sessil sind, können größere Läsionen gestielt und damit kleinen Adenomen täuschend ähnlich sein. Ist bei kleinen Polypen unklar, ob es sich um tubuläre Adenome oder hyperplastische Polypen handelt, sollten sie mit der Diathermieschlinge („heiße Biopsie") abgetragen werden; dies gilt vor allem bei alten Patienten mit 4 bis 5 mm großen Polypen. Diese Methode zerstört das potentiell prämaligne Adenomgewebe und ermöglicht gleichzeitig die Biopsieentnahme zur histologischen Evaluation. (Alternativ kann zunächst mit der Standard-Biopsiezange eine Gewebsprobe entnommen, anschließend das Restgewebe mit der Bipolarsonde koaguliert werden.) Es kann auch eine kleine Drahtschlinge zusammen mit elektrischem Koagulationsstrom eingesetzt werden. Die histologische Auswertung ist für die weitere Planung entscheidend, da Indikation und Zeitintervalle der Nachsorge mit Spiegelung des gesamten Kolons für Adenompatienten anders sind als für Patienten mit hyperplastischen Polypen. Diese Strategie wird sich ändern, falls festgestellt wird, daß hyperplastische Polypen wie die tubulären Adenome einen Indikator für andere Neoplasien im Kolon darstellen.

Juvenile Polypen

Juvenile Polypen, eine Form hamartomatöser Polypen, sind im Kindesalter wie in der Adoleszenz prävalent. Endoskopisch sind sie charakterisiert durch 1,5–3 cm große, sessile Polypen mit intensiv roter, brüchiger, erodiert-ulzerierter Oberfläche (Abb. 10.**22**). Gelegentlich ist die Oberfläche nodulär und nicht ulzeriert – ein Befund, der dem tubulären Adenom täuschend ähnlich ist. Histologisch ist die Oberfläche jedoch meist ulzeriert. Die zentralen Anteile des Polypen bestehen aus zystischen Einlagerungen von reichlich muzinösem Material (Schleimhautretentionszysten). Eine Expansion der Lamina propria und eine Zunahme der Entzündungszellen liegt vor.

Entzündliche Polypen

Die entzündlichen Polypen oder Pseudopolypen entstehen auf dem Boden entzündlicher Veränderungen des Kolons. Sie sind unspezifisch, weisen auf eine vorausgegangene ulzerative Epithelzerstörung hin und sind aus stark entzündlichem, fokal ulzeriertem Epithel mit Granulationsgewebe aufgebaut (siehe Kapitel 11 hinsichtlich Details über die chronisch-entzündliche Darmerkrankung).

Nichtepitheliale Polypen und polypenähnliche Strukturen

Submuköse Tumoren sind im Kolon viel seltener als im oberen Verdauungstrakt. Das Lipom ist der häufigste Tumor dieser Art. Seine endoskopische Erkennung ist wichtig, da bei Lipomen eine Schlingenpolypektomie vermieden werden sollte. Die Elektrokoagulation und Durchtrennung des Polypen sind schwierig, weil das zentral gelegene Fett elektrischen Strom nicht oder kaum leitet; es kann zur Blutung und Verletzung des tiefgelegenen Gewebes kommen. Lipome imponieren gelblich und durchscheinend; sie sind meist sessil, oft über 2 cm groß. Obwohl Lipome überall im Kolon angetroffen werden, sind sie im rechten Kolon am häufigsten. Endoskopische Kennzeichen sind gelbe Farbe, glatte Oberfläche und weiche Konsistenz: Leichter Druck mit der geschlossenen Instrumentenspitze oder Biopsiezange hinterläßt eine kleine Impression (Abb. 10.**23**). Bestehen weiterhin Fragen zur Identität der Läsion, können Biopsieproben entnommen werden. Fettgewebe kann aus der Biopsiestelle heraustreten. Eine Biopsieentnahme ist indiziert, wenn die Lipomoberfläche unregelmäßig und erodiert anstatt normal glatt erscheint. Aufgrund des gelegentlich enormen Fettreichtums der Bauhin-Klappe –lipomatöse Veränderung genannt – kann diese als Lipom imponieren. Die Erkennung dieses Unterschieds ist wichtig, um eine Abtragung der lipomatösen Ileozäkalklappe zu vermeiden.

Die seltenen 2 mm - 4 cm großen Leiomyome stellen submuköse Tumoren des Kolons dar. Endoskopisch sind sie glatt, sessil und oft mit rötlicher, gedehnter Mukosa überzogen.

Karzinoide treten oft im Rektum, selten im Kolon auf. Sie präsentieren sich in der Regel als glatte, blaßgelbliche, sessile Läsionen mit glänzender Oberfläche (Abb. 10.**24**). Generell sind diese Tumoren 1–2 cm groß, nicht ulzeriert und fühlen sich beim Berühren mit der Biopsiezange oft derb an.

Lymphangiome sind blaß, glatt, rundlich-polypös, weich und nachgiebig. Die Oberflächenmukosa ist wie bei den Karzinoiden blaßgelb (Abb. 10.**25**). Wegen der tiefen Lokalisation sind diese zystischen Läsionen mit der Biopsiezange schwer erreichbar.

Ein in der Serosa des Rektosigmoids angesiedelter Endometrioseherd präsentiert sich gelegentlich als submuköse, polypöse Geschwulst. Zusätzlich kann, vor allem zum Zeitpunkt der Menstruation, eine zentrale erythematöse Verfärbung sichtbar sein.

Die Pneumatosis cystoides intestinalis ist gekennzeichnet durch gasgefüllte Zysten in der Kolonwand (Abb. 10.**26**). Die Zysten sind entweder auf ein Kolonsegment (vorwiegend das linke Kolon) beschränkt oder weit verbreitet.

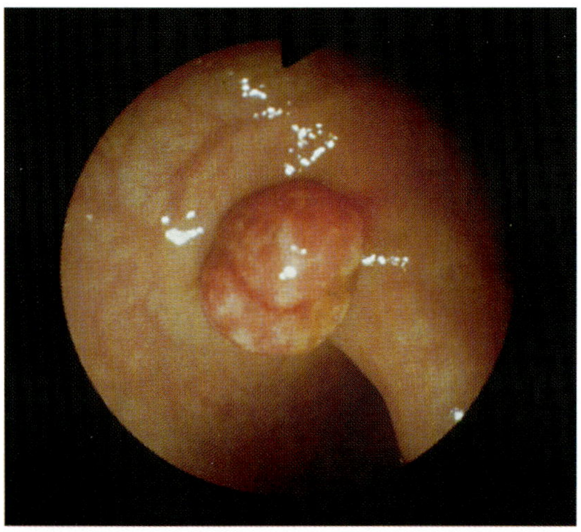

Abb. 10.**22** Juveniler Polyp mit erodierter und erythematöser Oberfläche.

A

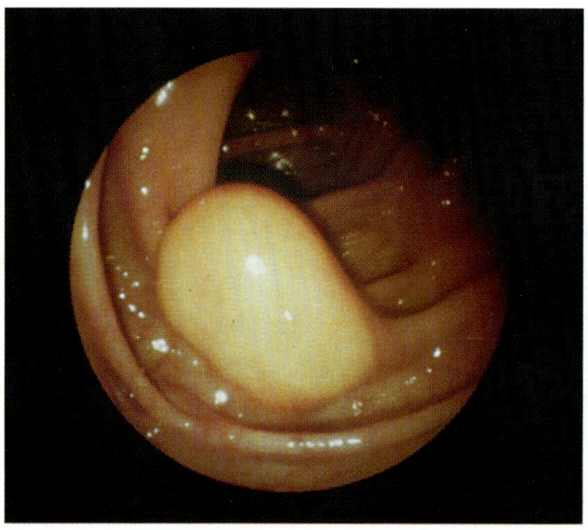

B

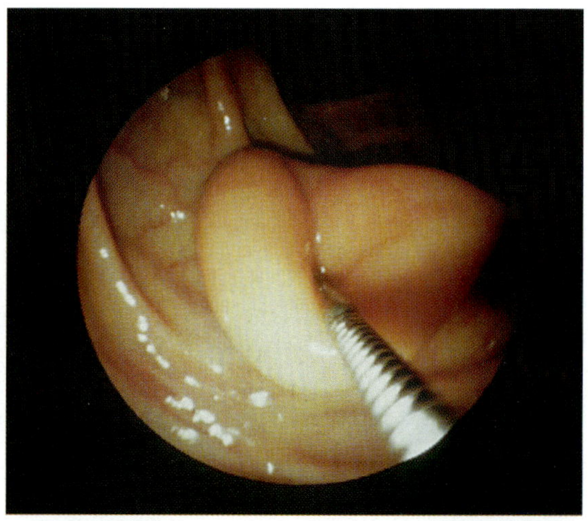

Abb. 10.**23** (**A**) Gelbes, rundliches, sessiles, weiches Lipom im Transversum, das (**B**) mit der Biopsiezange leicht eindrückbar ist („pillow sign").

Die Größe dieser submukösen, polypösen Läsionen rangiert zwischen 2 mm und weit über 2 cm. Sie sind weich und nachgiebig. Die Oberflächenmukosa ist besonders im Spitzenbereich erythematös. Gelegentlich verlegen diese polypösen Geschwulste das Kolonlumen und werden mit Adenomen oder sogar Karzinomen verwechselt. Die Zangenbiopsie erbringt die Differenzierung zwischen Zyste, Adenom und Karzinom. Zur Diagnosestellung ist die Biopsie eines großen Partikels der eines kleinen vorzuziehen. Da die Zysten mit Stickstoff gefüllt sind, wird für die therapeutische Resorption die hyperbare Oxygenation benutzt, um die Resorption des Stickstoffs aus der Zyste anzuregen. Nach Verschwinden der Zysten verbleibt eine braune Mukosaverfärbung.

Zu den anderen polypenähnlichen Formationen gehören Mukosafalten, die gelegentlich bei der Kolon- (vor allem Sigma-) Divertikulose beobachtet werden (siehe Kapitel 12 hinsichtlich einer ausführlichen Beschreibung der Divertikulose). Gelegentlich entstehen im Rektosigmoid polypöse Gebilde ausschließlich aus Granulationsgewebe. Sie werden durch übergreifende Entzündungen pelviner Organe, z. B. besonders durch eine chronische Salpingitis, verursacht.

Polypose-Syndrome

Neoplastisches Polypose-Syndrom

Die familiäre Polyposis coli (FPC) ist eine dominant vererbliche Erkrankung, bei der in der Regel viele Adenome die Kolonmukosa tapetenartig auskleiden und mit der Zeit entarten (Abb. 10.**27**). Zu unterscheiden sind drei Typen der Polypen bei FPC: Am häufigsten sind 1–3 mm große Polypen, die das Kolon wie ein Teppich auskleiden. Die Polypen sind glatt, regelmäßig und zeigen eine normale Mukosafarbe; größere Polypen sind nicht nachweisbar (Abb. 10.**28**). Weniger häufig ist das Auftreten von größeren (4–8 mm) Polypen mit normaler dazwischenliegender Mukosa im ganzen Kolon und Rektum (Abb. 10.**29**). Diese Polypen können rot erscheinen (Abb. 10.**30**). Eine dritte Variante besteht aus großen und winzigen, sessilen und gestielten Polypen (Abb. 10.**31** und 10.**32**).

Patienten mit adenomatöser Polypose tragen immer ein Entartungsrisiko (Abb. 10.**33**). Die beste Therapie besteht daher in der prophylaktischen Proktokolektomie oder der Kolektomie mit „stripping" der Rektummukosa und

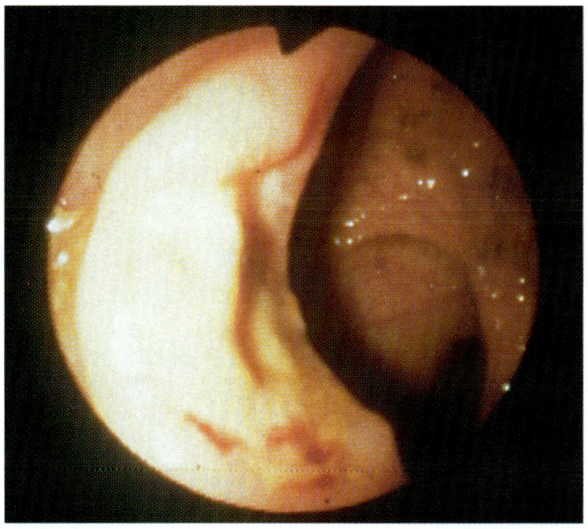

Abb. 10.**24** Karzinoid im Rektum mit eigenartig gelber Verfärbung; biopsiebedingter Oberflächendefekt.

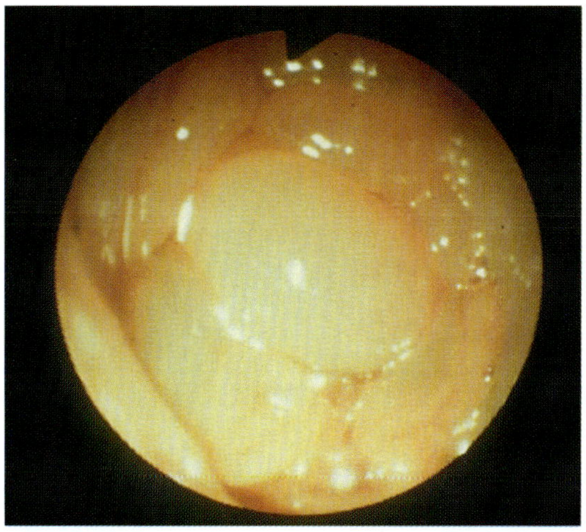

Abb. 10.**25** Lymphatische Zyste des Kolon: Charakteristische Transparenz und leicht gelbe Farbe.

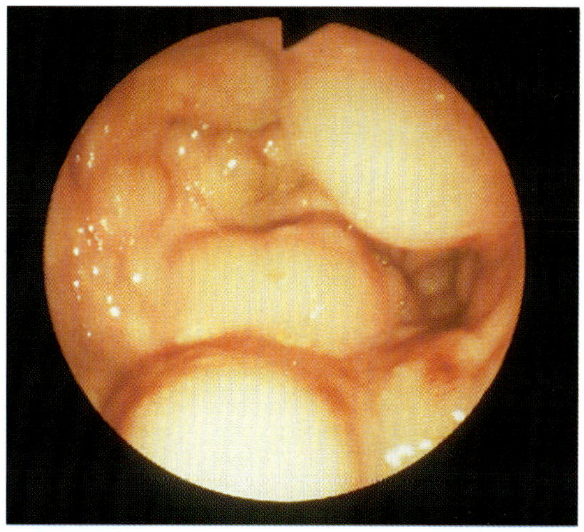

Abb. 10.**26** Pneumatosis cystoides intestinalis mit gasgefüllten Zysten in der Kolonwand.

A

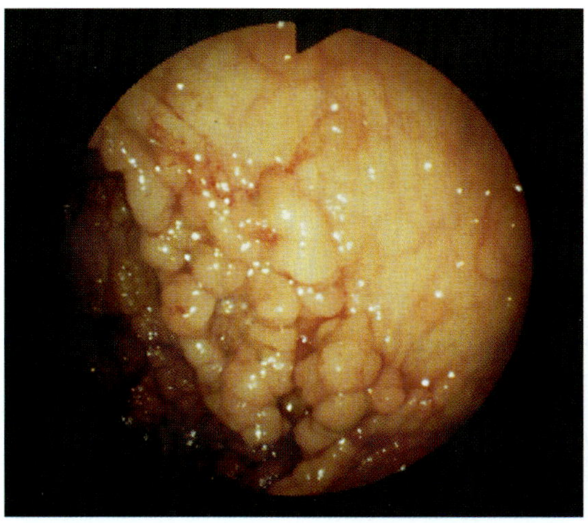

B

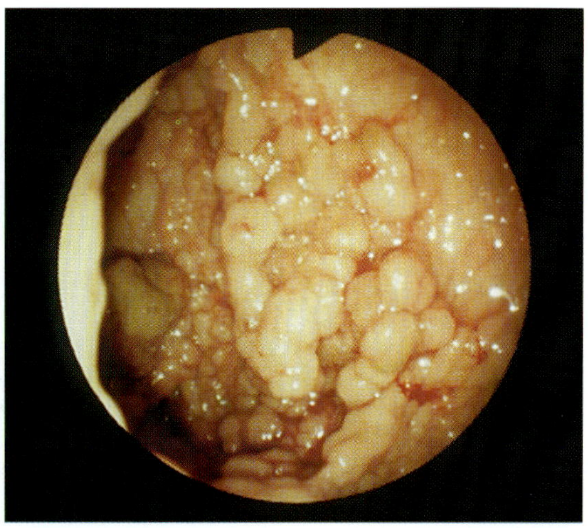

Abb. 10.**27** (**A** und **B**). Zwei Ansichten eines Patienten mit FPC. Die Kolonpolypose mit teppichartiger Auskleidung der Mukosa durch zahlreiche kleine Polypen ist die häufigste Form der FPC.

Anlegen eines Ileumpouch und Ileoanalanastomose. Nach der Kolektomie mit Ileorektalanastomose sind intensive Nachsorgeuntersuchungen des Rektumstumpfes erforderlich, um eine Karzinomentwicklung durch Entfernung aller kleinen Adenome auszuschließen und Frühkarzinome zu entdecken (Abb. 10.**34** und 10.**35**).

Die Differenzierung der FPC von den entzündlichen, parasitären und lymphoiden Polyposen ist gelegentlich schwierig. Obwohl die entzündlichen Pseudopolypen bei Colitis ulcerosa denen der FPC ähneln, ist bei FPC die zwischen den Polypen liegende Mukosa unauffällig und das Gefäßmuster erhalten. Bei Colitis ulcerosa ist die umgebende Mukosa dagegen abnorm, die Gefäßzeichnung verzerrt oder nicht mehr vorhanden.

Entzündliche Pseudopolypen können zahlreich sein; sie befallen die Mukosa jedoch nicht tapetenartig in einem Ausmaß, das zur Obliteration führen kann. Im Gegensatz zu den monomorphen Adenomen bei FPC sind die Pseu-

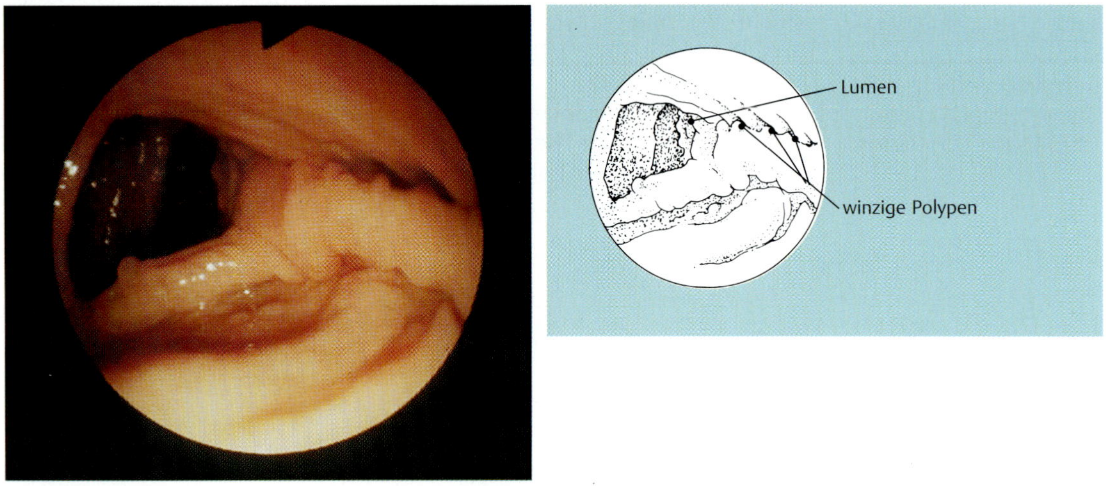

Abb. 10.**28** FPC. Ausbreitung winziger Polypen an einer Tänie des Transversum.

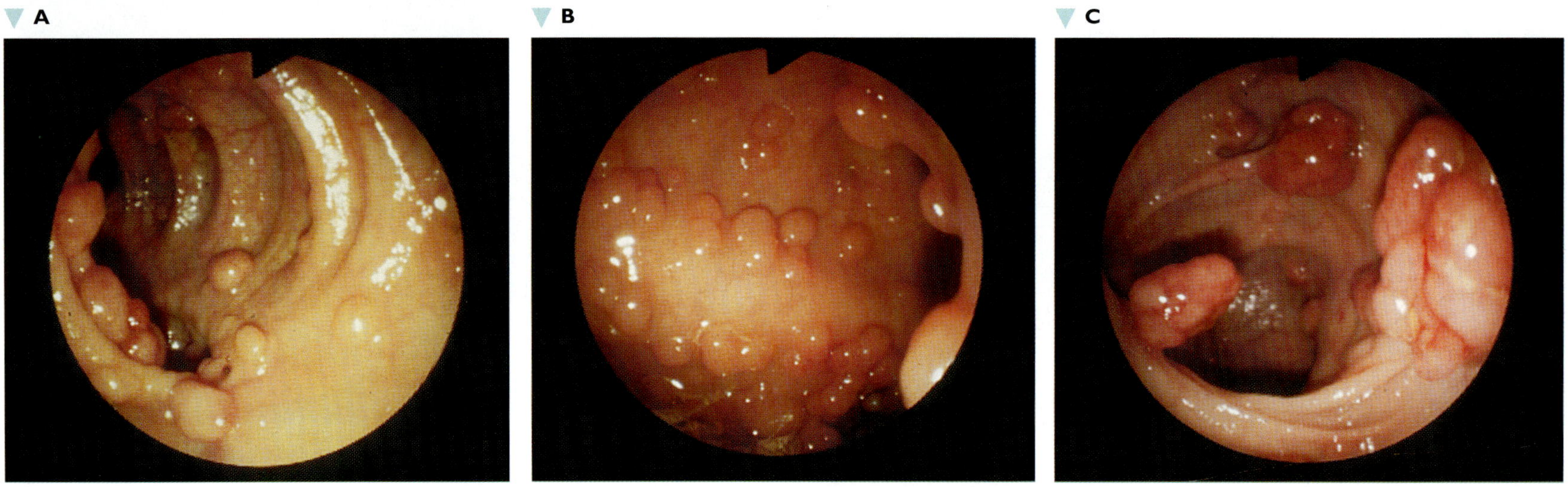

Abb. 10.**29** (**A-C**) Drei Patienten mit FPC: Unregelmäßig ausgebreitete, kleine und große Polypen. Die dazwischenliegende Mukosa ist unauffällig.

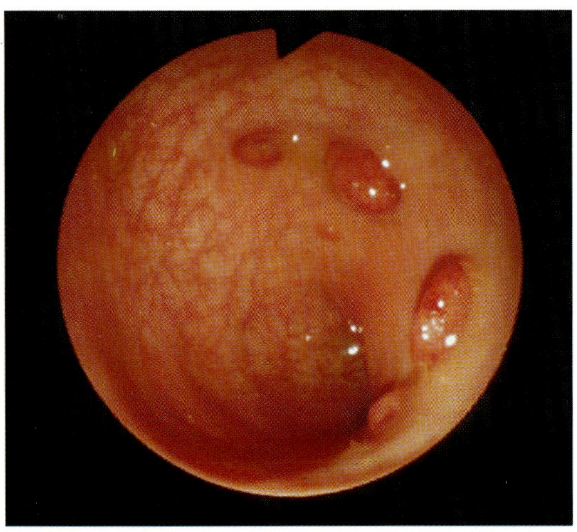

Abb. 10.**30** FPC mit rötlichen Adenomen.

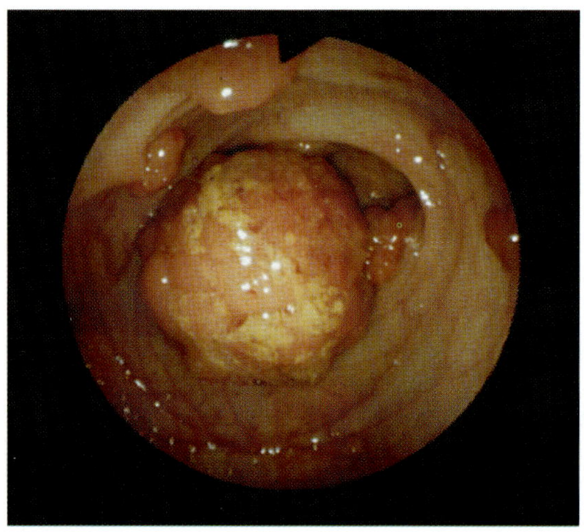

Abb. 10.**31** FPC mit riesigen und einigen kleinen Polypen.

dopolypen von unterschiedlicher Form und Größe. Ferner kommen an ihren Oberflächen Entzündungsexsudate vor. Zur genauen Typendifferenzierung ist jedoch eine feingewebliche Untersuchung notwendig. Die präzise Diagnosestellung ist von erheblicher Bedeutung, da die Therapie für jedes einzelne Syndrom signifikant verschieden ist. So unterscheidet sich z. B. die Behandlung von FPC erheblich von der für die lymphatische Polypose.

Nichtneoplastische Polypose-Syndrome

Es gibt eine Vielzahl den Intestinaltrakt involvierende Syndrome, die mit nichtneoplastischen polypösen Läsionen assoziiert sind, z. B. juvenile Polypen, Peutz-Jeghers-Syndrom und lymphatische Hyperplasie.

Die Polypen der juvenilen Polypose ähneln einem singulären juvenilen Polypen. Sie kommen im gesamten Verdauungstrakt oder nur im Kolon vor und können mit adenomatösen Polypen vergesellschaftet sein.

A B

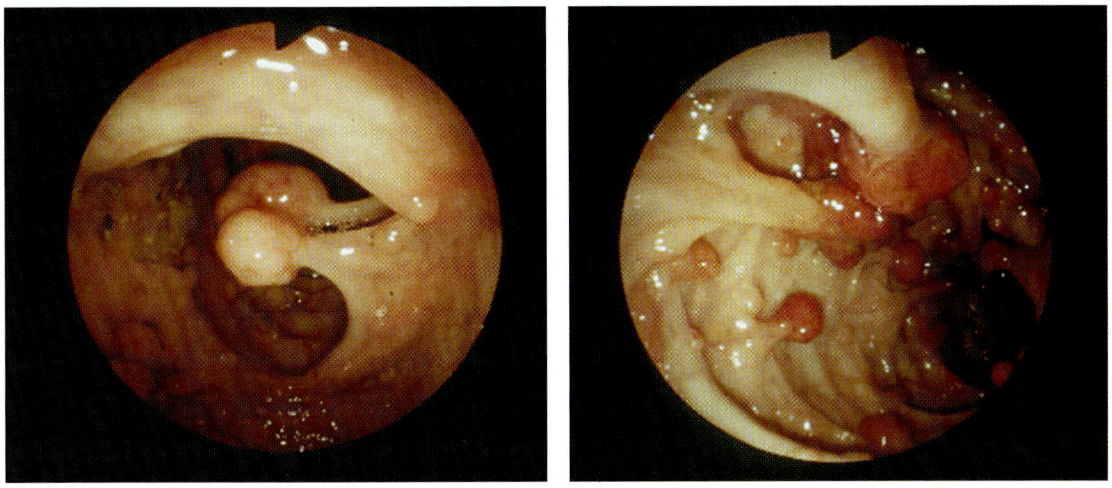

Abb. 10.**32** (**A** und **B**) FPC; gestielte Polypen.

A B

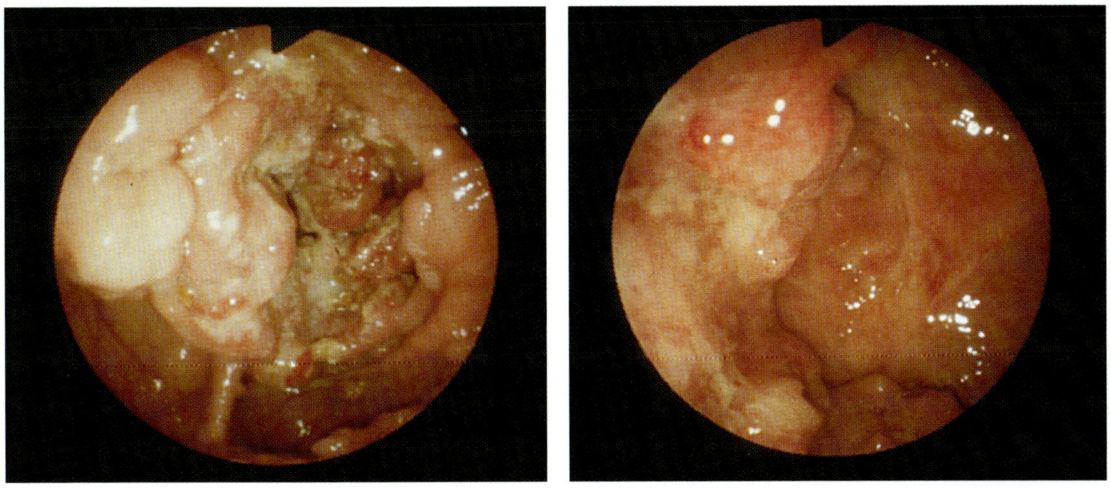

Abb. 10.**33** (**A**) FPC mit einem großen, irregulären und gelappten Zäkumkarzinom. (**B**) FPC mit ulzeriertem Rektumkarzinom.

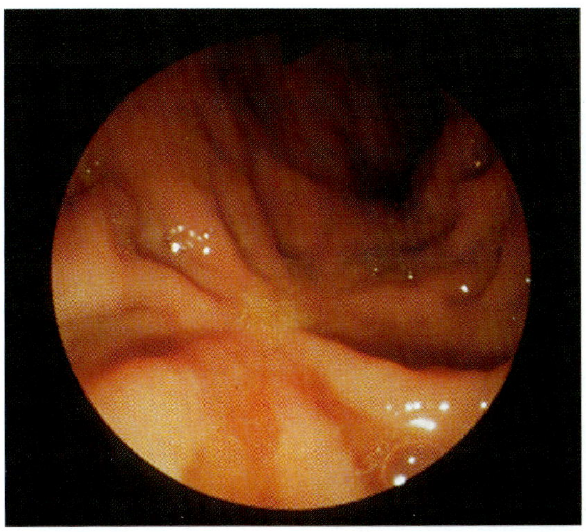

Abb. 10.**34** Bei diesem Patienten mit FPC war eine Kolektomie und ileoanale Anastomose erfolgt. Ursache der zusammengezogenen Narbe ist eine elektrochirurgische Polypektomie im Rektum.

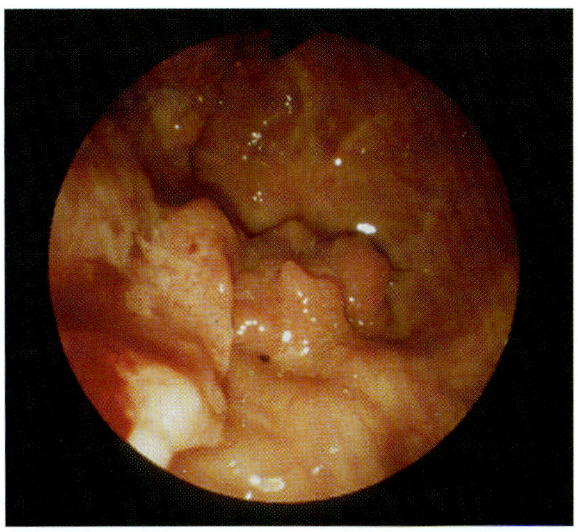

Abb. 10.**35** FPC mit nachfolgender Ausbildung eines Rektumkarzinoms an der ileorektalen Anastomose.

Hinsichtlich der Therapie stellt das Peutz-Jeghers-Syndrom ein gastrointestinales Problem dar. Diese Patienten haben Polypen im gesamten Verdauungstrakt, vor allem im Dünndarm. Die Polypen können groß sein und schwere Symptome wie Obstruktion, Blutung und Intussuszeption hervorrufen. Histologisch sind diese Polypen Hamartome und charakterisiert durch eine stark vermehrte Muscularis mucosae, überzogen mit nichtneoplastischem Epithel und Lamina propria. Die Polypen können infarzierte Areale aufweisen und von unterschiedlicher Größe (bis zu einigen Zentimetern), gestielt oder sessil, irregulär oder gelappt sein (Abb. 10.**36** bis 10.**40**). Der Rezidivgefahr wegen müssen sie abgetragen werden. Hierzu dringt der Endoskopiker während der Operation unter der Leitung eines Chirurgen in den Dünndarm vor, lokalisiert den Polypen und trägt ihn ab, ohne die Darmwand geöffnet zu haben. Diese Methode reduziert außerdem die Entstehung von weiteren Darmadhäsionen, die für diese Patienten wegen zahlreicher therapeutischer Laparotomien ein Problem darstellen können.

Die lymphatische Hyperplasie des Kolons besteht – wie die noduläre lymphatische Hyperplasie des Dünndarms – aus multiplen, 1–2 mm großen, dichtgelagerten, leicht erhabenen, gelbweißen Polypen (Abb. 10.**41**). Die Er-

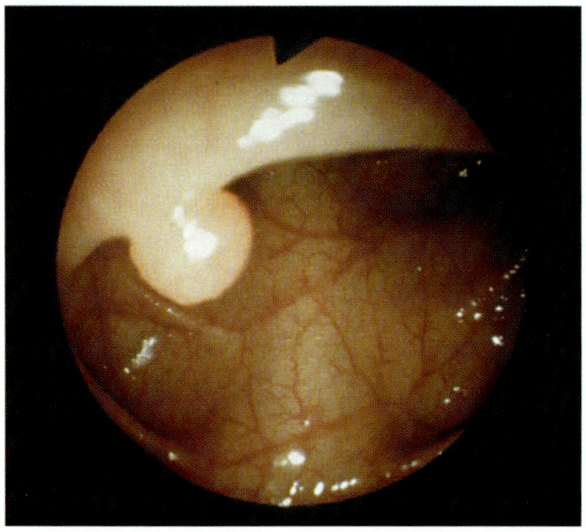

Abb. 10.**36** Kleiner Peutz-Jeghers-Polyp.

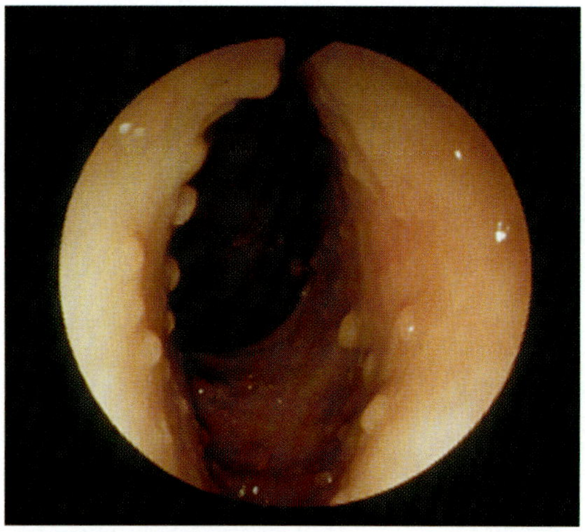

Abb. 10.**37** Mehrere winzige Peutz-Jeghers-Polypen.

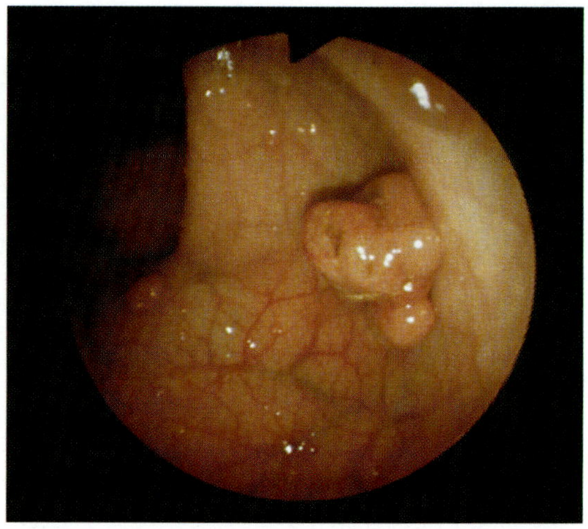

Abb. 10.**38** Gelappter Peutz-Jeghers-Polyp von mittlerer Größe.

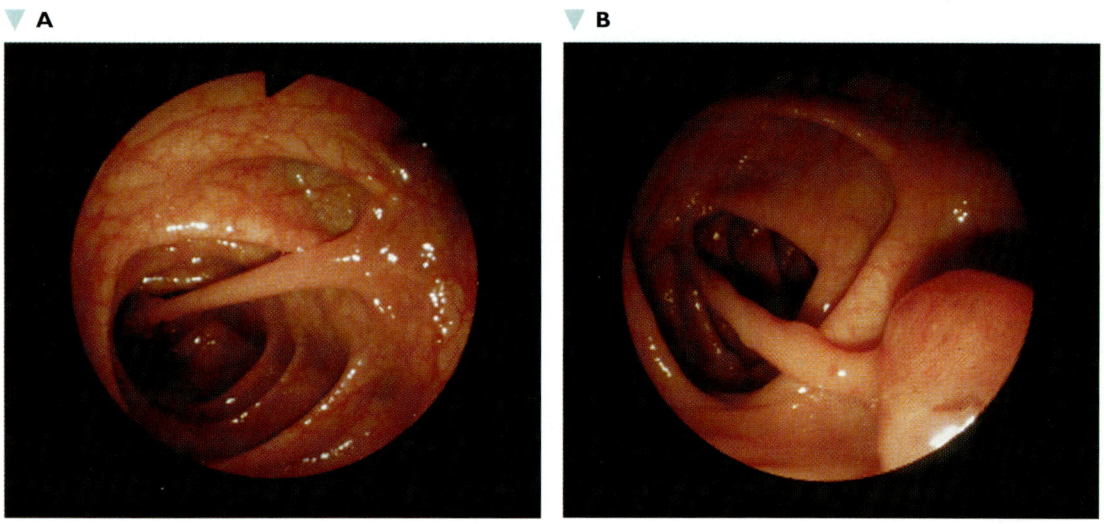

Abb. 10.**39** Zwei Beispiele eines Peutz-Jeghers-Polypen mit sehr langem Stiel. (**A**) Polypenspitze im Hintergrund; (**B**) Polypenkopf im Vordergrund.

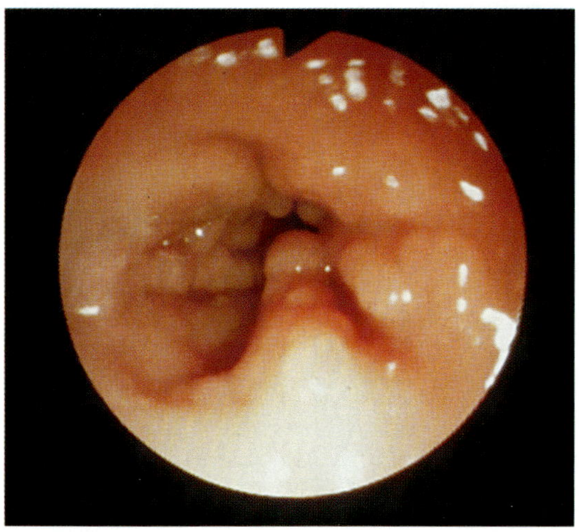

Abb. 10.**40** Multiple, gelappte Peutz-Jeghers-Polypen.

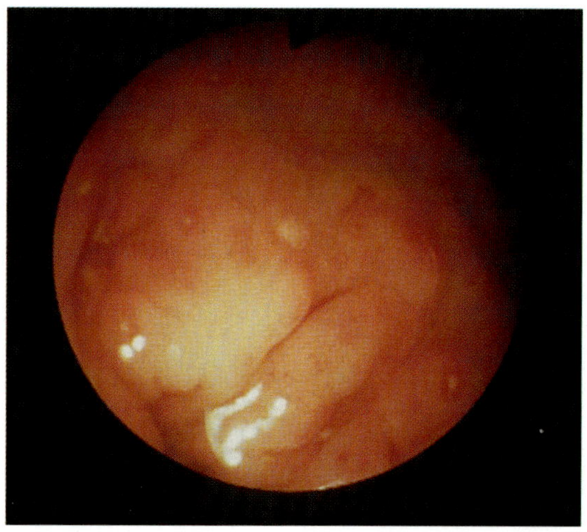

Abb. 10.**41** Lymphatische Hyperplasie, bedingt durch Lymphfollikelvergrößerung.

krankung kommt bei Kindern und Jugendlichen vor. Gelegentlich sind winzige, leicht erhabene, durch eine Vergrößerung lymphatischer Follikel bedingte polypöse Formationen auch im Erwachsenenalter nach schwerer Darminfektion oder anderen Kolonerkrankungen zu beobachten. Charakteristisch für diese Läsionen sind zentrale, nekrotische oder leicht hämorrhagische Flecken. Die Bedeutung dieses Befunds bleibt ungeklärt.

Technik der endoskopischen Polypektomie

Die endoskopische Polypektomie stellt ein Verfahren dar, bei dem mittels eines Koloskops routinemäßig kolorektale polypöse Läsionen entfernt werden. Obwohl die Technik für fast alle Kolonpolypen sicher und effektiv ist, erfordert die Auswahl der dafür geeigneten Polypen und die Durchführung der Prozedur selbst Schulung und Erfahrung. Zur Gewährleistung der endoskopischen Sicht muß das Kolon optimal vorbereitet und die Konzentration potentiell explosiver Darmgase stark reduziert sein.

Eine stationäre Aufnahme ist ratsam bei Patienten mit respiratorischen und kardiovaskulären Erkrankungen, anderen medizinischen Problemen, bei Vorliegen vieler oder großer sessiler Polypen sowie bei geistig eingeschränkten Patienten, deren Kolon nur schwer gründlich gereinigt werden kann.

Die Spiegelung des gesamten Kolons ist bei Nachweis eines kolorektalen tubulären Adenoms wegen der erhöhten Inzidenz gleichzeitiger Adenome oder Karzinome angezeigt. Ob diese Praxis auch bei hyperplastischen Polypen indiziert ist, ist noch ungeklärt. Manche Kliniker sehen hyperplastische Polypen nicht als Hinweis auf eine gleichzeitige Neoplasie an. Das Gros dieser Polypen ist klein und radiologisch nicht nachweisbar. Ist bei der initialen Untersuchung die Spiegelung des gesamten Kolons nicht möglich, sollte sie innerhalb von 6–12 Monaten vorgenommen werden.

Bevor die Entscheidung über eine endoskopische Abtragung getroffen wird, ist der ganze Polyp und seine Basis oder sein Stiel ausführlich zu untersuchen. Eine genaue Beurteilung erfordert gelegentlich die Manipulation des Polypen mit der geschlossenen Biopsiezange. Sind die Polypen in schlecht einsehbaren oder abgewinkelten Arealen wie den Flexuren lokalisiert, kann zur besseren Inspektion oder um einen besseren Zugang zum Polypen zu gewinnen, die Umlagerung des Patienten angebracht sein. Wenn möglich, sollte der Polyp in die 5-Uhr-Position manövriert werden, da auf diese Weise die Schlingenabtragung mit dem Polypektomiedraht erleichtert wird.

Multiple Polypen werden zumeist in einer Sitzung endoskopisch abgetragen. Sind sie über das ganze Kolon verteilt, wird die Exzision im linken und rechten Kolon in zwei getrennten Sitzungen vorgenommen. Auf diese Weise kann ein evtl. auftretendes Problem, z. B. eine Postpolypektomie-Blutung bei Patienten mit zahlreichen großen Polypen eindeutig der entsprechenden Darmseite zugeordnet werden. Generell wird zunächst der am weitesten proximal gelegene Polyp ektomiert. Nach Erhalt der Gewebsprobe wird das Koloskop auf die Höhe des resezierten Polypen vorgeschoben, dann bis zum nächsten, d. h. tiefer gelegenen, Polypen retrahiert und anschließend dieser abgetragen. Diese Prozedur wird wiederholt, bis alle Polypen entfernt worden sind, was in einigen Sitzungen geschehen kann. Gelegentlich wird der Ort der Abtragung mit einer Tuscheinjektion (Indian ink) markiert, damit er für eine evtl. spätere endoskopische oder chirurgische Therapie auffindbar bleibt. Zur präzisen Diagnosestellung ist die histologische Untersuchung aller Polypenfragmente erforderlich.

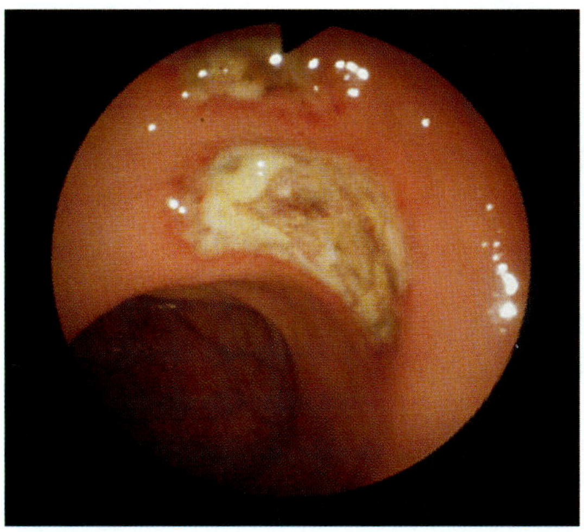

Abb. 10.**42** Ulkus; einen Tag nach einer Polypektomie im Kolon.

Nach der Polypektomie kann an der Resektionsstelle ein Ulkus sichtbar sein (Abb. 10.**42**).

Ektomie der gestielten Polypen

Praktisch alle gestielten Polypen können und sollten endoskopisch mittels Schlingentechnik abgetragen werden (Abb. 10.**43** bis 10.**46**). Zur Minimierung der Gefahr hitzebedingter Schädigung und Perforation des Darmgewebes sollte die Durchtrennungs- oder Koagulationsebene des Polypenstiels eher nahe dem Polypenkopf als der normalen Darmmukosa liegen. Die Schlinge darf erst dann angezogen werden, wenn sie genau an der vorhergesehenen Durchtrennungsebene des Stiels sitzt. Zu festes Zusammenziehen der Schlinge vor Applikation des elektrischen Stroms kann zur vorzeitigen mechanischen Durchtrennung des Stiels mit resultierender Blutung führen. Außerdem sollte man sich vergewissern, daß die Koloskopspitze gut kontrollierbar ist, so daß der abgetragene Polyp nicht aus dem Sichtfeld verschwinden kann. Eine „blinde" Polypenabtragung kann eine Darmperforation verursachen.

Nachdem der Polyp locker angeschlungen ist, wird die Spitze der Schlingenscheide an die gewünschte Durchtrennungsstelle am Stiel gebracht und dann vorsichtig um den Stiel herum angezogen. Ist die Schlinge einmal fest zugezogen, sollte sie zur Repositionierung nicht mehr gelockert werden, da das partiell angeschnittene Gewebe nachbluten und die Sicht blockieren kann. Statt dessen sollte dieser Teil mit der Diathermieschlinge durchtrennt werden; anschließend wird die Schlinge an die geeignete Stielstelle repositioniert und die Polypektomie komplettiert. Diese „Stück-für-Stück"-(„Piecemeal"-)Abtragung wird oft für die Entfernung von Polypen mit zu großem Kopf empfohlen, wenn eine komplette und sichere Schlingenektomie in diesen Fällen nicht gewährleistet werden kann.

Die adäquate Koagulation des Polypenstiels in seinem gesamten Durchmesser ist für eine erfolgreiche Polypektomie wesentlich. Idealerweise wird der Koagulationsstrom appliziert, während die Drahtschlinge eng um den Polypenstiel angezogen wird. Die Schlinge wird erst weiter zugezogen, nachdem der Koagulationseffekt am Stiel entlang beobachtet werden konnte. Eine höhere Stromstärke oder Schneidestrom wird nur dann angewandt, wenn nach Gewährleistung ausreichender Koagulation der Widerstand gegen das Zuziehen des Drahts persistiert. Die Anwendung höherer Stromstärke oder von Schneidestrom vor der ausreichenden Koagulation kann eine verfrühte Stieldurchtrennung und infolgedessen eine Nachblutung verursachen. Der während der Polypektomie aufgrund der Koagulation entstehende Rauch läßt sich durch Aspiration beseitigen.

Ektomie der sessilen Polypen

Das Erscheinungsbild des sessilen Polypen stellt das wichtigste Kriterium bei der Entscheidung über die endoskopische Entfernung dar. Generell sind weiche, glatte, nicht ulzerierte, weniger als 2 cm große sessile Polypen benigne und endoskopisch abtragbar. Dagegen sind derbe, ulzerierte, über 2 cm große sessile Polypen in der Regel maligne und zur endoskopischen Abtragung ungeeignet. Die Endosonographie wird sich wahrscheinlich zu einem wichtigen diagnostischen Mittel zur Differenzierung von benignen und malignen sessilvillösen Polypen entwickeln.

Sessile Läsionen sitzen der Kolorektalwand unmittelbar auf. Die elektrochirurgische Schlinge muß daher direkt an die Darmmukosa angelegt werden, was ein schwieriges und riskantes Verfahren darstellt. Ausgewählte größere Läsionen können von erfahrenen Endoskopikern im „Stück-für-Stück"-Verfahren abgetragen werden.

Kleine (unter 0,5 cm) sessile Polypen werden am leichtesten mit einer „heißen Zange" oder mit einer Minischlinge entfernt (Abb. 10.**47** und 10.**48**). Die erstgenannte Technik erlaubt die Koagulation der ganzen Läsionsgrundfläche sowie die Biopsieentnahme. Wegen des Nachblutungs- und Perforationsrisikos wird sie jedoch nicht routinemäßig angewandt.

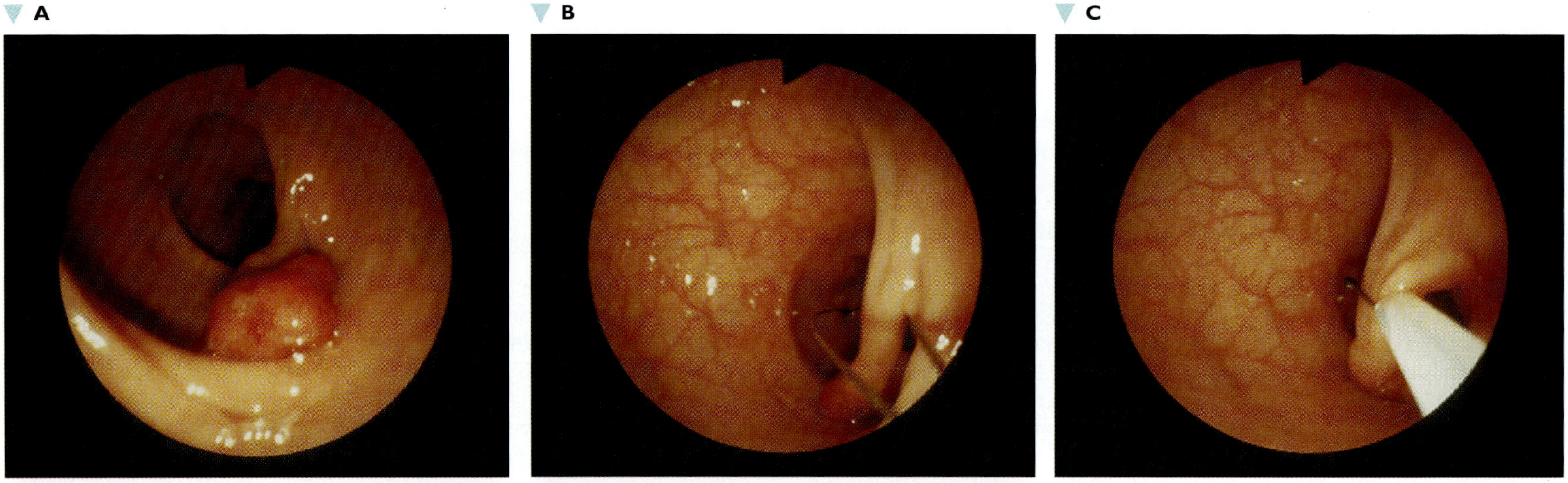

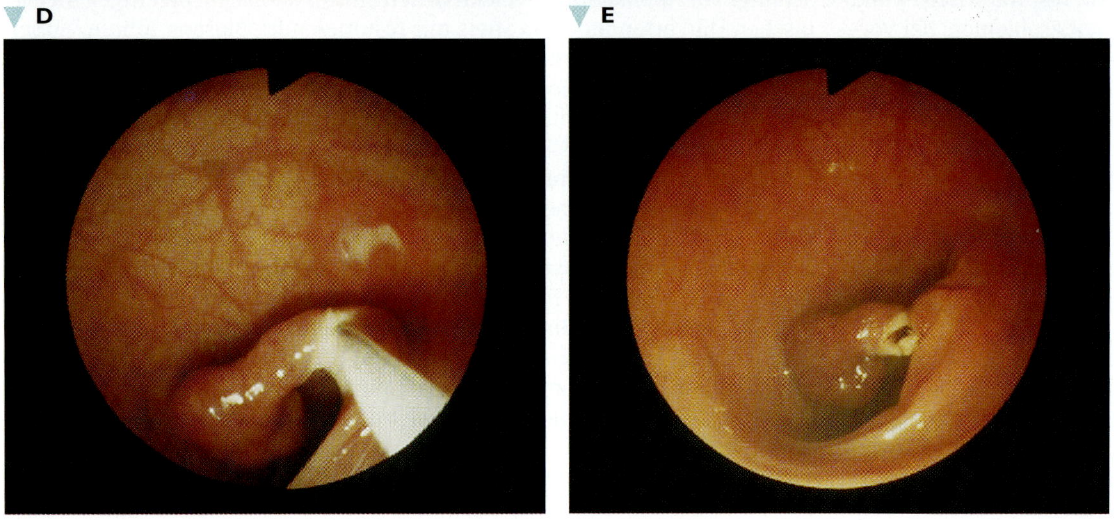

Abb. 10.**43** Polypektomiesequenz. (**A**) Gestielter Polyp im Deszendens; (**B**) Umschlingen des Polypen mit einer Drahtschlinge; (**C**) Vorschieben der Schlingenscheide bis an die (polypenkopfnahe) Durchtrennungsebene; (**D**) Abblassung des Polypen – Zeichen der einsetzenden Koagulation. (Die kleine weiße Mukosastelle neben dem Polypenstiel resultierte aus der unbeabsichtigten Berührung der Kolonwand während der Koagulation.); (**E**) Ektomierter Polyp und Abtragungsstelle.

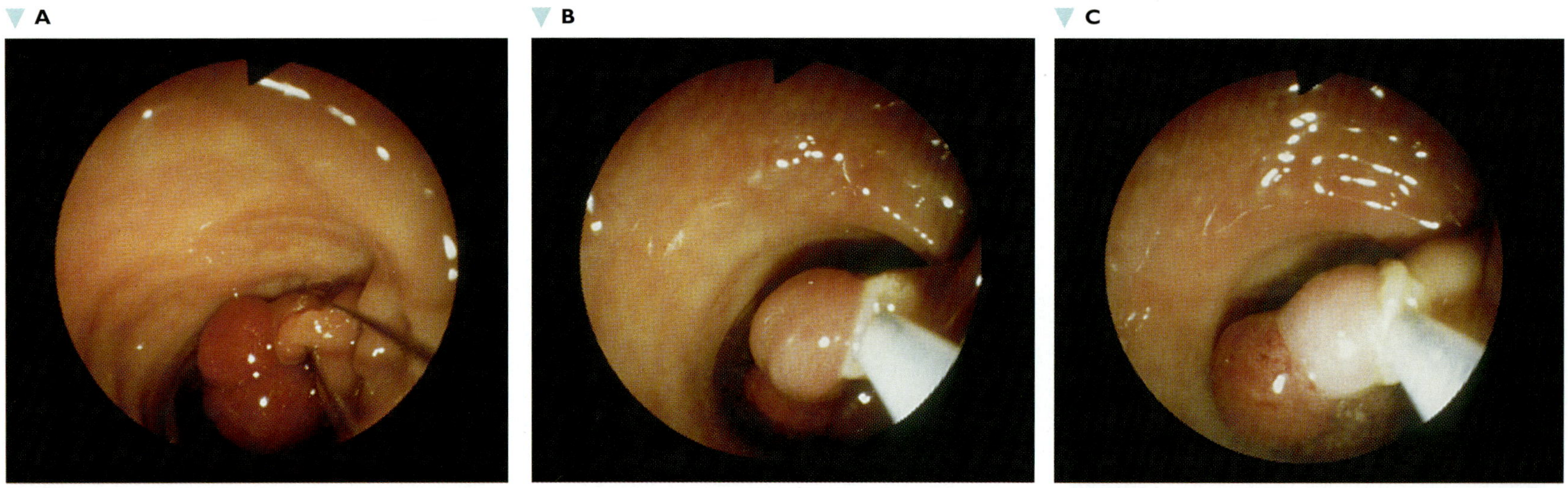

Abb. 10.**44** Polypektomiesequenz, 1. Teil: Multilobulierter, gestielter Polyp. (**A**) Manövrieren des Schlingendrahts um den Stiel; (**B**) koagulationsbedingte weiße Verfärbung; (**C**) Ödembildung im Bereich der Dissektionslinie.

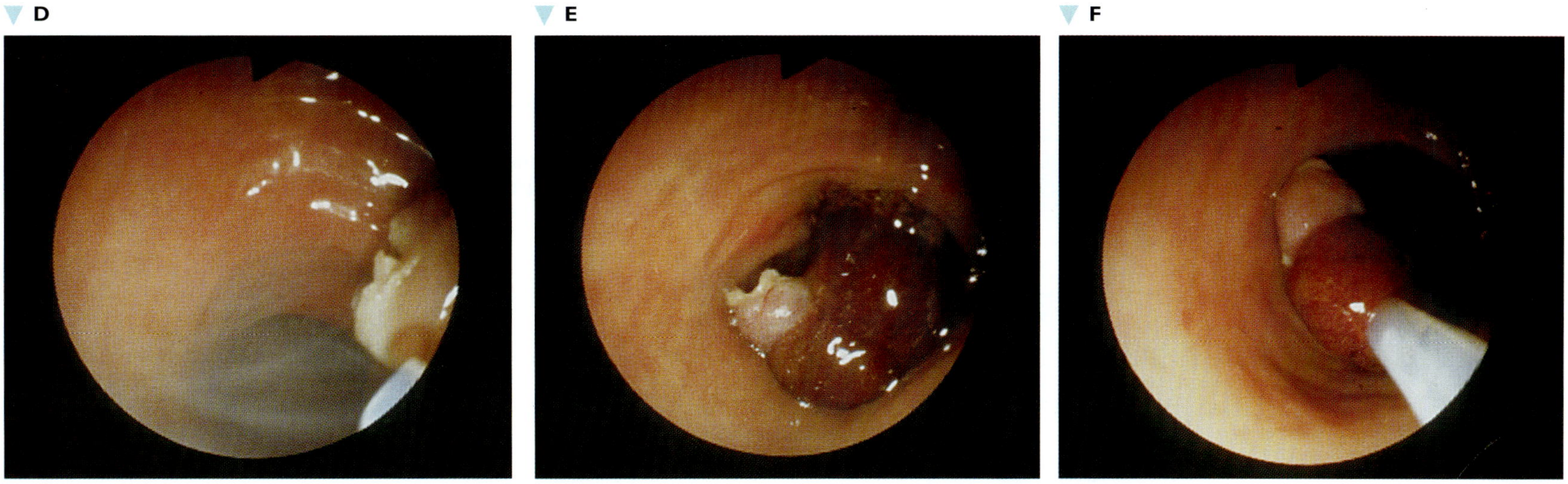

Abb. 10.**44** Polypektomiesequenz, 2. Teil. (**D**) durchtrennter Polypenstiel; die geringe Rauchbildung ist durch die Elektrokoagulation bedingt; (**E**) ektomierter Polyp im Darmlumen; (**F**) der Polyp wird während der Retraktion des Endoskops mit einer Faßzange gehalten.

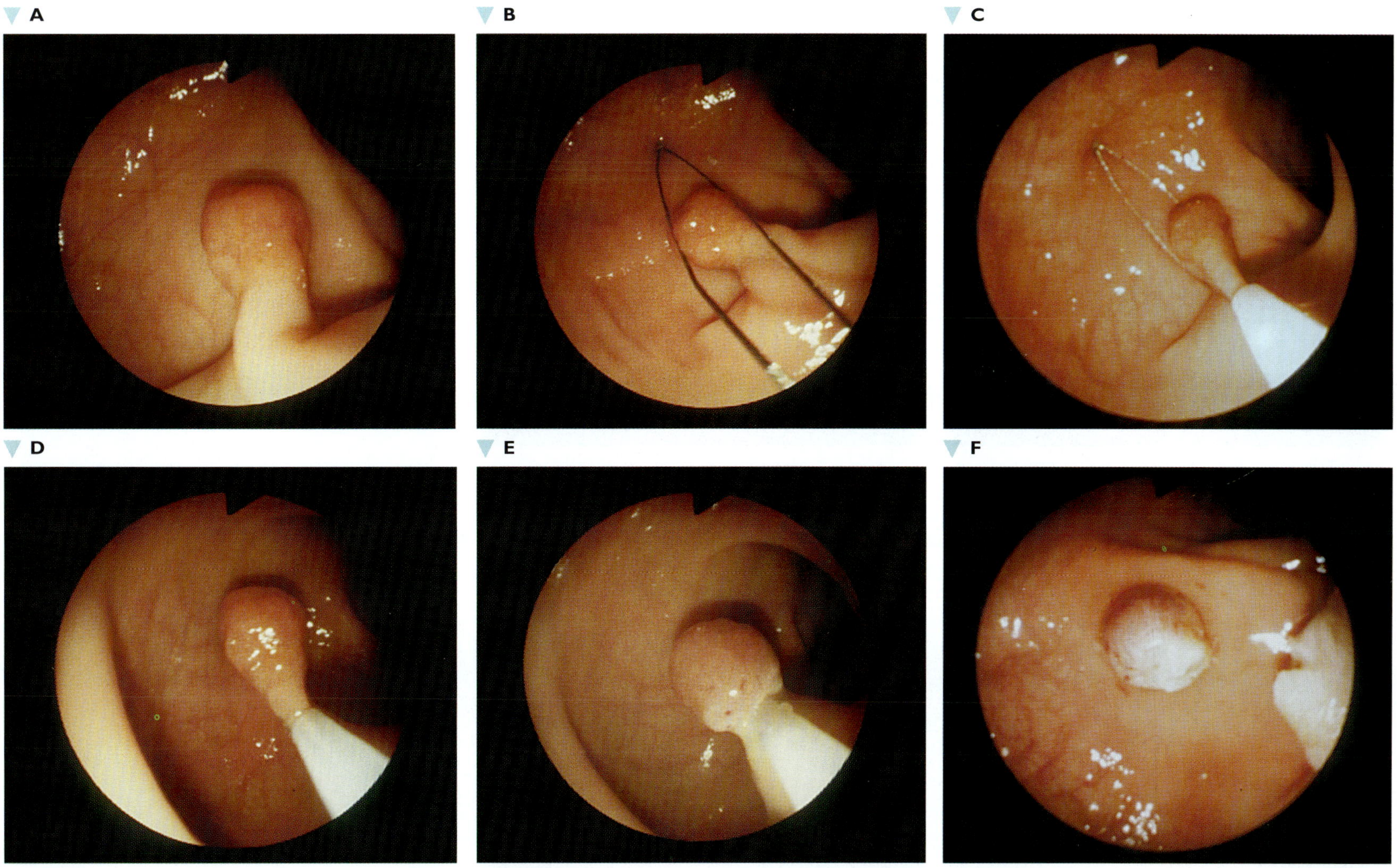

Abb. 10.**45** (**A**) Gestielter Kolonpolyp. (**B**) Die geöffnete Schlinge wird über den Polypen gelegt. (**C**) Die Spitze des Schlingenkatheters wird vorgeschoben, um besser kontrollieren zu können, wo die Schlinge um den Stiel geschlossen wird. (**D**) Die Schlinge wird an der korrekten Stelle angezogen. (**E**) Gleichzeitig mit der Stromapplikation wird die Schlinge vollständig zugezogen. Der Koagulationsstrom verursacht die weiße Verfärbung. (**F**) Der Polyp ist abgetragen; die koagulierte Stielspitze zeigt eine komplette Hämostase.

Ein weiteres Verfahren ist die Benutzung bipolarer Koagulationssonden. Dieses Gerät verursacht im Gegensatz zur monopolaren („Heiße Biopsie") Sonde eine eher vorhersehbare und oberflächlichere Gewebsverletzung. Der Nachteil besteht jedoch darin, daß das Gewebe für die histologische Untersuchung nicht gut erhalten bleibt; daher ist eine Zangenbiopsie vor dem Koagulationsverfahren indiziert. Die bipolare Koagulationstechnik ist als sicher und effizient anerkannt.

Sessile, 0,5–1,0 cm große Polypen können mittels Diathermieschlinge in einer Sitzung abgetragen werden (Abb. 10.**49** und 10.**50**). Dabei wird zunächst eine Seite der Schlinge an den Polypenrand angesetzt, während die andere vorsichtig über die breiteste Stelle des Polypen manövriert wird. Der Schlingendraht wird dann nahe der Grenze zwischen Polyp und Mukosa angeschlungen; dabei sollte man sich vergewissern, daß keine Darmmukosa miterfaßt wurde. Danach wird die Katheterscheide bis zur Durchtrennungsstelle

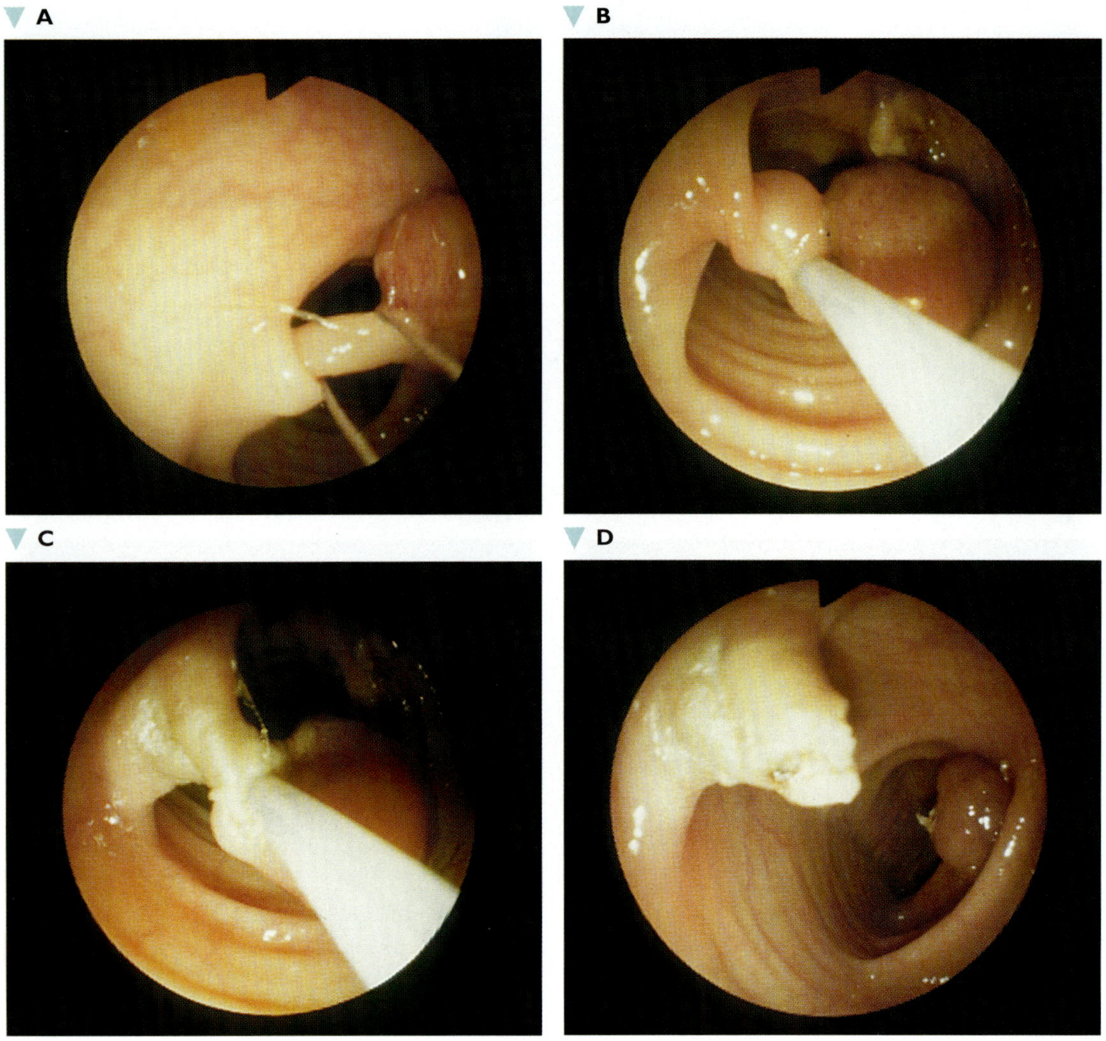

Abb. 10.**46** Polypektomiesequenz. (**A**) Die Schlinge wird über den Stiel des Polypen gelegt. (**B**) Die Schlinge wird um den Stiel angezogen. (**C**) Die Schlinge wird vollständig zugezogen; die Elektrokoagulation verursacht die weiße Verfärbung des Stiels unter der Schlinge. (**D**) Zu sehen ist der Stiel mit seiner koagulationsbedingten weißen Spitze; im Hintergrund der Kopf des abgetragenen Polypen.

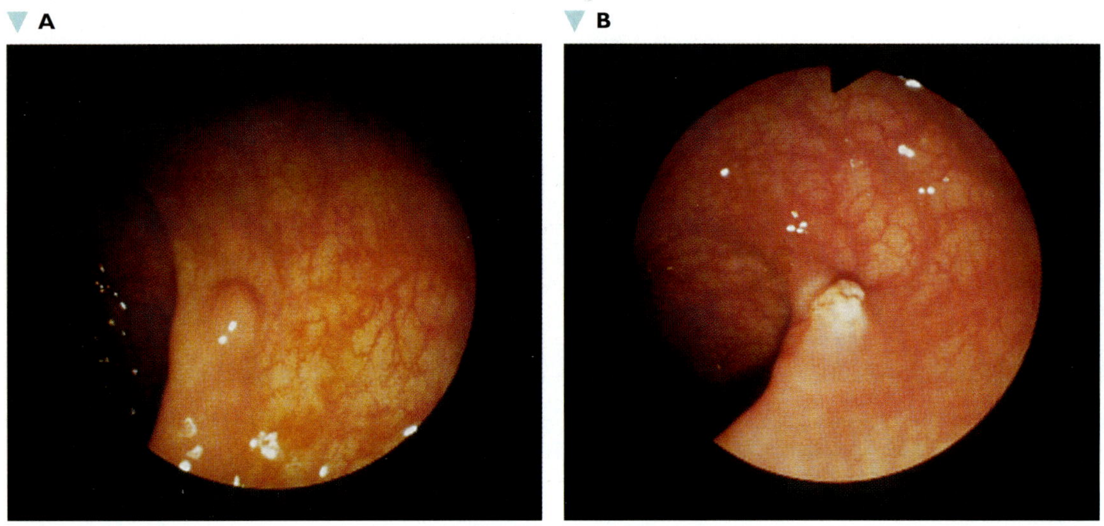

Abb. 10.**47** (**A**) Kleiner sessiler Polyp vor Ektomie mit der „Heißen Biopsie-Zange"; (**B**) nach der Ektomie.

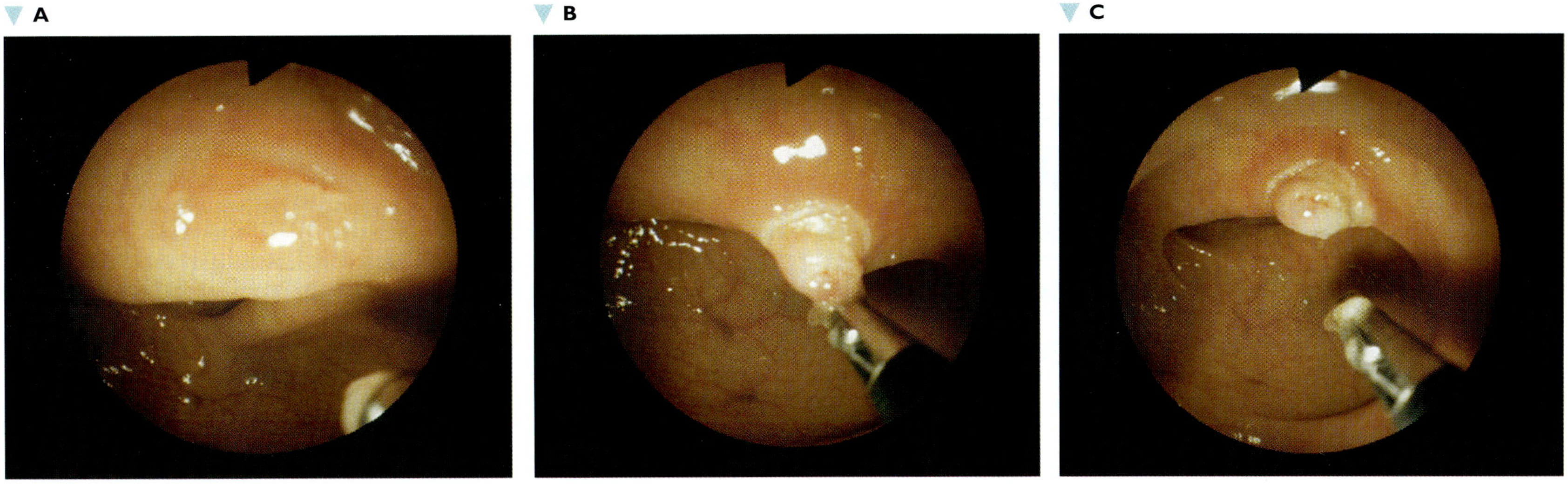

Abb. 10.**48** (**A**) Kleiner sessiler Polyp. (**B**) Der Polyp wird von der „Heißen Biopsie-Zange“ erfaßt und koaguliert, was die weiße Diskoloration verursacht. (**C**) Das Biopsiegewebe befindet sich in der geschlossenen Zange. Der Polypenrest ist koaguliert.

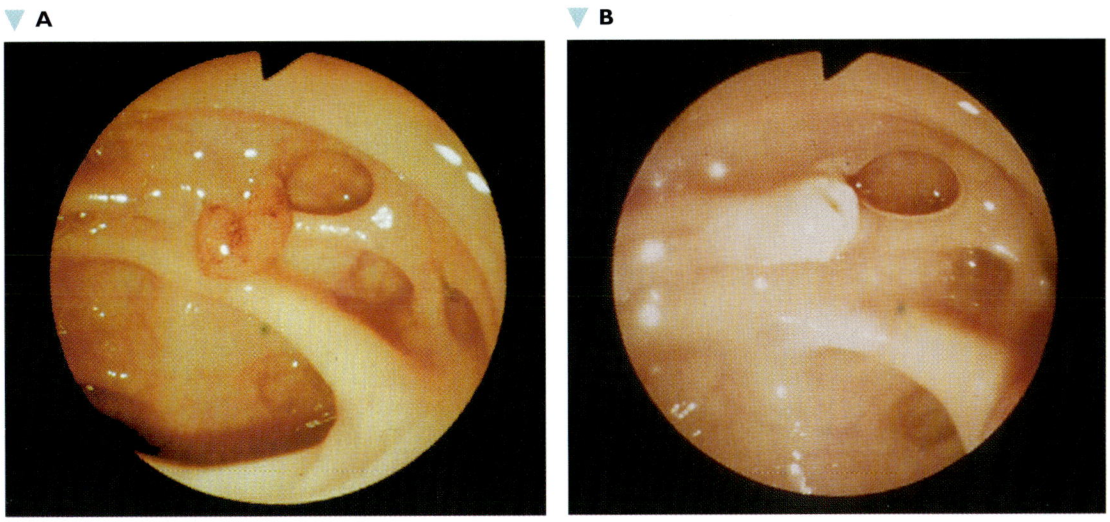

Abb. 10.**49** Kleiner sessiler Polyp am Rand eines Divertikels. (**A**) Vor und (**B**) nach der Polypektomie; die Basis ist koaguliert.

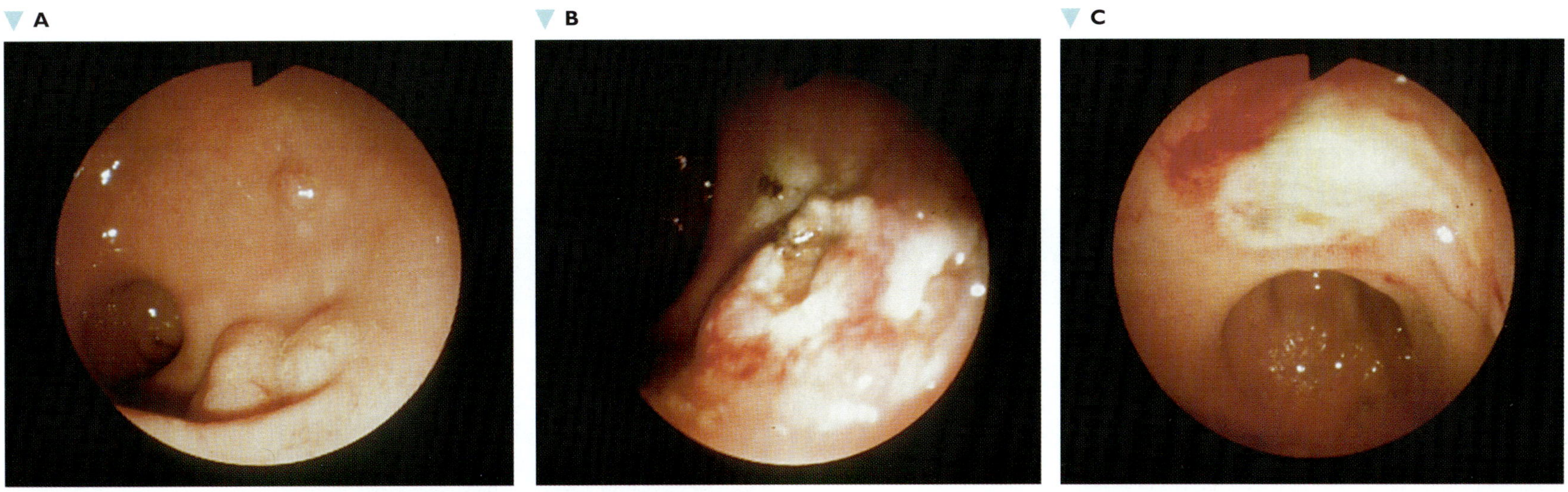

Abb. 10.**50** (**A**) Sessiler Polyp vor der Resektion; (**B**) großer, flacher Koagulationsdefekt kurz nach der Polypenabtragung; (**C**) Heilungsbeginn der Koagulationsstelle 2 Wochen später.

(am Polypengrund) vorgeschoben, die Schlinge vorsichtig zugezogen und das Polypengewebe leicht ins Lumen angehoben. Liegt die Schlinge regelrecht, läßt sich der Polyp leicht vor und zurückbewegen; bewegt er sich schwer, wurde normale Darmmukosa miterfaßt. Nach der korrekten Schlingenplazierung wird das Darmlumen leicht distendiert, um die Berührung des angeschlungenen Polypen mit der benachbarten oder gegenüberliegenden Wand zu verhindern. Der Diathermiestrom koaguliert in der Regel jedes abnorme Residualgewebe an der Polypenbasis.

Aufsitzende, über 2,5 cm große Polypen mit kleiner Anhaftungsstelle sollten wie gestielte Polypen behandelt werden. Sessile Polypen werden dagegen in der Regel in mehreren Sitzungen in einem zeitlichen Abstand von 3–6 Wochen stückweise abgetragen (Abb. 10.**51**), wobei jede nachfolgende Teilabtragung leichter fällt. Bei der Segmentresektion wird ein Schlingenende in den Übergangsbereich zwischen dem Polypen und der normalen Mukosa eingehakt, das andere um einen größeren Teil des Polypenkopfes manövriert und vorsichtig angezogen. Nach der Applikation des Diathermiestroms über einige Sekunden wird simultan Strom appliziert und die Schlinge ganz zugezogen. Die Durchtrennung erfolgt schräg, so daß zu jedem Zeitpunkt nur ein Teil der Polypenbasis kauterisiert wird. Ist der Zugang zu einem großen, sessilen Polypen schwierig, so kann versucht werden, das Adenom mit einer submukösen Injektion von Kochsalzlösung oder verdünntem Adrenalin anzuheben. Dies erleichtert die stückweise Abtragung und schützt tiefere Schichten vor einer thermischen Verletzung.

Bei der kumulativen Kauterisation kommt es manchmal zu Verletzungen der Darmwand vor der vollständigen Polypenabtragung. Diese Schäden bilden sich jedoch in 4–6 Wochen zurück, wonach man die Polypektomie und Kauterisation wiederaufnehmen kann. Nachblutungen stellen nur selten ein Problem dar, weil sich die größeren Blutgefäße im Polypenbereich rasch verzweigen, so daß sich nur kleine Kapillaren im Polypen fortsetzen.

Nach der „Stück-für-Stück"- oder „Piecemeal"-Polypektomie sollte in Intervallen von 3–6 Monaten so lange endoskopisch nachuntersucht werden, bis die Abtragungsstelle komplett ausgeheilt ist. Die genaue Lokalisation eines abgetragenen, großen, sessilen Polypen kann Schwierigkeiten bereiten. Zumeist findet man auf der reepithelialisierten Abtragungsstelle entweder eine fibrosebedingte weißliche Verfärbung, telangiektatische Blutgefäße oder eine Delle in der Kolonwand (Abb. 10.**52** und 10.**53**).

Umgibt ein sessiler Polyp eine Kolonfalte, muß der distal (analwärts) gelegene Teil des Polypen zuerst ektomiert werden. Die vollständige Exzision des proximalen (analfern gelegenen) Polypenteils erfordert einige Manipulation. Das Abwarten der Ausheilung des Koagulationsulkus an der distalen Seite kann die Abtragung des proximalen Polypenanteils erleichtern, da die mit der Heilung assoziierte Gewebsretraktion die proximalen Polypenanteile zur Abtragung günstig exponiert.

Idealerweise sollte ein großer sessiler Polyp so weit abgetragen werden, bis die Polypenbasis flach ist; ist dies nicht durchführbar, sollte die Prozedur abgebrochen und nach 4–6 Wochen erneut versucht werden. Zu diesem Zeit-

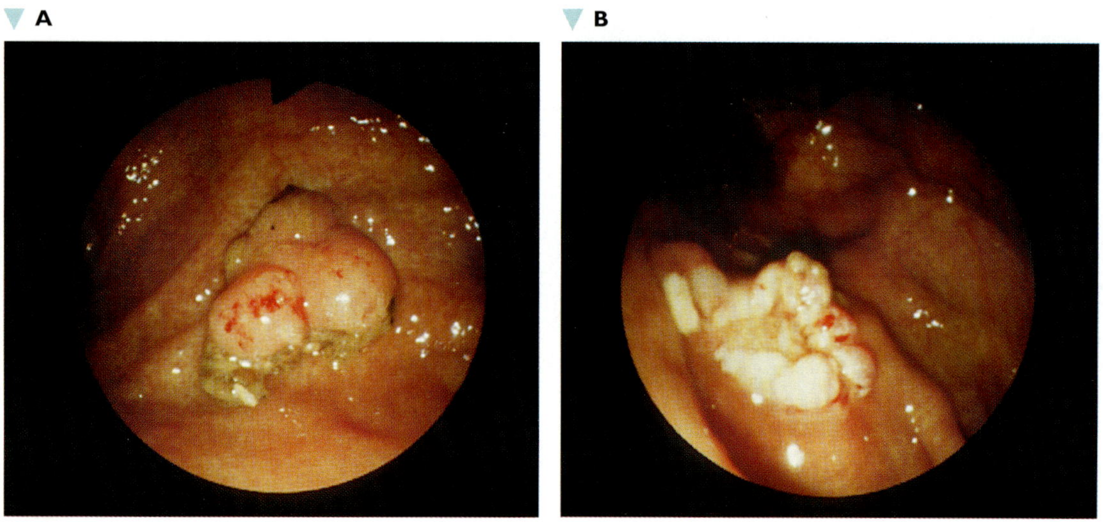

Abb. 10.**51** (**A**) Dreilappiger, sessiler Polyp am Boden des Zäkums. (**B**) Nach der stückweisen Abtragung mehrerer Teile wird die koagulierte Basis sichtbar.

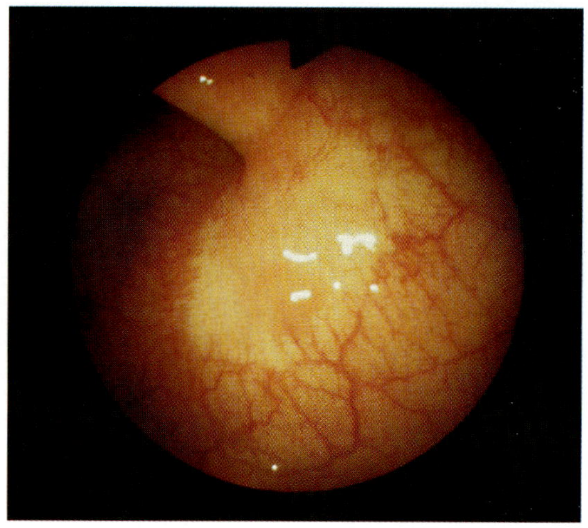

Abb. 10.**52** Die weißliche Narbenbildung mit auffälliger Teleangiektasie ist das Ergebnis der Zerstörung eines villösen Polypen durch Laser-Koagulation (drei Monate nach dem Eingriff).

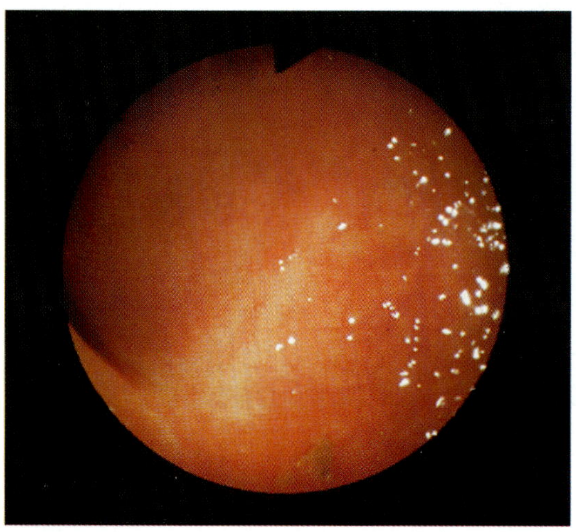

Abb. 10.**53** Mehrere Monate nach einer Laser-Resektion sessiler Polypen erkennt man eine Narbe im Kolon.

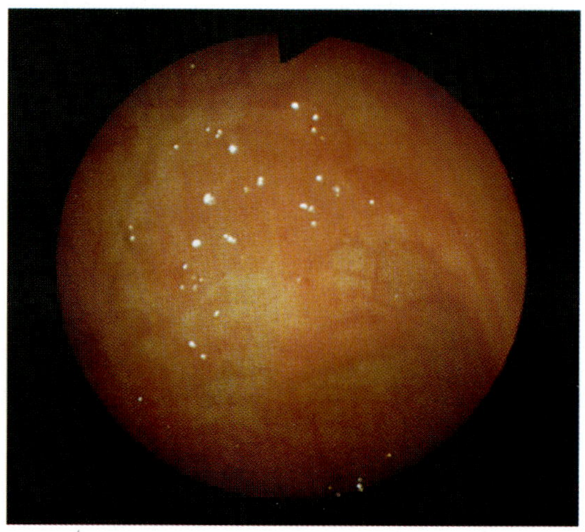

Abb. 10.**54** Postpolypektomiebild mit fast unsichtbarem, verbleibendem Adenomgewebe.

punkt besteht entweder eine komplette Abheilung oder ein Ulkus, umgeben von etwas Polypengewebe. Manchmal bildet sich der Residualpolyp um und erscheint in Form einiger kleiner polypöser Wucherungen auf der Polypektomiestelle. Nun trägt man den Residualpolypen entweder vollständig ab oder setzt die „Piecemeal"-Exzision fort. Sind noch winzige Herde adenomatösen Gewebes vorhanden, können sie leichter durch mono- oder bipolare Koagulationssonden oder Laser-Photokoagulation entfernt werden (Abb. 10.**54**).

Die Abtragung großflächiger, sessiler Polypen, die weite Areale der Mukosa einnehmen, kann schwierig sein. Empfohlen wird, zunächst den Polypen durch die Drahtschlinge zu zerkleinern; das restliche Polypengewebe wird anschließend durch Nd-YAG-Laser-Koagulation entfernt. Durch diese elegante Methode können sogar ausgedehnte villöse Polypen eliminiert werden. Die Polypenzerstörung durch Laser-Koagulation nimmt einige Sitzungen in Anspruch, um Nekrosen und Retraktion zu verhindern, vor allem wenn der Polyp die ganze Zirkumferenz befallen hat.

Alternativ kann man mono- und bipolare Koagulationssonden einsetzen. Zur Reduktion des Perforationsrisikos muß die Sondenspitze regelmäßig und gleichmäßig über die Mukosa bewegt werden; jeder unnötige Druck gegen die Darmwand sollte vermieden werden.

Bergung von Polypektomiegewebe

Die Bergung aller polypektomierten Gewebsanteile ist für die Sicherung einer genauen histologischen Diagnose von großer Bedeutung. Singuläre Polypen und Polypenfragmente in der Größenordnung zwischen 0,5 und 1,5 cm können geborgen werden, indem die Fragmente an die Gerätspitze angesaugt werden und das Gerät unter Beibehaltung der Saugung retrahiert wird. Größere Stücke lösen sich jedoch leicht während der Endoskoppassage durch das enge und gewinkelte Sigma, besonders bei Patienten mit Divertikulose. Über 1,5 cm große Polypen werden daher mit der Schlinge am Stiel gefaßt (Abb. 10.**55**). Diese Methode dient noch einem weiteren Zweck, besonders bei schwerer Polypose: Da das abgefangene Gewebe 3–4 cm entfernt von der Koloskopspitze gehalten wird, können während des Rückziehens andere Polypen lokalisiert werden. Vor der Passage eines großen, in der Schlinge gehaltenen Polypen durch den Analkanal sollte das Gewebe dicht an die Gerätspitze angesogen werden.

Geht Polypengewebe im Kolon verloren, kann es oft abgefangen werden, indem das Areal nach einer Spülung mit 50–100 ml Kochsalzlösung per Endoskop aspiriert wird. Alternativ kann der Polyp mittels Einlauf geborgen werden – eine für den Patienten weniger angenehme Methode. Gewebsproben, die mehr als 12 Stunden nach der Polypektomie geborgen werden, sind durch die Autolyse für eine akkurate histologische Untersuchung oft zu sehr verändert.

Die Entfernung aller Fragmente eines großen sessilen Polypen erfordert häufig mehrere Passagen. Für die histopathologische Untersuchung ist die Bezeichnung jedes resezierten Fragments ausschlaggebend. Die Bergung des der Polypenbasis nächstgelegenen Teils ist besonders wichtig, wenn die Invasionstiefe eines nachgewiesenen Karzinoms festgestellt werden soll.

Komplikationen der Polypektomie

Die fehlerhafte Identifizierung und Lokalisationsbezeichnung eines malignen Polypen kann zur Resektion eines falschen Kolonsegments führen. Besonders hohe Ansprüche an die Arbeitstechnik sind bei „High-risk"-Krebspatienten zu stellen. Hierzu zählen Patienten, deren Familienangehörige Kolon- oder Brustkrebs haben. Diese familiäre Häufung kann man als „Krebsfamilien-Syndrom" bezeichnen.

Die Blutung ist – einer großen Studie zufolge – die häufigste, schwere Komplikation der koloskopischen Polypektomie (Abb. 10.**56**). Obwohl diese Komplikation bei Endoskopikern jeder Erfahrungsstufe auftreten kann, ist sie bei Unerfahrenen am häufigsten. Die Blutung kann spontan oder bis zu 14 Tage verzögert auftreten. Die Spontanblutung tritt auf, wenn der Polypenstiel verletzt wird, bevor die Arterien im Polypenstiel durch Koagulation vollständig thrombosiert wurden (Abb. 10.**57**). Dies kann bei verfrühter mechanischer Durchtrennung vorkommen oder wenn vor der vollständigen Koagulation (Radiofrequenz-) Schneidestrom appliziert wurde.

Eine ernsthafte Polypektomieblutung wird notfallmäßig behandelt; Volumenersatz, kontinuierliche Überwachung, endoskopische Blutstillung und, in ausgewählten Fällen, angiographische Methoden kommen zum Einsatz. Die chirurgische Intervention ist der letzte Ausweg. Eine Spontanblutung nach Stieldurchtrennung kann gestillt werden, indem man die Schlinge um den Stiel behutsam zuzieht (Schlingenspitzenkoagulation); wird sie etwa 10 Minuten lang geschlossen gehalten, kann es zur Blutstillung kommen. Danach wird die Schlinge geringfügig gelockert, um festzustellen, ob die Blutung evtl. weiterbesteht. Ist dies der Fall, können vorsichtig erneute Blutstillungsversuche vorgenommen werden. Alternative Methoden der Blutstillung sind die lokalen Injektionen von Adrenalin- oder Sklerosierungslösungen (zur Induktion von Vasospasmen), die mechanische Kompression oder die Laser-Koagulation.

Eine die Polypektomiestelle bedeckende Blutmenge kann durch Umlagerung des Patienten drainiert werden. Die Aspiration von Blut und Koagula durchs Koloskop schlägt in der Regel fehl und verlegt fast immer den Saugkanal. Eiswasserlavage oder ein Einlauf an der Blutungsstelle sind selten von Nutzen; im Gegenteil, sie können während einer reaktiven Hyperämie eine Blutung aktivieren.

Die der Läsion gegenüberliegende Kolonwand kann durch Berührung mit der Diathermieschlinge (unter Strom) während der Abtragung eines großen

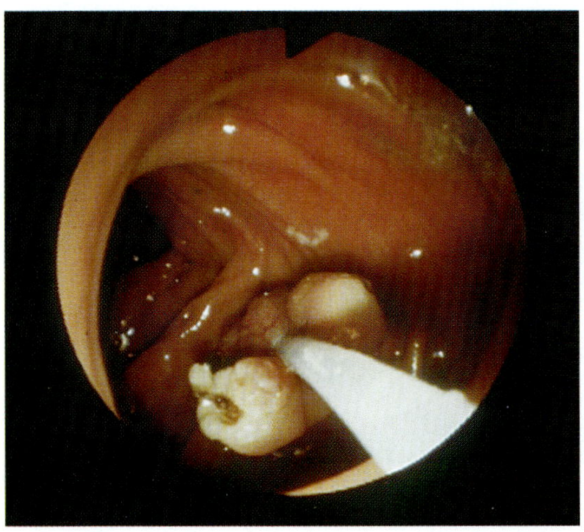

Abb. 10.**55** Bergung von Polypen. Der Polypenstiel wird mit der Schlinge gefaßt und extrahiert.

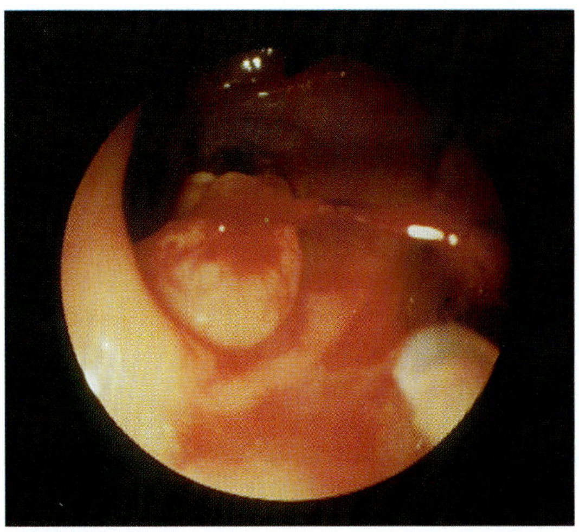

Abb. 10.**56** Polypektomie, gefolgt von spritzender Blutung.

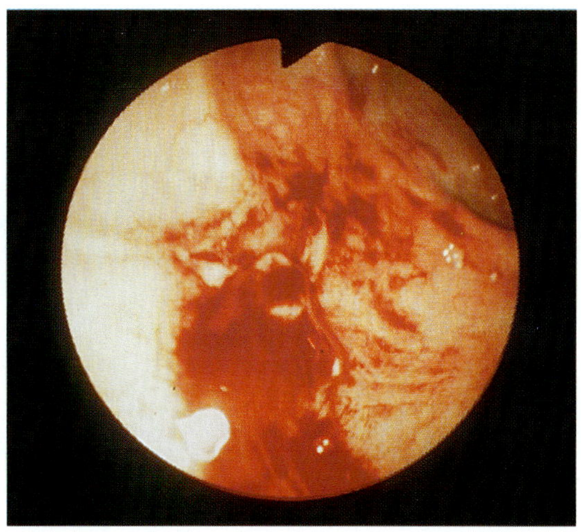

Abb. 10.**57** Profuse Primärblutung als Folge verfrühter mechanischer Durchtrennung des Polypen.

sessilen Polypen beschädigt werden. Dieser Schaden läßt sich vermeiden bzw. minimieren, indem man den Polypen während der Durchtrennung etwas weg bewegt, um das verengte Segment der Kolonwand nicht zu überhitzen. In manchen Fällen ist allerdings eine gewisse Schädigung unvermeidbar (Abb. 10.**58**).

Eine transmurale Schädigung kann zur Irritation der Serosa oder zu direkter Perforation führen; letzteres wird vorwiegend bei der Resektion sessiler Polypen beobachtet. Schmerzen und Zeichen peritonealer Reizung sollten zur sofortigen Untersuchung und ggf. zur Laparotomie veranlassen.

Kenntnisse über die nach Applikation von Diathermiestrom oder Laserkoagulation auftretenden Veränderungen sind wichtig für den Endoskopiker. Eine kürzlich koagulierte Polypenbasis kann merklich ödematös erscheinen (Abb. 10.**59**). Danach kommt es zur Desquamation nekrotischen Gewebes, zur Ulkusbildung und allmählich zur Entstehung von Granulationsgewebe (Abb. 10.**60**). Nach Reepithelialisierung und Ausheilung behält das Gebiet wegen der subepithelialen Vernarbung eine gewisse weiße Verfärbung. Während der initialen Heilungsphase treten vorwiegend am Rand zwischen dem koagulierten Grund und der umgebenden Mukosa neugebildete Kapillaren auf. Die Folgen tiefer und intensiver Koagulation sind ausgedehnte Vernarbung, Konvergenz von Falten und Retraktion (Abb. 10.**61**). Gelegentlich formiert sich überschüssiges Granulationsgewebe unter Bildung von entzündlichen Polypen. Diese kleinen Polypen sind stark vaskularisiert und leicht vulnerabel.

Endoskopische Abtragung maligner Polypen

Die korrekte Feststellung des Abtragungsorts eines malignen Polypen ist entscheidend, da der Pathologe zur Bestimmung der Invasionstiefe eines Karzinoms die Koagulationsstelle am Polypen genau identifizieren muß, was wiederum darüber entscheidet, ob die endoskopische Polypektomie auch die adäquate Therapie darstellt. Die Plazierung einer kleinen Nadel in die Basis eines koagulierten Polypen vor der Fixierung in Formalin kann die Orientierung erleichtern. Es werden immer mehrere histologische Schnitte untersucht.

Mit Zunahme der Polypengröße, des villösen Anteils des Adenoms und des Dysplasiegrades steigt das Risiko maligner Entartung. In diesem Kontext ist die Beziehung eines malignen Herds zur Muscularis mucosae von erheblichem Belang. Überschreitet das maligne Gewebe die Muscularis mucosae, ist eine lymphatische Ausbreitung zu erwarten; die Resektion eines Darmsegments kann angezeigt sein. Ein Herd malignen Gewebes im proximalen Teil eines Polypen, weit über der Muscularis mucosae, wird eher als „schwere" oder „hochgradige" Dysplasie denn als „intramuköses Karzinom" oder „Carcinoma in situ" bezeichnet (Abb. 10.**62**). Diese sehr oberflächlich gelegenen Läsionen neigen nur selten zur lymphogenen Ausbreitung.

Haben die Krebszellen die Muscularis mucosae eines Polypen infiltriert oder durchbrochen, spricht man von einem echten Karzinom. Im Falle eines gestielten Polypen kann die Tumorinvasion des Stiels oder der Polypenbasis in

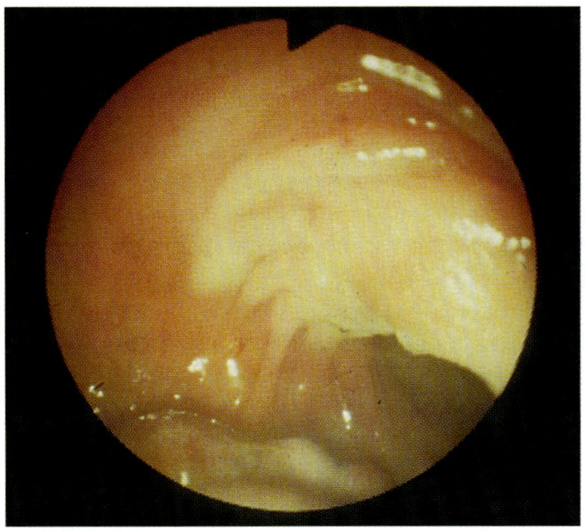

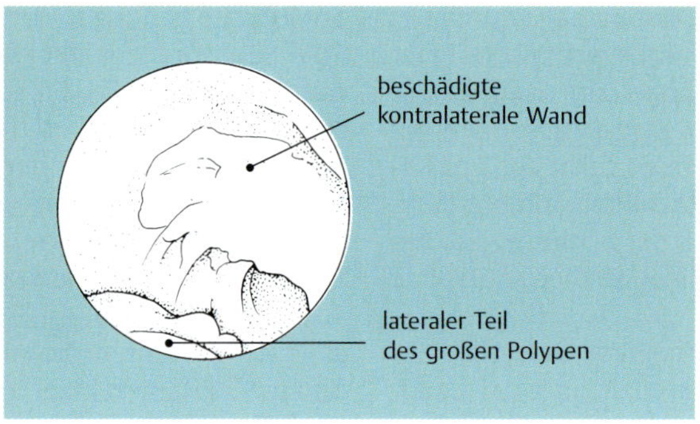

Abb. 10.**58** Schädigung der gegenüberliegenden Darmwand nach endoskopischer Entfernung eines großen Polypen.

A

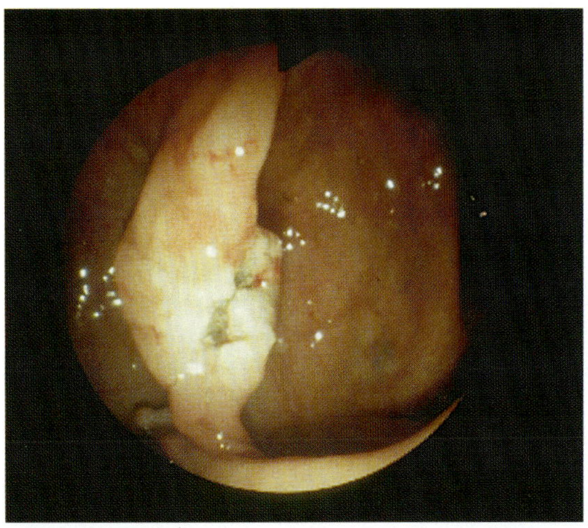

B

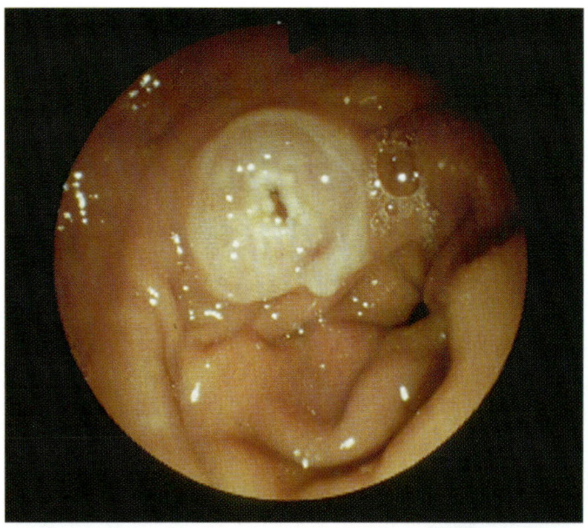

Abb. 10.**59** (**A**) Weiße Verfärbung und Schwellung der Abtragungsstelle nach Polypektomie; (**B**) auffälliges Bild mit deutlichem Ödem.

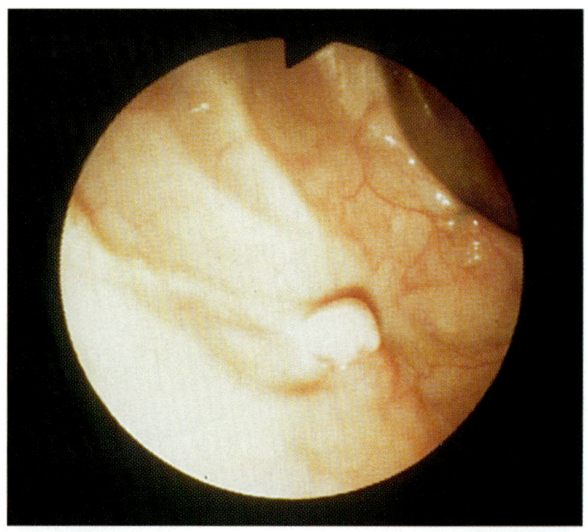

Abb. 10.**60** Nach einer Polypektomie entwickelte sich hier Granulationsgewebe.

der Regel präzis bestimmt werden (Abb. 10.**63**). Bei einem großen, villösen, stückweise abgetragenen Polypen ist es jedoch oft sehr schwierig, alle Fragmente genau zu bezeichnen und die Invasionstiefe festzulegen (Abb. 10.**64** und 10.**65**). Das Risiko einer nichtkurativen endoskopischen Exzision eines sessilen oder gestielten Polypen ist am größten, wenn der Tumor wenig differenziert ist, bis an den Abtragungsgrund reicht oder ihn involviert oder wenn Tumorzellen in den Blut- und Lymphgefäßen des Polypenstromas nachweisbar sind.

Die Frage, ob maligne Polypen endoskopisch oder chirurgisch exzidiert werden sollten, wird noch diskutiert. Die Entscheidung hängt auch vom Alter und Allgemeinzustand des Patienten ab. Einige Kliniker empfehlen keine Darmresektion, wenn zwischen dem tiefsten Punkt der Krebsinvasion und dem Kau-

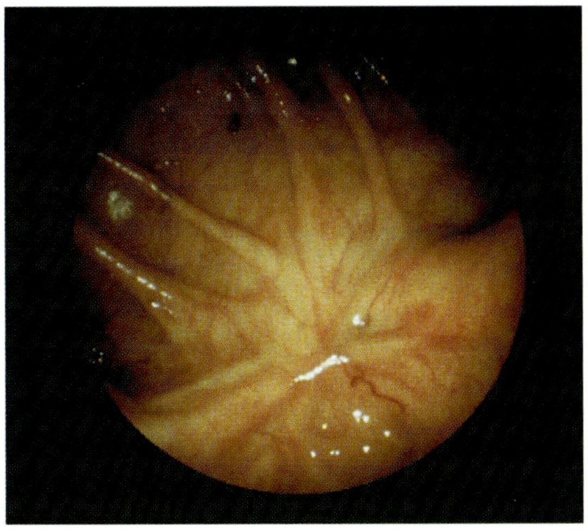

Abb. 10.**61** Postpolypektomienarbe und -retraktion, ein Jahr nach Polypektomie mit tiefer, intramuraler Verbrennung.

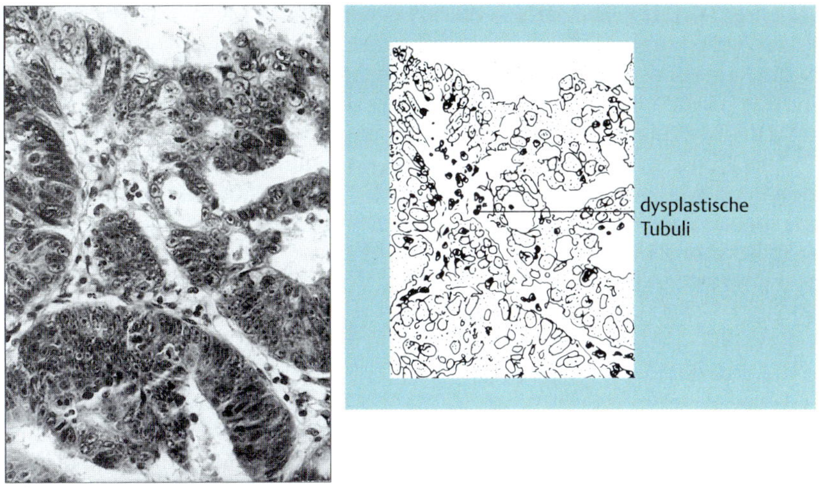

Abb. 10.**62** Schwere Dysplasie im Spitzenbereich eines adenomatösen Polypen (Detail): Irreguläre hyperchromatische Zellkerne; Polaritätsverlust; fehlende Schleimbildung.

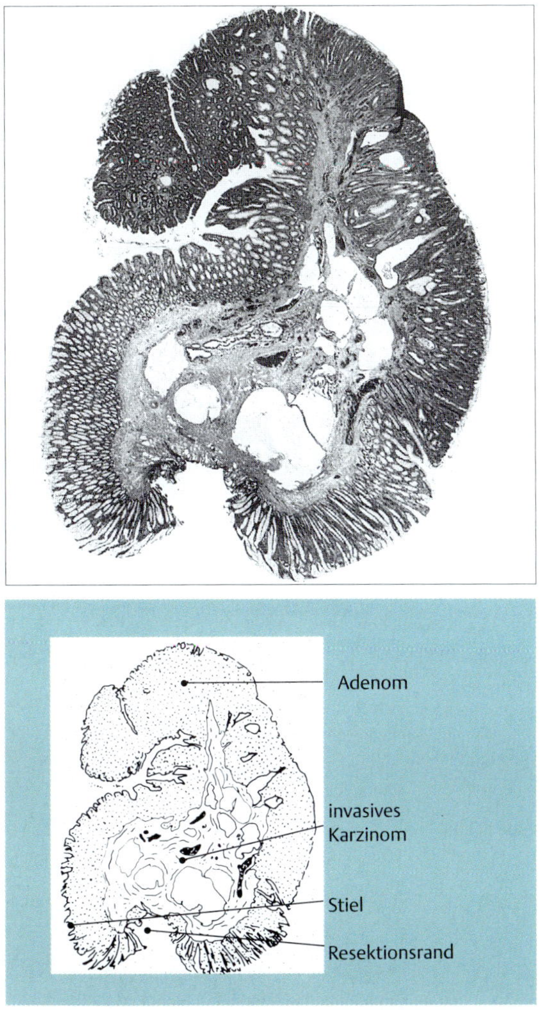

Abb. 10.**63** Maligne Entartung eines gestielten Polypen mit Karzinominvasion der tiefen Schichten im Stiel nahe dem Resektionsrand. Zur histologischen Untersuchung ist eine genaue Bezeichnung des Polypen notwendig.

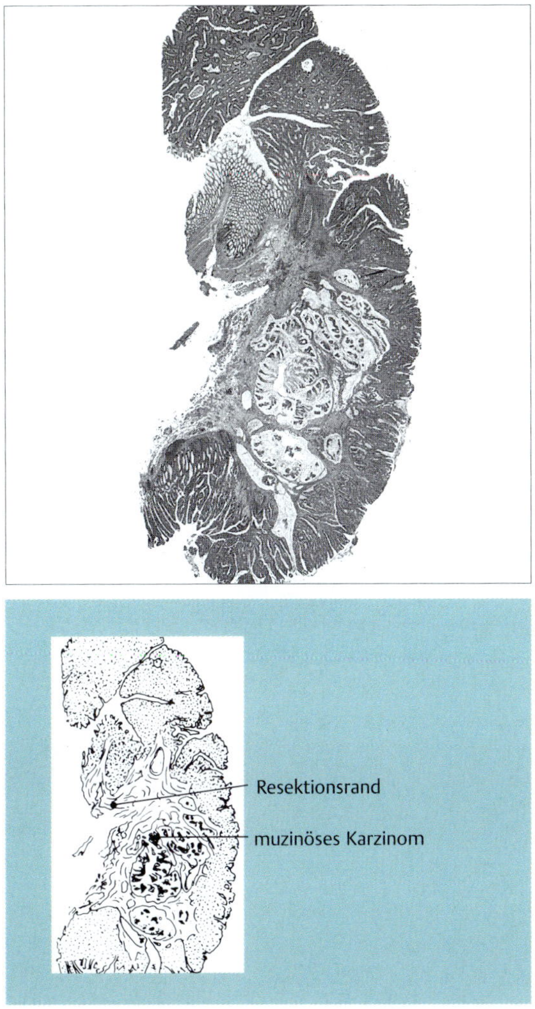

Abb. 10.**64** Maligne Entartung eines sessilen, tubulovillösen Adenoms. Ein muzinöses Karzinom invadiert die Submukosa nahe dem Resektionsrand.

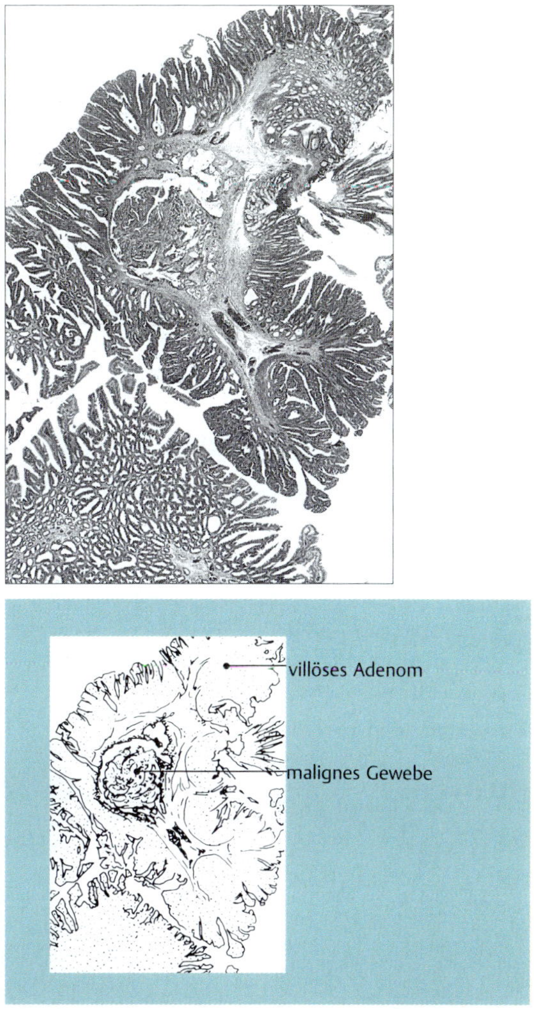

Abb. 10.**65** Fragment eines großen villösen Polypen nach der stückweisen Polypektomie. Aufgrund der unzureichenden Bezeichnung kann die Tiefe des penetrierenden malignen Fokus nicht bestimmt werden.

terisationsrand ausreichend unbeteiligtes Gewebe vorhanden ist, vor allem, wenn die Submukosa im Bereich des Polypenstiels vom Tumor nicht infiltriert wurde. In solchen Fällen ist das Risiko von Lymphknotenmetastasen gering, es sei denn, der Tumor ist schlecht differenziert oder eine Blut- oder Lymphgefäßinvasion liegt vor. Befindet sich Tumorgewebe an oder in der Nähe des Polypenabtragungsrands, ist dagegen eine chirurgische Resektion indiziert, weil sich an der Stelle der Polypektomie evtl. noch malignes Gewebe befindet oder Lymphknotenmetastasen vorhanden sein können.

Der Therapiemodus für Patienten, deren Risiko für den chirurgischen Eingriff gleich oder größer ist als das Karzinom- oder Metastasenrisiko, ist ein anderer. Erreicht das Karzinom die Resektionsgrenze oder invadiert sie, besteht der nächste Schritt in der endoskopischen Entfernung des evtl. vorliegenden Stielrests. Dem Rand und Grund des Koagulationsulkus werden multiple Biopsieproben entnommen. Ergibt das Biopsiematerial Karzinomgewebe, wird die (bevorzugt Laser-) Koagulation der Darmwand so lange fortgesetzt, bis histologisch kein malignes Gewebe mehr nachweisbar ist. Für den Tumornachweis und die Dokumentation der Infiltrationstiefe des restlichen Karzinomgewebes ist die transmurale Endosonographie hilfreich.

Maligne Tumoren des Kolons

Die meisten Adenokarzinome des Kolons entwickeln sich im Sinne der Adenom-Karzinom-Sequenz auf der Basis eines kolorektalen Adenoms. „De novo" entstandene Karzinome sowie nichtepitheliale Malignitäten (Lymphome) und Dickdarmmetastasen sind rar. Japanische Autoren betonen allerdings neuerdings zunehmend die Bedeutung des flachen Adenoms und des flachen Adenokarzinoms, bei denen sich während der Entartung kein makroskopisch sichtbarer Polyp entwickelt.

■ Karzinome

Adenokarzinome

Das Adenokarzinom des Kolons, zweithäufigstes Karzinom in den USA, ist verantwortlich für etwa 13% der Krebstodesfälle. Das Kolonadenom stellt eine prämaligne Stufe eines kolorektalen Adenokarzinoms dar. Die Früherkennung und Entfernung solcher Polypen kann daher die Karzinominzidenz reduzieren. Darüber hinaus kann der Kliniker mittels Koloskopie das Darmkarzinom in der Frühphase, d. h. bevor es symptomatisch wird, diagnostizieren und therapieren. Durch Screening und Krebsfrüherkennung verringert sich die Mortalitätsrate, und Patienten mit einem Karzinom im Frühstadium erreichen höhere 5-Jahres-Überlebensraten.

Adenokarzinome treten im ganzen Kolorektum, aber am häufigsten in den distalen 40 cm des Darms auf. Typisches Erscheinungsbild ist eine ulzerierte Geschwulst (Abb. 10.**66**), die unregelmäßig, tief und graurosa oder nekrotisiert erscheint (Abb. 10.**67**). Die benachbarte Mukosa ist aufgeworfen, rot und brüchig und häufig Ursache von Darmblutungen. Die Tumorkonsistenz ist bei der Palpation mit der Biopsiezange hart, der Übergang zur normalen Kolonmukosa scharfkantig.

Etwa ein Drittel der Kolorektalkarzinome sind polypöse Tumoren ohne Exkavation unterschiedlicher Dimensionen (Abb. 10.**68** und 10.**69**). Der erha-

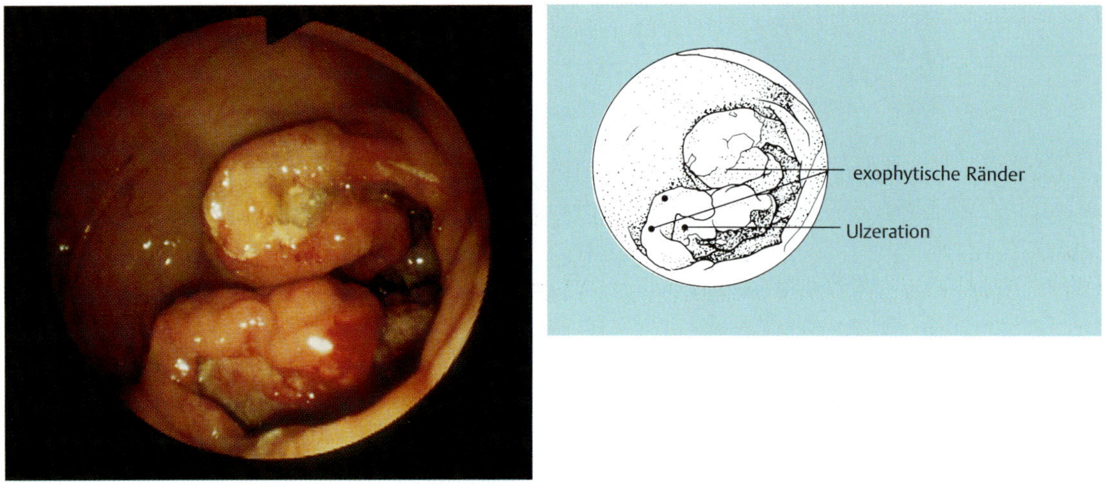

Abb. 10.**66** Adenokarzinom im Zäkum: Zentral exkavierter Tumor mit exophytisch überhängenden Rändern.

A B

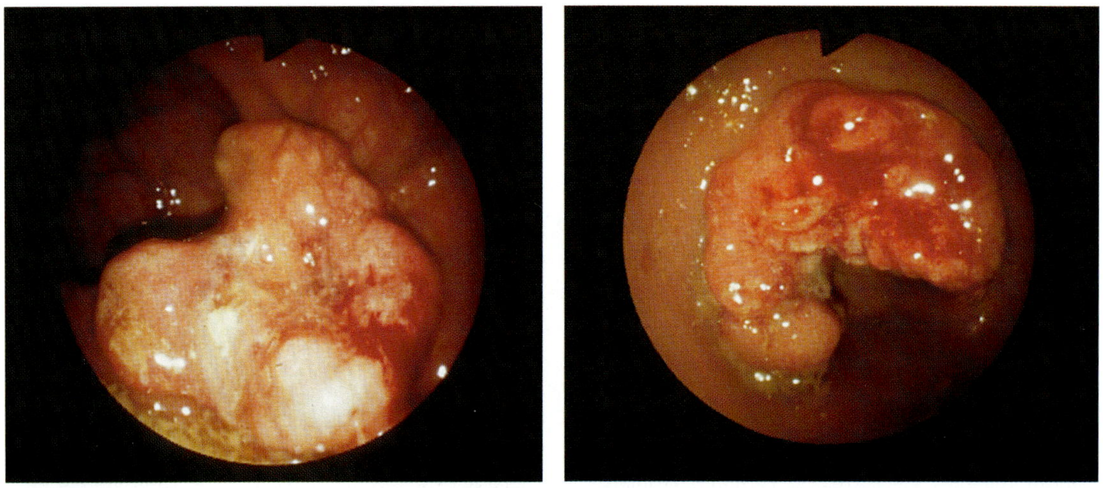

Abb. 10.**67** (**A** und **B**) Zwei Beispiele eines exophytischen Rektumkarzinoms mit zentralem Ulkus.

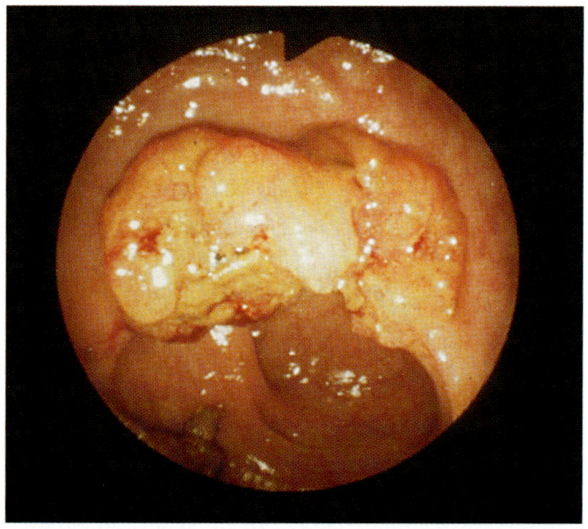

Abb. 10.**68** Rektumkarzinom; polypöser Tumor ohne Exkavation auf einer Falte des Rektums.

ben-sessile Tumor hat eine typische nodulär verformte Oberfläche und scharf begrenzte Ränder. Die Oberfläche ist fokal erodiert und gelegentlich sehr brüchig. Der Tumor ist fest an der Darmwand fixiert.

Das anuläre Karzinom, der dritte Typ, präsentiert sich als großer, ulzerierter Tumor, der die Kolonwand in ihrer gesamten Zirkumferenz befällt und durchbricht. Generell ist nur der distale Tumorrand sichtbar; gelegentlich ist auch ein Blick auf das zentral ulzerierte Areal möglich (Abb. 10.**70** und 10.**71**).

Eine sehr ungewöhnliche Form zeigt der plattenartige, leicht erhabene oder diskoide Tumor mit zentraler Vertiefung und Ulzeration. Auch die strikturierende Tumorform, erkennbar am abrupten Abbruch des Lumens ohne offensichtlichen Tumor, ist eine Seltenheit; er wächst szirrhös-infiltrativ (Linitis-plastica-ähnlich) ohne feststellbaren Tumorrand. Das strikturierende oder stenosierende Erscheinungsbild resultiert auch dann, wenn der ins perikolische Fettgewebe infiltrierende Tumor das Kolonlumen einengt und eine distale Kompression hervorruft, wobei der exophytische Tumor uneinsehbar bleibt (Abb. 10.**72**).

Das simultane Auftreten von Adenomen und Karzinomen ist häufig: Ein Zweit-Kolonkarzinom wird in etwa 5%, ein Zweit-Kolonpolyp in 25% der Patienten beobachtet. Die präoperativ durchzuführende Spiegelung des gesamten Kolons ist zum Ausschluß einer gleichzeitigen Läsion notwendig, da bei ihrem Vorliegen ggf. die chirurgische Strategie geändert werden muß (Abb. 10.**73** und 10.**74**). Obstruiert der Tumor die Kolonlichtung, wird die erforderliche Spiegelung des gesamten Kolons 1–2 Monate nach dem chirurgischen Eingriff durchgeführt. Gleiches gilt für Polypen: Auch dieser Diagnose sollte zur Fahndung nach weiteren Polypen und/oder Karzinomen eine Spiegelung des gesamten Kolons folgen. Patienten mit Karzinomen oder Adenomen sind zur Entdeckung nachfolgender Läsionen einem lebenslangen Screening zu unterziehen.

Zahlreiche Läsionen können mit einem Kolonkarzinom verwechselt werden. Ein sessiles Sigmaadenom kann mit einem Karzinom verwechselt werden, wenn das Adenom durch eine gleichzeitige Divertikulose und Darmeinengung verdeckt wird. Auch ein villöses Adenom kann durch seine Oberflächenirregularität und Brüchigkeit ein Karzinom vortäuschen.

Die Differenzierung zwischen einer Divertikelstriktur und einem Malignom kann schwierig sein. Karzinomstenosen sind jedoch im Unterschied zur Divertikelstriktur eindeutig irregulär, die Mukosafalten sind aufgeworfen, und die Mukosa im Stenosenbereich ist verfärbt oder zerstört. Ist das strikturierte Areal sogar mit einem kleinkalibrigen Endoskop nicht passierbar, sollte der Endoskopiker auch bei unauffällig erscheinender Mukosa keine makroskopische Diagnose stellen. Ist dagegen die Striktur für ein kleinkalibriges Endoskop durchgängig und zeigen sich während der langsamen Retraktion keine suspekten Areale, so handelt es sich wahrscheinlich um eine Divertikulose. Das sonographische Bild des stenotischen Bereichs kann differentialdiagnostisch klären, ob ein Karzinom oder die Divertikulose diese Stenose hervorgerufen hat. Bei makroskopisch bestehendem Tumorverdacht muß das abnorm erscheinende Gewebe zytohistologisch untersucht werden.

Bei bis zu 10% der operierten Patienten kommt ein Karzinomrezidiv im Resektionsrand vor, weshalb es wichtig ist, mit diesem Erscheinungsbild vertraut zu sein (Abb. 10.**75**). Das Gros der Tumorrezidive wird außerhalb des Kolons, z. B. in Lymphknoten oder Leber, angetroffen. Im Falle eines Lymphknotenrezidivs ist das stenosierte Darmsegment meist deutlich nodulär, aber mit normal erscheinender Mukosa überzogen. Ein Mukosadurchbruch wird nur beim Tumorrezidiv im Bereich der Nahtlinie beobachtet.

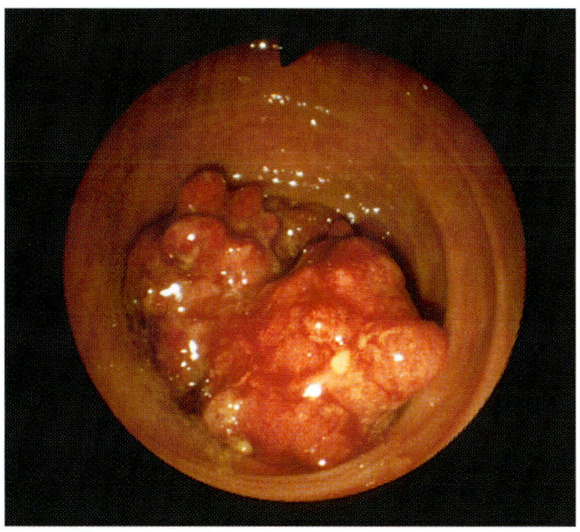

Abb. 10.**69** Dieser polypöse, exophytische, nicht ulzerierte Tumor obstruiert das Transversum.

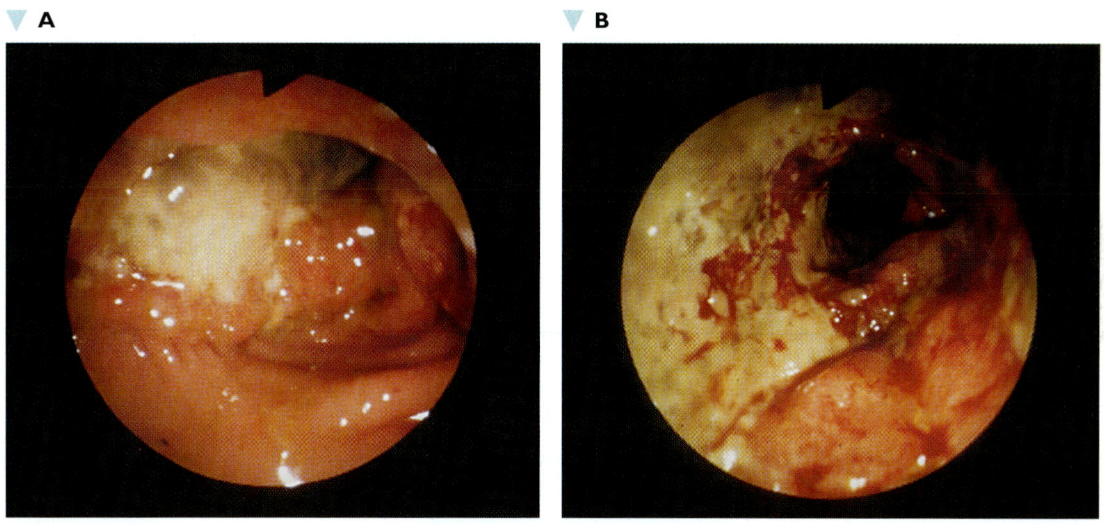

Abb. 10.**70** (**A**) Anuläres Rektumkarzinom bei einem jungen Patienten, das die gesamte Zirkumferenz befallen hat. Der Tumor blieb in einem anderen Krankenhaus 6 Monate undiagnostiziert. (**B**) Hier erkennt man die zirkumferentielle Tumorinfiltration und -ulzeration im Detail.

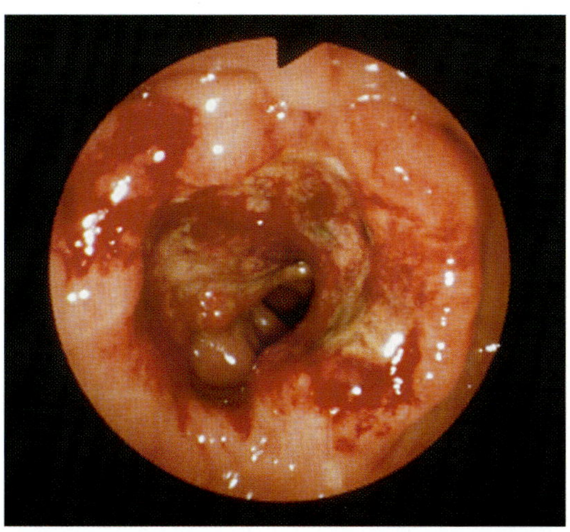

Abb. 10.**71** Anuläres Rektumkarzinom, das die gesamte Zirkumferenz der Darmwand erfaßt hat. Der Tumor ist nodulär und brüchig.

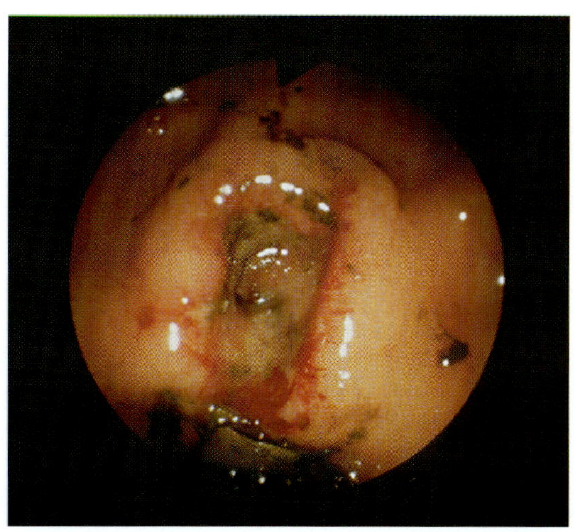

Abb. 10.**72** Stenosierendes Kolonkarzinom mit totaler Lumenverlegung.

Ziel der koloskopischen Untersuchung bei Patienten, die unter Bildung einer Anastomose operiert wurden, ist die Suche nach Nahtlinienrezidiven. Die Aufgabe kann durch eine den Operationsbereich deformierende Naht und durch Nahtgranulome erschwert sein. Der Rezidivtumor ist in der Regel hart, brüchig und ulzeriert – ein Erscheinungsbild, das sich von dem des Granuloms unterscheidet. Ein kleines Granulom kann in der Regel endosonographisch von einem Rezidivkarzinom mit einer großen extrakolischen Tumormasse differenziert werden.

Kurativ behandelte Karzinompatienten sollten in regelmäßigen Intervallen auf nachfolgende Polypen und Karzinome hin endoskopisch kontrolliert werden (Abb. 10.**76**). Empfohlen werden koloskopische Nachuntersuchungen nach 6 und 12 Monaten; feste Richtlinien liegen jedoch dazu noch nicht vor. Ein Screeningplan auf Lebenszeit, der die Bestimmung des karzinoembryonalen Antigens, einen Test auf okkultes Blut und die Spiegelung des gesamten Kolons umfaßt, muß aufgestellt werden. Die Koloskopie sollte anfänglich jährlich und, wenn mehrmals endoskopisch kein Tumor nachweisbar ist, jedes 2. oder 3. Jahr vorgenommen werden.

A B

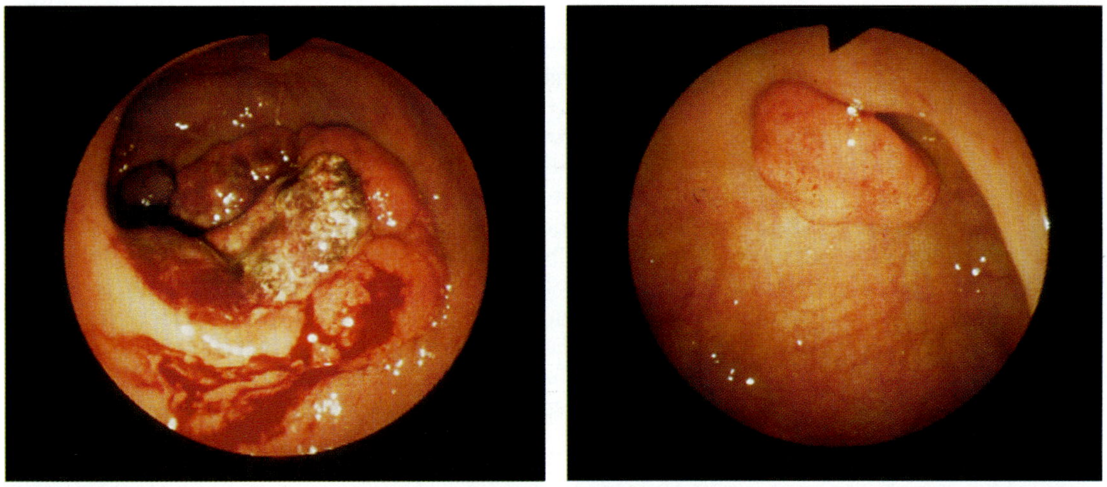

Abb. 10.**73** (**A**) Ein großer, exkavierter, blutender Tumor in der Mitte des Rektums wurde gleichzeitig mit einem zweiten, kleineren malignen Polypen (**B**) am Übergang von Rektum zu Sigma diagnostiziert.

A B

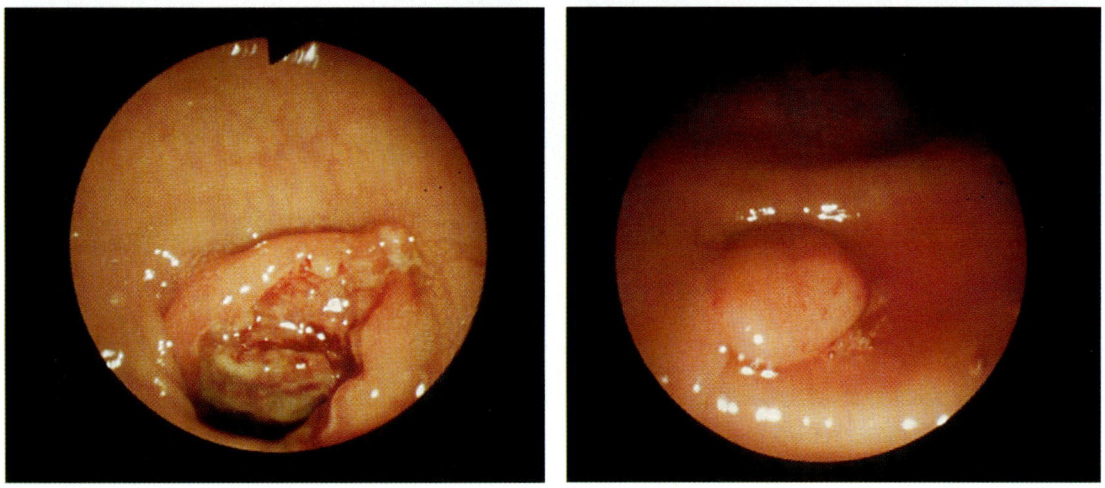

Abb. 10.**74** (**A**) Kolonkarzinom mit gleichzeitigem Polypen nahe einer Falte (**B**).

A B

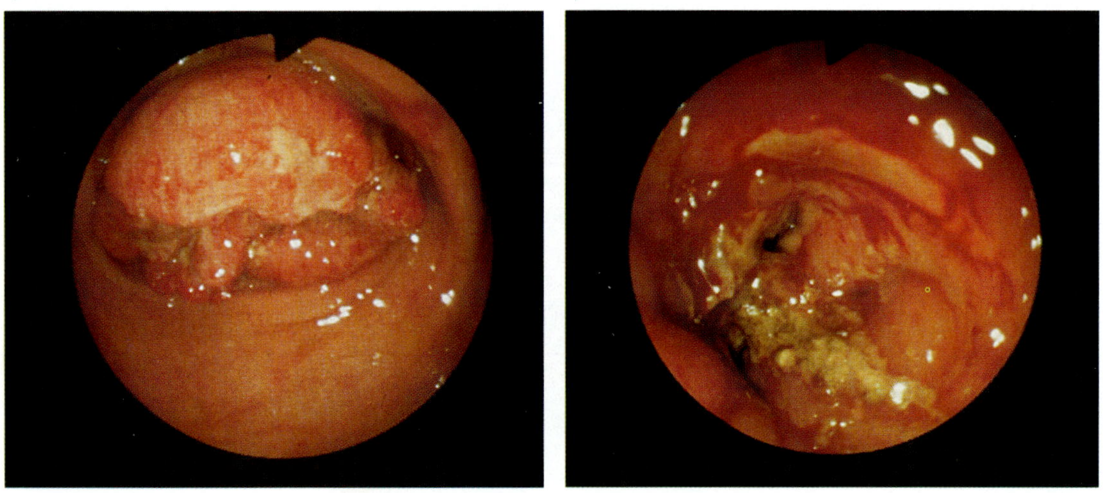

Abb. 10.**75** (**A** und **B**) Zwei Beispiele eines Rezidivkarzinoms an der Anastomosenstelle nach Resektion eines Rektumkarzinoms.

Extrakolische Geschwulste

Läsionen wie z. B. das Prostatakarzinom können Tumorknoten in der Rektumwand verursachen, die von normaler Mukosa überzogen sind. (Abb. 10.**77**)

Plattenepithelkarzinom

Gelegentlich invadiert das aus dem Analrand entstandene Plattenepithelkarzinom das distale Rektum (Abb. 10.**78**). Auch ein aus dem Transitionalepithel ausgehendes Karzinom kann das distale Rektum befallen (Abb. 10.**79**).

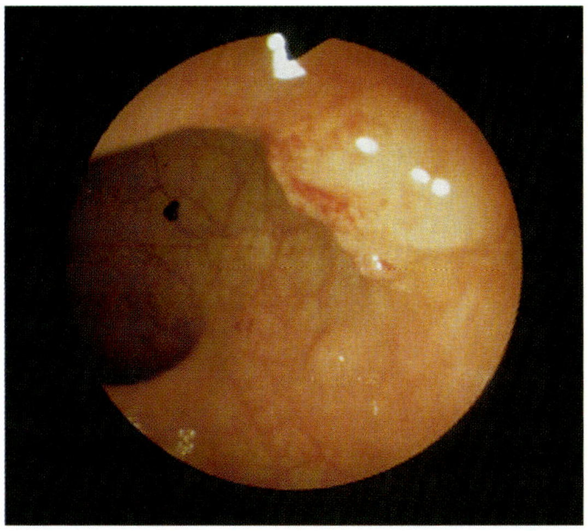

Abb. 10.**76** Am Übergang zwischen Rektum und Sigma entwickelte sich bei einem jungen Patienten mit positiver Familienanamnese hinsichtlich maligner Erkrankungen zwei Jahre nach der Behandlung eines Zäkalkarzinoms ein zweites Karzinom.

A B

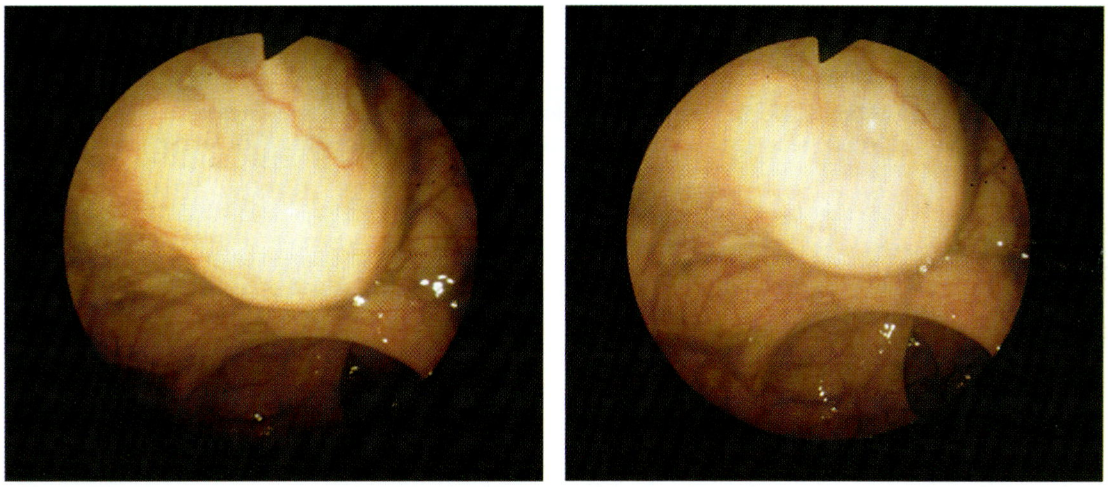

Abb. 10.**77** (**A** und **B**) Zwei Beispiele einer Kompression des Rektums von außen durch ein Prostatakarzinom.

A B

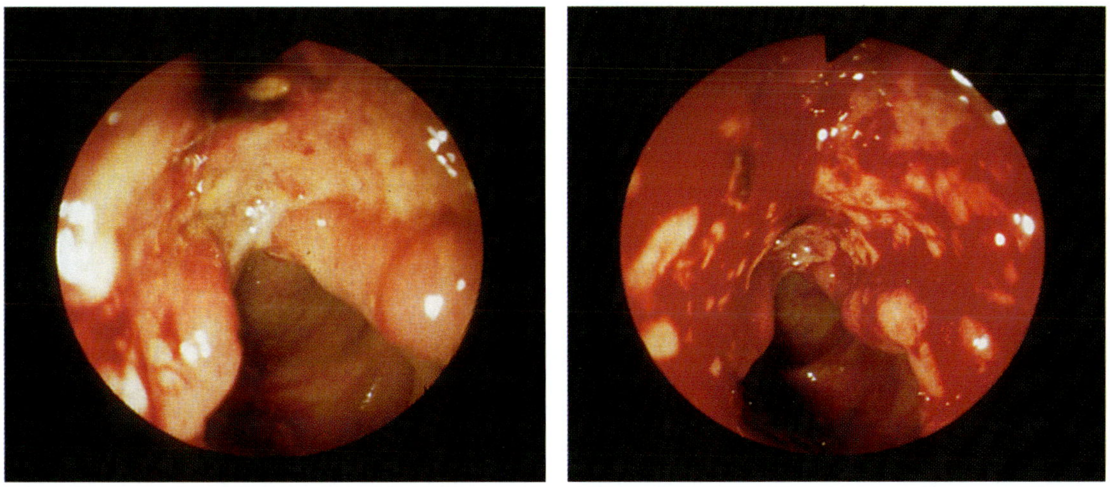

Abb. 10.**78** Plattenepithelkarzinom. (**A**) Großer ulzerierter Tumor mit Invasion des distalen Rektums; (**B**) diffuse Blutung nach einer Koloskoppassage.

A B

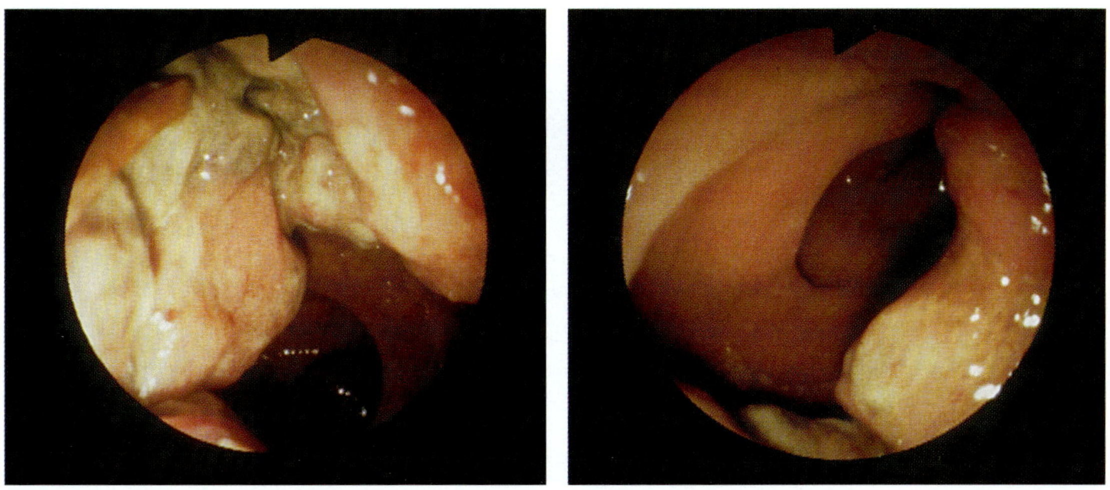

Abb. 10.**79** Karzinom des Analbereichs. (**A**) Invasion des distalen Rektums; (**B**) proximale Ausdehnung.

Nichtepitheliale maligne Tumoren

Malignes Lymphom

Das Kolon kann entweder von einem primären Kolonlymphom oder sekundär von einem generalisierten Lymphom befallen werden. Das primäre Lymphom entsteht vorwiegend im Zäkalbereich; gelegentlich sind multiple Bereiche (d. h. Zäkum und Transversum) involviert. Das generalisierte Lymphom bevorzugt das linke Kolon und das Rektum.

Das primäre Kolonlymphom präsentiert sich als polypöse Geschwulste unterschiedlicher Größe, die zahlreich und groß genug sein können, um das Lumen zu verlegen (Abb. 10.**80**). Sie sind derb und induriert oder brüchig und bluten gelegentlich (Abb. 10.**81**). Der Befund bei sekundärem Kolonlymphom ist weniger spezifisch und stellt sich als brüchig-indurierte erythematöse Mukosa dar. Selten imponiert, wie beim Adenokarzinom, eine exophytische, anuläre maligne Lymphomstriktur. Multiple kleine, flache oder leicht erhabene polypöse Läsionen sind auch rar und werden leicht übersehen, es sei denn, man verwendet die Farbsprühmethode (Abb. 10.**82** und 10.**83**). Diese Läsionen können mit der familiären Polyposis coli verwechselt werden. Zur Diagnosesicherung ist eine bioptische Untersuchung unverzichtbar.

Kaposi-Sarkom

Das Kaposi-Sarkom, das mit steigender Frequenz bei AIDS-Patienten beobachtet wird, kann den gesamten Intestinaltrakt vom Ösophagus bis zum Rektum befallen; das Kolon wird in etwa der Hälfte der Fälle betroffen.

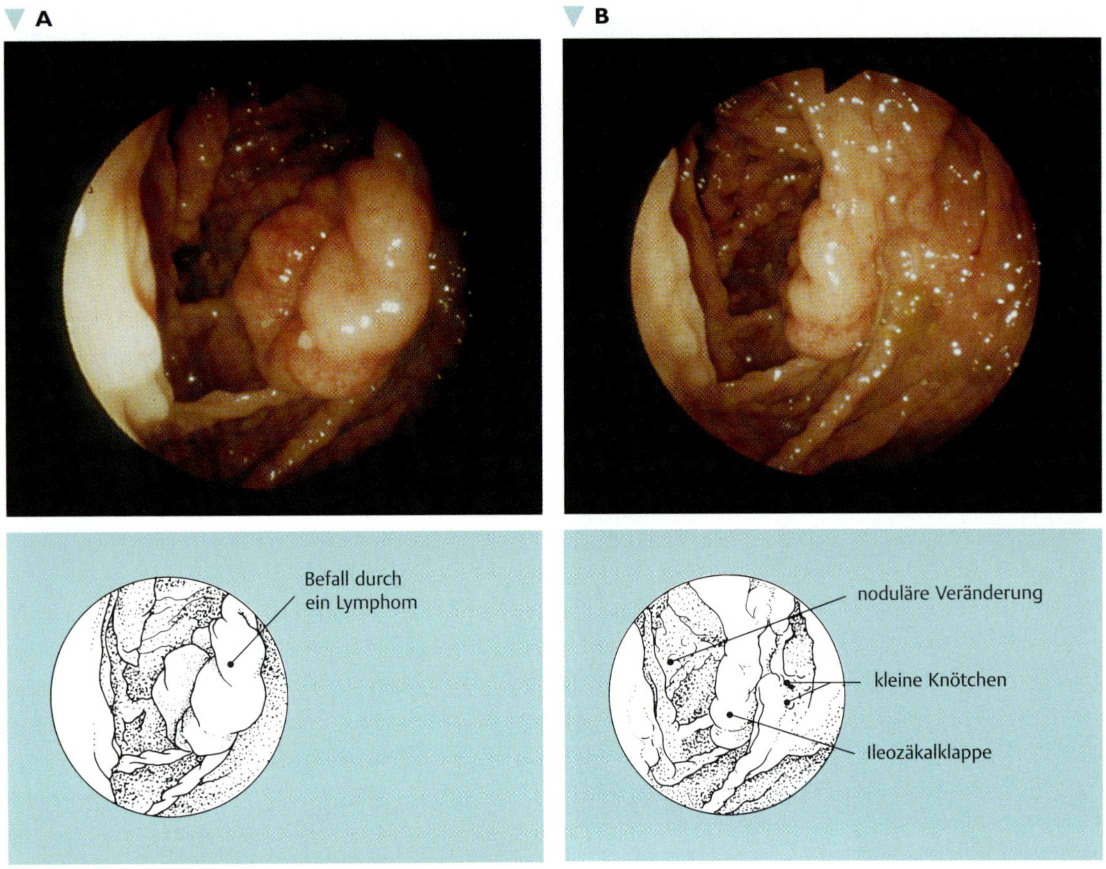

Abb. 10.**80** Primäres malignes Lymphom mit Invasion der Ileozäkalgegend; (**A**) geringes Erythem der vergrößerten Bauhin-Klappe; (**B**) noduläre Irregularität der umgebenden Mukosa.

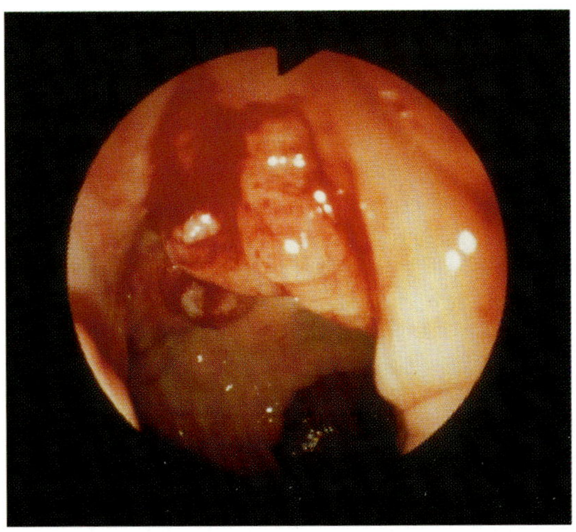

Abb. 10.**81** Blutendes primäres malignes Lymphom im Sigma bei einem AIDS-Patienten.

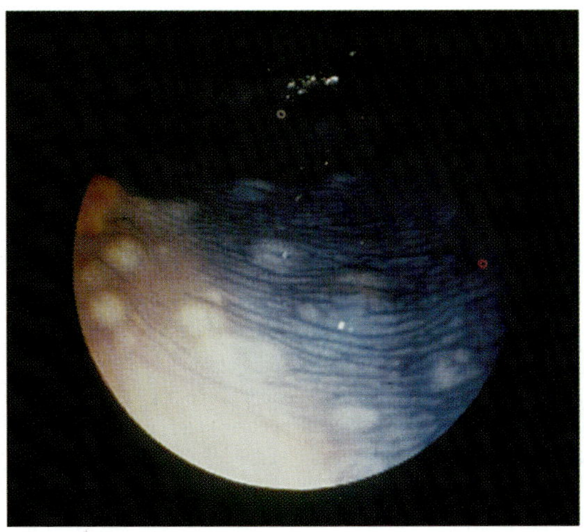

Abb. 10.**82** Gleichförmige Invasion durch ein malignes Lymphom, das durch mit zahlreichen, etwas erhabenen, weißlichen Strukturen einer FPC ähnelt und ohne Färbetechniken leicht übersehen wird.

In der Regel präsentiert sich das Kaposi-Sarkom als deutlich rotes Knötchen (Abb. 10.**84**); die Oberfläche ist häufig geringgradig irregulär. Andere Erscheinungsbilder sind selten. Die Läsionen können multipel, einem entzündlichen Polypen ähnelnd (Abb. 10.**85**), und als sehr kleine Frühläsion auftreten (Abb. 10.**86**). Die Läsionen können sich auch als gruppenweise, sehr dicht angeordnete, weite Kolonsegmente zerstörende Polypen darstellen (Abb. 10.**87**). Histologisch charakteristisch sind langgestreckte Zellen und zahlreiche Blutgefäße.

Metastasen im Kolon

Das Kolon kann auf zwei Wegen von Karzinommetastasen befallen werden: durch direkte Tumorausdehnung und durch Fernmetastasen – beide sind selten.

Die Infiltration des Kolons durch ein von einem benachbarten Organ ausgehendes Karzinom verursacht submuköse Knoten oder eine Kolonstenose. Meist verbreitet sich der Tumor submukös; die Mukosa bleibt dabei unauffällig oder wird leicht erythematös (Abb. 10.**88**). Diese Ausbreitungsform zeigen z. B. die aus den Beckenorganen entstehenden Karzinome. In Zukunft wird mittels der Endosonographie der Tumor und seine Ausdehnung besser dargestellt werden können.

Die zweite Ausbreitungsform ist gekennzeichnet durch Metastasen der Kolonwand. Die Implantate wachsen zunächst in der Wand und brechen dann ins Lumen ein. Endoskopisch imponiert eine abnorme Mukosa, die bis 2 cm große Polypen überkleidet. Diese Tumoren wachsen gelegentlich schneller als ihre Blutversorgung schritthalten kann, so daß es zur Eindellung und Ulzeration im Spitzenbereich des Tumors kommt. Zu den häufigen Tumoren, die solche Metastasen absetzen, zählen Magen-, Nieren-, Pankreas- und Mammakarzinome sowie Melanome. Melanommetastasen können wie im oberen Intestinaltrakt (braunschwarz) pigmentiert erscheinen; große Läsionen können auch amelanotisch sein.

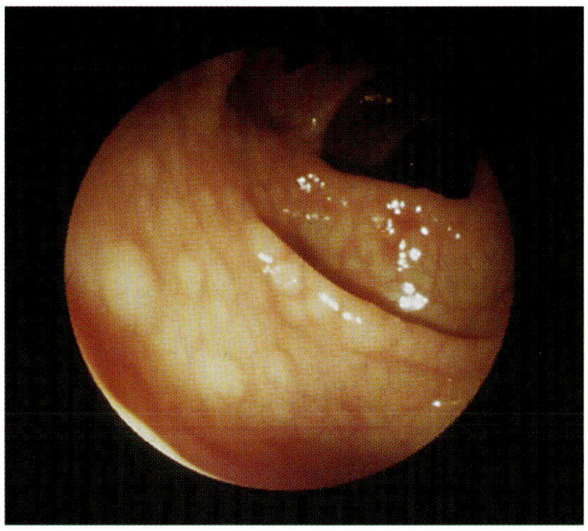

Abb. 10.**83** Zahlreiche winzige, weißliche Läsionen, die leicht übersehen werden.

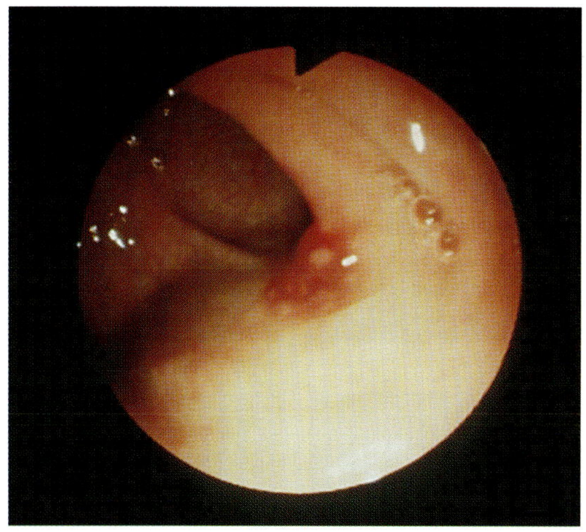

Abb. 10.**84** Solitäres Kaposi-Sarkom im Kolon: rotgefärbte Papel.

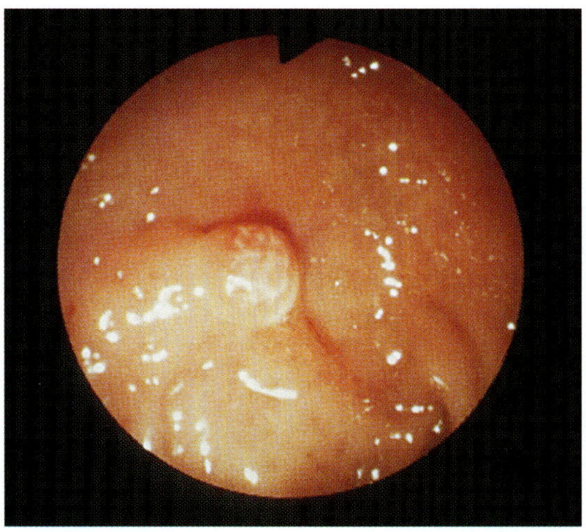

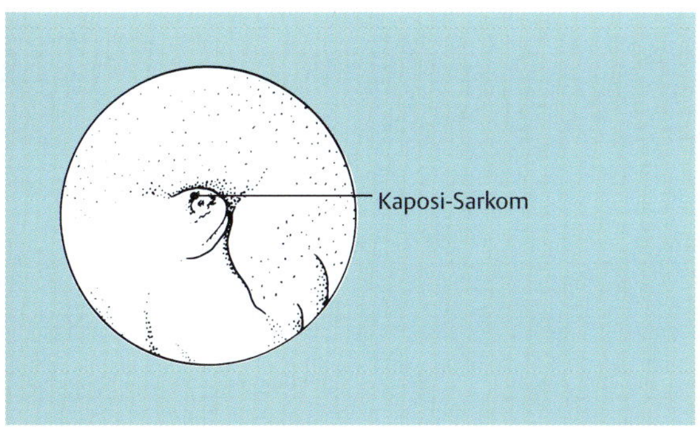

Abb. 10.**85** Kaposi-Sarkom; Frühstadium im Kolon eines AIDS-Patienten. Die Läsion ähnelt sehr einem entzündlichen Pseudopolypen.

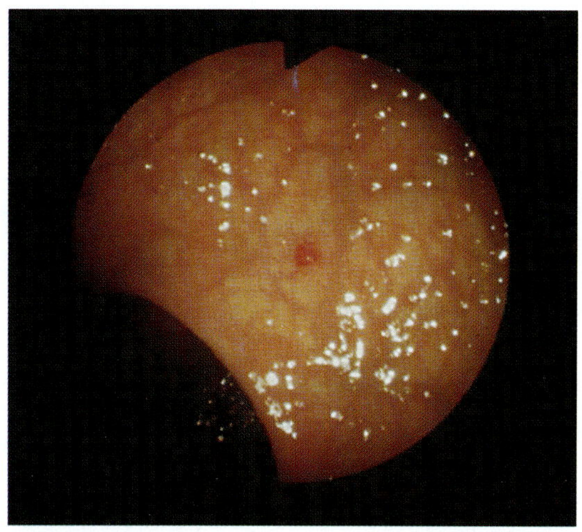

Abb. 10.**86** Kaposi-Sarkom, Frühstadium; einzelner, kleiner, roter Fleck bei einem AIDS-Patienten.

Biopsie der malignen Kolontumoren

Jede karzinomsuspekte kolorektale Abnormität sollte zur Diagnosesicherung und Therapiewahl ausführlich histologisch untersucht werden. Nekrotisches Tumorgewebe sollte dagegen generell nicht biopsiert werden. Aus frischem, nichtulzeriertem malignem Gewebe oder aus Gewebsanteilen zwischen exophytisch überhängenden Tumorrändern und dem Ulkusbereich entnommene Biopsieproben erhöhen die tumorpositive Ausbeute (Abb. 10.**89**).

Bei den exophytisch wachsenden Tumoren ergeben die mit der einfachen Biopsiezange entnommenen Proben eine relativ hohe Ausbeute. Weniger erfolgreich sind Biopsien, wenn es nicht möglich ist, die Instrumentenspitze exakt in die gewünschte „En-face-Position" zum Tumor zu dirigieren. Bei tangentialer Sicht z. B. ist es oft unmöglich, die Biopsiezange so auszurichten, daß die Probeentnahme aus der Tumoroberfläche, an der das Karzinom die Mukosa sichtbar durchbrochen hat, gelingt. Außerdem verfehlt gelegentlich die Zangenbiopsie die tiefergelegenen Tumoranteile zur Diagnose eines invasiven Karzinoms.

Die aus dem normal erscheinenden Rand einer malignen Striktur gewonnene Biopsieprobe ergibt selten einen positiven Befund. Sogar die aus dem tumorstrikturierten Areal entnommenen „blinden" Biopsien erbringen gelegentlich keine positiven Ergebnisse. Die Bürstenzytologie, die tief im stenotischen Bereich befindliche Tumorzellen abzufangen vermag, erweist sich in einem solchen Fall am ergiebigsten.

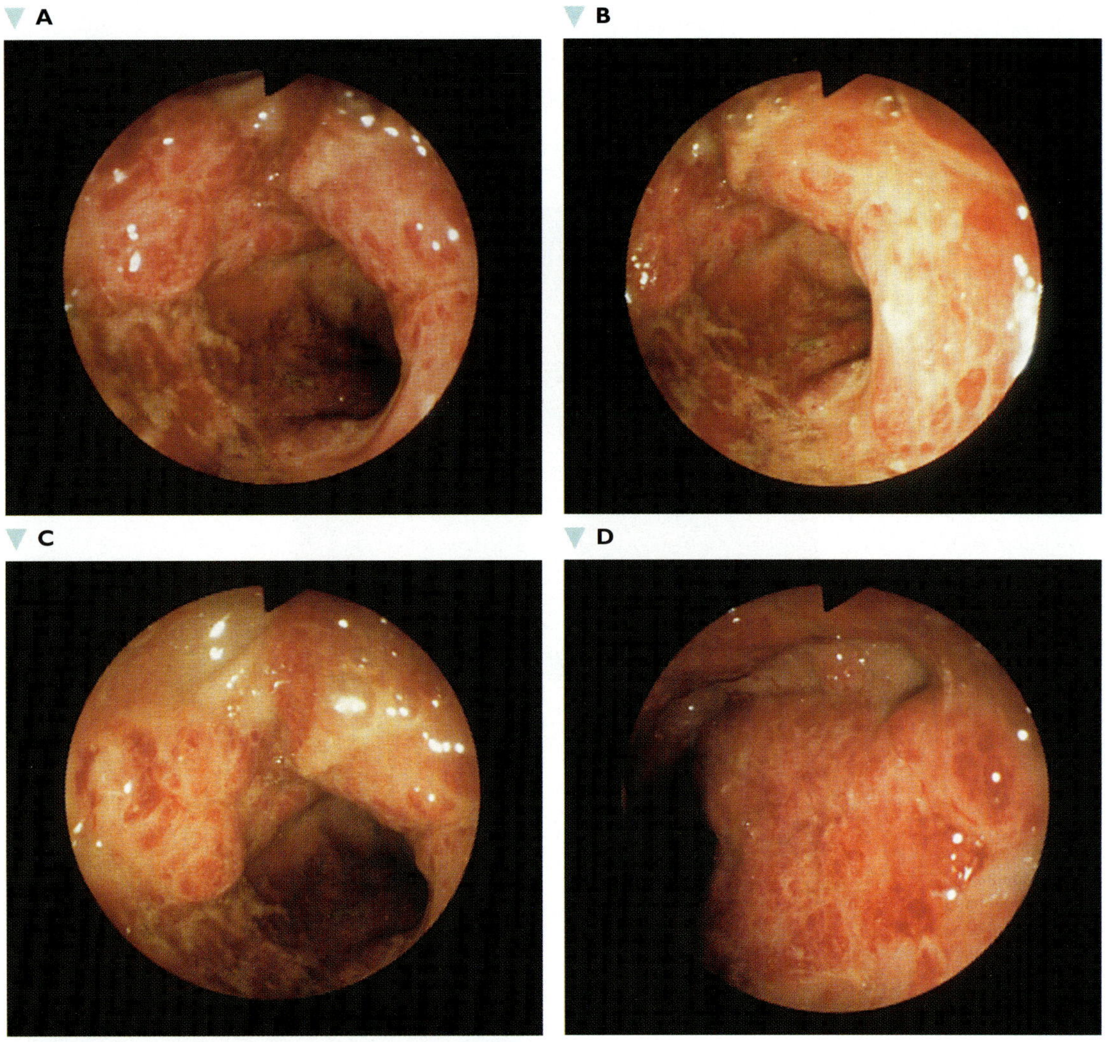

Abb. 10.**87** (**A** bis **D**) Ausgedehntes Kaposi-Sarkom im Rektum bei verschiedenen AIDS-Patienten. Dieser Befund ist rar.

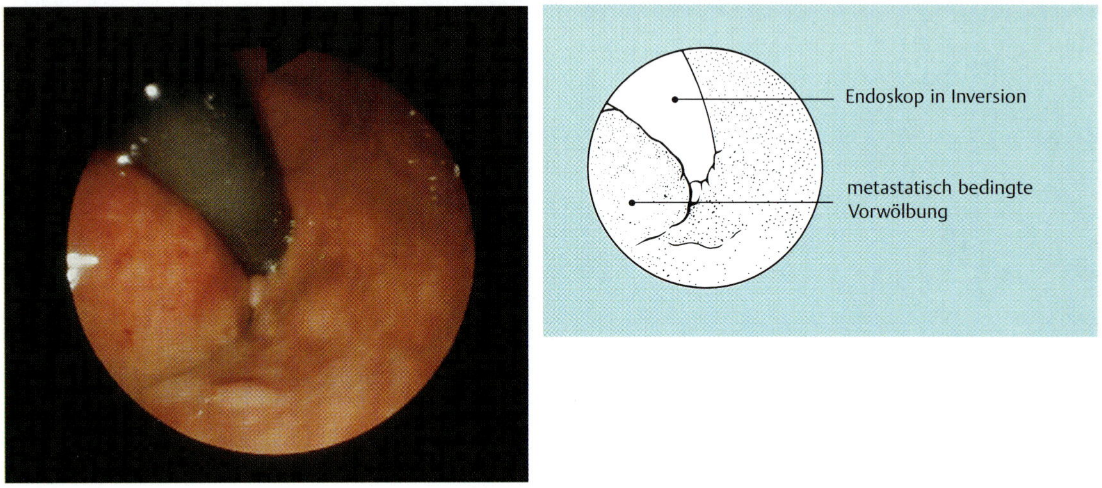

Abb. 10.**88** Submuköse Kolonmetastase eines Harnblasenkarzinoms mit extramuköser Impression.

Palliativtherapie der Kolontumoren

Eine hochgradige Kolonverlegung wird durch proximale Kolondiversion (Umgehungsanastomose), Resektion oder endoskopische Palliativtherapie behoben. Letztendlich hängt die Therapie von der Obstruktionsursache ab. Die Zerstörung eines obstruierenden Tumors kann durch Elektrokoagulation, Kältetherapie oder Nd-YAG-Lasertherapie erzielt werden. Die Laser-Photokoagulation ist besonders indiziert bei chronisch-blutenden Tumoren oder obstruierenden kolorektalen Malignomen (Abb. 10.**90**). Dieser Therapiemodus eignet sich vor allem bei älteren Patienten zur Vermeidung einer Notfallkolostomie bei unvorbereitetem Darm. In der Regel gelingt die Wiedereröffnung des Darms in ein oder zwei Therapiegängen (Abb. 10.**91** bis 10.**93**). Gewundene Läsionen oder Läsionen in stark gewinkelten Darmabschnitten können jedoch die Lasertherapie unmöglich machen. In einigen Fällen gelingt die komplette Vernichtung großer exophytischer Malignome mittels Laser-Koagulation. Ul-

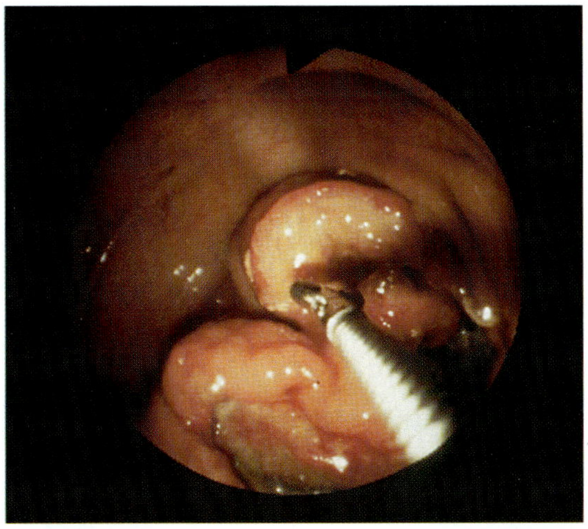

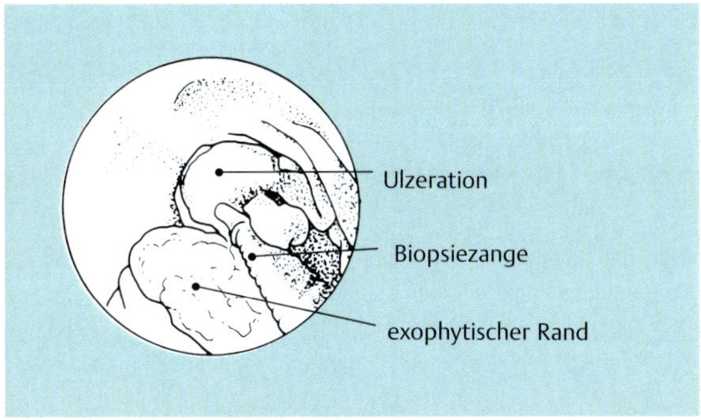

Abb. 10.**89** Tumorbiopsie unter endoskopischer Führung aus dem Tumorbereich zwischen überhängenden Rändern und exkaviertem Areal.

A

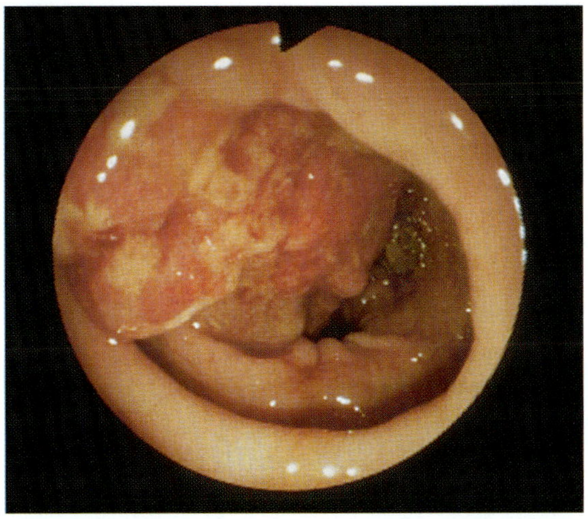

B

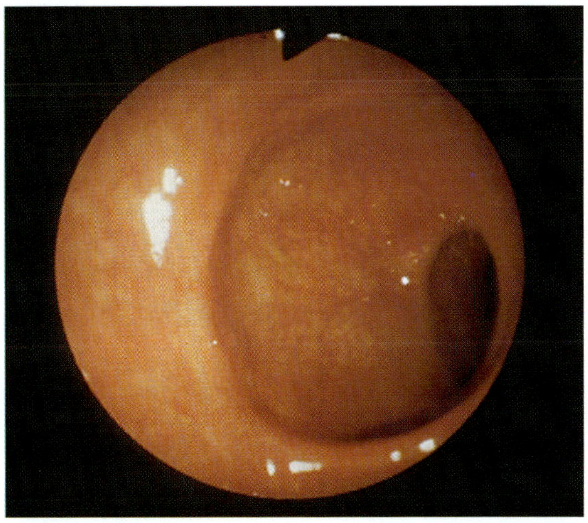

Abb. 10.**90** Rektumkarzinom. (**A**) Großer, exophytischer Tumor vor der Lasertherapie; (**B**) komplette Elimination des Tumors nach viermaliger Behandlung mit einem Nd-YAG-Laser.

A

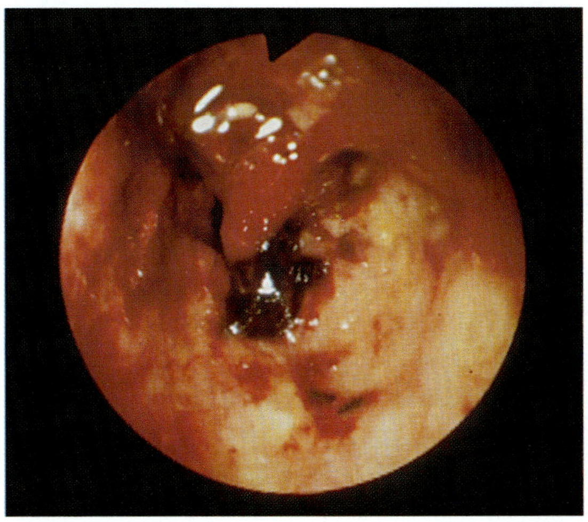

B

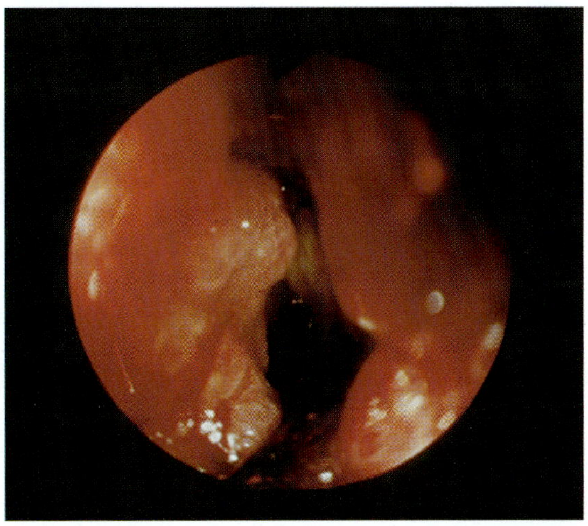

Abb. 10.**91** (**A**) Karzinom mit vollständiger Kolonobstruktion; (**B**) Lumeneröffnung nach Lasertherapie.

zerationen und Vernarbungen der gesamten Zirkumferenz sind mögliche Folgen der bei kolorektalen Tumoren durchgeführten Laser-Koagulation (Abb. 10.**94** bis 10.**96**). Die Tumoren können rezidivieren, und ein Karzinom kann dort entstehen, wo ein villöses Adenom behandelt wurde (Abb. 10.**97**). Diese Tatsachen unterstreichen die Notwendigkeit einer lebenslangen Nachsorge dieser Patienten. Die Palliativtherapie bewirkt meist eine dramatische Verbesserung der Symptome und damit der Lebensqualität des Patienten.

■ Endosonographie beim kolorektalen Karzinom

Die Endosonographie kann zur genaueren Abbildung von kolorektalen Karzinomen eingesetzt werden. Die Ultraschallbilder werden entweder durch blindes Einführen transrektaler Sonden oder mittels Ultraschalleinrichtungen gewonnen, die an der Endoskopspitze angebracht oder via Instrumentierkanal eingeführt werden. Dabei stellt man die Penetrationstiefe und den Befall benachbarter Strukturen fest – Informationen, die dem Tumorstaging und der Therapieplanung dienen (Abb. 10.**98** bis 10.**100**).

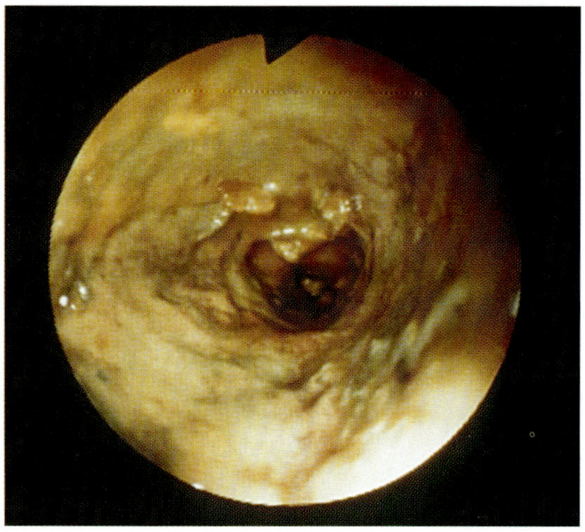

Abb. 10.**92** Lasertherapie eines anulären Kolonkarzinoms mit Wiederherstellung des Kolonlumens.

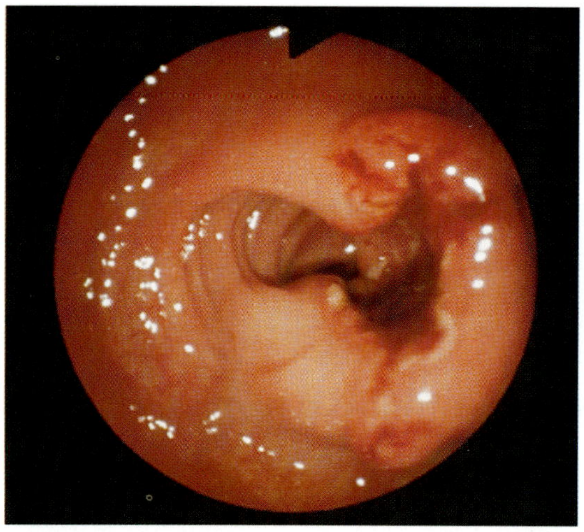

Abb. 10.**93** Lasertherapie eines obstruierenden Kolonkarzinoms und Wiederherstellung des Lumens. Koaguliertes Gewebe erscheint als weiße Mukosa am Tumorrand.

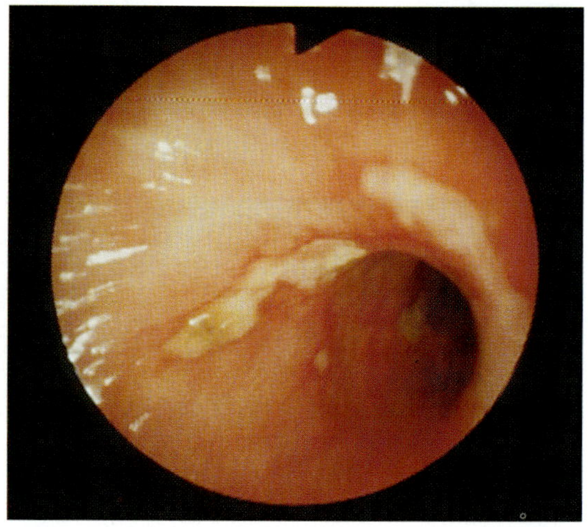

Abb. 10.**94** Nach der Lasertherapie eines villösen Polypen entwickelt sich ein großes Ulkus.

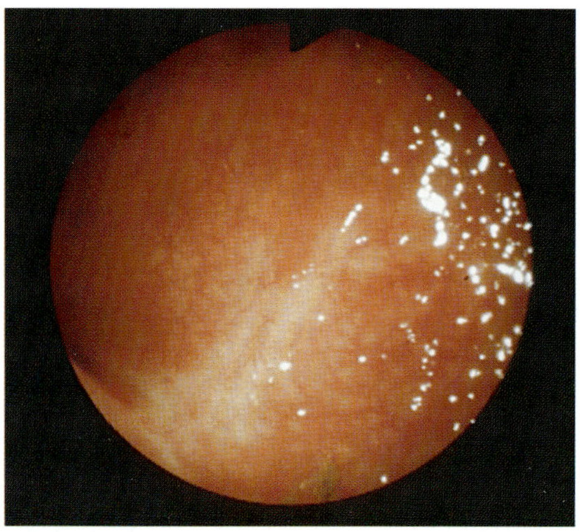

Abb. 10.**95** Vernarbung der Kolonwand nach Lasertherapie.

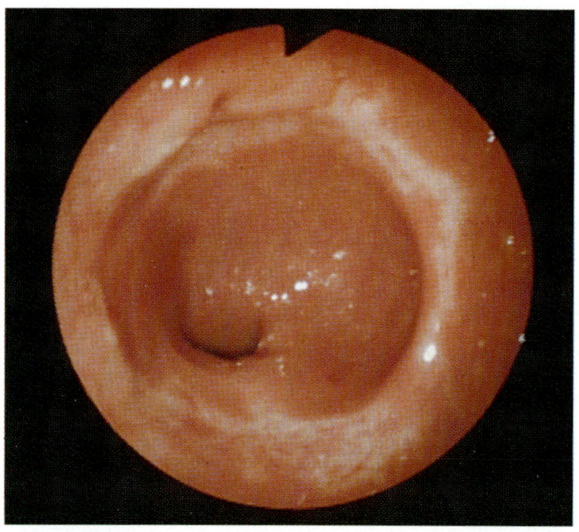

Abb. 10.**96** Zirkuläre Fibrose nach Lasertherapie eines zirkumferentiell wachsenden, villösen Adenoms.

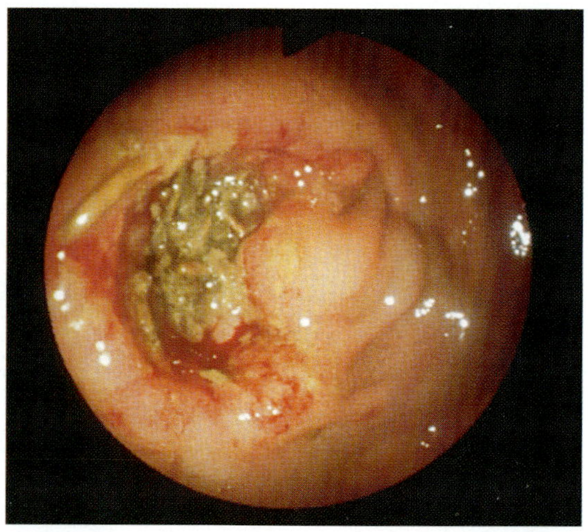

Abb. 10.**97** Dieses infiltrierende Kolonkarzinom entstand nach Lasertherapie eines villösen Adenoms im selben Areal.

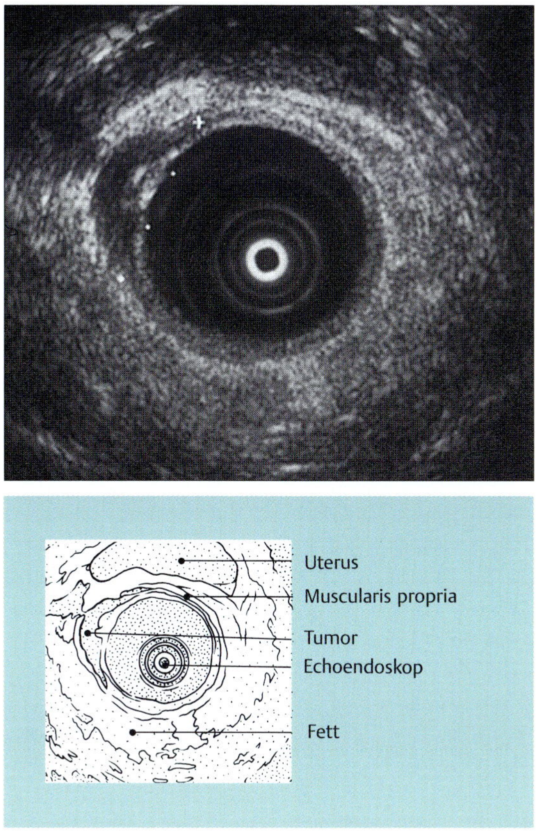

Abb. 10.**98** Rektumkarzinom mit Penetration der Muscularis propria und des umgebenden Fettgewebes.

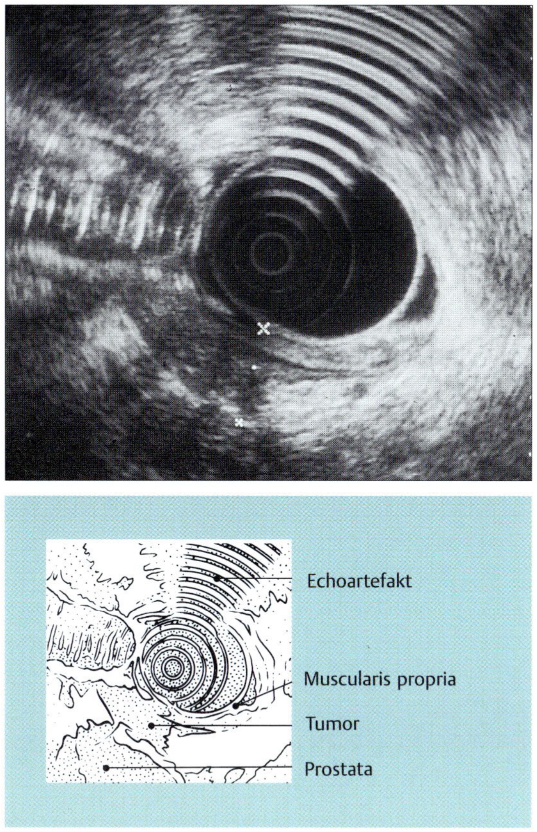

Abb. 10.**99** Rektumkarzinom mit Penetration der Muscularis propria und geringer Invasion der Prostatakapsel. (Echoartefakt durch in der Nähe liegende Biopsiezange.)

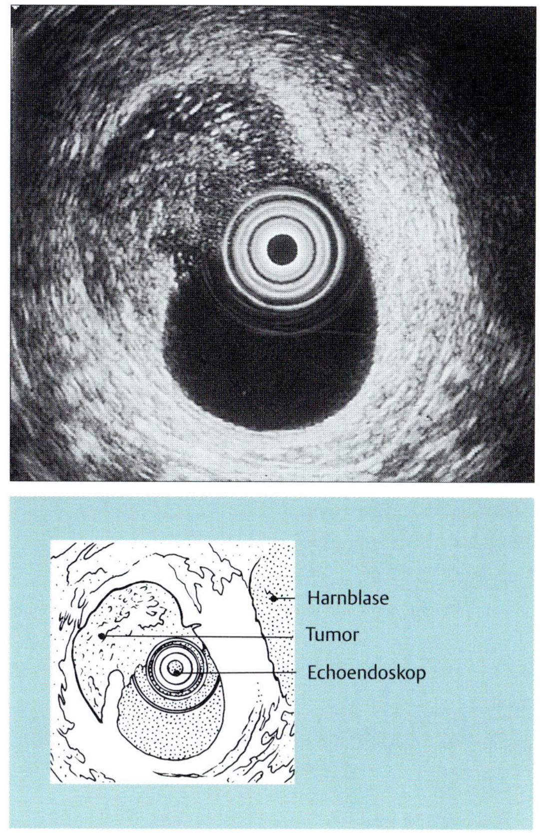

Abb. 10.**100** Sigmakarzinom, sonographiert mit 10-MHz-Echoendoskop. Der polypöse Tumor ist echoarm und penetriert die Subserosa.

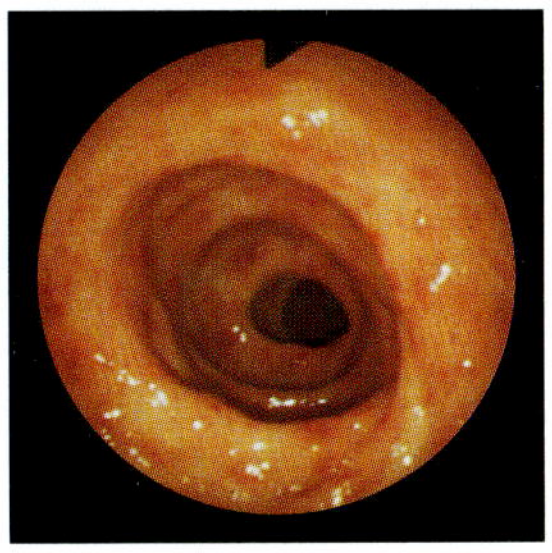

11

Kolon II: Entzündliche und infektiöse Erkrankungen

Wir beginnen dieses Kapitel mit Ausführungen zu Chronisch-entzündlichen Darmerkrankungen, d. h. Colitis ulcerosa und Morbus Crohn. Anschließend präsentieren wir folgende andere Kolitiden: die infektiöse, die antibiotikaassoziierte, die ischämische und die strahlenbedingte Variante. Den Abschnitt über infektiöse Kolitiden haben wir um AIDS-assoziierte Bilder erweitert.

Idiopathische Chronisch-entzündliche Darmerkrankungen

Colitis ulcerosa und Morbus Crohn werden als idiopathische Erkrankungen beschrieben, weil weder ihre Ätiologie noch ihre Pathogenese genau bekannt sind. Zu den auf eine Entzündung hinweisenden Veränderungen gehören Ödem, Erythem, mukoides oder purulentes Exsudat, gering- oder hochgradige Epithelzerstörung (von kleinen, erosiven Defekten bis zu gewundenen, linearen oder tiefreichenden Ulzera), feine oder grobgranulierte Mukosadeformität, Pseudopolypen, Retraktionen und Strikturierung.

Die Koloskopie ist eine zur Beurteilung der entzündlichen Darmerkrankung etablierte Untersuchungsmethode. Die direkte Mukosainspektion und die Möglichkeit der Biopsieentnahme bieten eine hohe diagnostische Treffsicherheit; jedoch sind nur wenige endoskopische Veränderungen für sich betrachtet spezifisch. Darüber hinaus sind die Reaktionsmuster der Mukosa als Antwort auf eine Schädigung begrenzt.

Trotz mangelnder Spezifität läßt sich in der Regel die Verdachtsdiagnose einer idiopathischen Darmerkrankung im Zusammenhang aller relevanten Befunde stellen. Dabei muß die idiopathische Erkrankung von einigen anderen Varianten, z. B. der infektiösen, der antibiotikaassoziierten und der ischämischen Kolitis, differenziert werden. Die Koloskopie liefert in den meisten Fällen genaue Angaben zu Verteilung, Ausdehnung und Schweregrad der Abnormitäten. Informationen über eine vorausgegangene lokale oder systemische Therapie sind wichtig, weil diese die charakteristischen Merkmale der entzündlichen Erkrankung verbergen oder beeinträchtigen können.

Ferner ermöglicht die Koloskopie die Gewinnung von Schleimhautbiopsien zur Differentialdiagnose und die Erkennung einer Dysplasie oder eines Karzinoms. Sie erlaubt außerdem die Gewebsentnahme für weitere Untersuchungen, z. B. für die Flow-Zytometrie (DNA-Histogramm). All diese Untersuchungsmethoden sind von großer Bedeutung für die Diagnose und Überwachung der Kolitispatienten.

■ Colitis ulcerosa

Die aktive Colitis ulcerosa befällt die Mukosa kontinuierlich symmetrisch. Sie kann sich über das ganze Kolon ausbreiten oder es segmental involvieren; der Rektumbefall ist charakteristisch. Die Diagnosestellung erfolgt durch Anamneseerhebung und Proktosigmoidoskopie; die Koloskopie kann jedoch eine präzisere Beurteilung liefern. Zur exakten Bestimmung der Ausdehnung ist die Spiegelung des gesamten Kolon, d. h. bis ans Zäkum, nötig. Diese Untersuchung ist bei Patienten mit Colitis ulcerosa etwas erleichtert, da das Kolon verkürzt und röhrenförmig umgebaut ist.

Endoskopisches Bild

Es gibt keine einzelne makroskopische, pathognomonische Mukosaabnormität zur endoskopischen Diagnose der Colitis ulcerosa. Die Ausscheidung übermäßigen mukoiden Materials, das die Mukosa wie eine weiße Creme bedeckt, kann das auffälligste Zeichen der Frühphase oder eines akuten Colitis-ulcerosa-Schubs darstellen (Abb. 11.**1**).

Bei minimaler Entzündung kann die muköse Gefäßzeichnung ganz aufgehoben sein oder verwaschen oder stumpf erscheinen; verantwortlich dafür sind Ödem und Entzündung der Lamina propria. Die Vaskularisierung ist insofern abnorm, als sie durch eine ausgeprägt irreguläre und deformierte Gefäßverzweigung gekennzeichnet ist; dies steht im Gegensatz zu den glatten, sich allmählich verschmälernden normalen Blutgefäßen (Abb. 11.**2**). Das teilweise durch den Verlust der Mukosatransparenz verursachte abnorme Gefäßmuster kann bei ruhender oder heilender Colitis ulcerosa die einzige erkennbare Veränderung sein.

Die Kapillardilatation in der Mukosa führt in der Regel zu diffusem Erythem (Abb. 11.**3**). Die erythematöse Mukosa weist erhöhte Vulnerabilität mit leicht auslösbaren Kontaktblutungen auf (Abb. 11.**4**). Ein Erythem ist, besonders bei gleichzeitigem Auftreten von Mukosagranulierung und deformierter oder fehlender Gefäßzeichnung, ein Indiz für eine aktive Entzündung der Mukosa; ein Indiz für eine stärkere Entzündung ist leicht adhärentes, gelbbräunliches und mukopurulentes Exsudat (Abb. 11.**5**).

Die Granulierung ist die optische Manifestation einer feinen oder groben Irregularität der Schleimhautoberfläche. Das Verschwinden des normalen homogenen Lichtreflexes weist auf granuläre Veränderungen der normalerweise glatten Mukosa hin (Abb. 11.**2** und 11.**6**).

Intensive epitheliale Destruktion und Kryptenabszesse verursachen oberflächliche oder tiefreichende Epithelnekrosen bzw. -ulzera. Bei florider Colitis ulcerosa beobachtet man singuläre oder multiple, im Durchmesser von einigen Millimetern bis mehrere Zentimeter große Ulzera. Sie können linear (Abb. 11.**7**), gewunden, zirkulär oder oval sein. Unabhängig von ihrer Form und Größe sind sie charakteristischerweise von erythematöser, vulnerabler Mukosa umgeben (Abb. 11.**8**).

Die Ulzeration kann so schwer sein, daß nur wenig Mukosa verbleibt (Abb. 11.**9**). Bei tiefen Ulzera ist die Submukosa oder Muscularis propria an der Basis sichtbar (Abb. 11.**10**). Eine schwere Colitis ulcerosa kann mit Spontanblutungen einhergehen (Abb. 11.**11**).

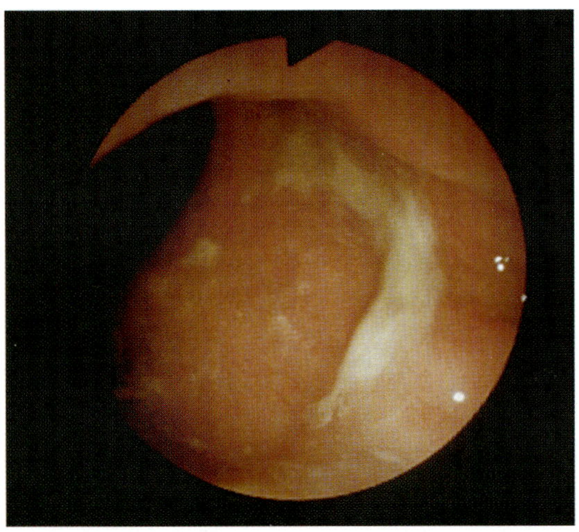

Abb. 11.**1** Colitis ulcerosa mit reichlichem schleimigen Exsudat (Frühzeichen eines Schubes).

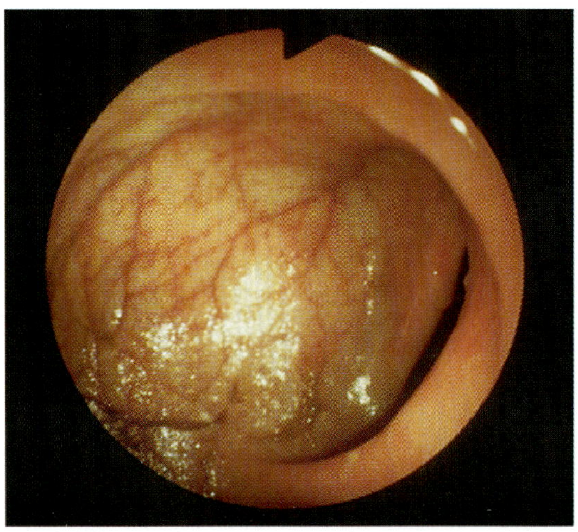

Abb. 11.**2** Colitis ulcerosa in Remission: Feine Granulierung (multiple, winzige, weiße Pünktchen reflektierten Lichts), etwas verzerrte Gefäßzeichnung.

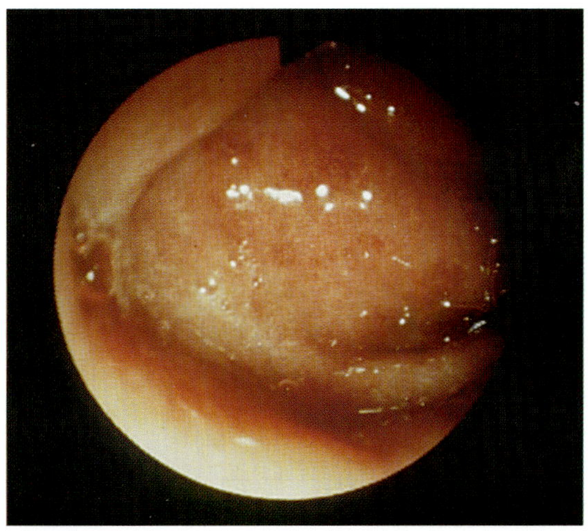

Abb. 11.**3** Chronische, gering ausgeprägte Colitis ulcerosa mit Mukosaerythem und -vulnerabilität.

Entzündliche (Pseudo-)Polypen

Man nimmt an, daß sich die entzündlichen polypösen Gebilde oder (Pseudo-) Polypen aus epithelialen Knötchen entwickeln, die in Gebieten schwerer Ulzera oder an den Ulkusrändern während der Ulkusheilung und dem Rückgang der akuten Entzündung entstehen. Diese Läsionen sind meist multipel; ihre Größe variiert von nur wenige Millimeter großen Mukosawucherungen bis zu 1 cm großen Polypen. In seltenen Fällen können singuläre Polypen über 1,5 cm groß sein (Abb. 11.**12**).

Entzündliche Polypen können sehr breitbasig, sessil oder gestielt sein. Sie sind weich, komprimierbar, vulnerabel und im Spitzenbereich oft mit weißlichem Exsudat versehen (Abb. 11.**13**). Insbesondere größere Polypen können erodiert oder ulzeriert sein. Hin und wieder ist das polypöse Gebilde im Ge-

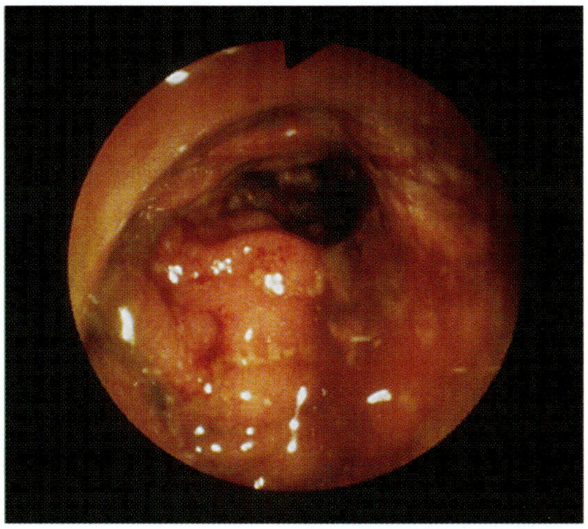

Abb. 11.**4** Aktive Colitis ulcerosa. Die deutlich vulnerable Mukosa blutete bereits nach einer Koloskoppassage.

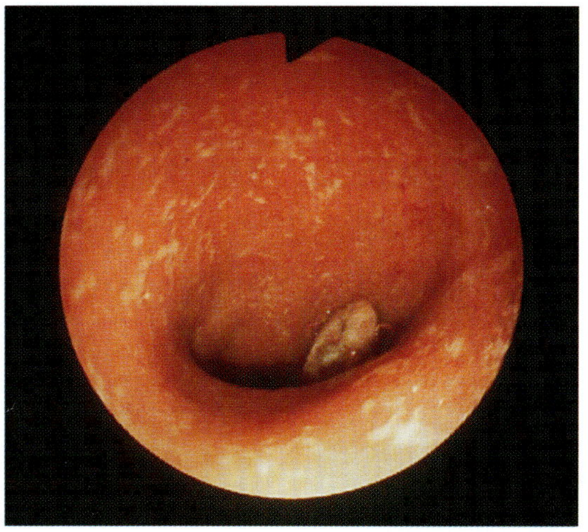

Abb. 11.**5** Disseminierte mukopurulente Exsudate, Erythem und verzerrte Gefäßzeichnung bei einem Patienten mit aktiver Colitis ulcerosa.

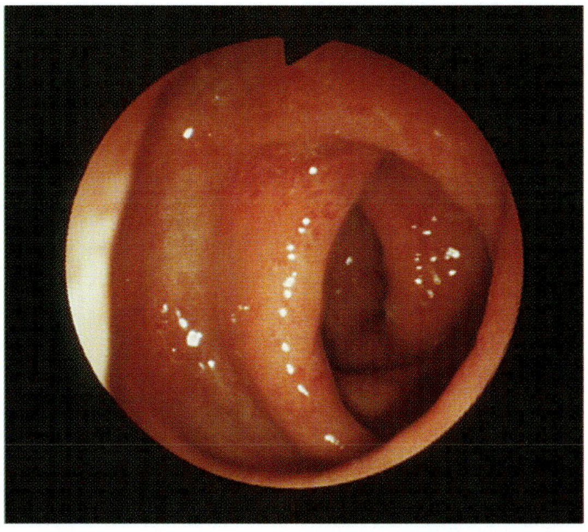

Abb. 11.**6** Colitis ulcerosa in der Frühphase; Petechien, rauhe oder granulierte Falten.

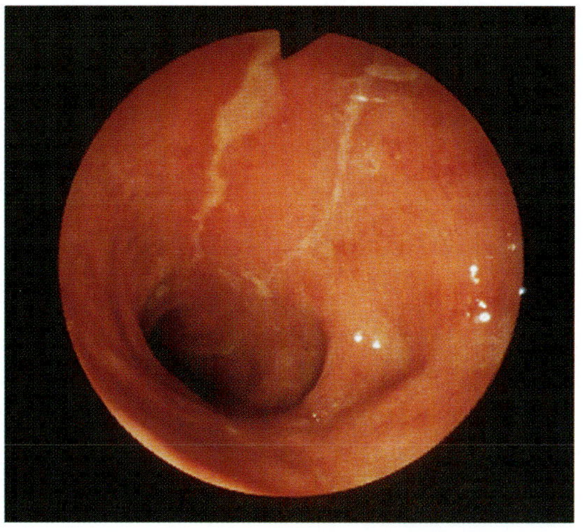

Abb. 11.**7** Lineare longitudinale Ulzera im Deszendens mit Erythem, Vulnerabilität und Blutung bei einem Patienten mit Colitis ulcerosa.

A

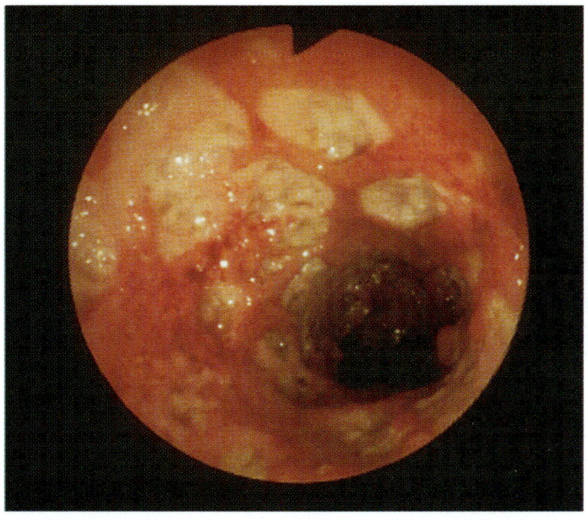

B

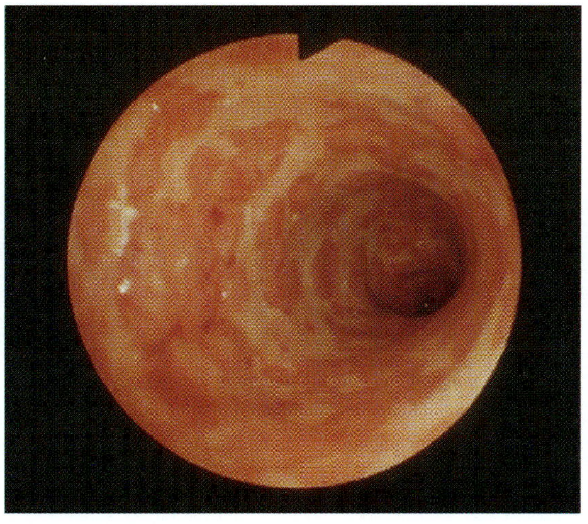

C

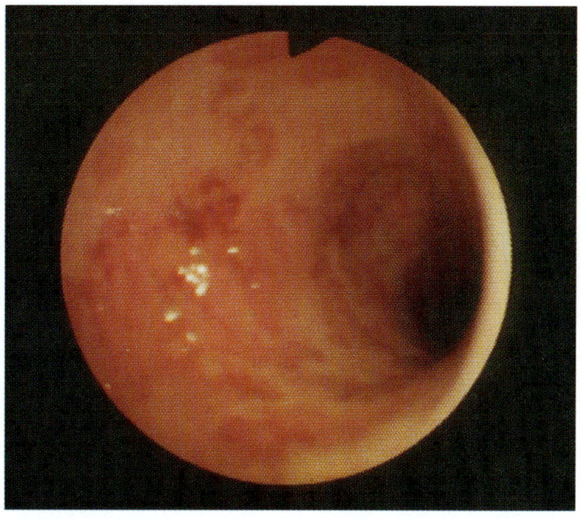

Abb. 11.**8** Aktive Colitis ulcerosa mit Ulzeration an drei Beispielen (**A** bis **C**). Erythem und Vulnerabilität der Mukosa im Hintergrund.

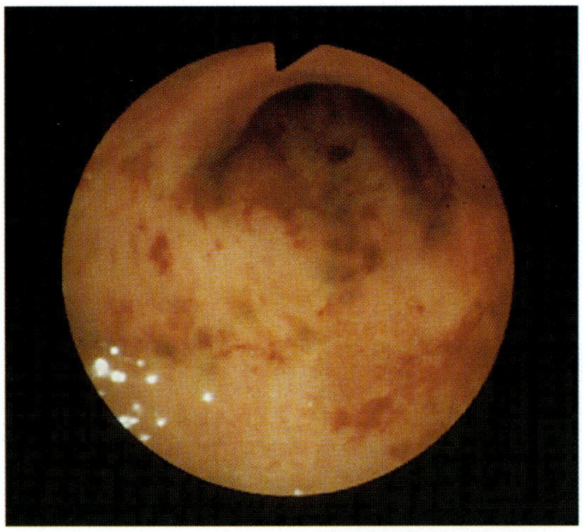

Abb. 11.**9** Aktive Colitis ulcerosa mit ausgedehnter Ulzeration und wenig erhaltener Mukosa.

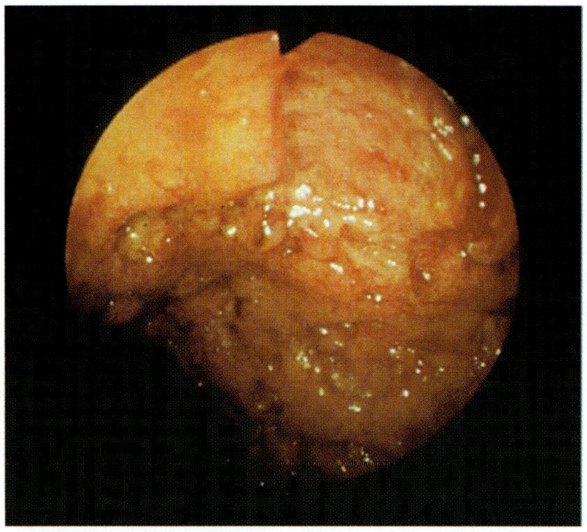

Abb. 11.**10** Schwere chronische Colitis ulcerosa mit tiefer Ulzeration und wohl beginnender Perforation. In dem tiefen Ulkus ist die Muscularis propria zu erkennen.

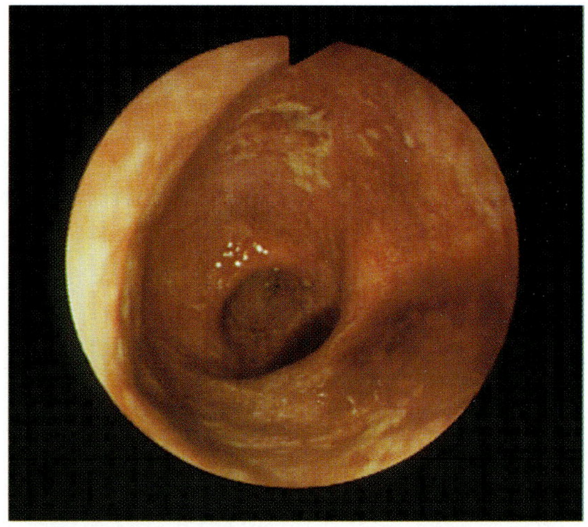

Abb. 11.**11** Ausgeprägter Befund bei Colitis ulcerosa mit profuser, spontaner Blutung.

A

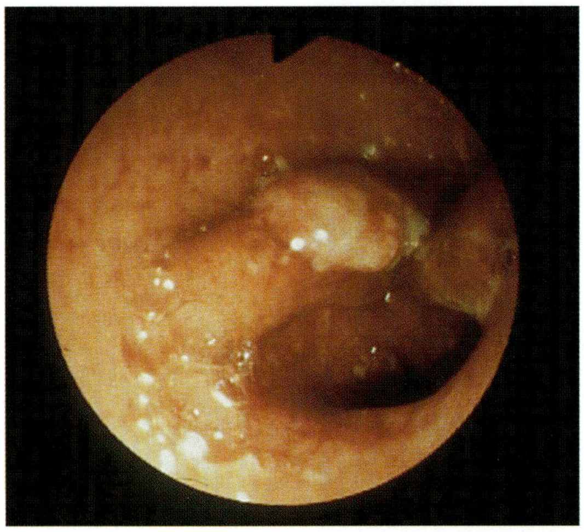

B

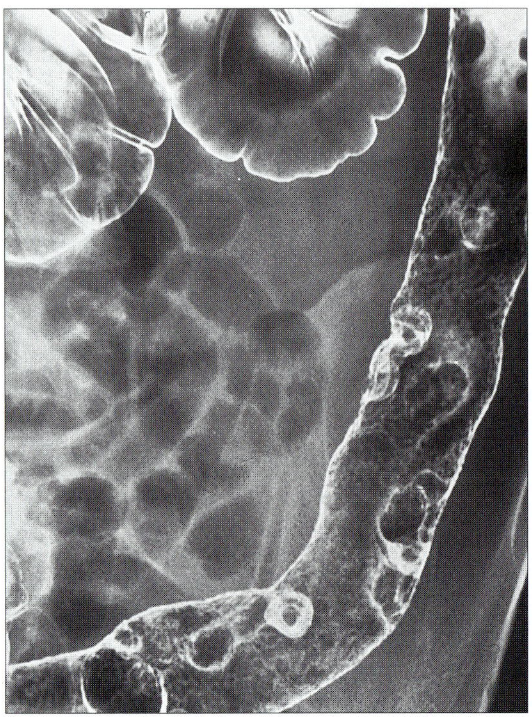

Abb. 11.**12** (**A**) Chronische Colitis ulcerosa mit großem Pseudopolypen; (**B**) charakteristisches Röntgenbild.

A

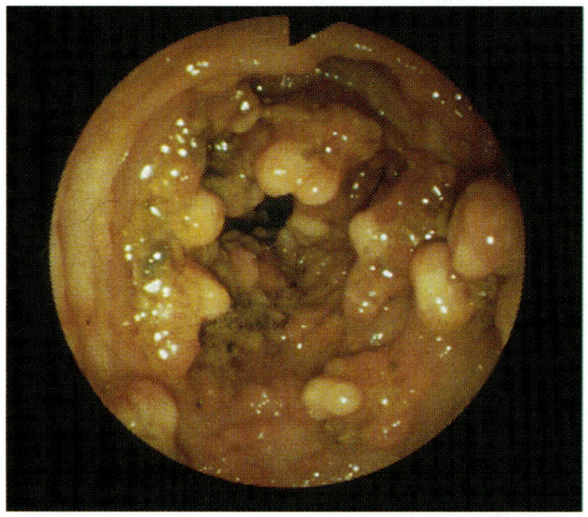

B

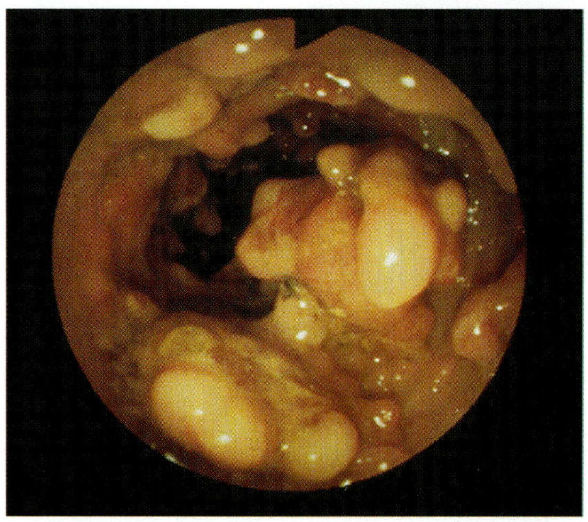

Abb. 11.**13** (**A** und **B**) Colitis ulcerosa mit multiplen Pseudopolypen. Die Oberfläche ist glatt und glänzend, die Polypenspitzen mit Exsudat überzogen.

gensatz zur blassen Mukosa der Remissionsphase auffallend erythematös (Abb. 11.**14**).

Weniger häufig begegnet man gruppenartig angeordneten, finger- oder wurmförmigen Epithelwucherungen (Abb. 11.**15**); sie sind, besonders wenn sie traubenartig angeordnet sind, charakteristisch für die Colitis ulcerosa. Sie sind nur selten durch Mukosabrücken verbunden, die sich während des Heilungsprozesses unterminierender Ulzera bilden (Abb. 11.**16**) und ein netzförmiges Geflecht hinterlassen (Abb. 11.**17** und 11.**18**).

Schwere Ulzera mit dazwischenliegenden, großen entzündlichen Polypen führen zu grober nodulärer Mukosadeformierung. Die die Ulzera umgebende

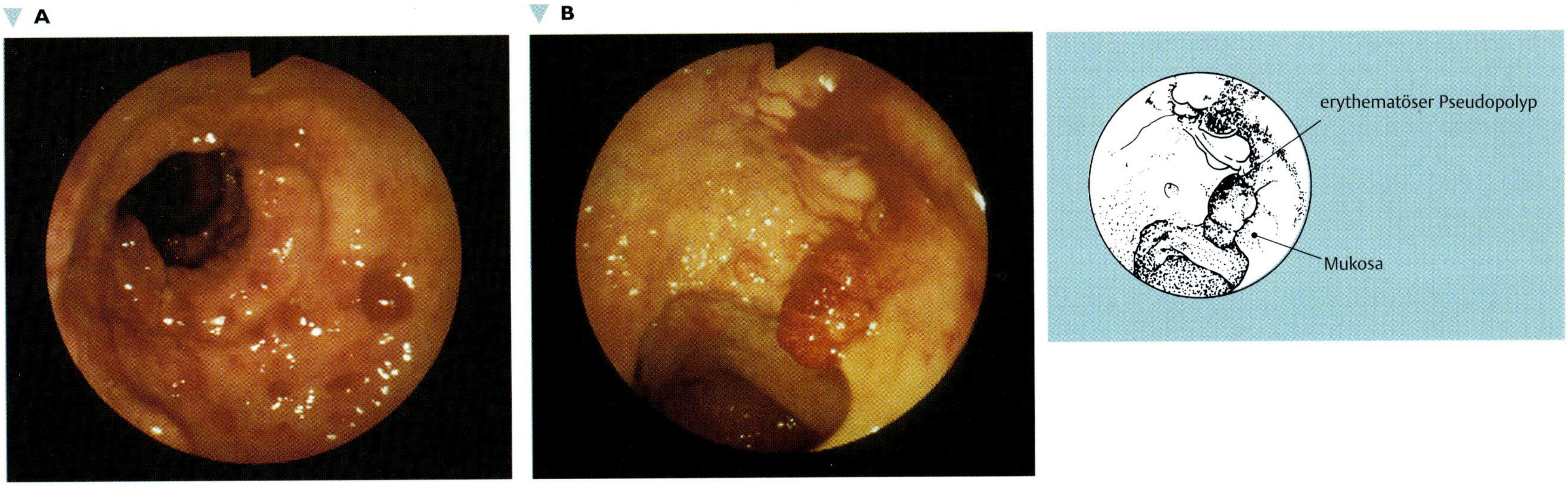

Abb. 11.**14** (**A**) Inaktive Colitis ulcerosa mit Pseudopolypen in Form kirschroter Flecken; (**B**) großer Polyp mit deutlichem Erythem im Kontrast zur blassen Mukosa.

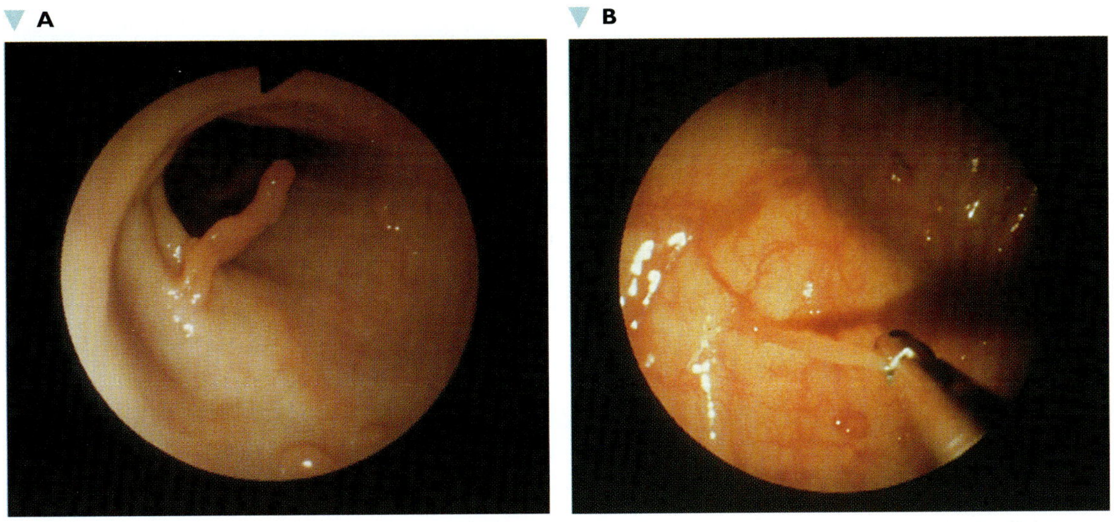

Abb. 11.**15** (**A**) Colitis ulcerosa mit fingerförmigen Polypen; (**B**) mit der Biopsiezange wird deren filamentöse Form demonstriert.

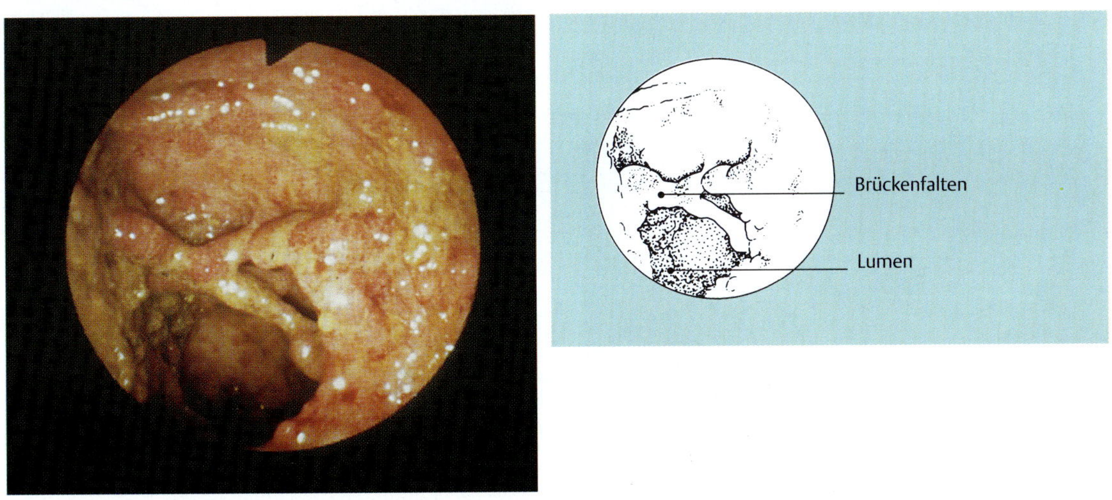

Abb. 11.**16** Aktive Colitis ulcerosa mit Mukosabrücken.

Mukosa ist typischerweise stark gerötet und verletzlich (Abb. 11.**19**). Dieser Befund kontrastiert mit dem pflastersteinähnlichen Bild des Morbus Crohn, bei dem die Schleimhaut um die Ulzera normal oder leicht gerötet ist und eine intakte Gefäßzeichnung aufweist.

Colitis-ulcerosa-bedingte Strukturabnormitäten

Strukturabnormitäten sind überwiegend die Folge akut entzündlicher Mukosaveränderungen wie ödematöser Schwellung, Entzündungsinfiltrat, Muskelkontraktion und -hypertrophie. Die erste erkennbare entzündungsbedingte Veränderung ist die Verstreichung der Ränder der Querfalten oder Klappen, die aufgrund des Ödems und der Entzündung verdickt oder stumpf erscheinen (Abb. 11.**20**). Dieses Bild zeigt sich vor allem im Transversum an den runden und verdickten statt normalerweise scharfen und schlanken triangulären Falten. Ist das Muster der Haustren aufgehoben, was vermutlich durch Kontraktion und Hypertrophie der Taeniae coli zustande kommt, weist das auf eine chronische Erkrankung hin.

Langanhaltende muskuläre Hypertrophie und Retraktion können das Kolonlumen stark, manchmal auf weniger als 13 mm, einengen, was die Passage eines Standardkoloskops gerade noch erlaubt. Das Verschwinden des Haustrenmusters und die Strikturen führen zu einem schlauchartigen Bild (Fahrrad- oder Gartenschlauchphänomen) (Abb. 11.**21**).

Strikturen entstehen bei der Colitis ulcerosa vorwiegend als Folge von Muskelhypertrophie und Verkürzung. Im Gegensatz zu den fibrotischen Crohn-Strikturen bestehen die Strikturen bei Colitis ulcerosa aus verdickter glatter Muskulatur. Im stenotischen Bereich kommen charakteristische oberflächliche oder tiefere Ulzera in ausgeprägt erythematöser, vulnerabler Mukosa vor (Abb. 11.**22**) Eine intakte, noduläre, indurierte Mukosa ohne Ulzeration ist atypisch und malignitätsverdächtig.

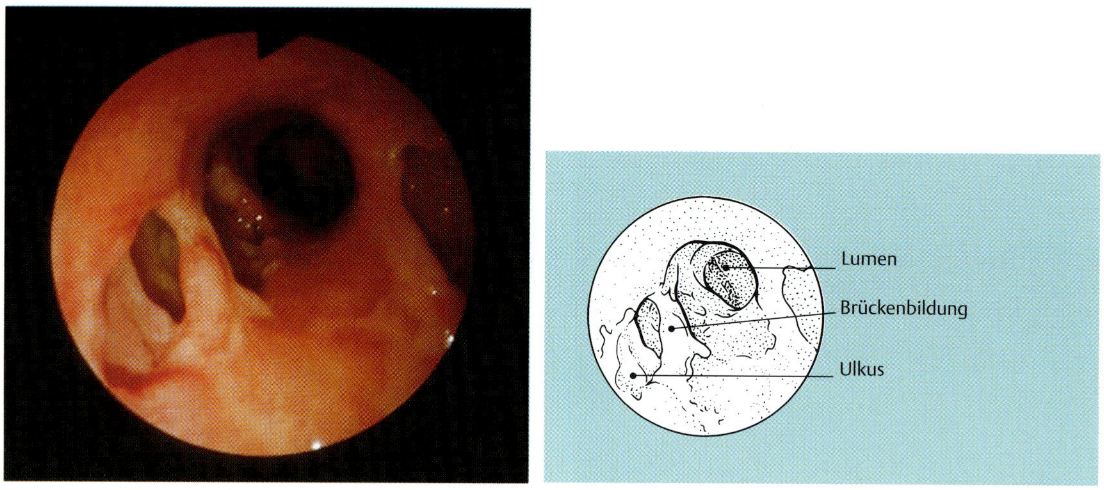

Abb. 11.**17** Colitis ulcerosa mit Mukosabrücken und Ulzeration.

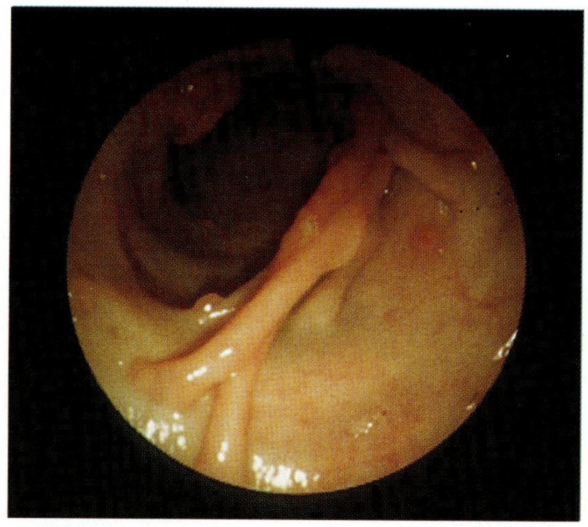
Abb. 11.**18** Colitis ulcerosa mit Pseudopolypen und Mukosabrücken.

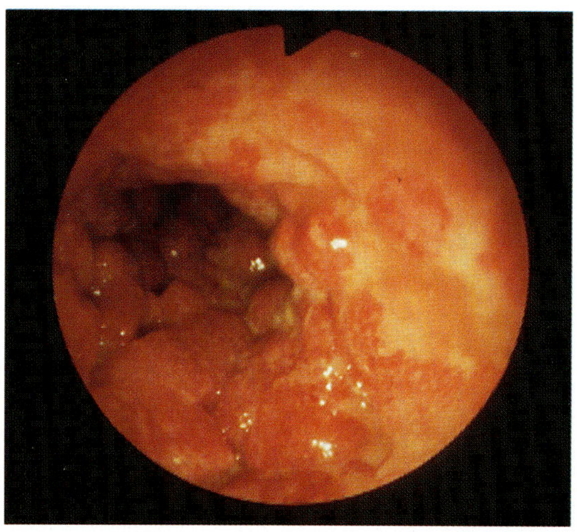
Abb. 11.**19** Colitis ulcerosa. Grobe, noduläre Deformität der Mukosa mit intensivem Erythem und Vulnerabilität.

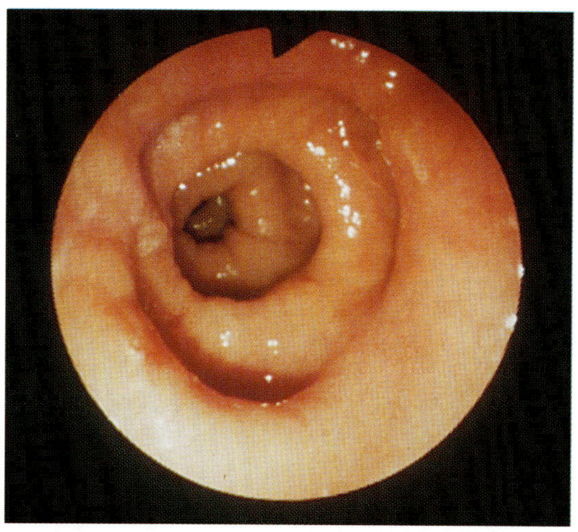
Abb. 11.**20** Colitis ulcerosa. Stumpfe und verdickte Querfalten (frühe Strukturveränderung) im distalen Transversum.

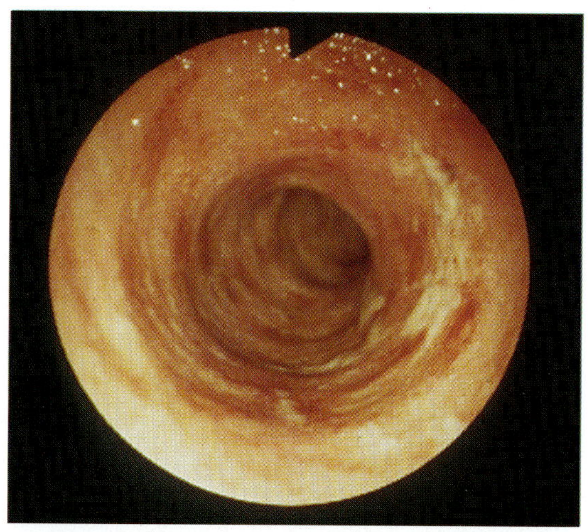
Abb. 11.**21** Röhrenförmiger Umbau des Kolons bei Colitis ulcerosa; außerdem erkennt man plaqueartige Exsudate und punktförmige Blutungen.

Die entzündlichen Strikturen sind leicht dehnbar und können daher mit einem dünnkalibrigen Koloskop intubiert werden. Sie sind in der Regel kurzstreckig; über 5 cm lange Strikturen sind malignitätsverdächtig. Benigne Strukturen sind an ihrer Dehnbarkeit erkennbar. Nichtsdestotrotz sollten alle Strikturen bioptisch untersucht werden, da eine glatte Kontur eine Dysplasie oder Malignität nicht ausschließt. Strikturen, die für eine Endoskoppassage zu eng sind, werden chirurgisch entfernt, da eine zukünftige Nachsorge sonst unmöglich ist.

Bei einer schon lange Zeit bestehenden (chronischen) Colitis ulcerosa kann es zum Verstreichen der Ileozäkalklappe, oft kombiniert mit der Einengung des rechten Kolons, kommen (Abb. 11.**23**). Die Klappe erscheint geweitet; ihr Durchmesser entspricht ungefähr dem des terminalen Ileums. Da sie verstrichen und geweitet ist, ist sie für das Endoskop leicht zugänglich. Nicht selten liegt eine „Back-wash-Ileitis" (Tubularisierung) mit Verlust des Faltenreliefs des terminalen Ileums vor, z. B. bei Befall des gesamten Kolons. Die Mukosa kann herdförmig oder diffus entzündlich gerötet und verletzlich sein. Außer in schweren „Back-wash-Ileitis"-Fällen gehört die Schleimhautulzeration nicht zum Bild (Abb. 11.**24**).

Verteilungsmuster der Läsionen

Die unbehandelte Colitis ulcerosa präsentiert sich meist mit auffällig distalwärts zunehmender Aktivität. Oft ergibt sich eine scharfe Trennung zwischen dem normalen und dem erkrankten Darmabschnitt (Abb. 11.**25**). Gelegentlich erscheinen die Veränderungen in anatomisch proximalen Randgebieten herdförmig (Abb. 11.**26**). Bei schwerer Erkrankung kann das Rektum weniger stark involviert oder ganz ausgespart bleiben, wobei die tiefen Ulzerationen am oder proximal des Rektosigmoidübergangs beginnen. Charakteristisch ist jedoch der kontinuierliche, symmetrische Befall vom Rektum bis zum höchsten Punkt des erkrankten Darmabschnitts.

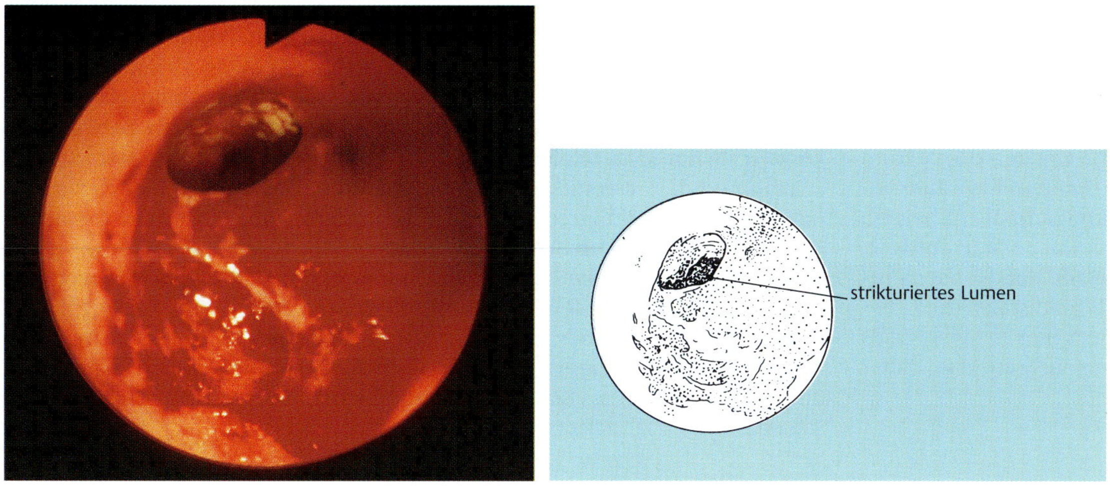

Abb. 11.**22** Colitis ulcerosa mit Striktur; die Versuche, die Stenose zu passieren, verursachten eine Blutung. Die Strikturmündung ist ulzeriert.

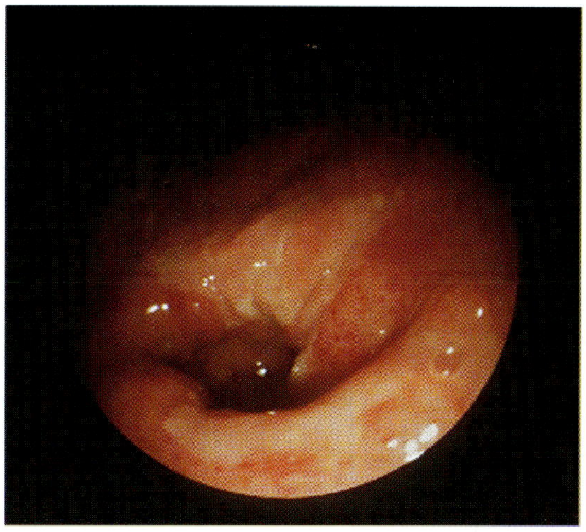

Abb. 11.**23** Ausgeprägte, schlecht heilende Colitis ulcerosa mit der Folge einer ulzerierten und insuffizienten Ileozäkalklappe.

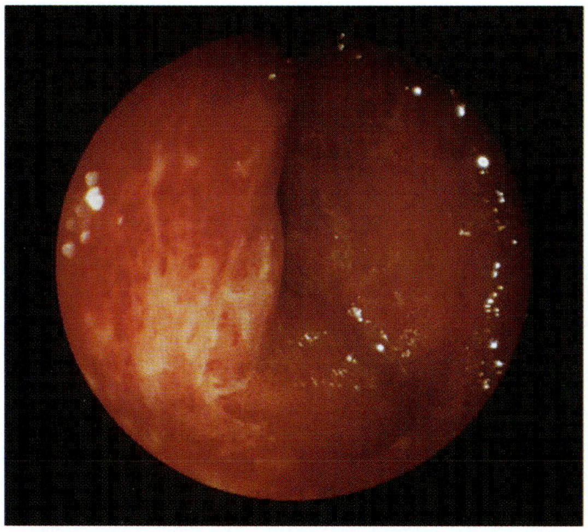

Abb. 11.**24** „Back-wash-Ileitis" bei Colitis ulcerosa. Schwere Entzündung und Ulzeration im terminalen Ileum.

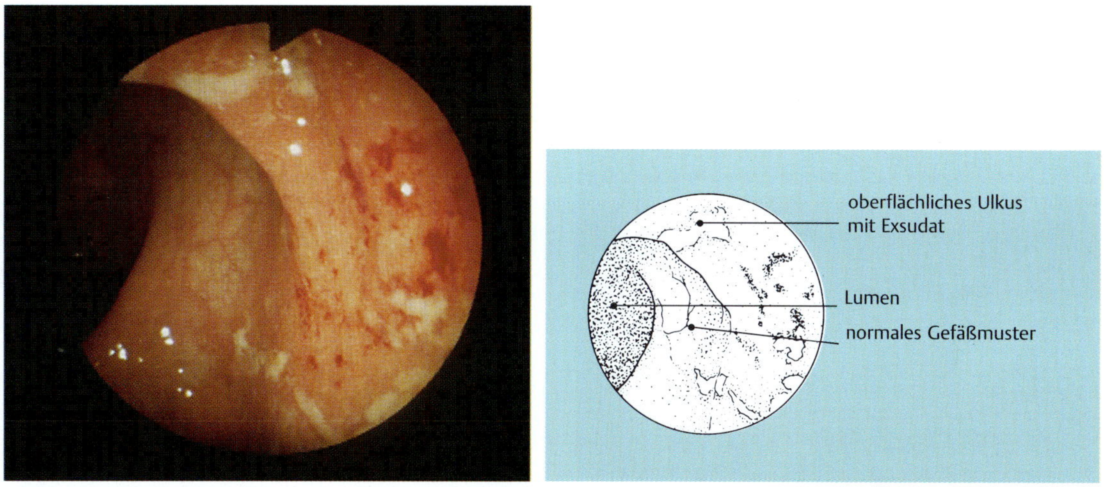

Abb. 11.**25** Colitis ulcerosa, Rektosigmoidübergang: Scharfe Grenze zwischen normaler und erkrankter Mukosa. Erythem und Ulzeration kontrastieren mit normaler Gefäßzeichnung oberhalb der Übergangszone.

Anhand der Ausdehnung der Krankheit lassen sich verschiedene Befallsmuster unterscheiden. Bei der generalisierten Erkrankung des gesamten Rektokolons ist in der Regel die Aktivität distal stärker ausgeprägt, vor allem im distalen Deszendens, Sigma und Rektum. Beim subtotalen Bild endet der Befall im Bereich der rechten Flexur; beim linksseitigen Befall am oder unmittelbar proximal der linken Flexur mit relativ scharfer Demarkation. Gelegentlich bietet sich das Bild des vorwiegend rechtsseitigen, diffusen, mit Ulzeration und Polypenbildung einhergehenden Kolonbefalls, während das linke Kolon nur minimale oder diskrete Abnormitäten aufweist.

Bei der Rektosigmoidkolitis (Proktosigmoiditis) ist die Erkrankung auf Rektum und Sigma beschränkt. Der isolierte Rektumbefall wird als Proktitis (haemorrhagica/ulcerosa) bezeichnet. In der Regel ist der Übergang zwischen Rektum und Sigma durch die Entzündung scharf markiert.

Aktivitätsgrade

Die inaktive oder ruhende Colitis ulcerosa zeigt bis auf eine veränderte Schleimhautgefäßzeichnung oder feine Granulierung ein unauffälliges Mukosabild. Darüber hinaus können eine leichte Mukosavulnerabilität und einige Petechien vorliegen.

Leider gibt es noch keine internationale Klassifikation zur Bestimmung des Schweregrades; es können jedoch drei Stadien unterscheiden werden:

- Geringgradig aktive Colitis ulcerosa: Kontinuierliches oder fokales Erythem; alterierte oder fehlende Gefäßzeichnung.
- Mäßiggradig aktive Colitis ulcerosa: Singuläre oder verstreute kleine Ulzera in einem begrenzten Kolonsegment; Erythem, Vulnerabilität, Granulierung und schleimig-eitriges Exsudat.
- Schwere Colitis ulcerosa: Zahlreiche tiefe und größere Ulzera; Spontanblutung; ausgeprägte Vulnerabilität und größere Mengen schleimig-eitrigen Exsudats.

Der Schweregrad der Kolitits wird leicht unterbewertet, wenn nur das Rektum untersucht und der Patient lokal mit Steroiden oder 5-Aminosalizylsäure behandelt wurde. In solchen Fällen kann die Rektummukosa normal erscheinen, obwohl das proximale Kolon Ödem, Erythem und Vulnerabilität aufweist (Abb. 11.**27**). Die während eines akuten Schubs wiederholt auftretenden entzündlichen Veränderungen sind eher im proximalen als im distalen (lokal behandelten) Darmsegment nachweisbar. Die Bestimmung des Schweregrads eines akuten Schubs allein auf der Basis der Rektumuntersuchung kann daher irreführend sein.

Die Tatsache, daß das Mukosabild des Rektums nach lokaler Behandlung seinen Aussagewert über den Schweregrad der Colitis ulcerosa verliert, ist nachteilig für viele Kliniker, die die Therapie vom Rektumbefund abhängig machen. Statt dessen sollten verstärkt flexible Koloskope zur Rektosigmoidoskopie eingesetzt werden, die eine präzisere Aussage über den Aktivitätsgrad der Colitis ulcerosa zulassen.

Die häufige Inspektion der entzündeten Mukosa mit kleinkalibrigen Koloskopen im unvorbereiteten Darm erleichtert die klinische Bewertung schwerer Schübe und Entscheidungen über die Fortsetzung der medikamentösen Therapie. Eine Heilung durch Reepithelialisierung kann sogar nach schweren Ulzerationen stattfinden, vorausgesetzt, die medizinische Therapie bremst den Entzündungsprozeß (Abb. 11.**28**). Das Erscheinungsbild der Heilungsphase ist gelegentlich bizarr (Abb. 11.**29**).

In dem Maße, in dem die Mukosa auf die medikamentöse Therapie reagiert, verschwindet das symmetrisch diffuse Befallsmuster oder wird unauffälliger. Diese Unregelmäßigkeit des Befalls ist gelegentlich die Ursache diagnostischer Fehler. Generell ist der endoskopische Aspekt vor der medikamentösen Therapie differentialdiagnostisch weitaus informativer als das Erscheinungsbild während oder nach der Behandlung.

Dysplasie- und Karzinomrisiko

Das Krebsrisiko bei Patienten mit generalisierter, subtotaler und vielleicht sogar nur linksseitiger Colitis ulcerosa ist nach einer Krankheitsdauer von 10 Jahren deutlich erhöht. Die Höhe des Risikos ist nicht definitiv geklärt. Die Koloskopie ist bei der Suche nach besonders krebsgefährdeten Patienten mit Colitis ulcerosa insofern von Hilfe, als sie die Suche nach histologischen Markern für eine schwere Dysplasie erleichtert und Biopsiematerial für die Flow-Zytometrie (DNA-Histogramm) zur Entdeckung von DNA-Abnormitäten liefert. Ein regelmäßiges Screening ist bei ausgewählten Patienten indiziert, wird jedoch die Gesamtmortalitätsrate von Kolonkarzinomen kaum beeinflussen können, da nur 1% der Kolonkarzinome mit einer Colitis ulcerosa assoziiert ist.

Während der Screening-Koloskopie sind zur Feststellung eines Karzinoms oder dysplasieassoziierten Läsionen oder Tumoren möglichst weite Areale der Kolonmukosa zu untersuchen. Zum histologischen Nachweis einer Dysplasie werden Biopsieentnahmen aus vier Quadranten in Abständen von ungefähr 10 cm empfohlen. Weitere Biopsien sollten Arealen mit Mukosairregularität und polypösen Läsionen entstammen. Darüber hinaus biopsiert man alle Areale mit einem anderen Erscheinungsbild als dem der kleinen, glänzenden oder wurmförmigen, benignen entzündlichen Polypen, die häufig nach schweren Kolitisattacken beobachtet werden.

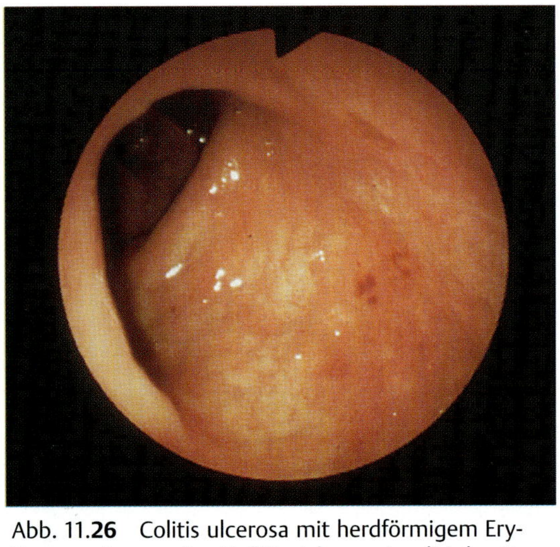

Abb. 11.**26** Colitis ulcerosa mit herdförmigem Erythem und verzerrter Gefäßzeichnung im distalen Transversum.

A B

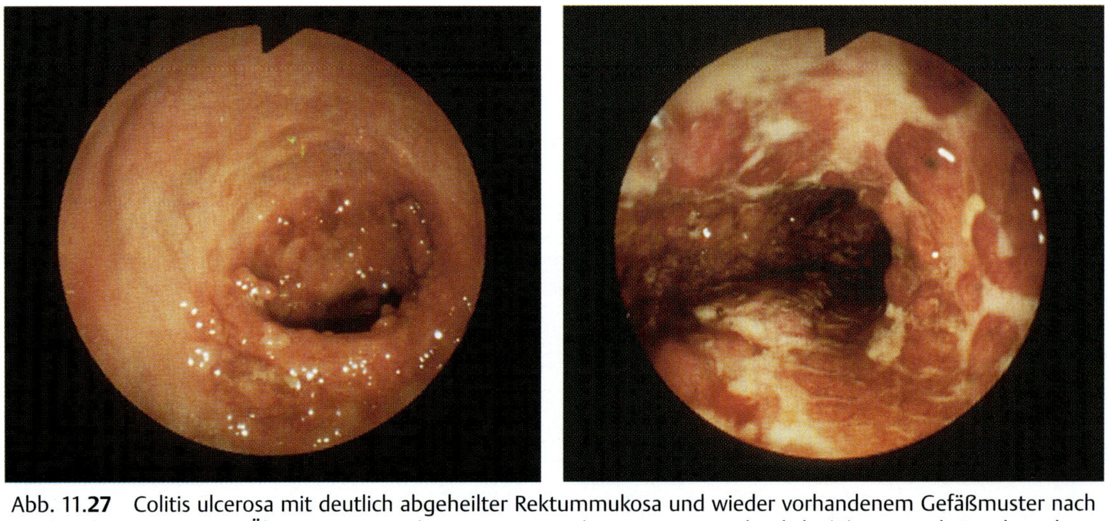

Abb. 11.**27** Colitis ulcerosa mit deutlich abgeheilter Rektummukosa und wieder vorhandenem Gefäßmuster nach lokaler Therapie. (**A**) Der Übergang vom Rektum zum veränderten Sigma ist deutlich; (**B**) proximalwärts besteht weiterhin eine schwere Ulzeration im Sigma.

Der Begriff Dysplasie wird für zweifelsfrei neoplastische Alterationen des Kolonepithels verwendet. Die dysplastischen Veränderungen werden ohne genaue Definition in „leichte" (low-grade) und „schwere" (high-grade) unterteilt; das Carcinoma in situ zählt zu den letzteren. Vor allem, wenn in mehreren Untersuchungen oder mehrmals an verschiedenen Stellen eine Dysplasie diagnostiziert wurde, besteht ein hohes Risiko für ein schon vorhandenes oder zukünftiges Karzinom. Da diese Karzinome noch intramural sein können, entgehen sie leicht der endoskopischen Entdeckung.

Flache und makroskopisch sichtbare Dysplasien können koloskopisch untersucht werden. Da bei der flachen Dysplasie jedoch sämtliche makroskopischen Veränderungen fehlen können, wird das dysplastische Gewebe oft bei der Untersuchung nicht selektierter Routinebiopsien nachgewiesen. Gelegentlich findet man dysplastische Areale in flachen, villösen oder warzenähnlichen Gebilden, die sich von der granulären Schleimhautunregelmäßigkeit bei ruhender Colitis ulcerosa unterscheiden (Abb. 11.**30**).

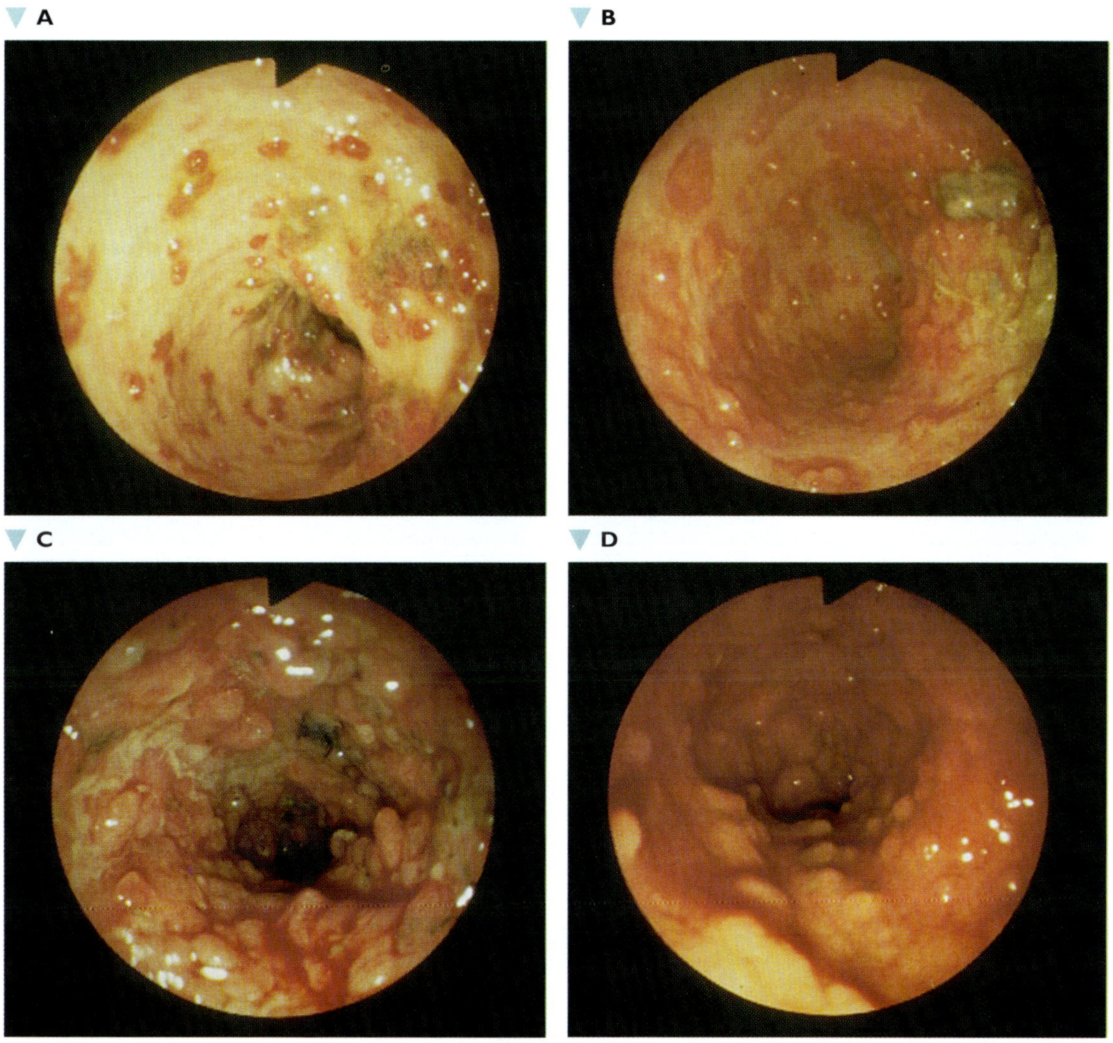

Abb. 11.**28** Colitis ulcerosa; schwere Pankolitis: Verlaufskontrolle (in Intervallen von 4–6 Wochen) nach medikamentöser Behandlung. (**A**) Vor der Therapie zeigen sich im Sigma schwere Ulzerationen und nur kleine Inseln normaler Mukosa. (**B**) Rückgang der Entzündung und frühe Reepithelialisierung. (**C**) Verheilung der Ulzera und pseudopolypöse Erhebung der nichtulzerierten Mukosainseln. (**D**) Ausheilung mit charakteristisch kompletter Reepithelialisierung und pseudopolypöse Transformation.

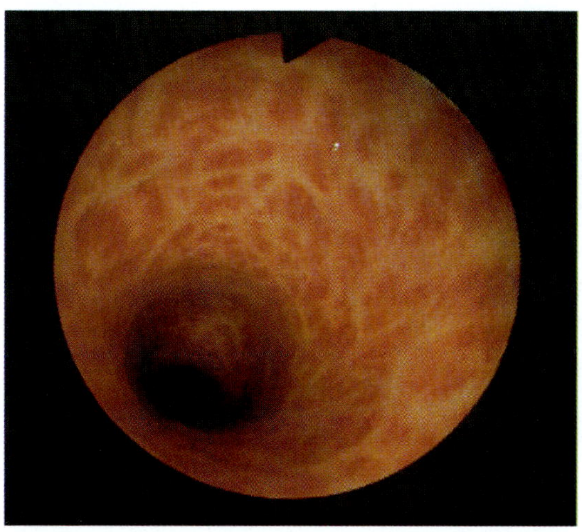

Abb. 11.**29** Colitis ulcerosa, Heilungsphase nach ausgedehnter Ulzeration. Die filigranartigen Streifen entsprechen den früher ulzerierten Arealen im Rektum.

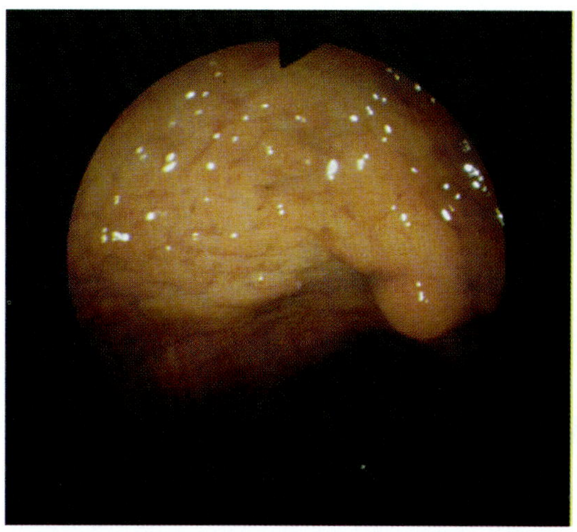

Abb. 11.**30** Schwere Dysplasie mit warzenähnlicher Deformität der Mukosa und kleinen nodulären Erhabenheiten.

Die tumoröse Dysplasie kommt in Verbindung mit einem polypösen Tumor oder anderen makroskopischen Läsionen vor, den sogenannten „dysplasia associated lesions or masses" (DALM). Das Erscheinungsbild einer DALM ist unterschiedlich (Abb. 11.**31**). Gelegentlich wird ein solitärer, im Durchmesser 2–4 cm großer, sessiler, polypöser Tumor mit leicht irregulärer, nichtulzerierter Oberfläche vorgefunden. Manchmal gibt es Haufen von multiplen, 5–15 mm großen polypösen Gebilden derber Konsistenz mit unscharfen Rändern. DALM erscheint auch als leicht erhabene, noduläre Läsion, die sich auf ein begrenztes Areal beschränkt. Die sorgfältige Untersuchung jedes unregelmäßigen oder elevierten Areals oder Polypen ist daher anzuraten. Die Gewebsproben sollten aus dem Spitzenbereich und aus der eventuell knotigen umgebenden Mukosa gewonnen werden.

Bei chronischer Colitis ulcerosa kann sich die Unterscheidung zwischen einem solitären Adenom und einem dysplastischen Polypen überaus schwierig

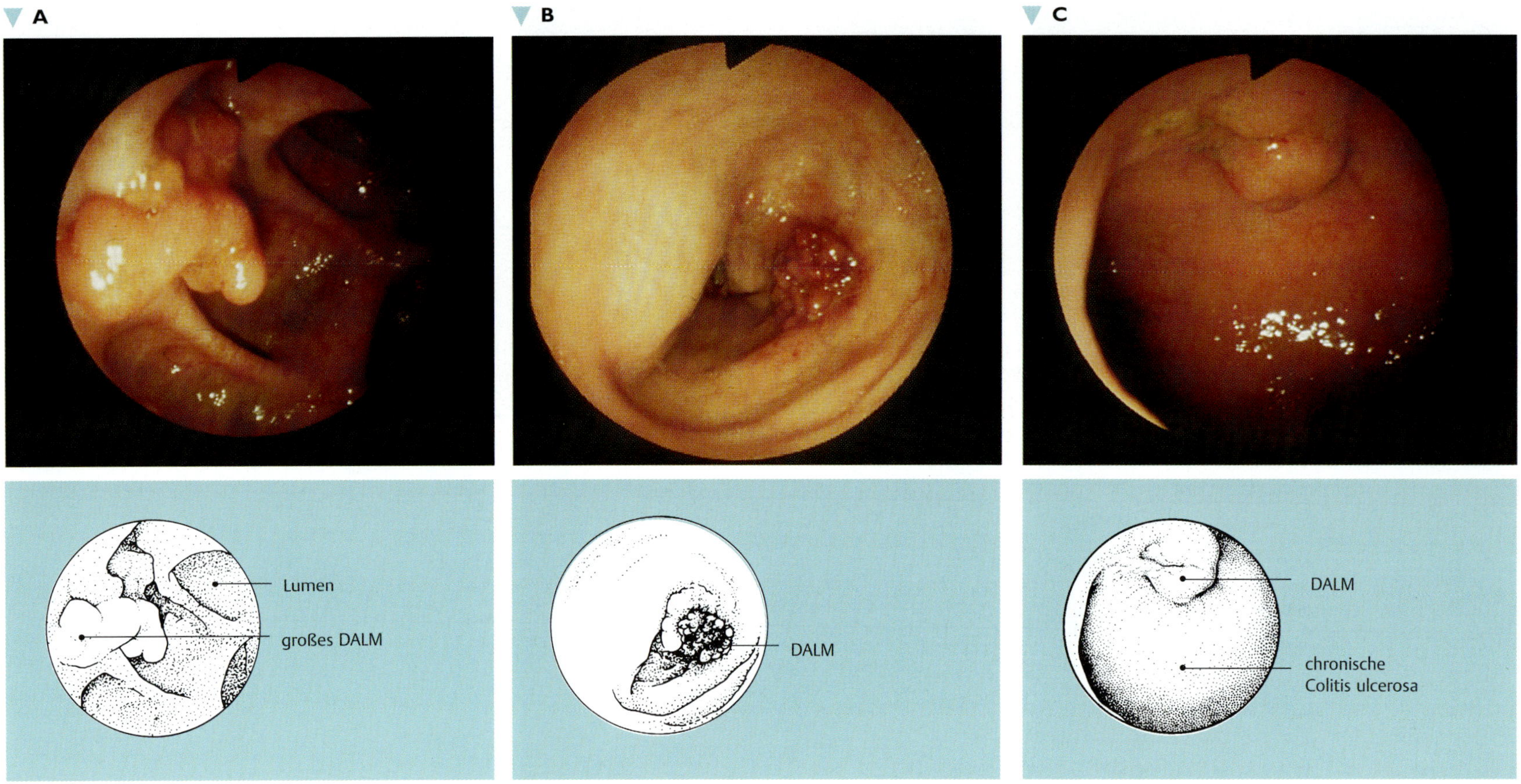

Abb. 11.**31** (**A-C**) DALM bei chronischer ruhender Colitis ulcerosa.

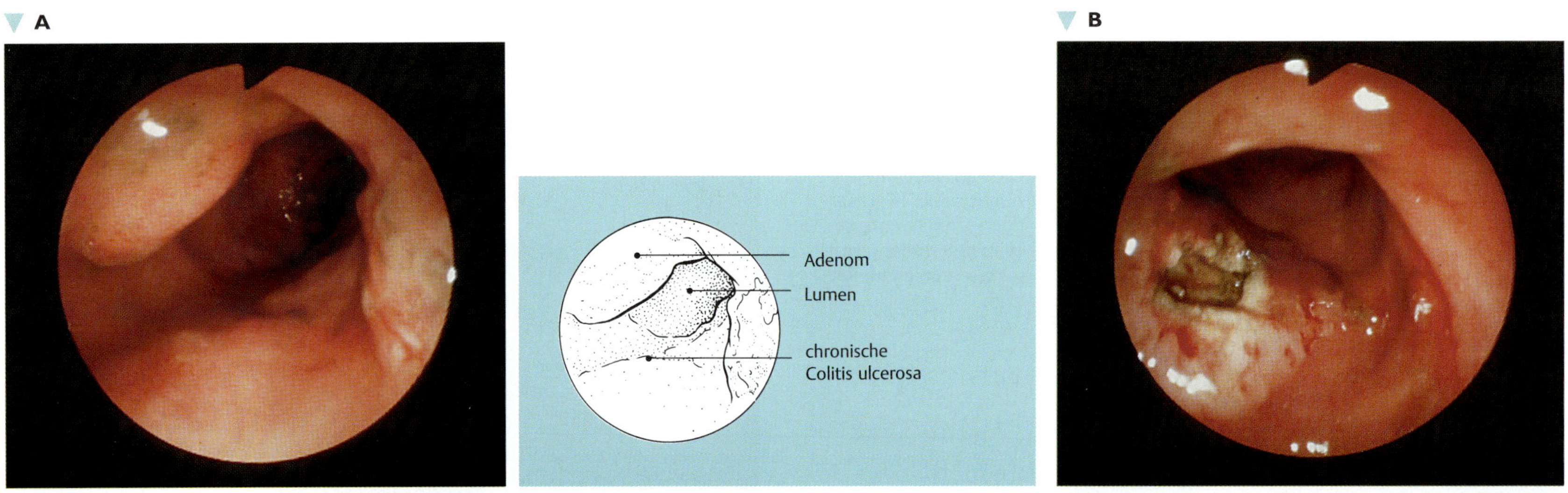

Abb. 11.**32** (**A**) Adenom bei chronischer Colitis ulcerosa; (**B**) breiter Kauterisationsdefekt nach Abtragung dieses sessilen Adenoms.

gestalten, da beide aus fast identischem neoplastischem Epithel aufgebaut sind (Abb. 11.**32**). Bei jungen Patienten werden diese Läsionen oft willkürlich als Dysplasien angesehen und eine Kolektomie empfohlen, während sie bei älteren häufig nicht mit einer Colitis ulcerosa in Verbindung gebracht werden, mit der Folge, daß eine einfache Polypektomie vorgenommen wird. Die beste Lösung in all diesen Fällen ist die weitere Suche nach dysplastischem Gewebe in der den Polypen umgebenden Mukosa oder im Polypenstiel, da der Polyp nur einen Teil eines großflächigen dysplastischen Areals darstellen kann. Eine Polypektomie kann nicht kurativ sein, wenn gleichzeitig dysplastische Veränderungen an anderen Stellen vorhanden sind. Im Zweifelsfall sollte jedes vom Pathologen diagnostizierte sessile Adenom als ein lokales Areal präkanzeröser Dysplasie angesehen werden.

Biopsie

Während der Koloskopie werden Biopsieproben zur feingeweblichen Untersuchung aus Plaques, aus verdickt, nodulär oder villös erscheinenden oder leicht erhabenen Arealen, aus samtig oder geringgradig rauh erscheinenden Bezirken oder anderen ungewöhnlich polypösen oder stenotischen Läsionen entnommen. Insbesondere sollten jene polypösen Läsionen biopsiert werden, die eine Oberflächenirregularität oder -verletzlichkeit aufweisen, groß und von derber Konsistenz sind.

Sind keine tumorverdächtigen Areale erkennbar, werden multiple (insgesamt 8–9) beliebige Biopsien in etwa 10-cm-Abständen aus der flachen oder nichtinvolvierten Mukosa aller Regionen entnommen. Normal erscheinende entzündliche Polypen und kleine akut entzündliche Areale werden nicht biopsiert, weil die histopathologische Auswertung schwierig sein kann und solche Gebiete fast nie eine Dysplasie aufweisen. Da die histologische Untersuchung während einer akuten Phase der Colitis ulcerosa Interpretationsschwierigkeiten bereiten kann, wird sie vorzugsweise während des Remissionsstadiums durchgeführt. Jedes Biopsat sollte entsprechend seinem Entnahmeort separat beschriftet werden, so daß im Falle eines karzinomsuspekten oder -sicheren Befunds die spezifische Entnahmestelle identifiziert werden kann.

Obwohl eine große Zahl von Patienten bioptisch Dysplasien sowohl im Kolon als auch im Rektosigmoid aufweist, wird dringend empfohlen, multiple Gewebsproben aus verschiedenen Kolonsegmenten zu entnehmen. Die Häufigkeit der Koloskopien mit Biopsieentnahmen ist abhängig von der persönlichen Meinung des Endoskopikers, der Logistik, der Patientenakzeptanz und den Ergebnissen früherer Untersuchungen. In den meisten großen Kliniken werden Colitis-ulcerosa-Patienten mit generalisiertem Kolonbefall und einer Erkrankungsdauer von 10 Jahren oder länger einmal jährlich koloskopiert; noch häufiger, wenn frühere Untersuchungen suspekte Ergebnisse erbrachten. Wird bei der Erstuntersuchung eine hochgradige Dysplasie festgestellt, sollte die Koloskopie zwecks Rebiopsie einige Wochen später durchgeführt werden. Bei Patienten mit normalen Befunden kann alle zwei Jahre eine Koloskopie mit Biopsie erfolgen. Noch ungeklärt ist die Frage, ob Colitis-ulcerosa-Patienten mit linksseitigem Befall ebenfalls einem Überwachungsprogramm zugeteilt werden sollten.

Wird bioptisch eine schwere Dysplasie festgestellt, ist in Anbetracht der hohen Präsenz zugleich vorliegender okkulter Karzinome eine Kolektomie ernsthaft in Betracht zu ziehen. Dieser therapeutischen Grundsatzentscheidung sollten kurz- und langfristige Operationsfolgen (hinsichtlich Morbidität und Mortalität) gegenübergestellt werden. Es ist ratsam, die Diagnose dysplastischer Veränderungen von einem erfahrenen Pathologen auf der Basis von mehr als einer Biopsieprobe aus einer Koloskopie, sowie aus denselben Arealen während der Wiederholungskoloskopie bestätigen und von einem zweiten Pathologen verifizieren zu lassen.

Da gelegentlich Wiederholungskoloskopien notwendig sind, sollten die Untersuchungen mit minimalen Beschwerden für den Patienten erfolgen. Wegen der Darmverkürzung und -tubularisierung bei schwerer Kolitis fällt die Durchführung der Koloskopie häufig relativ leicht und kann beschwerdefrei ohne Sedierung erfolgen. Bei Vorliegen eines (kurvenreichen) verkrümmten und schwer passierbaren Kolons jedoch sollte der Patient sediert werden, um die Compliance auch für die folgenden Untersuchungen zu verbessern.

Colitis ulcerosa und Darmkrebs

Das Krebsrisiko für Colitis-ulcerosa-Patienten mit langer Krankheitsdauer ist erhöht; das gilt besonders bei generalisiertem Darmbefall. Es ist signifikant erhöht bei einer Erkrankungsdauer von mehr als 8 bis 10 Jahren und besonders von mehr als 20 Jahren. Das genaue Krebsrisiko ist noch nicht ermittelt worden, weil in vielen Studien die Patientenpopulation großer Krebszentren mehrheitlich aus schweren Fällen besteht. Da mindestens 50% der Kolitis-Frühkarzinome proximal der linken Flexur lokalisiert sind, spielt die Koloskopie des gesamten Kolons als Screening für die Entdeckung kurabler Karzinome eine entscheidende Rolle; die Sigmoidoskopie allein ist nicht ausreichend.

Das vorherrschende koloskopische Bild des Kolitiskarzinoms ist das intramural-infiltrative Wachstum (Abb. 11.**33**) mit verschiedenen endoskopischen Befunden. Ein lokal infiltratives Karzinom imponiert als flache oder leicht erhabene plaqueähnliche Geschwulst mit unscharfen Rändern (Abb. 11.**34**). Kolitiskarzinome können sich auch – ähnlich wie Karzinome ohne Vorliegen einer Kolitis – als exophytisch ulzerierte Tumoren präsentieren (Abb. 11.**35**). Die histologische Untersuchung eines infiltrativen Kolitiskarzinoms ergibt nicht immer maligne Strukturen, meist aber eine schwere Dysplasie.

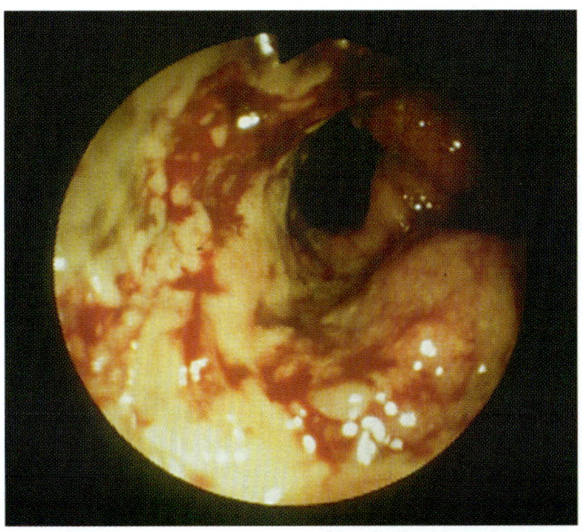

Abb. 11.**33** Infiltratives, ulzeriertes, fortgeschrittenes Kolitiskarzinom.

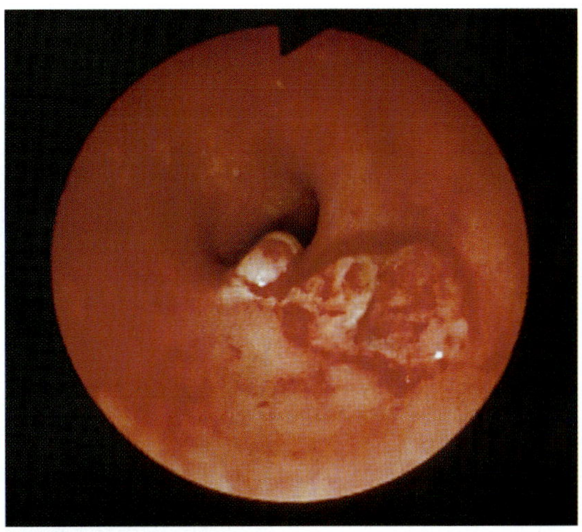

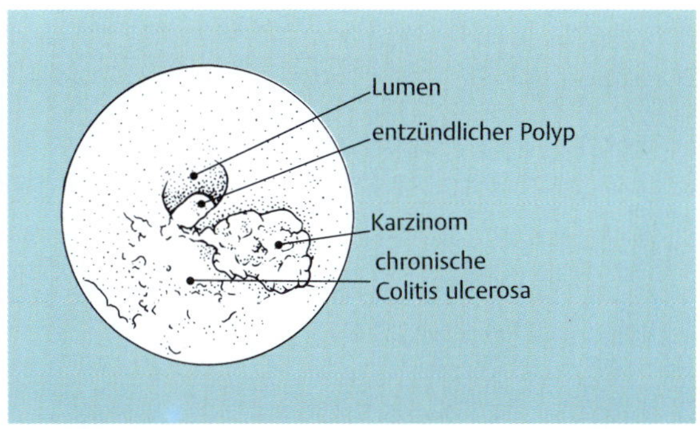

Abb. 11.**34** Chronische Colitis ulcerosa mit plaqueähnlichem Karzinom in der Frühphase; daneben ein entzündlicher Polyp.

Eine maligne Striktur imponiert endoskopisch als abrupte Lumenverjüngung. Die Strikturöffnung erscheint nodulär und vulnerabel, aber meist nicht ulzeriert; bei Biopsien der Strikturöffnung entsteht der Eindruck einer harten Konsistenz. Gelegentlich hilft die Bürstenzytologie bei der Diagnosestellung einer malignen Striktur.

Ein Karzinom kann sich auch als singulärer, im Durchmesser 2–4 cm großer, nicht ulzerierter, sessiler, polypöser Tumor mit glatter oder leicht unregelmäßiger Oberfläche darstellen (Abb. 11.**36**). Endoskopisch zeigt nur ein Drittel der Kolitiskarzinome dieses polypösen Karzinomen gleichende Bild. Multiple, 1–2 cm große, sessile, polypöse Tumoren mit verletzlicher, aber nicht ulzerierter Oberfläche sind weniger häufig. Die gummiharte Konsistenz und das Fehlen von Ulzeration und Exsudation bei Kolitiskarzinomen ermöglichen die Differenzierung von Clustern entzündlicher Polypen.

Morbus Crohn

Morbus Crohn ist eine chronisch-entzündliche Darmerkrankung, die in der Regel das terminale Ileum und Segmente des Kolons befällt. Ileozäkaler oder ileokolischer Befall wird in 50%, eine Kolonbeteiligung in zwei Drittel der Fälle beobachtet. Das fokale, asymmetrische, herdförmige und diskontinuierliche Befallsmuster unterscheidet sich deutlich von den diffusen, symmetrischen, kontinuierlichen Colitis-ulcerosa-Läsionen.

Endoskopisches Bild

Gelegentlich besteht die endoskopische Abnormität bei Morbus Crohn nur aus einem diffusen oder herdförmigen Ödem und geringfügiger Mukosavulnerabilität – Befunde, die sich kaum von denen bei Colitis ulcerosa unterscheiden (Abb. 11.**37**). Manchmal werden alternierend rote und weißlich opaleszente Herde beobachtet. In der Frühphase und im Frühstadium eines Krankheitsschubes können winzige erythematöse Pünktchen vorkommen.

Die wichtigste Abnormität während der präaphthoiden Phase des M. Crohn ist die fleckförmige Mukosarötung mit lokalisiertem Ödem. Diese Mukosaerytheme entsprechen wahrscheinlich einer intramuralen Blutung mit fokalen Kryptabszessen und -destruktion. Das Erythem kann das Gefäßmuster verzerren (Abb. 11.**38**).

Aphthöse Erosionen werden im allgemeinen als frühes spezifisches endoskopisches Erscheinungsbild bei Morbus Crohn angesehen. Die meist weniger als 5 mm im Durchmesser großen Erosionen sind flach oder nur geringfügig exkaviert. Charakteristisch ist ein kleiner erythematöser, nicht aufgeworfener Rand, meist mit gräulichem oder gelblichem zentralen Krater (Abb. 11.**39**). Sie sind häufig in Gruppen zu beobachten. Diese aphthösen Erosionen entwickeln sich möglicherweise aus präaphthösen, erythematösen Flecken oder Plaques als Folge einer teilweisen oder totalen Zerstörung der Krypten und des umgebenden Oberflächenepithels in Arealen vorausgegangener fokaler Entzündung.

Aphthöse Erosionen können in sonst normaler Mukosa und in gewisser Distanz von schwereren Läsionen vorkommen (Abb. 11.**40**). Diese Diskontinuität des Befalls wird auch mit dem Begriff „Skip-Areal" bezeichnet und stellt einen Schlüsselbefund für Morbus Crohn dar. Unauffällige Darmsegmente grenzen an erkrankte an oder eine Darmwand ist befallen, während die gegenüberliegende unversehrt bleibt.

Die Farbspraytechnik macht das Mottenfraßbild der sehr kleinen aphthösen Erosionen (Mikroerosionen) sichtbar. Diese häufig sehr granulomreichen und

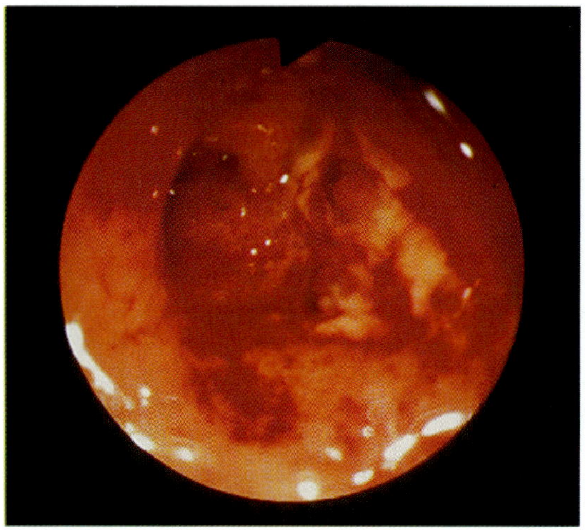

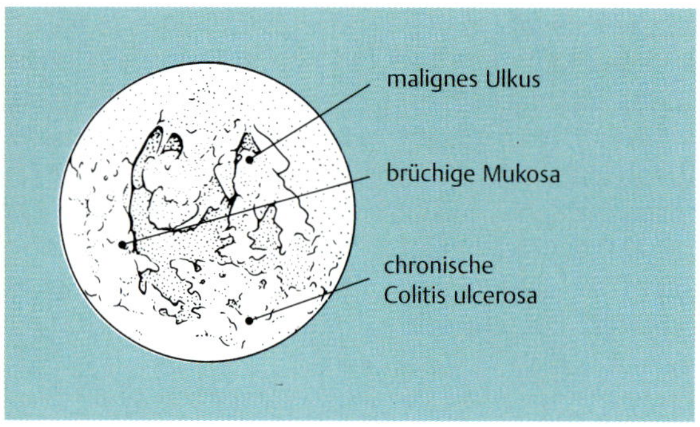

Abb. 11.**35** Ulzeriertes Karzinom bei Colitis ulcerosa.

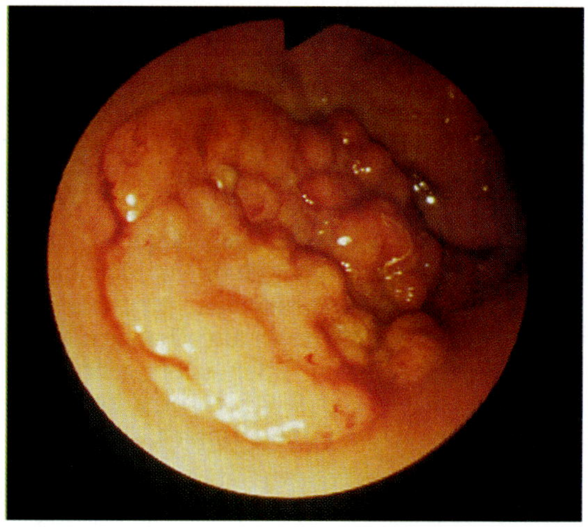

Abb. 11.**36** Kolitiskarzinom; ein einzelner, nicht ulzerierter, sessiler, maligner Tumor im Sigma bei chronischer inaktiver Colitis ulcerosa.

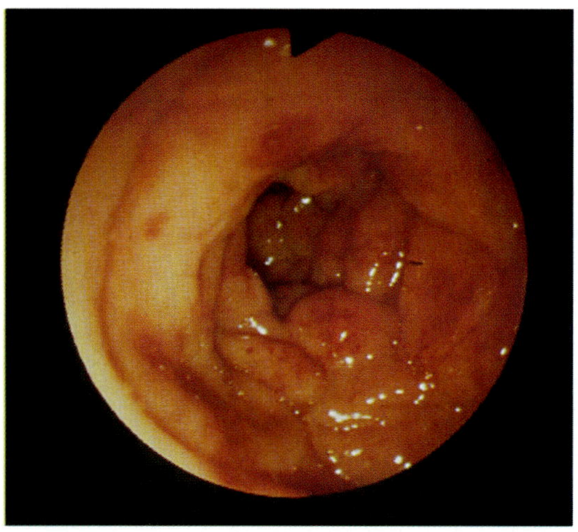

Abb. 11.**37** Morbus Crohn; fokales Erythem in der Frühphase eines Schubs.

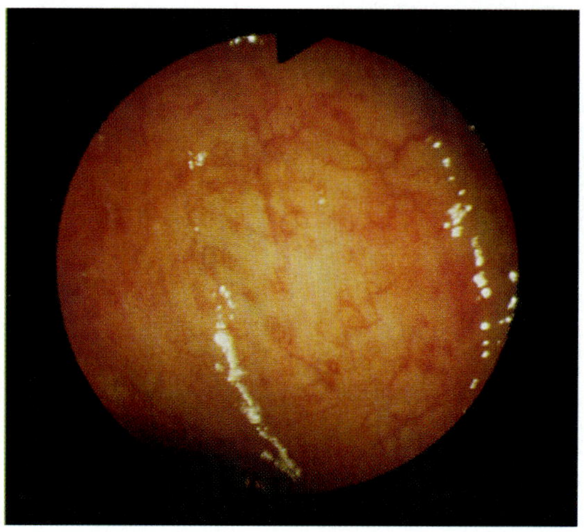

Abb. 11.**38** Morbus Crohn: In der Frühphase ist eine verzerrte Gefäßzeichnung mit fleckiger Rötung typisch.

über lymphoiden Ansammlungen lokalisierten Läsionen entstehen durch Verzerrung und Destruktion der Epithelschicht. Das normalerweise wabenartige Epithelmuster wird verzerrt, und die Mukosa nimmt keinen Farbstoff mehr auf (Abb. 11.**41**). Einige Patienten entwickeln große, weiße, fleckförmige Läsionen. Da diese Läsionen größer und wegen lokalen Ödems leicht erhaben erscheinen, handelt es sich möglicherweise um ein späteres Stadium als das der Mikroerosionen.

Aus endoskopischer Sicht ist die Ulzeration ein dominierender Befund bei Morbus Crohn. Zwischen den beiden extremen Formen – d. h. den winzigen aphthösen Erosionen einerseits und den großen, tiefen, länglichen Ulzera andererseits – gibt es eine Vielfalt von Zwischenformen, die in Größe und Tiefe signifikant variieren (Abb. 11.**42** bis 11.**46**). Charakteristischerweise sind diese Defekte scharf begrenzt und von normaler oder nur leicht veränderter Mukosa umgeben.

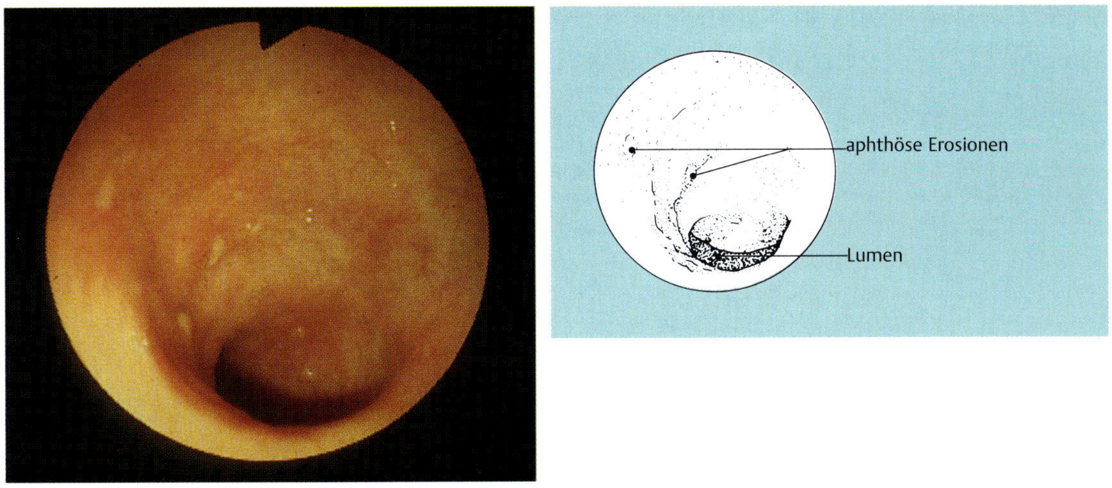

Abb. 11.**39** Morbus Crohn; charakteristische aphthöse Erosionen mit rötlichem Randsaum.

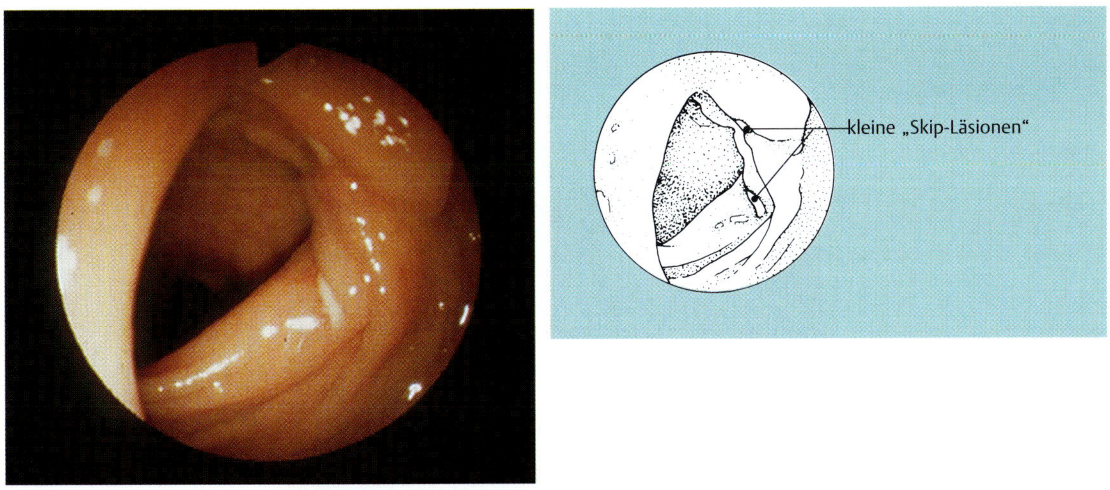

Abb. 11.**40** Morbus Crohn; Skip-Läsionen. Außer einer kleinen aphthösen Sigmaerosion war das gesamte Kolon unauffällig.

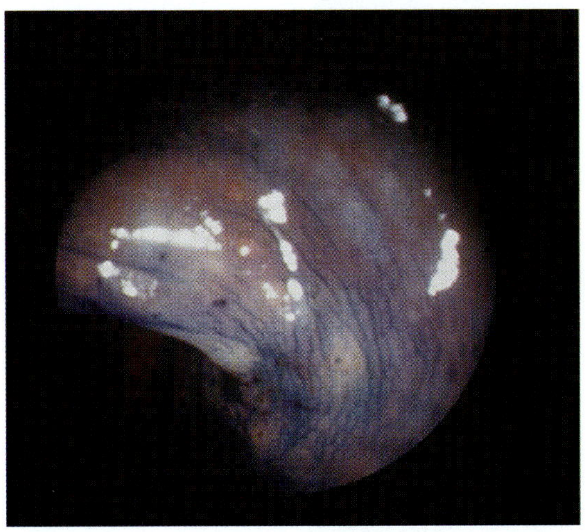

Abb. 11.**41** Morbus Crohn; man erkennt Mikroerosionen in Form winziger, weißer Pünktchen inmitten normaler, mit Methylenblau gefärbter Mukosa. Die erodierten Zellen können den Farbstoff aufgrund einer veränderten Drüsenstruktur nicht aufnehmen.

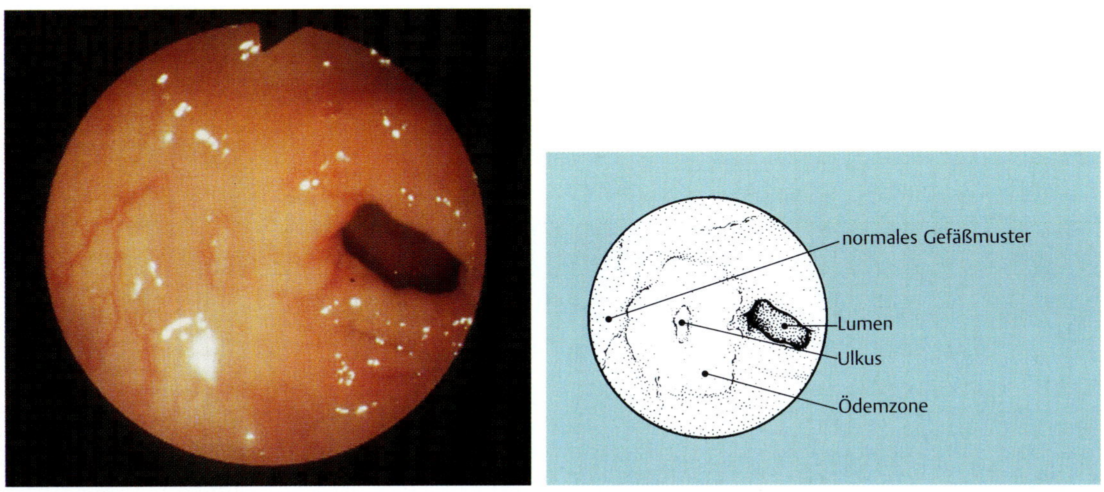

Abb. 11.**42** Morbus Crohn; ein kleines, flaches Ulkus wird von einer Ödemzone umgeben, die Gefäßzeichnung ist verzerrt.

Die häufigsten Crohn-Ulzera sind größer als 5 mm, variieren von flach bis tief, sind oft unregelmäßig und girlandenartig und ihrer Tiefe wegen scharfrandig. Das gewundene Erscheinungsbild kommt möglicherweise durch die Konfluenz mehrerer kleiner Ulzera zustande (Abb. 11.**47**). Tiefe, gewundene und mehr als 1 cm lange Ulzera sind charakteristisch für Morbus Crohn.

Die linearen Ulzera tendieren dazu, sich der Länge nach parallel auszurichten, wodurch Nekrosestraßen entstehen (Abb. 11.**48** und 11.**49**). Dieses Bild ist für Morbus Crohn charakteristischer als für Colitis ulcerosa. Lineare Ulzera sind in einer glatten, flachen Mukosa leicht, in grober, nodulärer Mukosa jedoch schwieriger auszumachen.

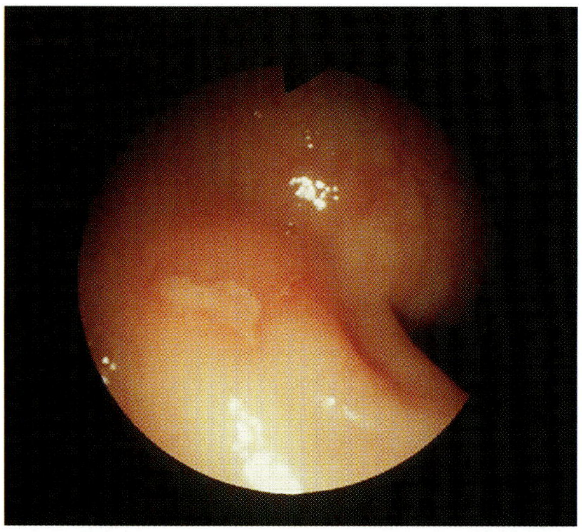

Abb. 11.**43** Morbus Crohn in der Frühphase.

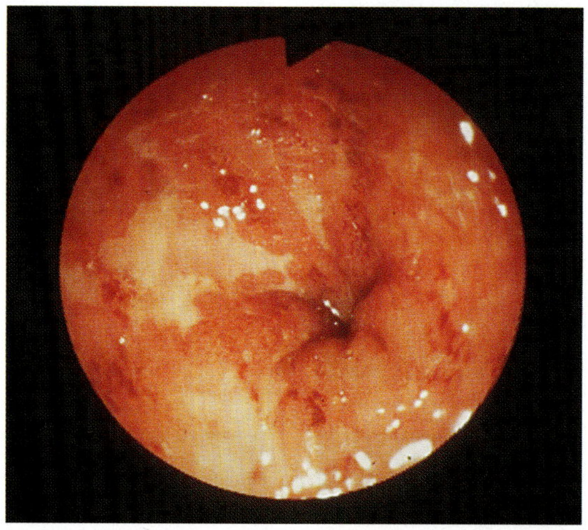

Abb. 11.**44** Morbus Crohn; irreguläres, superfizielles, gewundenes Ulkus.

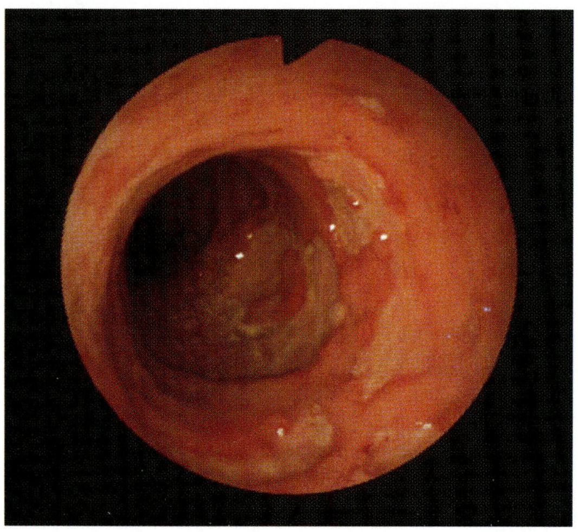

Abb. 11.**45** Ausgeprägter Befund bei Morbus Crohn: Multiple, tief exkavierte Ulzera mit scharfen Rändern. Dieser Patient hatte zugleich eine sklerosierende Cholangitis.

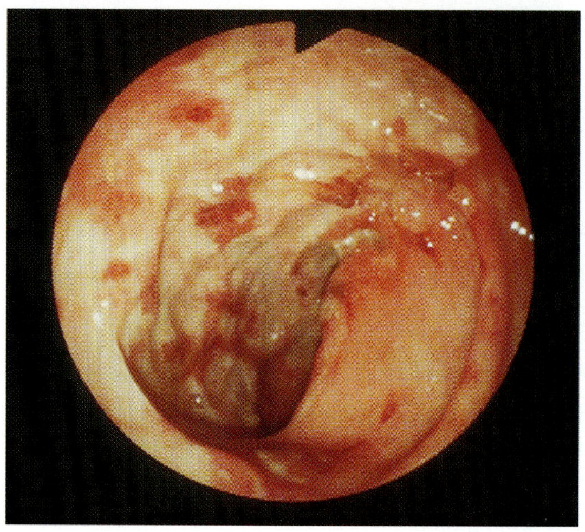

Abb. 11.**46** Morbus Crohn; ausgeprägte, konfluierende Ulzera befallen eine Hälfte der Mukosa in der Zirkumferenz, während die gegenüberliegende Hälfte relativ unauffällig erscheint.

Die Penetration eines großen Ulkus in ein submukös gelegenes Blutgefäß kann schwere Blutungen verursachen. Mit akuten Schüben bei Morbus Crohn assoziiert sind dagegen diffuse Blutungen, die charakteristischerweise mit einer auffälligen Ulzeration einhergehen. Medikamente gegen z. B. Arthritis und Arthralgie, die die Thrombozytenfunktion beeinträchtigen, können die Blutung verschlimmern (Abb. 11.**50**).

Das Pflastersteinphänomen – ein grobes, noduläres, unregelmäßiges Schleimhautrelief mit oder ohne netzartig verbundene Mukosaeinrisse oder Ulzera – ist für Morbus Crohn charakteristisch, vielleicht auch pathognomonisch. Es entsteht durch die Verbindung zwischen längs parallel angeordneten Ulzerationen und quer verlaufenden Fissuren. Die erhaltenen Mukosaareale innerhalb dieser netzartig angelegten Ulzerationen sind dick, leicht ödematös und aufgeworfen (Abb. 11.**51** und Abb. 11.**52**). Die Mukosa der Pflastersteinareale kann zwar etwas stärker rosafarben erscheinen als das umgebende Epithel, ist jedoch typischerweise nicht vulnerabel. Im Vergleich zu entzündlichen Polypen ist die Basis der Pflastersteinareale meist breiter als ihre Höhe. Wegen des häufig fokalen Befalls bei Morbus Crohn ist das Pflastersteinrelief oft auf weniger als 5 cm lange Segmente begrenzt und bevorzugt an der Mündung entzündlicher Strikturen lokalisiert.

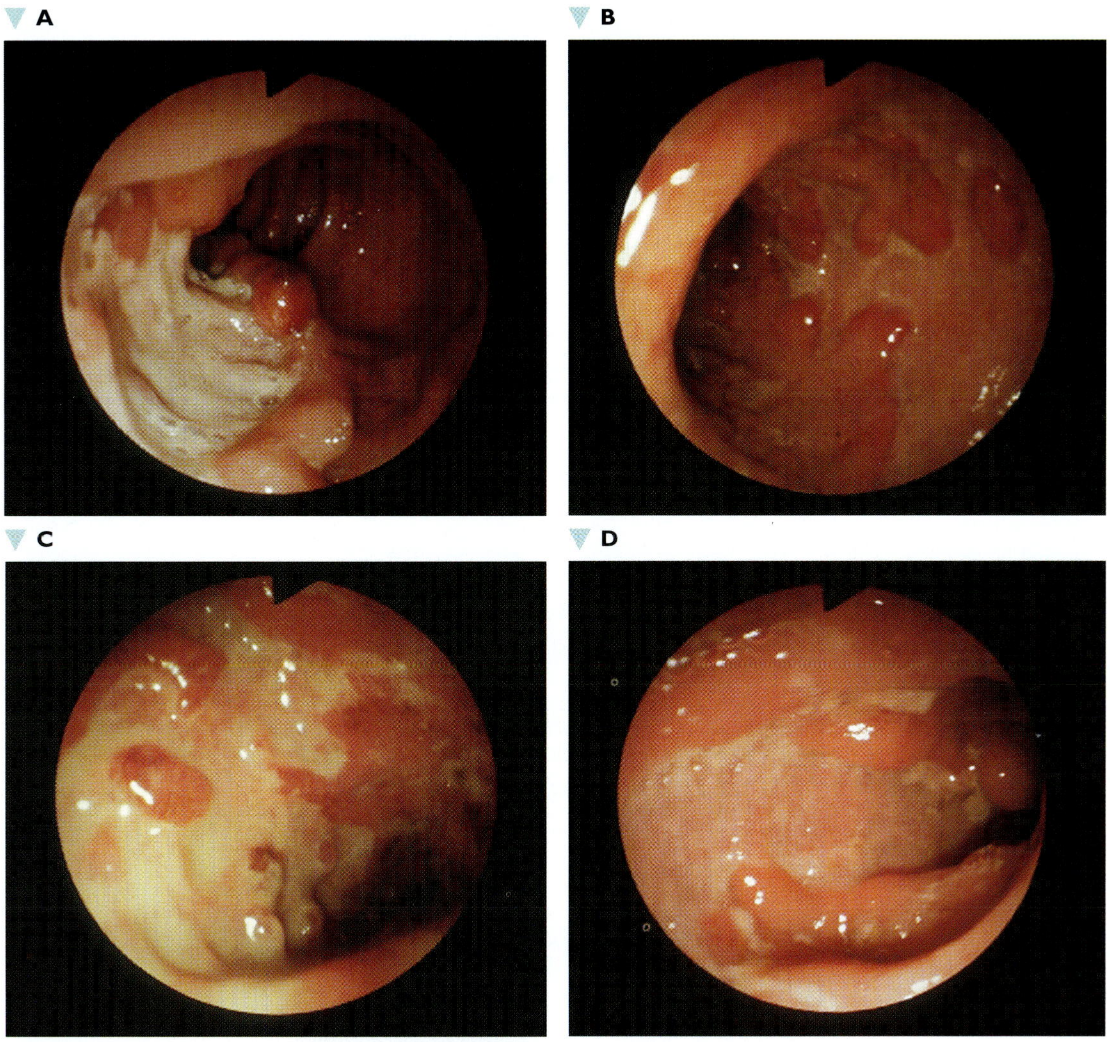

Abb. 11.**47** (**A-D**) Morbus Crohn mit tiefen, ausgeprägten, konfluierenden Ulzera an vier Beispielen.

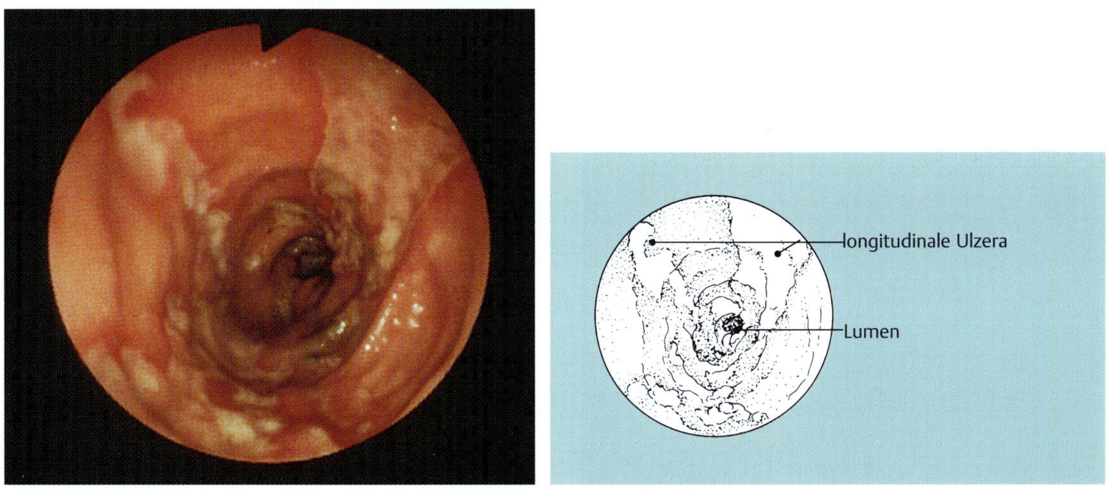

Abb. 11.**48** Morbus Crohn; longitudinale Ulzera in Form von „Nekrosestraßen".

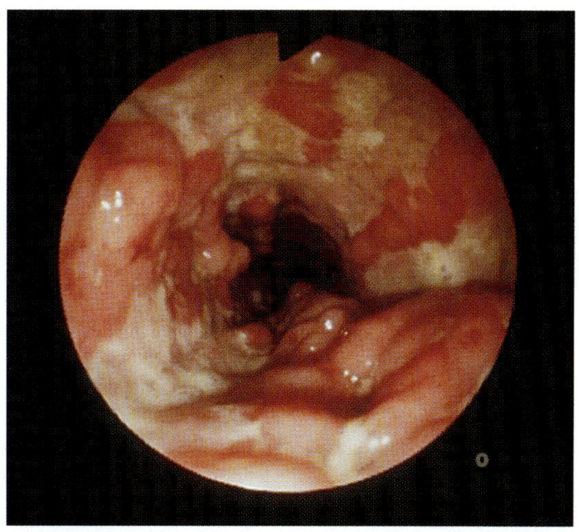

Abb. 11.**49** Morbus Crohn; ausgeprägte longitudinale Ulzera.

Entzündliche (Pseudo-)Polypen

Entzündliche Polypen sind bei Morbus Crohn nicht so häufig wie bei Colitis ulcerosa. Sie sind meist auf ein Kolonsegment beschränkt, obwohl in einem einzelnen Areal mehr als ein Polyp vorliegen kann. Generell ist ihr größter Umfang kleiner als 1,5 cm (Abb. 11.**53** bis 11.**55**). Bei langdauerndem, schwerem Morbus Crohn entsteht durch die Kombination von Pflastersteinrelief und Pseudopolypen häufig eine grobe noduläre Deformierung der Mukosakonturen.

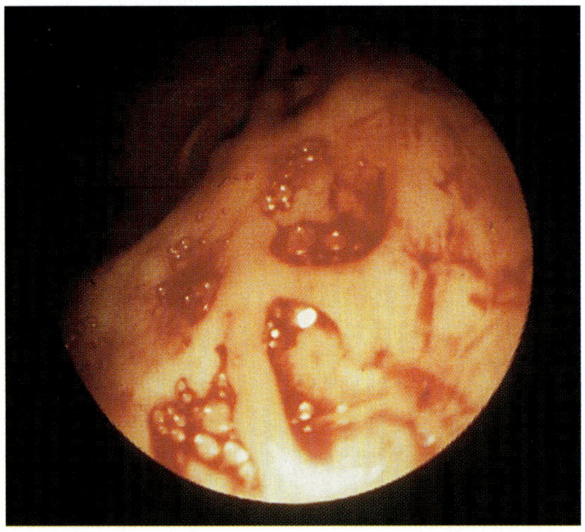

Abb. 11.**50** Schwerer Schub eines Morbus Crohn bei gleichzeitiger Arthritis. Für die diffuse Blutung an den Ulkusrändern ist die Antiphlogistika-bedingte Thrombozyten-Dysfunktion verantwortlich.

A B

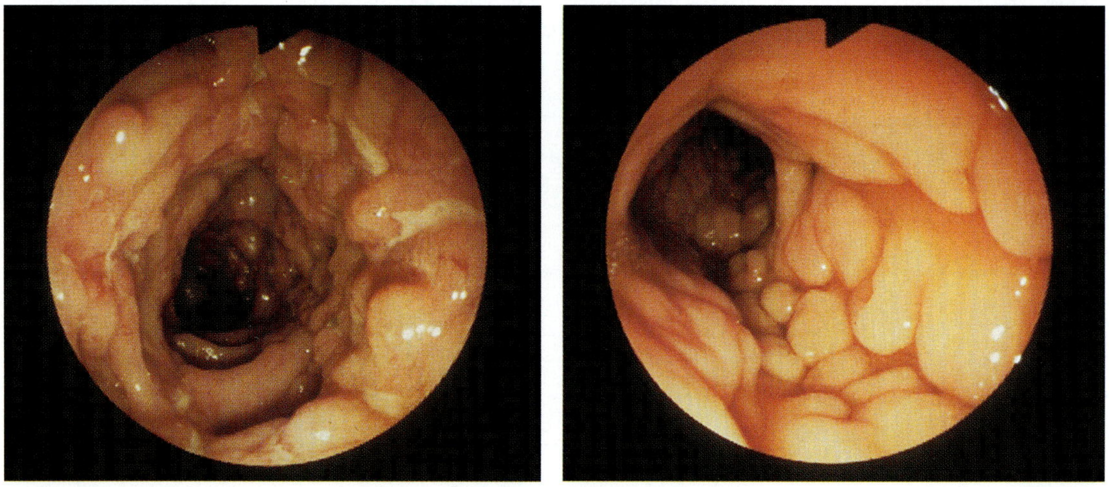

Abb. 11.**51** Morbus Crohn. (**A**) Aktive Phase mit Pflastersteinrelief, das durch zusammenhängende Ulzera entsteht vor und (**B**) nach der Therapie.

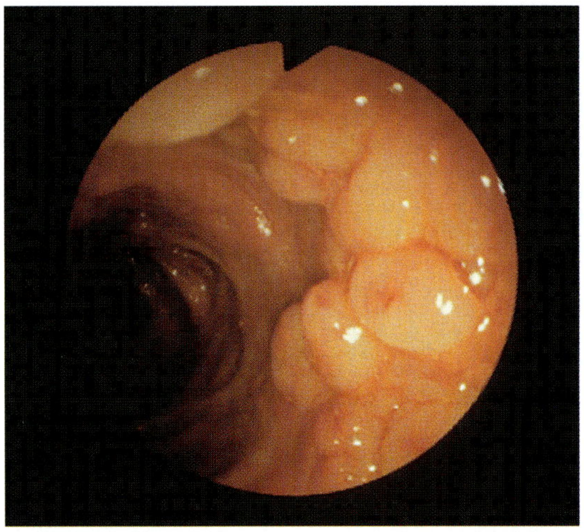

Abb. 11.**52** Morbus Crohn mit großen Pseudopolypen.

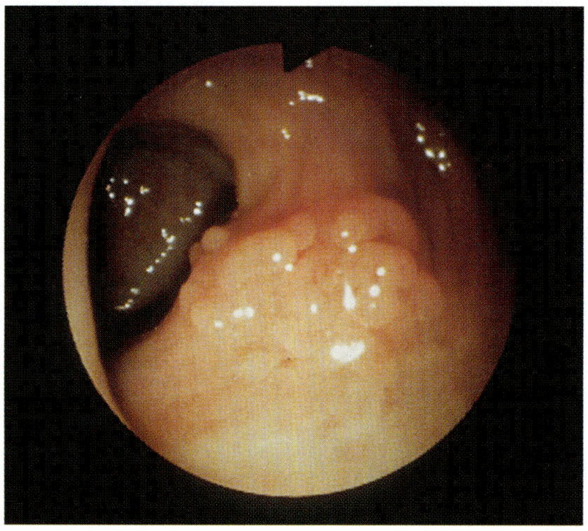

Abb. 11.**53** Morbus Crohn. Ruhephase mit einer Gruppe kleiner, glatter, glänzender, transparenter Pseudopolypen.

A B

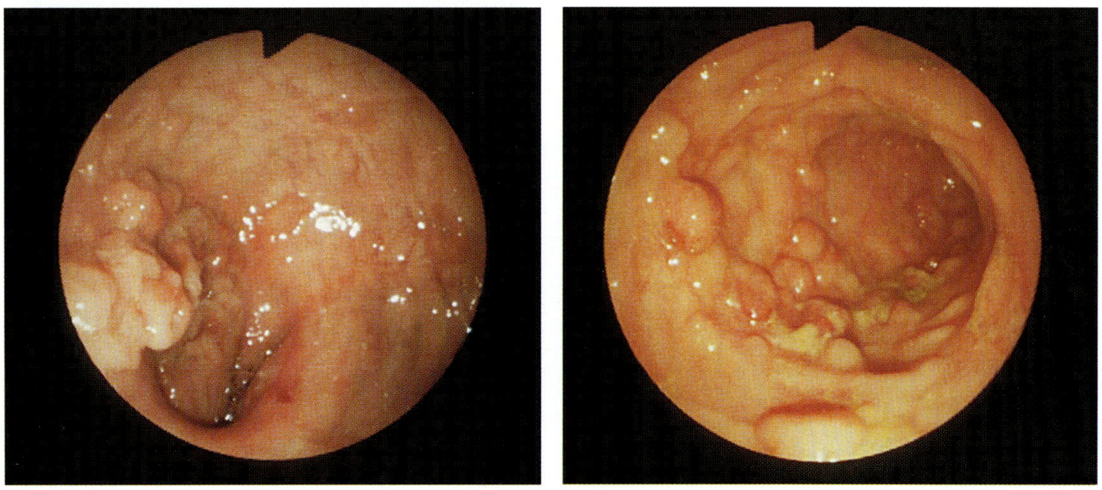

Abb. 11.**54** (**A** und **B**) Morbus Crohn, zwei Beispiele mit Pseudopolypen.

Strukturveränderungen bei Morbus Crohn

Nach tiefen Ulzerationen und transmuralen Fissuren kommt es als Folge von Fibrosen und Vernarbungen häufig zu Mukosa- und Strukturveränderungen. Bedingt durch die ödematöse und fibrotische Veränderung der Submukosa werden die Dickdarmfalten, vor allem in den ulzerierten Segmenten, dick und abgestumpft. Gelegentlich häufen sich die Ulzera bevorzugt in Arealen mit konvergierenden Falten. In schweren Fällen verschwindet aufgrund umfassender Strukturalterationen das Haustrenmuster ganz.

Infolge der verdickten Querfalten und Retraktion der Muskelschicht kann es zu einer Reduktion des Lumendurchmessers kommen. Schwere Ulzera können nach der akuten Phase im Stadium der Reepithelialisierung die Bildung von Mukosabrücken verursachen (Abb. 11.**56**).

Morbus Crohn ist bekannt als eine mit einigen Zentimetern langen, fibrotischen Strikturen einhergehende Erkrankung. Diese entstehen durch die sehr tief in die Submukosa reichenden Ulzerationen und Fissuren. Das Darmlumen ist durch die Strikturen unterschiedlich (weniger als 5 bis zu 15 mm) verengt. Leicht- und mittelgradige Strikturen können mit kleinkalibrigen, aber nicht mit Standardendoskopen untersucht werden. Die Strikturen sind oft unregelmäßig und weisen eine Entzündung und fokale Epithelzerstörung auf (Abb. 11.**57** und Abb. 11.**58**). Generell sind die Ulzerationen innerhalb, vor allem an der Mündung, strikturierter Areale lokalisiert. Das zur Striktur führende Areal weist häufig ein Pflastersteinrelief auf. Die entzündlich bedingten Strikturen sind von einer ödematösen, geröteten, vulnerablen und ulzerierten Mukosa umgeben. Glatte, inaktiv erscheinende Strikturen liegen meist in einer fast normal aussehenden Mukosa.

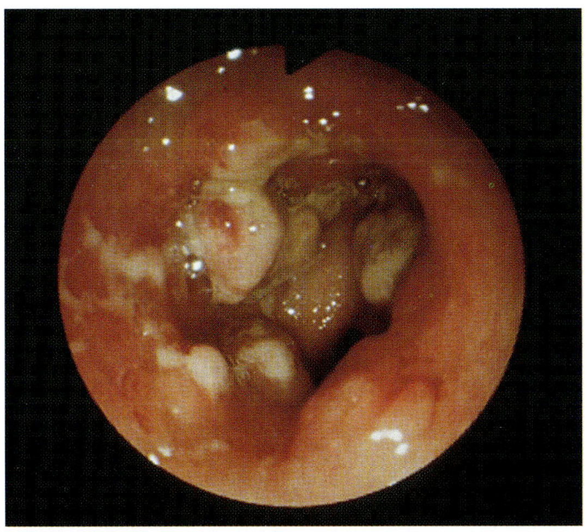

Abb. 11.**55** Morbus Crohn; eine Gruppe von Pseudopolypen.

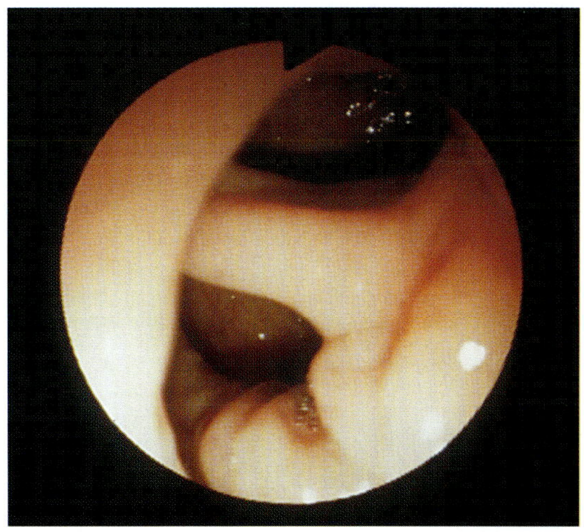

Abb. 11.**56** Morbus Crohn; Mukosabrücken und Pseudopolypen.

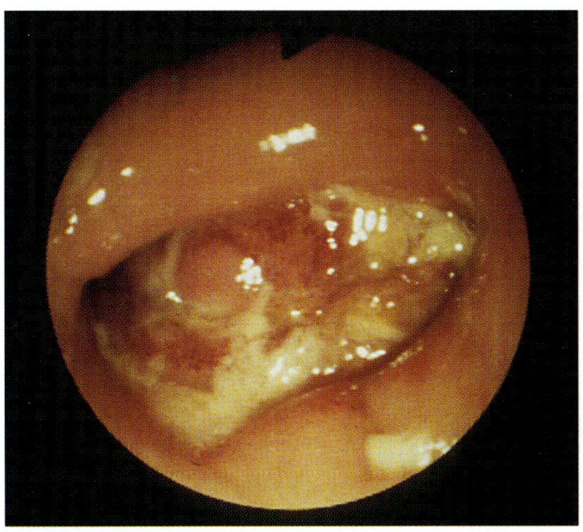

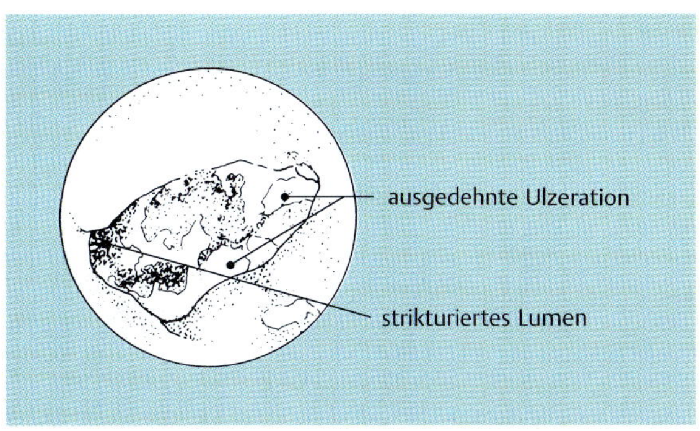

Abb. 11.**57** Ausgeprägter Befund bei Morbus Crohn mit irregulärer Striktur, um deren Öffnung sich zusammenhängende Ulzera gebildet haben.

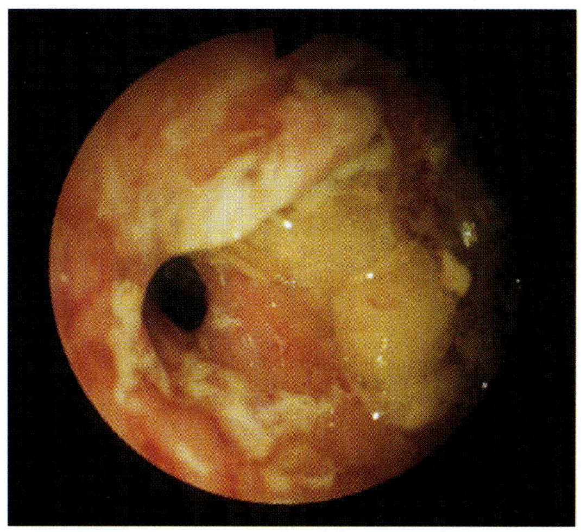

Abb. 11.**58** Ausgeprägter Befund bei Morbus Crohn mit Striktur.

Die Heilung eines tiefen Ulkus kann dicke Narbenbündel sowohl im Dünnals auch im Dickdarm nach sich ziehen, zwischen denen sich divertikelartige Aussackungen bilden können (Abb. 11.**59**). Ausgeprägte Vernarbungen dieser Art weisen immer auf eine schwere Vorschädigung hin (Abb. 11.**60** und 11.**61**).

Die Fistelbildung gehört zu den häufigen Komplikationen des Morbus Crohn. Es gibt verschiedene Fistelarten: kolokutane, kolokolische, enterokolische und enterovesikale. Die gelegentlich leicht zu übersehende Fistelmündung ist meist fokal von einem Ödem und Erythem umgeben. Andere Fistelöffnungen imponieren als tiefe, runde, ulkusähnliche Höhlen. Der Nachweis von Epitheldefekten neben und in einiger Entfernung von der Fistelmündung weist auf den Befall dieses fisteltragenden Darmsegments selbst hin (Abb. 11.**62** bis 11.**65**). Mit Abnahme der Entzündung und mit der Abheilung der Epitheldefekte erscheinen die Mukosaveränderungen um die Fistelöffnung inaktiv (Abb. 11.**66** und 11.**67**). Die Entwicklung enterokolischer Fisteln sollte Anlaß zu einer Untersuchung sein, unabhängig davon, ob der Crohn-Befall nur im Dünn- oder auch im Dickdarm vorliegt. Im ersten Fall bestehen nur eine ödematöse Schwellung und Rötung um die im Kolon gelegene Fistelöffnung. Im zweiten Fall besteht meist eine Ulzeration um die Fistelöffnung im Kolon.

Oft ist eine Kombination von über das ganze Kolon verbreiteten Mukosa- und Strukturabnormitäten zu beobachten. Differentialdiagnostisch sind die unterschiedlichen Formen und der Schweregrad der Defekte von Bedeutung. Frühläsionen können sehr diskret sein und erfordern eine sorgfältige Mukosainspektion (Abb. 11.**68**). Die auf alten Abnormitäten aufgepfropften Neuläsionen entwickeln gelegentlich bizarre Bilder (Abb. 11.**69**). Das charakteristische Bild bleibt jedoch eine fokale Läsion mit normaler dazwischenliegender Mukosa (Abb. 11.**70**).

Das terminale Ileum bei Morbus Crohn

Ulzeration und Fibrose der Ileozäkalklappe bei Morbus Crohn führen häufig zu einer entzündlichen Klappenstenose, die das Einführen des Koloskops ins terminale Ileum verhindern kann (Abb. 11.**71**). Dennoch sollte das terminale Ileum, soweit irgend möglich, immer untersucht werden. Da in der Regel mit der Bauhin-Klappe auch das terminale Ileum befallen wird, reicht zur Crohn-Diagnose der alleinige Nachweis herdförmiger Entzündung oder Ulzeration der Klappe jedoch gelegentlich aus, selbst wenn das terminale Ileum nicht intubiert werden kann.

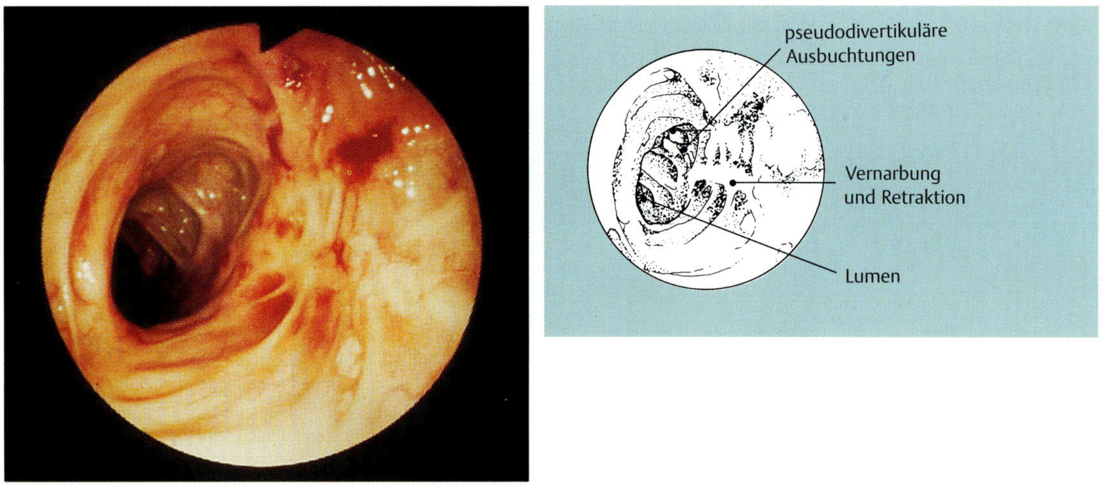

Abb. 11.**59** Morbus Crohn; schwere longitudinale Vernarbung und Retraktion führen zu divertikelähnlichen Ausbuchtungen.

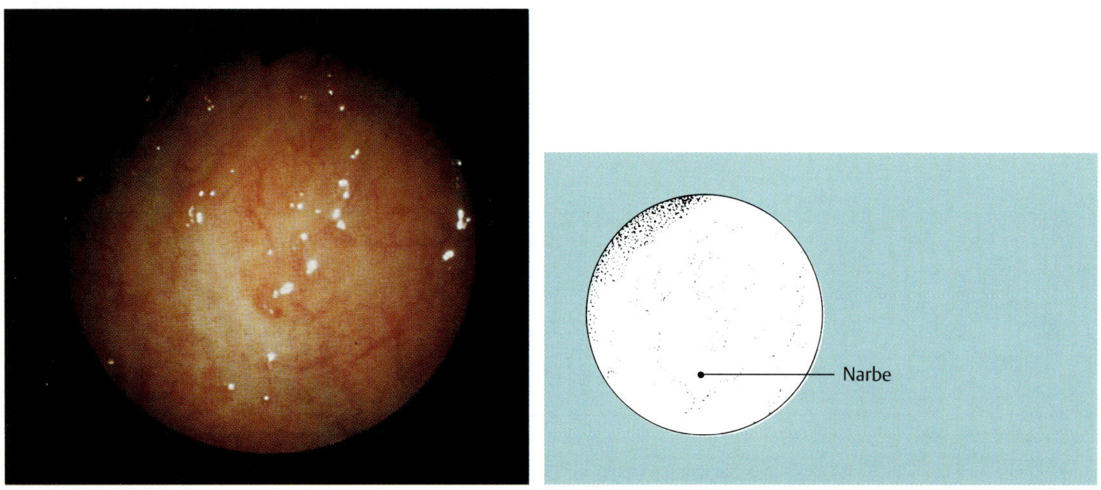

Abb. 11.**60** Morbus Crohn: Eine breite, longitudinale, weißliche und bandförmige Vernarbung unterbricht die Gefäßzeichnung.

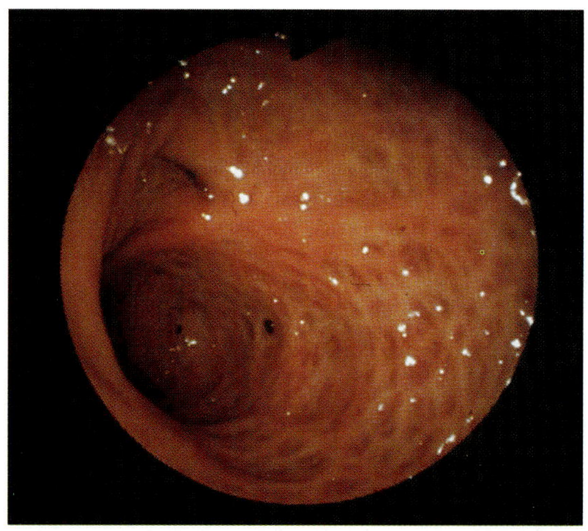

Abb. 11.**61** Morbus Crohn mit konfluierender Vernarbung – ein bizarres Bild.

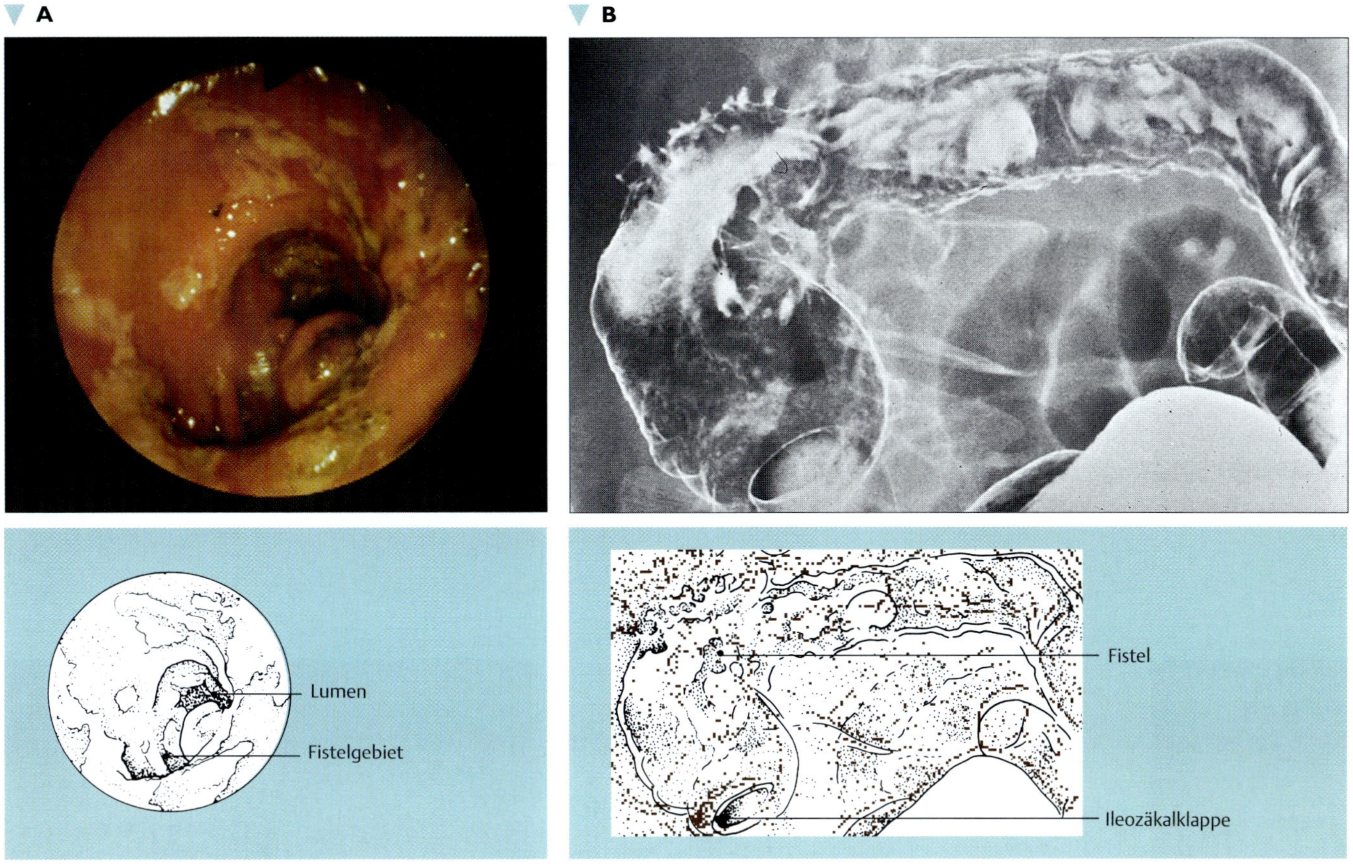

Abb. 11.**62** (**A**) Kolokolische Fistel bei Morbus Crohn; die Mukosa erscheint ulzeriert. (**B**) Im Röntgenbild erkennt man die Fistel an der rechten Flexur.

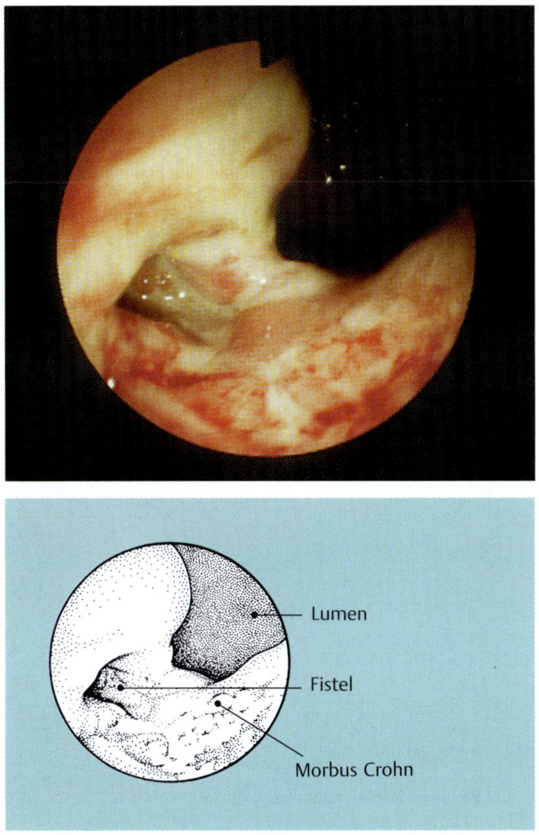

Abb. 11.**63** Morbus-Crohn-Fistel im Sigma (siehe Zeichnung).

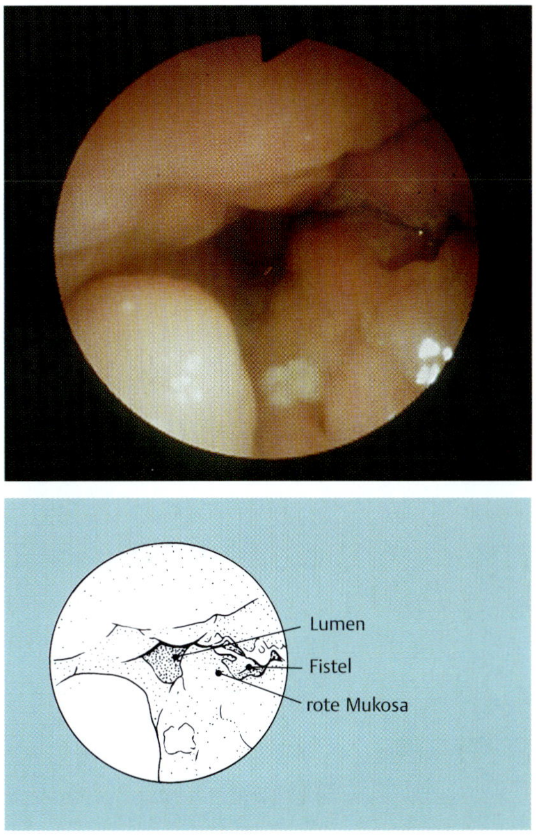

Abb. 11.**64** Morbus Crohn mit Rektumfistel und erythematöser, ödematöser umgebender Mukosa.

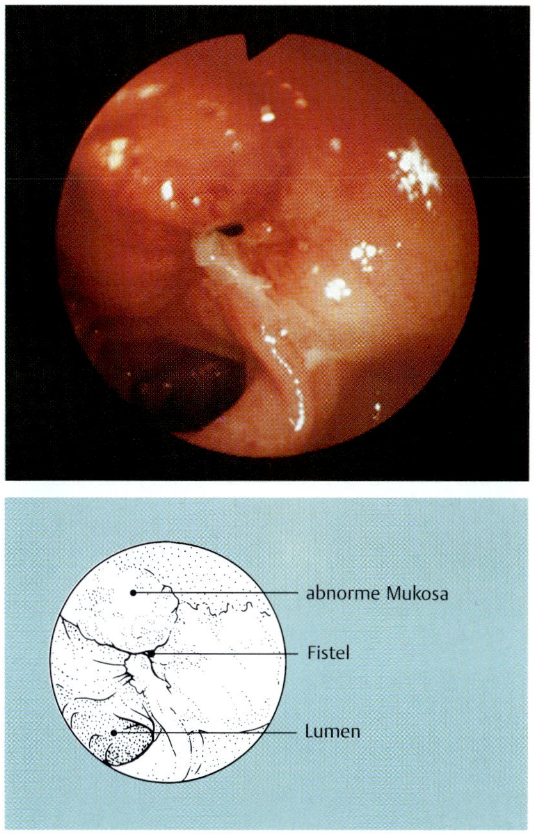

Abb. 11.**65** Morbus Crohn mit einer Fistel der Ileoanalanastomose.

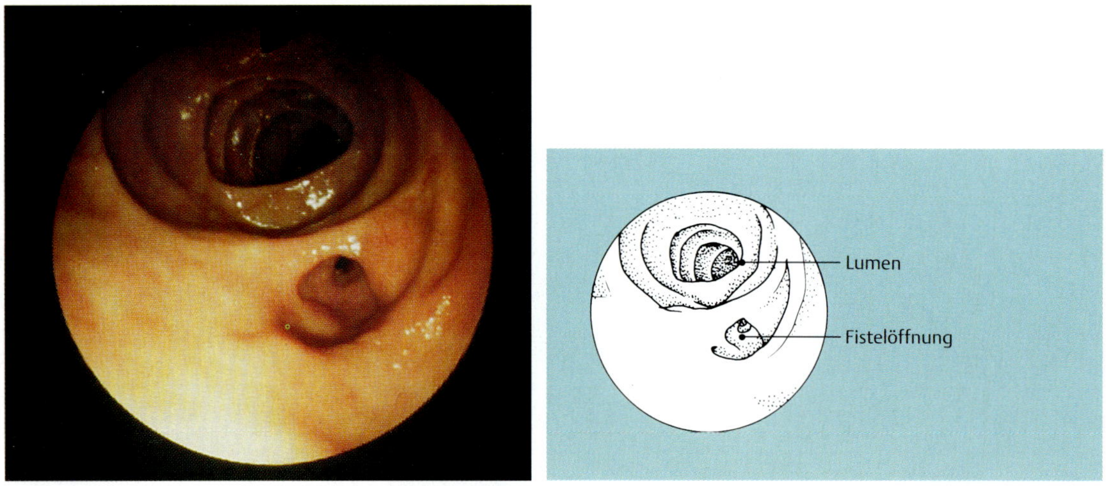

Abb. 11.**66** Verheilte Fistel bei Morbus Crohn zwischen dem terminalen Ileum und Transversum mit unauffälliger Mukosa.

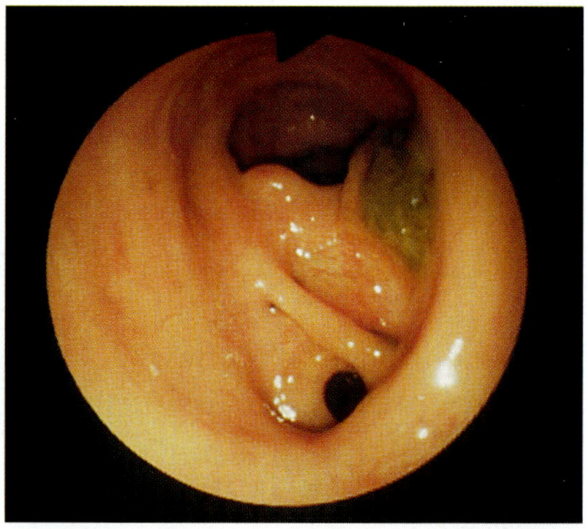

Abb. 11.**67** Kolokolische Fistel bei inaktivem Morbus Crohn.

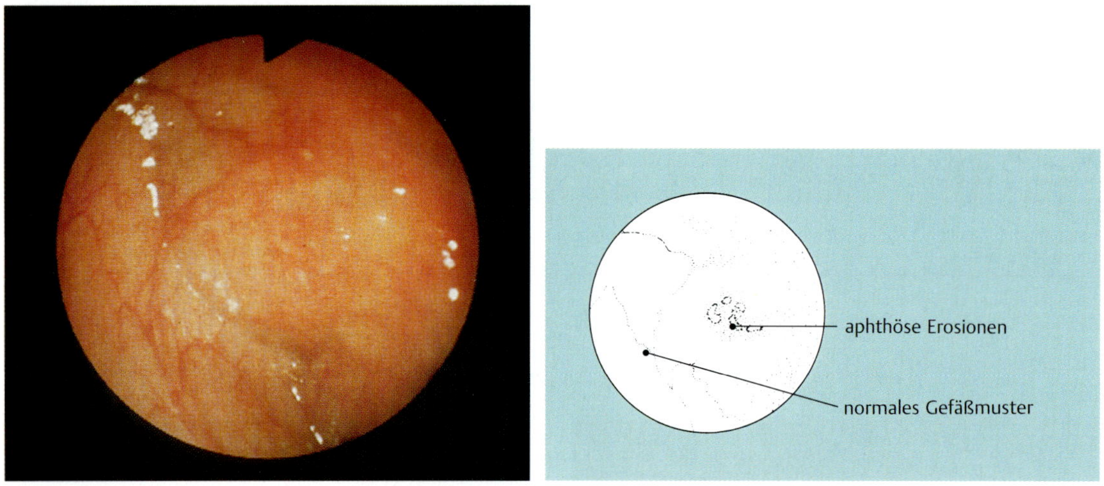

Abb. 11.**68** Morbus Crohn mit kaum sichtbaren, herdförmigen aphthösen Erosionen im Zäkum.

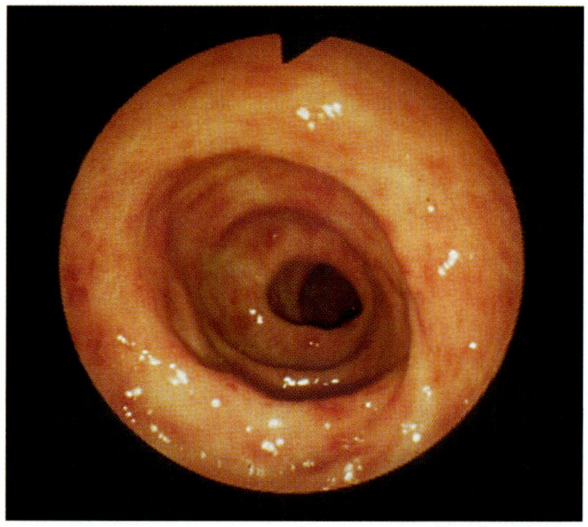

Abb. 11.**69** Morbus Crohn: Aufpfropfen frischer (rote Flecken und aphthöse Erosionen) auf den alten Läsionen (narbenbedingt weißlicher Hintergrund).

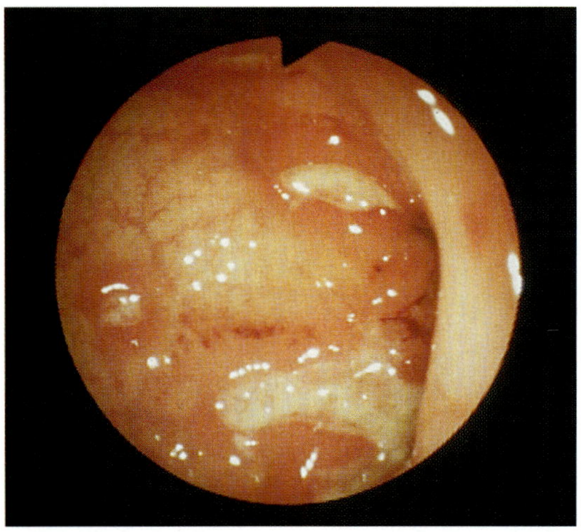

Abb. 11.**70** Morbus Crohn: Charakteristische diskontinuierliche Läsionen mit Arealen unauffälliger Mukosa.

A **B**

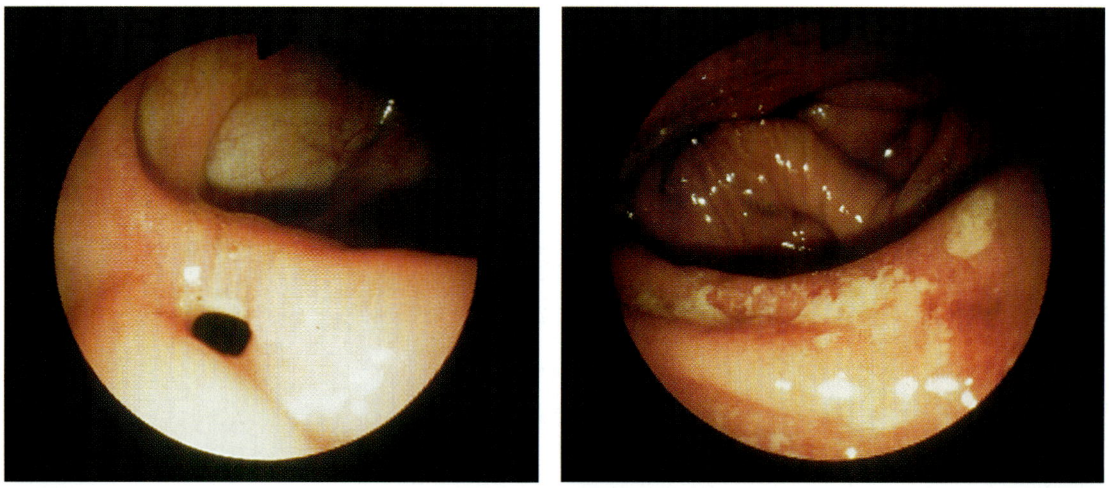

Abb. 11.**71** Morbus Crohn. (**A**) Ileozäkalklappenstenose; (**B**) Ileozäkalklappenulzeration.

Im terminalen Ileum sind die gleichen Veränderungen wie im Kolon zu beobachten. Charakteristisch ist der Nachweis von kleinen, oberflächlichen oder bis zu 1 cm großen aphthösen Erosionen oder Ulzera. Größere Ulzera können zur Strikturierung führen. Längliche, parallele Ulzera resultieren aus der Einschmelzung kleiner Ulzera. Um die Ulzera kann eine Entzündung in Form erythematöser Flecken und punktförmiger Hämorrhagien nachweisbar sein. Die Mukosa zwischen den Ulzera ist meist unauffällig. Generell erfassen die entzündlichen Veränderungen die gesamte Zirkumferenz des distalen Ileums; im weiter proximal gelegenen Ileumsegment sind sie herdförmig und fokal (Abb. 11.**72** und 11.**73**).

Auch jüngere Menschen können an Morbus Crohn erkranken, eine Altersgruppe, in der die nodulär lymphatische Hyperplasie im terminalen Ileum häufig ist. Daher ist darauf zu achten, daß die typischen nicht vulnerablen Wucherungen der Ileummukosa bei lymphatischer Hyperplasie nicht mit dem Pflastersteinrelief des Morbus Crohn verwechselt werden.

Crohn-Rezidive nach Resektion eines erkrankten Ileumsegments sind häufig. Meist bleiben winzige aphthöse oder kleine Oberflächenulzera im neoterminalen Ileum zurück (Abb. 11.**74**), deren Weiterentwicklung wahrscheinlich in manchen Fällen zum klinisch manifesten Crohn-Rezidiv führt (Abb. 11.**75**). Ein Crohn-Rezidiv ist fast immer weniger als 20 cm von der Anastomose ent-

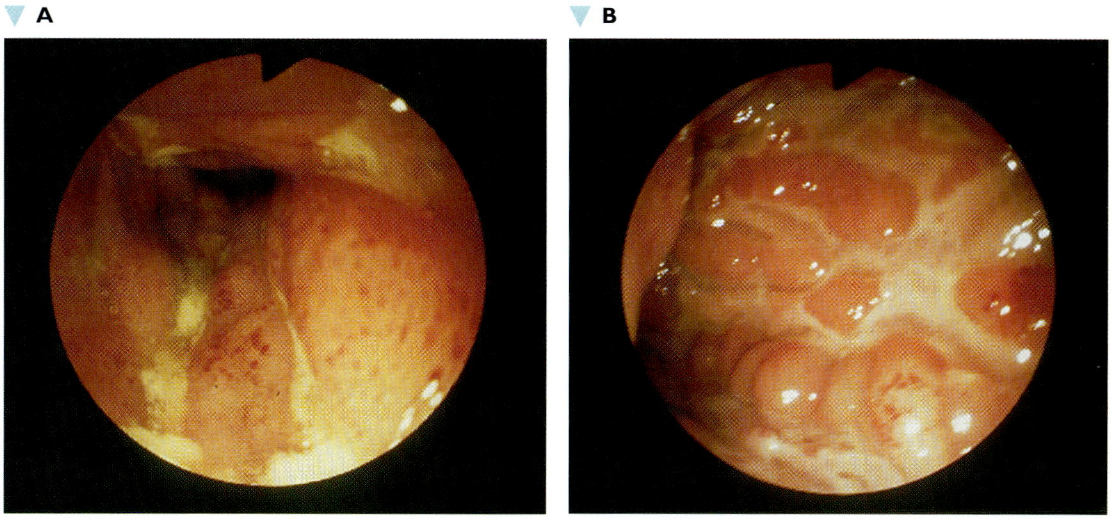

Abb. 11.**72** (**A**) Morbus Crohn: Diffus-konzentrischer Befall des terminalen Ileums mit Schwellung, Erythem, punktförmigen Blutungen und Ulzeration; (**B**) longitudinale Ulzera und Pflastersteinrelief.

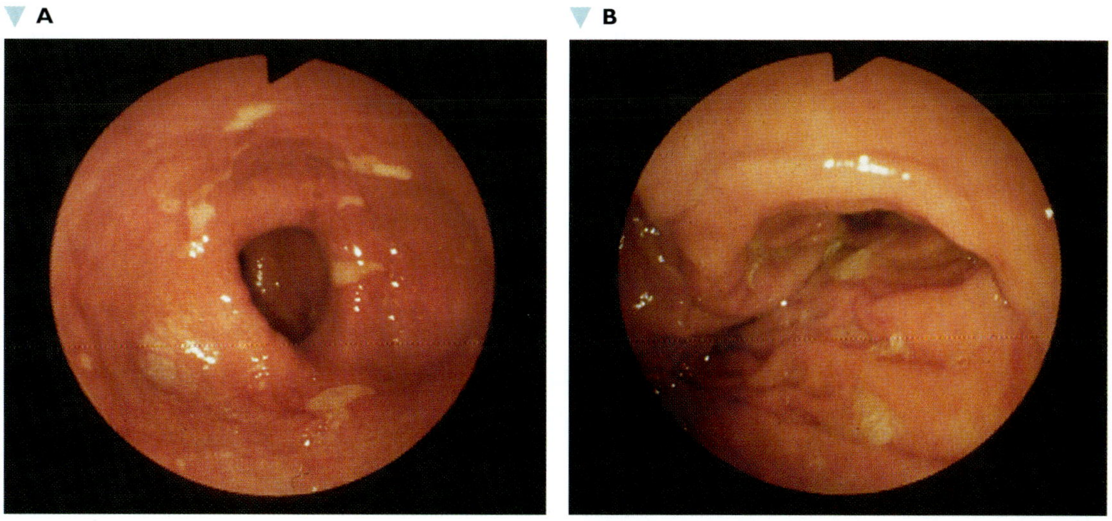

Abb. 11.**73** Morbus Crohn; im Gegensatz zum distalen Segment nahe der Ileozäkalklappe (**A**) zeigt das proximale Segment (**B**) kleinere, herdförmige Läsionen mit normal erscheinender dazwischenliegender Mukosa.

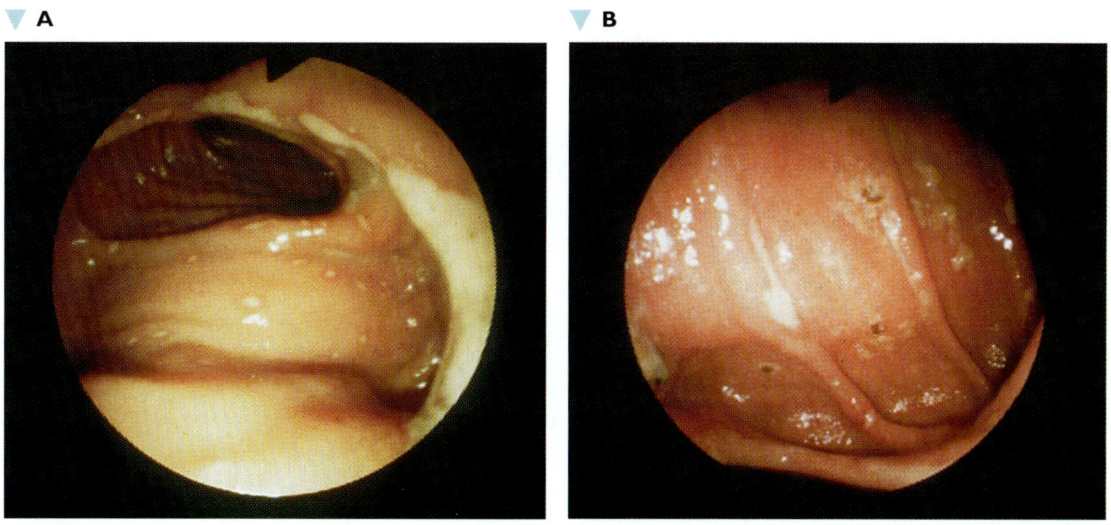

Abb. 11.**74** Morbus Crohn, Rezidiv. (**A**) Postoperativ sind im neugebildeten terminalen Ileum winzige aphthöse Erosionen und der Rand eines großen Ulkus erkennbar. (**B**) Blutungsflecken im Zentrum kleiner Ulzera.

fernt lokalisiert, wobei die Anastomose selbst nicht immer mitbefallen ist. Bei symptomatischen Patienten mit Crohn-Rezidiv ist die sorgfältige Inspektion der Anastomose vor der Intubation des neoterminalen Ileums angezeigt (Abb. 11.**76** und 11.**77**). In der Tat haben wir diese postoperative Form des Crohn-Rezidivs erst durch die Koloskopie der Anastomosenlinie und des neoterminalen Ileums kennengelernt.

Ulzerative Defekte sind meist an oder unmittelbar proximal der Anastomose lokalisiert. Bei Befall des terminalen Ileums während des Crohn-Rezidivs sind die Ulzera anfänglich zirkumferentiell und auf den Kämmen der Kerckring-Falten lokalisiert. Sie sind gewöhnlich oberflächlich und von aphthösen Erosionen begleitet. Normale Mukosa zwischen den aktiven Läsionen ist nicht selten. Bei tiefreichenden Ulzerationen erscheint die Mukosa in der Umgebung manchmal ödematös und verdickt; dies akzentuiert das durch Einzelnähte bedingte noduläre Erscheinungsbild der Anastomosenlinie. Gelegentlich scheinen die tiefen Ulzerationen im Anastomosenbereich den Fadenlinien zu folgen. Bei schweren Ulzerationen verschwindet die dazwischenlie-

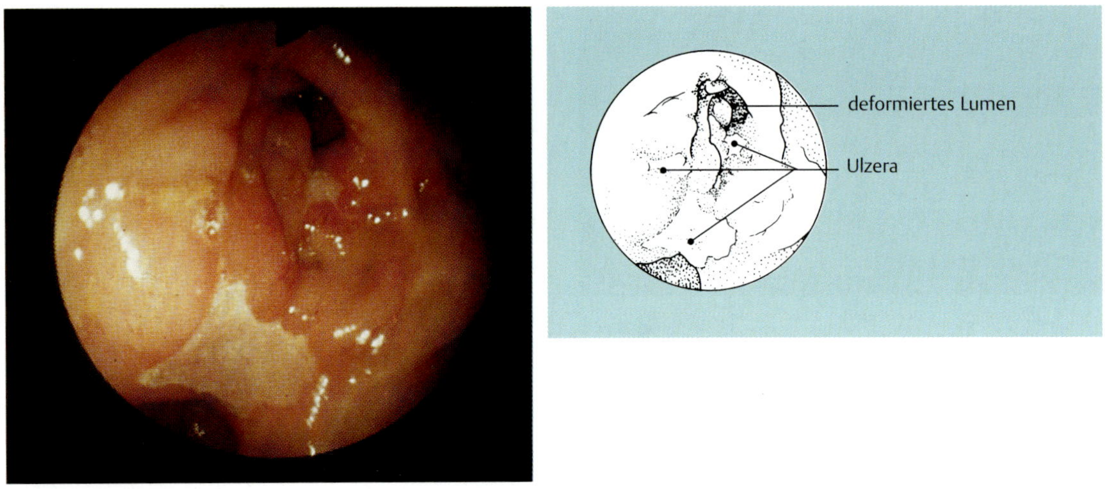

Abb. 11.**75** Morbus Crohn; Rezidiv im neoterminalen Ileum mit großen Ulzera und Lumendeformierung.

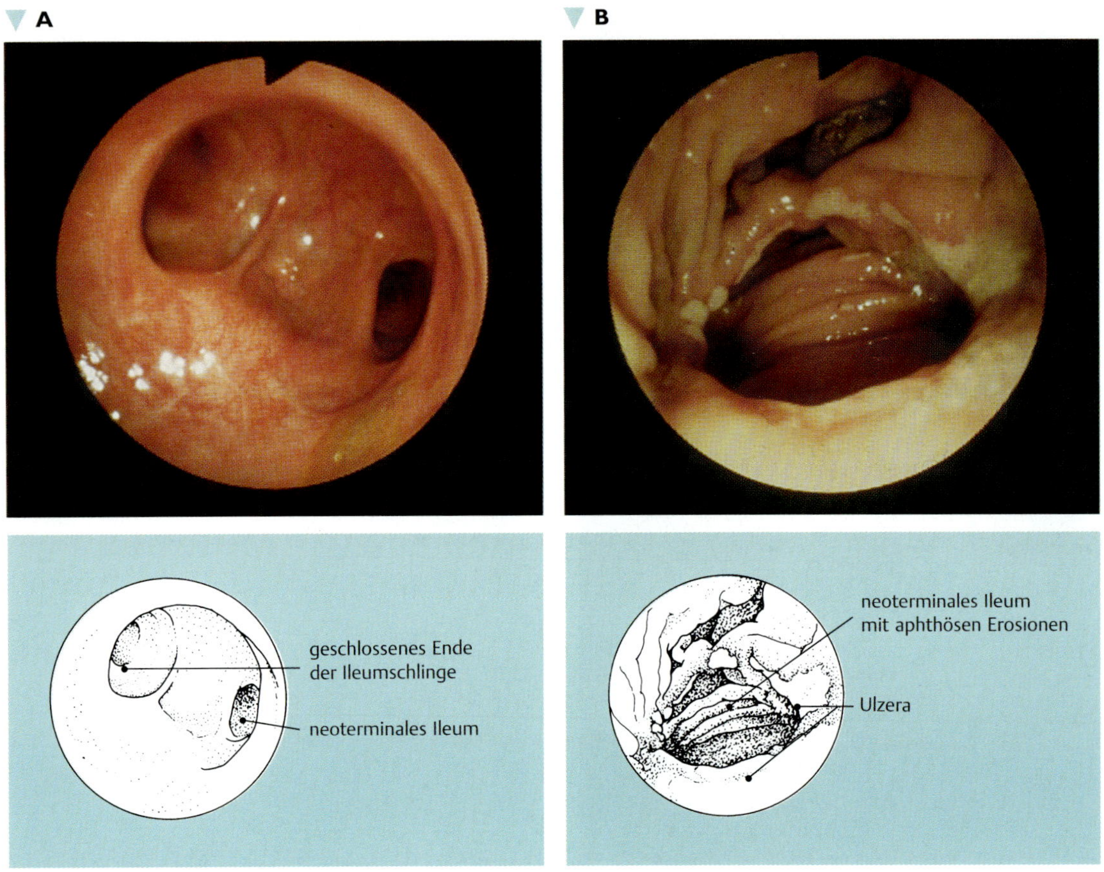

Abb. 11.**76** Morbus Crohn, Rezidiv. (**A**) Normale ileokolische End-zu-Seit-Anastomose; (**B**) Frührezidiv nach drei Monaten mit Anastomosenulzera und aphthösen Erosionen im neoterminalen Ileum.

gende Mukosa ganz, die Anastomosenlinie gleicht einem kontinuierlichen Ulkusareal. Letzten Endes führt eine solche Ulzeration zu einer hochgradigen Anastomosenstriktur. Das neben den tiefen Ulzera befindliche Darmsegment kann ein Pflastersteinrelief aufweisen.

Nach Crohn-Resektionen entstehende, sehr enge Strikturen können mittels eines Ballonkatheters erweitert werden, wodurch die Symptome wesentlich reduziert und weiteren chirurgischen Eingriffen vorgebeugt werden kann (Abb. 11.**78**).

Verteilungsmuster der Läsionen

Ein Charakteristikum des Morbus Crohn ist das fokale, fleckförmige, diskontinuierliche Befallsmuster. Obwohl Morbus Crohn eine panenterale Erkrankung ist, können anhand der Prädilektionsorte verschiedene Verteilungsformen unterschieden werden:

- Rechtsseitiger Befall: Die Ileozäkalklappe ist am häufigsten, d. h. in bis zu 60%, befallen. In weiteren 20–30% liegt ein isolierter Befall des rechten Kolons vor. Insgesamt weisen fast 70% einen überwiegenden oder ausschließlichen rechtsseitigen Befall auf, wobei die Ileozäkalklappe und das terminale Ileum mitbetroffen sind.
- Aussparung des Rektums: Die Erkrankung beginnt oft am Rektosigmoidübergang. Charakteristisch sind tiefe Ulzera und Strikturen. In manchen Fällen sind der Anus und 3–4 cm des distalen Rektums betroffen; das proximalere Rektum bleibt verschont.
- Segmentärer Befall (Skip-Areale): Diese Form ist bei den meisten Patienten mit Morbus Crohn die Regel. Unauffällige Darmabschnitte grenzen an erkrankte; dieses Befallsmuster kann jedes Darmsegment, inklusive Analkanal und Appendix involvieren (Abb. 11.**79** und 11.**80**). Gelegentlich werden die Ulzera nur auf einer Wandseite eines Darmabschnitts beobachtet.

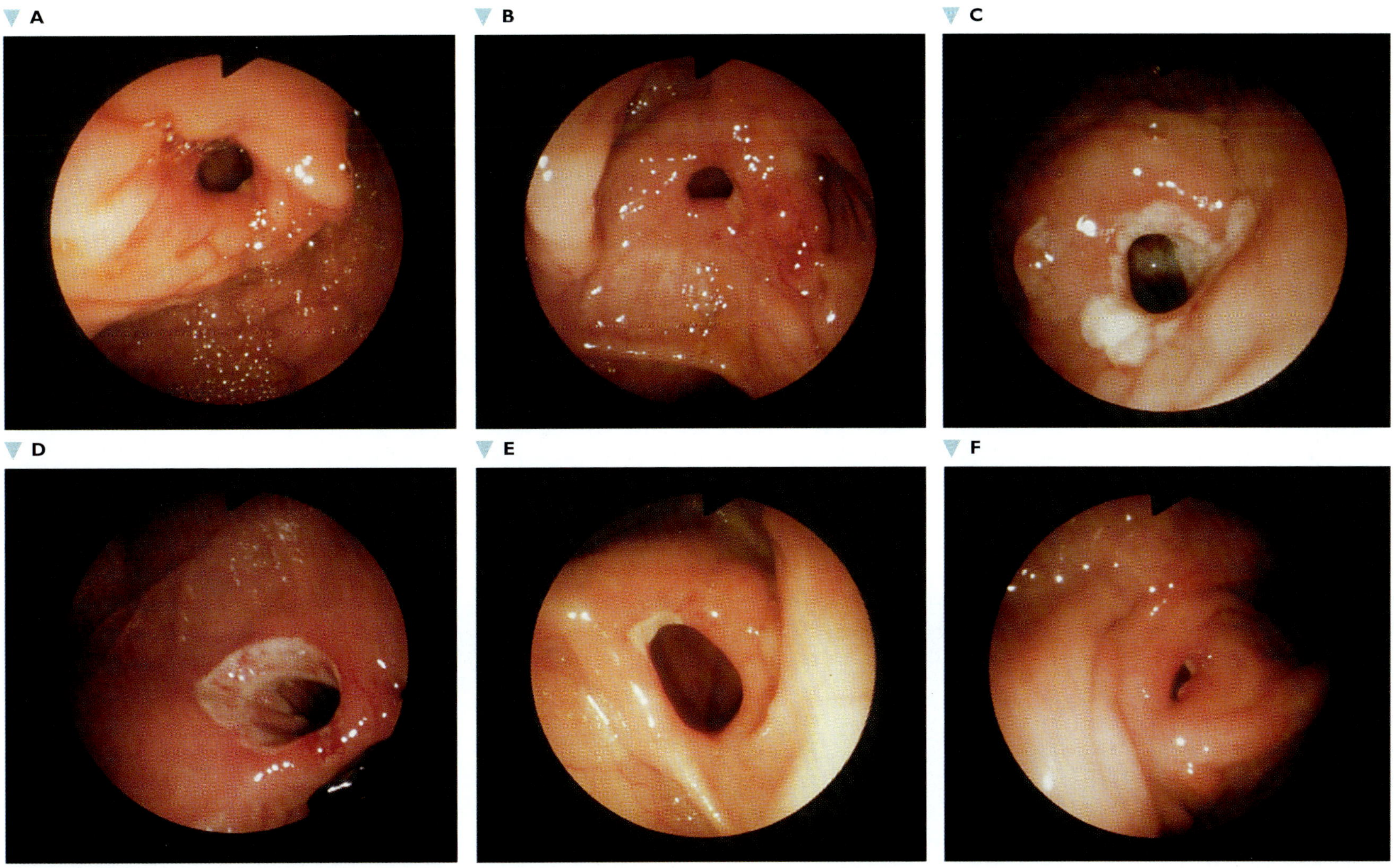

Abb. 11.**77** Morbus Crohn, ileokolische (Seit-zu-End-) Anastomose. (**A**) Normalbild; (**B-F**) Mehrere Beispiele stark strikturierter Anastomosen, teilweise mit angrenzender Ulzeration.

Aktivitätsgrade

Für Morbus Crohn gibt es kein standardisiertes System zur koloskopischen Klassifikation der Aktivitätsgrade. Die ruhende Crohn-Kolitis ist durch eine leicht verzerrte Schleimhautgefäßzeichnung oder feine Mukosagranulierung ohne Vulnerabilität oder Epithelläsionen gekennzeichnet. Fokale oder konfluierende Erytheme, jedoch ohne Epithelnekrosen, gehören zum Bild der milden Kolitis Crohn. Eine mäßiggradige Crohn-Kolitis liegt vor, wenn einige aphthöse Erosionen oder kleine Ulzera nachweisbar sind; eine schwere, wenn mehrere und größere Ulzera vorhanden sind. Crohn-Komplikationen wie Strikturierung, Fistelbildung und massive Blutung sind Zeichen einer schweren Kolitis.

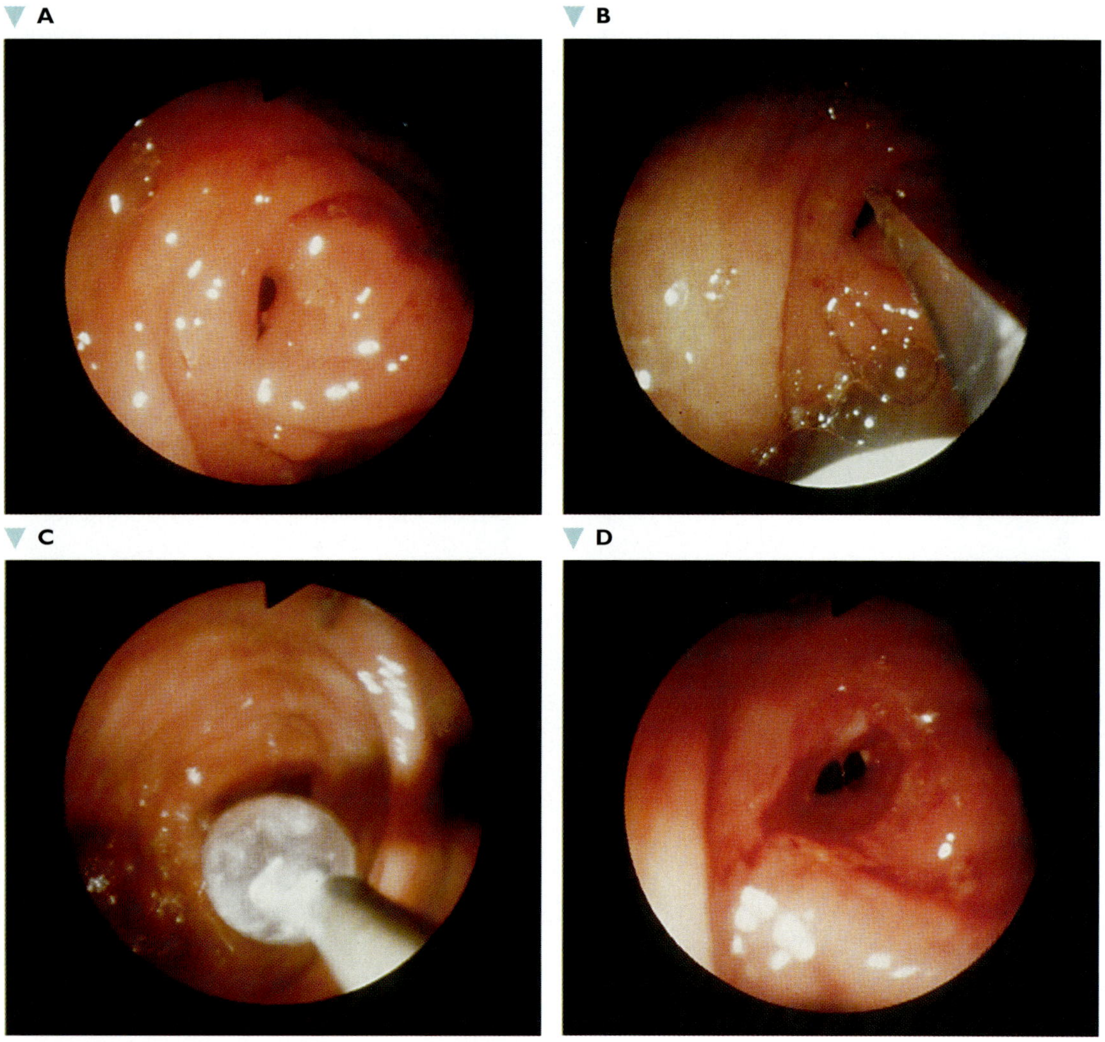

Abb. 11.**78** Morbus Crohn. (**A**) Anastomosenstriktur im Kolon. (**B**) Passage des Ballons im Endokop durch die Striktur. (**C**) Ballondilatation der Striktur. (**D**) Nach der Erweiterung der Anastomose verschwinden die Symptome der Obstruktion.

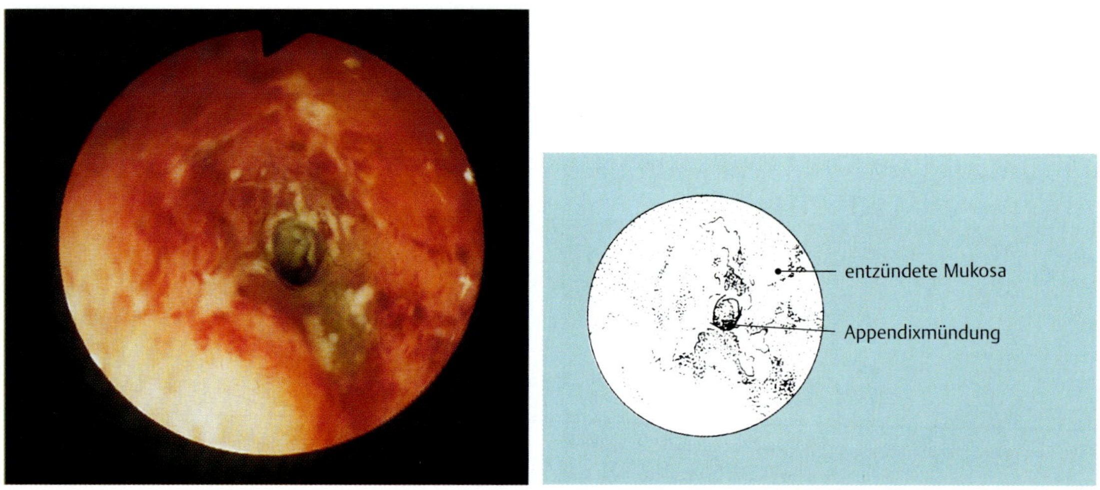

Abb. 11.**79** Morbus Crohn: Appendix- und Zäkumbefall.

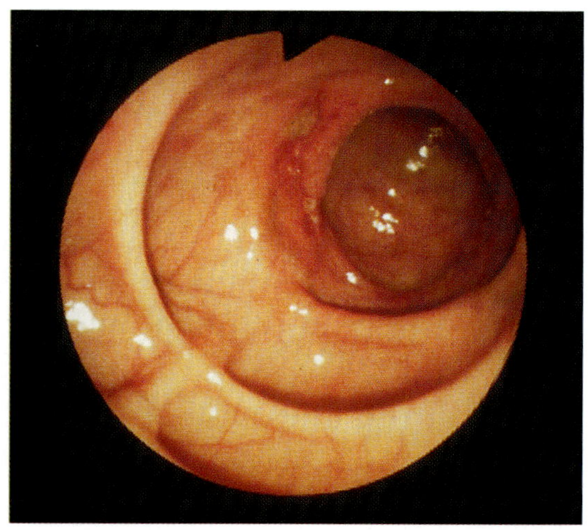

Abb. 11.**80** Morbus Crohn: Herdförmiger Befall des distalen Kolons, das ansonsten unauffällig erscheint.

Dysplasie- und Karzinomrisiko

Crohn-Patienten unterliegen einem leicht erhöhten Krebsrisiko, vor allem bei ausgedehnter Kolonbeteiligung, frühem Krankheitsbeginn und vorangegangenen chirurgischen Eingriffen wie einer Bypass-Operation, wobei die Tumoren in den ausgeschalteten Darmschlingen entstehen können. Crohn-Karzinome treten in relativ jungem Alter auf, die rechtsseitige Verteilung und die bevorzugte Lokalisation in Darmabschnitten mit Fistelbildung ist charakteristisch. Diese Karzinome wachsen meist infiltrativ. Sie erscheinen z. B. polypös, sessil-nodulär, flach oder plaqueähnlich. Infiltrativ wachsende Crohn-Karzinome können durch andere Crohn-Befunde, wie Strikturen, Pflastersteinrelief und Ulzera, verdeckt werden.

Differentialdiagnose: Colitis ulcerosa, Morbus Crohn, akute selbstlimitierende Kolitis

Im Vordergrund der Differentialdiagnose steht die Unterscheidung zwischen Colitis ulcerosa und Morbus Crohn. Die Koloskopie ist von großer Bedeutung für die Differentialdiagnose sowie für die Bewertung der Ausdehnung und des Schweregrads der Erkrankung. Trotz zunehmender Erfahrung bleibt in 5–10% der Fälle die Diagnosestellung schwierig und wechselt jahrelang zwischen Colitis ulcerosa und Morbus Crohn. Die differentialdiagnostischen Merkmale von Colitis ulcerosa und Morbus Crohn sind in Abb. 11.**81** zusammengestellt.

Differentialdiagnostische Merkmale der Colitis ulcerosa

Die diffuse Rektumbeteiligung ist ein fast sicheres Indiz für die Diagnose einer Colitis ulcerosa, da in den meisten Fällen eine initiale Rektumbeteiligung vorhanden ist. Umgekehrt ist die Aussparung des Rektums eher vereinbar mit Morbus Crohn.

Ein kontinuierliches, symmetrisches Befallsmuster ist ein deutlicher Hinweis auf Colitis ulcerosa. Obwohl es unterschiedlich starke Aktivitätsgrade gibt, sollte die beteiligte Mukosa immer abnorm sein. Gelegentlich sind die endoskopischen Veränderungen sehr diskret und bestehen nur aus einem Glanzverlust der Mukosa. In solchen Fällen passiert es häufig, daß man trotz erhaltenem, sichtbarem und scharf abgegrenztem Gefäßmuster überraschenderweise zytohistologisch eine stark ausgeprägte mononukleäre Schleimhautentzündung vorfindet.

Ein Ulkus auf dem Hintergrund diffuser Mukosaabnormität ist das wichtigste Kriterium für die Diagnose einer Colitis ulcerosa. Die akute Schleimhautentzündung kann aus einem Erythem, Vulnerabilität und mukopurulentem Exsudat bestehen. Eine weit geöffnete oder verstrichene Ileozäkalklappe mit offenem Lumen spricht für Colitis ulcerosa. Im Gegensatz dazu weist eine extensive Ulzeration um eine geschlossene oder stenosierte Ileozäkalklappe auf Morbus Crohn hin.

Differentialdiagnostische Merkmale des Morbus Crohn

Ein Hauptmerkmal des Morbus Crohn ist die diskontinuierliche, fleckförmige und segmentale Verteilung der Darmläsionen. Erkrankte und gesunde Darmabschnitte liegen nebeneinander; in anderen Segmenten können die Ulzera asymmetrisch verteilt sein.

Die Aussparung des Rektums, die bei 30% der Kolitis-Crohn-Fälle vorkommt, ist ein starkes Indiz für Morbus Crohn. Bei rektalem Befall ist in der Regel der Rektosigmoid- oder Perianalbereich involviert.

Der Ulkusnachweis in einer relativ normalen Mukosa mit erhaltener Gefäßzeichnung oder zumindest ohne wesentliche akute Entzündung ist ebenfalls stark verdächtig für Morbus Crohn. Tiefe, ausgedehnte Ulzera sind ebenfalls charakteristisch. Die benachbarte Mukosa kann pflastersteinähnlich, aufgeworfen, nodulär und möglicherweise leicht rosafarben, jedoch nicht vulnerabel erscheinen. Ulzerationen, eine Stenose oder Verzerrung der Ileozäkalklappe und ein überwiegend rechtsseitiger Befall legen einen Morbus Crohn nahe.

Biopsie

Zur Differenzierung zwischen Colitis ulcerosa und Morbus Crohn und zur Unterstützung des optischen Befunds werden koloskopische Biopsien empfohlen. Dazu wird in der Regel eine 7-Fr-Standard-Biopsiezange mit runden Branchen oder ovalem Maul mit oder ohne zentralem Dorn verwendet. Die von diesen Zangenbiopsien erfaßte Probe ist in der Regel klein, entstammt der

Differentialdiagnose: Colitis ulcerosa und Morbus Crohn

Merkmale	Colitis ulcerosa	Morbus Crohn
Verteilungsmuster	symmetrisch	asymmetrisch
Kontinuierlicher Befall	immer	sehr selten
Herdförmiger Befall	fehlt	häufig
Befall des Rektums	fast immer	meist fehlend
Gefäßmuster	verwaschen oder aufgehoben	meist unauffällig
Profuse Blutung	häufig	selten
Granularität (fein/grob)	häufig	eher selten
Pflastersteinrelief	fehlt	typisch
Erythem	typisch	geringer ausgeprägt
Ödem (Abstumpfung der Falten)	vorhanden	vorhanden
Vulnerabilität	häufig	eher selten
Spontane petechiale Blutung	häufig	selten
Oberflächliche oder kleine Ulzera	gelegentlich	häufig
Über 1 cm große Ulzera	bei ausgeprägtem Befund	häufig
Tiefe, longitudinale Ulzera	selten	häufig
Lineare Ulzera	selten	häufig
Aphthöse Ulzera	fehlen	typisch
Gewundene Ulzera	selten	häufig
Pseudopolypen	gelegentlich	gelegentlich
Brückenbildung	gelegentlich	gelegentlich
Mukosa in der Umgebung der Ulzera	verändert	unauffällig

Abb. 11.**81** Differentialdiagnose: Colitis ulcerosa und Morbus Crohn.

Oberfläche und beinhaltet nur Mukosa und Fragmente der Muscularis mucosae, gelegentlich auch winzige Submukosa-Anteile. Großkalibrige Endoskope können mit größeren Zangen verwendet werden.

Zu den nichtspezifischen histologischen Befunden gehören Ulzerationen, fibrinös-purulente Exsudate, Entzündungsinfiltrate, Kryptenabszesse und lymphoide Aggregate. Generell sprechen für Colitis ulcerosa multiple basal gelegene Kryptenabszesse, Muzinverarmung und ein kontinuierliches Aktivitätsmuster. Das wichtigste histologische Diagnosekriterium für Morbus Crohn sind fokale (Mikro-) Granulome. Weitere Kriterien hierfür sind diskontinuierliche Entzündungsinfiltrate, disproportionierte Infiltration und transmurale Ausweitung der Entzündungsinfiltrate, ausgeprägte lymphatische Hyperplasie, Fissuren, Ulzeration und Lymphangieaktasie. Die histologische Crohn-Diagnose hängt im wesentlichen von der Zahl der entnommenen Biopsien und der Zahl der Schnitte pro Biopsieprobe ab. In mindestens 30% der Fälle sollten Granulome nachgewiesen werden können.

Akute selbstlimitierende Kolitis versus Chronisch-entzündliche Darmerkrankung

Bei Patienten mit akut einsetzender blutiger Diarrhö als erstem Krankheitssymptom sollte zunächst an eine beginnende Chronisch-entzündliche Darmerkrankung, d. h. Colitis ulcerosa oder Morbus Crohn, gedacht werden. Es kann sich aber auch um eine Episode einer akuten selbstlimitierenden Kolitis handeln. Bei der Erstuntersuchung des Patienten ist diese Differentialdiagnose schwierig. Die Symptome der akuten selbstlimitierenden Kolitis weichen im Laufe einiger Wochen; auch die Chronisch-entzündliche Darmerkrankung kann sich zurückbilden, es kommt jedoch zu Rezidivattacken während des Verlaufs.

Die bioptische Untersuchung der Rektummukosa kann die Differentialdiagnose zwischen selbstlimitierender Kolitis und Chronisch-entzündlicher Darmerkrankung erleichtern. Bei selbstlimitierender Kolitis ergibt sich ein relativ normales histologisches Bild mit intakter Kryptenarchitektur; es gibt verstreute Granulozyten und einige andere mononukleäre Entzündungsinfiltrate. Kryptenabszesse sind, wenn überhaupt vorhanden, oberflächlich. Die Entzündung ist primär in der oberen Mukosahälfte lokalisiert. Bei Chronischentzündlicher Darmerkrankung findet man ein derangiertes Kryptengefüge mit abnormer Kryptenverzweigung. Das Entzündungsinfiltrat ist primär mononukleär. Granulome erscheinen als lymphoide Aggregate; eine Kryptenatrophie kann vorliegen. In etwa 20% der Fälle ist die histologische Differenzierung zwischen akuter selbstlimitierender Kolitis und einer Chronisch-entzündlichen Darmerkrankung nicht möglich.

Andere entzündliche Darmerkrankungen

■ Infektiöse Enterokolitiden

Akute und chronisch-infektiöse Kolitiden können idiopathische Kolitiden imitieren und sind endoskopisch manchmal nicht von ihnen zu unterscheiden. Daher sollte die Endoskopie bei der Diagnosestellung infektiöser Kolitiden nicht als primäre Untersuchungsmethode angesehen werden, sondern zur differentialdiagnostischen Klärung herangezogen werden. Es gibt eine Vielzahl von Kolitiden hervorrufenden Erregern; sie unterscheiden sich jedoch im Ähnlichkeitsgrad ihrer Symptome zu Colitis ulcerosa und Morbus Crohn (Abb. 11.**82**).

Campylobacter-Enterokolitis: Das Bakterium Campylobacter fetus ssp. jejuni ist der anerkannte Erreger für akut wäßrige oder schleimig-blutige Diarrhöen bei sonst gesunden Individuen. Das variable endoskopische Bild zeigt Areale mit Ödem, fleckigem Erythem und Vulnerabilität sowie einige zerstreute Ulzera, die mit relativ normalen Mukosaarealen alternieren – ein Morbus Crohn-ähnliches Bild (Abb. 11.**83**). Zunehmend werden auch winzige aphthöse Erosionen nachgewiesen. Bei anderen Patienten ähnelt das endoskopische Bild mit Erythem, Hyperämie, Ödem, Vulnerabilität und Oberflächenulzeration dem der Colitis ulcerosa (Abb. 11.**84**). Tiefe Ulzera sind ungewöhnlich; große,

Typen infektiöser Kolitis

Erkrankung	Ähnlichkeitsgrad mit* Colitis ulcerosa	Ähnlichkeitsgrad mit* Morbus Crohn
Campylobacter-Kolitis	2	1
Yersinia enterocolitica	1	3
Salmonellose	3	1
Shigellose	3	1
Tuberkulose	1	3
Mycobakterium avium intracellulare	1	–
Gonorrhö	1	–
Syphilis	2	1
Amöbiasis	2	2
Schistosomiasis	–	–
Vibrio parahaemolyticus	1	–
Zytomegalievirus	3	1
LVG-Chlamydien-Proktitis	1	3
Nicht-LVG-Chlamydien-Proktitis	2	–
Herpes simplex	–	1
Antibiotikaassoziierte Kolitis	2	–

**Grad 1 bis 3, wobei 3 die größte Ähnlichkeit bedeutet*

Abb. 11.**82** Typen infektiöser Kolitis.

ausgefranste Ulzera mit ausgeprägt verletzlichen Mukosarändern werden jedoch beobachtet. Manchmal liegt statt der Ulzera reichlich mukopurulentes Exsudat vor. Meist ist das Rektum befallen; gelegentlich können jedoch weiter proximal gelegene Kolonsegmente erkrankt sein. All diese Veränderungen bilden sich mit der Zeit zurück. Bioptisch sind verschiedene, vor allem granulozytäre Entzündungsinfiltrate und Kryptenabszesse, jedoch ohne Kryptendeformierung, nachweisbar.

Yersinia-Enterokolitis: Yersinia enterocolitica kann eine akute oder chronische Diarrhö und Kolitis verursachen. Endoskopisch charakteristisch sind multiple, kleine, flache oder ausgestanzte aphthöse Erosionen oder kleine Ulzera, umgeben von einem erythematösen Randsaum und normal erscheinender Mukosa. Yersiniose-Läsionen sind meist klein und gleichmäßig, gelegentlich entwickeln sich jedoch größere Ulzera (Abb. 11.**85**). Die Veränderungen sind fast immer segmentär oder herdförmig. Oft sind die Läsionen auf das terminale Ileum, Zäkum und Aszendens beschränkt; in etwa 50% jedoch ist das gesamte Kolon inklusive Rektum betroffen. Aufgrund der Form und Verteilung der Läsionen kann die Yersinia-Kolitis dem Morbus Crohn ähneln. Colitis-ulcerosa-ähnelnde Befunde mit Nachweis von kontinuierlichem Ödem, Erythem und Mukosavulnerabilität, sind viel seltener.

Salmonellen-Enterokolitis: Salmonellen können sowohl den Dünn- als auch den Dickdarm befallen. Der Befall ist vorwiegend rechtsseitig; es kann aber auch das ganze Kolon betroffen sein. Das Rektum bleibt oft ausgespart. Das endoskopische Bild variiert zwischen leichten Abnormitäten wie Schleimhautödem, Hyperämie und Verlust der Gefäßzeichnung und schwerer Panko-

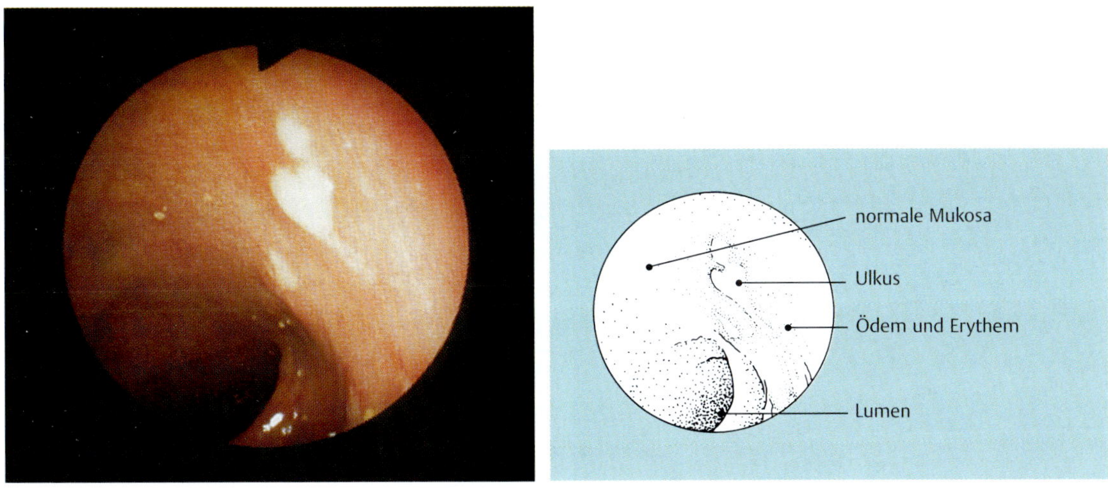

Abb. 11.**83** Campylobacter-Kolitis: Ödem- und Erythemzone mit Erosion und Exsudat – Morbus Crohn ähnelnd.

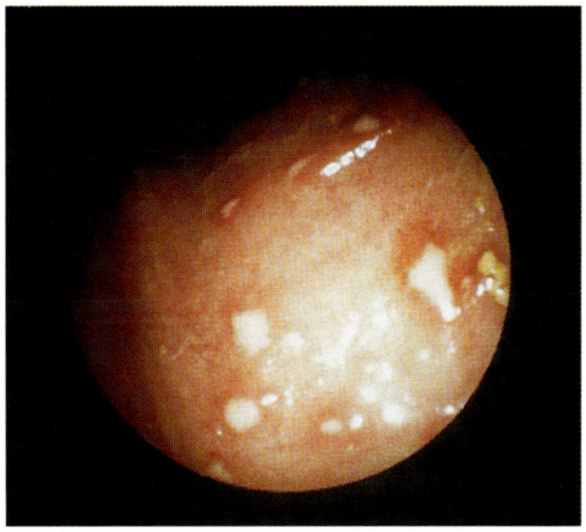

Abb. 11.**84** Campylobacter-Kolitis: Einige kleine, diskrete Ulzera mit stark gerötetem Randsaum auf dem Hintergrund einer abnormen Mukosa – der Colitis ulcerosa ähnelnd.

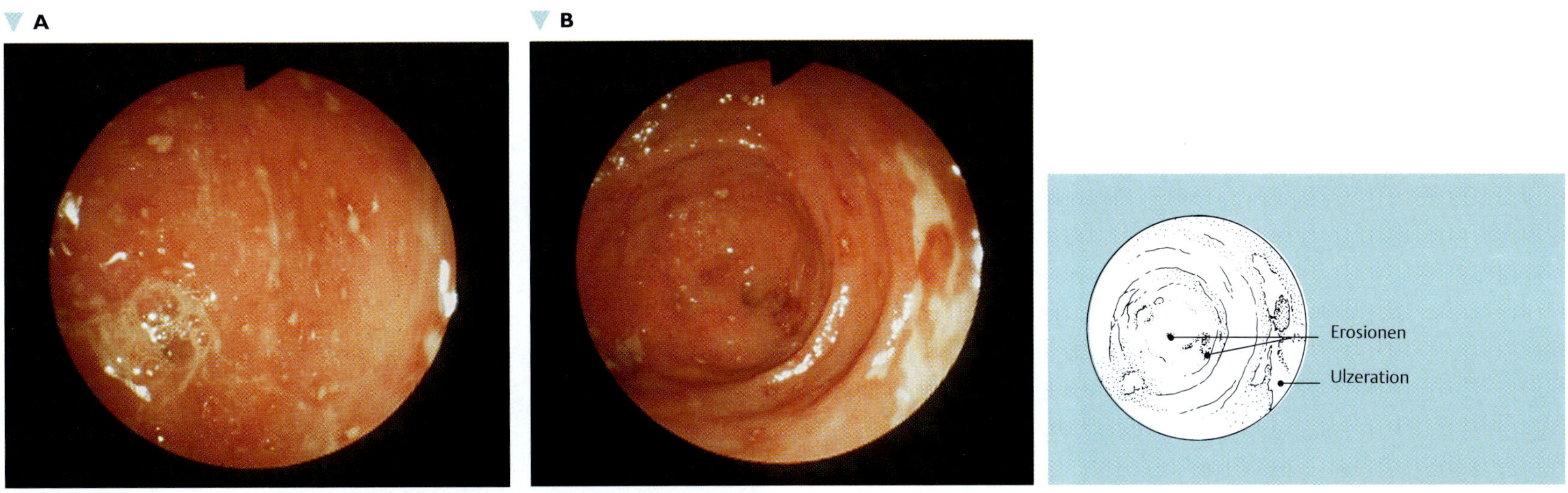

Abb. 11.**85** (**A** und **B**) Yersiniose im terminalen Ileum: Kleine aphthöse Erosionen und Ulzerationen.

litis mit diffusem Ödem und Erythem der Mukosa, Granularität, Vulnerabilität und petechialen Hämorrhagien wie bei Colitis ulcerosa (Abb. 11.**86**). Diskrete Ulzera treten häufig in den proximalen Kolonabschnitten auf. In schweren Fällen kann die deutlich ödematöse Mukosa von grünlich-nekrotischem Exsudat überzogen sein, wie bei antibiotikaassoziierter Kolitis. Gelegentlich liegen multiple, gleichmäßig verteilte Lymphfollikel vor, die kleinen Ulzera bei Morbus Crohn ähneln. Diese Veränderungen können zusammen mit dem bevorzugt rechtsseitigen Befall und dem Nachweis von Skip-Arealen gelegentlich ein den Morbus Crohn imitierendes endoskopisches Bild bieten. Das rapide Abklingen des Krankheitsbilds (in 3–4 Wochen) spricht jedoch sehr für eine bakterielle Kolitis.

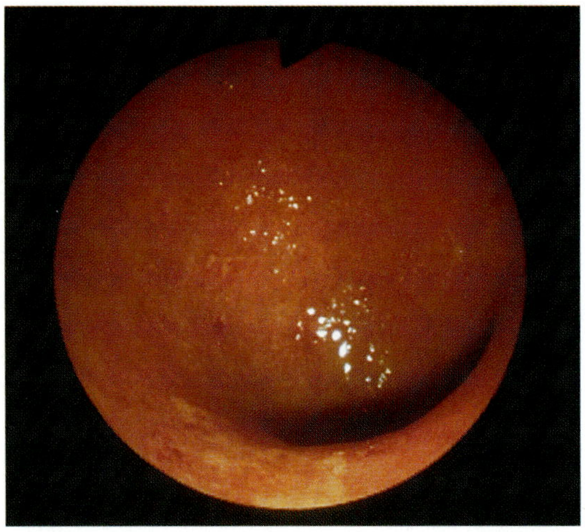

Abb. 11.**86** Salmonellenkolitis, Colitis-ulcerosa-ähnliches Bild.

Shigellen-Enterokolitis (Shigellose): Shigellen können eine schwere Kolitis hervorrufen. Das endoskopische Bild ist von dem der Colitis ulcerosa meist kaum unterscheidbar. Die endoskopischen Veränderungen variieren von intensivem Erythem und Hyperämie mit adhärentem Schleim bis zu ausgeprägter Hyperämie, geringer Vulnerabilität und Oberflächenulzera (Abb. 11.**87**). Obwohl die Mukosa lilarot erscheint, fehlt die für Colitis ulcerosa typische Vulnerabilität. In sehr schweren Fällen weiten sich die Ulzera aus, konfluieren und involvieren ausgedehnte Darmsegmente in der gesamten Zirkumferenz. Gelegentlich sind die Läsionen herdförmig, fokal erythematös, granulär mit zerstreuten aphthösen Erosionen oder Ulzera und auf das Rektosigmoid begrenzt – ein Bild, das eher dem Morbus Crohn ähnelt.

Darmtuberkulose: Die Prädilektionsstelle für Tuberkulose ist der an lymphatischem Gewebe reiche Ileozäkalbereich. Das endoskopische Bild der Kolontuberkulose mit Ulzera, Strikturen und Skip-Arealen ist schwer von dem des Morbus Crohn zu unterscheiden (Abb. 11.**88** und 11.**89**). Die Ileozäkalklappe

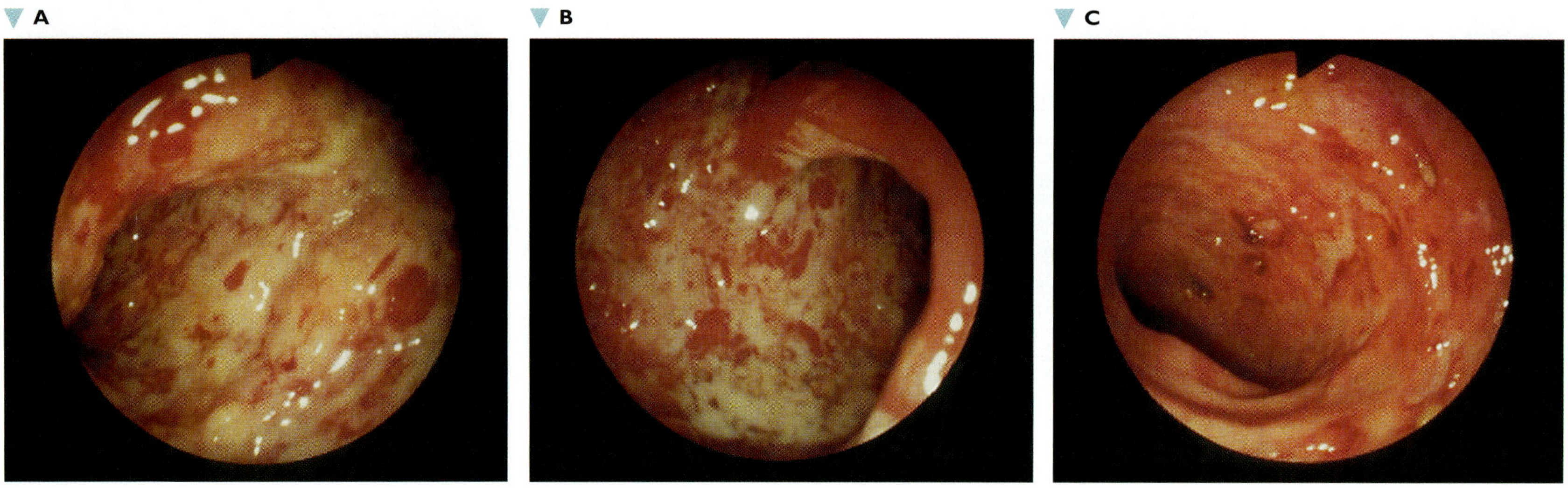

Abb. 11.**87** (**A** und **B**) Shigellen-Kolitis. Die ausgeprägte, intensiv konfluierende, oberflächliche Erosion involviert die gesamte Zirkumferenz. Das deutliche Erythem der Restmukosa hebt sich deutlich von dem nekrotischen Schorf ab; (**C**) eindeutige Befundbesserung nach 2wöchiger Antibiotikatherapie.

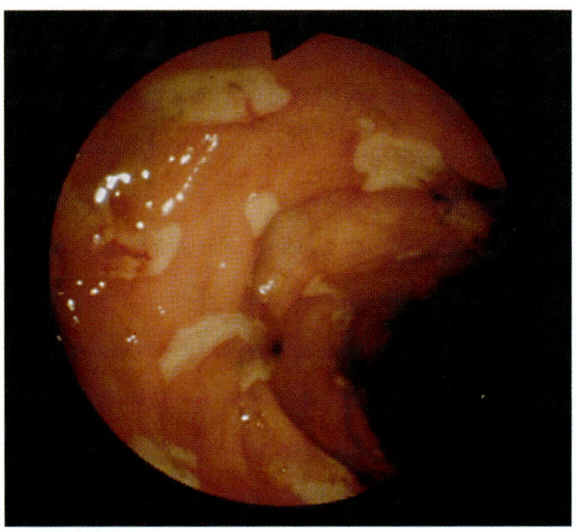

Abb. 11.**88** Zäkaltuberkulose mit Ulzeration.

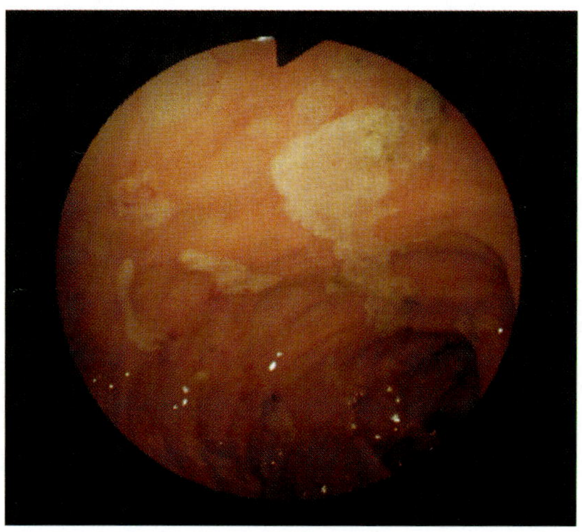

Abb. 11.**89** Tuberkulose mit Ulzeration im aufsteigenden Kolon.

kann verdickte, noduläre und ulzerierte Flecken aufweisen (Abb. 11.**90**). Manchmal ist die Klappe weit geöffnet und von aufgeworfenen, ulzerierten Falten umgeben. Zäkum und Aszendens sind oft verjüngt und kontrahiert, fokale Stenosen können tief ulzerieren. Auch das Transversum kann ulzeriert und irregulär strikturiert sein; es werden jedoch kürzere Darmsegmente als bei Morbus Crohn befallen. Fokale Erytheme und Ödeme mit tiefen oder oberflächlichen Ulzera, oft mit elevierten und indurierten Rändern, werden angetroffen. Die Mukosa um die Ulzera ist wie bei Morbus Crohn unauffällig. Darüber hinaus findet man Pflastersteinrelief, segmentalen Befall und lineare Ulzera. Vor allem im Zäkalbereich ist manchmal ein karzinomähnlicher hypertrophischer, ulzerierter, blättriger Tumor sichtbar. Die Präsentation als Pankolitis mit diffusem oder segmentärem Ödem, Erythem, Vulnerabilität und Ulzeration ist selten. Das Rektum bleibt oft ausgespart. Strikturen, tumoröse Läsionen und Fisteln werden auch gelegentlich beobachtet.

Die chronische Infektion mit *Mycobacterium avium intracellulare (MAI)* kann bei immuninkompetenten Patienten vorkommen und die Pseudo-Whipple-Erkrankung des Rektokolons verursachen. Dabei zeigen weite Segmente des Darmlumens weißliche Areale mit massiven Ansammlungen von Mykobakterien in lipidhaltigen Makrophagen (Abb. 11.**91** und 11.**92**).

Anorektale Gonorrhö: Die endoskopischen Merkmale der Gonorrhö sind unspezifisch und bestehen aus Ödem, Erythem, Vulnerabilität und, selten, Ulzerationen. In der Regel ist nur das Rektum 3–5 cm proximal des Anus befallen. Im Analkanal findet sich reichlich purulentes Material. Die Diagnose wird durch Gram-Färbung und Kulturnachweis im Abstrichmaterial gestellt. Zahlreiche gleichzeitig wachsende pathogene Keime erschweren oft die endoskopische Interpretation (Abb. 11.**93**).

Anorektale Syphilis: Endoskopisch erkennt man solitäre oder multiple anorektale Ulzera, die von vulnerabler, leicht ödematöser Mukosa umgeben sind. Manchmal sind verdickte, hyperplastische und fibrotische anorektale Tumoren oder Kondylome vorhanden, die mit Analfissuren, Kryptitis, Fisteln oder sogar einem Karzinom verwechselt werden können.

Die *Amöbiasis* wird durch Entamoeba histolytica hervorgerufen. Ihre Prädilektionsstelle ist das Zäkum und Rektosigmoid. Die endoskopischen Veränderungen sind sehr unterschiedlich: Besonders in akuten Phasen zeigen sich diffuses Ödem, Erythem, Vulnerabilität, Granulierung und reichlich mukös-purulentes Exsudat sowie zerstreute Ulzera des Rektosigmoids; ein Bild, das dem der akuten Colitis ulcerosa ähnelt. Der Erreger (Trophozoiten) wird im Exsudat oder im Biopsiematerial aus den Ulzera nachgewiesen.

Typischer sind die Veränderungen der Mukosa bei chronischer Amöbiasis. Es zeigen sich einige Millimeter große Ulzera mit etwas unterminierten Rändern und normale oder nur minimal abnorme Mukosa mit verwaschener Gefäßzeichnung (Abb. 11.**94**). Die Ulzera können mit gelb-weißem Exsudat bedeckt sein und den aphthösen Erosionen und Ulzera des Morbus Crohn ähneln (Abb. 11.**95**). Gelegentlich sind die Ulzera tief, wie ausgestanzt und von einem

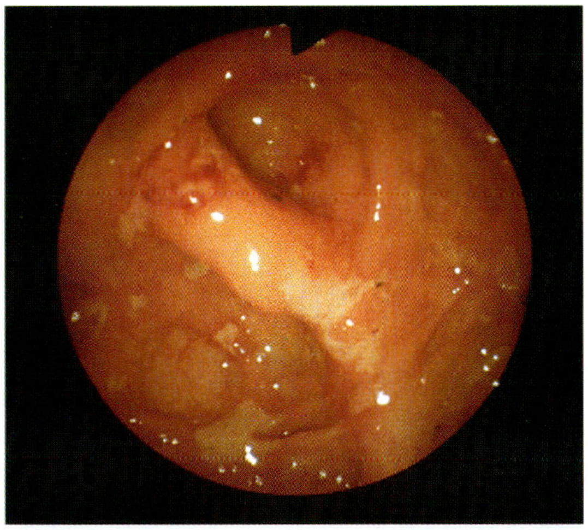

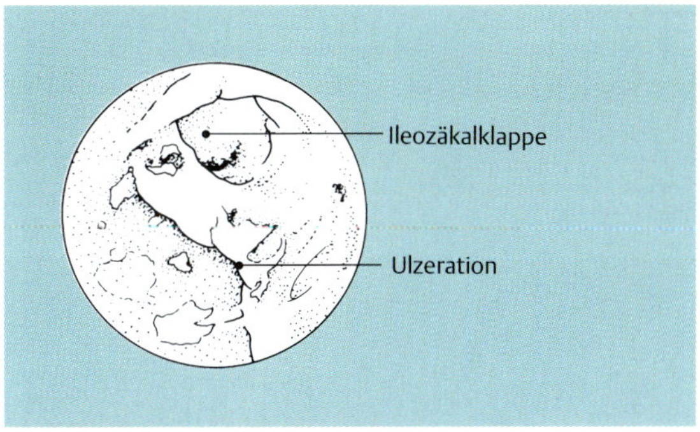

Abb. 11.**90** Bei diesem Patienten mit Tuberkulose war die Intubation des terminalen Ileums aufgrund der erkrankten Ileozäkalklappe nicht durchführbar; Crohn-ähnliche Ulzeration der Mukosa.

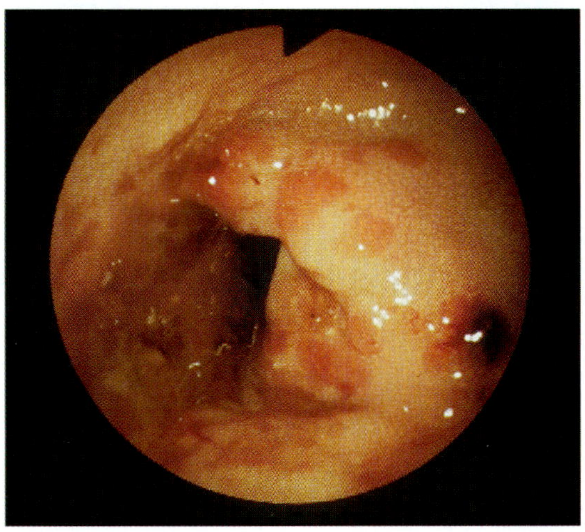

Abb. 11.**91** Pseudo-Whipple-Erkrankung durch Infektion mit Mycobacterium avium intracellulare bei einem AIDS-Patienten: Charakteristische weißliche erkrankte Areale im Gegensatz zur rötlichen normalen Mukosa.

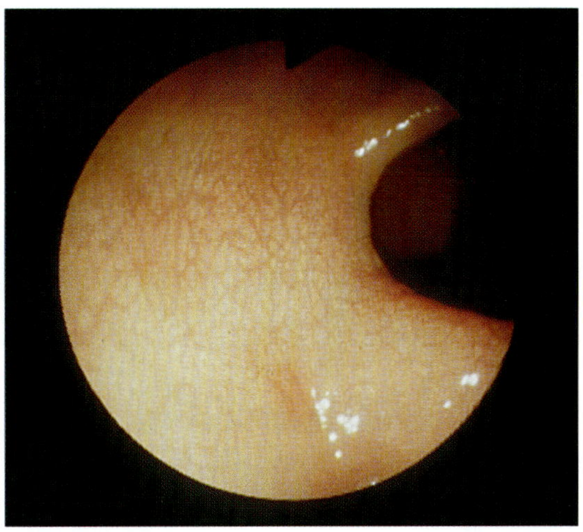

Abb. 11.**92** Pseudo-Whipple-Erkrankung durch Infektion mit Mycobacterium avium intracellulare bei einem AIDS-Patienten. Die weißliche Mukosadiskolorierung ist durch Lipophagen bedingt.

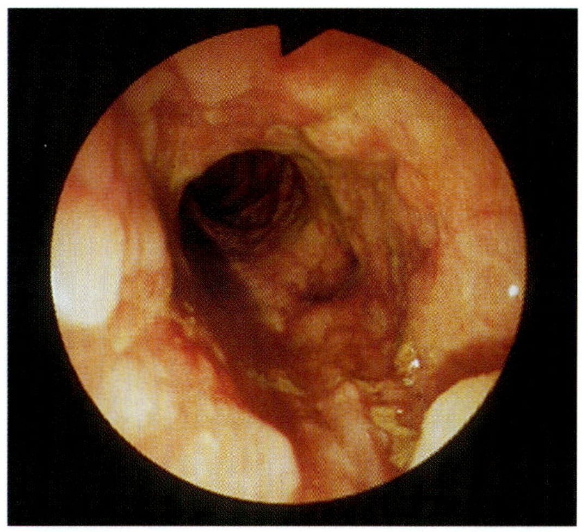

Abb. 11.**93** Rektale Gonorrhö-, Chlamydia- und betahämolytische Streptokokkeninfektion. Weiterbestehende Ulzerationen und Erythem nach siebentägiger Ampicillintherapie.

intensiv rötlichen Hof umgeben (Abb. 11.**96**) oder linear geformt (Abb. 11.**97**). In solchen Fällen werden entzündliche Polypen, oft in Ulkusnähe, beobachtet (Abb. 11.**98**). Der Zäkalbereich ist selten allein betroffen. Endoskopisch sieht man Erosionen, Ulzerationen oder tumoröse Läsionen mit oberflächlichen Ulzera (Amöbome).

Schistosomiasis (Bilharziose): Die Darm-Schistosomiasis wird durch die Ein-

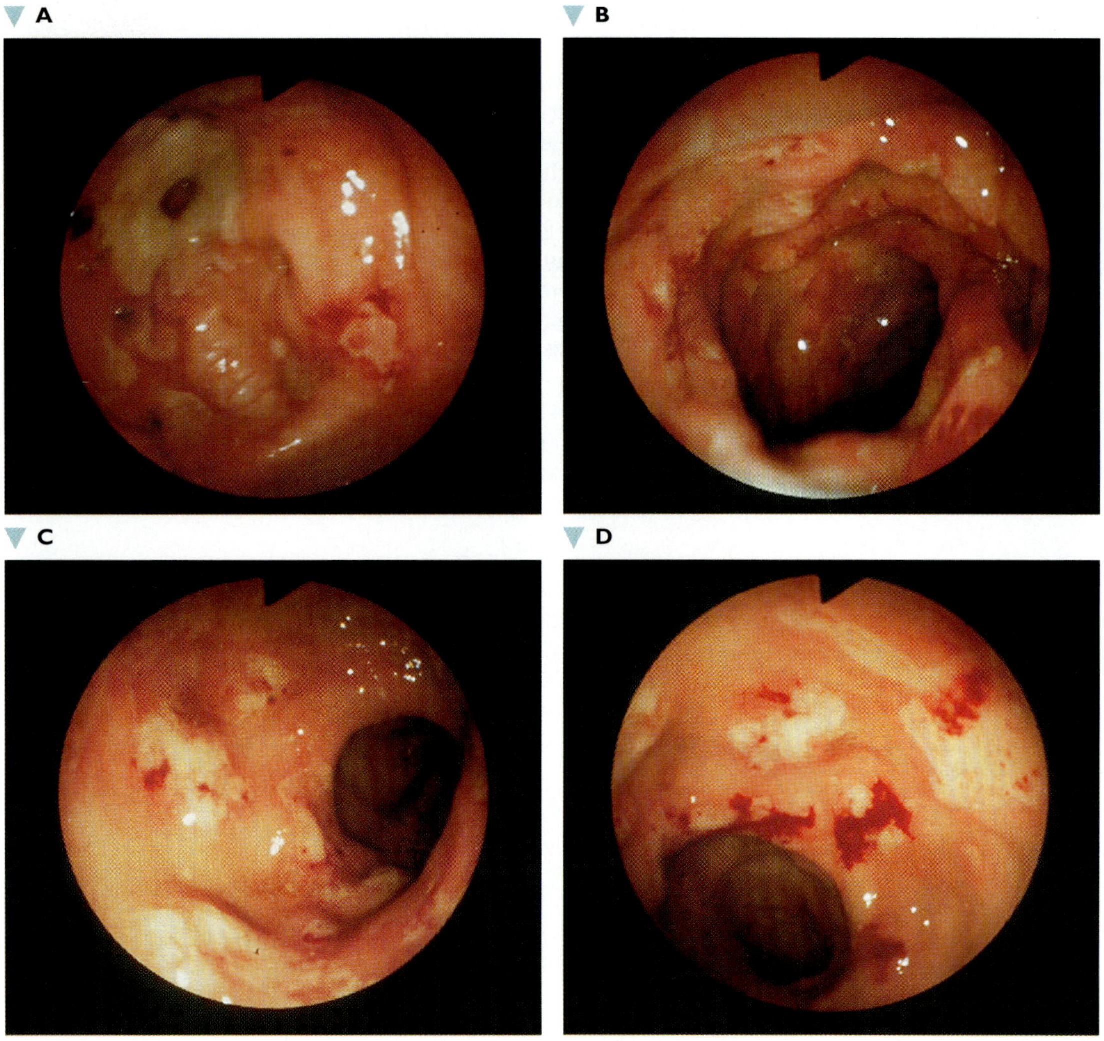

Abb. 11.**94** (**A-D**) Amöbiasis. Diskrete Ulzera mit leicht unterminierten Rändern. Erythematöse, ödematöse und vulnerable Mukosa um die Ulzera. Die Ulzera können auch konfluieren.

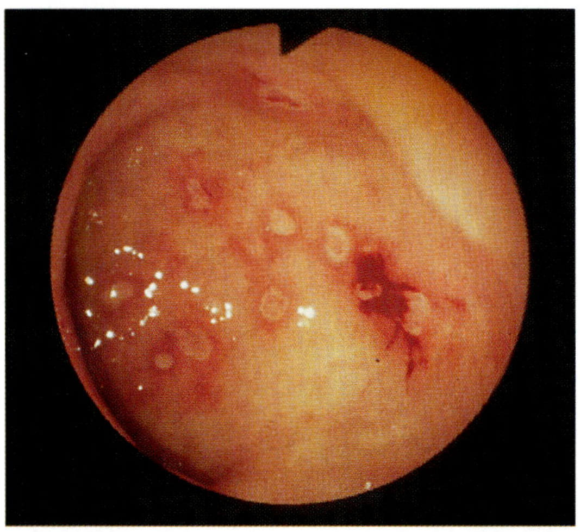

Abb. 11.**95** Amöbiasis am Rektosigmoidübergang mit Erosionen, die von weißlichen Exsudaten bedeckt und von einem Erythem umgeben sind. Außer der leicht verwaschenen Gefäßzeichnung ist die Mukosa um die Ulzera unauffällig. Beim Abstrich kommt es zu leichten Blutungen infolge der Hyperämie der Ulkusränder.

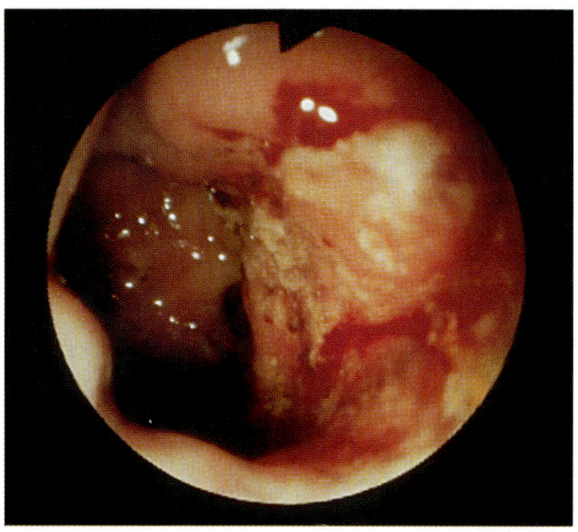

Abb. 11.**96** Amöbiasis im Kolon: Große, tiefe Ulzera mit intensiv rotem Rand.

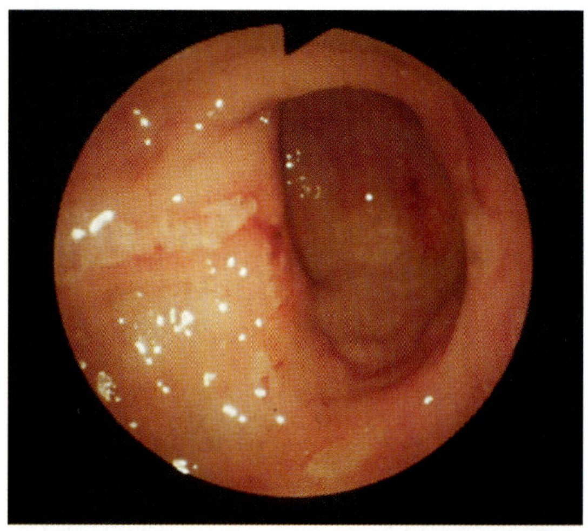

Abb. 11.**97** Amöbiasis im Kolon mit linearen Ulzera.

lagerung von Schistosoma-Eiern in den terminalen Venolen der Kolonmukosa verursacht. Schistosoma japonicum befällt bevorzugt Zäkum und Aszendens, S. mansoni das Deszendens und S. haematobium das Rektum und die Harnblase. Zu den Kolonveränderungen gehören Ödem, ausgeprägte Hyperämie, Vulnerabilität, punktförmige Hämorrhagien, Granulationen und fokale flache Ulzera, womit sich ein der Colitis ulcerosa ähnliches Bild ergibt (Abb. 11.**99**). Darüber hinaus können Mukosaverdickung und Lumeneinengung vorliegen. Auch multiple, entzündliche Polypen vor allem im Rektosigmoid verleihen dem Darm das Bild einer Colitis ulcerosa (Abb. 11.**100**). Diese Polypen bestehen aus degenerierenden Wurmeiern, um die sich Granulome bilden. Charakteristisch sind die zentrale Ulzeration und reichliches Exsudat (Abb. 11.**101**).

Enteritis durch Vibrio parahaemolyticus: Diese Darmerkrankung ist gekennzeichnet durch explosive wäßrige, meist auch blutig-schleimige Diarrhö. Es zeigen sich stark ausgeprägte entzündliche Veränderungen im terminalen Ileum. Endoskopisch sieht man meist herdförmig-erythematöse, verletzliche Mukosa ohne Ulzeration.

Zytomegalievirus-(ZMV-)Kolitis: Die ZMV-Infektion präsentiert sich bei Nierentransplantierten meist mit einem Befall des rechten Kolons mit isolierten, großen, ausgestanzten Ulzera; bei AIDS-Patienten mit kleinen, meist im rechten, gelegentlich im gesamten Kolon lokalisierten Ulzera (Abb. 11.**102**). Die Läsionen können auch als multiple, diskrete Zonen intensiven Erythems auftreten (Abb. 11.**103**). Zu den weiteren Mukosaveränderungen zählen, ähnlich wie bei Colitis ulcerosa, verdickte Falten und eine verwaschene oder aufgehobene Gefäßzeichnung.

Lymphopathia venerea (Lymphogranuloma venereum/LGV): An einer Chlamydien-Proktitis erkranken vorwiegend homosexuelle Männer. Meist sind Rektum und Sigmoid befallen; die Veränderungen reichen proximal selten weiter als das Sigma. Endoskopisch imponieren ein herdförmiges oder diffuses Ödem, Erythem, Vulnerabilität, Granulierung und oft „Skip-Areale". Für die oft beobachteten Ulzerationen ist die Kohlrausch-Falte die Prädilektionsstelle (Abb. 11.**104**). Im chronischen Stadium kommt es zu Strikturen (einige Zentimeter proximal des Anus) und Fisteln, ähnlich wie bei Morbus Crohn.

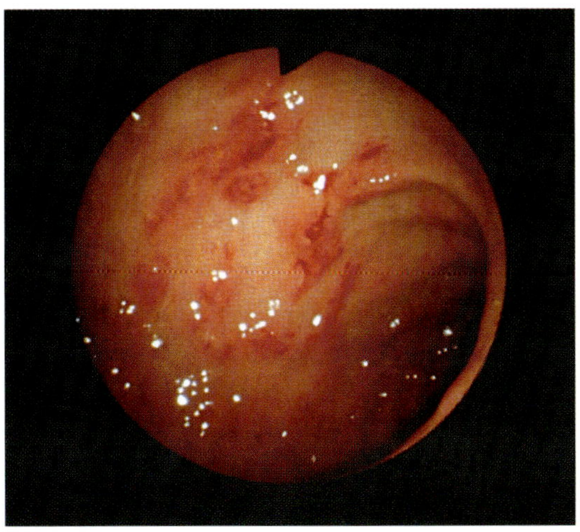

Abb. 11.**98** Amöbiasis im Kolon mit pseudopolypösen Strukturen.

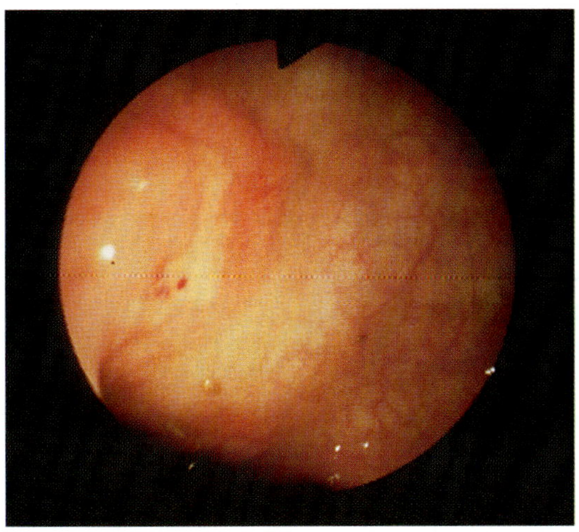

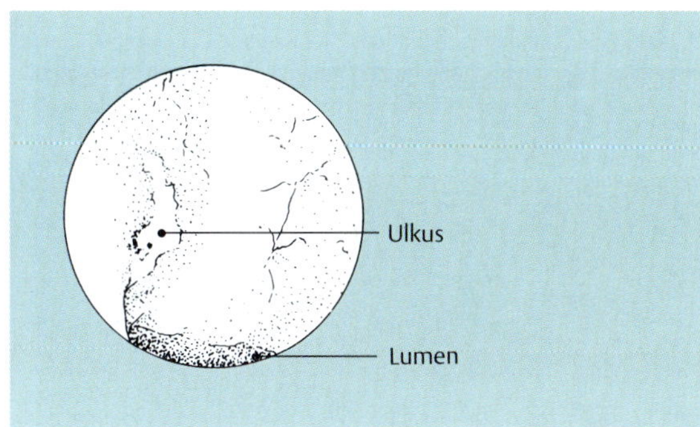

Abb. 11.**99** Schistosomiasis am Rektosigmoidübergang. Das flache Ulkus ist von leicht erhabener ödematöser Mukosa umgeben.

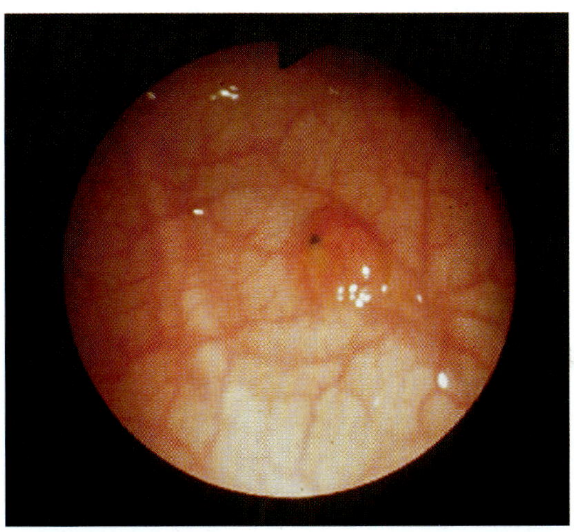

Abb. 11.**100** Schistosomiasis. Die pseudopolypöse Elevation enthält degenerierende Wurmeier.

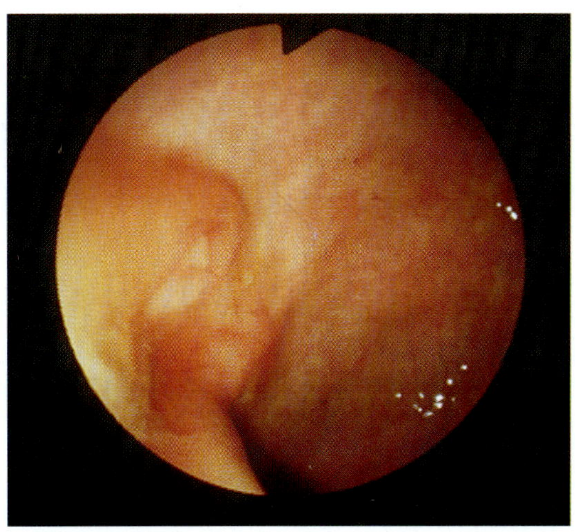

Abb. 11.**101** Schistosomiasis im Kolon: Hyperämische, vulnerable, granulierte Mukosa.

A B C

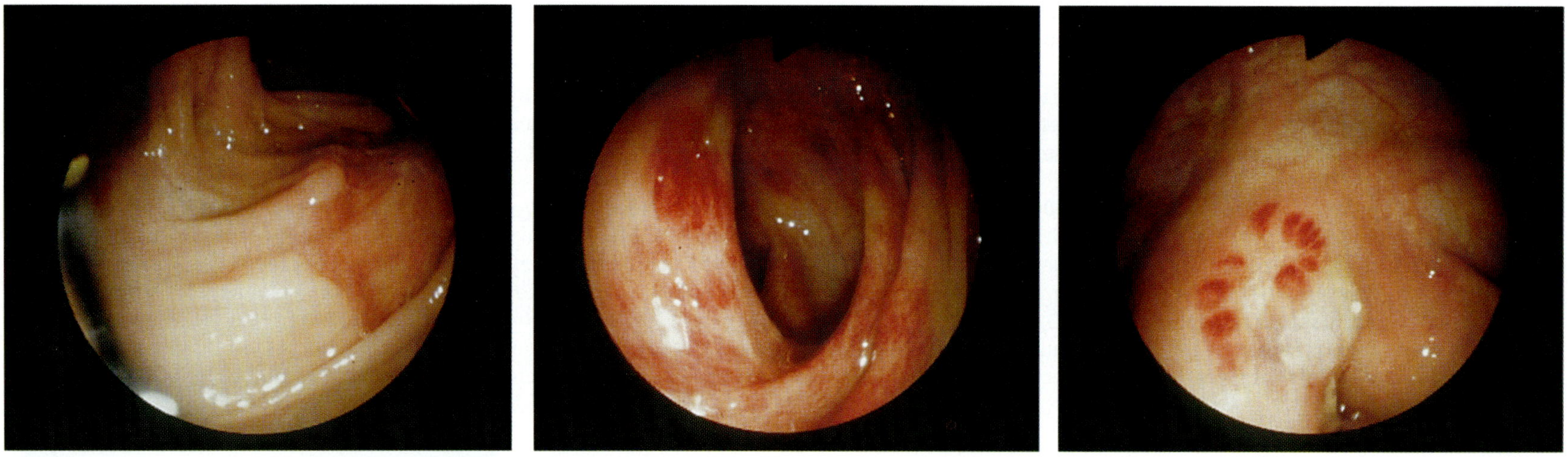

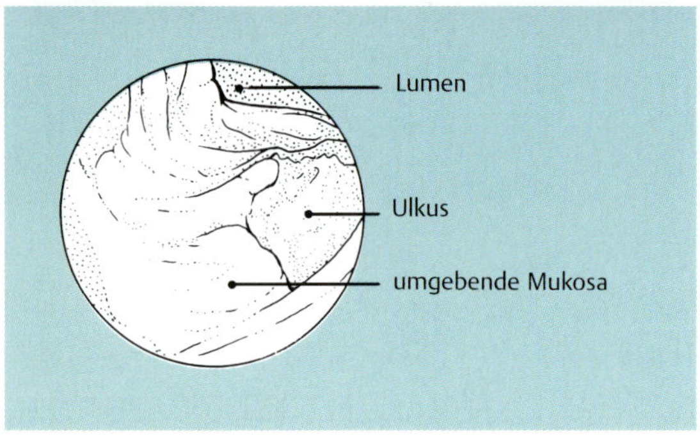

Abb. 11.**102** Zytomegalovirus-(ZMV-)Kolitis bei einem AIDS-Patienten: (**A**) Großes Ulkus, (**B** und **C**) Ulzera und Erythem.

A B

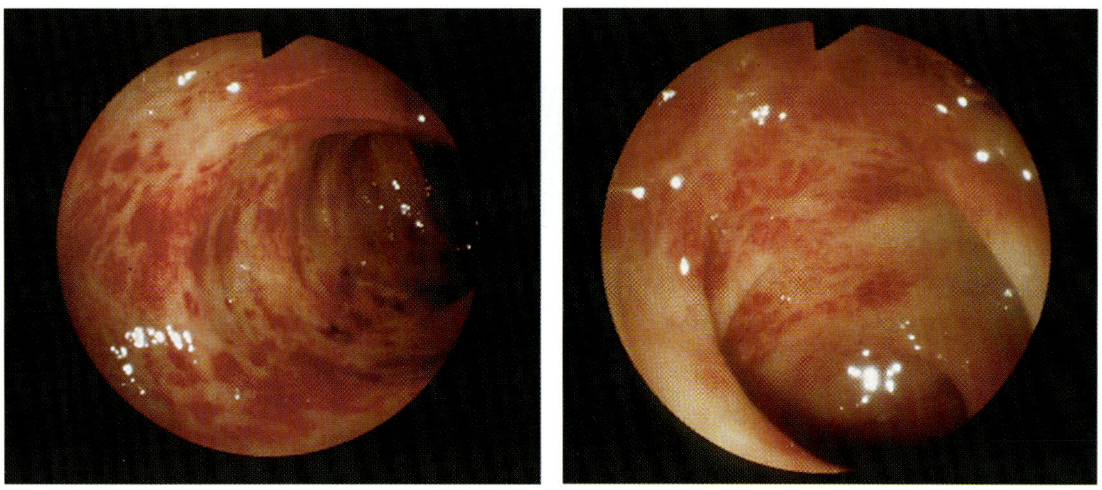

Abb. 11.**103** (**A** und **B**) ZMV-Kolitis bei einem AIDS-Patienten; intensiv rote Mukosa.

A B

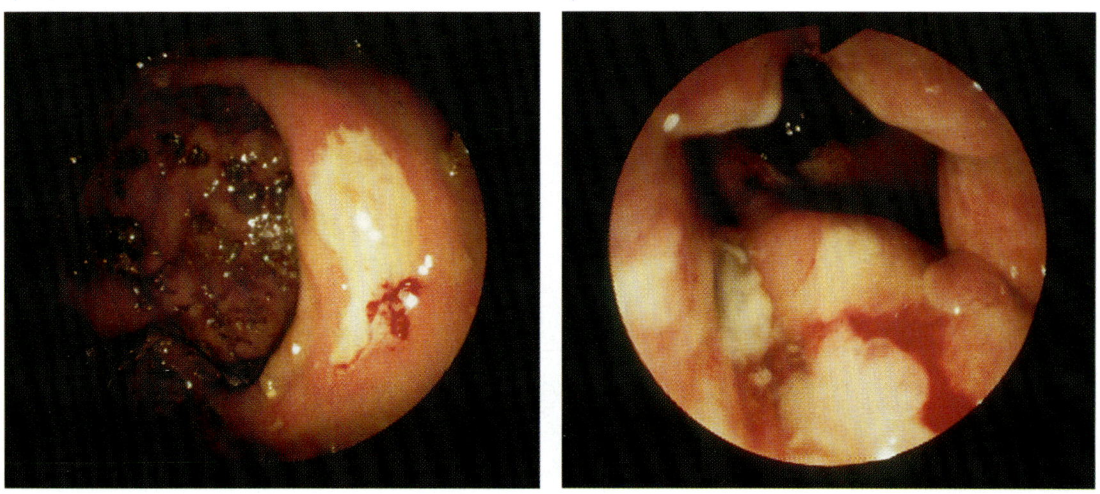

Abb. 11.**104** (**A** und **B**) LGV-Chlamydien-Infektion; Ausschnitt eines Ulkus im Bereich der distalen Rektumfalte.

Die Abnormitäten bei Nicht-LGV-Chlamydien-Proktitis sind milder; es zeigen sich Erythem, Ödem mit minimaler Vulnerabilität und selten Ulzeration oder Erosion; gelegentlich ist eine oberflächliche Nekrose des Epithels zu beobachten (Abb. 11.**105**).

Anorektale Herpes-simplex-Virus-(HSV-)Infektion: Die anorektale HSV-Infektion wird vor allem bei homosexuellen Männern beobachtet. Endoskopisch sind ein herdförmiges oder diffuses Ödem, Erythem, Vulnerabilität und unterschiedlich viele Erosionen und Ulzerationen nachweisbar. Gelegentlich konfluieren die Ulzera, wodurch der anorektale Kanal zirkumferentiell befallen ist (Abb. 11.**106**). Kleine Vesikel im Rektum sind selten. Im Biopsiematerial lassen sich HSV-typische intranukleäre Einschlüsse und mehrkernige Zellen nachweisen.

Condylomata acuminata sind durch das Papillomavirus hervorgerufene Warzen. Charakteristischerweise kommen sie im Perineum und über den Genitalien vor; die Lokalisation im Analkanal wird mit analem Geschlechtsverkehr assoziiert. Die Warzen reichen bis 1–2 cm proximal der Linea anocutanea (Zylinder-Kolumnarepithel-Übergang) ins Rektum (Abb. 11.**107**). Sie imponieren als Epithelwucherungen unterschiedlicher Größe, die unbehandelt konfluieren und große Läsionen bilden können. Die Condylomata sind bei der Koloskopie oder Rektosigmoidoskopie, besonders in Inversionsstellung, im Anorektalbereich erkennbar. Diese Warzen sind wahrscheinlich mit der Entstehung eines Plattenepithelkarzinoms assoziiert; dies gilt vor allem für größere Läsionen.

Antibiotikaassoziierte Kolitis

Einige Antibiotika führen zu Diarrhöen, meist ohne daß eine vorangegangene Entzündung oder Clostridium-difficile-Infektion nachgewiesen werden kann. Dieser Erreger macht sich jedoch gelegentlich in Verbindung mit der Verabreichung von Antibiotika bemerkbar, indem er ein Zytotoxin bildet, das zu fokalen Epithelnekrosen und zur Entwicklung akut entzündlichen Exsudats führt. Entstehen pseudomembranöse Plaques auf den oberflächlichen Ulzerationen, wird der Befund als pseudomembranöse Kolitis bezeichnet. Die Veränderungen manifestieren sich als scharf begrenzte, gelbweiße, erhabene, von Stecknadelkopfgröße bis zu einigen Zentimetern große Plaques (Abb. 11.**108**). Die umgebende Mukosa erscheint entweder unauffällig oder erythematös, verletzlich und mit schleimig-eitrigem Exsudat belegt. Werden die Plaques abgezogen, kann es zu Blutungen kommen. In schweren Fällen konfluieren die Plaques, was zur Bildung von Ödem, Erythem und zur Vulnerabilität mit punktförmigen Blutungen führt (Abb. 11.**109**). Eine ausgedehnte Abschilferung der nekrotischen Mukosa ist selten.

Generell ist der Darm distal oder linksseitig, bei großen Plaques aber oft vollständig befallen. In bis zu einem Drittel der Fälle sind die Veränderungen nur oberhalb des Rektosigmoids lokalisiert.

Mit einer Vancomycin-Therapie verschwinden die Pseudomembranen meist sehr schnell.

In einem Drittel der Fälle sind nur Ödem und Erythem, aber keine sichtbaren Pseudomembranen vorhanden. Diese antibiotikaassoziierte Kolitisform ist klinisch zu einer Hauptdifferentialdiagnose gegenüber idiopathischen Kolitiden geworden. Dies trifft besonders dann zu, wenn sich die Erkrankung ohne erhabene, weißliche, der Mukosa adhärente Plaques und unter Rektumaussparung präsentiert.

Es gibt eine gelegentlich zu beobachtende Sonderform der antibiotikaassoziierten Kolitis, die transitorische und rechtsseitige, hämorrhagische Kolitis, die besonders nach Behandlung mit Penicillin und Ampicillin, weniger mit Amoxicillin, Erythromycin und Clindamycin vorkommt. Ursache der hämor-

A B

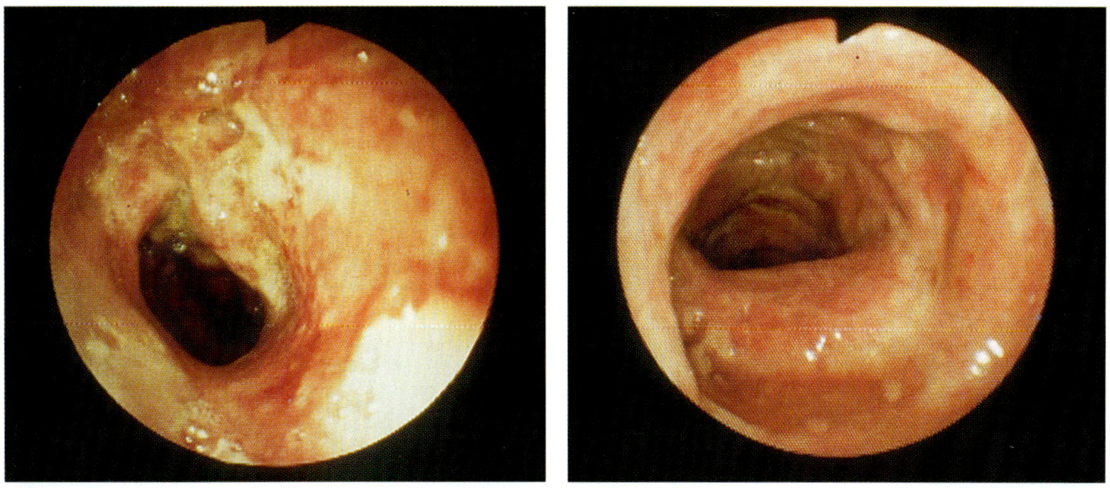

Abb. 11.**105** Ungewöhnlich stark ausgeprägte Non-LGV-Proktitis mit oberflächlicher Nekrose.

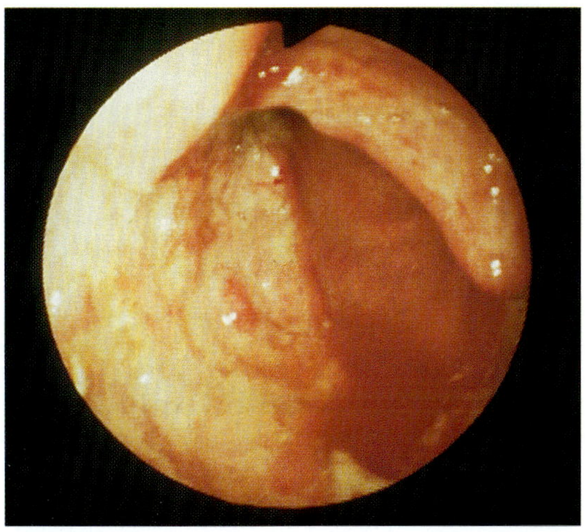

Abb. 11.**106** Herpesproktitis bei einem AIDS-Patienten. Die Ulzera umfassen fast die gesamte Zirkumferenz im Analkanal und distalen Rektum.

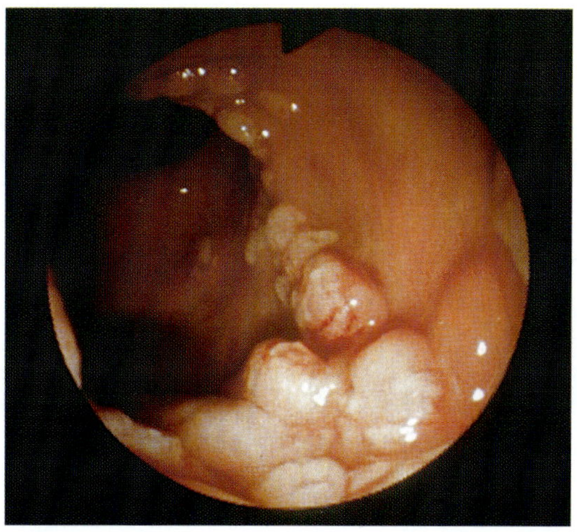

Abb. 11.**107** Condylomata acuminata im Rektum (etwas proximal der Linea anocutanea).

rhagischen Entzündung ist ein übermäßiges Wachstum der toxinproduzierenden Escherichia coli. Die Patienten erkranken oft an akut einsetzenden, blutigen Durchfällen. Endoskopisch imponieren Ödem, Vulnerabilität, Schleimhautblutung und häufig disseminierte Erosionen, in der Regel im Aszendens und in der rechten Flexur (Abb. 11.**110**). Die befallenen Areale sind gewöhnlich scharf begrenzt. Eine 7–14 Tage nach der Initialuntersuchung durchgeführte Koloskopie zeigt meist die komplette Rückbildung der hämorrhagischen Veränderungen.

Ischämische Kolitis

Die ischämische, primär durch mangelnde Gewebsdurchblutung bedingte Kolitis wird zunehmend bei älteren Personen diagnostiziert. Die unzureichende Blutversorgung durch die Mesenterialarterien wird häufig mit reduziertem kardialem Auswurfvolumen assoziiert, z. B. bei kardiogenem Schock, oder schwerem intravaskulärem Volumenmangel. Bei einer kleinen Prozentzahl tritt sie sekundär zur Okklusion der A. mesenterica superior oder inferior auf. Primäre venöse Gefäßverschlüsse sind selten. In vielen Fällen wird die mangelnde Gewebsdurchblutung durch Obstruktion des distalen Kolons – bedingt durch ein Karzinom oder eine Divertikulose – hervorgerufen.

Die ischämischen Veränderungen reichen vom submukösen Ödem bis zur Infarzierung. Zwischen diesen beiden Extrembefunden gibt es unterschiedlich starke Gewebsveränderungen, die sich in diversen klinischen und endoskopischen Bildern manifestieren. Milde ischämische Veränderungen bilden sich vollständig zurück, schwere resultieren in irreparablen Schädigungen, wie Gangrän, Perforation oder persistierender Kolitis.

Die schwerste Form der ischämischen Darmschädigung ist die transmurale Gangrän. Zu den Symptomen zählen starke Bauchschmerzen, hohes Fieber und Peritonitis. Diese Patienten sollten der Perforationsgefahr wegen nicht koloskopiert werden. Die selten durchgeführte Koloskopie zeigt eine gangräncharakteristische grauweiße oder lilaschwarze Verfärbung der Mukosa.

Eine weniger schwere ischämische Darmschädigung entspricht meist der klinisch transitorischen ischämischen Kolitis. Bei dieser Kolitisform ist eine Koloskopie indiziert und von Nutzen. Es werden drei Krankheitsphasen unterschieden:

Akute Phase (1. bis 3. Tag). Charakteristisch sind Flecken hyperämisch-ödematöser Mukosa (Abb. 11.**111**). Die Mukosablässe ist Folge der schweren Vasokonstriktion der Arterien. In den folgenden 24 Stunden konfluieren die hyperämischen Flecken; zu diesem Zeitpunkt kommt es zu Blutungen in Form feinfleckiger Petechien oder submuköser Hämorrhagien oder sogar großer, bläuli-

A B C

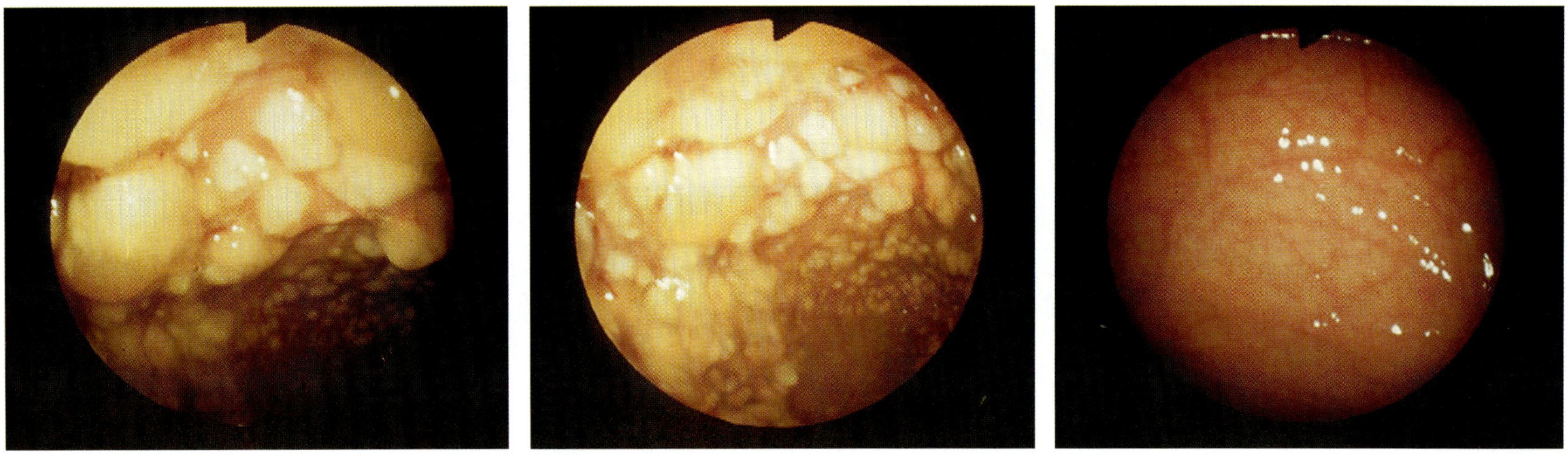

Abb. 11.**108** (**A** und **B**) Schwere pseudomembranöse Kolitis nach Clindamycin-Behandlung: Charakteristische erhabene, stark-adhärente, gelbe Plaques. (**C**) Nach 7tägiger oraler Behandlung mit Vancomycin hat sich der Befund normalisiert.

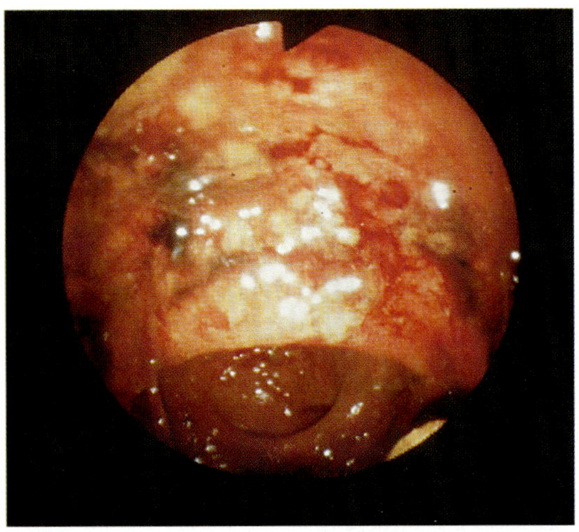

Abb. 11.**109** Pseudomembranöse Kolitis nach Antibiotikatherapie mit vulnerabler und erythematöser Mukosa.

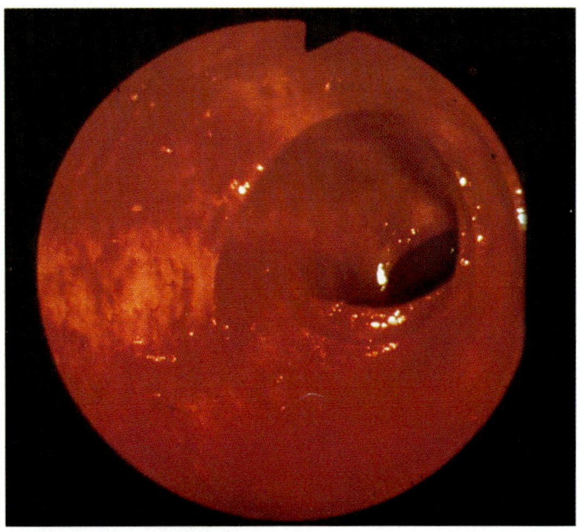

Abb. 11.**110** Hämorrhagische, rechtsseitige penizillinassoziierte Kolitis,.

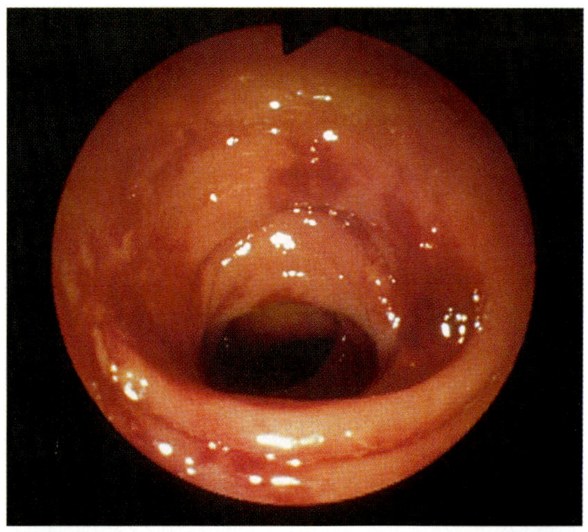

Abb. 11.**111** Ischämische Schädigung des Sigma in der akuten Phase: Fleckiges Erythem neben blasser normaler Mukosa.

cher Bläschen (Abb. 11.**112**). Die Mukosafalten sind häufig durch ein Ödem und eine submuköse Blutung verdickt, denen radiologisch die „Daumenabdrücke" entsprechen (Abb. 11.**113**). Es entwickeln sich 2–4 mm tiefe, superfizielle Epithelnekrosen. Das Gesamtbild dieser akuten Phase gleicht der Colitis ulcerosa.

Subakute Phase (3. bis 7. Tag). Sie ist charakterisiert durch lineare, elongierte oder gewundene Ulzera (Abb. 11.**114**). Manchmal sind die Ulzera longitudinal angeordnet und ähneln denen des Morbus Crohn. In anderen Fällen sind sie sehr ausgedehnt und superfiziell (Abb. 11.**115** und 11.**116**). Manche Ulzera sind anfänglich mit graugelbem, stark adhärentem Exsudat und Zelldetritus bedeckt (Abb. 11.**117**). Gelegentlich ist statt der Ulzera primär ein akut entzündliches Exsudat, ähnlich wie bei der antibiotikaassoziierten pseudomembranösen Kolitis, erkennbar. Meist sind die involvierten Darmsegmente an beiden Enden gut begrenzt; gelegentlich kommen jedoch erythematöse Areale und winzige Ulzera einige Zentimeter vom erkrankten Hauptsegment entfernt vor. Diese Phase ähnelt einer Chronisch-entzündlichen Darmerkrankung, vor allem dem Morbus Crohn. Nichtsdestotrotz sprechen einige Merkmale für eine ischämische Kolitis, z. B. der Befall eines einzelnen Segments, die Bevorzugung der linken Flexur oder des Deszendens, das Fehlen des perianalen Befalls sowie die histologischen Veränderungen.

Chronische Phase (2 Wochen bis 3 Monate). Sie ist von allmählicher Rückbildung und Heilung charakterisiert. Das Ödem verschwindet langsam, der Ulkuskrater wird durch den Verlust von Zelldetritus und nekrotischem Material weißlich, die denudierten Mukosaareale werden nach und nach reepithelialisiert. Der Prozeß beansprucht bis zur vollständigen Ausheilung meist sechs Wochen, gelegentlich drei Monate. Koloskopisch erscheint die Mukosa dann vollkommen normal oder geringgradig granuliert, manchmal netzartig vernarbt. Gelegentlich bildet sich eine glatte, leicht rosafarbene Striktur mit Verlust der Gefäßzeichnung und Vernarbung.

Die persistierende Form der ischämischen Kolitis stellt sich sehr eigenartig dar. Ausgedehnte superfizielle Mukosadefekte bestehen noch nach drei Monaten und führen zu chronischem Blut- und exzessivem intestinalem Eiweißverlust (Abb. 11.**118**).

Endoskopische Hinweise

Die Differentialdiagnose einer ischämischen Schädigung ist nicht einfach; in Frage kommen Karzinom, Chronisch-entzündliche Darmerkrankung und Divertikulitis. Die Koloskopie ist bei der Differentialdiagnose sowie bei der Bestimmung der Ausdehnung der Erkrankung von Nutzen, da die intraoperative

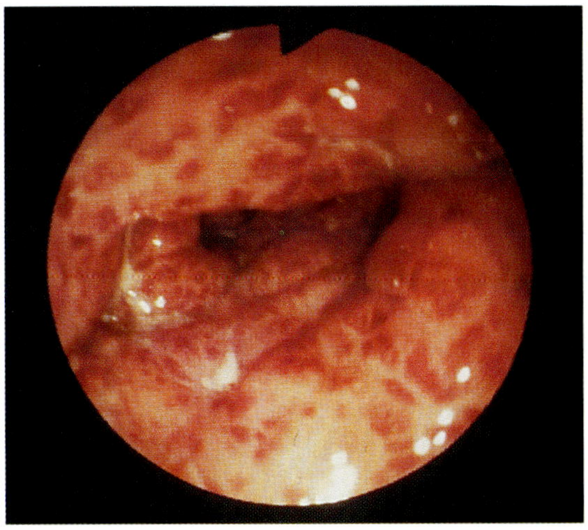

Abb. 11.**112** Ischämische Kolitis in der akuten Phase. Schwere Lumenverengung durch Schwellung und Muskelkontraktion; Ekchymosen weisen auf eine submuköse Blutung hin.

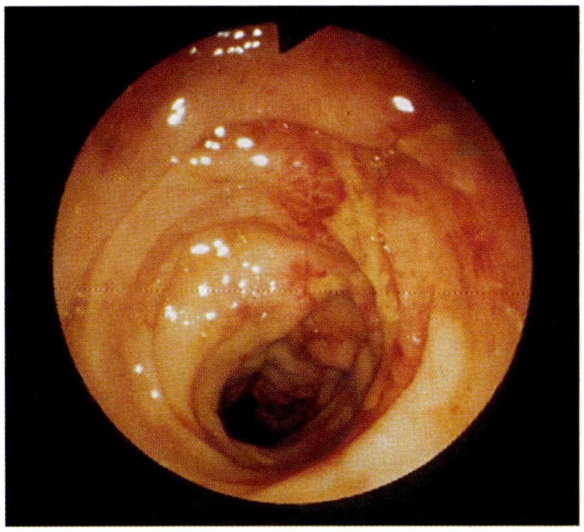

Abb. 11.**113** Ischämische Schädigung in der akuten Phase. Erythem, Schwellung, intramurale und oberflächliche Nekrosen und Blutung. Die pseudopolypöse Schwellung entspricht dem Muster von „Daumenabdrücken".

A

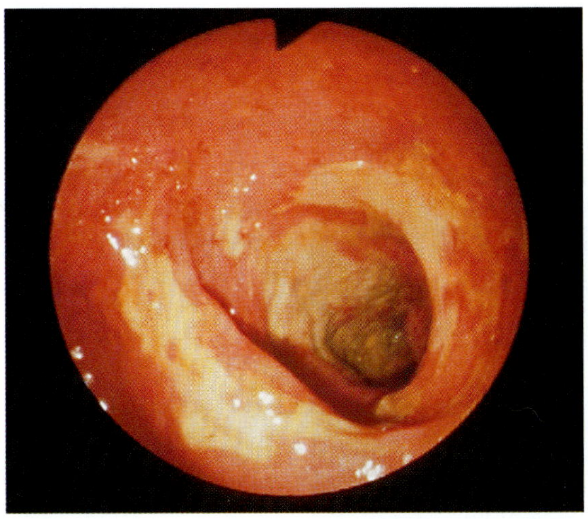

B

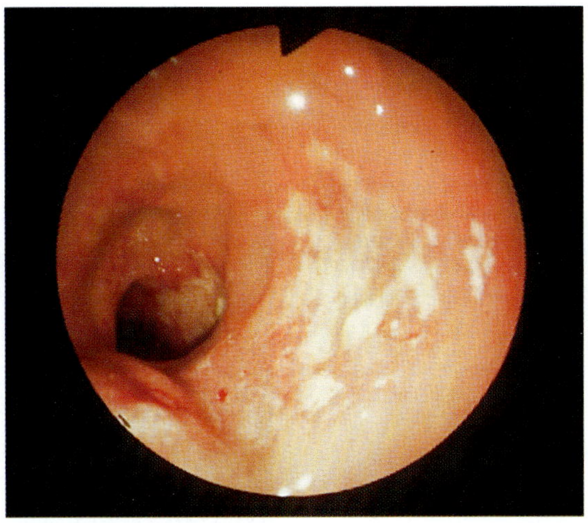

C

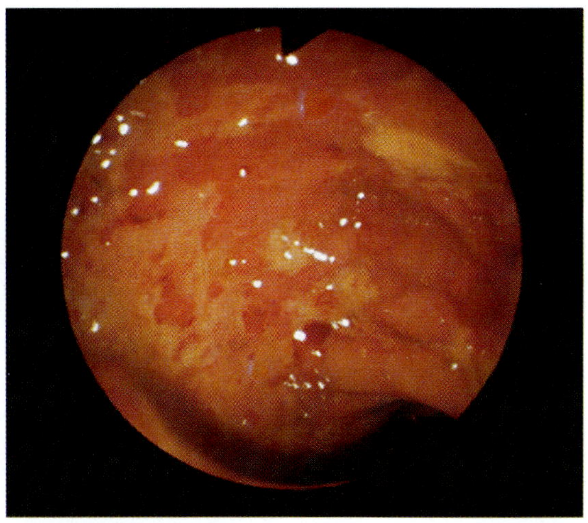

Abb. 11.**114** (**A-C**) Drei Fälle einer ischämischen Kolitis in der subakuten oder ulzerativen Phase nach Operation eines Aortenaneurysmas. Große gewundene Ulzera; die ischämischen Segmente sind scharf begrenzt.

Feststellung der Länge des ischämischen Segments schwierig sein kann. Es sei jedoch betont, daß die Koloskopie bei ischämischer Darmschädigung erhöhte Komplikationsrisiken mit sich bringt. Die ischämische Darmwand kann schwach und durch die Koloskopspitze perforationsgefährdet sein. Außerdem kann das während der Koloskopie insufflierte Gas die Blutversorgung der Darmwand weiter beeinträchtigen, die ischämische Schädigung verschlimmern und das Perforationsrisiko erhöhen.

Das Verteilungsmuster der ischämischen Schädigung spielt bei der Diagnosesicherung eine wichtige Rolle. Bei Patienten nach erfolgter abdomineller Gefäßchirurgie sind bevorzugt das Rektosigmoid und das linke Kolon involviert – entsprechend dem getrennten Versorgungsgebiet der A. mesenterica superior und inferior. Das Rektum bleibt meist ausgespart, ein differentialdiagnostisch wertvoller Hinweis. Darüber hinaus befällt die Ischämie ein einzelnes Darmsegment mit scharfen proximalen und distalen Demarkationen der Infarzierung. Koloskopisch sprechen also folgende Merkmale für eine ischämische gegenüber einer idiopathischen Kolitis:

- Aussparung des Rektums.
- Nachweis von petechialen Blutungen und Ekchymosen sowie von submuköser Hämorrhagie und Ödem.
- Befall eines einzelnen Darmsegments.
- Rasche Rückbildung.

Obwohl der Folgezustand nach einer ischämischen Schädigung von vielen Faktoren abhängt, bleibt die erste Reaktion auf die ischämische Schädigung, unabhängig von ihrem Schweregrad, gleich. Daher ist es unmöglich, die Weiterentwicklung und den Ausgang einer solchen Schädigung auf der Basis der initialen klinischen und endoskopischen Beurteilung abzuschätzen.

Radiogene Kolitis

Die Strahlenschädigung des Rektosigmoidbereichs ist häufig, vor allem bei behandelten Patientinnen mit Zervixkarzinom. In der Regel sind das proximale und distale Sigma sowie der Infra- und Supraanalbereich befallen, da diese Darmsegmente dicht an der Zervix liegen und daher durch die Bestrahlung am stärksten geschädigt werden.

Man unterscheidet zwischen akuten und chronischen Strahlenschäden des Darms:

Der akute Strahlenschaden beginnt während der Therapie und dauert bis zu sechs Wochen nach Bestrahlungsende. Endoskopisch imponiert eine schwärzlich ödematöse Mukosa mit diffusem Erythem, der Colitis ulcerosa ähnelnd (Abb. 11.**119**). Schwerer Schaden kann zu Mukosavulnerabilität und -ulzeration führen (Abb. 11.**120**).

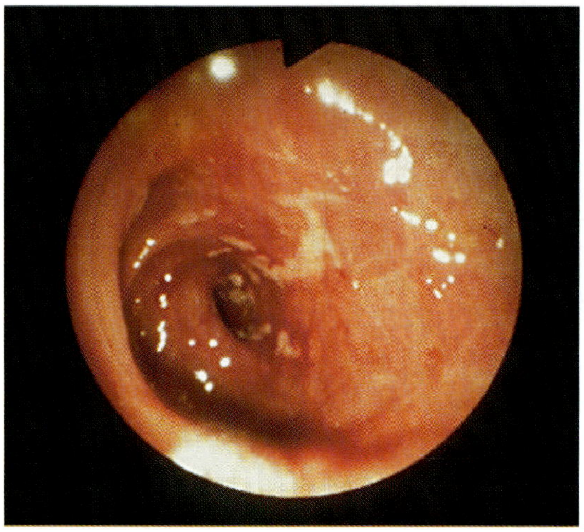

Abb. 11.**115** Ischämische Striktur mit zentraler longitudinaler Ulzeration.

A

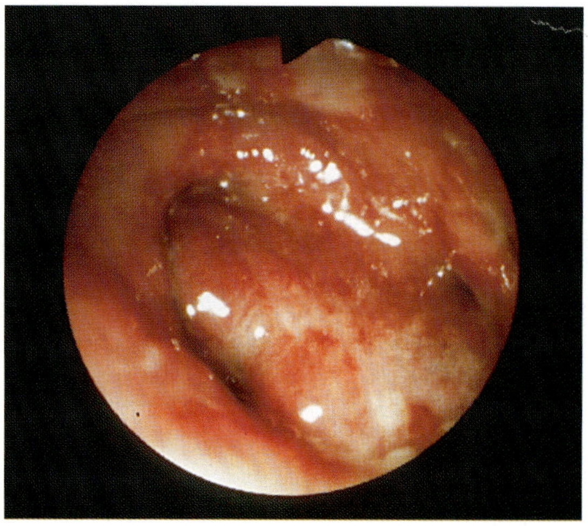

B

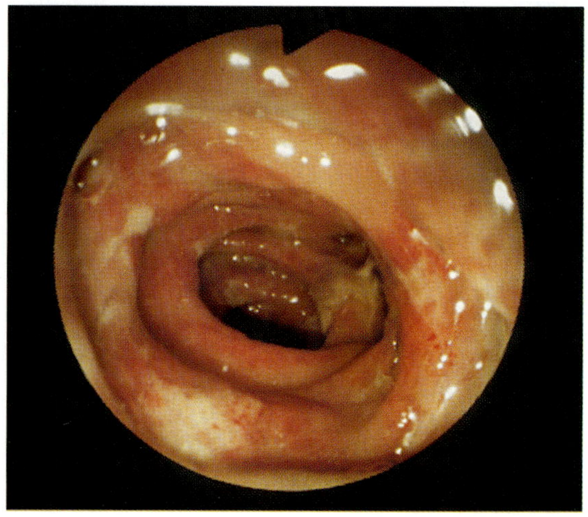

Abb. 11.**116** (**A** und **B**) Ischämische Kolitis mit deutlich geschwollener, hämorrhagischer Mukosa mit fleckiger Erosion. Der Befund stammt von einem Patienten mit Kolondivertikulose, 2 Tage nach plötzlicher Hämatochezie.

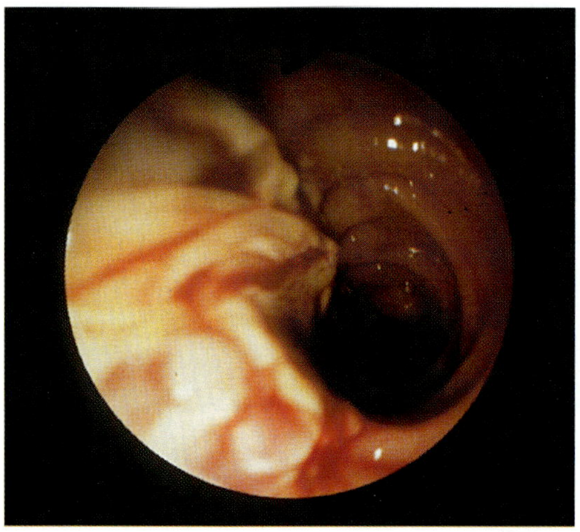

Abb. 11.**117** Ischämische Kolitis mit adhärentem Mukosaschorf. Vermutlich verursachte die massive intramurale Blutung die Nekrotisierung und Abschilferung der Mukosa.

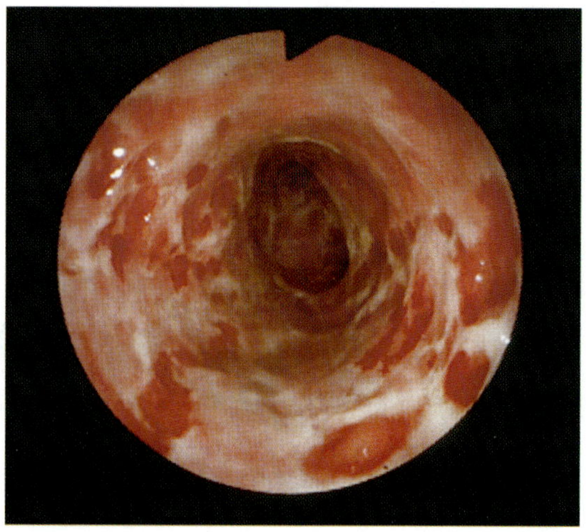

Abb. 11.**118** Ischämische Kolitis – persistierende Form mit ausgedehnten, nicht heilenden Nekrosen.

Chronische Strahlenschäden manifestieren sich 6–12 Monate nach der Bestrahlung. Die submuköse Fibrose und das Ödem rufen eine blasse, trübe Mukosaverfärbung hervor. Die Endarteriitis führt zur Fibrose und zu Gefäßneubildungen, die als Teleangiektasien sichtbar werden (Abb. 11.**121**). Diese Gefäße sind äußerst vulnerabel und bluten manchmal nach leichter Berührung mit der Koloskopspitze profus.

Zusätzlich zu diesen Veränderungen manifestieren sich akut entzündliche Alterationen als Erythem, Vulnerabilität und Granulierung. Die Ulzerationen können vor allem im Rektosigmoid-Übergangsbereich oder im oder dicht über dem Analkanal auftreten (Abb. 11.**122** und 11.**123**); sie befallen das Rektum zirkumferentiell (Abb. 11.**124**). Eine Striktur im Rektosigmoid-Übergangsbereich stellt eine weitere Abnormität dar (Abb. 11.**125**). Die Strikturen

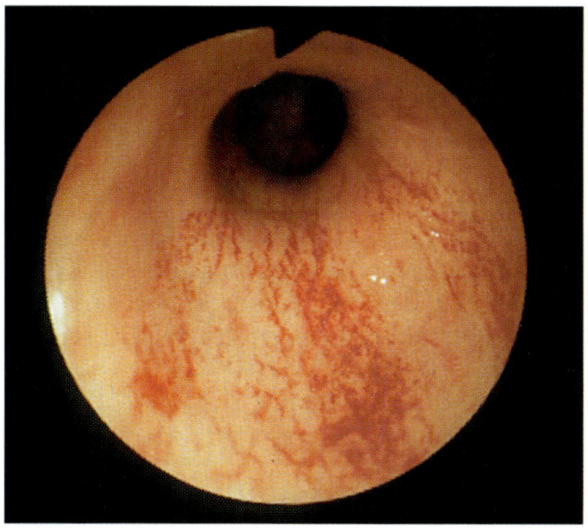

Abb. 11.**119** Akuter Strahlenschaden im Rektosigmoid: Intensives Erythem.

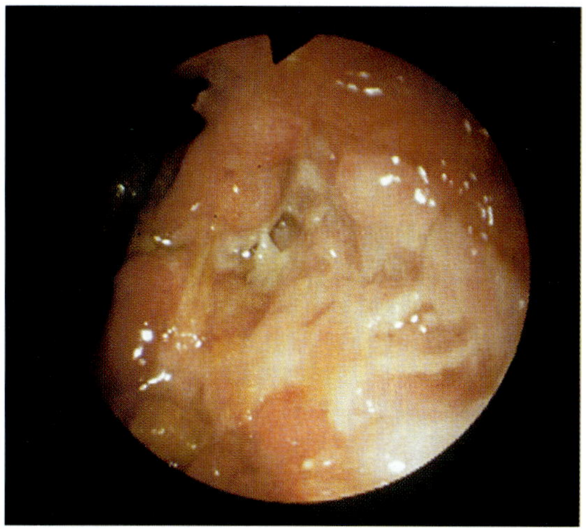

Abb. 11.**120** Akute radiogene Kolitis am Rektosigmoidübergang: Rote, ödematöse Mukosa und ein exsudatbedecktes Ulkus.

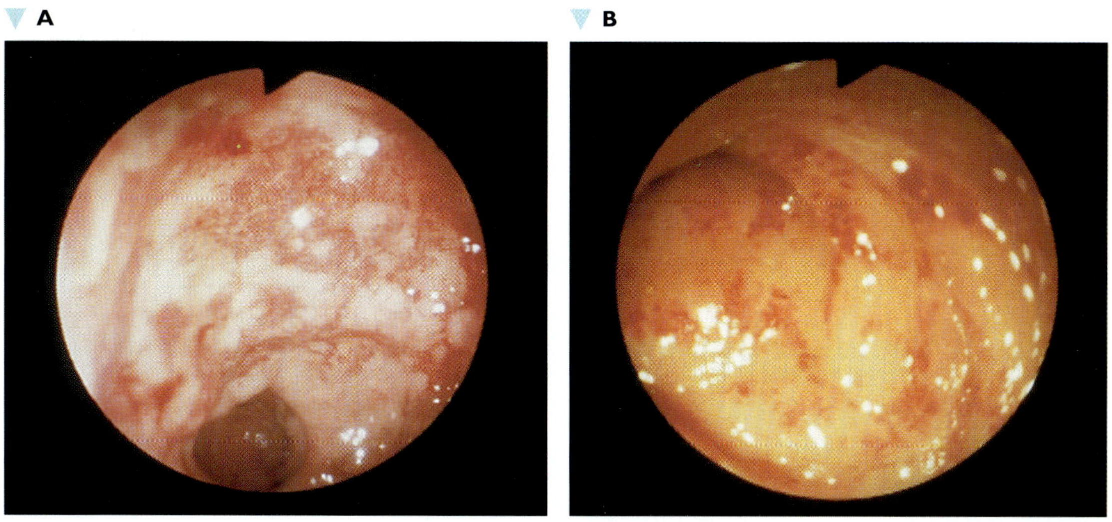

Abb. 11.**121** (**A** und **B**) Chronische radiogene Kolitis am Rektosigmoidübergang: Winzige, teleangiektatische Gefäße über der fibrosebedingt blaßopaleszenten Mukosa.

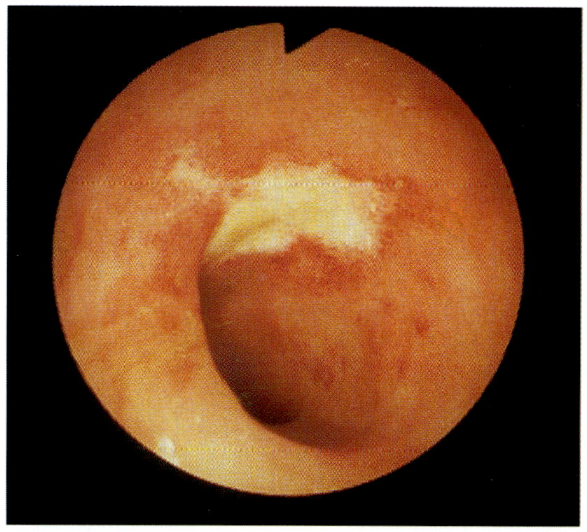

Abb. 11.**122** Chronische radiogene Kolitis mit einem Ulkus im Rektosigmoidbereich.

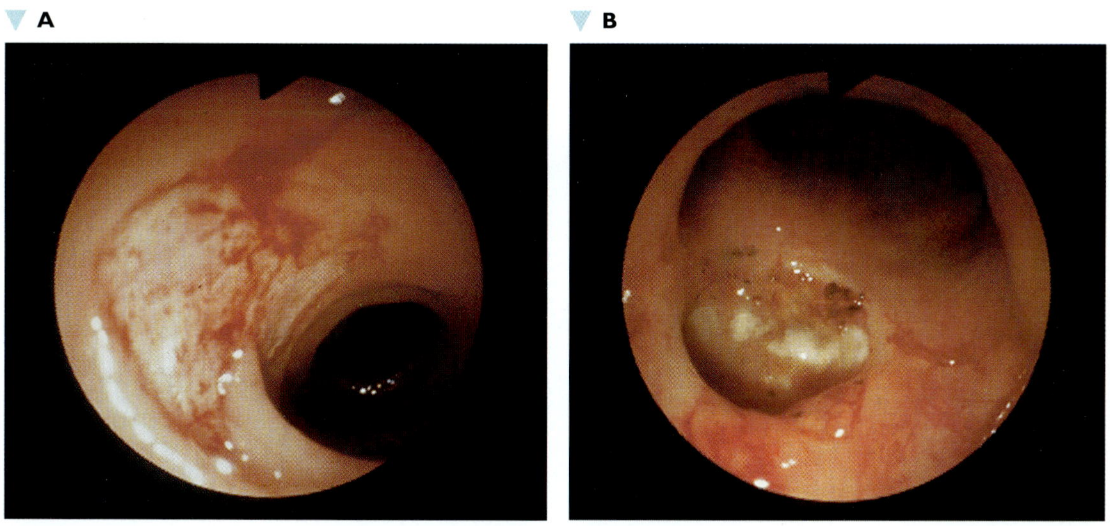

Abb. 11.**123** (**A**) Zwei Patienten mit großen, radiogenen Ulzerationen im Rektum und (**B**) im Analkanal.

werden von blasser Mukosa oder Teleangiektasien begleitet. Sie können relativ kurz sein; vor allem im Sigma jedoch sind sie ziemlich lang und können die Koloskoppassage beeinträchtigen.

Eine gefürchtete Komplikation ist die Fistelbildung im Sigma (Abb. 11.**126**) oder im Perianalbereich mit rektovaginaler Verbindung (Abb. 11.**127**). Manche Untersucher raten von einer Biopsie an der vorderen Rektumwand bei Patientinnen mit radiogener Proktitis wegen des Risikos der Entwicklung einer Rektovaginalfistel ab.

Die radiogene Kolitis ist sehr schwer therapierbar. Einige Ulzera bestehen lange Zeit oder führen zur Fistulierung. Die Heilung erfolgt oft unter Ulkusretraktion (Abb. 11.**128**).

Kolitis bei einer Umgehungsanastomose

Kolostomierte Patienten mit ausgeschaltetem Rektum oder Rektosigmoid entwickeln manchmal eine unspezifische Kolitis im ausgeschalteten Darmsegment. Charakteristische Befunde bestehen in verzerrter oder aufgehobener Gefäßzeichnung, Erythem, Vulnerabilität, Granulierung und petechialen Blutungen (Abb. 11.**129**). Gelegentlich entwickeln sich Ulzera und polypöse Epithelwucherungen, fast ausschließlich in den distalen 2–3 cm des Rektums; selten ist das ganze ausgeschaltete Segment involviert. Oft treten multiple, kleine Läsionen mit roten erhabenen Rändern und zentralem, gelbweißem Exsudat sowie unauffälliger dazwischenliegender Mukosa auf (Abb. 11.**130**). Ursache dieser aphthösen Erosionen ähnelnden Läsionen sind vergrößerte Lymphfollikel.

Koloskopisch und histologisch ist die Diversionskolitis von der Colitis ulcerosa nicht unterscheidbar. Es ist sehr wenig über die Pathogenese dieser Erkrankung bekannt; sie kann jedoch bei kolostomierten Patienten wichtige diagnostische und therapeutische Implikationen haben. Die Kolitis bildet sich nach der Reanastomosierung zurück.

Seltene Kolitiden

Morbus Behçet

Das Behçet-Syndrom ist eine seltene Krankheit, die mit oralen, intestinalen und genitalen Ulzerationen, Iritis, Arthritis und Hautläsionen einhergeht. Endoskopisch imponieren diskrete, ausgestanzte Ulzera in normaler, erythematöser oder granulierter Mukosa (Abb. 11.**131**). Es wird mehrheitlich das rechte oder das gesamte Kolon diffus befallen; die Rektumbeteiligung ist unterschiedlich. Das koloskopische Bild gleicht den aphthösen Erosionen oder kleinen Ulzera des Morbus Crohn. Die Erkrankung ist sogar histologisch schwer von Morbus Crohn zu unterscheiden.

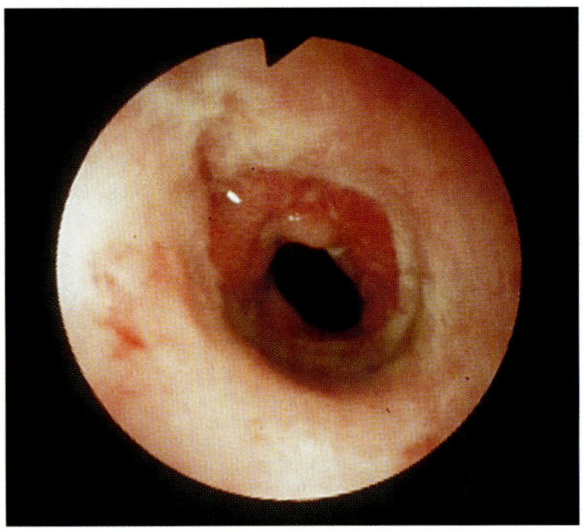

Abb. 11.**124** Radiogenes Ulkus der gesamten Zirkumferenz im Rektum.

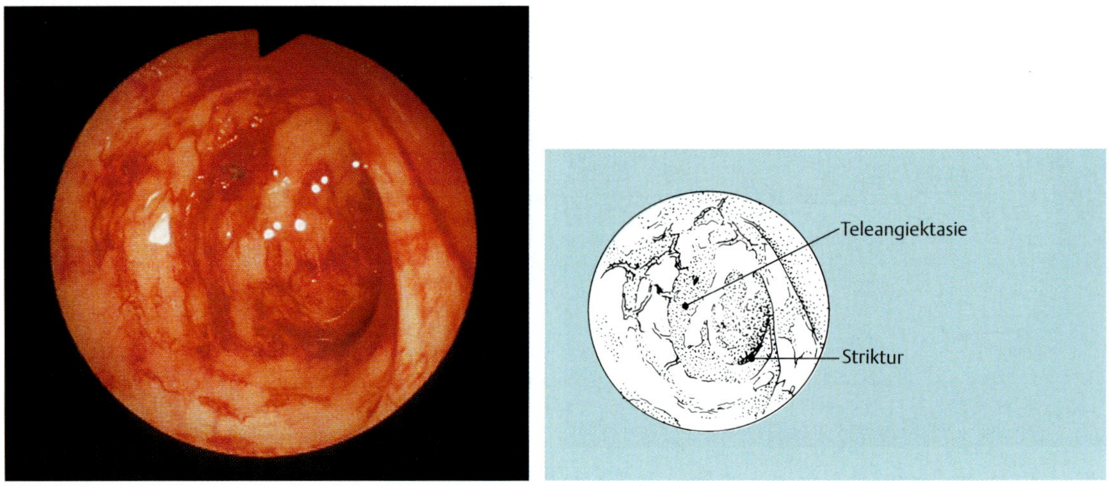

Abb. 11.**125** Radiogene Striktur am Rektosigmoidübergang, die koloskopisch nicht zu passieren war. Reichlich Teleangiektasien.

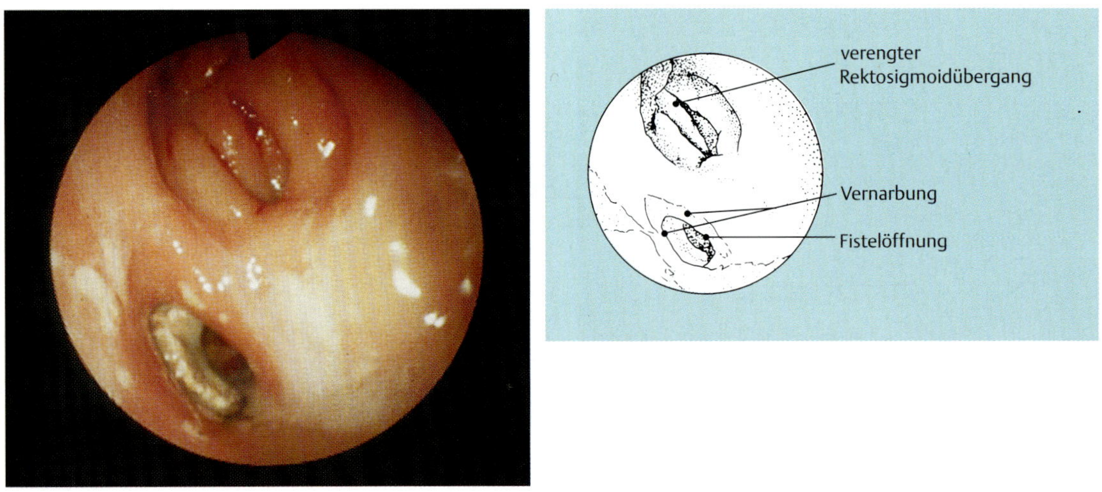

Abb. 11.**126** Radiogene kolokolische Fistel mit Einengung des Sigmalumens.

Neutropenische Kolitis

Diese seltene, in ihrer Ätiologie wenig definierte Erkrankung ist charakterisiert durch diffuse entzündliche Mukosaveränderungen vorwiegend des rechten Kolons. Endoskopisch imponieren hauptsächlich Ödem, Erythem und Vulnerabilität.

Kollagene Kolitis

Die kollagene Kolitis ist eine seltene Erkrankung, die mit chronischen Durchfällen einhergeht. Die koloskopischen Veränderungen sind, wenn überhaupt, diskret – leichte Opaleszenz und Verzerrung der Gefäßzeichnung (Abb. 11.**132**).

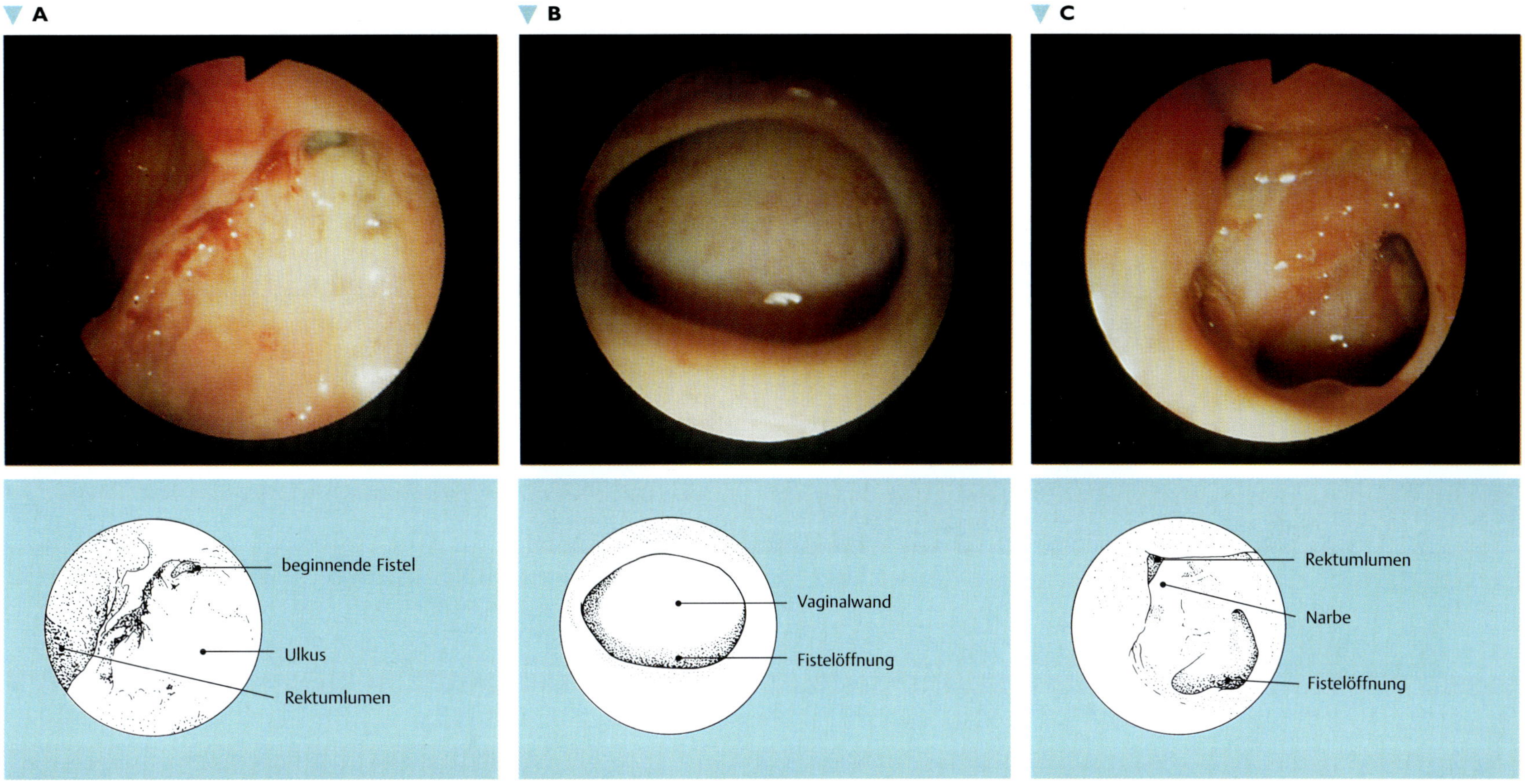

Abb. 11.**127** Radiogene rektovaginale Fisteln. (**A**) Ein großes, radiogenes Ulkus neben einer sich bildenden Fistel; (**B**) eine weite Fistel bildet sich im Laufe einiger Monate; (**C**) noch eine Fistel.

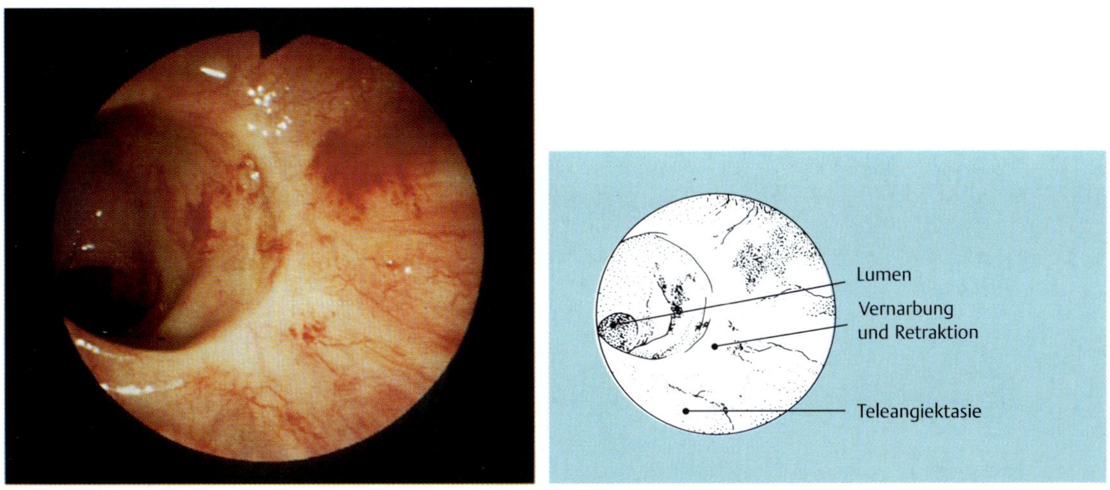

Abb. 11.**128** Radiogenes, supraanales, schmerzloses Ulkus in der Heilungsphase.

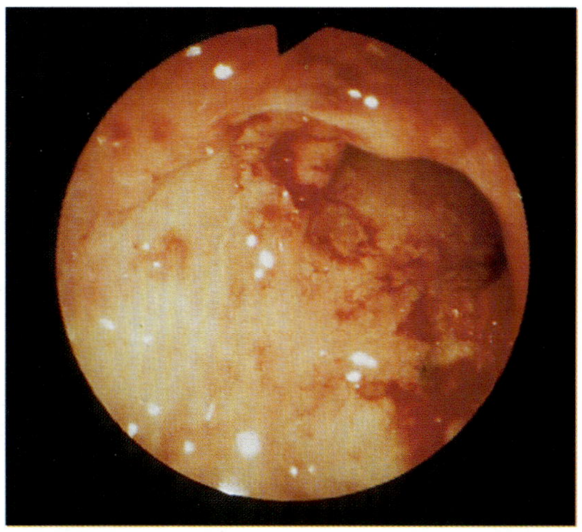

Abb. 11.**129** Diversionskolitis mit Erythem, Vulnerabilität und Aufhebung der Gefäßzeichnung.

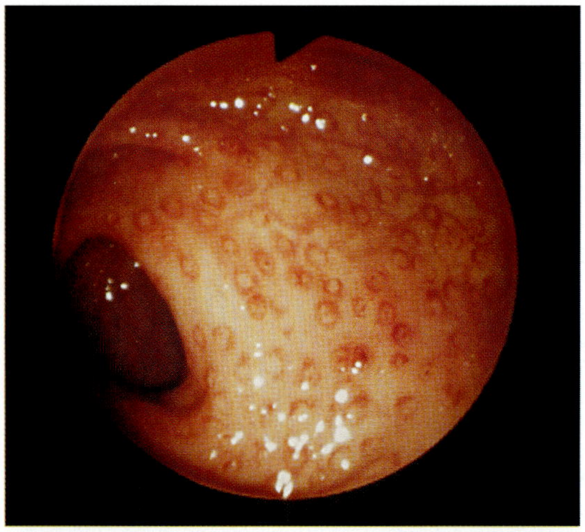

Abb. 11.**130** Diversionskolitis. Die vergrößerten Lymphfollikel ähneln aphthösen Erosionen.

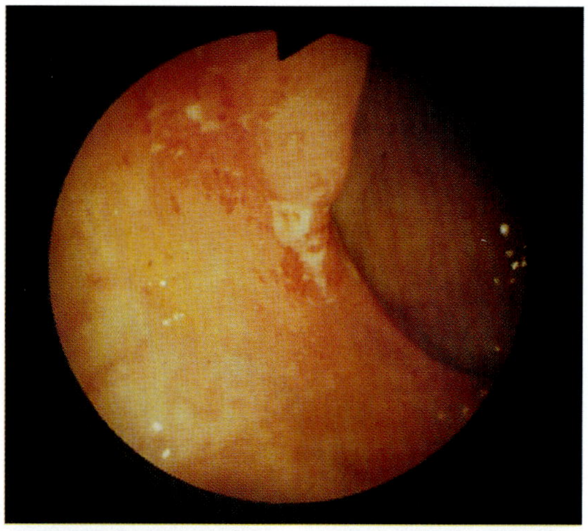

Abb. 11.**131** Morbus Behçet mit Kolonulzeration.

A **B**

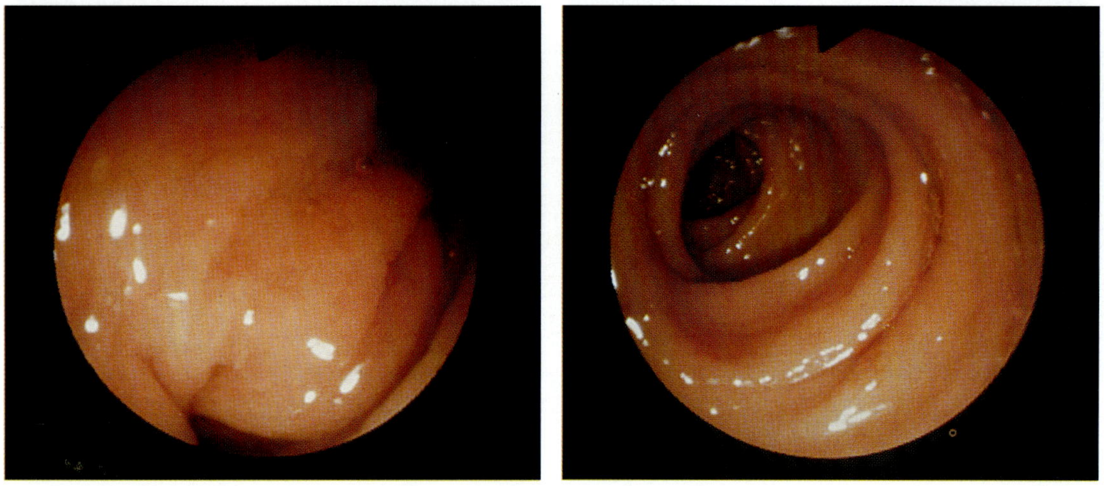

Abb. 11.**132** (**A** und **B**) Kollagene Kolitis: Geringe Opaleszenz und verwaschene Gefäßzeichnung.

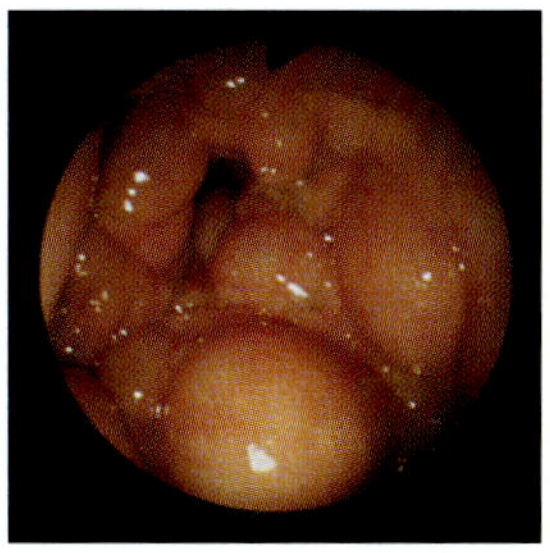

12

Kolon III: Divertikulose, Gefäßanomalien und andere Kolonabnormitäten

In diesem Kapitel diskutieren wir einige häufig vorkommende Kolonerkrankungen wie die Divertikulose und ihre Komplikationen, Gefäßanomalien, die untere Gastrointestinalblutung, lokale Traumata sowie eine Anzahl anderer abnormer Befunde im Kolon.

Divertikulose

Die Divertikulose ist in den Industrieländern und in der älteren Bevölkerung ein zunehmend häufiges klinisches Problem. Kolondivertikel gehören mit den Polypen zu den am häufigsten koloskopisch festgestellten Abnormitäten. Ihr markantestes Merkmal ist die Muskelhypertrophie. Manche Patienten bleiben symptomfrei, andere entwickeln Bauchkrämpfe und Stuhlunregelmäßigkeiten. Gelegentlich sind die Symptome bedingt durch Divertikelkomplikationen wie Divertikulitis, Abszeß- oder Fistelbildung.

Die Koloskopie trägt generell wenig zur Beurteilung der akuten Divertikulitis bei, ist jedoch unter folgenden Umständen bei Divertikulose indiziert: bei zweifelhaften Röntgenbefunden zum Karzinomausschluß; Kolonblutung; einer in einer Röntgenkontrastdarstellung (Barium) diagnostizierten Obstruktion, sowie nach chirurgischer Umgehungsanastomose (aufgrund einer Obstruktion oder Perforation) zur Differenzierung zwischen Polyp, Malignom und Entzündung.

Die Koloskopie bei Divertikulose erfordert eine besondere Technik, weil die ausgeprägte Muskelhypertrophie eine Segmentverkürzung und Verformung des Lumens hervorruft. Daher sollte jede lumenentstellende Kolonfalte einzeln untersucht werden. Die bogenförmigen Lichtreflexe auf den Divertikelfalten können Anhaltspunkte über den Verlauf des Darmlumens liefern; sie können aber auch einen unerfahrenen Endoskopiker fälschlicherweise in ein Divertikel führen.

Endoskopisches Bild

Die Divertikelöffnungen werden am besten beim Vorschieben des Koloskops beurteilt. Die Divertikel entstehen an den Schwachstellen der Darmwand, häufig in der Nähe von penetrierenden Blutgefäßen (Abb. 12.**1** und 12.**2**). Sie kommen zumeist im Sigma, aber auch im gesamten Kolon vor (Abb. 12.**3**) und erscheinen zwischen den Haustren, also inmitten zweier großer, verdickter Darmfalten als kleine (2–5 mm), rundliche Öffnungen. Die verkürzten Tänien verleihen dem Lumen ein ziehharmonikaartig gerafftes Aussehen. Zumeist findet man ein einziges, gelegentlich zwei oder mehrere Divertikel in einem Haustrensegment (Abb. 12.**4**).

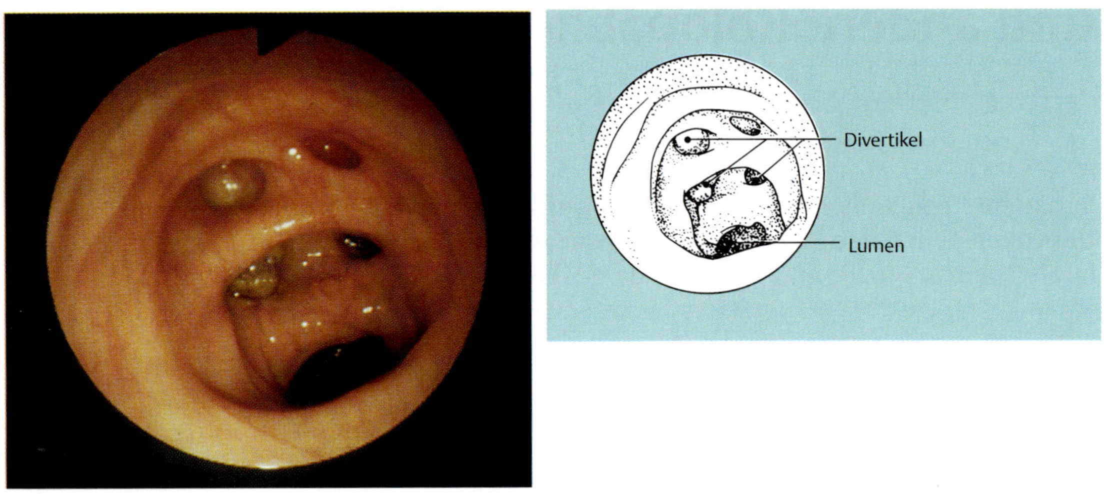

Abb. 12.**1** Kolondivertikel zwischen den verdickten Mukosafalten; exzentrisch gelegenes, ovales Darmlumen.

A B

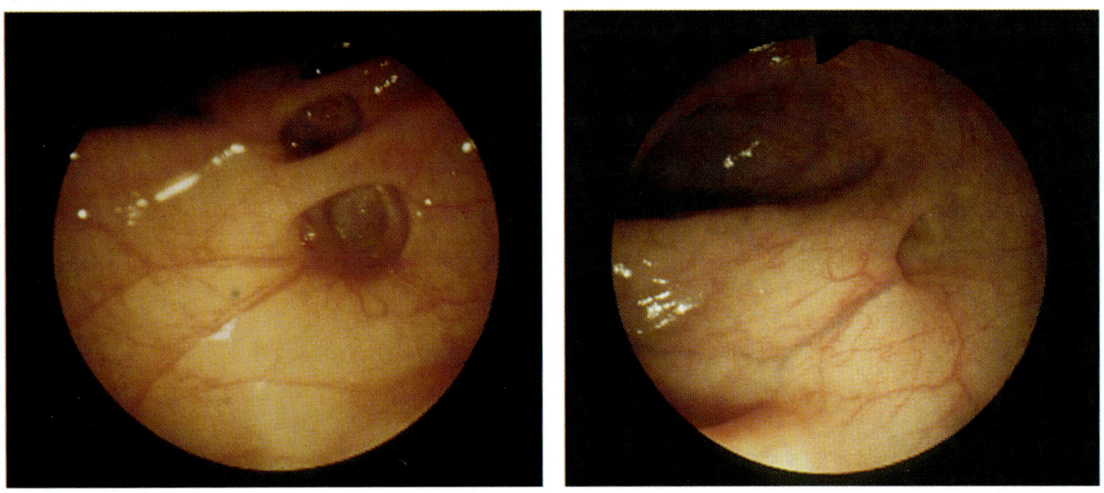

Abb. 12.**2** (**A** und **B**) Veranschaulichung der Beziehung zwischen Blutgefäßen und Kolondivertikeln.

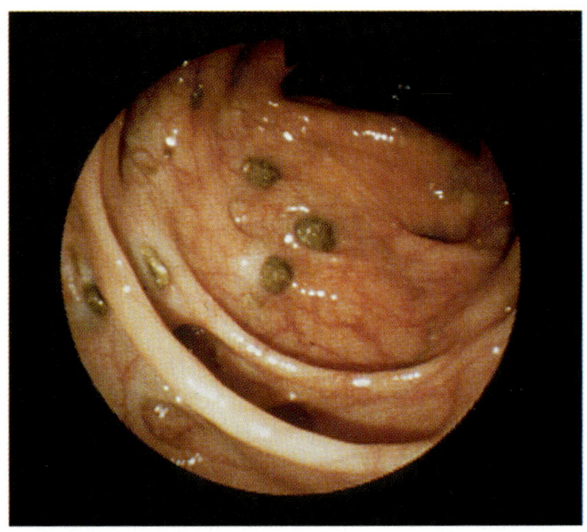

Abb. 12.**3** Divertikulose des gesamten Kolon bei einem jungen Patienten: Zahlreiche Divertikel im Aszendens, Stuhlreste setzen sich in den Lumina fest.

Trotz sorgfältiger Vorbereitung des Kolons wird gelegentlich die Verlegung der Divertikelöffnungen mit Kot oder Barium beobachtet (Abb. 12.**3** und 12.**5**). Diese mit einem Polypen oder Tumor verwechselbaren Kotsteine (Koprolith) können sich loslösen und die Sicht im Lumen behindern (Abb. 12.**6**). Vor allem unerfahrene Koloskopiker halten manchmal eine Divertikelöffnung für das Darmlumen; dies kommt besonders bei multiplen Divertikeln in Kombination mit prominenten Plicae semilunares vor. Einige endoskopische Merkmale weisen auf den korrekten Verlauf des Lumens hin: Divertikelmündungen befinden sich zwischen den Plicae, während sich das Darmlumen als eine Öffnung darstellt, zu der die Plicae hin konvergieren. Das Darmlumen bildet fast immer einen Winkel mit der Achse des Koloskops. In der Nahaufnahme erscheint eine Divertikelöffnung rundlich, das Darmlumen hingegen meist deformiert und schlitzförmig. Zur Vermeidung einer Perforation der Darmwand in einem großen Divertikel sollte man in allen Zweifelsfällen das Koloskop retrahieren, sich den Darmverlauf nochmals klarmachen und das Gerät vorsichtig in Richtung Plicae erneut vorschieben, keinesfalls aber blind vorschieben.

Bei unkomplizierter Divertikulose ist die Mukosa glatt und glänzend; die Gefäßzeichnung ist unauffällig. Gelegentlich wird eine Art Divertikulose in Form von Muskelhypertrophie und Retraktion ohne Divertikel beobachtet (Abb. 12.**7**). Eine sorgfältige Inspektion läßt gelegentlich zwischen den verdickten Muskelbündeln winzige Mukosaausstülpungen erkennen. Invertierte Divertikel sind selten (Abb. 12.**8**).

Bei schwerer Divertikulose können die redundanten Mukosafalten durch Motilitätsstörungen, starke Muskelkrämpfe und abnorme Muskelkontraktionen gedehnt oder komprimiert werden (Abb. 12.**9**). Ausgeprägte Krämpfe der Muskulatur können zu fleckförmigen, stark hyperämischen Arealen, sogar Hämorrhagien (Abb. 12.**10**) oder prolabierenden Mukosaabschnitten führen, aus denen nach und nach polypöse Wucherungen entstehen (Abb. 12.**11**). Diese hellroten, zirka 1 cm hohen polypösen Strukturen befinden sich unregelmäßig verstreut fast ausschließlich im stenosierten Sigma. Die hämorrhagischen Flecken und polypösen Strukturen sind in manchen Fällen die Erklärung für geringgradige, rekurrente Blutungen.

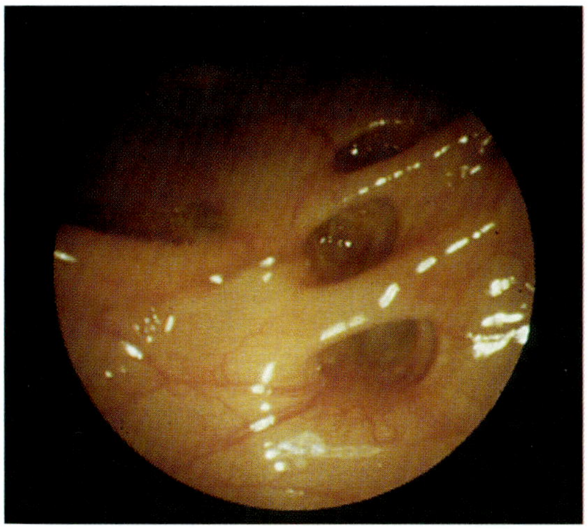

Abb. 12.**4** Drei hintereinander liegende Divertikel, an deren Öffnungen Gefäße sichtbar sind.

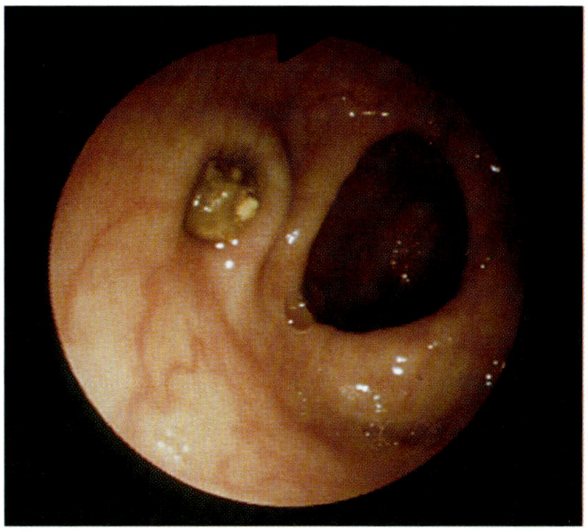

Abb. 12.**5** Divertikel mit festgesetzten Stuhlresten.

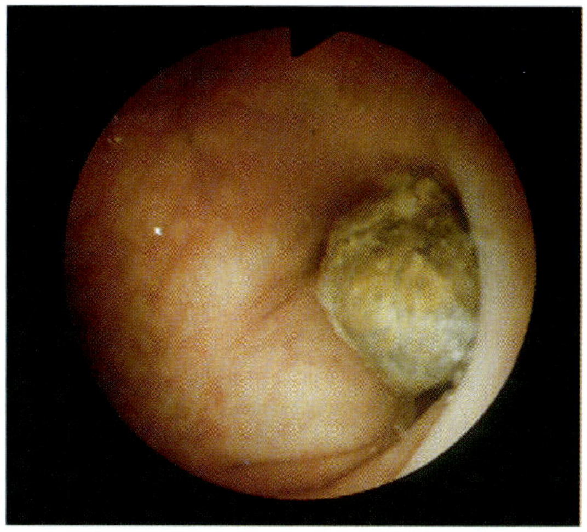

Abb. 12.**6** Dieser Koprolith im Divertikel ähnelt einem Kolonpolypen oder -tumor. Eine sorgfältige Untersuchung und Manipulation ermöglichen die Differenzierung von einem Tumor.

A

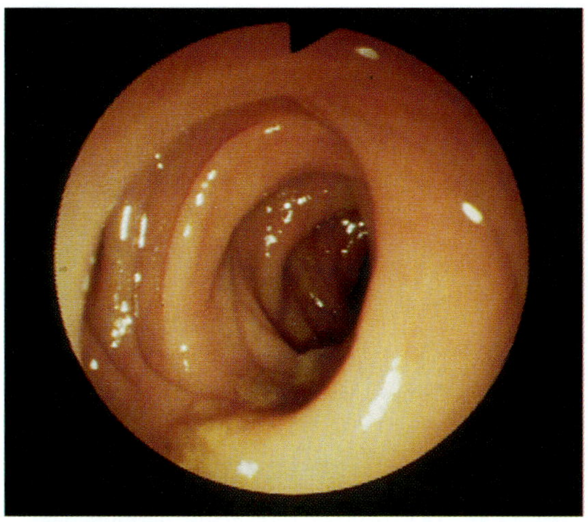

B

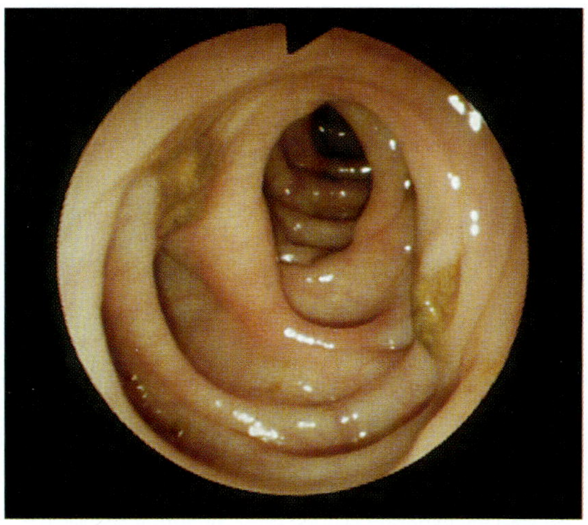

Abb. 12.**7** (**A** und **B**; zwei Beispiele) Divertikulose mit Lumendeformierung, die durch Muskelhypertrophie, Retraktion und Faltenverdrehung bedingt ist.

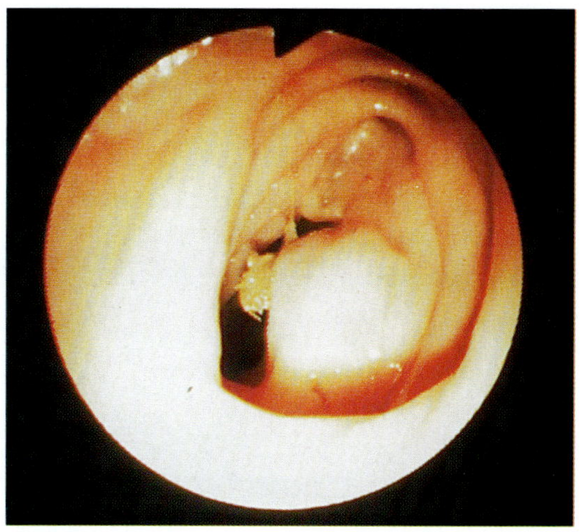

Abb. 12.**8** Invertiertes Divertikel im Sigma.

Die Kolonmukosa kann in einem stenosierten Bereich hin- und herprolabieren, ein Bild wie bei einem Kolonadenom (Abb. 12.**12**). Bei sorgfältiger Untersuchung zeigt sich jedoch eine erythematöse, nachgiebige, bewegliche Läsion ohne echten Stiel (Abb. 12.**13**). Ferner weist das Fehlen von Lobulierung und Nodularität – häufigen Merkmalen großer Adenome – zusätzlich auf das Vorliegen einer Mukosafalte oder einer submukösen polypösen Läsion hin. Das von der Spitze bis zur Basis graduell abnehmende Mukosaerythem, das an der Basis in normale Mukosa übergeht, deutet schließlich auf die richtige Diagnose hin. In Nahsicht entspricht der Aufbau der Divertikelmukosa der der umgebenden normalen Mukosa. Durch die Erhöhung des Ballastgehalts der Nahrung können sich diese prolabierten, pseudopolypösen Areale zurückbilden (Abb. 12.**14**).

Akute Divertikulitis

Die Entwicklung einer akuten Entzündung in und um das Divertikelsegment stellt eine Hauptkomplikation der Divertikulose dar. Der von Koprolithen oder sonstigem Material verursachte Druck auf das Divertikel führt zu Mukosanekrosen mit anschließender bakterieller Besiedlung, Entzündung und Abszeßbildung.

Die koloskopisch dominanten Kennzeichen der akuten Divertikulitis bestehen in einer durch starke Muskelspasmen bedingten, stark ausgeprägten Lichtungseinengung und Faltenschwellung (Abb. 12.**15** und 12.**16**). Ferner sind die geschwollenen und geschrumpften Mukosafalten fleckförmig oder diffus erythematös. Gelegentlich tritt purulentes Material aus der Mündung des entzündeten Divertikels aus und fließt entlang der Kolonmukosa. Im stenosierten Segment kann ein intramuraler Abszeß entstehen (Abb. 12.**17**). Die entzündungsbedingte Verjüngung des Darmsegments kann so ausgeprägt sein, daß die Passage eines Standard- oder kleinkalibrigen Endoskops verhindert wird. Ein Karzinom sollte, auch bei Nachweis einer akuten Entzündung, so lange nicht ausgeschlossen werden, bis das fragliche Gebiet intubiert und inspiziert worden ist. Nach Abklingen der akuten Entzündung bilden sich Rötung, Lumeneinengung und Faltenödem in der Regel zurück; das Mukosabild erscheint unauffällig (Abb. 12.**18**).

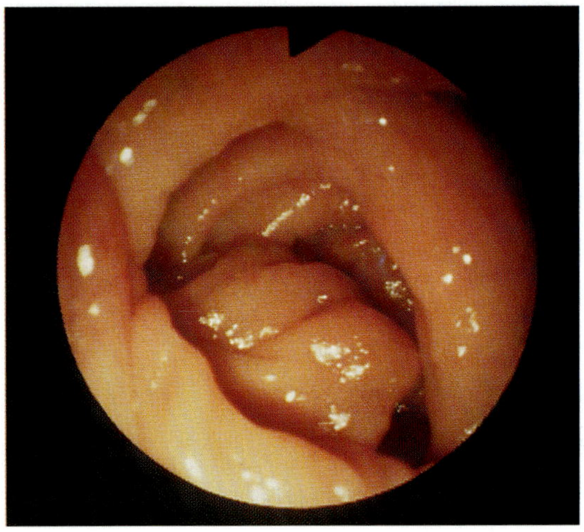

Abb. 12.**9** Divertikulose mit redundanten, prolabierenden Falten.

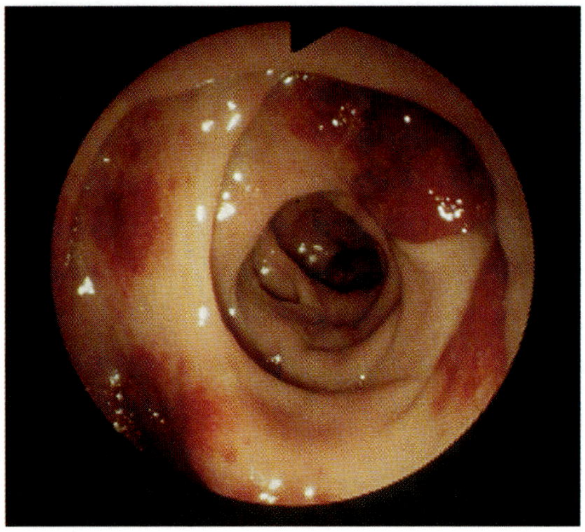

Abb. 12.**10** Schwere Divertikulose mit stauungsbedingten, deutlich hyperämischen Flecken.

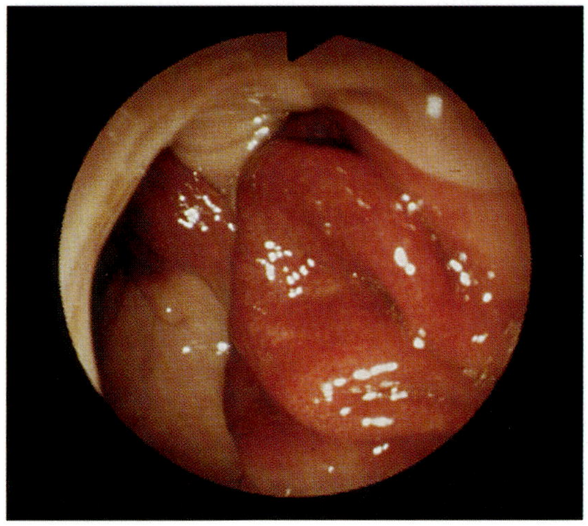

Abb. 12.**11** Schwere Divertikulose mit prolabierenden, polypösen Falten und Erythem.

A B

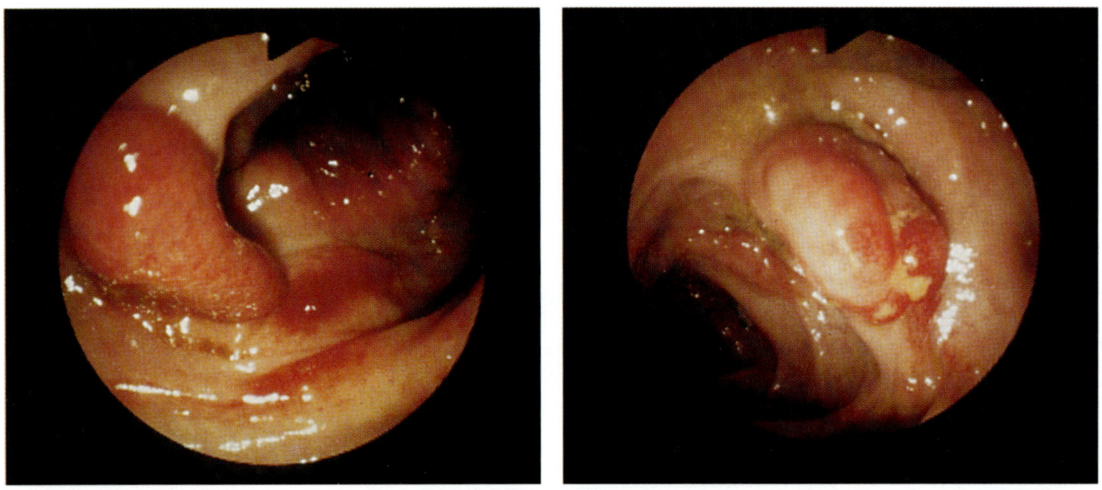

Abb. 12.**12** (**A** und **B**; zwei Beispiele) Divertikulose; polypenähnliche Invagination redundanter, unauffälliger Mukosa und erythematöse Flecken.

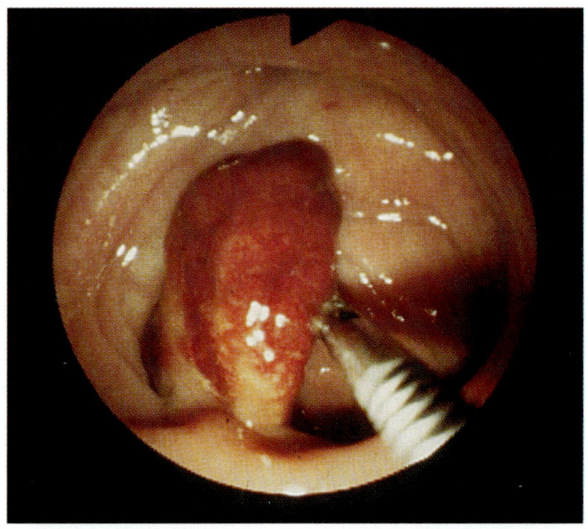

Abb. 12.**13** Divertikulose. Hochgradig gestaute polypöse Struktur mit stielähnlicher Basis, die durch eine intraluminale Mukosainvagination verursacht wird.

■ Divertikelstrikturen und Karzinome

Ursache der Lichtungseinengung bei Divertikulose ist hauptsächlich die Verdickung und Raffung der Muskulatur und wird vor allem an der Faltenverbreiterung deutlich. Die Verengung kann durch eine kolische/perikolische Fibrose oder ein entzündliches Infiltrat noch verstärkt werden. Wegen des bogenförmigen Verlaufs des Sigmas läßt sich radiologisch nicht feststellen, ob die Lumenverlegung durch eine Entzündung oder ein Karzinom bedingt ist. Zur Klärung dieser Frage sollte das stenosierte Gebiet mit einem kleinkalibrigen Endoskop untersucht werden.

Die Lumeneinengung bei Divertikulitis erfolgt meist abrupt, wobei die Mukosa intakt, die Darmfalten symmetrisch und unauffällig erscheinen. Bei einer malignen Striktur hingegen sind die betroffenen Falten obliterierend deformiert. Daher sind ein unregelmäßiges Erscheinungsbild und eine harte Konsistenz der den Eingang eines stenosierten Segments bildenden Falten malignitätsverdächtig (Abb. 12.**19**).

Ein voluminöser, intraluminaler Tumor im stenosierten Segment macht eine Malignität wahrscheinlich. Deshalb sollte immer versucht werden, die Stenose mit einem kleinkalibrigen Endoskop zu passieren. Liegt eine ausgeprägt entzündete, aber sonst intakte Mukosa vor, ist der Malignitätsverdacht gering. Andererseits ist das Vorliegen auch nur einer kleinen Stelle abnormen Gewebes hochgradig malignitätssuspekt. Man sollte daher aus einem exophytisch wachsenden Tumor oder ausgedehnt nekrotischen Areal multiple Gewebsproben entnehmen. Die aus den konzentrischen, das enge Lumen umgebenden Falten oder im Gebiet der Stenose selbst gewonnenen Biopsieproben erbringen selten den Nachweis eines Karzinoms.

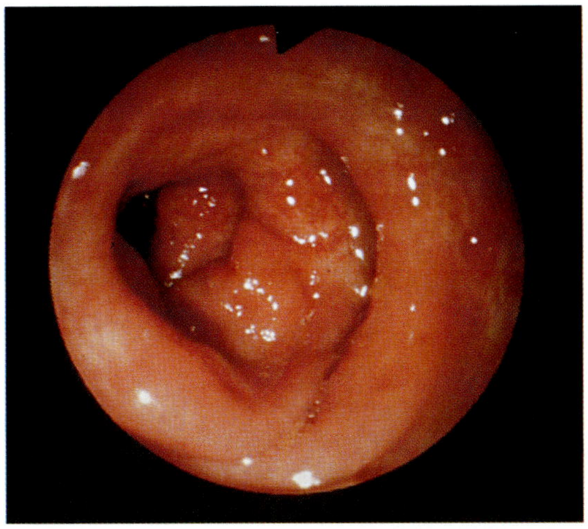

Abb. 12.**14** Divertikulose: Rückbildung pseudopolypöser Mukosaverwerfungen nach einjähriger ballaststoffreicher Diät. Die Mukosa ist anstelle des zuvor intensiven Erythems nur noch geringfügig gerötet.

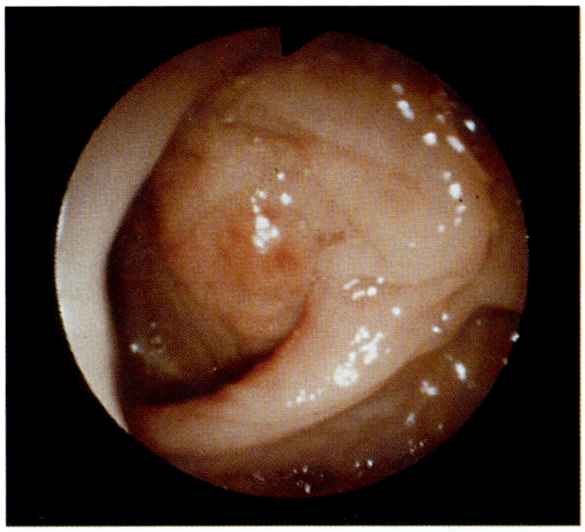

Abb. 12.**15** Divertikulitis in der Frühphase: Gerötete und geschwollene Mukosa mit Haustrenspasmen und -verdickung.

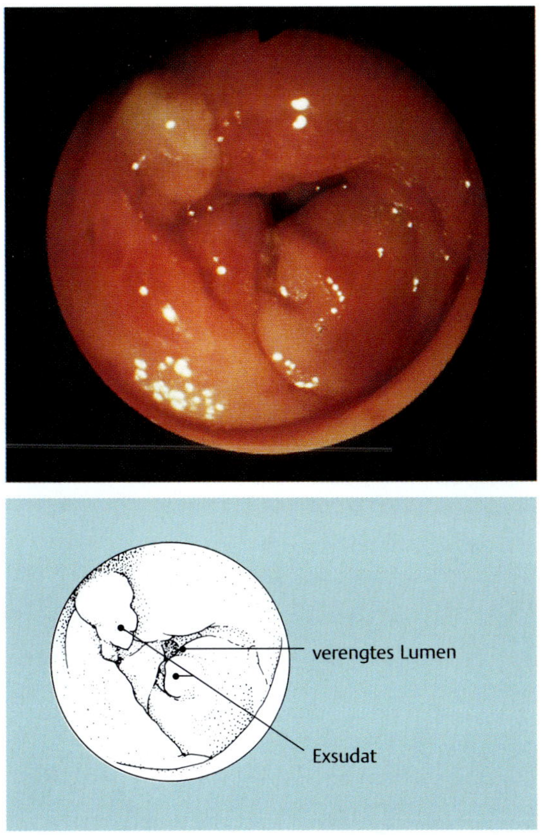

Abb. 12.**16** Floride Divertikulitis: Lumenverlegung durch Faltenschwellung; Erythem und purulentes Exsudat.

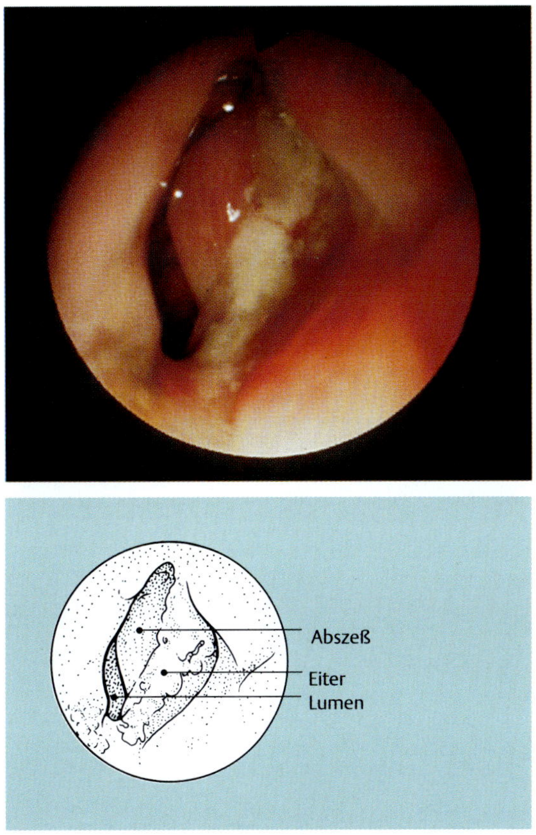

Abb. 12.**17** Divertikulitis mit intramuralem Abszeß und Einengung des Lumens. Beachte das eitrige Exsudat.

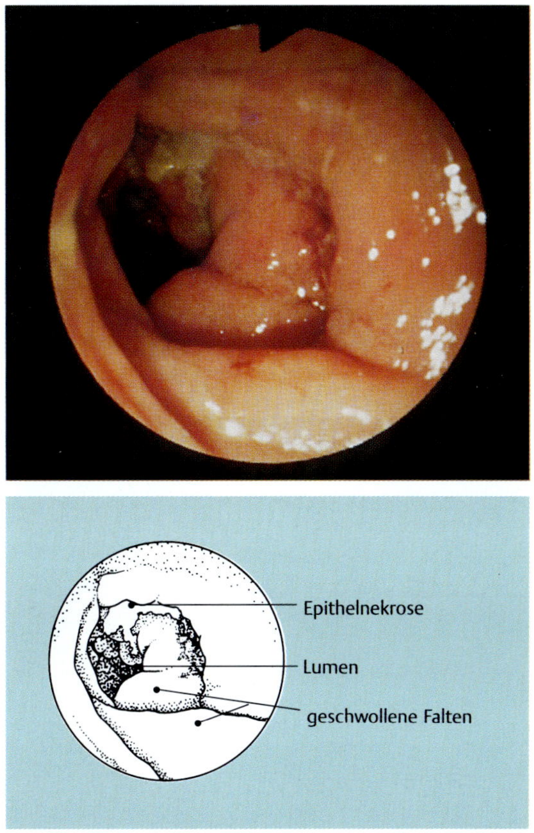

Abb. 12.**18** Divertikulitis, Rückbildungsphase: Abnehmende Entzündung, Wiedereröffnung des Darmlumens, Epithelnekrosen und fleckiges Erythem.

Ist das stenosierte Segment nicht passierbar, kann ein Karzinom nicht ausgeschlossen werden; in einem solchen Fall ist die Laparotomie obligatorisch. Bleibt intraoperativ die Dignität des Tumors (entzündlich oder maligne) unklar, wird eine Umleitung der Darmpassage vorgenommen und eine distale Fistel angelegt. Nach Wochen oder Monaten wird das stenosierte Areal koloskopisch und, wenn indiziert, bioptisch untersucht, um festzustellen, ob sich die entzündlichen Veränderungen einer Divertikulitis zurückgebildet haben oder ob es sich um eine Malignität handelt. Diese Information dient zur Entscheidung über weitere chirurgische Maßnahmen.

Die Endosonographie kann zur Diagnosestellung und Therapie der Divertikulitis insofern beitragen, als sie die Differenzierung zwischen Divertikulitis und einem Karzinom und den Nachweis von Komplikationen, z. B. einer Abszeßbildung, erleichtert.

Gefäßanomalien

■ Intestinale Angiodysplasie

Bei der Angiodysplasie des Kolons sind die kleinsten Gefäße der Mukosa und Submukosa pathologisch verändert. Die abnorm dilatierten Arteriolen und Venolen können rupturieren oder ulzerieren und zu einer Darmblutung führen. Sie sind eine häufige Ursache chronisch-intermittierender oder akuter Kolonblutungen.

Die Ätiopathogenese der intestinalen Angiodysplasie ist unbekannt. Gängigen Thesen zufolge ist sie Folge einer Obstruktion kleiner submuköser Venen durch die hypertrophierte Darmmuskulatur. Die mukösen Kapillaren werden stauungsbedingt erweitert, es kommt zur Bildung arteriovenöser Fisteln.

Angiodysplasien treten meist im rechten Kolon und Zäkum (großer Durchmesser des Lumens), selten im Ileum auf. Der stärkere Druck auf die Darmwände in diesen Segmenten führt zur partiellen Obstruktion submuköser Venen. Gehäuftes Vorkommen von Angiodysplasien wird bei Patienten mit Aortenstenose, weniger häufig bei unter 50jährigen Individuen (auf den gesamten Dick- und Dünndarm verteilt) beschrieben (Abb. 12.**20**). Es ist möglich, daß kongenitale Abnormitäten der Mikrozirkulation des Kolons in Verbindung mit erhöhtem Blutdruck und abnormer Darmmotilität bei Erwachsenen diese Erkrankung hervorrufen.

Das koloskopische Bild der Angiodysplasie ist vielfältig. Große Läsionen sind erhaben, mit unregelmäßigen Konturen; die nur einige Millimeter kleinen Läsionen sind hellrot und linear, flach oder erhaben (Abb. 12.**21** bis 12.**25**). Größere Läsionen können oberflächlich erodieren und zu intestinaler Blutung führen. Sie treten im gesamten Gastrointestinaltrakt, typischerweise aber im rechten Kolon und Zäkum auf und kommen singulär oder in Gruppen und in verschiedenen Größen vor (Abb. 12.**26**).

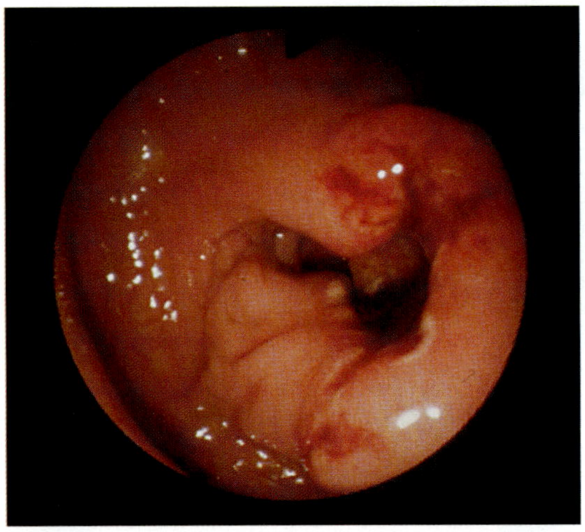

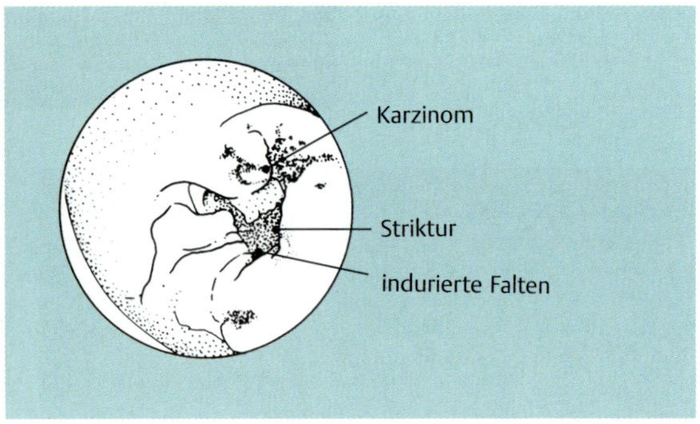

Abb. 12.**19** Stenosierendes Sigmakarzinom mit submuköser Ausbreitung und derb-indurierte Falten am Striktureingang. Zur Eröffnung der Stenose war zuvor eine Lasertherapie erfolgt.

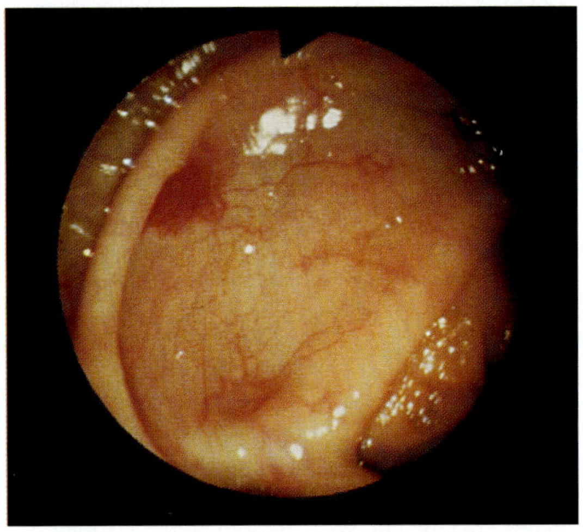

Abb. 12.**20** Kongenitale Angiodysplasie: Verschiedenartige Läsionen im Kolon bei einem jungen Patienten.

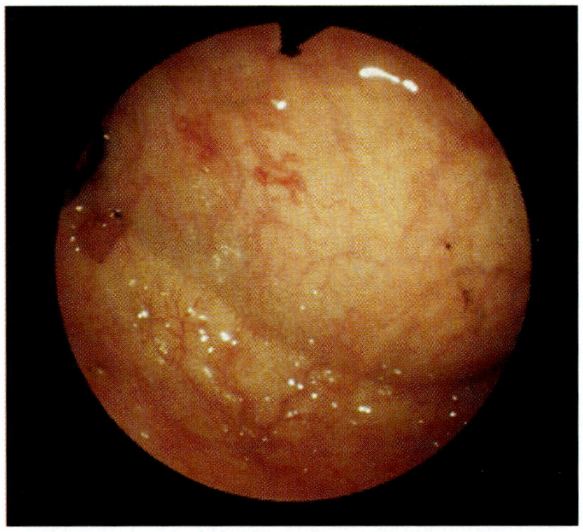

Abb. 12.**21** Angiodysplasie; kleine Frühläsionen.

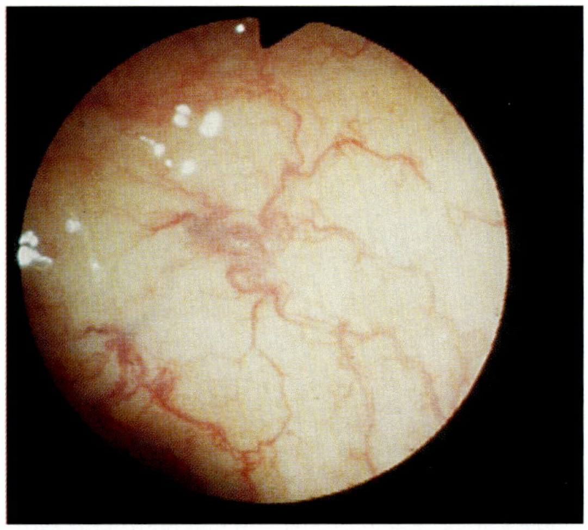

Abb. 12.**22** Frühläsion bei Angiodysplasie: Geringfügig dilatierte, geschlängelte Gefäße.

Die Deformierung benachbarter Gefäße ist abhängig vom Grad der Gefäßektasie. Zusätzlich zu den roten Gefäßkonglomeraten lassen sich manchmal einige bläuliche Abflußvenen erkennen. Die Gefäßgruppen ähneln Blütenblättern, die bläulichen Venen dem Stiel.

Eine Verwechslung der angioplastischen Läsionen mit der iatrogenen Mukosaschädigung ist zu vermeiden. Die unregelmäßigen Konturen der Angiodysplasie ermöglichen die Unterscheidung von einer koloskopiebedingten intramukösen Blutung (Abb. 12.**27**). Diese Mukosaverletzungen sind oft an

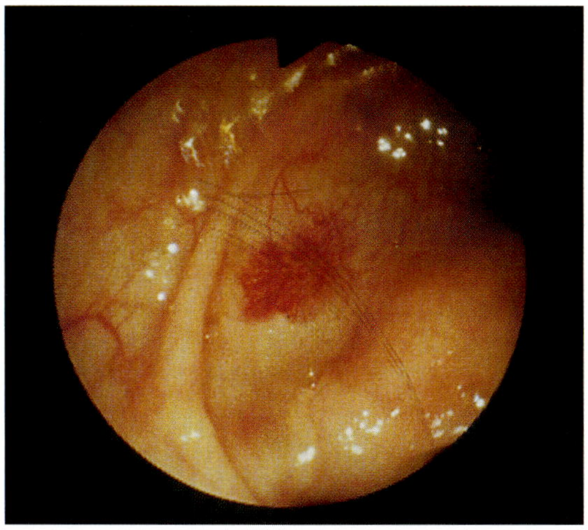

Abb. 12.**23** Angiodysplasie: Roter Kapillarschopf mit einzeln erkennbaren ektatischen Gefäßen.

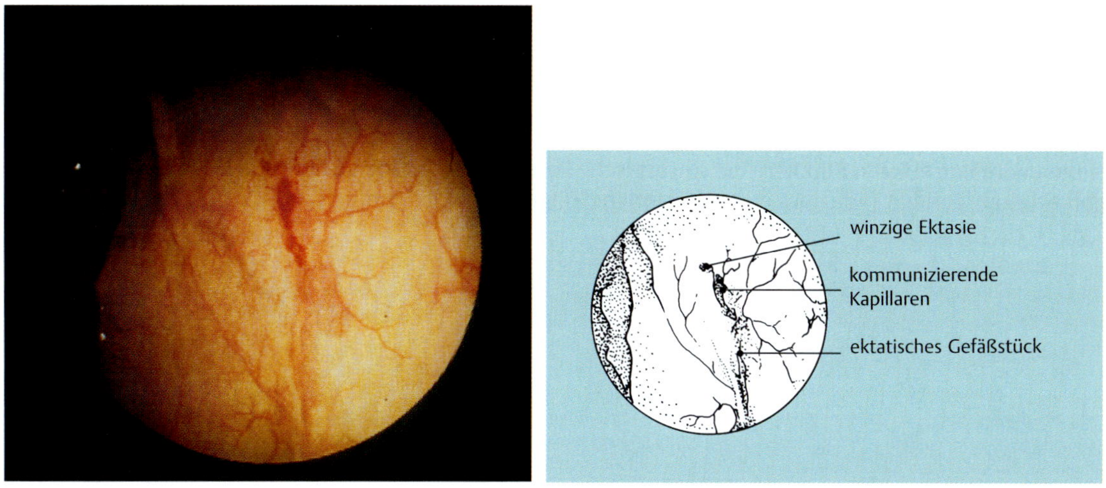

Abb. 12.**24** Angiodysplasie: Eine linear geformte Läsion ist durch Kapillaren mit einem stecknadelkopfgroßen ektatischen Gefäß verbunden.

A B

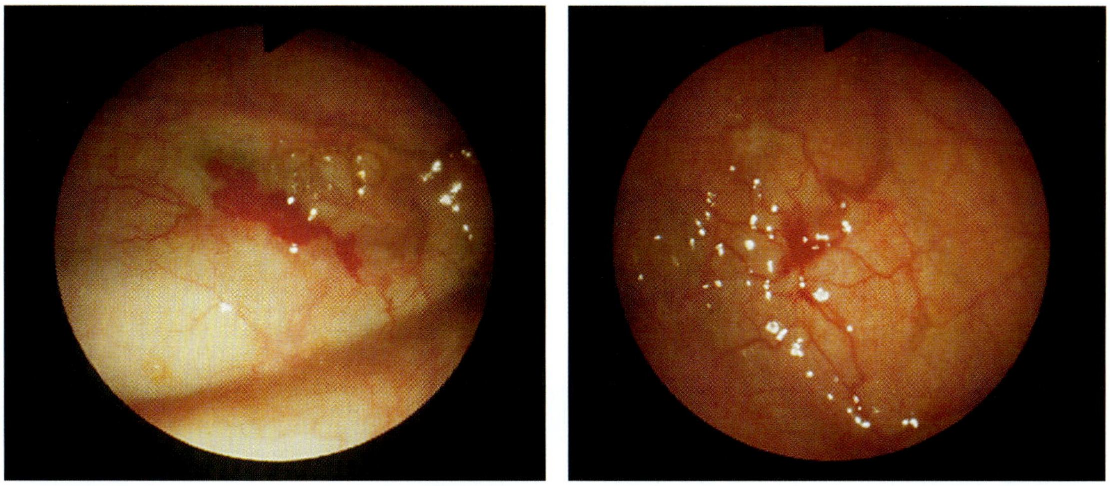

Abb. 12.**25** (**A** und **B**; zwei Beispiele) Angiodysplasie im Kolon mit benachbarten Mukosagefäßen.

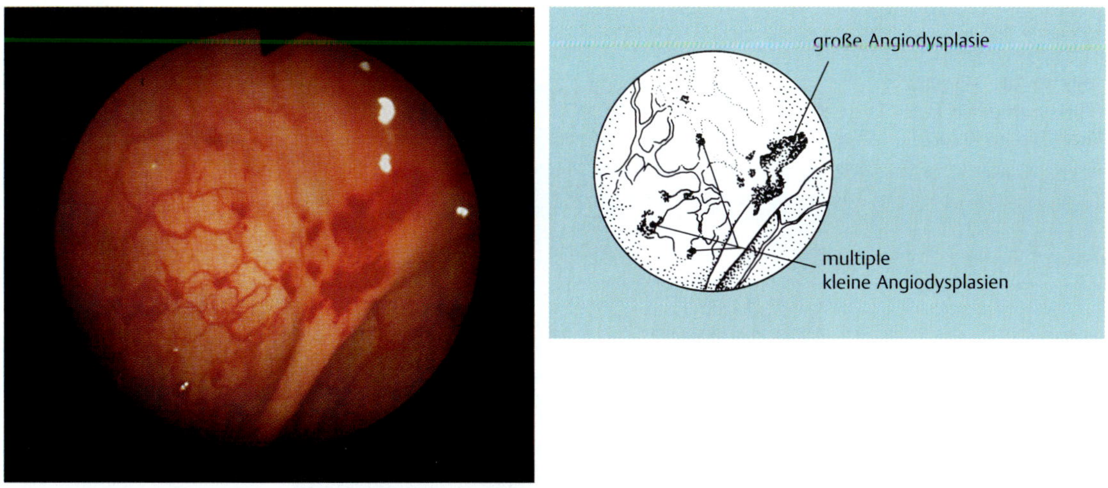

Abb. 12.**26** Angiodysplasie. Eine große und multiple kleine, miteinander kommunizierende Läsionen. Die Venen sind typisch bläulich gefärbt.

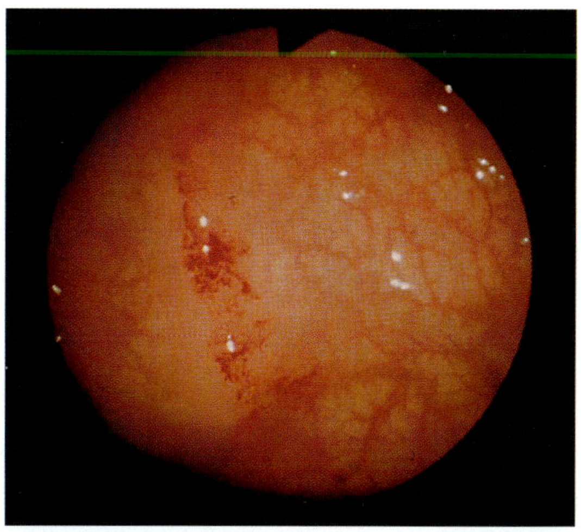

Abb. 12.**27** Iatrogene, koloskopbedingte intramuköse Blutung an der linken Flexur.

scharf abgewinkelten Darmteilen, z. B. dem Deszendens-Sigma-Übergang, lokalisiert. Ferner sollte eine Angiodysplasie von einer Teleangiektasie bei radiogener Kolitis unterschieden werden. Eine weitere vaskuläre angiodysplasieähnliche Mißbildung entsteht durch wiederholte Traumatisierung der Rektumwand bei manueller Stuhlentleerung (Abb. 12.**28**).

Angiodysplasieläsionen werden in der Regel durch Laser- (Argon- oder Nd-YAG-Laser) oder Elektrokoagulation entfernt. Dazu verwendet man entweder monopolare („Heiße Biopsie") oder, noch häufiger, bipolare Koagulationssonden oder „Heater-probes" (Abb. 12.29). Zur Vermeidung transmuraler Verbrennungen während des Abtragens zäkaler Angiodysplasieläsionen mit der „heißen Biopsiezange" sollte die Mukosa zeltförmig angehoben werden. Diese Therapieform ist besonders bei älteren und schwerkranken Patienten mit hohem Operationsrisiko angezeigt. Bei jungen Patienten mit ausgedehnten Läsionen wird von einigen Klinikern die chirurgische Resektion empfohlen. Einigen Studien zufolge reduziert eine erfolgreiche Angiodysplasietherapie die Zahl der notwendigen Bluttransfusionen.

■ Hämangiome

Hämangiome des Dickdarms entstehen aus submukösen Gefäßen, vor allem im Rektum und distalen Kolon. Die tumoröse Form der Hämangiome wird als kavernöses, die kleinere als kapilläres Hämangiom bezeichnet (Abb. 12.**30**). Sie können chronische oder intermittierende Blutungen hervorrufen; ist dies der Fall, können sie mittels Laserkoagulation abgetragen werden (Abb. 12.**31**).

Koloskopisch imponieren kavernöse Hämangiome meist als unscharf begrenzte polypöse Tumoren ohne auffällige Ulzeration. Da es nach einer Biopsie zu massiven Blutungen kommen kann, werden sie von den meisten Endoskopikern nicht biopsiert. Ein typisches Hämangiom ist dunkelblau oder dunkelrot; manche beerenförmige Tumoren sind tiefblau, mattrot oder portweinfarben (Abb. 12.**32**).

Hämangiome können sich auch als infiltrierende, ein ganzes Rektum- oder Sigmasegment involvierende Läsion präsentieren. Solche flachen oder minimal erhabenen Läsionen sind oft unscharf begrenzt und von bläulichem Farbton (Abb. 12.**33**).

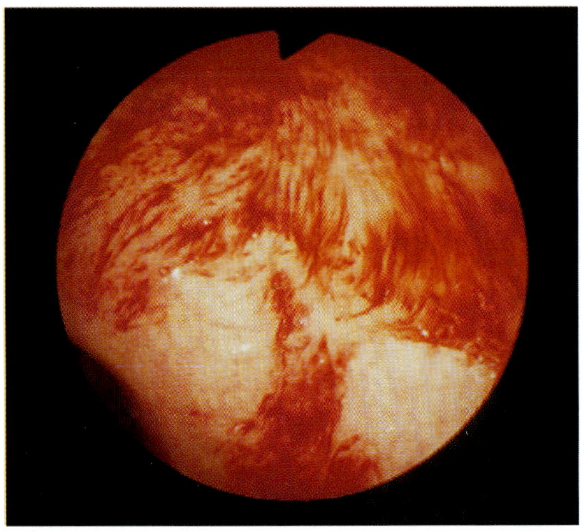

Abb. 12.**28** Diese bizarre Gefäßmißbildung ist Folge wiederholter Traumata bei manueller Stuhlentfernung.

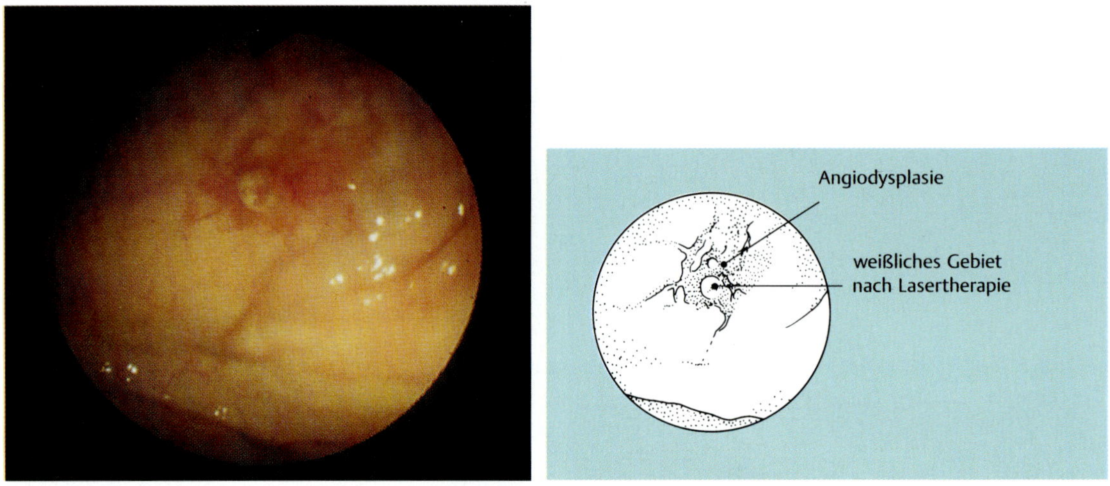

Abb. 12.**29** Angiodysplasie; abgeblaßte Läsion nach einer Behandlung mit einem Nd-YAG-Laser.

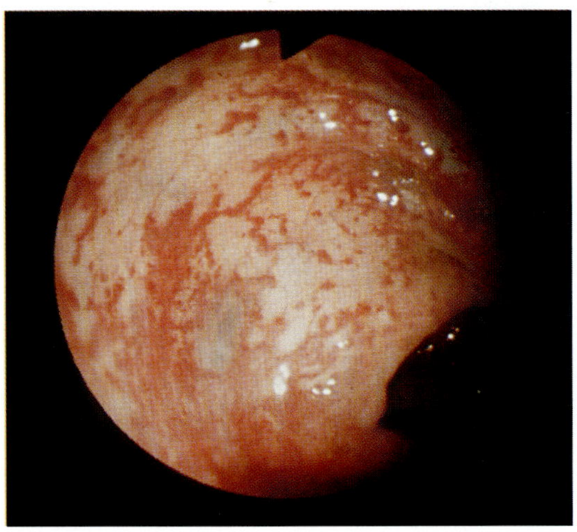

Abb. 12.**30** Hämangiom vom diffus kapillären Typ im Kolon.

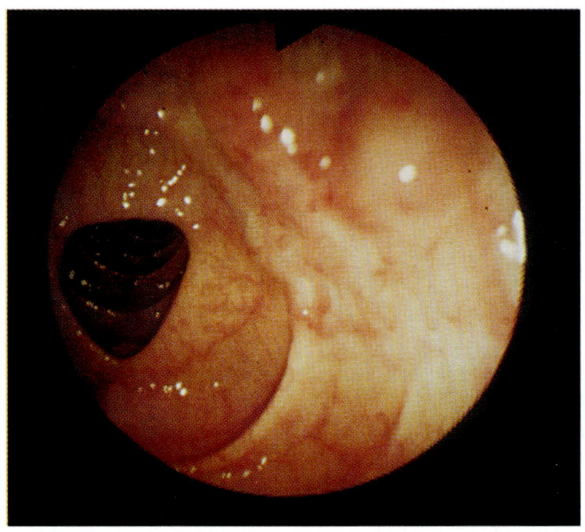

Abb. 12.**31** Hämangiom; nach einmaliger Teilbehandlung mit dem Nd-YAG-Laser zeigen sich Spuren eines großen kavernösen Hämangioms.

Seltene vaskuläre Abnormitäten

Neben den obengenannten Gefäßläsionen kommen im Kolon noch andere, seltenere Läsionen vor. Kolonvarizen treten bei Patienten mit Pfortaderhochdruck auf. Die schleimhautfarbenen oder bläulichen Kolonvarizen kommen bevorzugt im Rektum und distalen Sigma vor. Sie verlaufen longitudinal und sind oft geschlängelt wie in anderen Abschnitten des Gastrointestinaltrakts. Die Verwechslung mit einem Polypen ist zu vermeiden. Der endoskopische Doppler ermöglicht den Nachweis des strömenden Bluts in den polypenähnlichen Varizen; auch die endoluminale Sonographie kann beim Varizennachweis hilfreich sein. Die vorsichtige koloskopische Inspektion zeigt meist, daß die Varizen Teil eines venösen Systems darstellen (Abb. 12.**34** bis 12.**36**).

A B

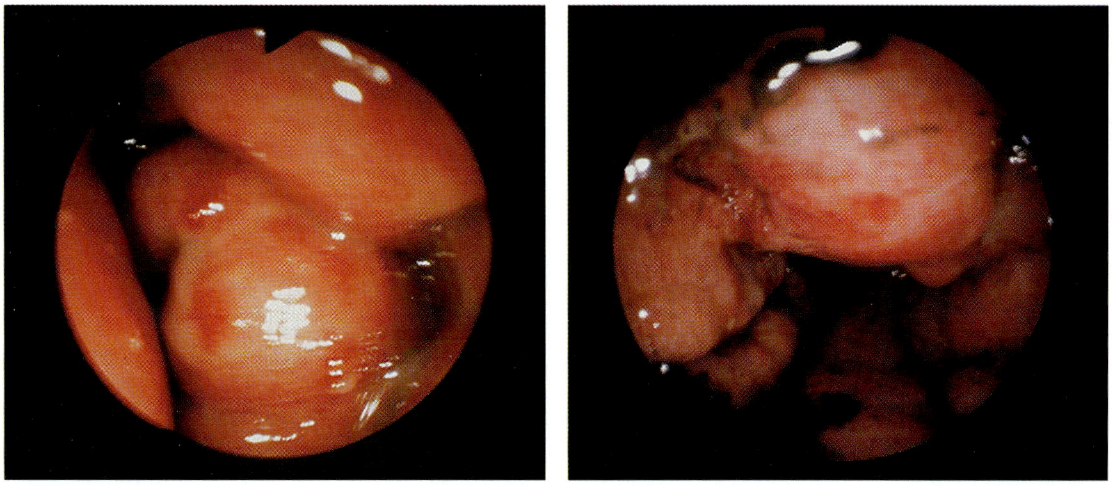

Abb. 12.**32** (**A** und **B**; zwei Ansichten) Großes Hämangiom im Rektum. Der polypöse Tumor kann mit einem Polypen, einem Karzinom oder inneren Hämorrhoiden verwechselt werden.

A B

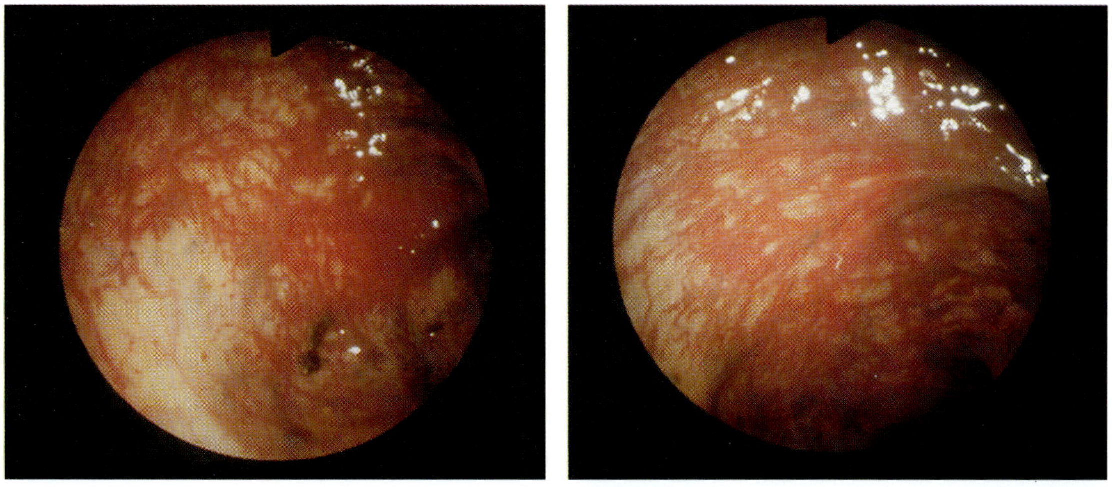

Abb. 12.**33** (**A** und **B**) Konfluierende Hämangiome im Rektum und Sigma mit leicht erhabenen Gefäßformationen, jedoch im allgemeinen flacher Gesamtoberfläche.

A B

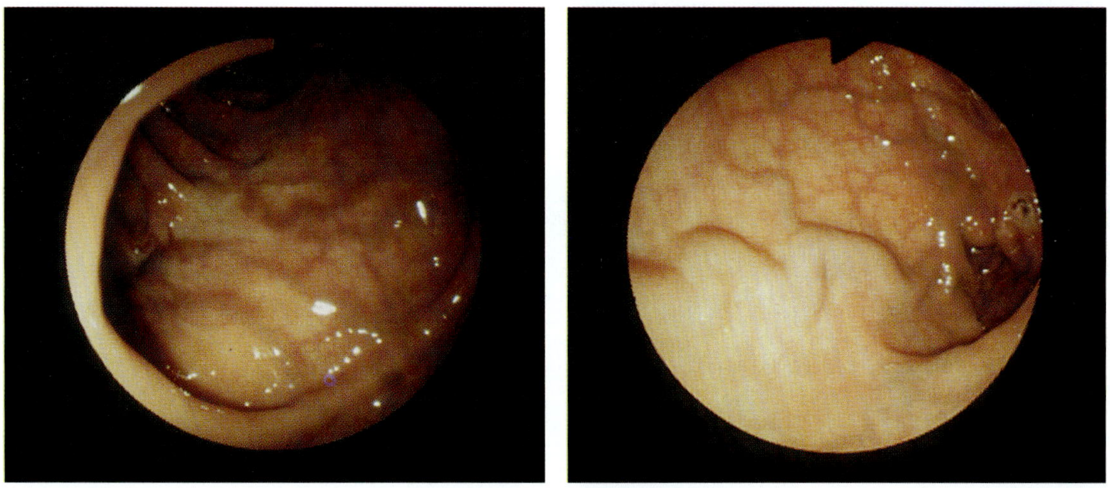

Abb. 12.**34** (**A** und **B**; zwei Beispiele) Sigma-Varizen in der Frühphase.

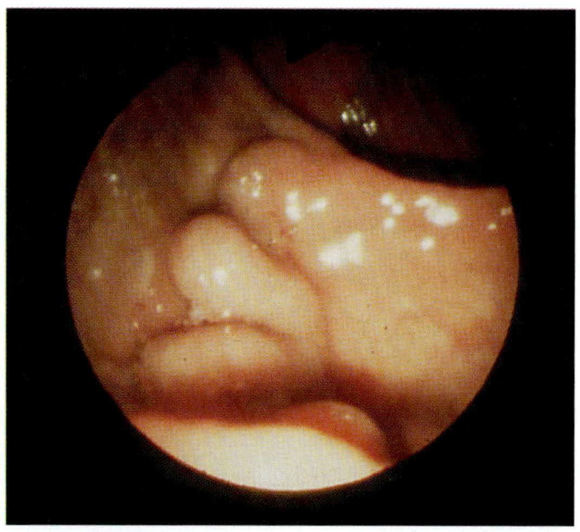

Abb. 12.**35** Große Varix im Sigma, die senkrecht zu den Mukosafalten verläuft.

Eine Kolonvaskulitis kann auch im Rahmen des Schoenlein-Henoch-Syndroms auftreten. Die Erkrankung kann mit einer Gastrointestinalblutung symptomatisch werden. Koloskopisch imponieren verletzte Blutgefäße mit Darmwandpetechien (Abb. 12.**37**). Bei Polyarteriitis nodosa und anderen systemischen Vaskulitiden können sich Ulzerationen und Erythem zeigen (Abb. 12.**38**).

Im Kolon findet man manchmal vaskuläre Mißbildungen, die aus stark geschlängelten, protuberanten und bizarren Gefäßstrukturen bestehen. Diese Abnormitäten verursachen Kolonblutungen, sind schwer klassifizierbar (Abb. 12.**39**) und können auch im Anastomosenbereich vorkommen (Abb. 12.**40**).

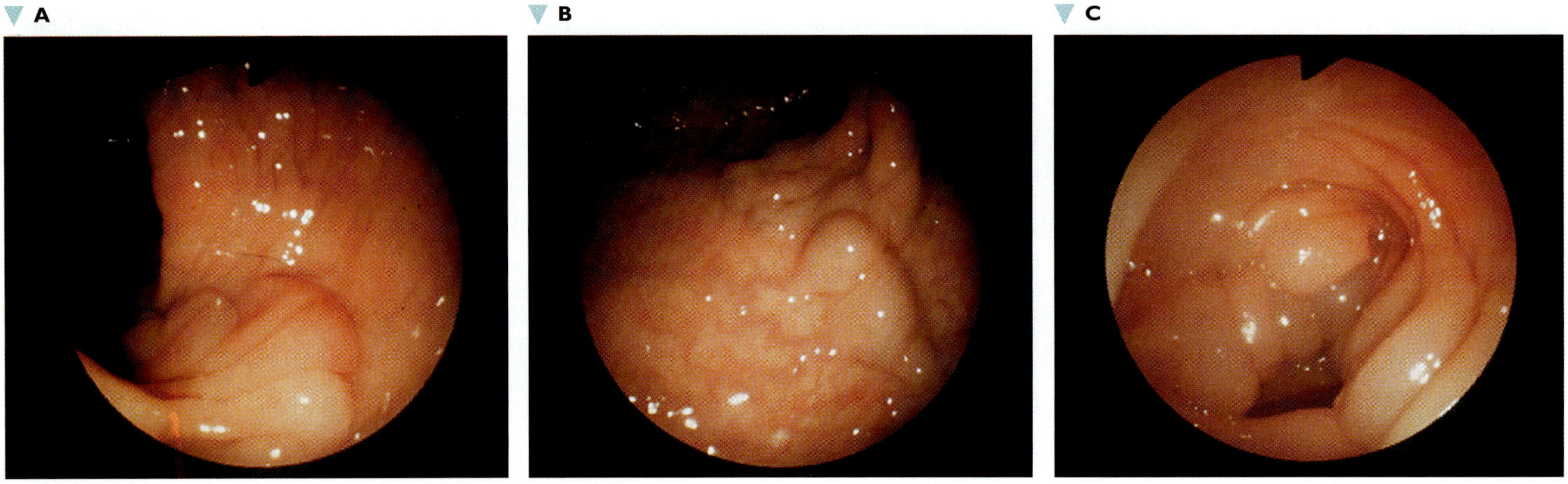

Abb. 12.**36** (**A**–**C**; drei Ansichten) Kolonvarizen mit normal erscheinender Mukosa; das Bild solcher Varizen kann zwischen polypösen Wucherungen und vergrößerten Falten variieren.

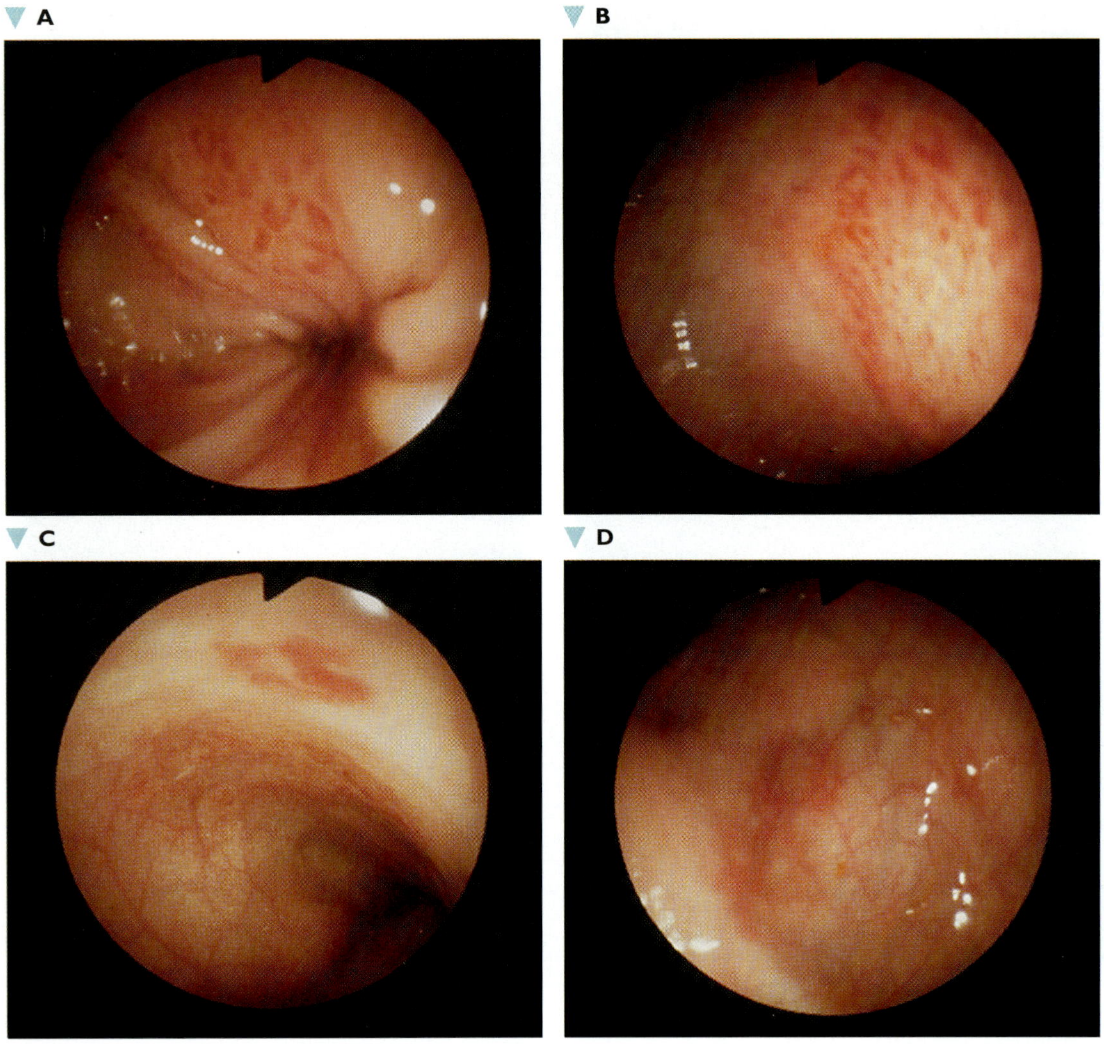

Abb. 12.**37** Purpura Schoenlein-Henoch: Multiple Petechien (**A** und **B**); oder zentrale Purpura innerhalb eines abgeblaßten Areals neben normaler Gefäßarchitektur (**C** und **D**).

Differentialdiagnostik der Kolonblutung

Die Kolonblutung stellt besonders bei älteren Patienten ein häufiges Problem dar. Sie ist in der Regel chronisch und intermittierend, gelegentlich massiv. Mögliche Ursachen sind in Abb. 12.**41** aufgeführt.

Eine fachmännisch durchgeführte Anorektoskopie kann Hämorrhoiden und Analfissuren diagnostizieren bzw. ausschließen.

Die Divertikulose kann Ursache einer akuten oder chronisch-intermittierenden Kolonblutung sein. Der erhöhte Intraluminaldruck dehnt, schwächt und deformiert die Gefäßwände, was zur Perforation und Blutung ins Divertikellumen führt. Eine linksseitige Darmblutung bei einem Patienten mit Divertikulose, bei dem keine andere Blutungsursache gefunden wird, ist ein starkes Indiz für eine Divertikelblutung als Blutungsquelle. Es sei erwähnt, daß auch Divertikel im rechten Kolon bluten können. Da man während einer Koloskopie

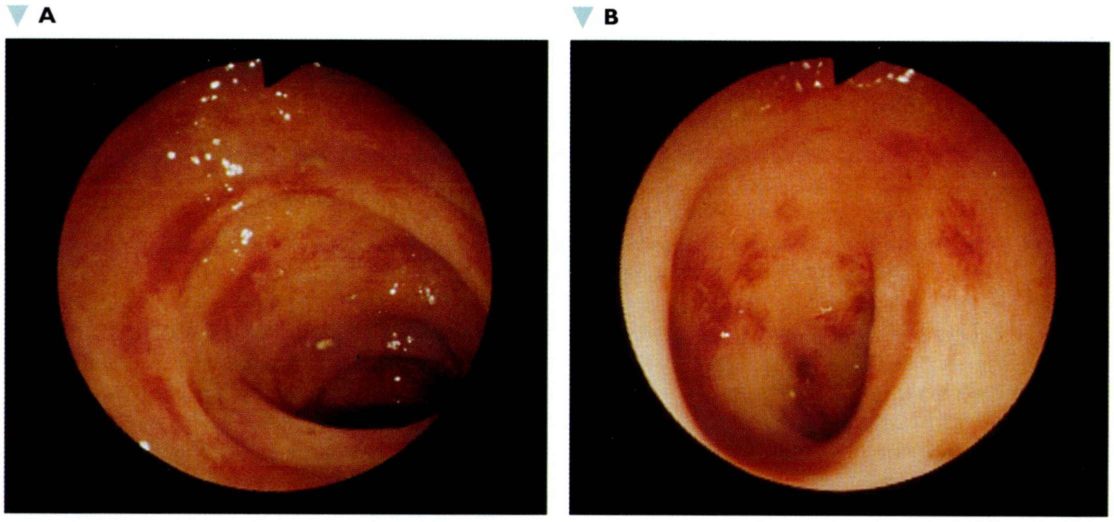

Abb. 12.**38** Kolon-Vaskulitis: Charakteristisches fokales Erythem und gelegentlich diskrete intramurale Blutung.

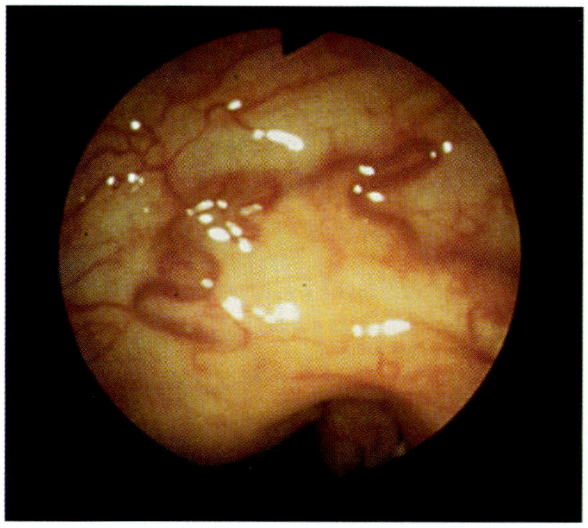

Abb. 12.**39** Bizarre Gefäßmißbildung.

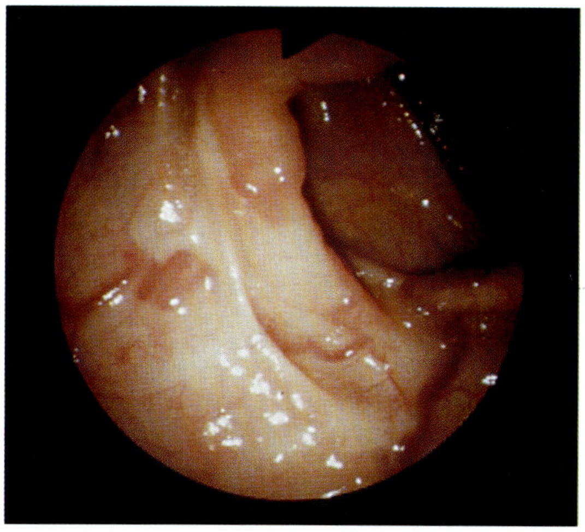

Abb. 12.**40** Gefäßveränderung an der Kolonanastomose.

Ursachen rektaler Blutung

- Hämorrhoiden
- Analfissuren
- Divertikulose
- Idiopathische chronisch-entzündliche Darmerkrankung
  - Colitis ulcerosa
  - Morbus Crohn
- Radiogene Kolitis
- Ischämische Kolitis
- Infektiöse Kolitis
- Gefäßanomalien (Angiodysplasie/Varizen)
- Kolonpolypen
- Kolorektalkarzinom
- Dünndarm- (vor allem distale) Läsionen
- Obere gastrointestinale Läsionen
- Idiopathische Ulzerationen

Abb. 12.**41** Ursachen rektaler Blutung

selten ein Divertikel findet, das gerade blutet, muß meist eine Ausschlußdiagnose gestellt werden. In fraglichen Fällen wird die Koloskopie nach Sistieren der Blutung wiederholt. Die Divertikelblutung kann so profus sein, daß sie die Lumensicht behindert. Gelegentlich ist aus dem Divertikel hervorquellendes und das distale Kolon füllendes Blut zu beobachten.

Eine wegen chronisch-intermittierender Blutung durchgeführte Koloskopie kann zur Diagnose einer chronisch entzündlichen Darmerkrankung führen. Die Colitis ulcerosa wird meist von einer schweren Entzündung und diffusen, kontinuierlichen Mukosablutung begleitet. Bei Morbus Crohn hingegen entstehen profuse Blutungen aus den größeren Blutgefäßen in den tiefen Ulzera.

Infektiöse und radiogene Kolitiden sind nur selten Ursache schwerer Darmblutungen.

Gelegentlich beobachtet man ischämiebedingte Blutungen, typischerweise in der linken Flexur, im Deszendens und im Sigma. Koloskopisch fallen eine stark ausgeprägte Mukosavulnerabilität und spontane sowie intramurale Blutungen in Form von Petechien und Ekchymosen auf.

Gefäßanomalien, vor allem die Angiodysplasie, werden zunehmend als Ursache intermittierender, profuser oder chronischer, sickernder Blutungen beobachtet. Die sichtbare Angiodysplasie ist nur eine Manifestation eines diffus veränderten mukösen Gefäßnetzes.

Adenomatöse Polypen und kolorektale Karzinome stellen die bei der Endoskopie von Patienten mit Kolonblutung am häufigsten diagnostizierten Läsionen dar. Die blutenden Polypen sind eher groß und häufig wiederholt traumatisiert. Ursachen sind Polypendrehung und -biegung, die zur Stielfraktur und Gefäßobstruktion mit anschließender Blutstauung und Blutung führen. Auch die Autoamputation eines Polypen führt zur Blutung. Eine Polypenoberfläche, die geblutet hat, wird fragil.

Beim Auftreten blutroter Streifen im Stuhl kann es sich um ein polypöses Sigmakarzinom handeln. Andere aufgrund einer Blutung feststellbaren Karzinome, vor allem im rechten Kolon, sind meist groß und zentral ulzeriert. Außerdem können kleine Läsionen im distalen Dünndarm Ursache von unteren gastrointestinalen Blutungen sein, besonders bei Patienten, bei denen eine Angiodysplasie im Kolon adäquat behandelt wurde.

Große, frische Blutungen im Stuhl sollten auch an die Möglichkeit einer oberen Gastrointestinalblutung (GI) denken lassen. Bei Verdacht auf eine obere GI-Blutung ist zur Lokalisation der Blutungsquelle zunächst eine Endoskopie des Magens und Duodenums indiziert. Bei allen GI-Blutungen sollte berücksichtigt werden, daß die obere GI-Blutung fälschlicherweise als untere GI-Blutung interpretiert werden kann. Durch eine Magensonde oder eine kurze Screening-Endoskopie läßt sich Blut im Magen nachweisen oder ausschließen und eine obere GI-Blutung gegebenenfalls ausschließen.

Eine sorgfältige Anamnese liefert wertvolle Informationen über die Blutungsquelle. So deutet frisches Blut auf dem Toilettenpapier oder Blutungen unabhängig von der Defäkation oft auf Hämorrhoiden oder Fissuren distal des Anussphinkters hin. Tröpfelndes Blut im Anschluß an die Defäkation ist ebenfalls in der Regel hämorrhoidal bedingt. Blutstreifen auf dem oder Blutflecken im Stuhl sind in der Regel Indiz für eine proximal des Rektums – im Sigma – gelegene Blutungsquelle. Blut aus Gebieten proximal des Deszendens ist oft stark mit Stuhl vermischt und daher meist nicht sichtbar; der Nachweis gelingt durch den Okkultbluttest.

Bei jedem Patienten mit Hämatochezie sollte zum Ausschluß eines Karzinoms oder Polypen im unteren Darm zunächst eine Sigmoidoskopie erfolgen. Das Standardinstrument zur Spiegelung des Hämorrhoidalrings ist das starre Proktoskop; die Inspektion mit dem invertierten flexiblen Sigmoidoskop ist auch möglich (Abb. 12.**42**). Eine Spiegelung des gesamten Kolons ist indiziert, wenn sich bei der Sigmoidoskopie keine Läsion nachweisen läßt. Sie ist auch indiziert, wenn eine nichtblutende Sigmaläsion, z. B. ein adenomatöser Polyp, nachweisbar war, um oberhalb der Sigmaläsion ein zweites Adenom oder Karzinom als mögliche Blutungsquelle auszumachen.

Die Blutungsquelle ist gesichert, wenn aus der fraglichen Stelle tröpfelndes oder spritzendes Blut beobachtet wird. Der Nachweis von Blut um ein ektatisches Gefäß oder ein Divertikel ist kein überzeugender Beweis. Eine massive Blutung kann allerdings den Spülmechanismus des Koloskops überfordern.

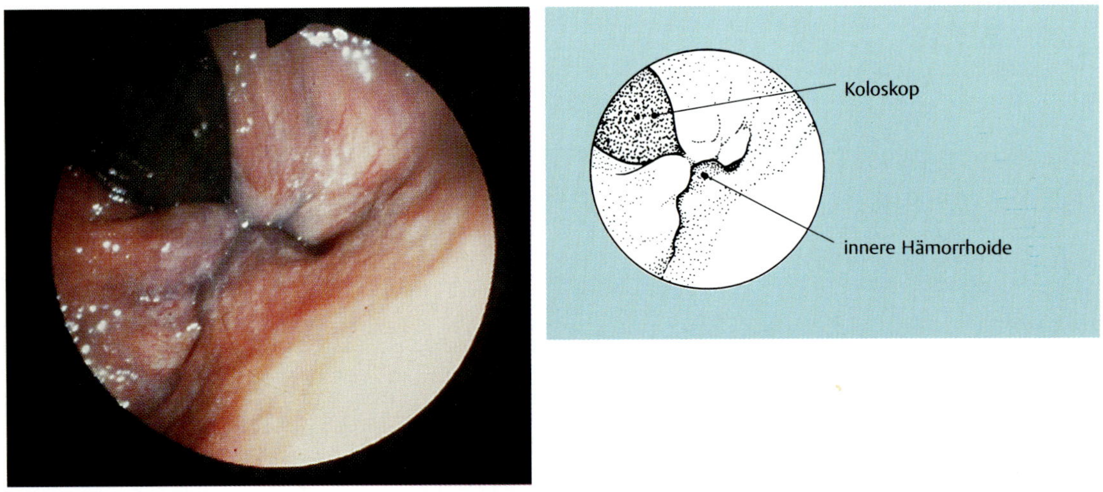

Abb. 12.**42** Innere Hämorrhoiden (Koloskopie in Inversion).

Die Koloskopie wird zunehmend auch bei massiven und dramatischen Blutungsepisoden eingesetzt. Große Blutungen können die Kolonspiegelung erschweren; nichtsdestotrotz ist sie gelegentlich von hohem diagnostischen Wert.

Die Koloskopie ist von größter Bedeutung bei chronisch-intermittierender oder mäßig ausgeprägter Blutung. Da die Blutung abführend wirkt, ist nur eine minimale Darmvorbereitung erforderlich. Blutkoagula sollten jedoch vor der Koloskopie durch einen Einlauf entfernt werden, um eine Blockade des Spülkanals zu verhindern. Bei Vorliegen einer Blutlache wird der Patient repositioniert, wodurch das Blut in den unteren Teil des Blickfeldes abfließen und das Gerät über das Blut vorgeschoben werden kann. Um eine gute Sicht zu gewährleisten, ist die Mukosa während der Intubation fortlaufend mit Wasser zu spülen.

Ziel der Koloskopie bei chronischer, okkulter Blutung bleibt die genaue Darstellung der Blutungsquelle, das Aufzeigen effektiver Therapiemöglichkeiten und die Hilfe bei der Planung des chirurgischen Eingriffs. Die Spiegelung des gesamten Kolons ist bei Rektalblutung so lange indiziert, bis die Blutungsquelle definitiv identifiziert ist. Es ist ein Fehler, Hämorrhoiden als Blutungsquelle zu betrachten, wenn das Vorliegen eines Polypen oder Karzinoms proximal davon nicht ausgeschlossen wurde. Die flexible Sigmoidoskopie ist nicht ausreichend, weil damit nur ein Teil des Kolons inspiziert wird. Einige Studien haben belegt, daß die Spiegelung des gesamten Kolons bei Patienten mit chronischer Rektalblutung, negativer Sigmoidoskopie und negativem Bariumeinlauf häufig den Nachweis der Blutungsquelle erbringt, z. B. einen noch nicht entdeckten Polypen oder ein Karzinom.

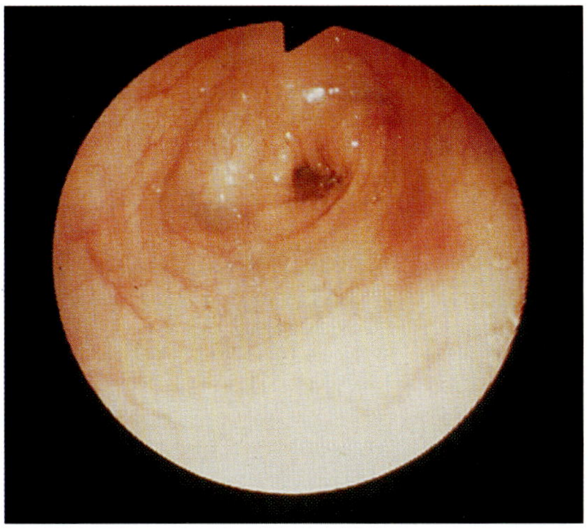

Abb. 12.**43** Durch die Endometriose wird das Lumen des Sigma verengt; man erkennt ein rötliches Areal.

Andere Kolonabnormitäten

Abnormitäten genitaler Herkunft

Aufgrund der anatomischen Nachbarschaft von Uterus und Dickdarm kann dieser von einer Endometriose befallen werden. Endoskopisch findet man eine abrupte und schwere Verjüngung des Darmlumens. Außer einer geringen Schwellung und glänzendem Aussehen bleibt die Mukosa an der Mündung der stenosierten Darmzone intakt (Abb. 12.**43** bis 12.**45**). Die obstruierende Geschwulst ist von derber Konsistenz. Während der Menstruation zeigen sich rote Flecken, die von etwas irregulär granulierter Mukosa umgeben sind.

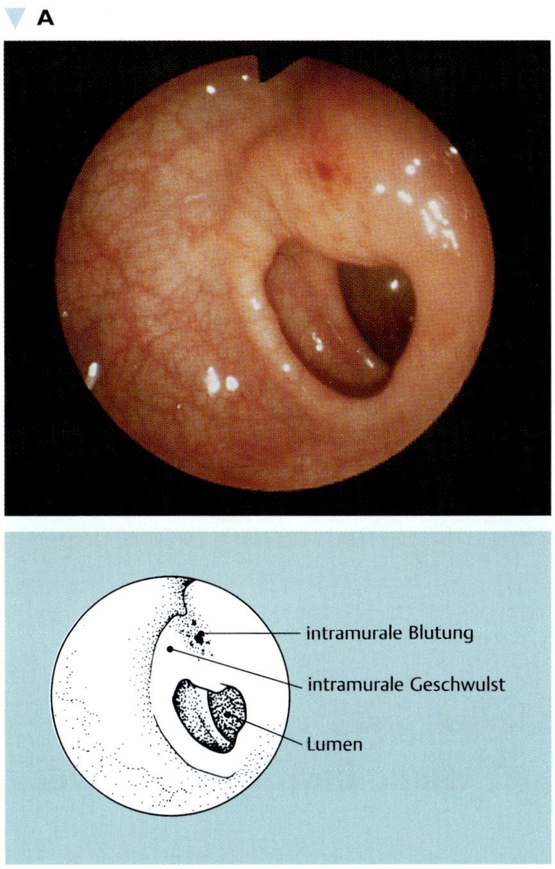

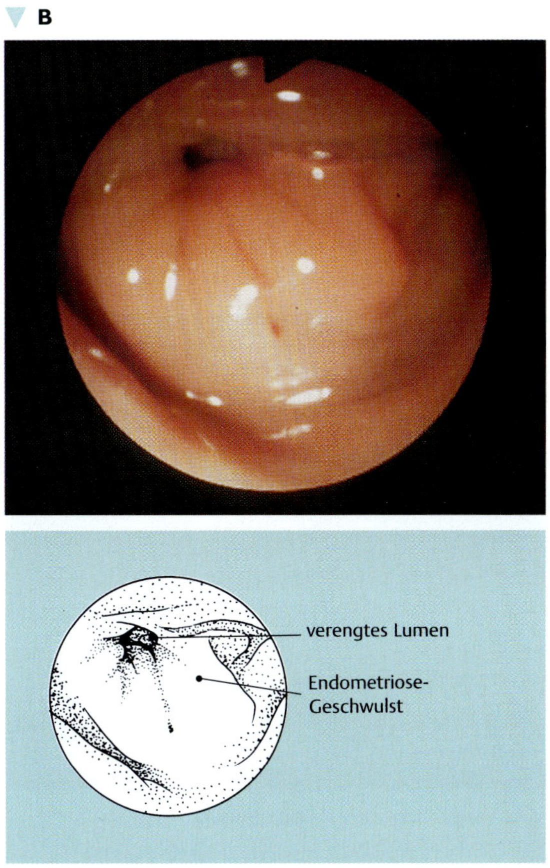

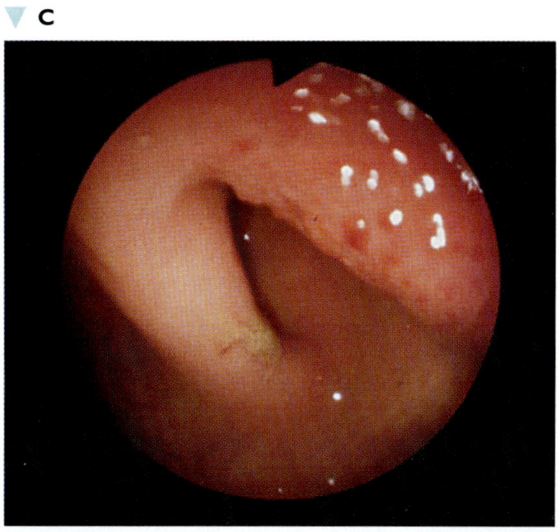

Abb. 12.**44** (**A**-**C**) Verschiedene Beispiele für eine Lumeneinengung aufgrund von Endometriose; oft kommt es zu intramuralen Blutungen.

Ein großes Fibrom des Uterus oder ein vergrößertes Ovar können das Sigma von außen komprimieren, das Darmlumen deformieren und ein asymmetrisches, strikturähnliches Bild verursachen. Liegt keine Divertikulose vor und ist das Faltenmuster intakt, sollte daher an eine Kompression von außen gedacht werden.

Gelegentlich führen andere eitrige Entzündungen der Adnexe zur Fistulierung ins Sigma und zur Bildung von entzündlichen Polypen (Abb. 12.**46**). In der Regel ist das Sigma mit dem Adnexentumor fest verwachsen, was die Polypektomie erschwert. Die histologische Untersuchung eines solchen Polypen erbringt die Diagnosesicherung.

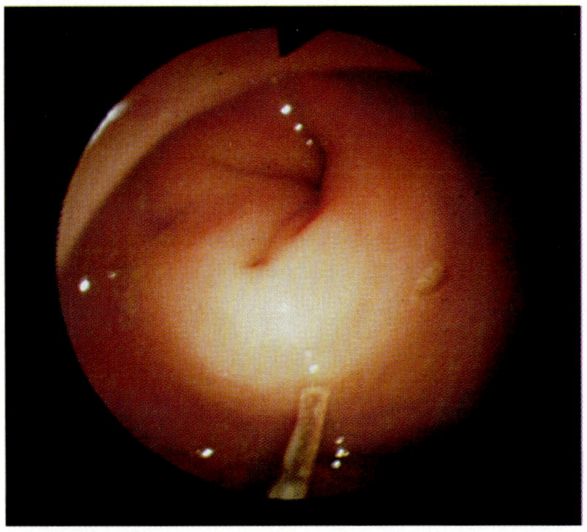

Abb. 12.**45** Endometriose im Rektum mit nachfolgender Obstruktion.

■ Melanosis coli und Laxanzienkolon

Die „Pseudo“-Melanosis coli wird verursacht durch die Ablagerung braunschwarzen Lipofuszinpigments in den Makrophagen der Lamina propria als Folge der Einnahme anthrazenhaltiger Laxanzien. Je nachdem, wie die Anthrachinon-Laxanzien eingenommen wurden, sind die Melanosisläsionen im ganzen Kolon verbreitet oder auf das Rektosigmoid begrenzt.

Auffälliges koloskopisches Merkmal der Melanosis ist die Verfärbung der Mukosa, die hellgrau, anthrazit oder ganz schwarz und fleckförmig oder streifig sein kann (Abb. 12.**47**). Charakteristisch ist eine scharfe Demarkation an der Bauhin-Klappe zwischen der normalen Ileum- und der pigmentierten Kolonmukosa. Sind adenomatöse Polypen im pigmentierten Kolon vorhanden, fehlt ihnen die Pigmentablagerung; sie erscheinen als weißliche Mukosa-

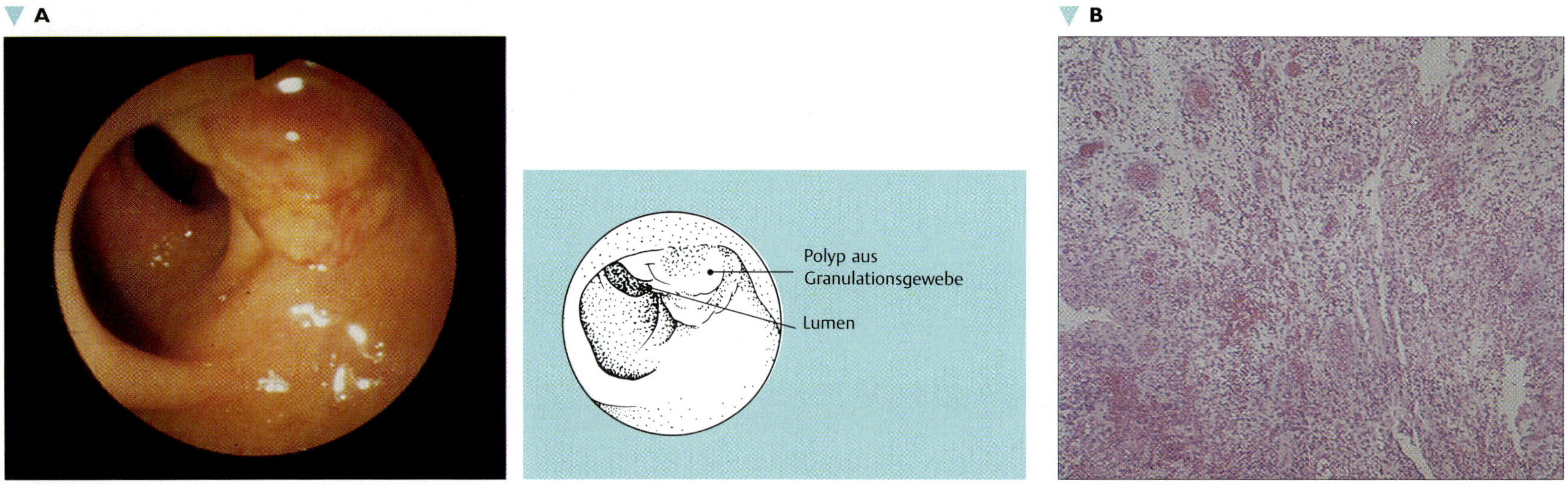

Abb. 12.**46** (**A**) Entzündlicher Polyp am Rektosigmoidübergang aus Granulationsgewebe, bedingt durch eine eitrige Entzündung der linken Adnexe. (**B**) Histologisches Bild des Granulationsgewebes.

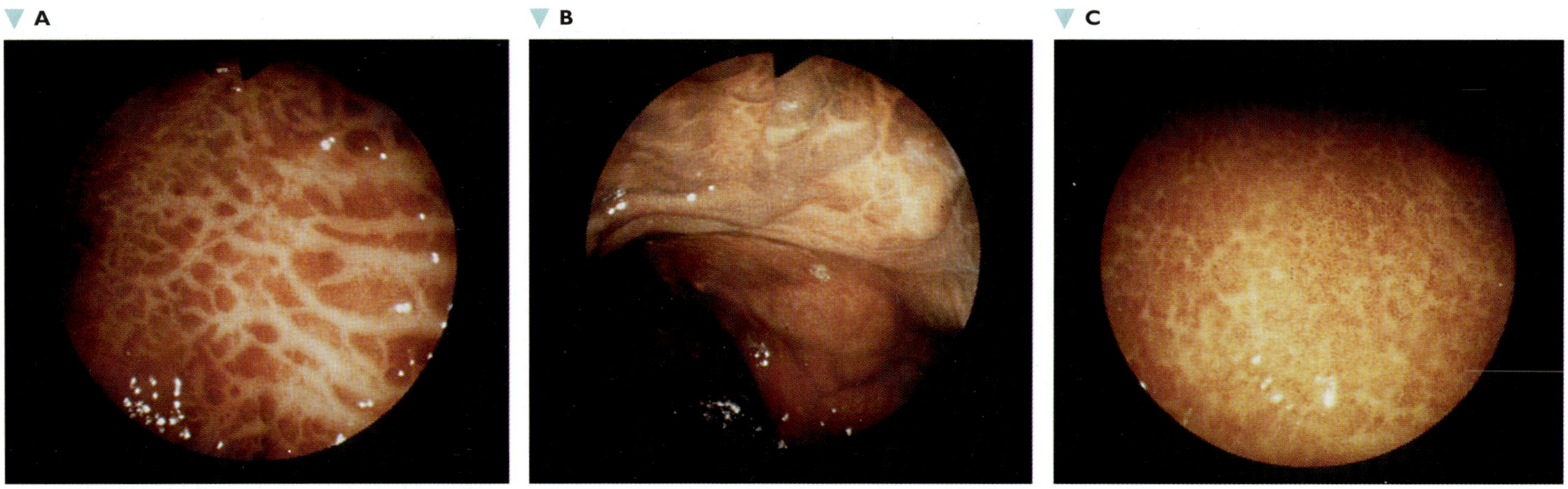

Abb. 12.**47** **(A-C)** Melanosis coli; unterschiedliche Befunde: Die Verfärbung variiert von braun bis schwarz.

wucherungen auf dunklem Hintergrund (Abb. 12.**48**). Auch die Lymphfollikel erscheinen als weiße Punkte auf pigmentiertem Hintergrund (Abb. 12.**49**). Die Mukosaverfärbung verschwindet nach Absetzen der Anthrachinon-Laxanzien allmählich. Entzündliche Veränderungen wie Erythem und Granulierung sind bei Melanosis coli meist nicht vorhanden.

■ Kolonulzera

Solitäres Ulcus recti simplex

Das Syndrom des solitären Ulcus recti simplex ist die Folge starken Pressens während des Defäkationsversuchs. Folgeerscheinungen sind ein Prolaps der Rektummukosa, Überdehnung, Kompression, Ischämie, Entzündung und ein Ulkus der Rektumvorderwand (Abb. 12.**50**). Ein solitäres Ulkus sollte von einer traumatischen Ulzeration bei homosexuellen Männern differenziert werden. Manche Patienten verletzen die Rektummukosa, indem sie während des Defäkationsversuchs digital Stuhl extrahieren oder wiederholt Fremdkörper ins Rektum einführen (Abb. 12.**51** und 12.**52**). Die traumatische Ulzeration der Rektummukosa wird auch nach versehentlicher intramuköser Injektion hypertonischer Laxanzienlösungen beobachtet. Ferner kann sie durch Instrumente, wie z. B. der Spitze der Einlaufkanüle, lazeriert werden (Abb. 12.**53**). Die Ulzera sind groß und scharf begrenzt. Trotz ihres Namens sind die „solitären" Ulzera oft multipel. Die Verletzung kann durch Fremdkörper, die Lazeration durch akute Traumen resultieren (Abb. 12.**54** und 12.**55**). Ein solitäres Ulkus kann auch bei Colitis ulcerosa vorkommen (Abb. 12.**56**).

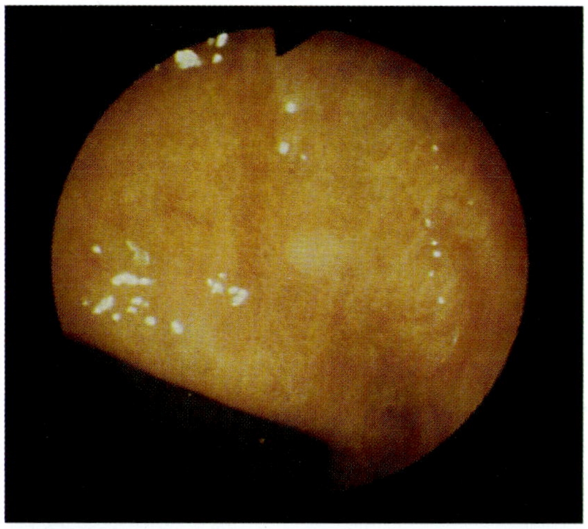

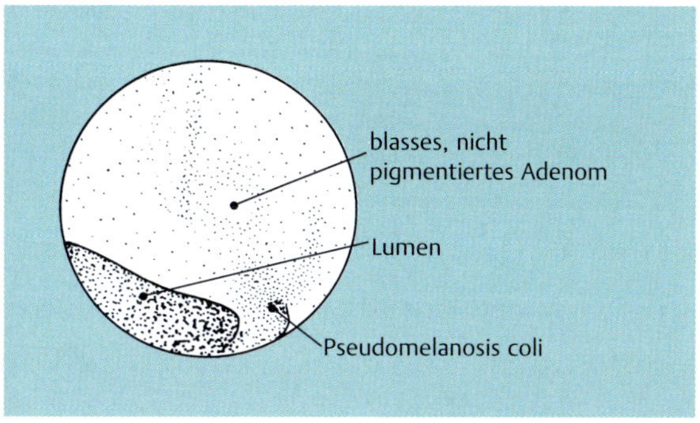

Abb. 12.**48** Melanosis coli und ein nicht pigmentiertes Adenom.

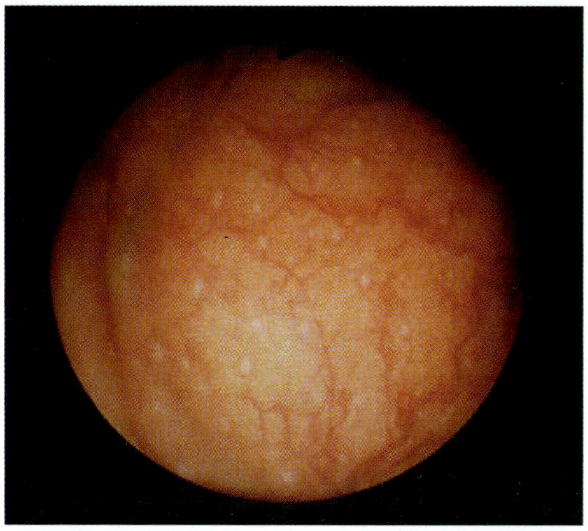

Abb. 12.**49** Melanosis coli mit Lymphfollikeln (weißliche Pünktchen).

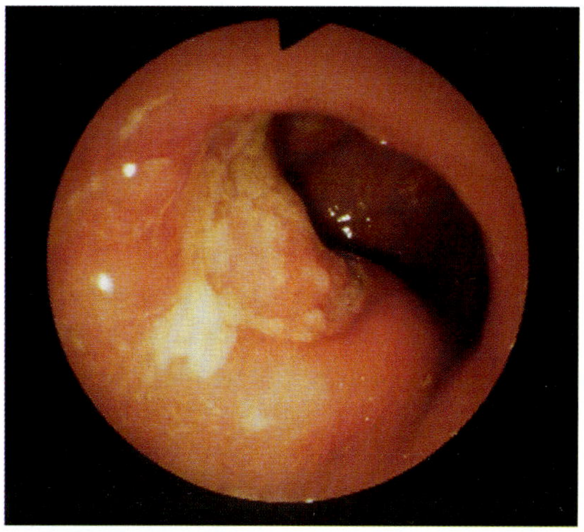

Abb. 12.**50** Ein solitäres Ulcus recti kann durch die wiederholte Verletzung eines Mukosagebiets verursacht werden.

A

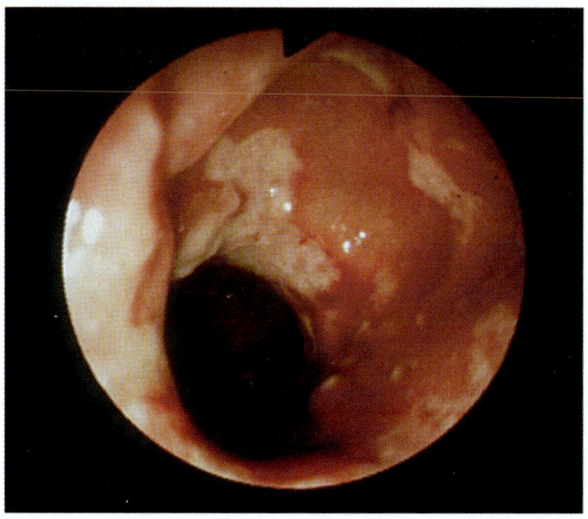

B

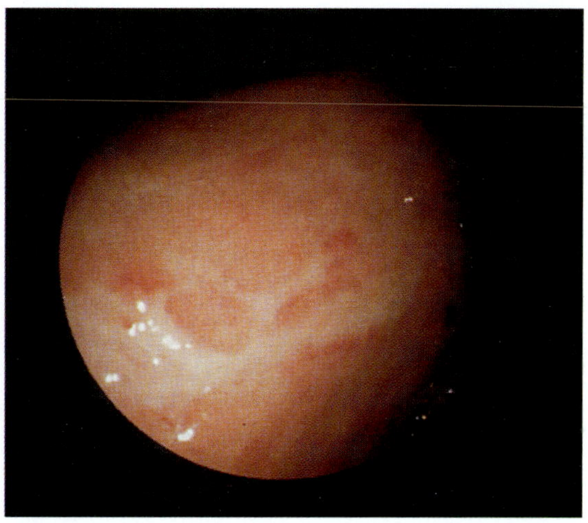

Abb. 12.**51** (**A** und **B**; zwei Beispiele) Rektalulzera, bedingt durch Enkopresis und manuelle Manipulation.

Colitis cystica profunda

Diese wenig verstandene Erkrankung ist charakterisiert durch muzingefüllte Retentionszysten in der Submukosa, überwiegend im distalen Kolon und Rektum. Wahrscheinlich bestehen Beziehungen zwischen der Colitis cystica und dem Ulcus recti. Koloskopisch imponieren leicht erhabene, oberflächlich erodierte Läsionen von gummiartiger Konsistenz. Eine derbe Konsistenz und der Nachweis von tiefgelegenen, abnormen, drüsigen Formationen lassen an ein Karzinom denken; die histologischen Befunde ermöglichen jedoch die richtige Diagnose (Abb. 12.**57**).

Pneumatosis coli

Pneumatosis coli ist charakterisiert durch gasgefüllte Zysten in der Mukosa und Submukosa des Kolons. In der Regel ist nur ein Kolonsegment, überwiegend das Sigma oder Deszendens, betroffen. Endoskopisch erkennt man Gruppen von breitbasigen, glatten, polypösen Formationen eigenartiger Transparenz (Abb. 12.**58**). Sehr häufig sind die Spitzen dieser Läsionen erythematös, möglicherweise reibungsbedingt. Die multiplen Zysten scheinen das Lumen zu blockieren; es ist jedoch meist mit dem Koloskop passierbar. Manchmal verursacht der Zerfall der erythematösen Schleimhaut auf der Zystenoberfläche eine Blutung. Nach der Ruptur oder Punktion der Zyste entweicht Gas. Diese Zysten sollten nicht kauterisiert werden, da das Gas in ihnen explodieren kann. Die Zysten bilden sich oft durch die Behandlung mit reinem oder hyperbarem Sauerstoff langsam zurück; übrig bleibt eine verdickte, braun verfärbte, granulierte Mukosa (Abb. 12.**59**).

Hirschsprung-Krankheit

Die Hirschsprung-Krankheit (Morbus Hirschsprung) stellt eine seltene Indikation zur Koloskopie dar. Eine regelrechte Darmsäuberung ist bei dieser Er-

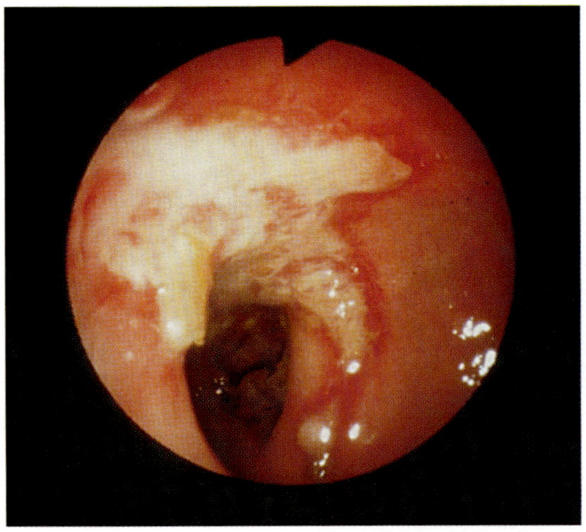

Abb. 12.**52** Rektalulkus in der Heilungsphase, bedingt durch Automanipulation.

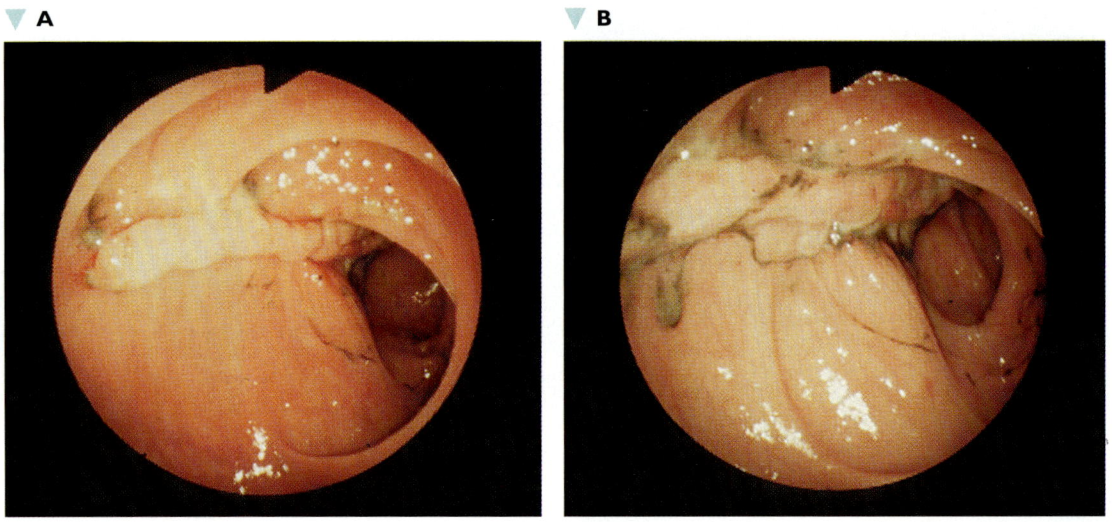

Abb. 12.**53** (**A** und **B**; zwei Ansichten) Rektumlazeration, bedingt durch forciertes Einführen einer Einlaufkanüle.

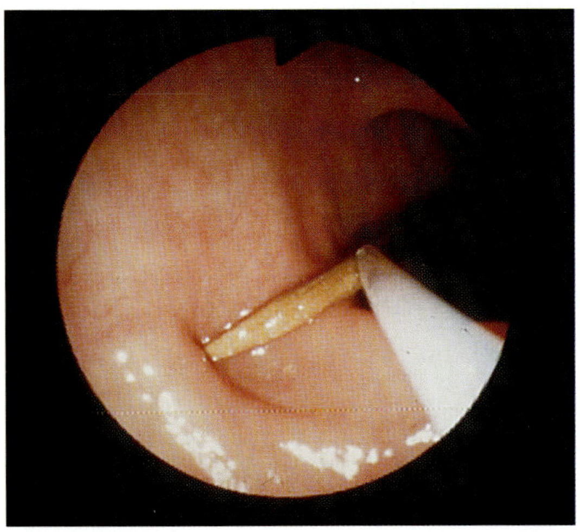

Abb. 12.**54** Koloskopische Fremdkörperentfernung: Spitzes Holzstäbchen.

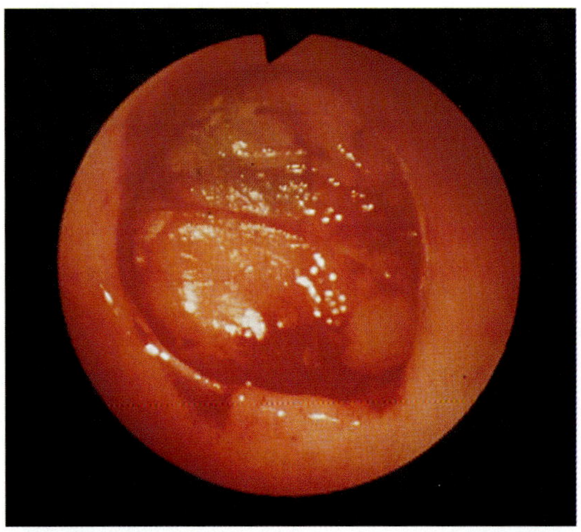

Abb. 12.**55** Sigmalazeration: Unter der zerstörten Mukosa erkennt man submuköse oder subseröse Gefäße.

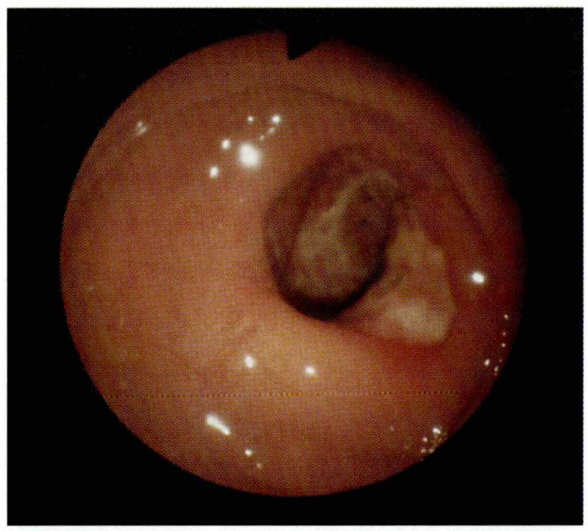

Abb. 12.**56** Ulcus simplex recti bei einem Patienten mit Colitis ulcerosa.

krankung recht schwierig. Das distale aganglionäre Darmsegment hat ein normales Kaliber und eine unauffällige Mukosa (Abb. 12.**60**). Das Kolon oberhalb des aganglionären Segments hingegen ist monströs erweitert (Megakolon). Im Übergangsbereich zwischen aganglionärem und dilatiertem Kolon bilden sich häufig bizarr geformte Ulzera aufgrund von Koprolithen oder Fäkalomen, die mit der Kolonstase einhergehen (Abb. 12.**61**). Koprolithen (Kotsteine) mit einem Durchmesser von 2 cm oder mehr im Durchmesser werden als Fäkalome oder Koprome bezeichnet. Diese steinharten Kotmassen können die Mukosa verletzen und Nekrosen verursachen.

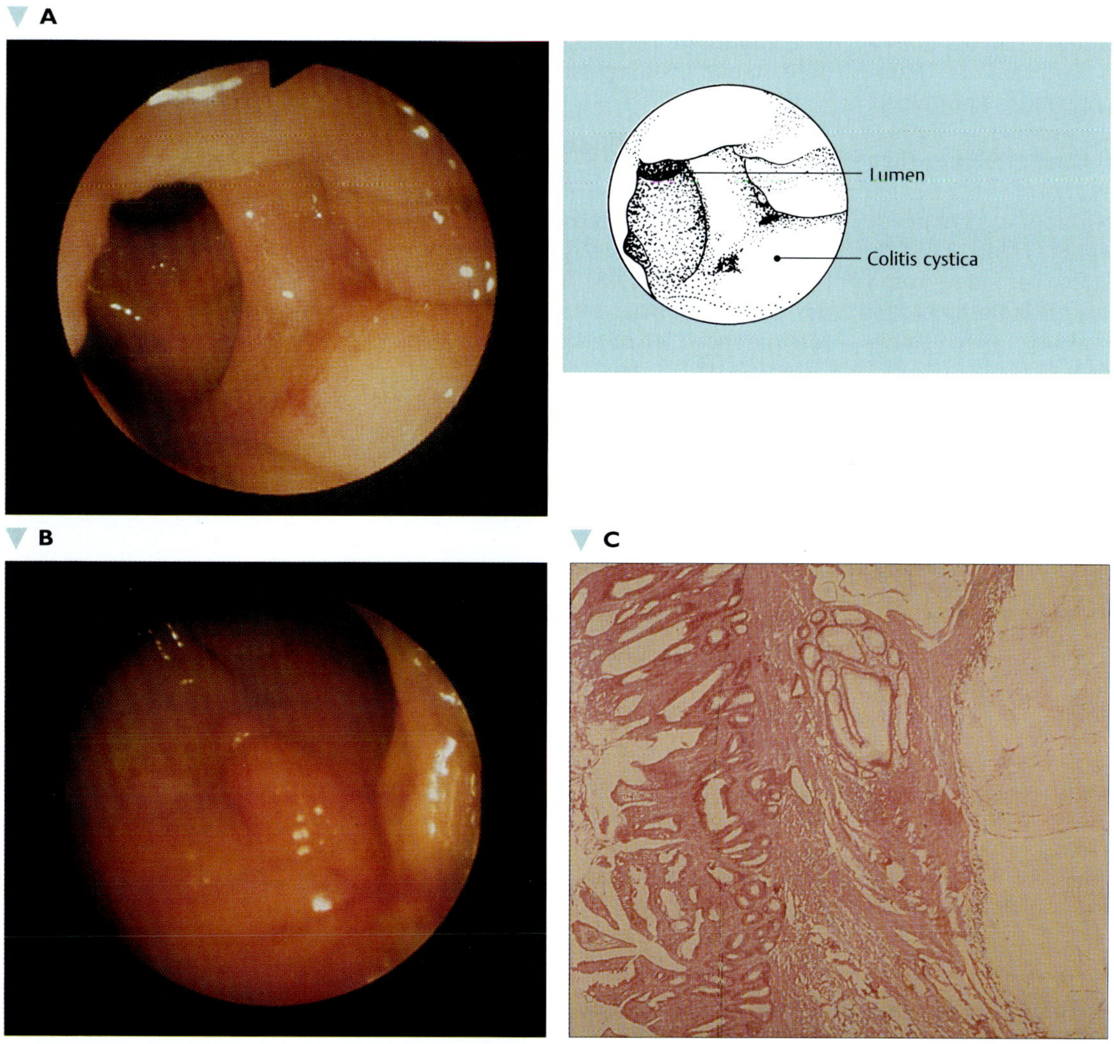

Abb. 12.**57** (**A**-**C**) Colitis cystica profunda; (**A**) charakteristisch verdicktes Areal im distalen Rektum; (**B**) tumorähnliches Bild; (**C**) Histologie: schleimhaltige, submuköse Zysten.

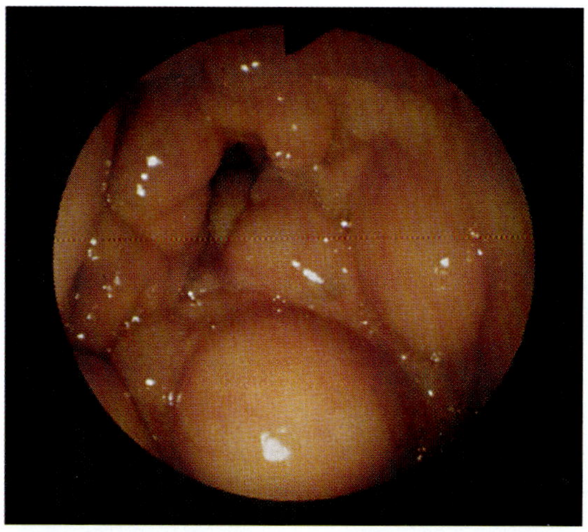

Abb. 12.**58** Pneumatosis coli. Gasgefüllte Zysten scheinen das Lumen zu verlegen.

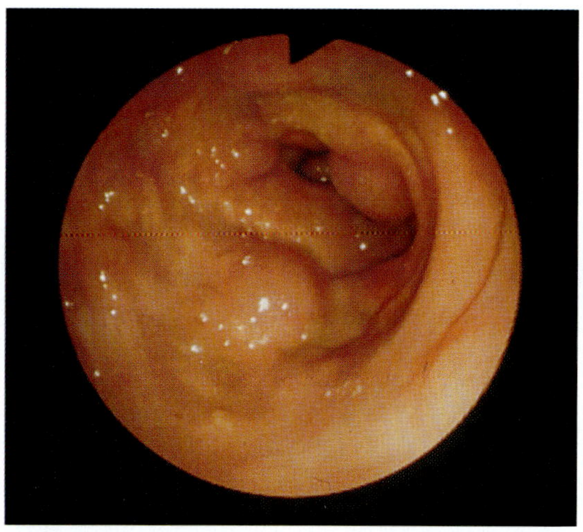

Abb. 12.**59** Pneumatosis coli. Die Behandlung mit hyperbarem Sauerstoff kann zur Rückbildung der Zysten führen.

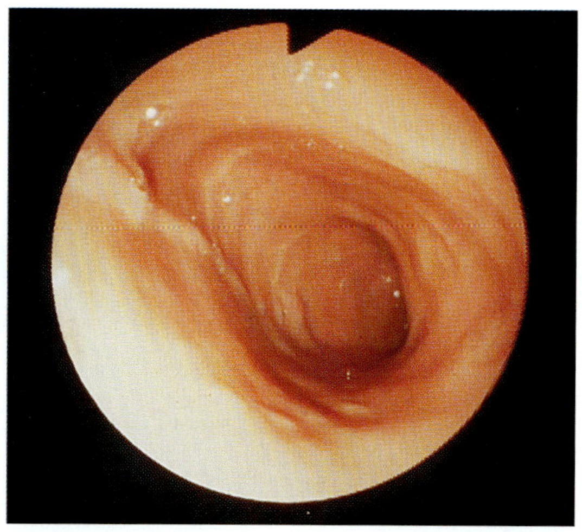

Abb. 12.**60** Hirschsprung-Krankheit bei Erwachsenen. Das aganglionäre Segment ist von normalem Kaliber und hat eine unauffällige Mukosa.

Derotation des Kolonvolvulus

Die Koloskopie wird sowohl für die Diagnostik als auch für die Therapie des intermittierenden Kolonvolvulus eingesetzt. In der Regel sind am Obstruktionspunkt verdrehte Mukosafalten sichtbar (Abb. 12.**62**). Die Mukosa erscheint unauffällig oder ischämiebedingt zyanotisch. Eine Derotation des Volvulus kann erreicht werden, indem man das verdrehte Darmsegment vorsichtig intubiert und den flüssigen Stuhl und die Luft absaugt.

Appendix und ihre Abnormitäten

Die normale schlitzförmige, semilunare Appendixmündung ist an der dorsomedialen Zäkumwand lokalisiert. Die Appendixbasis kann aus der Mündungsstelle herausragen, besonders wenn sich die Appendix kontrahiert (Abb. 12.**63**). Das gelegentlich in der Appendixmündung vorhandene Kotmaterial kann eine partielle Intussuszeption der Appendix verursachen (Abb. 12.**64**).

Eine häufige Abnormität ist der invertierte Appendixstumpf nach Appendektomie, der sich als glatt-längliche Geschwulst präsentiert (Abb. 12.**65**). Er kann leicht als adenomatöser Polyp fehlgedeutet werden, besonders wenn solche Polypen im Zäkum vorhanden sind oder wenn die Koloskopie bei polypektomierten Patienten im Rahmen einer Nachsorgeuntersuchung durchgeführt wird. Der Appendixstumpf hat meist eine normale Mukosa. In fraglichen Fällen kann eine bioptische Untersuchung Klarheit schaffen. Bei auch nur geringstem Verdacht auf einen invertierten Appendixstumpf ist die Entfernung mit der Polypektomieschlinge zu unterlassen. Nur sehr selten wird das Austreten eitrigen Exsudats aus dem Appendixorifizium beobachtet (Abb. 12.**66**). Relativ häufiger komprimiert ein entzündlicher Appendixtumor mit Schleimhautödem und Faltenverdickung die mediale oder posteriore Zäkumwand (Abb. 12.**67**).

Ein seltenes und einzigartiges Erscheinungsbild bieten die Appendix und der Zäkumboden nach Invagination der Ileozäkalgegend. Die Mukosa weist eine imposante petechiale bzw. ekchymotische Verfärbung auf, die durch venöse Stauung bedingt ist.

Postoperative Bilder

Der Koloskopiker muß mit der Vielzahl postoperativer Bilder nach Kolonresektion bzw. -anastomose vertraut sein.

Eine enterokolische Anastomose kann Seit-zu-End oder End-zu-End geformt sein (Abb. 12.**68**). An den Unterschieden im Gefäßmuster, der Farbe und des Gewebeaufbaus zwischen beiden Segmenten kann man die Anastomosenlinie meist leicht erkennen. Die ileokolische Anastomose erscheint regel-

A

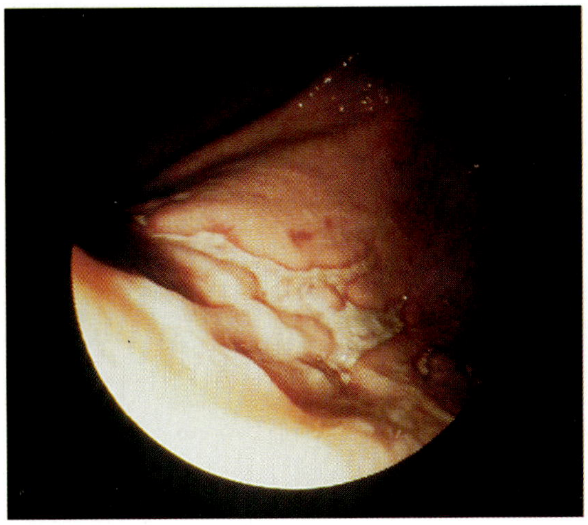

B

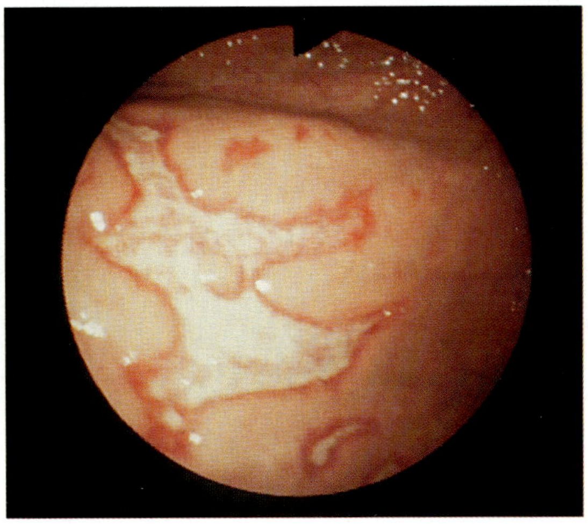

Abb. 12.**61** (**A** und **B**; zwei Ansichten) Hirschsprung-Krankheit. Dilatiertes Segment mit bizarren, stasebedingten Ulzera.

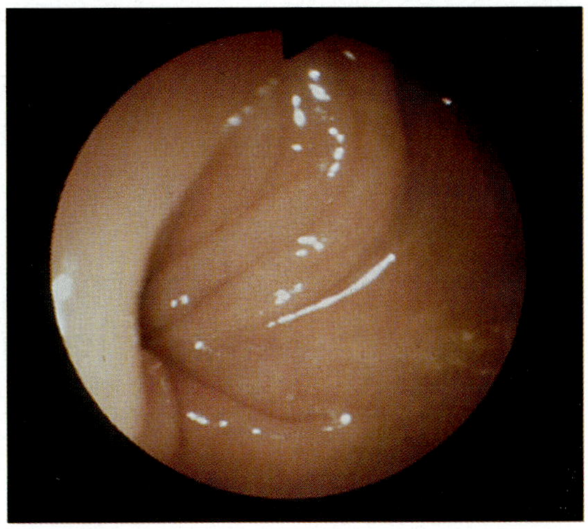

Abb. 12.**62** Kolonvolvulus: Charakteristische verdrehte Mukosafalten.

A

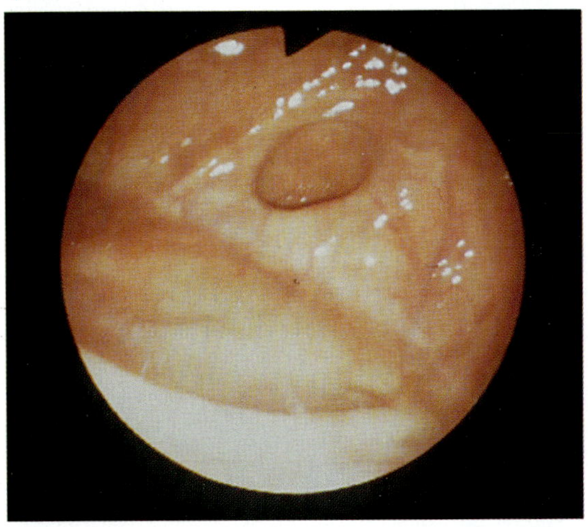

B

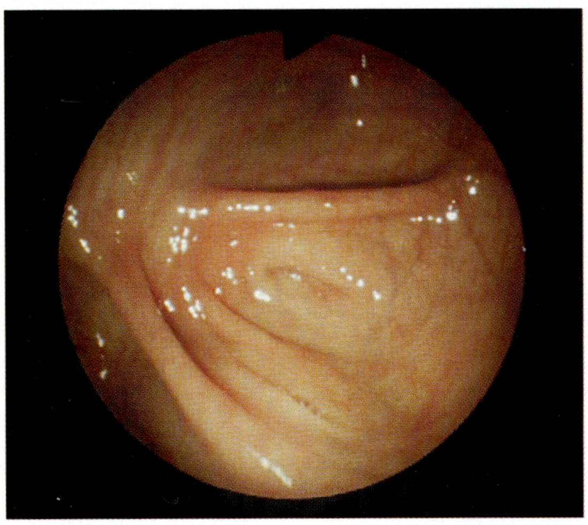

C

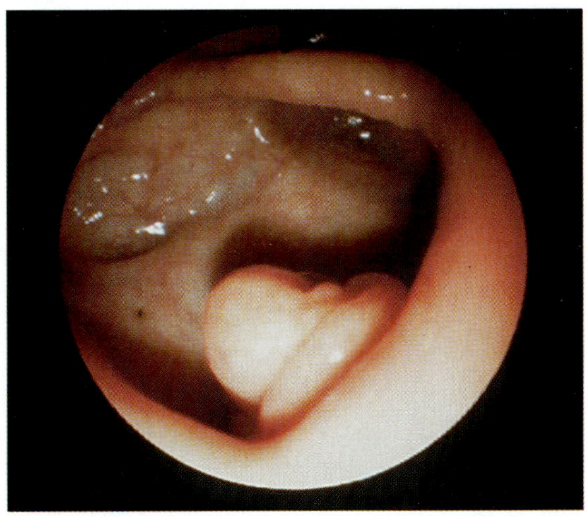

Abb. 12.**63** (**A**-**C**) Appendix. (**A** und **B**) Zwei Beispiele einer normalen Appendixmündung; (**C**) bei einem anderen Patienten wölbt sich die Basis der Appendix während der Appendixkontraktion vor.

mäßig und glatt oder nodulär (Abb. 12.**69**). Unmittelbar neben der Anastomosenlinie sind oft ringförmige Kerckring-Falten erkennbar. Erythem und Nodularität der Anastomosenlinie sind keine spezifischen Merkmale und dürfen nicht allein als Beweis für eine rekurrente Entzündung angesehen werden.

Eine kolokolische Anastomose wird in der Regel End-zu-End angelegt. Die Anastomosenlinie ist gewöhnlich eine dünne, vollkommen glatte Narbe (Abb. 12.**70**). Knopfnähte verleihen der Anastomosenstelle ein noduläres Erscheinungsbild. Manchmal sind die nodulären Falten größer als 5 mm, und die

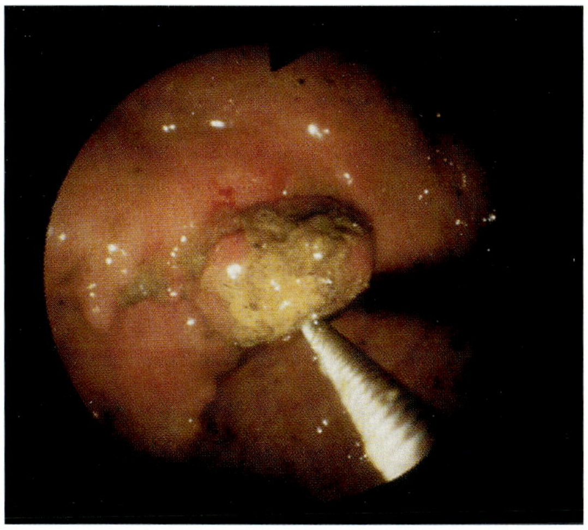

Abb. 12.**64** Spontane, partielle Intussuszeption einer kotverkrusteten Appendix.

A B

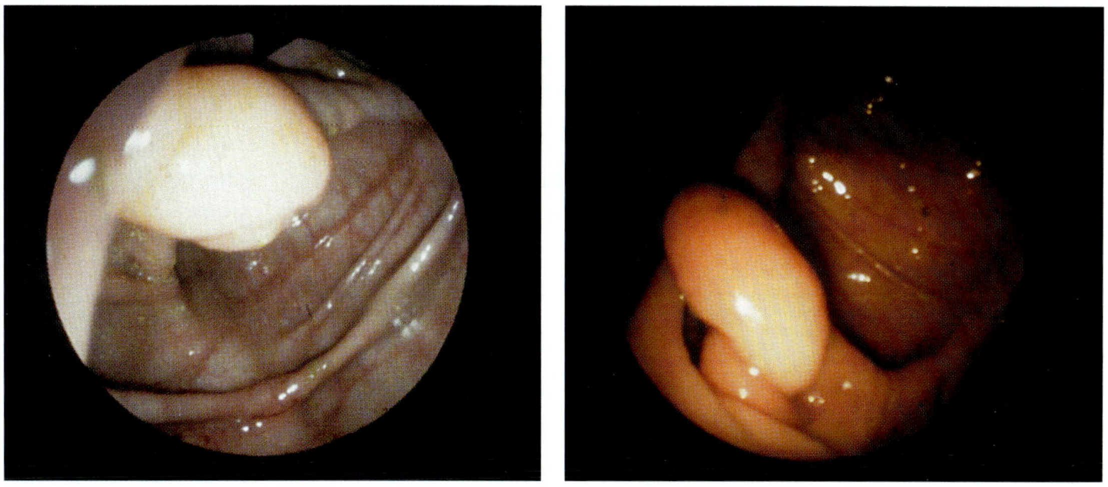

Abb. 12.**65** (**A** und **B**; zwei Beispiele) Nach einer Appendektomie beobachtet man häufig einen invertierten Appendixstumpf.

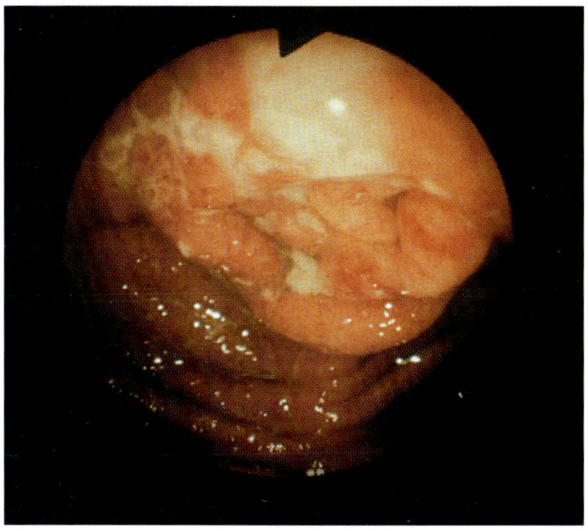

Abb. 12.**66** Akute Appendizitis mit Exsudat um die Appendixmündung.

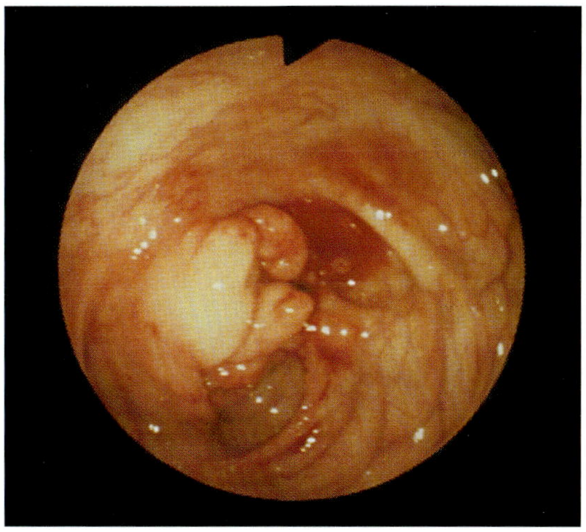

Abb. 12.**67** Appendizitis mit geschwollenen Mukosafalten.

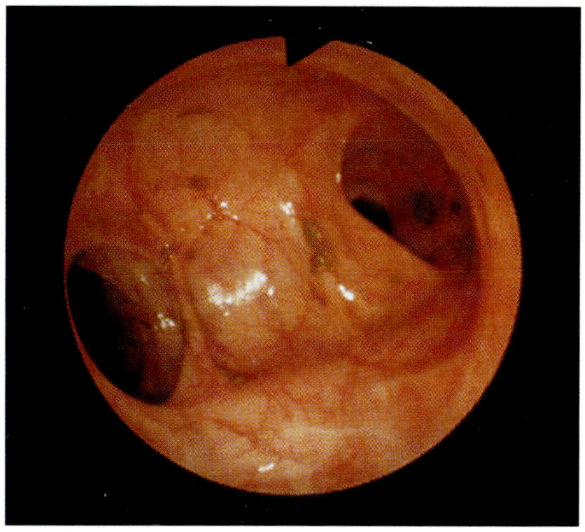

Abb. 12.**68** Ileokolische Seit-zu-End-Anastomose, Normalbild.

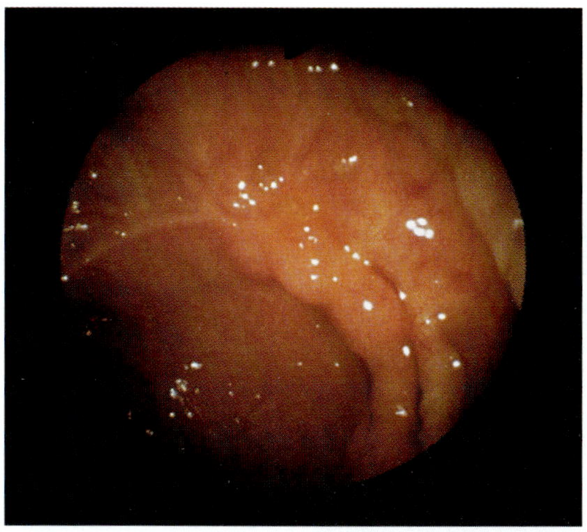

Abb. 12.**69** Ileokolische Anastomose mit leichter Nodularität an der Anastomosenlinie.

A B

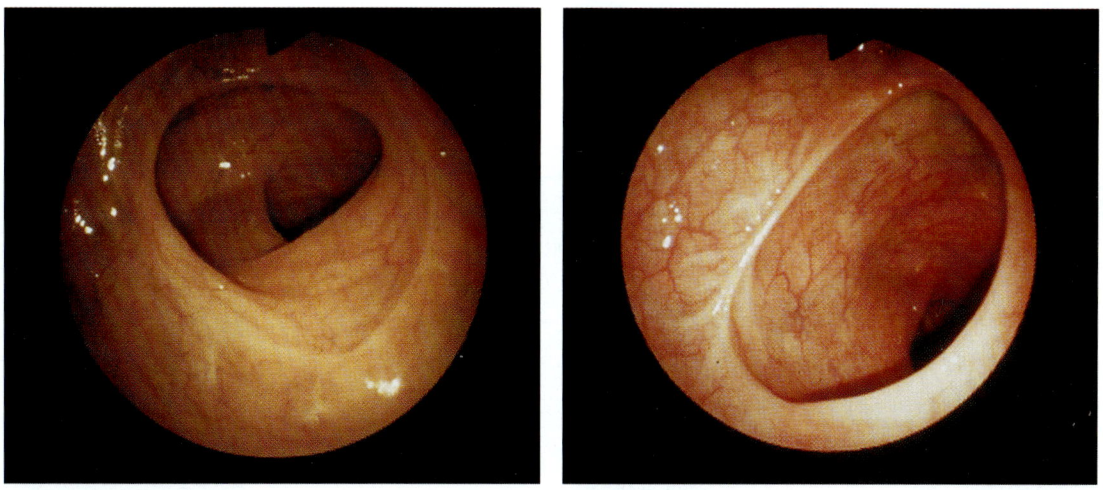

Abb. 12.**70** (**A** und **B**) Kolokolische Anastomose, Normalbild. Anastomosenlinie als feine Narbe (**A**) und als eine sehr dünne Narbenfalte (**B**).

Mukosa ist erythematös. Sie ist jedoch weich, nachgiebig und läßt sich mit der Biopsiezange leicht zeltförmig anheben. Im Falle einer kolokolischen End-zu-Seit-Anastomose kann das zugenähte Segment invertieren; es entsteht eine polypensimulierende Konfiguration, die zu einer ungerechtfertigten koloskopischen Abtragung verleiten kann (Abb. 12.**71**). Bei fortbestehender Ungewißheit sollte die nichtneoplastische Natur dieser Läsion bioptisch bestätigt werden.

Ein Fadengranulom im Anastomosenbereich führt zumeist zu Erythem, Erosion- oder Ulkusbildung (Abb. 12.**72**). Ein durch ein Fadengranulom verursachter Pseudopolyp kann einem gewöhnlichen Kolonpolypen ähneln (Abb. 12.**73**).

Eine ungewöhnliche und wenig erklärte Abnormität nach einer ileorektalen Anastomose ist die chronische Ulzeration, vor allem an der Ileumseite (Abb. 12.**74**). Diese Ulzera scheinen gegen jede Therapieform resistent zu sein.

Eine die Koloskoppassage verhindernde Kolonstenose ist Indiz für Erkrankungen im Anastomosenbereich, z. B. eine Entzündung, ein Karzinom oder eine zugleich vorliegende Divertikulose. Eine symmetrische Striktur ohne Rigidität, Tumorbildung oder Ulzeration spricht eher für eine benigne als eine maligne Erkrankung. Eine Malignität kann nie ganz ausgeschlossen werden, sogar bei negativer zytohistologischer Untersuchung. Die Endosonographie kann den Nachweis einer Entzündung oder eines Karzinoms im Anastomosenbereich erleichtern.

Die Koloskopie erlaubt auch die Untersuchung der Ileostomie nach Kock oder der Ileoanalanastomose mit Ileumtasche (Ileumpouch) – Operationen, die bei Colitis ulcerosa und familiärer Polyposis coli vorgenommen werden.

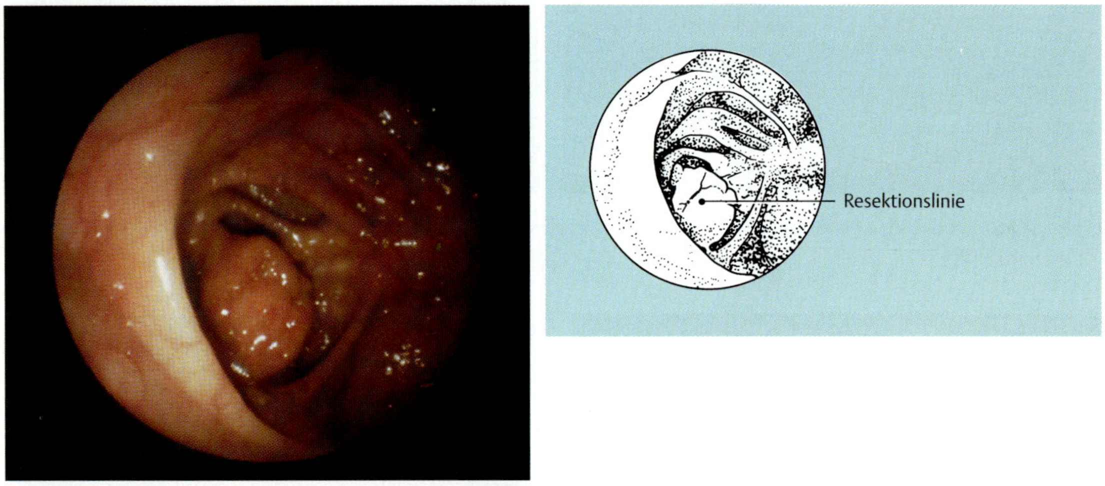

Abb. 12.**71** Invertierte Anastomosenlinie nach Seit-zu-End-Anastomose (im vernähten Ende des proximalen Teils der Anastomose). Zur Differenzierung von einem Polypen bei fraglichem Befund sollte biopsiert werden.

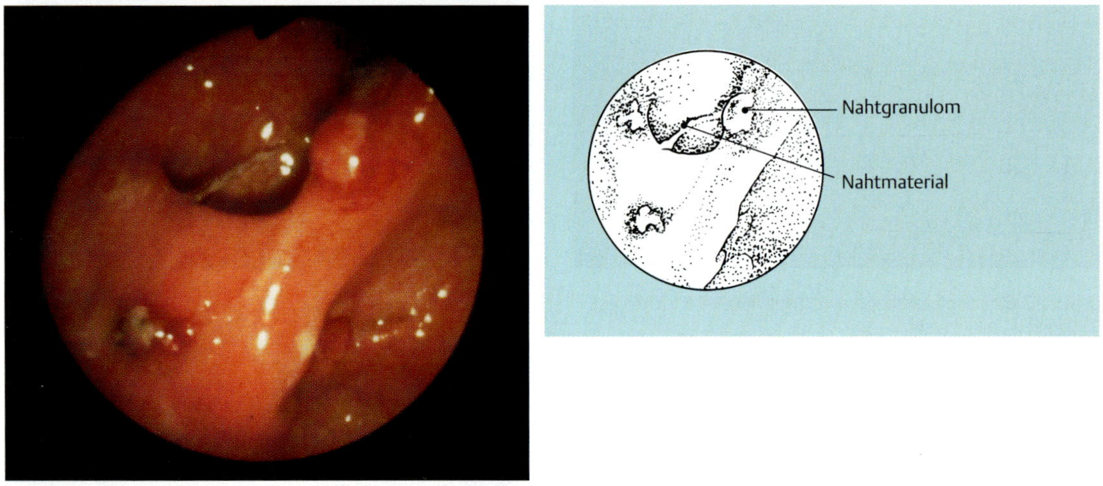

Abb. 12.**72** Fadengranulom an der Anastomosenlinie mit mäßiger Entzündung.

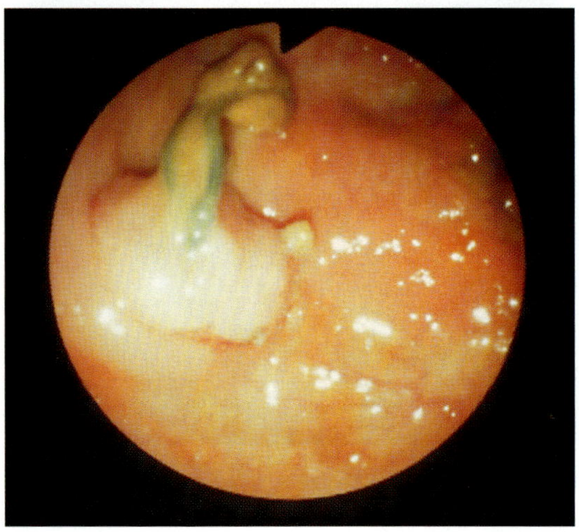

Abb. 12.**73** Durch ein Fadengranulom, das einem Polypen ähnelt, bedingter Pseudopolyp; ein Jahr nach der Kolonresektion.

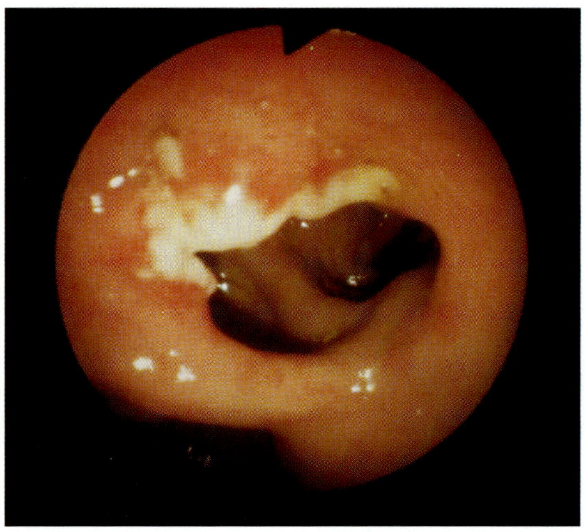

Abb. 12.**74** Chronische Ulzeration einer Ileorektalanastomose bei Polyposis coli.

Während der Heilungsphase können Erosionen und Exsudat die Anastomosenlinie zwischen den Ileumschlingen markieren (Abb. 12.**75**). Nach kompletter Heilung werden die Kerckring-Falten sichtbar, die parallel zueinander und senkrecht zu den longitudinalen Anastomosenlinien verlaufen (Abb. 12.**76** und 12.**77**). Die Ileoanalanastomosenlinie stellt sich als feiner, grauweißer Ring zwischen dem Plattenepithel und dem Zylinderepithel des Ileumsegments dar (Abb. 12.**78**). Die Überwucherung von anaeroben Organismen im Ileumpouch, im davor gelegenen Ileum oder Kock-Reservoir können Entzündungen hervorrufen; sie sind charakterisiert durch Erythem und gelegentlich Erosion (Abb. 12.**79** bis 12.**81**). Ischämische Veränderungen im Bereich des Pouch präsentieren sich mit einem Ödem, Vulnerabilität, Erythem und Ulzeration (Abb. 12.**82**).

Wird eine Dysfunktion des Kock-Reservoirs vermutet, ist es mit einem kleinkalibrigen Koloskop in Inversion zu untersuchen (Abb. 12.**83**). Gelegentlich ist die Dysfunktion des Stomas Folge von Adhäsionen zwischen Stoma und Pouchwand. Ferner kann sich das Stoma durch Nahtdehnung zwischen dem invaginierten Ileum und dem zum benachbarten Dünndarm gehörenden Mesenterium ausweiten und verkürzen.

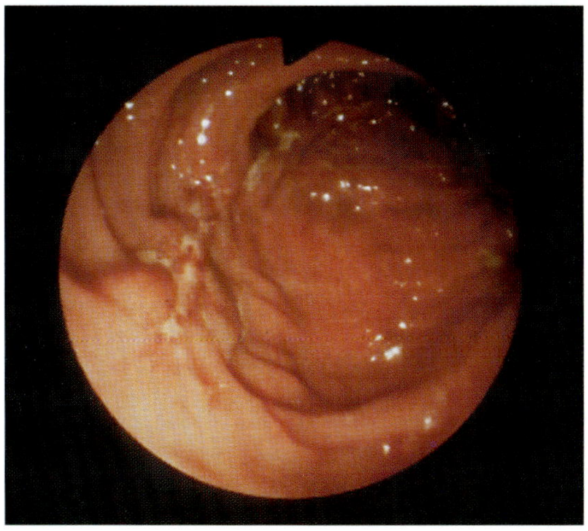

Abb. 12.**75** Heilungsphase nach chirurgisch angelegtem Ileumpouch. Man erkennt die Anastomose der Ileumschlingen an der linearen Ulzeration und dem Exsudat.

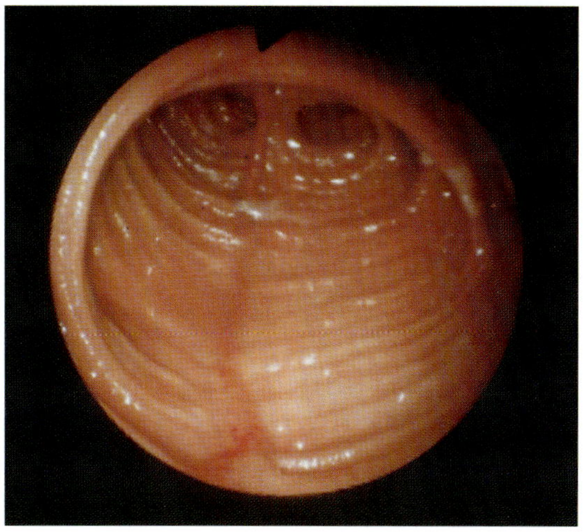

Abb. 12.**76** Völlig verheilter Ileumpouch mit einer Anastomosenlinie, die senkrecht zu den Kerckringfalten verläuft.

A

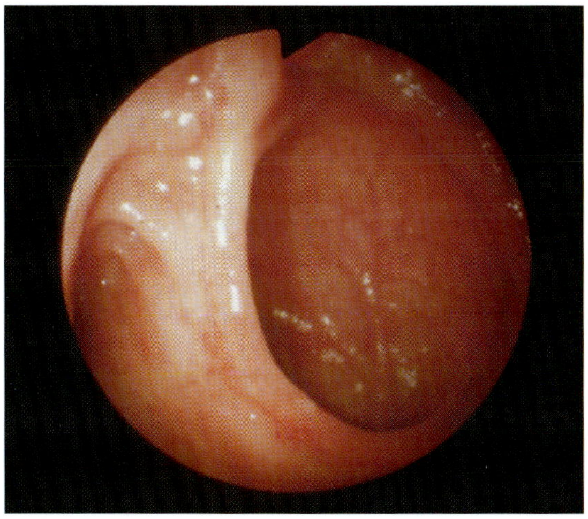

B

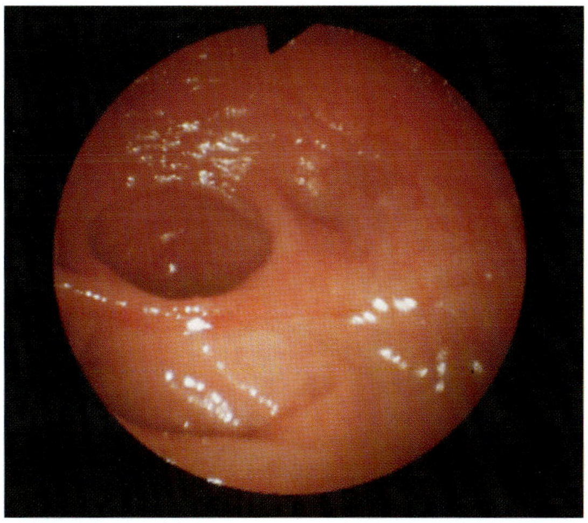

Abb. 12.**77** (**A** und **B**; zwei Beispiele) Ileostomie; verheilter Pouch.

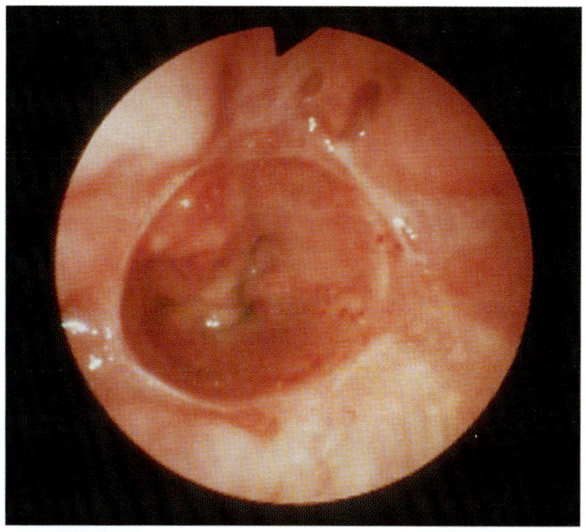

Abb. 12.**78** Völlig verheilte ileoanale Anastomose: Feine Linie zwischen Platten- und Zylinderepithel.

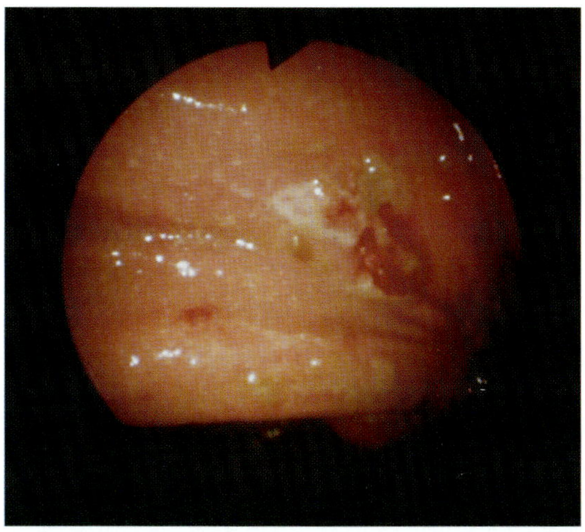

Abb. 12.**79** Geringe Entzündung eines Ileumpouch: Erythematöse und vulnerable Mukosa, kleines Ulkus.

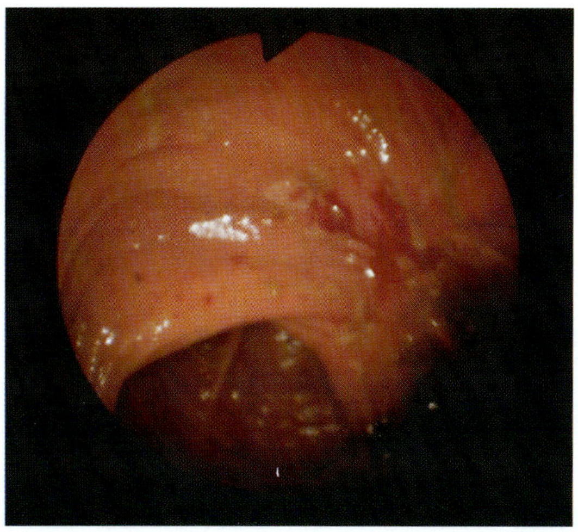

Abb. 12.**80** Leichte Entzündung des Ileumpouch mit vulnerabler und geröteter Mukosa.

Auch die Inspektion des nach Kolostomie ausgeschalteten Segments des linken Kolons kann koloskopisch erfolgen. In den meisten Fällen wird die Kolostomie wegen einer Sigmaentzündung, Abszeßbildung, Perforation, Obstruktion oder sonstigen abdominellen Notfällen durchgeführt. In der Regel kann der linke Arm des doppelläufigen Kolostomas bis zur und gelegentlich über die Obstruktion hinaus mit dem Koloskop intubiert werden. Ist die koloskopische Untersuchung des stenosierten Segmentes von oben unmöglich, wird das Koloskop per Rektum eingeführt und bis zur Obstruktionsstelle vorgeschoben. Die Koloskopie mit Biopsie kann auch zur Klärung des Befundes beitragen, der letztendlich zur Kolostomie führte.

A B C

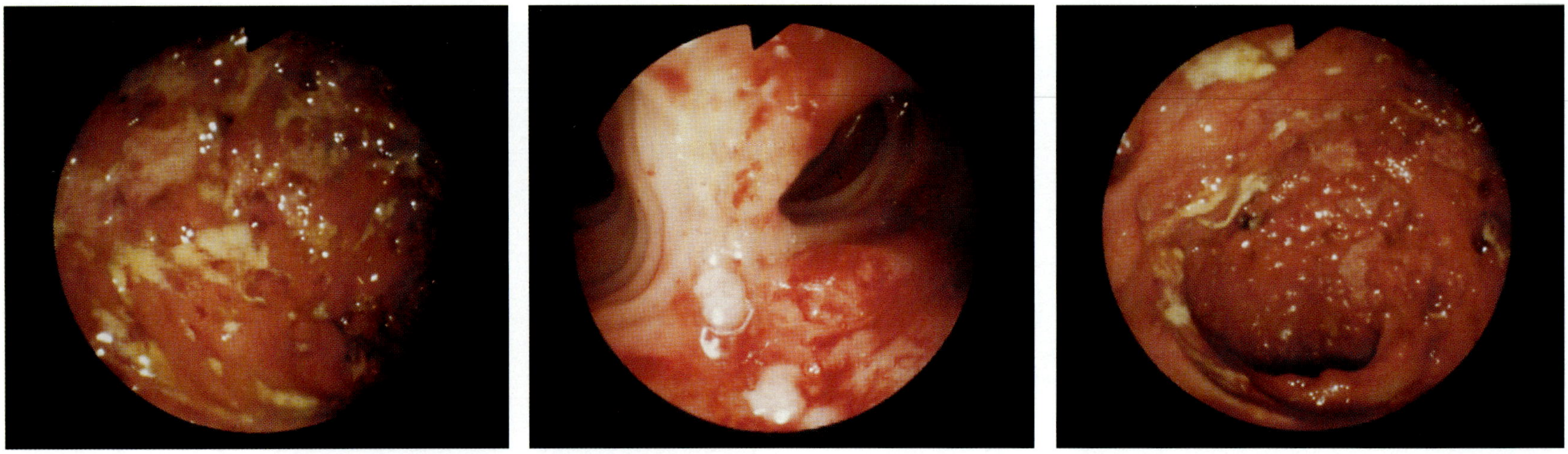

Abb. 12.**81** (**A** und **B**; zwei Ansichten) Ileoanalanastomose. Schwere, ulzerierende Entzündung des Pouch; (**C**) schwere Entzündung und Ulzeration des proximal davon gelegenen Ileums.

A B

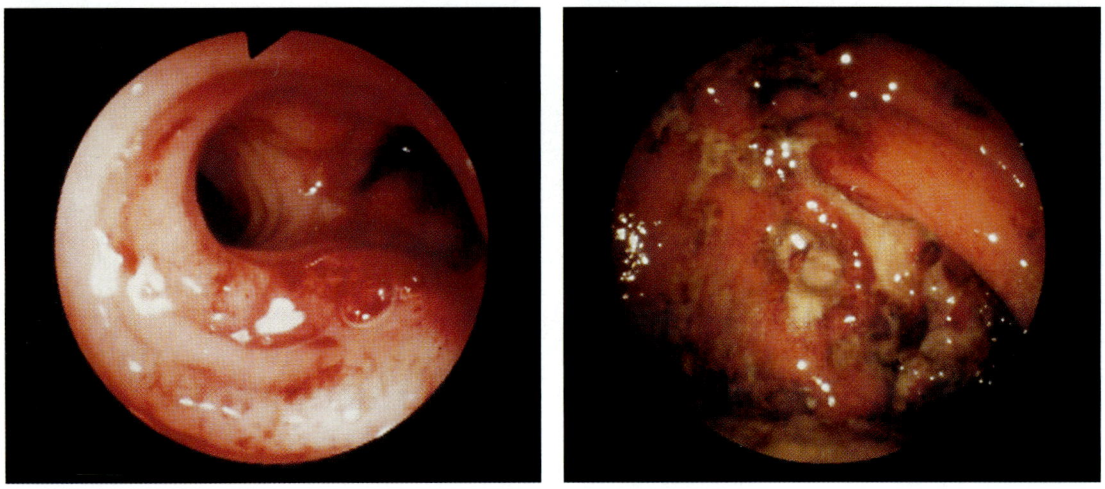

Abb. 12.**82** (**A** und **B**; zwei Beispiele) Ileumpouch mit ischämischen Veränderungen: Vulnerable und ödematöse Mukosa mit kleiner Blutung.

A B

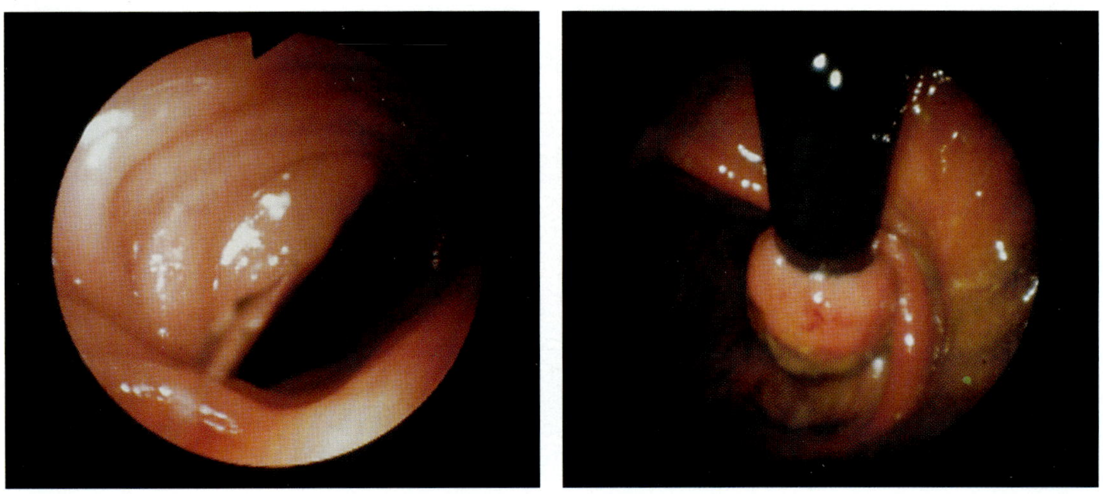

Abb. 12.**83** Ileostomie nach Kock. (**A**) Einführung des Endoskops ins Stoma; (**B**) Stoma in Inversion.

Literaturempfehlungen

Allgemeine Literaturempfehlungen

Barkin, J., C. A. O'Phelan. Advanced therapeutic endoscopy. New York: Raven Press; 1990.

Bennett, J. R., R. H. Hunt. Therapeutic endoscopy and radiology of the gut, 2nd ed. London: Chapman & Hall; 1990.

Blackstone, M. O. Endoscopic interpretation. New York: Raven Press; 1984.

Cotton, P. B., G. N. Tytgat, C. G. Williams. Annual of GI endoscopy, 7th ed. London: Current Science; 1994.

Cotton, P. B., C. B. Williams. Practical gastrointestinal endoscopy, 3rd ed. Oxford: Blackwell Scientific; 1990.

Hirschowitz, B. I. Development and application of endoscopy. Gastroenterology 1993, 104:337.

Kawai, K. Endoscopic ultrasonography in gastroenterology. Tokyo: Igaku-Shoin; 1988.

Laine, L., M. Freeman, et al. Lack of uniformity in evaluation of endoscopic prognostic features of bleeding ulcers. Gastrointest Endosc 1994, 40:411.

Schiller, K. F., R. Cockel, R. H. Hunt. Atlas of gastrointestinal endoscopy. London: Chapman & Hall; 1986.

Silvis, S. E. Therapeutic gastrointestinal endoscopy. 2nd ed. New York: Igaku-Shoin; 1990.

Silvis, S. E., C. A. Rohrmann Jr., H. J. Ansel. Text and atlas of endoscopic retrograde cholangiopancreatography. New York: Igaku-Shoin; 1995.

Sivak, M. Gastroenterologic endoscopy. Philadelphia: Saunders; 1987.

Spach, D. H., F. E. Silverstein, W. E. Stamm. Transmission of infection by gastrointestinal endoscopy and bronchoscopy [Review]. Ann Intern Med 1993, 118:117.

Tio, T. L. Gastrointestinal TNM cancer staging by endosonography. New York: Igaku-Shoin; 1995.

Tio, T. L., G. N. Tytgat. Atlas of transintestinal ultrasound. Aalsmeer, The Netherlands: Mur-Kostverloren; 1986.

Waye, J. D., J. E. Geenen, et al. Techniques in therapeutic endoscopy. New York: Gower Medical; 1987.

Yamada, T. Textbook of gastroenterology, 2nd ed. Philadelphia: Lippincott; 1995.

1 Der normale Gastrointestinaltrakt

Axon, A. T., W. Bond, et al. Endoscopic disinfection. Working Party Reports 1990, 46.

Bernstein, D. E., J. S. Barkin, et al. Standard biopsy forceps versus large-capacity forceps with and without needle. Gastrointest Endosc 1995, 41:573.

Bilotta, J. J., J. L. Floyd, et al. Arterial oxygen desaturation during ambulatory conoloscopy: predictability, incidence, and clinical insignificance. Gastrointest Endosc 1990, 36:55.

Carrougher, J. G., S. Kadakia, et al. Venous complication of Midazolam versus Diazepam. Gastrointest Endosc 1993, 39:396.

Chalmers, T. Data analysis for clinical medicine: the quantitative approach to patient care in gastroenterology. Rome: International University Press; 1988.

Chang, K. J., K. D. Katz, et al. Endoscopic ultrasound-guided fine-needle aspiration. Gastrointest Endosc 1994, 40:694.

Cowan, R. E., A. P. Manning, et al. Aldehyde disinfectants and health in endoscopy units. Gut 1993; 34:1641.

Debongnie, J. C., C. Beyaert, et al. Is touch cytology a useful diagnostic method for diagnosis method for diagnosis of upper gastrointestinal tract infections? Dig Dis Sci 1989, 34:1025.

Demling, L., K. Elster, et al. Endoscopy and biopsy of esophagus, stomach and duodenum. Philadelphia: Saunders; 1982.

DiMagno, E. P., P. T. Regan, et al. Human endoscopic ultrasonography. Gastroenterology 1982, 83L:824.

Fleischer, D. Monitoring the patient receiving conscious sedation for gastrointestinal endoscopy: issues and guidelines. Gastrointest Endosc 1989, 35:262.

Fraser, V. J., G. Zuckerman, et al. A prospective randomized trial comparing manual and automated endoscope disinfection methods. Infect Control Hosp Epidemiol 1993, 14:383.

Freeman, M. L., J. T. Hennessy, et al. Carbon dioxide retention and oxygen desaturation during gastrointestinal endoscopy. Gastroenterology 1993, 105:331.

Gana, T. J., G. M. Soenen. A controlled study of human resting gastric mucosal blood flow by endoscopic laser-Doppler flowmetry. Gastrointest Endosc 1990, 36:264.

Habr-Gama, A., J. D. Waye. Complications and hazards of gastrointestinal endoscopy. World J Surg 1989, 13:193.

Herman, L. L., R. C. Kurtz, et al. Risk factors associated with vasovagal reactions during colonoscopy. Gastrointest Endosc 1993, 39:388.

Hunt, R. H., J. D. Waye. Colonoscopy. Chicago: Year Book; 1981.

Inoue, H., K. Takeshita, et al. Endoscopic mucosal resection with a cap-fitted panendoscope for esophagus, stomach and colon mucosal lesions. Gastrointest Endosc 1993, 39:58.

Iwao, T., A. Toyonaga, et al. Arterial oxtgen desaturation during non-sedated diagnostic upper gastrointestinal endoscopy. Gastrointest Endosc 1994, 40:277.

Kaw, M., D. Przepiorka, et al. Infectious complications of endoscopic procedures in bone marrow transplant recipients. Digest Dis Sci 1993, 38:71.

Kazmarek, R. G., R. M. Moore, et al. Multi-state investigation of the actual disinfection/sterilization of endoscopes in health care facilities. Am J Med 1992, 92:257.

Keeffe, E. B., K. W. O'Connor. 1989 A/S/G/E survey of endoscopic sedation and monitoring practices. Gastrointest Endosc 1990, 36:S13.

Kimmey, M. B., R. W. Martin, et al. Histologic correlates of gastrointestinal ultrasound images. Gastroenterology 1989, 96:433.

Kimmey, M. B., R. W. Martin, et al. Endoscopic ultrasound probes. Gastrointest Endosc 1990, 36:S40.

Kimmey, M. B., F. E. Silverstein, et al. Cross-sectional imaging method: a system to compare ultrasound, computed tomography, and magnetic resonance with histologic findings. Invest Radiol 1987, 22:227.

Kozarek, R. A. Evaluation of the larynx, hypopharynx, and nasopharynx at the time of diagnostic upper gastrointestinal endoscopy. Gastrointest Endosc 1985, 31:271.

Lachter, J., R. Jacobs, et al. Topical pharyngeal anesthesia for easing endoscopy: a double-blind, randomized, placebo-controlled study. Gastrointest Endosc 1990, 36:19.

McDonald, G. B., H. M. Shulman, et al. Intestinal and hepatic complications of human bone marrow transplantation, Part I. Gastroenterology 1986, 90:460.

Marshall, J. B., J. S. Barthel. The frequency of total colonoscopy and terminal ileal intubation in the 1990s. Gastrointest Endosc 1993, 39:226.

Marshall, J. B., J. J. Pineda, et al. Prospective, randomized trial comparing sodium phosphate solution with polyethylene glycol-electrolyte lavage for colonoscopy preparation. Gastrointest Endosc 1993, 39:631.

Martin, R. W., D. A. Gilbert, et al. An endoscopic Doppler probe for assessing intestinal vasculature. Ultrasound Med Biol 1985, 11:61.

Martin, R. W., F. E. Silverstein, et al. A 20 MHz ultrasound system for imaging the intestinal wall. Ultrasound Med Biol 1989, 15:273.

Mathus-Vliegen, E. M., G. N. Tytgat. Analysis of failures and complications of neodymium: YAG laser photocoagulation in gastrointestinal tract tumors. Endoscopy 1990, 22:17.

O'Connor, K. W., S. Jones. Oxygen desaturation is common and clinically underappreciated during elective endoscopic procedures. Gastrointest Endosc 1990, 36:S2.

Reed, M. W., D. P. O'Leary, et al. Effects of sedation and supplemental oxygen during upper alimentary tract endoscopy. Scand J Gastroenterol 1993, 28:319.

Rösch, T., R. Lorenz, et al. Colonic endoscopic ultrasonography: first results of a new technique. Gastrointest Endosc 1990, 36:382.

Rothstein, R. I., B. Littenberg. Disposalbe, sheathed, flexible signoidoscopy: a prospective, multicenter, randomized trial. Gastrointest Endosc 1995, 41:566.

Silverstein, F. E., R. W. Martin, et al. Experimental evaluation of an endoscopic ultrasound probe: in-vitro and in-vivo canine studies. Gastroenterology 1989, 96:1058.

Sobala, G. M., C. Lincoln, et al. Does the endoscope control head need to be disinfected between examination? Endoscopy 1989, 21:19.

Tio, T. L., P. P. Coene, et al. Endosonography in the clinical staging of esophagogastric carcinoma. Gastrointest Endosc 1990, 36:S2.

Van Gossum, A., M. Loriers, et al. Methods of disinfecting endoscopic material: results of an international survey. Endoscopy 1989, 21:247.

Wiersma, M. J., W. M. Hassig, et al. Mediastinal lymph node detection with endosonography. Gastrointest Endoscopy 1993, 34:788.

Wiersma, M. J., L. M. Wiersma, et al. Combined endosonography and fine-needle

aspiration cytology in the evaluation of gastrointestinal lesions. Gastrointest Endosc 1994, 40:199.
Williams, C., C. Guy, et al. Electronic three-dimensional imaging of intestinal endoscopy. Lancet 1993, 341:724.
Yang, R., W. Naritoku, et al. Prospective, randomized comparison of disposable and reusable biopsy forceps in gastrointestinal endoscopy. Gastrointest Endosc 1994, 40:671.
Yasuda, K., E. Cho, et al. Diagnosis of submucosal lesions of the upper gastrointestinal tract by endoscopic ultrasonography. Gastrointest Endosc 1990, 36:S17.

2 Ösophagus I: Divertikel, Hiatushernien, stenosierende Mukosaveränderungen, Refluxösophagitis und Barrett-Ösophagus

Bowersox, J. C., W. A. Pearce. Acute pouch obstruction after vertical banded gastroplasty. Gastrointest Endosc 1990, 36:146.
Bozymski, E. M., K. J. Herlihy, et al. Barrett's esophagus. Ann Intern Med 1982, 97:103.
Bruhlmann, W. F., C. L. Zollikofer, et al. Intramural pseudodiverticulosis of the esophagus: report of seven cases and literature review. Gastrointest Radiol 1981, 6:199.
Bytzer, P., T. Havelund, et al. Interobserver variation in the endoscopic diagnosis of reflux esophagitis. Scand J Gastroenterol 1993, 28:119.
Cameron, A. J., C. T. Lomboy, et al. Adenocarcinoma of the esophagogastric junction and Barrett's esophagus. Gastroenterology 1995, 109:1541.
Cameron, A. J., B. J. Ott, et al. The incidence of adenocarcinoma in columnar-lined (Barrett's) esophagus. N Engl J Med 1985, 313:857.
Dakkak, M., R. C. Hoare, et al. Oesophagitis is as important as oesophageal stricture diameter in determining dysphagia. Gut 1993, 34:152.
Eckardt, V. F., B. Adami, et al. The esophagogastric junction in patients with asymptomatic lower esophageal mucosal rings. Gastroenterology 1980, 79:426.
Furukawa, T., Y. Tsukamoto, et al. Endosonography in the evaluation of patients with Barrett's esophagus and high-grade dysplasia. Gastrointest Endosc 1994, 40:207.
Graham, D. Y., J. L. Smith. Balloon dilatation of benign and malignant esophageal strictures. Gastrointest Endosc 1985, 31:171.
Groskreutz, J. L., C. H. Kim. Schatzki's ring: long-term results following dilation. Gastrointest Endosc 1990, 36:479.
Hameeteman, W., G. N. Tytgat, et al. Barrett's esophagus: development of dysplasia and adenocarcinoma. Gastroenterology 1989, 96:1249.
Levine, D. S., R. C. Haggitt, et al. An endoscopic biopsy protocol can differentiate high-grade dysplasia from early adenocarcinoma in Barrett's esophagus. Gastroenterology 1993, 105:40.
Luostarinen, M., J. Isolauri, et al. Fate of Nissen fundoplication after 20 years. A clinical, endoscopical and functional analysis. Gut 1993, 34:1015.
Marks, R. D., J. E. Richter. Peptic strictures of the esophagus. Am J Gastroenterol 1993, 88:1160.
Overholt, B., M. Panjehpur, et al. Photodynamic therapy for treatment of early adenocarcinoma in Barrett's esophagus. Gastrointest Endosc 1993, 39:73.
Patterson, D. J., D. Y. Graham, et al. Natural history of benign esophageal stricture treated by dilatation. Gastroenterology 1983, 85:346.
Pope, C. E. Pathophysiology and diagnosis of reflux esophagitis. Gastroenterology 1976, 70:445.
Reid, B. J., W. M. Weinstein, et al. Endoscopic biopsy can detect high-grade dysplasia or early adenocarcinoma in Barrett's esophagus without grossly recognizable neoplastic lesions. Gastroenterology 1988, 95:81.
Shiflett, D. W., J. H. Gilliam, et al. Multiple esophageal webs. Gastroenterology 1979, 77:556.
Tytgat, G. N. Dilation therapy of benign esophageal stenoses. World J Surg 1989, 13:142.
Tytgat, G. N., W. Hameeteman, et al. The spectrum of columnar-lined esophagus – Barrett's esophagus. Endoscopy 1989, 21:177.

3 Ösophagus II: Neoplasien, Infektionen und Graft-versus-Host-Disease

Adachi, Y., K. Kitamura, et al. How to detect early carcinoma of the oesophagus. Hepatogastroenterology 1993, 40:207.
Barcena, R., J. C. Erdozain, et al. Tuberculous mediastinal adenopathy mimicking esophageal leiomyoma. Endoscopy 1990, 22:57.
Bartelsman, J. F., J. M. Lange, et al. Acute primary HIV-esophagitis. Endoscopy 1990, 22:184.
Binmoeller, K. F., H. Siefert, et al. Ultrasonic esophagoprobe for TNM staging of highly stenosing esophageal carcinoma. Gastrointest Endosc 1995, 41:547.
Boyce, H. W. Stents for palliation of dysphagia due to esophageal cancer [editorial]. N Engl J Med 1993, 329:1345.
Buset, M., B. Des Marez, et al. Endoscopic palliative intubation of the esophagus invaded by lung cancer. Gastrointest Endosc 1990, 36:357.
Catalano, M. F., J. Van Dam, et al. Malignant esophageal strictures: staging accuracy of endoscopic ultrasonography. Gastrointest Endosc 1995, 41:535.
Den Hartog Jager, F. C., J. F. Bartelsman, et al. Palliative treatment of obstructing esophagogastric malignancy by endoscopic positioning of a plastic prosthesis. Gastroenterology 1979, 77:1008.
Franzin, G., R. Musola, et al. Squamous papillomas of the esophagus. Gastrointest Endosc 1983, 29:104.
Goodgame, R. W., R. M. Genta, et al. Frequency of positive tests for cytomegalovirus in AIDS patients: endoscopic lesions compared with normal mucosa. Am J Gastroenterol 1993, 88:338.
Graham, D. Y., J. T. Schwartz, et al. Prospective evaluation of biopsy number in the diagnosis of esophageal and gastric carcinoma. Gastroenterology 1982, 82:228.
Guanrei, Y., H. He, et al. Endoscopic diagnosis of 115 cases of early esophageal carcinoma. Endoscopy 1982, 14:157.
Horton, R. Laser palliation of malignant dysphagia. Lancet 1993, 341:348.
Howiler, W., H. I. Goldberg. Gastroesophageal involvement in herpes simplex. Gastroenterology 1976, 70:775.
Kallimanis, G. E., P. K. Gupta, et al. Endoscopic ultrasound for staging esophageal cancer, with or without dilation, is clinically important and safe. Gastrointest Endosc 1995, 41:540.
Knyrim, K., H.-J. Wagner, et al. A controlled trial of an expansile metal stent for palliation of esophageal obstruction due to inoperable cancer. N Engl J Med 1993, 329:1302.
Kodsi, B. E., P. C. Wichremesinghe, et al. Candida esophagitis. Gastroenterology 1976, 71:715.
Lightdale, C. J., J. F. Botet, et al. Esophageal carcinoma: preoperative staging and evaluation of anastomotic recurrence. Gastrointest Endosc 1990, 36:S11.
Lightdale, C. J., E. Zimbalist, et al. Outpatient management of esophageal cancer with endoscopic Nd; YAG laser. Am J Gastroenterol 1987, 82:46.
McDonald, G., G. Rees. An approach to gastrointestinal problems in the immunocompromised patient. In: Textbook of Gastroenterology, 2nd ed. Philadelphia: Lippincott; 1995.
McDonald, G. N., P. Sharma, et al. Esophageal infections in immunosuppressed patients after marrow transplantation. Gastroenterology 1985, 88:1111.
McDonald, G. B., K. M. Sullivan, et al. Esophageal abnormalities in chronic graft-versus-host disease in humans. Gastroenterology 1981, 80:914.
Misumi, A., K. Harada, et al. Role of lugol dye endoscopy in the diagnosis of early esophageal cancer. Endoscopy 1990, 22:12.
Murney, R. G. Jr, J. D. Huston. Endoscopic evaluation of the esophagogastric polyp and fold. Gastrointest Endosc 1983, 29:294.
Naveau, S., A. Chiesa, et al. Parameters affecting long-term outcome of endoscopic Nd:YAG laser therapy for esophageal and cardial cancer. Dig Dis Sci 1990, 35:294.
Pera, M., A. J. Cameron, et al. Increasing incidence of adenocarcinoma of the esophagus and esophagogastric junction. Gastroenterology 1993, 104:510.
Rosario, M. T., C. L. Raso, et al. Transnasal brush cytology for the diagnosis of candida esophagitis in the acquired immunodeficiency syndrome. Gastrointest Endosc 1989, 35:102.
Savides, T. J., F. G. Gress, et al. Dysphagia due to mediastinal granulomas: diagnosis with endoscopic ultrasonography. Gastroenterology 1995, 109:366.

Seremetis, M. G., W. S. Lyons, et al. Leiomyomata of the esophagus. Cancer 1976, 38:2166.
Siewert, J. R., H.-J. Dittler. Esophageal carcinoma: impact of staging on treatment. Endoscopy 1993, 25:28.
Tio, T. L., P. Cohen, et al. Endosonography and computed tomography of esophageal carcinoma. Gastroenterology 1989, 96:1478.
Tio, T. L., L. E. Blank, et al. Staging and prognosis using endosonography in patients with inoperable esophageal carcinoma treated with combined intraluminal and external irradiation. Gastrointenst Endosc 1994, 40:304.
Vadva, M. D., G. Triadafilopoulos. Glycogenic acanthosis of the esophagus and gastroesophageal reflux. J Clin Gastroenterol 1993, 17:79.
Wilcox, C. M., D. A. Schwartz. Endoscopic characterization of idiopathic esophageal ulceration associated with human immunodeficiency virus infection. J Clin Gastroenterol 1993, 16:251.

4 Ösophagus III: Funktionelle Erkrankungen, Gefäßanomalien und Verletzungen

Brayko, C. M., R. A. Kozarek, et al. Bacteremia during esophageal variceal sclerotherapy: its cause and prevention. Gastrointest Endosc 1985, 31:10.
Caletti, G. C., L. Bolondi, et al. Detection of portal hypertension and esophageal varices by means of endoscopic ultrasonography. Scand J Gastroenterol 1986, 21(Suppl 123):74.
Cello, J. P., J. H. Grendell, et al. Endoscopic sclerotherapy versus portacaval shunt in patients with severe cirrhosis and variceal hemorrhage. N Engl J Med 1984, 311:1589.
Collins, F. J., H. R. Matthews, et al. Drug-induced oesophageal injury. BMJ 1979, 1:1673.
Deviere, J., F. Dunham, et al. Endoscopic ultrasonography in achalasia. Gastroenterology 1989, 96:1210.
di Costanzo, J., M. Noirclerc, et al. New therapeutic approach to corrosive burns of the upper gastrointestinal tract. Gut 1980, 21:370.
Fleischer, D. Endoscopic Nd:YAG laser therapy for active esophageal variceal bleeding. Gastrointest Endosc 1985, 31:4.
Grobe, J. L., R. A. Kozarek, et al. Venography during endoscopic infection sclerotherapy of esophageal varices. Gastrointest Endosc 1984, 30:6.
Hashizume, M., M. Ohta, et al. Endoscopic ligation of esophageal varices compared with injection sclerotherapy; a prospective randomized trial. Gastrointest Endosc 1993, 39:123.
Hashizume, M., K. Sugimachi, et al. A serial transparent endoscopic elastic band ligator. Gastrointest Endosc 1995, 42:169.
Haynes, W. C., R. A. Sanowski, et al. Esophageal strictures following endoscopic variceal sclerotherapy: clinical course and response to dilation therapy. Gastrointest Endosc 1986, 32:202.
Horwitz, B., B. Krevsky, et al. Endoscopic evaluation of penetrating esophageal injuries. Am J Gastroenterol 1993, 88:1249.
Hou, M.-C., H.-C. Lin, et al. Changes in portal hypertensive gastropathy after endoscopic variceal sclerotherapy or ligation: an endoscopic observation. Gastrointest Endosc 1995, 42:139.
Kikendall, J. W., A. C. Friedman, et al. Pill-induced esophageal injury. Dig Dis Sci 1983, 28:174.
Kishimoto, H., M. Sakai, et al. Miniature ultrasonic probe evaluation of esophageal varices after endoscopic variceal ligation. Gastrointest Endosc 1995, 42:256.
Laine, L., H. M. El-Newihi, et al. Endoscopic ligation compared with sclerotherapy for the treatment of bleeding esophageal varices. Ann Intern Med 1993, 119:1.
Nishikawa, Y., Y. Hosokawa, et al. Simultaneous combination of endoscopic sclerotherapy and endoscopic ligation for esophageal varices. Gastrointest Endosc 1995, 42:358.
Parkman, H. P., J. C. Reynolds, et al. Pneumatic dilation or esophagomyotomy treatment for idiopathic achalasia: clinical outcomes and cost analysis. Dig Dis Sci 1993, 38:75.
Santangelo, W. C., M. I. Dueno, et al. Prophylactic sclerotherapy of large esophageal varices. N Engl J Med 1988, 318:814.
Smit, J. L., D. Y. Graham. Variceal hemorrhage. Gastroenterology 1982, 82:968.
Steigmann, G. V., J. S. Goff, et al. Endoscopic elastic band ligation for active variceal hemorrhage. Am Surg 1989, 55:124.
Steigman, G. V., J. S. Goff, et al. Endoscopic sclerotherapy as compared with endoscopic ligation for bleeding esophageal varices. N Engl J Med 1992, 326:1527.
Sugawa, C., C. E. Lucas. Caustic injury of the upper gastrointestinal tract in adults: a clinical and endoscopic study. Surgery 1989, 106:802.
Sung, J. J., S. C. Chung, et al. Octreotide infusion or emergency sclerotherapy for variceal haemorrhage. Lancet 1993, 342:637.
Taniguchi, D. K., R. W. Martin, et al. Simultaneous M-mode echoesophatram and monometry in the sheep esophagus. Gastrointest Endosc 1995, 41:582.
Taniguchi, D. K., R. W. Martin, et al. Changes in oesophageal wall layers during motility: measurements with a new miniature ultrasound suction device. Gastrointest Endosc 1993, 39:146.
Tam, F., H. Chow. Bacterial peritonitis following esophageal injection sclerotherapy for variceal hemorrhage. Gastrointest Endosc 1990, 36:131.
Tio, T. L., N. Kimmings, et al. Endosonography of gastroesophageal varices: evaluation and follow-up of 76 cases. Gastrointest Endosc 1995, 42:145.
Tucker, H. J., W. J. Snape, et al. Achalasia secondary to carcinoma: manometric and clinical features. Ann Intern Med 1978, 89:315.
Turner, R., G. Rittenberg, et al. Esophageal dysfunction in collagen disease. Am J Med Sci 1973, 265:191.
The Veterans Affairs Cooperative Variceal Sclerotherapy Group. Prophylactic sclerotherapy for esophageal varices in men with alcolic live disease; a randomized, single-blind, multicenter clinical trial. N Eng J Med 1991, 324:1779.
Zargar, S. A., R. Kochhar, et al. Ingestion of corrosive acids. Gastroenterology 1989, 97:702.
Ziegler, K., C. Sanft, et al. Endosonographic appearance of the esophagus in achalasia. Endoscopy 1990, 22:1.

5 Magen I: Ulzera, Form- und Gefäßabnormitäten und postoperative Befunde

Armstrong, C. P., A. L. Golower. Nonsteroidal anti-inflammatory drugs and life threatening complications of peptic ulceration. Gut 1987, 28:527.
Cales, P., Z. Bernard, et al. Gastroesophageal endoscopic features in cirrhosis: observer variability, interassociations, and relationships to hepatic dysfunction. Gastroenterology 1990, 98:156.
Caletti, G., E. Brocchi, et al. Assessment of portal hypertension by endoscopic ultrasonography. Gastrointest Endosc 1990, 36:S21.
Cameron, A. J., J. A. Higgins. Linear gastric erosion. A lesion associated with large diaphragmatic hernia and chronic blood loss anemia. Gastroenterology 1986, 91:338.
Dekker, W., G. N. Tytgat. Diagnostic accuracy of fiberendoscopy in the detection of upper intenstinal malignancy. A follow-up analysis. Gastroenterology 1977, 73:710.
Graham, D. Y., M. F. Go. Helicobacter pylori: current status. Gastroenterology 1993, 105:279.
Graham, D. Y., J. T. Schwartz. The spectrum of the Mallory–Weiss tear. Medicine 1977, 57:307.
Graham,. D. Y., J. T. Schwartz, et al. Prospective evaluation of biopsy number in the diagnosis of esophageal and gastric carcinoma. Gastroenterology 1982, 82:228.
Harris, J. M., J. A. DiPalma. Clinical significance of Mallory–Weiss tears. Am J Gastroenterol 1993, 88:2056.
Hashizume, M., S. Kitano, et al. Endoscopic classification of gastric varices. Gastrointest Endosc 1990, 36:276.
Labenz, J., G. Borsch. Bleeding watermelon stomach treated by Nd-YAG laser photocoagulation. Endoscopy 1993, 25:240.
Loperfido, S. Endoscopic haemostasis of gastric bleeding from Dieulafoy's ulcer with histoacryl. Endoscopy 1989, 21:199.
Ludwig, S., A. Ippoliti. Objective evaluation of symptomatic alkaline reflux after antrectomy. Dig Dis Sci 1984, 29:824.

Malegelada, J.-R., S. F. Phillips, et al. Postoperative reflux gastritis: pathophysiology and long-term outcome after Roux-en-Y diversion. Ann Intern Med 1985, 103:178.
Misra, S. P., M. Dwivedi, et al. Endoscopic and histologic appearance of the gastric mucosa in patients with portal hypertension. Gastrointest Endosc 1990, 36:575.
Niwa, Y., S. Nakazawa, et al. Quantification of gastric ulcer healing by endoscopic ultrasonography. Gastrointest Endosc 1990, 36:116.
Panes, J., J. M. Bordas, et al. Increased gastric mucosal perfusion in cirrhotic patients with portal hypertensive gastropathy. Gastroenterology 1992, 103:1875.
Petrini, J. L. Jr, J. H. Johnston. Heat probe treatment for antral vascular ectasia. Gastrointest Endosc 1989, 35:324.
Piper, D. W., J. H. McIntosh, et al. Analgesic ingestion and chronic peptic ulcer. Gastroenterology 1981, 80:427.
Sargeant, R. I., L. A. Loizoi, et al. Laser ablation of upper gastrointestinal vascular ectasias. Gut 1993, 34:470.
Silverstein, F. E., D. Y. Graham. Misoprostol reduces serious gastrointestinal complications in patients with rheumatoid arthritis receiving nonsteroidal anti-inflammatory drugs. A randomized, double-blink, placebo-controlled trial. Ann Intern Med 1995, 123:241.
Sipponen, P., H. Hyvärinen. Role of Helicobacter pylori in the pathogenesis of gastritis, peptic ulcer and gastric cancer. Scand J Gastroenterol 1993, 28(suppl 196):3.
Swain, C. P., D. W. Storey, et al. Nature of the bleeding vessel in recurrently bleeding gastric ulcers. Gastroenterology 1986, 90:595.
Vizcarrondo, F. J., P. G. Brady, et al. Foreign bodies of the upper gastrointestinal tract. Gastrointest Endosc 1983, 29:208.
Wiersema, M. J., A. Chak, et al. Duplex Doppler endosonography in the diagnosis of splenic vein, portal vein, and portosystemic shunt thrombosis. Gastrointest Endosc 1995, 42:19.
Liu, J. B., L. S. Miller, et al. Gastric and oesophageal varices: 20-Mhz transnasal endoluminal US. Radiology 1993, 187:363.
Lightdale, C. J., J. R. Botet, et al. Diagnosis of recurrent upper gastrointestinal cancer at the surgical anastomosis by endoscopic ultrasound. Gastrointest Endosc 1989, 35:407.
Menuck, L. S., J. R. Amberg. Metastatic disease involving the stomach. Am J Dig Dis 1975, 20:903.
Misumi, A., K. Misumi, et al. Endoscopic diagnosis of minute small flat early gastric cancers. Endoscopy 1989, 21:159.
Sibille, A., C. Descamps, et al. Endoscopic Nd:YAG treatment of superficial gastric carcinoma. experience in 18 Western inoperable patients. Gastrointest Endosc 1995, 42:340.
Seifert, E., K. Gail, et al. Gastric polypectomy: long-term results (survey of 23 centres in Germany). Endoscopy 1983, 15:8.
Suekane, H., M. Iida, et al. Usefulness of endoscopic mucosal resection for histologic evaluation. Diagnosis of primary early gastric lymphoma. Cancer 1993, 71:1207.
Suekane, H., M. Iida, et al. Endoscopic ultrasonography in primary gastric lymphoma: correlation with endoscopic and histologic findings. Gastrointest Endosc 1993, 39:139.
Tatsuta, M., H. Iishi, et al. Prospective evaluation of diagnostic accuracy of gastrofiberscopic biopsy in diagnosis of gastric cancer. Cancer 1989, 63:1415.
Tio, T. L., F. C. Den Hartog Jager, et al. Endoscopic ultrasonography of non-Hodgkin lymphoma of the stomach. Gastroenterology 1986, 91:401.
Tio, T. L., M. H. Schouwink, et al. Preoperative TNM classification of gastric carcinoma by endosonography in comparison with the pathological TNM system: a prospective study of 72 cases. Hepatogastroenterology 1989, 36:51.
Tio, T. L., G. N. Tytgat. Endoscopic ultrasonography for the evaluation of smooth muscle tumors in the upper gastrointestinal tract: an experience with 42 cases. Gastrointest Endosc 1990, 36:342.
Yasuda, K., M. Nakajima, et al. The diagnosis of submucosal tumors of the stomach by endoscopic ultrasonography. Gastrointest Endosc 1989, 35:10.

6 Magen II: Tumore und Polypen

Akahoshi, K., Y. Chijiiwa, et al. Endosonography probe-guided endoscopic mucosal resection of gastric neoplasms. Gastrointest Endosc 1995, 42:248.
Abe, S., C. J. Lightdale, et al. The Japanese experience with endoscopic ultrasonography in the staging of gastric cancer. Gastrointest Endosc 1993, 39:586.
Andriulli, A., S. Recchia, et al. Endoscopic ultrasonographic evaluation of patients with biopsy negative gastric linitis plastica. Gastrointest Endosc 1990, 36:611.
Award, J. A., E. Y. Lee, et al. Effect of mucosal thickening near gastric carcinoma on the endoscopic diagnosis of malignancy. Dig Dis Sci 1990, 35:317.
Blackstone, M. O. The endoscopic diagnosis of early gastric cancer. Gastrointest Endosc 1984, 30:105.
Bolondi, L., P. Casanova, et al. Primary gastric: lymphoma versus gastric carcinoma: endoscopic US evaluation. Radiology 1987, 165:821.
Burt, R. W., M. M. Berenson, et al. Upper gastrointestinal polyps in Gardner's syndrome. Gastroenterology 1984, 86:295.
Caletti, G., A. Ferrari, et al. Accuracy of endoscopic ultrasonography in the diagnosis and staging of gastric cancer and lymphoma. Surgery 1993, 113:14.
Colin-Jones, D. G., T. Rösch, et al. Staging of gastric cancer by endoscopy. Endoscopy 1993, 25:34.
Friedman, S. L., T. L. Wright, et al. Gastrointestinal Kaposi's sarcoma in patients with acquired immunodeficiency syndrome. Gastroenterology 1985, 89:102.
Gordon, S. J., J. D. Rifkin, et al. Endosonographic evaluation of mural abnormalities of the upper gastrointestinal tract. Gastrointest Endosc 1986, 32:193.
Green, P. H. R., K. M. O'Toole, et al. Early gastric cancer. Gastroenterology 1981, 81:247.
Iida, M., T, Yao, et al. Natural history of fundic gland polyposis in patients with familial adenomatosis coli/Gardner's syndrome. Gastroenterology 1985, 89:1021.
Kawai, K. Diagnosis of early gastric cancer. Endoscopy 1971, 1:23.
Kolios, G., A. Kaloterakis, et al. Gastroscopic findings in Mediterranean Kaposi's sarcoma (non-AIDS). Gastrointest Endosc 1995, 42:336.

7 Magen III: Gastritis und obere Gastrointestinalblutung

Akahoshi, K., Y. Chijiiwa, et al. Confirmation of Dieulafoy's vascular lesion by endoscopic ultrasonography in three cases. Digest Endosc 1993, 5:383.
Anonymous: Proceedings of the Consensus Conference on Therapeutic Endoscopy in Bleeding Ulcers. Gastrointest Endosc 1990, 36.
Anonymous: Therapeutic endoscopy and bleeding ulcers – NIH Consensus Conference. JAMA 1989, 262:1369.
Balanzó, J., C. Villanueva, et al. Injection therapy of bleeding peptic ulcer. A prospective, randomized trial using epinephrine and thrombin. Endoscopy 1990, 22:157.
Choudari, C. P., R. A. Elton, et al. Age-related mortality in patients treated endoscopically for bleeding peptic ulcer. Gastrointest Endosc 1995, 41:557.
Chung, S. C., J. W. Leung, et al. Endoscopic injection of adrenaline for actively bleeding ulcers: a randomized trial. BMJ 1988, 34:183.
Chung, S. C., J. W. Leung, et al. Injection or heat probe for bleeding ulcer. Gastroenterology 1991, 100:33.
Chung, S. C., J. W. Leung, et al. Adding a sclerosant to endoscopic epinephrine in actively bleeding ulcers: a randomized trial. Gastrointest Endosc 1993, 39:611.
Dilley, A. V., M.-A. Friend, et al. An experimental study of optimal parameters for bipolar electrocoagulation. Gastrointest Endosc 1995, 42:27.
Dooley, C. P., H. Cohen, et al. Prevalence of Helicobacter pylori infection and histologic gastritis in asymptomatic persons. N Engl J Med 1989, 321:1562.
Foutch, P. G., R. Sawyer. Push-enteroscopy for diagnosis of patients with gastrointestinal bleeding of obscure origin. Gastrointest Endosc 1990, 36:337.
Freeman, M. L., J. W. Cass, et al. The non-bleeding visible vessel versus the sentinel clot: natural history and risk of rebleeding. Gastrointest Endosc 1993, 39:359.
Gilbert, D. A. Epidemiology of upper gastrointestinal bleeding. Gastrointest Endosc 1990, 36:S8.

Graham, D. Y., K. S. Hepps, et al. Treatment of Helicobactor pylori reduces the rate of rebleeding in peptic ulcer disease. Scand J Gastroenterol 1993, 28:939.
Heldwein, W., J. Schreiner, et al. Is the Forrest classification a useful tool for planning endoscopic therapy of bleeding peptic ulcers? Endoscopy 1989, 21:258.
Jaramillo, J. L., C. Carmona, et al. Efficacy of the heater probe in peptic ulcer with a non-bleeding visible vessel. A controlled, randomised study. Gut 1993, 34:1502.
Jensen, D. M. Heat probe for hemostasis of bleeding peptic ulcers: techniques and results of randomized controlled trials. Gastrointest Endosc 1990, 36:S42.
Johnston, J. H., D. M. Jensen, et al. Experimental comparison of endoscopic YAG laser electrosurgery, and heater probe for canine gut arterial coagulation: importance of compression and avoidance of erosion. Gastroenterology 1987, 92:1101.
Johnston, J. H., J. Q. Sones, et al. Comparison of heater probe and YAG laser, in endoscopic treatment of major bleeding from peptic ulcers. Gastrointest Endosc 1990, 31:753.
Kohler, B., J. F. Riemann. Endoscopic injection therapy of Forrest II and III gastroduodenal ulcers guided by endoscopic Doppler ultrasound. Endoscopy 1993, 25:219.
Koyama, T., K. Fujimoto, et al. Prevention of recurrent bleeding from gastric ulcer with a nonbleeding visible vessel by endoscopic injection of absolute ethanol: a prospective, controlled trial. Gastrointest Endosc 1995, 42:128.
Krejs, G. J., K. H. Little, et al. Laser photocoagulation for the treatment of acute peptic ulcer bleeding. A randomized, controlled clinical trial. N Engl J Med 1987, 316:1618.
Laine, L. Multipolar electrocoagulation in the treatment of active upper gastrointestinal hemorrhage: a prospective controlled trial. N Engl J Med 1987, 316:1613.
Laine, L. Multipolar electrocoagulation in the treatment of peptic ulcers with nonbleeding visible vessels: a prospective, controlled trial. Ann Intern Med 1989, 110:510.
Laine, L. Multipolar electrocoagulation versus injection therapy in the treatment of bleeding peptic ulcers: a prospective, randomized trial. Gastroenterology 1990, 99:1303.
Laine, L. Determination of the optimal technique for bipolar electrocoagulation treatment: an experimental evaluation of the BICAP and gold probes. Gastroenterology 1991, 100:107.
Levine, D. S., C. M. Surawicz. Severe intestinal damage following acid ingestion with minimal findings on early endoscopy. Gastrointest Endosc 1984, 30:247.
Lin, H. J., et al. Heat probe thermocoagulation and pure alcohol injection in massive peptic ulcer hemorrhage: a prospective, randomised controlled trial. Gut 1990, 31:753.
Matthewson, K., C. P. Swain, et al. Randomized comparison of Nd:YAG laser, heater probe, and no endoscopic therapy for bleeding peptic ulcer. Gastroenterology 1990, 98:1239.
Moreto, M., et al. Efficacy of monopolar electrocoagulation in the treatment of bleeding gastric ulcer: A controlled trial. Endoscopy 19:54, 1987.
Perri, F., R. Juliano, et al. Minute and small early gastric cancers in a Western population: a clinicopathologic study. Gastrointest Endosc 1995, 41:475.
Poelman, J. R., R. H. Hausman, et al. Endoscopy in lye burns of oesophagus and stomach. Endoscopy 1977, 9:172.
Ponsky, J. L., M. W. Gauderer. Percutaneous endoscopic gastrostomy: indications, limitations, techniques, and results. World J Surg 1989, 13:165.
Ritchie, W. P. Alkaline reflux gastritis: a critical reappraisal. Gut 1984, 25:975.
Rutgeerts, P., G. Van Trappen. Comparison of endoscopic polidocanol injection and Nd:YAG laser therapy for bleeding peptic ulcers. Lancet 1989, 1:1164.
Rutgeerts, P., A. M. Gevers, et al. Endoscopic Injection therapy to prevent rebleeding from peptic ulcers with a protruding vessel: a controlled comparative trial. Gut 1993, 34:348.
Sacks, H. S., T. C. Chalmers, et al. Endoscopic hemostasis: An effective therapy for bleeding peptic ulcers. JAMA 1990, 264:494.
Shiffman, M. L., M. T. Farrel, et al. Risk of bleeding after endoscopic biopsy or polypectomy in patients taking aspirin or other NSAIDs. Gastrointest Endosc 1994, 40:458.
Silverstein, F. E., D. A. Gilbert, et al. The national ASGE survey on upper gastrointestinal bleeding, Gastrointest Endosc 1981, 27:73,80,94.
Silvoso, G. R., K. J. Ivey, et al. Incidence of gastric lesions in patients with rheumatic disease on chronic aspiring therapy. Ann Intern Med 1979, 91:517.
Songür, Y., T. Okai, et al. Endosonographic evaluation of giant gastric folds. Gastrointest Endosc 1995, 41:468.
Swain, C. P. Pathophysiology of bleeding lesions. Gastrointest Endosc 1990, 36:S21.
Swain, C. P., J. S. Kirkham, et al. Controlled trial of Nd:YAG laser photocoagulation in bleeding peptic ulcers. Lancet 1986, 1:1113.
Swain, C. P., D. W. Storey, et al. Nature of the bleeding vessel in recurrently bleeding gastric ulcers. Gastroenterology 1986, 90:595.
Stiegmann, G. F., J. S. Goff, et al. Endoscopic versus operative gastrostomy: final results of a prospective randomized trial. Gastrointest Endosc 1990, 36:1.
Taha, A. S., R. T. Russell. Helicobacter pylori and non-steroidal anti-inflammatory drugs: uncomfortable partners in peptic ulcer disease. Gut 1993, 34:580.
Tanaka, M., K. Kimura, et al. Long-term followup for minute gastroduodenal lesions in Crohn's disease. Gastrointest Endosc 1986, 32:206.
Tytgat, G. N., A. Lee, et al. The role of infections agents in peptic ulcer disease. Gastroenterology Intern 1993, 6:76.
Wauters, G. V., L. Ferrell, et al. Hyperplastic gastric polyps associated with persistent Helicobacter pylori infection and active gastritis. Am J Gastroenterol 1990, 85:1395.
Weinstein, W. M. The diagnosis and classification of gastritis and duodenitis. J Clin Gastroenterol 1981, 3:7.

8 Der Dünndarm

Barkin, J. S., J. Chong, et al. First-generation video enteroscope: fourth-generation push-type small bowel enteroscopy utilizing an overtube. Gastrointest Endosc 1994, 40:743
Brown, P., P. R. Salmon, et al. The endoscopic, radiological and surgical findings in chronic duodenal ulceration. Scand J Gastroenterol 1978, 13:557.
Dandalides, S. M., W. D. Carey, et al. Endoscopic small bowel mucosal biopsy: a controlled trial evaluating forceps size and biopsy location in the diagnosis of normal and abnormal mucosal architecture. Gastrointest Endosc 1989, 35:197.
Frandsen, P. J., S. Jarnum, et al. Crohn's disease of the duodenum. Scand J Gastroenterol 1980, 15:683.
Geboes, K., N. Ectors, et al. Whipple's disease: endoscopic aspects before and after therapy. Gastrointest Endosc 1990, 36:247.
Griffin, S. M., S. C. Chung, et al. Peptic pyloric stenosis treated by endoscopic balloon dilation. Br J Surg 1989, 76:1147.
Hentschel, E., G. Brandstatter, et al. Effect of Ranitidine and Amoxicillin plus Mitronidazole on the eradication of H. Pylori and the recurrence of duodenal ulcer. N Engl J Med 1993, 328:349.
Jagelman, D. G., J. J. DeCosse, et al. Upper gastrointestinal cancer in familial adenomatous polyposis. Lancet 1988, 1:1149.
Kozarek, R. A. Hydrostatic balloon dilation of gastrointestinal stenoses: a national survey. Gastrointest Endosc 1986, 32:15.
Kozarek, R. A., V. A. Botoman, et al. Long-term follow-up in patients who have undergone balloon dilation for gastric outlet obstruction. Gastrointest Endosc 1990, 36:558.
Lescut, D., D. Vanco, et al. Perioperative endoscopy of the whole small bowel in Crohn's disease. Gut 1993, 34:647.
Lockard, O. O. Jr., K. J. Ivey, et al. The prevalence of duodenal lesions in patients with rheumatic diseases on chronic aspirin therapy. Gastrointest Endosc 1980, 26:5.
Mee, A. S., M. Burke, et al. Small bowel biopsy for malabsorption: comparison of the diagnostic adequacy of endoscopic forceps and capsule biopsy specimens. BMJ 1985, 291:769.
Merrell, D. E., C. II Mansbach, et al. Carcinoid tumors of the duodenum: endoscopic diagnosis of two cases. Gastrointest Endosc 1985, 31:269.
Patel, A., P. H. DeRidder. Endoscopic appearance and significance of functional lymphangiectasia of the duodenal mucosa. Gastrointest Endosc 1990, 36:376.
Rogers, B. H. Hydrostatic dilation of upper gastrointestinal strictures with endoscopic control. Gastrointest Endosc 1985, 31:343.
Roth, R. I., R. L. Owen, et al. Intestinal infection with Mycobacterium avium in acquired immune deficiency syndrome (AIDS). Dig Dis Sci 1985, 30:497.

Schmüdderich, W., M. Harloff, et al. Through-the-scope balloon dilation of benign pyloric stenoses. Endoscopy 1989, 21:7.
Solt, J., J. Rauth, et al. Balloon catheter dilation of postoperative gastric outlet stenosis. Gastrointest Endosc 1984, 30:359.
Tytgat, G. N., C. J. Mulder, et al. Endoscopic lesions in Crohn's disease early after ileocecal resection. Endoscopy 1988, 20:260.

9 Endoskopische retrograde Cholangiopankreatographie und Sphinkterotomie (Papillotomie)

Anderson, J. R., S. M. Sorensen, et al. Randomized trial of endoscopic endoprosthesis versus operative bypass in malignant obstructive jaundice. Gut 1989, 30:1132.
Asbun, H. J., R. L. Rossi, et al. Acute relapsing pancreatitis as a complication of papillary stenosis after endoscopic sphincterotomy. Gastroenterology 1993, 104:1814.
Ashby, K., S. K. Lo. The role of pancreatic stenting in obstructive ductal disorders other than pancreas divisum. Gastrointest Endosc 1995, 42:306.
Benhamou, Y., E. Caumes, et al. AIDS-related cholangiopathy – critical analysis of a prospective series of 26 patients. Digest Dis Sci 1993, 38:1113.
Bilbao, M. K., C. T. Dotter, et al. Complications of endoscopic retrograde cholangiopancreatography (ERCP). Gastroenterology 1976, 70:314.
Botoman, V. A., R. A. Kozarek, et al. Long-term outcome after endoscopic sphincterotomy in patients with biliary colic and suspected sphincter of Oddi dysfunction. Gastrointest Endosc 1994, 40:165.
Carr-Locke, D. L. Role of endoscopy in gallstone pancreatitis. Am J Surg 1993, 165:519.
Carr-Locke, D. L., T. L. Ball, et al. Multicenter randomized trial of Wallstent biliary endoprothesis versus plastic stents. Gastrointest Endosc 1993, 39:310.
Cello, J. P. Acquired immunodeficiency syndrome cholangiopathy: spectrum of disease. Am J Med 1989, 86:539.
Chen, Y. K., T. L. McCarter, et al. Utility of endoscopic retrograde cholangiopancreatography in the evaluation of idiopathic abdominal pain. Am J Gastroenterol 1993, 88:1355.
Cotton, P. B. Endoscopic retrograde cholangiopancreatography and laparoscopic cholecystectomy. Am J Surg 1993, 163:474.
Cremer, M., J. Deviere, et al. Endoscopic management of cysts and pseudocysts in chronic pancreatitis: long-term follow-up after 7 years of experience. Gastrointest Endosc 1989, 35:1.
Davids, P. H., A. K. Groen, et al. Randomized trial of self-expandable metal stents versus polyethelene stents for distal malignant biliary obstruction. Lancet 1992, 340:1488.
Davids, P. H., A. K. Tanka, et al. Benign biliary strictures – surgery or endoscopy? Ann Surg 1993, 217:237.
Domschke, W., E. Foerster. Endoscopic implantation of large-bore self-expanding biliary mesh stent. Gastrointest Endosc 1990, 36:55.
Donovan, J. Nonsurgical management of biliary tract disease after liver transplantation. Gastroenterol Clin North Am 1993, 22:317.
Fan, S. T., E. C. S., Lai et al. Early treatment of acute biliary pancreatitis by endoscopic papillotomy. N Engl J Med 1993, 328:228.
Fockens, P., K. Huibregtse. Staging of pancreatic and ampullary cancer by endoscopy. Endoscopy 1993, 25:52.
Foutch, P. G., J. R. E. Harlan, et al. Endoscopic therapy for patients with a postoperative biliary leak. Gastrointest Endosc 1993, 39:416.
Geenen, D. J., J. E. Geenen, et al. The efficacy of endoscopic sphincterotomy after cholecystectomy in patients with sphincter-of-oddi dysfunction. N Engl J Med 1989, 320:82.
Gold, E. B., J. L. Cameron. Chronic pancreatitis and pancreatic cancer. N Engl J Med 1993, 328:1485.
Gumaste, V. V. The pathogenesis of gallstone induced pancreatitis. Gastroenterology 1994, 106:269.
Hawes, R. H., P. B. Cotton, et al. Follow-up 6 to 11 years after duodenoscopic sphincterotomy for stones in patients with prior cholecystectomy. Gastroenterology 1990, 98:1008.
Kremer, B., D. Henne-Bruns, et al. Impact of staging on treatment of biliary carcinoma. Endoscopy 1993, 25:92.
Kurzawinski, T., A. Deery, et al. Diagnostic value of cytology for biliary stricture. Br J Surg 1993, 80:414.
Ladas, S. D., P. S. Tassios, et al. The clinical need for sphincter of oddi manometry in gastroenterological endoscopy units. Endoscopy 1993, 25:384.
Lai, E. C. S., F. P. Mok, et al. Endoscopic biliary drainage for severe acute cholangitis. N Engl J Med 1992, 326:1582.
Leung, J. W., S. C. Chung, et al. Urgent endoscopic drainage for acute suppurative cholangitis. Lancet 1989, ii:307.
Leung, J. W., P. B. Cotton. Endoscopic nasobiliary catheter drainage in biliary and pancreatic disease. Am J Gastroenterol 1991, 86:389.
Lo, S. K., A. Patel. Treatment of endoscopic sphincterotomy-induced hemorrhage: injection of bleeding site with ERCP contrast solution using a minor papilla diagnostic catheter. Gastrointest Endosc 1993, 39:436.
May, G. R., P. B. Cotton, et al. Removal of stones from the bile duct at ERCP without sphincterotomy. Gastrointest Endosc 1993, 39:749.
Mitchell, S. A., M. R. Jacyna, et al. Common bile duct stones: a controversy revisited. Br J Surg 1993, 80:759.
Mortenson, J., A. Kruse. Endoscopic management of postoperative bile leaks. Br J Surg 1992, 79:1339.
Neoptolemos, J. P., N. J. M. London, et al. Assessment of main pancreatic duct integrity by endoscopic retrograde pancreatography in patients with acute pancreatitis. Br J Surg 1993, 80:94.
Neuhaus, H., W. Hoffman,et al. Endoscopic lithotripsy of bile duct stones using a new laser with automatic stone recognition. Gastrointest Endosc 1994, 40:708.
Polydorou, A. A., S. R. Cairns, et al. Palliation of proximal malignant biliary obstruction by endoscopic endoprosthesis insertion. Gut 1991, 32:685.
Ryan, M. E., M. C. Baldauf. Comparison of flow cytometry for DNA content and brush cytology for detection of malignancy in pancreaticobiliary strictures. Gastrointest Endosc 1994, 40:133.
Saeed, Z. A., F. C. Ramirez, et al. Endoscopic stent placement for internal and external pancreatic fistulas. Gastroenterology 1993, 105:1213.
Schneiderman, D. J., J. P. Cello, et al. Papillary stenosis and sclerosing cholangitis in patients with the acquired immune deficiency syndrome (AIDS). Ann Intern Med 1987, 106:546.
Shepherd, H. A., G. Royle, et al. Endoscopic biliary prosthesis in the palliation of malignant obstruction of the distal common bile duct: a randomized trial. Br J Surg 1988, 75:1166.
Snady, H. Clinical utility of endoscopic ultrasonography for pancreatic tumors. Endoscopy 1993, 25:182.
Tio, T. L., W. A. Reeders, et al. Endosonography in the clinical staging of Klatskin tumour. Endoscopy 1993, 25:81.
Tio, T. L., L. H. Sie, et al. Endosonography and cytology in diagnosing and staging pancreatic body and tail carcinoma. Digest Dis Sci 1993, 38:59.
Wagner, J. H., K. Knyrim, et al. Plastic endoprostheses versus metal stents in the palliative treatment of malignant hilar biliary obstruction. A prospective and randomized trial. Endoscopy 1993, 25:213.
Walsh, T. N., J. Rode, et al. Minimal change chronic pancreatitis. Gut 1992, 33:1566.
Wiersema, M. J., R. H. Hawes, et al. Prospective evaluation of endoscopic ultrasonography and endoscopic retrograde cholangiopancreatography in patients with chronic abdominal pain of suspected pancreatic origin. Endoscopy 25:555.
Wurbs, D., J. Phillip, et al. Experiences with the long-standing nasobiliary tube in biliary disease. Endoscopy 1980, 12:219.
Yasuda, K., H. Mukai, et al. Staging of pancreatic carcinoma by endoscopic ultrasonography. Endoscopy 1993, 25:151.

10 Kolon I: Polypen und Tumore

Avgerinos, A., N. Kalantzis, et al. Bowel preparation and the risk of explosion during colonscopic polypectomy. Gut 1984, 25:361.
Bazzoli, F., S. Fossi, et al. The risk of adenomatous polyps in asymptomatic first-degree relatives of persons with colon cancer. Gastroenterology 1995, 109:783.
Bond, J. H. Polyp guideline: diagnosis, treatment, and surveillance for patients with nonfamilial colorectal polyps. Ann Intern Med 1993, 119:836.
Brunetaud, J. M., V. Maunoury. Endoscopic laser treatment for rectosigmoid villous adenoma – factors affecting the results. Gastroenterology 1989, 97:272.
Brunetaud, J. M., V. Maunoury, et al. Palliative treatment of rectosigmoid carcinoma by laser endoscopic photoablation. Gastroenterology 1987, 92:663.
Caccese, W. J., M. J. McKinley, et al. Endoscopic confirmation of colonic endometriosis. Gastrointest Endosc 1984, 30:191.
Cho, E., M. Nakajima, et al. Endoscopic ultrasonography in the diagnosis of colorectal cancer invasion. Gastrointest Endosc 1993, 4:521.
DePalma, G. D., C. Caiazzo, et al. Endoscopic treatment of sessile rectal adenomas: comparison of Nd:YAG laser therapy and injection-assisted piecemeal polypectomy. Gastrointest Endosc 1995, 41:553.
Eckhauser, M. L., A. L. Imbembo, et al. The role of preresectional laser recanalization for obstructing carcinomas of the colon and rectum. Surgery 1989, 106:710.
Fennerty, M. B., J. Davidson, et al. Are endoscopic measurements of colonic polyps reliable? Am J Gastroenterol 1993, 88:496.
Fleischer, D. E., S. B. Goldbert, et al. Detection and surveillance of colorectal cancer. JAMA 1989, 261:580.
Forde, K. A., M. R. Treat, et al. Initial clinical experience with a bipolar snare for colon polypectomy. Surg Endosc 1993, 7:427.
Gardner, E. J., R. W. Burt, et al. Gastrointestinal polyposis syndromes and genetic mechanisms. West J Med 1980, 132:488.
Gilbertsen, V. Colon cancer screening – the Minnesota experience. Gastrointest Endosc 1980, 26(suppl):31S.
Haggitt, R. C., R. E. Glotzbach, et al. Prognostic factors in colorectal carcinomas arising in adenomas: implications for lesions removed by endoscopic polypectomy. Gastroenterology 1985, 89:328.
Hardcastle, J. D., J. Chamberlain, et al. Randomised, controlled trial of faecal occult blood screening for colorectal cancer. Lancet 1989, i:1160.
Hardcastle, J. D., M. H. Robinson. Screening for colorectal cancer. Eur J Cancer 1992, 28A:1778.
Hawes, R. H., M. J. Wiersem. Role of endoscopy in the staging of colorectal carcinoma. Endoscopy 1993, 25:101.
Kudo, W. Endoscopic mucosal resection of flat and depressed types of early colorectal cancer. Endoscopy 1993, 25:455.
Love, R. R., J. F. Morrissey: Colonoscopy in asymptomatic individuals with a family history of colorectal cancer. Arch Intern Med 1984, 144:2209.
Lynch, H. T., W. A. Albano, et al. Surveillance/management of an obligate gene carrier: the cancer family syndrome. Gastroenterology 1983, 84:404.
Lynch, H. T., T. C. Smyrk, et al. Phenotypic variation in colorectal adenoma/cancer expression in two families: hereditary flat adenoma syndrome. Cancer 1990, 66:909.
Lynch, H. T., T. C. Smyrk, et al. Upper gastrointestinal manifestations in families with hereditary flat adenoma syndrome. Cancer 1993, 71:2709.
Lynch, H. T., T. Smyrk, et al. Genetics, natural history, tumour spectrum, and pathology of hereditary nonpolyposis colorectal cancer: an updated review. Gastroenterology 1993, 104:1535.
Mathus-Vliegen, E. M. Laser ablation of early colorectal malignancy. Endoscopy 1993, 25:462.
Morson, B. The polyp-cancer sequence in the large bowel. Proc R Soc Med 1974, 67:451.
Müller, A. D., A. Sonnenberg. Provention of colorectal cancer by flexible endoscopy and polypectomy: a case-controlled study of 32 702 veterans. Ann Intern Med 1995, 123:904.
Norfleet, R. G., M. E. Ryan, et al. Adenomatous and hyperplastic polyps cannot be reliably distinguished by their appearance through the fiber optic sigmoidoscope. Dig Dis Sci 1988, 33:1175.
O'Brien, M. J., S. J. Winawer, et al. The national polyp study: patient and polyp characteristics associated with high-grade dysplasia in colorectal adenomas. Gastroenterology 1990, 98:371.
Ransohoff, D. F., C. A. Lang. Sigmoidoscopic screening in the 1990s. JAMA 1993, 269:1278.
Rosen, L., D. S. Bub, et al. Hemorrhage following colonoscopic polypectomy. Dis Colon Rectum 1993, 36:1126.
Rösch, T., R. Lorenz, et al. Endoscopic ultrasonography in the evaluation of colon and rectal disease. Gastrointest Endosc 1990, 36:S33.
Selby, J. V. How should we screen for colorectal cancer? JAMA 1993, 269:1294.
Siegers, C. P., E. von Hertzberg-Lottin, et al. Anthranoid laxative abuse – a risk for colorectal cancer? Gut 1993, 34:1099.
Shinya, H., W. I. Wolff. Morphology, anatomic distribution and cancer potential of colonic polyps. Ann Surg 1979, 190:679.
Tacke, W., S. Paech, et al. Comparison between endoscopic laser and different surgical treatments for palliation of advanced rectal cancer. Dis Colon Rectum 1993, 36:377.
Tavassolie, H., S. H. Mir-Madjlessi, et al. The endoscopic demonstration of Kaposi's sarcoma of the colon. Gastrointest Endosc 1983, 29:331.
Vanagunas, A., P. Jacob, et al. Adequacy of 'hot biopsy' for the treatment of diminutive polyps: a prospective randomized trial. Am J Gastroenterol 1989, 84:383.
Varano, V. J., C. A. Bonanno. Colonoscopic findings in pneumatosis cystoides intestinalis. Am J Gastroenterol 1973, 59:353.
Volk, E. E., J. R. Goldblum, et al. Management and outcome of patients with invasive carcinoma arising in colorectal polyps. Gastroenterology 1995, 109:1801.
Wadas, D. D., R. A. Sanowski. Complications of the 'hot biopsy forceps' (HBF) technique. Gastrointest Endosc 1988, 34:32.
Winawer, S. J., A. G. Zauber, et al. Randomized comparison of surveillance intervals after colonoscopic removal of newly diagnosed adenomatous polyps. The National Polyp Study Workgroup. N Engl J Med 1993, 328:901.
Winawer, S. J., A. G. Zauber, et al. Prevention of colorectal cancer by colonoscopic polypectomy. N Engl J Med 1993, 329:1977.
Wolff, W. I., H. Shinya. Polypectomy via the fiberoptic colonoscope. N Engl J Med 1973, 288:329.
Yoshida, M., Y. Tsukamoto, et al. Endoscopic assessment of invasion of colorectal tumors with a new high-frequency ultrasound probe. Gastrointest Endosc 1995, 41:587.

11 Kolon II: Entzündliche und infektiöse Erkrankungen

Ali, W., S. S. Sikora, et al. Gastroduodenal tuberculosis. NZ J Surg 1993, 63:466.
Anthony, M. A., L. J. Brandt, et al. Infectious diarrhea in patients with AIDS. Dig Dis Sci 1988, 33:1141.
Atin, V., J. A. Sabas, et al. Familial varices of the colon and small bowel. Int J Colorectal Dis 1993, 8:4.
Bartlett, J. G., T. W. Chang, et al. Antibiotic-associated pseudomembranous colitis due to toxin-producing clostridia. N Engl J Med 1978, 298:531.
Cariani, G., A. Vandelli. Salmonellosis-induced hemorrhage and ulcerations of the colon. Endoscopy 1993, 25:488.
Choi, P. M., F. W. Nugent, et al. Colonoscopic surveillance reduces mortality from colorectal cancer in ulcerative colitis. Gastroenterology 1993, 105:418.
Collins, R., M. Feldman, et al. Colon cancer, dysplasia, and surveillance in patients with ulcerative colitis. N Engl J Med 1987, 316:1654.
Coremans, G., P. Rutgeerts, et al. The value of ileoscopy with biopsy in the diagnosis of intestinal Crohn's disease. Gastrointest Endosc 1984, 30:167.
den Hartog Jager, F. C., M. van Haastert, et al. The endoscopic spectrum of late radiation mamage of the rectosigmoid colon. Endoscopy 1985, 17:214.
Farmer, R. G., G. Whelan, et al. Long-term follow-up of patients with Crohn's disease. Gastroenterology 1985, 88:1818.
Goldenberg, S. P., P. Marignani. The endoscopic diagnosis of colonic enterobiasis. Gastrointest Endosc 1990, 36:309.
Graham, D. J., T. J. Pritchard, et al. Colonoscopy for intermittent rectal bleeding: impact on patient management. J Surg Res 1993, 54:136.

Griffin, P. M., L. C. Olmstead, et al. Escherichia coli 0157:H7-associated colitis. Gastroenterology 1990, 99:142.
Khuroo, M. S., R. Mahajan, et al. The colon in shigellosis: serial colonscopic appearances in Shigella dysenteriae 1. Endoscopy 1990, 22:35.
Lashner, B. A., M. D. Silverstein, et al. Hazard rates for dysplasia and cancer in ulcerative colitis. Results from a surveillance program. Dig Dis Sci 1989, 34:1536.
Loftberg, R., O. Brostrom, et al. Colonoscopic surveillance in long-standing total ulcerative colitis: a 15-year follow-up study. Gastroenterology 1990, 99:1021.
Luterman, L., A. R. Alsumait, et al. Colonoscopic features of cecal amebomas. Gastrointest Endosc 1985, 31:204.
Medina, E., E. Orti, et al. Segmental tuberculosis of the colon diagnosed by colonoscopy. Endoscopy 1990, 22:188.
Neugut, A. I., G. C. Garbwski, et al. Diagnostic yield of colorectal neoplasia with the use of colonoscopy for abdominal pain, change in bowel habits, and rectal bleeding. Am J Gastroenterol 1993, 88:1178.
Reeders, J. W., G. N. Tytgat, et al. Ischaemic colitis. Boston: Martinus Nijhoff Publisher, 1984.
Rene, E., C. March, et al. Cytomegalovirus colitis in patients with acquired immunodeficiency syndrome. Dig Dis Sci 1988, 33:741.
Rolny, P. Anastomotic strictures in Crohn's disease: a new field for therapeutic endoscopy. Gastrointest Endosc 1993, 39:862.
Ruther, U., W. Rupp, et al. Rectal pseudotumor due to Chlamydia trachomatis in a male homosexual. Endoscopy 1990, 22:237.
Scherpenisse, J., P. A. Van Hees. The endoscopic spectrum of colonic mucosal injury following aortic aneurysm recection. Endoscopy 1989, 21:174.
Surawicz, C. M., L. Belic. Rectal biopsy helps to distinguish acute self-limited colitis from idiopathic inflammatory bowel disease. Gastroenterology 1984, 86:104.
Tedesco, F. J., R. D. Hardin, et al. Infectious colitis endoscopically simulating inflammatory bowel disease: a prospective evaluation. Gastrointest Endosc 1983, 29:195.
Tio, T. L., C. J. Mulder. Endosonography of peri-anal and peri-colorectal fistula and/or abcess in Crohn's disease. Gastrointest Endosc 1990, 36:331.
Waye, J. D. Endoscopy in inflammatory bowel disease. Clin Gastroenterol 1980, 9:279.
Zhighelboim, J., T. R. Viggiano, et al. Endoscopic laser coagulation of radiation-induced mucosal vascular lesions in the upper gastrointestinal tract and proximal colon. Am J Gastroenterol 1993, 88:1224.

12 Kolon III: Divertikulose, Gafäßanomalien und andere Kolonabnormitäten

Almy, T. P., D. A. Howell. Diverticular disease of the colon. N Engl J Med 1980, 302:324.
Boushey, H. A., D. G. Warnock, et al. Diagnosis and management of lower gastrointestinal tract hermorrhage. West J med 1985, 143:80.
Cataldo, P. A., A. Senagore, et al. Intrarectal ultrasound in the evaluation of perirectal abscesses. Dis Colon Rectum 1993, 36:554.
Di Febo, G., M. Miglioli, et al. Endoscopic assessment of acute inflammation of the ileal reservoir after restorative ileo-anal anastomosis. Gastrointest Endosc 1990, 36:6.
Gekas, P., M. M. Schuster. Stercoral perforation of the colon: case report and review of the literature. Gastroenterology 1981, 80:1054.
Levine, D., H. C. Rodger. Normal histology of the colon. Am J Surg Path 1989, 13:966.
MacLaughlin, W. S., D. D. Youngs, et al. Biopsy-proven rectal endometriosis demonstrating early decidual reaction. Gastrointest Endosc 1990, 36:82.
Mathus-Vliegen, E. M., G. N. Tytgat. Polyp-simulating mucosal prolapse syndrome in (pre) diverticular disease. Endoscopy 1986, 18:84.
Rex, D. K., R. A. Weddle, et al. Flexible sigmoidoscopy plus air contrast barium enema versus coloscopy for suspected lower gastrointestinal bleeding. Gastroenterology 1990, 98:855.
Tedesco, F. J., H. W. Sumner, et al. Colitis cystic profunda. Am J Gastroenterol 1976, 65:339.
Wittoesch, J. H., R. J. Jackman, et al. Melanosis coli: general review and study of 887 cases. Dis Colon Rectum 1958, 1:172.
Wolff, W. I., M. B. Grossman, et al. Angiodysplasia of the colon: diagnosis and treatment. Gastroenterology 1977, 72:329.

Sachverzeichnis

A

B

C

D

N

O